# TOXICOLOGÍA CLÍNICA

EDICIONES UNIVERSIDAD CATÓLICA DE CHILE
Vicerrectoría de Comunicaciones y Extensión Cultural
Av. Libertador Bernardo O'Higgins 390, Santiago, Chile

lea.uc.cl

TOXICOLOGÍA CLÍNICA
MANUAL PARA EL DIAGNÓSTICO Y SU TRATAMIENTO

Enrique Paris M., Juan Carlos Ríos B. y Lorena Silva S.


Mayo 2025
ISBN 978-956-14-3411-0
ISBN digital 978-956-14-3412-7

Ilustraciones:
Romina Paz Mera Konrad

Diseño y diagramación:
Salvador Verdejo Vicencio | versión productora gráfica SpA

Impresión:
A Impresores

CIP – Pontificia Universidad Católica de Chile

Nombres: Ríos B., Juan Carlos, autor. | Silva Silva, Lorena Alejandra, autor. | Paris Mancilla, Oscar Enrique, 1948- autor.
Título: Toxicología clínica : manual para el diagnóstico y su tratamiento / Juan Carlos Ríos Bustamante, Lorena Alejandra Silva Silva, Enrique Paris Mancilla.
Descripción: Tercera edición. | Santiago, Chile : Ediciones UC | Incluye bibliografía y notas bibliográficas.
Materias: CCAB: Toxicología - Manuales. | Antídotos - Manuales. | Envenenamiento - Manuales.
Clasificación: DDC 615.9 –dc23

Registro disponible en: https://buscador.bibliotecas.uc.cl/permalink/56PUC_INST/vk6o5v/alma997511288103396

Enrique Paris M., Juan Carlos Ríos B. y Lorena Silva S.
(EDITORES)

# TOXICOLOGÍA CLÍNICA

## MANUAL PARA EL DIAGNÓSTICO Y SU TRATAMIENTO

EDICIONES UC

# Autores y coautores

## AUTORES

**Dr. Enrique Paris Mancilla**
Director médico de Clínica MEDS
Exministro de Salud del Gobierno de Chile (2020-2022)
Exdirector y fundador Centro de Información Toxicológica y de Medicamentos Pontificia Universidad Católica de Chile (CITUC)
Expresidente del Colegio Médico
Exdecano de Medicina, Universidad Mayor
Profesor titular, Universidad San Sebastián
Expresidente Instituto de Políticas Públicas de Salud (IPSUSS), Universidad San Sebastián

**Dr. Juan Carlos Ríos Bustamante**
Director Ejecutivo Centro de Información Toxicológica y de Medicamentos Pontificia Universidad Católica de Chile (CITUC)
Profesor Docente Asociado
Departamento de Laboratorios Clínicos
Programa de Farmacología y Toxicología, Facultad de Medicina, Pontificia Universidad Católica de Chile
Fundador de la Sociedad de Toxicología de Chile (SOTOX)
Editor Asociado de la Revista de Toxicología Española
Director de los Diplomados de Toxicología Clínica, Farmacología Clínica, Toxicología e inocuidad alimentaria, Toxicología Ambiental y evaluación de riesgo a la salud Humana

**Lorena Alejandra Silva Silva**
Químico farmacéutico, Universidad de Concepción
Diploma en Toxicología clínica, Pontificia Universidad Católica de Chile
Máster en Toxicología y Evaluación de Riesgos, Universidad de Valencia
Diploma en Inocuidad y Toxicología Alimentaria, Pontificia Universidad Católica de Chile
Diploma en Toxicología Ambiental y Evaluación de Riesgos a la Salud, Pontificia Universidad Católica de Chile
Coordinadora Centro de Información Toxicológica y de Medicamentos Pontificia Universidad Católica de Chile (CITUC)
Socio Fundador de la Sociedad de Toxicología de Chile (SOTOX)

## COAUTORES

**Patricio Andrés Medel Jara**
Enfermero, Pontificia Universidad Católica de Chile
Magíster en Salud Pública, Pontificia Universidad Católica de Chile
Profesor adjunto, Pontificia Universidad Católica de Chile
Centro de Información Toxicológica y de Medicamentos Pontificia Universidad Católica de Chile (CITUC), Programa de Farmacología y Toxicología, Escuela de Enfermería, Pontificia Universidad Católica de Chile

**Paula Andrea Rivera Carrillo**
Químico farmacéutico, Universidad de Concepción
Diplomada en Bioestadística
Pontificia Universidad Católica de Chile
Diplomada en Farmacología clínica
Pontificia Universidad Católica de Chile
Diplomada en Toxicologia ambiental
Pontificia Universidad Católica de Chile

**Laura Doris Cid Flores**
Químico farmacéutico, Pontificia Universidad Católica de Chile
Máster en Toxicología Universidad de Sevilla
Centro de Información Toxicológica y de Medicamentos
Programa de Farmacología y Toxicología, Escuela de Medicina, Pontificia Universidad Católica de Chile

**Marli Francesca Bettini Silva**
Enfermera matrona, Pontificia Universidad Católica de Chile
Diploma en Toxicología clínica, Pontificia Universidad Católica de Chile
Máster en Toxicología Universidad de Sevilla
Subdirectora Centro de Información Toxicológica y de Medicamentos Pontificia Universidad Católica de Chile (CITUC)
Socio Fundador de la Sociedad de Toxicología de Chile (SOTOX)

**Pablo Andrés Iturra Montecinos**
Químico farmacéutico, Universidad de Chile
Doctor en Farmacología
Profesor docente-asistente Centro de Información Toxicológica y de Medicamentos Pontificia Universidad Católica de Chile (CITUC)
Programa de Farmacología y Toxicología, Pontificia Universidad Católica de Chile

**Antonia Sateler Villanueva**
Enfermera matrona, Pontificia Universidad Católica de Chile
Magíster en Salud Pública, Pontificia Universidad Católica de Chile

**Alberto Andrés López Núñez**
Enfermero matrón, Pontificia Universidad Católica de Chile
Diplomado en Toxicología Mención Clínica, Pontificia Universidad Católica de Chile
Centro de Información Toxicológica y de Medicamentos Pontificia Universidad Católica de Chile (CITUC)
Miembro de la Red de Toxicología de América Latina y el Caribe, RETOXLAC

**Gonzalo Fernando Pino Espinoza**
Químico farmacéutico, Pontificia Universidad Católica de Chile
Diplomado en Toxicología clínica, Pontificia Universidad Católica de Chile
Centro de Información Toxicológica y de Medicamentos Pontificia Universidad Católica de Chile (CITUC)

**Christian Andrés Caroca Villegas**
Químico farmacéutico, Pontificia Universidad Católica de Chile
Centro de Información Toxicológica y de Medicamentos Pontificia Universidad Católica de Chile (CITUC)

**Claudio Andrés Retamal Ramírez**
Químico farmacéutico, Universidad de Concepción
Diplomado en Toxicología clínica, Pontificia Universidad Católica de Chile

**Camila Andrea Fernández Muñoz**
Químico farmacéutico, Pontificia Universidad Católica de Chile
Encargada de Vigilancia Sanitaria. Centro de Información Toxicológica y de Medicamentos Pontificia Universidad Católica de Chile (CITUC)

**Francisco Julio Antonio Figueroa Silva**
Enfermero, Pontificia Universidad Católica de Chile
Centro de Información Toxicológica y de Medicamentos Pontificia Universidad Católica de Chile (CITUC)

**Romina Paz Mera Konrad**
Enfermera, Pontificia Universidad Católica de Chile
Centro de Información Toxicológica y de Medicamentos Pontificia Universidad Católica de Chile (CITUC)

**Daniel Eduardo Rebolledo Fuentes**
Toxicólogo especialista en evaluación de riesgos a la salud
Coordinador de proyectos de investigación
Centro de Información Toxicológica y de Medicamentos Pontificia Universidad Católica de Chile (CITUC)

**Sandra Solari Gajardo**
Médico-cirujano de la Pontificia Universidad Católica de Chile, con postítulo en Laboratorio Clínico y fellowship en Monitoreo Terapéutico de Drogas y Toxicología Clínica en la Universidad de Pennsylvania, Estados Unidos
Director Médico, Centro de Información Toxicológica y de Medicamentos, Pontificia Universidad Católica de Chile (CITUC)
Profesor Clínico Asociado, Departamento de Laboratorios Clínicos, Programa de Farmacología y Toxicología, Facultad de Medicina, Pontificia Universidad Católica de Chile
Socio Fundador de la Sociedad de Toxicología de Chile (SOTOX)
Director Médico Laboratorios Clínicos Red de Salud UC-CHRISTUS y Médico Jefe Laboratorio Toxicología Red de Salud UC-CHRISTUS
Coordinador Diplomado Farmacología Clínica

**Ana Cameán Fernández**
Catedrática de Toxicología
Facultad de Farmacia, Universidad de Sevilla

**Ángeles Jos Gallegos**
Catedrática de Toxicología
Facultad de Farmacia, Universidad de Sevilla

**Isabel Moreno Navarro**
Profesora titular de Toxicología
Facultad de Farmacia, Universidad de Sevilla

# Índice general

# Índice de tablas

# Glosario de términos

**Aclaramiento:** Capacidad intrínseca del cuerpo o de sus órganos de eliminación (riñones e hígado) para eliminar un xenobiótico de la sangre o del plasma. El aclaramiento se expresa en unidades de volumen por unidad de tiempo. Representa el volumen teórico de sangre o plasma que es completamente depurado de xenobiótico en la unidad de tiempo.

**Ambu:** (del inglés *Airway Mask Bag Unit*) también conocido como resucitador-manual o bolsa-autoinflable, es un dispositivo manual para proporcionar ventilación con presión positiva para aquellos pacientes que no respiran o que no lo hacen adecuadamente.

**Anemia:** Insuficiencia de glóbulos rojos saludables, debida a la falta de hierro en el cuerpo.

**Angiografía:** Examen de diagnóstico que proporciona información precisa del estado de las arterias.

**Bezoares:** Acumulación muy compacta de material parcialmente digerido o no digerido que no puede salir del estómago. En ingesta de grandes cantidades de algunos tóxicos, se puede presentar esta condición. Algunos bezoares pueden disolverse mediante reacciones químicas, otros requieren extracción endoscópica y algunos incluso requieren cirugía.

**Bolo:** Administración intravenosa de un medicamento a una velocidad rápida, pero controlada.

**Casos:** Exposición o potencial exposición de una persona o animal a uno o a múltiples agentes, por una o múltiples vías de exposición. Cada registro de un caso puede contener información obtenida por una o más comunicaciones.

**Cirrosis hepática:** Lesión hepática crónica ocasionada por una variedad de causas que lleva a la formación de cicatrices y la insuficiencia hepática.

**Crisis oculogénicas:** Reacción distónica a ciertos medicamentos o afecciones médicas caracterizadas por una desviación ascendente involuntaria prolongada de los ojos. El término "oculogírico" se refiere a la elevación bilateral de la mirada visual, pero varias otras respuestas están asociadas con la crisis.

**Diátesis hemorrágica:** Conjunto de desórdenes en diferentes patologías, donde ocurre un trastorno de la coagulación de la sangre que se manifiesta principalmente por una ausencia de coagulación y por presencia de hemorragias. La predisposición del organismo a sangrar de forma anómala puede deberse a una alteración congénita o adquirida de cualquiera de los elementos que participan en el mecanismo fisiológico de la hemostasia, como vasos sanguíneos, plaquetas y factores de coagulación. Es una enfermedad poco común, pero es grave si no se tratan de forma rápida las causas que desencadena la hemorragia, ya que puede llegar a ser mortal.

**Discrasia sanguínea:** Anomalía cuantitativa o cualitativa de cualquiera de los elementos de la sangre.

**Dispensación:** Acto farmacéutico que va desde la recepción de la prescripción médica hasta la entrega de los medicamentos al paciente.

**Disquinesia:** Presencia de movimientos anormales e involuntarios sobre todo de la musculatura orofacial.

**Emergencias químicas:** Registro de emergencias con sustancias peligrosas vinculadas a derrames, fugas e incendios de dichos materiales.

**Estomatitis:** Infección viral de la boca, que ocasiona llagas y úlceras.

**Hipercapnia:** Se produce cuando la ventilación alveolar se reduce o no logra aumentar adecuadamente en respuesta a una elevación de la producción de $CO_2$.

**Hipercarbia o hipercapnia:** Aumento de la presión parcial del dióxido de carbono ($CO_2$) en la sangre, producida, de forma más frecuente, por hipoventilación alveolar o por desequilibrios en la relación ventilación-perfusión pulmonar.

**Hipocalcemia:** Desequilibrio electrolítico con un nivel bajo de calcio en la sangre. El valor normal del calcio en los adultos es de 4,5 a 5,5 mEq/L. El calcio es importante para tener huesos y dientes saludables, así como para el normal funcionamiento de los músculos y nervios.

**Hipokalemia:** También denominada hipopotasemia, se define como la disminución del potasio plasmático (K+) por debajo de 3.5 mEq/l. Puede ser el reflejo de una pérdida absoluta de K+ o de la redistribución de este por su paso al interior de las células.

**Hipomagnesemia:** Es una afección en la cual la cantidad de magnesio en la sangre es más baja de lo normal. Concentración sérica de magnesio < 1,8 mg/dL (< 0,70 mmol/L).

**Hipoxia:** Es la ausencia de oxígeno suficiente en los tejidos como para mantener las funciones corporales.

**Incidente**: Una exposición o potencial exposición de ≥ 3 personas a uno o múltiples agentes, por una o múltiples vías de exposición. Cada registro de un incidente puede contener información obtenida por una o más comunicaciones.

**Laringoespasmo:** Espasmo transitorio y reversible de las cuerdas vocales que dificulta temporalmente el habla o la respiración. Las cuerdas vocales son dos bandas fibrosas dentro de la laringe en la parte superior de la tráquea. La aparición de un espasmo de las cuerdas vocales es repentina, al igual que su desaparición, generalmente después de unos minutos. La dificultad respiratoria puede ser alarmante, pero no pone en riesgo la vida.

**Leucopenia**: Descenso del número de leucocitos (glóbulos blancos) en la sangre.

**Mucositis:** Inflamación e irritación de tejidos en la boca.

**NOAEL:** Abreviatura de «no observed adverse effect level» (nivel sin efecto adverso observado), mayor concentración o cantidad de una sustancia en la que no se producen efectos adversos detectables en una población expuesta.

**Obnubilación:** Disminución del nivel de conciencia, que se caracteriza por la existencia de confusión, torpeza de movimientos, lentitud psíquica y disminución de la atención y de la percepción.

**Opistótonos:** Es una afección en la cual la persona sostiene su cuerpo en una posición anormal. La persona, por lo general, está rígida y arquea la espalda, con la cabeza tirada hacia atrás.

**Órgano diana:** Principales órganos y sistemas afectados del cuerpo humano tras una intoxicación.

**Parálisis de Todd:** La paresis o parálisis de Todd es un paresis/parálisis postictal, que se presenta con debilidad focal en una parte del cuerpo luego de una convulsión. Esta debilidad afecta típicamente a los miembros y se localiza tanto en el lado izquierdo como en el derecho del cuerpo.

**Rabdomiólisis:** Ruptura de los tejidos musculares que provoca la liberación de una proteína (mioglobina) en la sangre. La mioglobina puede generar daño renal. Los síntomas incluyen orina de color rojizo y oscuro, disminución del gasto urinario, debilidad y dolores musculares.

**Sialagogos:** Medicamento que aumenta la salivación.

**Sibilancias:** Sonidos agudos, similares a un silbido, que se producen durante la respiración cuando las vías respiratorias están parcialmente bloqueadas.

**Síndrome de Reye:** enfermedad muy infrecuente pero potencialmente mortal que causa inflamación del cerebro y deterioro y pérdida de la función hepática.

**Síndrome de Wernicke Korsakoff (Síndrome de WK)** es un trastorno cerebral grave que, por lo general, pero no solamente, se asocia con el abuso crónico de alcohol y el trastorno grave por consumo de alcohol (AUD, por su sigla en inglés).

**Solicitudes:** Demanda de información específica, normalmente de naturaleza no urgente, que puede o no involucrar un paciente.

**Tetania:** Trastorno caracterizado por un aumento de la excitabilidad de los nervios, espasmos musculares dolorosos, temblores o contracciones musculares intermitentes, provocados por la disminución del calcio en la sangre (hipocalcemia), hipomagnesemia o por alcalosis tanto metabólica como respiratoria.

**Toxicocinética:** Conjunto de fenómenos que experimenta el tóxico desde su entrada a un organismo hasta su eliminación.

**Tríada de Whipple:** Nombre dado a los tres principios que caracterizan a un paciente con hipoglicemia, los que son clínica compatible, baja concentración de glucosa plasmática y resolución de los síntomas luego de administrar carbohidratos.

**Trismus o trismo dental:** contracción de los músculos masticatorios. Se traduce en dificultad para la apertura bucal, notando que puedes abrir la boca solamente hasta un punto.

**Trombocitopenia:** Cantidad baja de plaquetas en la sangre.

**Vida media de eliminación:** Tiempo necesario para que la concentración del xenobiótico en sangre pase a la mitad, una vez finalizada la absorción y distribución.

**Volumen espiratorio forzado en el primer segundo** (FEV1): es la cantidad de aire expulsado durante el primer segundo de una espiración máxima, realizada tras una inspiración máxima.

**Xenobiótico:** Sustancia extraña al individuo, la cual lleva procesos de absorción, distribución de metabolismo y excreción; en cada uno de estos pasos, experimenta numerosas transformaciones bioquímicas.

# Abreviaturas

°C: Grados Celcius
µg: Microgramo
τ: Intervalos de dosificación o intervalos posológicos
AChE: Acetilcolinoesterasa
ACLS: Soporte Vital Cardiovascular Avanzado (SVCA/ACLS)
ACR: Tasa de contracción auricular
ADH: Enzima alcohol deshidrogenasa
ADN: Ácido desoxirribonucleico
AINES: Antiinflamatorios no esteroidales
ALDH: Enzima aldehído deshidrogenasa
ALT: Alanina aminotransferasa
As: Arsénico
$As^{+3}$: Arsénico trivalente
$As^{+5}$: Arsénico pentavalente
AST o GOT: Aspartato aminotransferasa
ATC: Antidepresivos tricíclicos
ATP: Adenosín trifosfato
ATSDR: Agencia para sustancias tóxicas y registro de enfermedades de EE. UU.
AV: Aurículo ventricular
AVE: Accidente Vascular Encefálico
BCC: Bloqueadores de los canales de calcio
BChE: Cutirilcolinesterasa
BIC: Bomba de Infusión Continua
BUN: Nitrógeno ureico en la sangre
C: Concentración plasmática
CAB: C: compresiones (en inglés *compressions*); A: vía respiratoria (en inglés *airway*); B: respiración (en inglés *breathing*)
CAMD: Carbón Activado en Múltiples Dosis
CBD: Canabidiol
CBZE: Carbamazepina
CDC: Centros para el Control y la Prevención de Enfermedades de Estados Unidos (CDC, por sus siglas en inglés)
Cgmp: Monofosfato cíclico de guanosina
CID: Coagulopatía intravascular diseminada
CITUC: Centro de Información Toxicológica y de medicamentos de la Pontificia Universidad Católica de Chile
CL: Aclaramiento
Cl2: Gas cloro
Cmax: Concentraciones plasmáticas máxima
CME: Concentración mínima eficaz
Cmin: Concentraciones plasmáticas mínima
CMT: Concentración máxima tolerada (CMT)
CO: Monóxido de carbono
$CO^2$: Dióxido de carbono
CoA: Coenzima A
COHb: Carboxihemoglobina
COSAM: Centro Comunitario de Salud Mental
COX: Ciclooxigenasa
CPK o CK: Creatina-fosfocinasa (CPK por sus siglas en inglés)
CVF: Capacidad vital forzada
CVVHD: Hemodiálisis venovenosa continua
D5W: Solución de dextrosa al 5 %
DAO: Diaminooxidasas
dL: Decilitros
Dm: Dosis de mantenimiento
ECA: Enzima convertidora de angiotensina
ECG: Electrocardiograma
ECMO: Dispositivo de oxigenación a través de membrana extracorpórea
EDTA: Edetato de calcio disódico
ELP: Electrolitos plasmáticos
EPOC: Enfermedad pulmonar obstructiva crónica
EV: Endovenosa
FAD: Flavina adenina dinucleótido
FDA: Administración de Alimentos y Medicamentos de EE. UU., FDA, por su sigla en inglés
FEV1: Volumen espiratorio en 1 segundo
FV: Fibrilación ventricular
GABA: Ácido gamma-aminobutírico
GOT/AST: Aspartato aminotransferasa
GSV: Gases venosos
GTP/ALT: Alanine Aminotransferasa
HCN: Cianuro de hidrógeno
$HCO_3$: Bicarbonato
Hg: Mercurio
Hr: Hora
HTA: Hipertensión arterial
IARC: Agencia Internacional para la Investigación del Cáncer
IDLH: Inmediatamente peligroso para la vida o la salud, es un acrónimo en inglés, el cual se desglosa como *Immediately Dangerous to Life or Health*
IECA: Inhibidor de la enzima convertidora de angiotensina

**IM**: Intramuscular
**IMAO**: Inhibidores de la monoaminooxidasa
**INR**: Índice internacional normalizado (INR, por sus siglas en inglés)
**IO**: Intraósea
**ISP**: Instituto de Salud Pública, corresponde a la Autoridad Sanitaria en Chile
**K**: Potasio
**Ka**: Constante de absorción
**KCN**: Cianuro de potasio
**Ke**: Constante de eliminación
**kg**: Kilogramo
**L**: Litro
**LADME**: Liberación, Absorción, Distribución, Metabolismo y Excreción
**LEC**: Líquido extracelular
**LIC**: Líquido intracelular
**LP**: Liberación prolongada
**Lpm**: Latidos por minuto
**MAO**: Monoaminooxidasas
**mcg**: Microgramo
**mEq**: Miliequivalente
**mg**: Miligramos
**Min**: Minuto
**mL**: Mililitro
**mmHg**: Milímetro de mercurio
**mmol**: Milimol
**MTX**: Metotrexato
**N/A**: No aplica
**N/D**: No disponible
**NAC**: n-acetilcisteína
**NaCN**: Cianuro de sodio
**NAPQI**: N-acetil-p-benzoquinona imina, metabolito tóxico del paracetamol
**NBOMe**: Clase de drogas alucinógenas y psicodélicas análogos de fenetilamina
**NIF**: Fuerza inspiratoria negativa
**NO**: Óxido nítrico
**NOAEL**: Nivel sin efecto adverso observado (*no observed adverse effect level*)
**$O^2$**: Oxígeno
**OF**: Organofosforado
**OH**: Alcoholismo
**OMS**: Organización Mundial de la Salud
**OSHA**: Administración de Seguridad y Salud Ocupacional de los Estados Unidos, OSHA, por su sigla en inglés
**OTC**: Por su sigla en inglés, Over The Counter, es decir, medicamento con condición de venta libre
**PA**: Presión arterial
**$PaCO_2$**: Presión parcial de dióxido de carbono
**PALS**: Soporte vital avanzado pediátrico
**$PaO_2$**: Presión parcial de oxígeno
**Pb**: Plomo
**$PCO_2$**: Presión parcial de dióxido de carbono en la sangre arterial
**PCP**: Presión de capilar pulmonar
**PDE5**: Isoenzima fosfodiesterasa tipo 5
**PEEP**: presión positiva al final de la espiración
**PEG-ES**: Disolución electrolítica de polietilenglicol o también llamada solución colónica
**PHS**: Prostaglandina H sintetasa
**PG**: Prostaglandina
**PIC**: Presión intracraneal
**ppm**: Partes por millón
**PVC**: Presión venosa central
**RAM**: Reacción adversa a medicamento
**RCP**: Reanimación cardiopulmonar
**RN**: Recién nacido
**RVP**: Índice de resistencia vascular pulmonar
**RVS**: Índice de resistencia vascular sistémica
**SAMU**: Sistema de Atención Médica de Urgencias Médicas
**SAPU**: Servicios de Atención Primaria de Urgencia
**SAR**: Servicio de atención primaria de urgencia de alta resolución
**SCBA**: Aparato de respiración autónomo, SCBA, por su sigla en inglés
**SDRA**: Síndrome de dificultad respiratoria aguda
**SF**: Suero fisiológico
**SG**: Suero glucosado
**SL**: Sublingual
**SNC**: Sistema nervioso central
**SNP**: Sistema nervioso periférico
**SSRIs**: Inhibidores selectivos de la recaptación de serotonina
**T½**: Vida media de eliminación
**TAC**: Tomografía axial computarizada
**TEC**: Traumatismo craneoencefálico
**THBC**: Tetrahidrobetacarbolinas
**THC**: Delta-9-tetrahidrocanabinol
**Tmax**: Peak plasmático
**TP**: Tiempo de protrombina
**TTPA**: Tiempo parcial de tromboplastina activada
**TV**: Taquicardia ventricular
**UCI**: Unidad de cuidados intensivos
**UDPGA**: Ácido uridindifosfoglucurónico
**UI**: Unidades internacionales
**UPP**: Unión a proteínas plasmáticas
**Vd**: Volumen de distribución
**Vee**: Volumen de distribución en el estado estacionario
**VO**: Vía oral
**Vss**: Volumen aparente de distribución en el equilibrio

# Prólogo

Nos enorgullece lanzar esta tercera edición del libro *Intoxicaciones: Epidemiología, clínica y tratamiento*, renombrado *Toxicología clínica: Manual para el diagnóstico y su tratamiento*, ya que consideramos que es un aporte importante para la salud pública a nivel nacional y latinoamericano.

Los productos farmacéuticos, químicos y productos entregados por la naturaleza han llegado a convertirse en una parte indispensable de nuestra vida, sustentando muchas de nuestras actividades, previniendo y controlando enfermedades y mejorando la productividad de la agro-industria. Los beneficios, por lo tanto, son incalculables; sin embargo, estos mismos productos pueden causar daño, no solo comprometiendo la salud de los seres humanos, especialmente a la población infantil y animales sino, también contaminando el Medio Ambiente. Por lo demás, cualquier intervención que afecte al medio ambiente va a afectar indirectamente la salud de sus habitantes.

La toxicología se ha ido desarrollando y adquiriendo importancia relevante en los últimos años. El diagnóstico de los pacientes intoxicados es, a menudo difícil, su tratamiento, frecuentemente, genera controversia y su evolución final es, muchas veces, desconocida. El médico, u otro profesional que forme parte del equipo de salud, puede poseer un conocimiento superficial de los efectos que producen los tóxicos en los seres humanos. Como en otras áreas de la medicina, también en el tratamiento de los pacientes intoxicados se debe manejar muy bien la anamnesis y el examen clínico. Junto con esto, el profesional de la salud debe poseer conocimientos de bioquímica, fisiología, farmacología, toxicología y conceptos claros acerca del manejo de los pacientes críticamente enfermos.

La cantidad de sustancias que pueden producir intoxicaciones hace necesario que contemos con una información ágil, adecuada, profesionalizada, científicamente probada y otorgada, fundamentalmente, por el Centro de Información Toxicológica. Hemos querido complementar la información toxicológica telefónica con este volumen, un texto de apoyo para el profesional de salud que se enfrenta a pacientes intoxicados.

Este libro, dedicado al diagnóstico y tratamiento de las intoxicaciones, es un aporte del Centro de Información Toxicológica de la Pontificia Universidad Católica de Chile (CITUC). Ha sido preparado para que lo utilicen los médicos, enfermeras, internos de medicina y enfermería, químicos farmacéuticos y todos quienes deban participar en el adecuado manejo de los pacientes intoxicados.

En la confección de este texto ha participado gran parte del equipo que trabaja en el Centro de Información Toxicológica y un selecto grupo de colaboradores externos. Sus esfuerzos han sido evidentes. Por lo tanto, reciban todos ellos el agradecimiento y la gratitud por haber colaborado en esta obra que pretende convertirse en un material de consulta que minimice la posibilidad de cometer errores terapéuticos y que asegure el tratamiento adecuado de los pacientes que sufren de intoxicaciones.

LOS EDITORES

## CAPÍTULO 1

# Epidemiología de las intoxicaciones

Lorena Silva, Enrique Paris y Juan Carlos Ríos

Las intoxicaciones representan un gran problema de salud pública a nivel mundial. De acuerdo con la Organización Mundial de la Salud (OMS), un centro toxicológico es una unidad especializada que asesora y ayuda con la prevención, el diagnóstico y la gestión de intoxicaciones. Dado lo anterior, los centros toxicológicos adquieren un papel crucial al registrar en forma adecuada los reportes y gestionar la información sobre las exposiciones a agentes potencialmente tóxicos y la caracterización de dichos eventos[1]. La epidemiología de las intoxicaciones en todos los países resulta relevante al momento de abordar directrices en salud pública, evaluar perfiles de exposición y definir estrategias de tratamientos y prevención. Si por desgracia ocurre algún caso de exposición a tóxicos en el hogar, se debería contar con la posibilidad inmediata de contactarse con un centro de información toxicológica que dé instrucciones precisas a los padres, a los encargados del menor o a los familiares del adulto expuesto, a fin de instaurar una terapia eficiente y segura que comience en el hogar o aconseje el traslado del paciente hasta el servicio de urgencia más cercano, para que sea tratado en consecuencia. Por otro lado, si el paciente intoxicado ingresa a algún centro asistencial, el personal asistencial, debería poder contar con el apoyo en la evaluación riesgos del caso de intoxicación y directrices técnicas claras y precisas para el manejo del paciente. El apoyo que ofrece un centro toxicológico genera un impacto positivo en la disminución de los costos sanitarios vinculados al tratamiento de las intoxicaciones, evita consultas, exámenes y procedimientos innecesarios, evita excesos en los tiempos de observación y errores en los tratamientos, y facilita el trabajo del equipo médico, quién puede instaurar un rápido y eficaz manejo del paciente.

En muchos países de Latinoamérica existen centros de información toxicológica muy eficientes y organizados. En nuestro país funciona el Centro de Información Toxicológica de la Pontificia Universidad Católica de Chile (CITUC), que atiende las 24 horas del día, todos los días del año y su teléfono es el (56) 22635 3800. El CITUC nace en Santiago de Chile en el 3 de septiembre de 1992, con el fin de servir a la comunidad cubriendo las necesidades de información científica actualizada en casos de emergencias toxicológicas y emergencias químicas, logrando contribuir a la reducción de la morbilidad, la mortalidad y costos asociados a este tipo de eventos. Constituye el primer centro toxicológico del país inserto en una facultad de medicina y cuenta con capacidad para brindar servicio los 365 días del año en horario continuo. Durante sus 32 años de funcionamiento, ha otorgado asistencia telefónica a más de 780 mil emergencias toxicológicas y se ha posicionado como el centro de referencia nacional en el manejo del paciente intoxicado, entregando recomendaciones y soporte con datos actualizados para el manejo de estos eventos, con un equipo de alta competencia técnica. Dentro de los usuarios del CITUC se encuentra toda la comunidad sin excepción, incluyendo todos los servicios asistenciales de salud del país, tales como policlínicos, centros médicos, centros de salud familiar, laboratorios clínicos, postas de salud rural, consultorios de salud mental, centros comunitarios de salud

[1] http://www.who.int/ipcs/poisons/centre/es/, World Health Organization

familiar, hospitales públicos de baja, mediana y alta complejidad, clínicas privadas, vacunatorios, centros de diálisis, consultorios generales rurales, postas de salud rural, COSAM, SAPU, SAMU, servicio de atención primaria de urgencia de alta resolución (SAR), centros asistenciales de complejos penitenciarios, clínicas veterinarias y público en general, entre otros.

El perfil epidemiológico de las intoxicaciones presentado a continuación recopila información referente a los llamados por emergencias toxicológicas que ingresaron a la central telefónica del CITUC en el año 2022. Durante el llamado telefónico, los profesionales realizan un levantamiento de toda la información disponible entregada por el interlocutor y requerida para la evaluación de riesgo, considerando datos del agente, de la circunstancia de la exposición y del paciente. Posterior a la evaluación de los antecedentes, se entregan las recomendaciones técnicas para el manejo de la exposición. Todos los llamados son atendidos y registrados bajo el mismo protocolo e instrumento de registro. De manera posterior a la resolución del caso, la información se ingresa al sistema de registro electrónico. El instrumento utilizado para la gestión, registro electrónico y construcción de búsqueda de los datos analizados corresponde al software licenciado Sistema de Registro de llamados CITUC SRL®.

El periodo de estudio se desarrolló entre el 1° de enero al 31 de diciembre del año 2022. Las variables analizadas fueron: tipo de comunicación, tipo de caso, región, comuna, meses, sexo, edad, grupo etario, circunstancia de la exposición, interlocutor del llamado, localización del interlocutor y del incidente, vías de exposición, tipo de exposición, tiempo de exposición, sintomatología y agentes involucrados en las exposiciones. Las variables utilizadas en CITUC SRL® son adaptaciones a la realidad nacional de las directrices del programa de seguridad química IPCS INTOX de la OMS[2]. El análisis estadístico de los resultados en su mayoría se expresó como datos descriptivos vinculados junto al valor y la frecuencia porcentual respectiva de la variable analizada.

[2] http://www.who.int/elena/life_course/es/, Organización Mundial de la Salud

### 1.1. Antecedentes generales

Durante el periodo de estudio, CITUC recibió un universo de 33.075 comunicaciones, lo que significó 35.134 llamados, ya que cada comunicación puede tener más de 1 llamado. El promedio de llamadas diarias reportadas fue 96,3.

Del total de comunicaciones 32.045 correspondieron a casos (96,9 %), 856 a solicitudes de información (2,6 %), 169 fueron reportes sobre incidentes (0,5 %) y 5 reportes por emergencias químicas (0,01 %) [Tabla 1].

**Tabla 1.** Caracterización de llamadas, según tipo de comunicación. N=33.075. Elaboración propia.

| Tipo de comunicación | N° de comunicaciones | Porcentaje (%) |
|---|---|---|
| Casos | 32.045 | 96,9 |
| Incidentes | 169 | 0,5 |
| Solicitudes | 856 | 2,6 |
| Emergencias químicas | 5 | 0,02 |
| Total | 33.075 | 100,0 |

### 1.2. Tipo de pacientes

De los casos reportados durante el año de estudio, el 98,8 % correspondió a humanos expuestos a agentes potencialmente tóxicos y el 1,2 % de ellos a animales [Tabla 2]. La mayor incidencia de reportes en animales correspondió principalmente a mascotas domésticas de compañía, con 339 casos de perros (85,2 %), seguido por 52 casos de gatos (13,1 %), información que coincide con lo publicado en el estudio Intoxicaciones veterinarias en Chile reportadas al Centro de Información Toxicológica de la Pontificia Universidad Católica de Chile (CITUC), que describe las exposiciones de animales registradas en el CITUC durante el periodo 2006-2013, donde predominaron las exposiciones en perros, con un 83,6 % del total de casos analizados (3.261)[3].

[3] Cerda, P., Silva, L., Gutiérrez, W., Mieres, J. J., París, E., Ríos, J. C. (2015) Intoxicaciones veterinarias en Chile reportadas al Centro de Información Toxicológica de la Pontificia Universidad Católica de Chile (CITUC). Rev. Toxicol. 32: 117-120.

**Tabla 2.** Distribución de casos por tipo de pacientes. N=32.045 casos. Elaboración propia.

| Tipo de caso | N° de reportes | Porcentaje (%) |
|---|---|---|
| Animal | 398 | 1,2 |
| Humano | 31.647 | 98,8 |
| Total | 32.045 | 100 |

## 1.3. Casos humanos

### 1.3.1. Distribución de casos por meses

Con respecto a la distribución de casos por meses, se observó que el número de reportes osciló entre 2.335 y 3.096 mensuales, correspondiendo al 7,4 % y 9,8 % del total de reportes anuales, respectivamente [Gráfico 1.1].

### 1.3.2. Distribución geográfica

En relación con el análisis de la caracterización geográfica regional del país, se evidenció que los llamados a la CITUC fueron realizados principalmente desde la región Metropolitana con el 41,5 % (13.141 casos), seguida por un 10,4 % (3.304 casos) provenientes desde la región de Valparaíso y un 9,9 % (3.125 casos) desde la región del Bio-Bío. Sin embargo, al analizar los reportes por tasas, destacó la Región de Aysén del General Carlos Ibáñez del Campo, con 20,5 casos por cada 10.000 habitantes por sobre las regiones con mayor incidencia de número de casos. Ocho regiones superaron el promedio de tasa por individuo en relación con la media del país de 16, tal como se observa en la Tabla 3.

En relación con los reportes recibidos por comuna, observamos que las veinte comunas de mayor incidencia de casos correspondieron a las descritas en la Tabla 4, siendo las tres comunas de mayor frecuencia de reportes: Santiago con 1.246 casos, Puente Alto con 827 casos y Providencia con 771 casos. El 60 % de las veinte comunas de mayor incidencia, corresponden a comunas pertenecientes a la Región Metropolitana, mientras que el 40 %, corresponden a otras regiones del país.

**Gráfico 1.1.** Distribución de comunicaciones por mes. N=31.647 casos. Elaboración propia.

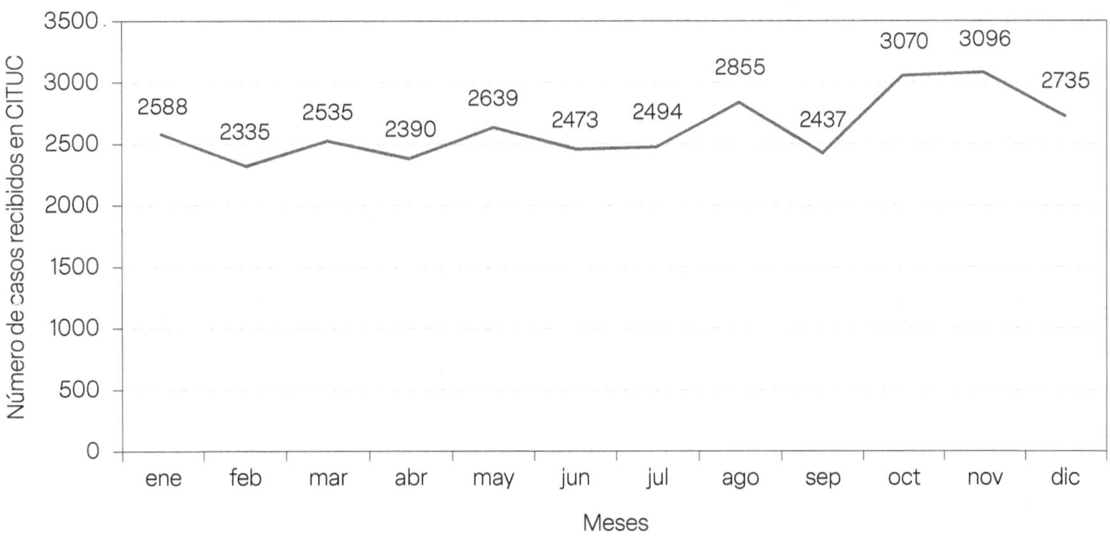

**Tabla 3.** Distribución geográfica regional de llamados. N=31.647 casos humanos. Elaboración propia.

| Región | N° casos / Porcentaje (%) | Población total (INE 2022) | Tasa por 10.000 habitantes |
|---|---|---|---|
| Región Metropolitana | 13141 (41,5) | 8.310.984 | 15,8 |
| Región de Valparaíso | 3304 (10,4) | 1.995.538 | 16,6 |
| Región del Biobío | 3125 (9,9) | 1.676.269 | 18,6 |
| Región del Maule | 2210 (7,0) | 1.153.043 | 19,2 |
| Región del Libertador General Bernardo O'Higgins | 1908 (6,0) | 1.009.552 | 18,9 |
| Región de la Araucanía | 1731 (5,5) | 1.024.029 | 16,9 |
| Región de los Lagos | 1571 (5,0) | 902.510 | 17,4 |
| Región de Coquimbo | 1137 (3,6) | 858.769 | 13,2 |
| Región de Antofagasta | 775 (2,4) | 709.637 | 10,9 |
| Región de los Ríos | 628 (2,0) | 409.559 | 15,3 |
| Región de Tarapacá | 451 (1,4) | 396.697 | 11,4 |
| Región de Atacama | 446 (1,4) | 318.004 | 14,0 |
| Región de Arica y Parinacota | 408 (1,3) | 257.722 | 15,8 |
| Región de Magallanes y Antártica Chilena | 291 (0,9) | 181.143 | 16,1 |
| Región de Aysén del General Carlos Ibáñez del Campo | 222 (0,7) | 108.047 | 20,5 |
| Región de Ñuble | 194 (0,6) | 517.060 | 3,8 |
| Desconocida | 105 (0,3) | | |
| Total | **31.647** | **19.828.563** | **16** |

**Tabla 4.** Las veinte comunas de mayor incidencia de reportes de casos a CITUC. Elaboración propia.

| Comuna de mayor incidencia de reportes | N° casos |
|---|---|
| Santiago | 1.246 |
| Puente Alto | 827 |
| Providencia | 771 |
| La Florida | 719 |
| Las Condes | 693 |
| Quinta Normal | 662 |
| Viña del Mar | 615 |
| Rancagua | 598 |
| Maipú | 595 |
| Talca | 531 |

| Comuna de mayor incidencia de reportes | N° casos |
|---|---|
| Puerto Montt | 510 |
| Temuco | 504 |
| Antofagasta | 468 |
| San Miguel | 449 |
| Concepción | 424 |
| Colina | 418 |
| Valparaíso | 414 |
| Arica | 390 |
| San Ramón | 378 |
| Vitacura | 374 |

### 1.3.3. Interlocutor del llamado

El interlocutor del llamado corresponde a la persona que toma contacto telefónico con la central de emergencias toxicológica de CITUC. La mayor incidencia de llamados fue realizada por personal de salud-médico (21.962 casos; 69,4 %), seguido por un familiar del individuo expuesto (6.284 casos; 19,9 %), lo que se correlaciona con que el mayor porcentaje de comunicaciones fue proveniente desde instalaciones médicas (23.649 casos; 74,7 %), donde fueron atendidos los individuos expuestos a las sustancias potencialmente tóxicas, seguido por el hogar de las víctimas (7.644 casos; 24,2 %) [Tabla 5].

**Tabla 5.** Caracterización del interlocutor de llamado a CITUC. N= 31.647 casos humanos. Elaboración propia.

| Localización | Categoría interlocutor | | | | | | | | | Frecuencia | Porcentaje (%) |
|---|---|---|---|---|---|---|---|---|---|---|---|
| | Desconocido | Educador (a) | Familiar | Otro | Personal de Emergencia | Personal de Salud no Médico | Profesional de Salud - Médico | Químico Farmacéutico | Víctima/ paciente | | |
| Instalaciones médicas | | | 33 | 2 | | 1.891 | 21.711 | | 12 | 23.649 | 74,73 |
| Hogar y sus alrededores | 1 | 1 | 6.225 | 138 | 3 | 30 | 169 | 4 | 1.073 | 7.644 | 24,15 |
| Otra instalación médica | 1 | | | 1 | 1 | 101 | 66 | | | 170 | 0,54 |
| Instituciones educativas | | 21 | 2 | 7 | | 34 | 1 | | 1 | 66 | 0,21 |
| Lugar de trabajo | | | 9 | 25 | 1 | 2 | 3 | | 18 | 58 | 0,18 |
| Otra localización | | | | 2 | 2 | 5 | 3 | | 2 | 14 | 0,04 |
| Medio de transporte | | | 9 | | | 1 | | | 2 | 12 | 0,04 |
| Espacio público | | | 6 | | | 1 | | | 4 | 11 | 0,03 |
| Instalación gubernamental | | | | 4 | | 5 | | | 1 | 10 | 0,03 |
| Prisión | | | | | | 3 | 4 | | | 7 | 0,02 |
| Clínica veterinaria | | | | | | | 4 | | 1 | 5 | 0,02 |
| Desconocida | | | | | | | 1 | | | 1 | 0,00 |
| Frecuencia | 2 | 22 | 6.284 | 179 | 7 | 2.073 | 21.962 | 4 | 1.114 | 31.647 | 100,00 |
| Porcentaje (%) | 0,01 | 0,07 | 19,86 | 0,57 | 0,02 | 6,55 | 69,40 | 0,01 | 3,52 | 100,00 | |

### 1.3.4. Localización de la exposición

Con respecto al lugar donde ocurrió la exposición al agente potencialmente tóxico, podemos señalar que en el 95,7 % de los casos el incidente se produjo en el hogar del individuo afectado, lo que equivale a 30.298 casos, tal como se observa en la Tabla 6.

**Tabla 6.** Localización del individuo al momento de la exposición. N=31.647 casos humanos. Elaboración propia.

| Localización del incidente | N° casos | Porcentaje (%) |
|---|---|---|
| Hogar y sus alrededores | 30.298 | 95,7 |
| Lugar de trabajo | 727 | 2,3 |
| Instalaciones médicas | 235 | 0,7 |
| Instituciones educativas | 222 | 0,7 |
| Espacio público | 87 | 0,3 |
| Prisión | 18 | 0,1 |
| Desconocida | 18 | 0,1 |
| Otra localización | 15 | 0,0 |
| Medio de transporte | 14 | 0,0 |
| Instalación gubernamental | 7 | 0,0 |
| Otra instalación médica | 5 | 0,0 |
| Clínica veterinaria | 1 | 0,0 |
| Total | 31.647 | 100,0 |

### 1.3.5. Grupo etario y sexo

En cuanto al análisis de los grupos etarios, predominaron los adultos con 14.025 casos (44,3 %), seguido por los adolescentes con 6.150 casos (19,4 %) y en tercer lugar los preescolares con 5.615 casos (17,7 %). Los menores de 12 años representaron el 32,8 % del total de casos humanos reportados. Como grupo etario, los niños ocupan un lugar relevante dentro de la epidemiología de las intoxicaciones a nivel mundial, debido a que son casos frecuentes y en algunas ocasiones son difíciles de manejar[4]. Al analizar la variable sexo en la globalidad de casos de pacientes humanos, podemos señalar que prevaleció el sexo femenino con 20.212 de los reportes (63,9 %) [Tabla 7].

Para la categorización del grupo etario se utilizó el rango de edad descrito en la Tabla 8. Esta clasificación es una adaptación de las clasificaciones de grupo etario definidas por el Ministerio de Salud de Chile (MINSAL) y la Organización Mundial de la Salud (OMS).

### 1.3.6. Dosis de exposición

17.223 casos, es decir, el 54,4 % del total reportado se encontraba dentro del rango de toxicidad del o los agente(s) involucrados, mientras que en 8.439 casos (26,7 %) la dosis de exposición se encontraba en rango no tóxico y en 5.985 casos (18,9 %) los individuos se expusieron a dosis no determinadas, categorizadas como desconocidas. De los individuos que se expusieron a dosis tóxicas: 14.702 casos (46,5 %) se encontraban en dosis de toxicidad menor a moderada, 2.243 casos (7,1 %) en rango de toxicidad severa y 278 casos (0,9 %) en dosis de riesgo de letalidad [Tabla 9].

### 1.3.7. Circunstancia de la exposición

La circunstancia de la exposición representa la razón de la exposición al agente. Al analizar esta variable, evidenciamos que la mayor incidencia de casos se asoció a intentos de suicidio con 15.569 casos equivalente al 49,2 % del total, seguida por exposiciones accidentales con 11.596 (36,6 %) y en tercer lugar por los errores terapéuticos con 2.319 (7,3 %).

El suicidio es, actualmente, la segunda causa de muerte a nivel mundial en el grupo etario de 15 a 29 años. Sin embargo, por cada suicido consumado existen más de 20 casos de intentos de suicido[5]. Al analizar los casos de intentos de suicidio reportados en CITUC durante el año 2022, destacó con mayor incidencia de reportes, el grupo etario de adultos con 9.605 casos, seguido por los adolescentes con 5.460 casos, lo que representa el 88,8 % del total de casos reportados en este grupo etario. La adolescencia es aquella etapa del desarrollo ubicada entre la infancia y la

[4] http://cituc.uc.cl/images/articulos/AETOX-2017-menores-6.pdf

[5] http://cituc.uc.cl/images/articulos/Poster_Iturra_1suicidas.pdf

adultez, en la que ocurre un proceso creciente de maduración física, psicológica y social que lleva al ser humano a transformarse en un adulto y, en Chile, este grupo etario representa aproximadamente al 14 % de la población, según datos del censo del año 2017[6].

En los reportes de casos vinculados a exposiciones accidentales, se presentó una mayor frecuencia en los grupos etarios preescolar, con 5.130 casos (equivalente al 91,4 % de su grupo etario); seguido por lactante, con 2.841 casos (87,1 % de grupo etario) [Tabla 10].

**Tabla 7.** Asociación de variables grupo etario y sexo. N=31.647 casos humanos. Elaboración propia.

| Grupo etario | Sexo | | | Frecuencia | Porcentaje (%) |
|---|---|---|---|---|---|
| | Desconocido | Femenino | Masculino | | |
| Adolescente | 4 | 5.017 | 1.129 | 6.150 | 19,4 |
| Adulto | 1 | 9.645 | 4.379 | 14.025 | 44,3 |
| Adulto mayor | 1 | 608 | 373 | 982 | 3,1 |
| Desconocida | 5 | 72 | 47 | 124 | 0,4 |
| Escolar | 0 | 740 | 692 | 1.432 | 4,5 |
| Lactante | 4 | 1.408 | 1.851 | 3.263 | 10,3 |
| Pre-escolar | 5 | 2.700 | 2.910 | 5.615 | 17,7 |
| Recién nacido | 0 | 22 | 34 | 56 | 0,2 |
| Total | 20 | 20.212 | 11.415 | 31.647 | 100,0 |
| Porcentaje (%) | 0,06 | 63,87 | 36,07 | 100,00 | |

**Tabla 8.** Categorías ciclo vital. Elaboración propia.

| Grupo etario | Descripción |
|---|---|
| Recién nacido | 0-28 días |
| Lactante | 29 días - < 2 años |
| Preescolar | ≥ 2- < 6 años |
| Escolar | ≥ 6- < 12 años |
| Adolescente | ≥ 12- < 18 años |
| Adulto | ≥ 18- ≤65 años |
| Adulto mayor | ≥ 65 años |

**Tabla 9.** Dosis de exposición. N=31.647 casos humanos. De elaboración propia.

| Dosis | Total | Porcentaje (%) |
|---|---|---|
| Dosis de toxicidad menor a moderada | 14.702 | 46,5 |
| Dosis no tóxica | 8.439 | 26,7 |
| Dosis desconocida | 5.985 | 18,9 |
| Dosis toxicidad severa | 2.243 | 7,1 |
| Dosis riesgo letal | 278 | 0,9 |
| Total | 31.647 | 100,0 |

[6] http://cituc.uc.cl/images/articulos/Poster_Rivera_adolescente.pdf

**Tabla 10.** Circunstancia de exposición y grupo etario. N= 31.647casos humanos. Elaboración propia.

| Circunstancia de exposición | Grupo etario | | | | | | | | Total | Porcentaje (%) |
|---|---|---|---|---|---|---|---|---|---|---|
| | Adolescente | Adulto | Adulto mayor | Desconocida | Escolar | Lactante | Pre-escolar | Recién nacido | | |
| Suicida | 5.460 | 9.605 | 270 | 55 | 179 | | | | 15.569 | 49,2 |
| Accidental | 293 | 2.046 | 344 | 42 | 877 | 2.841 | 5.130 | 23 | 11.596 | 36,6 |
| Error terapéutico | 158 | 738 | 257 | 10 | 308 | 3.89 | 435 | 24 | 2.319 | 7,3 |
| Ocupacional | 3 | 541 | 19 | 6 | | | | | 569 | 1,8 |
| Abuso | 107 | 335 | 2 | 2 | 5 | | 1 | | 452 | 1,4 |
| Ambiental | 33 | 299 | 22 | 2 | 25 | 21 | 28 | 3 | 433 | 1,4 |
| Mal uso | 30 | 272 | 44 | 3 | 8 | 1 | 5 | 1 | 364 | 1,2 |
| Delictiva | 20 | 63 | 1 | 2 | 10 | 1 | 1 | | 98 | 0,3 |
| Desconocida | 25 | 50 | 5 | | 12 | 3 | 2 | 1 | 98 | 0,3 |
| Reacción adversa | 11 | 39 | 10 | | 5 | 1 | 5 | | 71 | 0,2 |
| Alimentaria | 1 | 20 | 7 | 1 | 1 | 2 | 3 | 2 | 37 | 0,1 |
| Otra | 8 | 14 | 1 | 1 | 2 | 4 | 5 | 2 | 37 | 0,1 |
| Aborto | 1 | 3 | | | | | | | 4 | 0,01 |
| Total | 6.150 | 14.025 | 982 | 124 | 1.432 | 3.263 | 5.615 | 56 | 31.647 | 100,0 |
| Porcentaje (%) | 19,4 | 44,3 | 3,1 | 0,4 | 4,5 | 10,3 | 17,7 | 0,2 | 100,0 | |

### 1.3.8. Tipo de exposición

Existen diferentes tipos de exposición a los agentes potencialmente tóxicos. La exposición aguda se refiere a la exposición a un agente durante un periodo menor a 24 horas; esta puede ser única o repetida. La exposición crónica corresponde a una exposición continua o repetida durante más de 24 horas y la exposición aguda sobre crónica, corresponde a una exposición aguda sobre una base de exposición crónica al mismo agente. Al analizar los casos humanos, se observó que el mayor predominio de exposiciones fue de tipo aguda única con 26.685 reportes, equivalente al 84,3 % del total de casos [Tabla 11].

**Tabla 11.** Tipo de exposición. N= 31.647 casos humanos. Elaboración propia.

| Tipo de exposición | N° casos | Porcentaje (%) |
|---|---|---|
| Aguda única | 26.685 | 84,3 |
| Aguda sobre exposición crónica | 4.351 | 13,7 |
| Crónica | 232 | 0,7 |
| Aguda Repetida | 230 | 0,7 |
| Desconocida | 149 | 0,5 |
| Total | 31.647 | 100,0 |

### 1.3.9. Vías de exposición

La vía de exposición se refiere a la vía o ruta de contacto entre el individuo expuesto y el agente potencialmente tóxico. La principal vía de exposición correspondió a la ingestión o vía oral con el 88,6 % de los reportes, equivalente a 28.034 casos, seguido por la vía inhalatoria con 1.454 casos (4,6 %). El detalle de las vías de exposición involucradas en los reportes de casos humanos se presenta en la Tabla 12.

**Tabla 12.** Caracterización de las diez principales vías de exposición. N=31. 647 casos humanos. Elaboración propia.

| Vía de exposición única y combinada | N° casos | Porcentaje (%) |
|---|---|---|
| Ingestión | 28.034 | 88,6 |
| Inhalación | 1.454 | 4,6 |
| Cutánea | 1.024 | 3,2 |
| Ocular | 423 | 1,3 |
| Ingestión \| Inhalación | 173 | 0,5 |
| Mucosa orofaríngea | 163 | 0,5 |
| Inyección intravenosa | 100 | 0,3 |
| Desconocida | 67 | 0,2 |
| Inyección subcutánea | 44 | 0,1 |
| Mucosa nasal | 36 | 0,1 |

### 1.3.10. Sintomatología de los individuos expuestos

Tras la exposición por las diferentes vías mencionadas anteriormente, 18.812 pacientes (59,4 %) de un total de 31.647 casos humanos, habían desarrollado sintomatología al momento del llamado al CITUC, por su parte, 12.835 casos (40,6 %) se encontraban asintomáticos [Gráfico 1.2].

Los 18.812 pacientes que habían desarrollado sintomatología al momento del llamado al CITUC, reportaron 28.718 signos y síntomas. Esta situación se explica, ya que un gran número de pacientes desarrollan más de una sintomatología en forma simultánea.

En cuanto a los 20 signos y síntomas de mayor frecuencia, destacaron somnolencia/letargia, vómitos y taquicardia sinusal [Tabla 13].

**Gráfico 1.2.** Pacientes sintomáticos y asintomáticos, tras el llamado al CITUC. N=31.647 casos humanos. Elaboración propia.

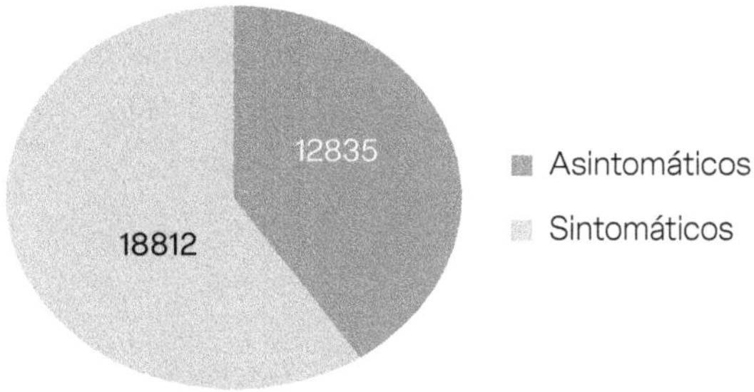


**Tabla 13.** Los veinte signos y síntomas de mayor frecuencia. Elaboración propia

| Signo/Síntomas | Frecuencia |
|---|---|
| Somnolencia/letargia | 7.768 |
| Vómitos | 2.579 |
| Taquicardia sinusal | 2.171 |
| Dolor abdominal | 1.440 |
| Nauseas | 1.314 |
| Mareos/vértigo | 865 |
| Cefalea | 763 |
| Sopor | 689 |
| Irritación orofaríngea/faringitis | 580 |
| Irritación ocular/conjuntival | 467 |
| Hipertensión | 435 |
| Tos | 403 |
| Agitación psicomotora | 396 |
| Hipotensión | 349 |
| Temblor | 340 |
| Disnea | 296 |
| Midriasis | 284 |
| Diarrea/hiperperistaltismo | 260 |
| Eritema | 228 |
| Compromiso de consciencia | 195 |

### 1.3.11. Caracterización de los agentes involucrados en las exposiciones de pacientes humanos

Al analizar los diez agentes de mayor incidencia de reportes durante el año 2022, se observó que nueve de diez agentes fueron productos farmacéuticos/medicamentos y que solo uno correspondió a otra categoría de uso/función (cloro doméstico) [Tabla 14 y Gráfico 1.3].

**Tabla 14.** Los diez agentes de mayor incidencia de reportes durante el año 2022. Elaboración propia.

| Agentes de mayor incidencia de casos | Número de reportes (frecuencia) |
|---|---|
| Paracetamol | 2.635 |
| Quetiapina | 2.428 |
| Clonazepam | 2.409 |
| Zopiclona | 2.040 |
| Sertralina | 1.720 |
| Cloro doméstico | 1.344 |
| Clotiazepam | 875 |
| Ibuprofeno | 822 |
| Fluoxetina | 813 |
| Tramadol | 797 |

**Gráfico 1.3.** Categorías uso/funciones globales. N=45.303 reportes. Elaboración propia.

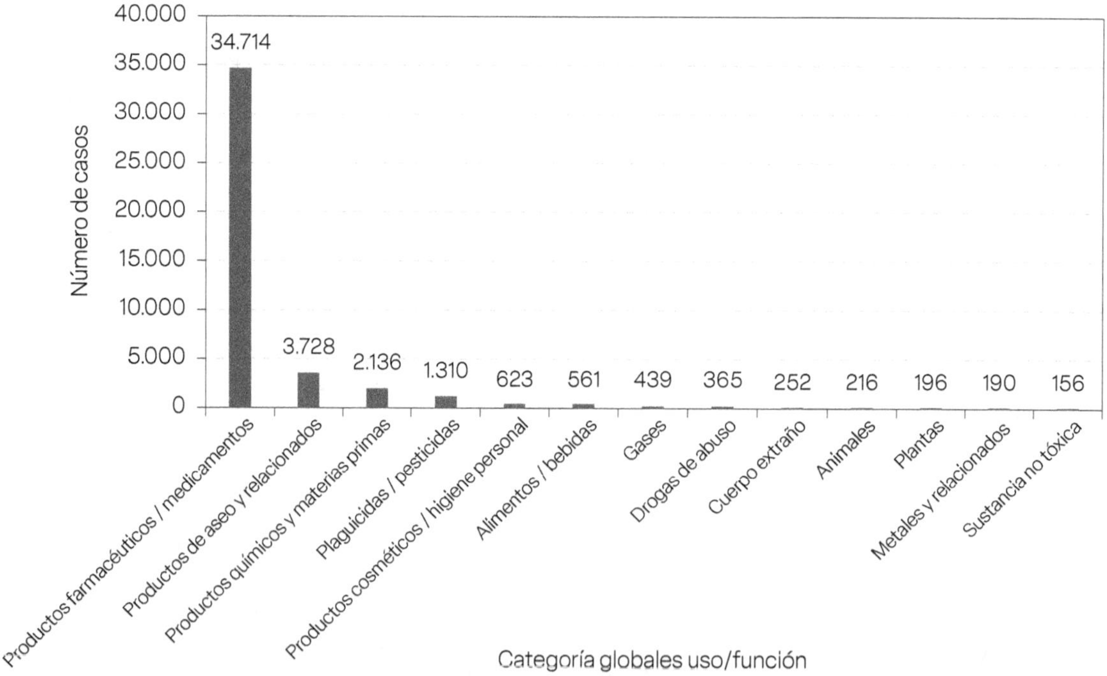


La categoría de mayor frecuencia de reportes fue **Productos farmacéuticos/medicamentos** con 34.714 agentes involucrados en los reportes de casos humanos, equivalente al 76,6 % del total, seguido por **Productos de aseo y relacionados** con 3.728 reportes (8,2 %) y **Productos químicos** con 2.136 reportes (4,7 %).

## CAPÍTULO 2

# Manejo general de las intoxicaciones

Christian Caroca, Lorena Silva, Enrique París y Juan Carlos Ríos

La toxicología aborda diferentes preguntas. Por ejemplo, en agricultura, la toxicología determina los posibles efectos en la salud a raíz de la exposición a pesticidas o herbicidas. La toxicología se utiliza también en experimentos en animales de laboratorio para establecer las relaciones dosis-efecto y analiza, además, la manera en que las sustancias químicas y los productos de desecho afectan la salud de las personas.

El campo de la toxicología es amplio y puede dividirse en diferentes subdisciplinas, siendo aquella de mayor interés para el desarrollo de este libro la toxicología clínica que se comprende como la ciencia que tiene como principal fin el de prevenir, diagnosticar y tratar las intoxicaciones que pueden manifestarse en una exposición a sustancias tóxicas a corto y largo plazo.

En este capítulo nos aproximaremos al manejo clínico del paciente con sobredosis aguda, conscientes de que el tratamiento de un paciente se basa en métodos racionales de principios farmacológicos que son beneficiosos para lograr su recuperación.

En la actualidad, el principal objetivo del equipo clínico de salud que se encuentra a cargo de un paciente intoxicado es mantener con vida al individuo; es decir, todos los esfuerzos y la estrategia deben converger en la estabilización del paciente y, posterior a ello, se debe tratar el tóxico. La premisa anterior adquiere un rol fundamental en el manejo de un paciente con sobredosis debido a que centrarse en el tóxico solo puede conducir a errores en el manejo clínico del paciente y al retraso inminente del inicio de una terapia eficaz.

Al encontrarnos con un paciente intoxicado o al diagnosticar una intoxicación, debemos actuar asegurándonos de:

1. Mantener con vida al paciente. Siempre es más importante tratar al paciente y no tratar el tóxico.
2. El control de signos vitales y estabilización del estado clínico del paciente.
3. Establecer la secuencia del CAB de la reanimación, esto es:
   - Circulación. Constatar la presencia o la ausencia de pulsos. Si están ausentes, iniciar inmediatamente las maniobras de reanimación con masaje cardíaco y respiración boca a boca.
   - Vía aérea permeable. Verificar el riesgo de aspiración de secreciones, broncoespasmos, lesiones corrosivas e irritativas de vía aérea.
   - Respiración del paciente: ¿hay una buena mecánica ventilatoria?

Si el paciente tiene un buen estado neurológico, está consciente, presenta buena tolerancia oral y coopera, se debe iniciar la secuencia del tratamiento de la intoxicación. Determinar la naturaleza, en lo posible, del tóxico y, si este ya está identificado, planificar la terapia específica de soporte. Para identificar la sustancia tóxica es muy importante realizar una buena anamnesis previa y examen físico, para reconstruir el escenario de exposición al agente, ya que los análisis de laboratorio generalmente informan en forma tardía el tipo de tóxico que causó la sintomatología, síndrome tóxico o patología del paciente. Para orientarse en el tipo de tóxico y en el manejo del paciente intoxicado, es muy útil conocer y manejar los síndromes tóxicos o toxíndromes.

Cada caso de exposición a una sustancia tóxica es único, ya que se consideran distintas variables tales como el ciclo vital del paciente, la naturaleza intrínseca de peligro de la sustancia, el tiempo transcurrido desde la exposición, dosis, severidad de los signos y síntomas, la presencia de coingesta, comorbilidades del paciente y numerosos otros factores. Por consiguiente, las estrategias que convergen en un único manejo del paciente intoxicado pueden no ser el camino más lógico y útil. Por consecuencia, el razonamiento más ventajoso es comprender cada intervención de manera particular y determinar las implicancias de sus limitaciones con el fin de considerar cada situación clínica individualmente.

## 2.1. Toxindromes

Un toxíndrome es un grupo de signos y síntomas clínicos característicos asociados a una intoxicación. La identificación de un determinado toxíndrome en los servicios asistenciales de salud adquiere un valor único, ya que permite acotar el escenario etiológico ante un cuadro clínico en una intoxicación y comenzar en forma precoz el inicio del tratamiento, ya que en muchos casos el levantamiento de la historia clínica del paciente suele ser compleja (p. ej., pacientes en estado de inconsciencia o que se encuentran intubados, conocimiento familiar precario de la exposición en la anamnesis clínica) y la información precisa es escasa. Aprender acerca de los toxíndromes permite identificar posibles agentes causales, correlacionar sustancias e incluso justificar la decisión del inicio de un tratamiento específico, o el uso de algún antídoto por parte del equipo de salud a cargo del paciente. Es importante destacar que en la práctica clínica es muy difícil encontrar toxíndromes "puros", debido a que la mayoría de los pacientes con exposiciones intencionales suelen ingerir múltiples agentes, que en algunos casos son de diferentes etiologías (medicamentos, drogas de abuso, plantas, hongos, entre otros).

En la Tabla 15, se describen los principales síndromes de origen tóxico que adquieren un interés clínico por su frecuencia, gravedad y morbimortalidad; junto con ello, se representa en cada apartado el mecanismo de toxicidad, las manifestaciones clínicas, ejemplos de agentes causales, los eventuales antídotos o tratamientos y su disponibilidad.

## 2.2. ABC del tratamiento de las intoxicaciones

Una vez que hemos estabilizado al paciente, podemos aplicar una o más de las siguientes medidas según las características del caso:

1. Evitar la absorción del tóxico.
2. Favorecer la adsorción del tóxico.
3. Favorecer la eliminación del tóxico.
4. Antagonizar el tóxico.

**Tabla 15.** Síndromes tóxicos o toxíndromes. De elaboración propia.

| Toxídrome | Mecanismo toxicológico | Manifestaciones clínicas | Ejemplos | Antídoto/ tratamiento |
|---|---|---|---|---|
| Alucinógeno | Alteraciones de diversos neurotransmisores, especialmente serotonina, que inducen cambios en el umbral de los estímulos externos y las sensaciones internas. | Hipertensión, taquicardia, taquipnea, aumento peristaltismo, diaforesis, desorientación, alucinaciones (visuales), ataques de pánico, midriasis. | LSD, mezcalina, psilocina y psilocibina, alcaloides anticolinérgicos, cannabinoides. | No hay antídoto |
| Anticolinérgicos | Antagonista competitivo de los receptores colinérgicos muscarínicos M1 y M2. | Agitación, alucinaciones, movimientos anormales, taquicardia, midriasis, membranas secas, hipertermia, disminución de los ruidos intestinales, retención urinaria, piel enrojecida/seca. | Alcaloides de la belladona, atropina, escopolamina, antihistamínicos, antiespasmódicos, antipsicóticos, antidepresivos tricíclicos, anti parkinsonianos, antiespasmódicos. | Fisostigmina* |

| Toxídrome | Mecanismo toxicológico | Manifestaciones clínicas | Ejemplos | Antídoto/ tratamiento |
|---|---|---|---|---|
| Colinérgicos | Inhibición reversible e irreversible de las enzimas pseudocolinesterasa y acetilcolinesterasa. | Sialorrea, lagrimeo, incontinencia urinaria/fecal, calambres gastrointestinales, vómitos, bradicardia, broncorrea, broncoespasmo, diaforesis, miosis, edema pulmonar, debilidad, parálisis, fasciculaciones musculares. | Organofosforados, insecticidas carbamatos, inhibidores de la colinesterasa, Amanita muscaria. | Atropina Oximas (Pralidoxima y Obidoxima)* |
| Extrapiramidal | Bloqueo de los receptores dopaminérgicos centrales. | Reacciones distónicas, acatisia, pseudoparkinsonismo, disfonía, disfagia, trismus, crisis oculógiras, rigidez muscular, hiperreflexia, opistótonos, laringoespasmo. | Fenotiazinas, metoclopramida, olanzapina, risperidona, agentes anti dopaminérgicos | Clorfenamina |
| Neuroléptico maligno | Reducciones rápidas en la neurotransmisión dopaminérgica en el SNC, ya sea por tratamiento con un antagonista del receptor de dopamina o por la suspensión de un agonista de dopamina. | Delirio, confusión, depresión del SNC), disartria, manifestaciones parkinsonianas, temblores, distonía, disfagia, hipertermia y trastornos autonómicos, taquicardia, diaforesis, incontinencia, depresión respiratoria, hipertensión, hipotensión y arritmias. | Fármacos neurolépticos (aripiprazol, clorpromazina, clozapina, olanzapina, risperidona), antagonistas de la dopamina. | No hay antídoto |
| Opioides | Efecto agonista sobre receptores de opioides: mu ($\mu$), kappa ($\kappa$) y delta ($\delta$). | Depresión del sistema nervioso central (SNC), compromiso respiratorio, miosis, bradicardia, hipotensión, hipotermia, edema pulmonar, hiporreflexia, convulsiones. | Tramadol, oxicodona, hidrocodona, hidromorfona, fentanilo, morfina, propoxifeno, codeína, heroína. | Naloxona |
| Sedantes/hipnóticos | Efecto agonista sobre el receptor GABA-A. | Depresión del SNC, hiporreflexia, respiración lenta, hipotermia, hipotensión y bradicardia (leve). | Benzodiazepinas, agonistas GABA no benzodiazepínicos, barbitúricos, etanol, hidrato de cloral. | Flumazenil |
| Serotoninérgico | Estimulación excesiva de los receptores de serotonina del sistema nervioso central y periférico. | Acatisia, temblor, agitación, hipertermia, hipertensión, diaforesis, hiperreflexia, clonus, hipertonicidad muscular de las extremidades inferiores, diarrea. | Inhibidores selectivos de la recaptación de serotonina (IRSS), antidepresivos tricíclicos, inhibidores de la monoamino oxidasa. | Ciproheptadina* |
| Simpaticomimético | Aumento de la liberación de catecolaminas o estimulación directa de los receptores adrenérgicos beta 1 y alfa 1. | Hipertensión, taquicardia, arritmias, agitación, paranoia, alucinaciones, midriasis, náuseas, vómitos, dolor abdominal, piloerección, agitación, convulsiones. | Psicoestimulantes, anfetaminas, pseudoefedrina, fenilefrina, efedrina, cafeína, cocaína. | No hay antídoto |

* Medicamento no disponible en Chile al momento de la revisión de este libro.

## 1. Evitar la absorción del tóxico

Una vez realizado el diagnóstico de intoxicación, la identificación del agente, la dosis de exposición, el tiempo transcurrido desde la exposición y el cuadro clínico del paciente, debe iniciarse de forma temprana el tratamiento y la primera fase de este consiste en evitar la absorción del tóxico. Sin embargo, ningún estudio clínico controlado ha demostrado que el uso "rutinario" de descontaminación gastrointestinal reduzca la morbilidad y mortalidad en pacientes intoxicados. A pesar de esta afirmación, la evidencia de ensayos con voluntarios humanos y estudios clínicos sugiere que la descontaminación puede reducir la absorción de toxinas en el tracto gastrointestinal y puede ser útil en determinadas circunstancias.

El fundamento de esta primera línea en el manejo clínico del paciente es prevenir o evitar la absorción, considerando como la elección más útil aquella maniobra que permita remover la sustancia tóxica antes de que sea absorbida en el organismo. Los métodos utilizados con este fin dependerán de la vía de exposición. A continuación, se describen con detalle:

### 1.1. Lavado gástrico

Es un procedimiento invasivo, doloroso y de riesgo que puede desencadenar, en el peor escenario, la aspiración, perforación y el paso de exceso de líquido al intestino delgado con aumento de la superficie de absorción. No es un método que debe ser indicado ni realizado de manera rutinaria en el manejo del paciente intoxicado.

**Indicaciones.** Considerar su uso solo si se cumplen los siguientes criterios:

- La ingestión de una sustancia tóxica que provoque un riesgo vital para el paciente.
- La ingestión de tóxicos que no son adsorbidos por el carbón activado.
- Tiempo transcurrido desde la ingesta, menor o igual a 60 minutos.
- En caso de intoxicaciones de riesgo vital o severas por compuestos que retarden el vaciamiento gástrico o formulaciones de liberación prolongada, se podría considerar su uso después de 60 minutos, tras la ingesta del tóxico. Esto, solo si la condición médica del paciente lo permite y la evaluación de un profesional competente así lo indica.

**Técnica.** Consideración previa antes de realizar la medida de descontaminación: El paciente debe tener los reflejos de protección de la vía aérea activos o asegurar la vía aérea mediante la intubación endotraqueal.

1. Disponer al paciente en posición decúbito lateral izquierdo y Trendelenburg (inclinación de 20 grados); en esta posición, el píloro queda en un plano superior al cuerpo gástrico. De esta forma, se disminuye el paso del contenido gástrico en el duodeno durante el lavado y se disminuye el riesgo de aspiración en caso de que el paciente presente vómitos.
2. Se introduce una sonda orogástrica multiranurada de amplio lumen (Sonda orogástrica de Faucher) que en su posición distal permita la evacuación de comprimidos enteros y/o tóxicos. La American Academy of Clinical Toxicology (AACT) y la European Association of Poisons Centres and Clinical Toxicologists (EAPCCT) recomiendan en adultos un diámetro de 36-40 French, en niños 24-28 French y en lactantes 20 F; y asegurar la posición del tubo en el estómago auscultando la zona gástrica tras la insuflación de aire. Aspirar el contenido gástrico previo lavado, para enviarlo a análisis de laboratorio.
3. Instilar 10-15 mL/kg con un máximo de 250 mL por ciclo. Utilizar una solución fisiológica 0,9 % tibia, idealmente a temperatura corporal, sobre todo en niños, para evitar riesgo de hipotermia. Repetir esta operación hasta que el líquido extraído del lavado sea claro. No utilizar agua.
4. El volumen de retorno del lavado debe aproximarse a la cantidad de líquido administrada para evitar el desequilibrio de líquidos y electrolitos; el uso de agua debe evitarse en niños y ancianos debido al riesgo de inducir hiponatremia, hipotermia e intoxicación acuosa [Figura 2.1].

**Complicaciones.** Las complicaciones del lavado gástrico han incluido neumonía por aspiración e insuficiencia respiratoria grave, hipoxia, hipotermia, hipercapnia, laringoespasmos, bradicardia (por efecto vagal) lesión o perforación mecánica esofágica y/o gástrica, hemorragias digestivas altas, desequilibrio de líquidos y electrolitos. Los pacientes que luchan y/o no cooperan con el procedimiento pueden tener un mayor riesgo de complicaciones. El lavado gástrico puede causar

**Figura 2.1.** Procedimiento adecuado para realizar lavado gastrointestinal en casos de intoxicaciones graves o de riesgo letal.

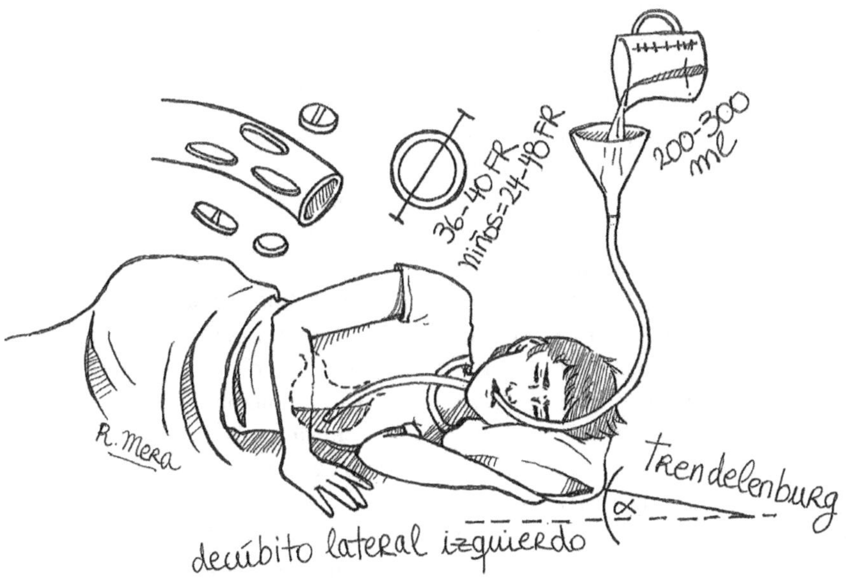


morbi-morbilidad importante: **NO debe realizarse de forma rutinaria en todos los pacientes intoxicados.**

**Contraindicaciones.** Paciente con compromiso de conciencia o riesgo de convulsiones sin protección de vía aérea, ingestión de sustancias con propiedades corrosivas, ingestión de materiales punzantes, ingestión de ovoides de drogas, diátesis hemorrágica, várices esofágicas y gástricas, ingesta de agentes no tóxicos, e ingestión de sustancias químicas con alto riesgo de aspiración; por ejemplo, derivados de hidrocarburos: parafina, bencina, diluyente, aguarrás, entre otros. Historia de cirugía o várices esofágicas recientes.

### 1.2. Descontaminación de piel y mucosas

#### *1.2.1. Exposición dérmica*

Para evitar la absorción del tóxico a consecuencia de una exposición dérmica, se deben considerar medidas tan sencillas como:

1. La descontaminación de piel y/o mucosas debe realizarse lo antes posible, tras el contacto con un tóxico, con el fin de disminuir el riesgo. Esta medida debe realizarse en el lugar de la exposición, posterior a lo cual, dependiendo de los síntomas, el paciente deberá ser trasladado a un centro asistencial de salud para recibir atención médica.
2. Evitar mayor contacto con la sustancia química involucrada y alejarse de la fuente de exposición.
3. Quitar joyas, reloj y accesorios personales, donde pueda quedar retenido el tóxico.
4. Retirar las prendas de vestir del paciente. Con ello, se disminuye el contacto continuo de manera indirecta entre la sustancia, la piel y la ropa contaminada.
5. Lavar rigurosamente la piel afectada con abundante agua por arrastre a baja presión y a una temperatura agradable, incluyendo pelo, uñas y pliegues cutáneos, si fuese necesario. El tiempo de descontaminación será de a lo menos 15 minutos. Este tiempo se puede extender dependiendo de la naturaleza intrínseca de peligro de la sustancia, tiempo de exposición y concentración del agente. En el caso de exposición a sustancias corrosivas de naturaleza alcalina fuerte, como es el caso del hidróxido de sodio e hidróxido de potasio, la duración de la descontaminación es fundamental, ya que el objetivo es minimizar la extensión y gravedad de la lesión; en esta situación, se recomienda descontaminar por al menos 30 minutos en forma continua.
6. Si la zona o área de la piel expuesta es extensa, el uso de una ducha para la descontaminación es lo más apropiado. En algunos casos se

requiere el uso de agua con jabón neutro para eliminar compuestos iónicos insolubles, como carbonatos, óxidos y fosfatos.

**Consideración.** En escenarios en los que se ha producido exposición a un ácido o un álcalis de naturaleza corrosiva, puede ser tentador pensar en neutralizar el pH usando una base o un ácido para contrarrestar los efectos; sin embargo, no deben utilizarse, ya que generan una reacción química de carácter exotérmica, es decir, liberan calor, lo que puede aumentar el daño en la zona afectada.

La descontaminación de piel y mucosas es una medida fundamental de primeros auxilios en casos de exposiciones a sustancias irritantes, corrosivas o pesticidas que pertenecen a la familia química de los organofosforados, debido a que son absorbidos eficientemente a través de la piel, así como en los hidrocarburos aromáticos (tolueno, xileno, benceno) y otros derivados del petróleo, entre otros. Muchas sustancias químicas en contacto prolongado con piel y/o mucosas pueden producir lesiones irritativas o quemaduras de primer grado, aumentando la posibilidad de absorción por el daño químico causado a la barrera física de la piel. Si el producto químico puede ser absorbido por las membranas biológicas, entonces efectos de toxicidad sistémica podrían ocurrir.

En resumen, la descontaminación precoz y realizada en forma correcta es una medida eficaz para disminuir el riesgo de toxicidad local y sistémica, tras la exposición a tóxicos.

#### *1.2.2. Exposición ocular*

Para evitar daño oftálmico y/o absorción de una sustancia tóxica por vía ocular se debe tener en consideración:

1. Retirar lentes ópticos o remover lentes de contacto, si están presentes.
2. Realizar un lavado ocular profuso y a una baja presión sobre el ojo, con abundante agua o solución salina por arrastre, separando y levantando los párpados por un tiempo no inferior a 15 minutos. Esta medida debe realizarse siempre en el sitio del accidente y no debe retrasarse, ya que su demora solo puede contribuir a aumentar el daño del paciente. Los párpados deben mantenerse abiertos durante el procedimiento para asegurar que toda la contaminación pueda ser removida. Esto puede ser difícil de realizar, dado que la tendencia natural del ser humano es parpadear o cerrar los ojos. Considerar la utilización de algún anestésico ocular como proparacaína al 0,5 % previo al procedimiento, con el fin de aliviar las molestias para el paciente y facilitar la descontaminación. Como ya señalamos, es importante que el lavado ocular se realice a baja presión sobre el tejido, ya que el uso de presiones más altas podría causar lesiones mecánicas y aumentar el daño. Si luego de la descontaminación ocular persiste la irritación, ardor, dolor, fotofobia, visión borrosa o lagrimación, solicitar atención médica especializada (oftalmología).

**Consideración.** No utilizar sustancias químicas para neutralizar.

### 1.3. Irrigación intestinal total

**Antecedentes generales.** Este procedimiento acelera el tránsito de toxinas para disminuir el tiempo total de absorción. Para realizarlo, se debe administrar una disolución electrolítica de polietilenglicol (PEG-ES), también llamada solución colónica. El PEG-ES es un laxante osmótico. Su acción consiste en causar diarrea acuosa profusa, con el fin de vaciar todas las heces desde el intestino y colon, y de esa forma eliminar restos de comprimidos o comprimidos enteros que no han sido absorbidos. Este medicamento también contiene electrolitos para evitar la deshidratación y otros efectos secundarios graves que pueden ser causados por la pérdida de líquidos en el proceso de vaciado del colon.

**Indicaciones.** Este procedimiento es útil en ingestas potencialmente tóxicas de sustancias de liberación sostenida o con recubrimiento entérico y en agentes como el fierro, litio u otros tóxicos que carecen de una buena adsorción por el carbón activado y también en sustancias que podrían forman bezoares.

Aun cuando se puede considerar una medida de descontaminación segura y efectiva, no debe ser indicada ni utilizada rutinariamente en el manejo de un paciente intoxicado.

**Vía de administración.** El PEG-ES se debe administrar por vía oral o idealmente por sonda nasogástrica. Para su administración, el paciente debe estar sentado y/o con la cabecera de la cama elevada en un ángulo de al menos 45 grados.

**Dosis.** ADULTO: 2 litros inicialmente seguidos de 1,5 a 2 litros por hora. NIÑOS 6 a 12 años: 1 litro/hora. NIÑOS de 9 meses a 6 años: 500 mL/hora. Continuar con la administración hasta que el efluente rectal sea claro y no haya evidencia radiográfica del tóxico en el tracto gastrointestinal. Con ello se confirmará el éxito del procedimiento y la duración de una terapia eficaz. Normalmente este procedimiento puede durar entre 4 a 6 horas, pero dependerá de las características de cada caso en particular.

**Reacciones adversas.** Si bien el PEG-ES tiende a ser bien tolerado, puede generar los siguientes efectos adversos que deberán ser observados durante la terapia: náuseas, vómitos, calambres y distensión abdominal. Se debe monitorear el estado de líquidos y electrolitos. Períodos prolongados de utilización del medicamento pueden producir una acidosis metabólica leve, lo que no es habitual. Los pacientes con compromiso de conciencia tienen riesgo de aspiración; para evitar este riesgo, se debe proteger la vía aérea para su administración.

**Contraindicaciones.** Este procedimiento no debe usarse en pacientes que actualmente están o corren el riesgo de quedar obnubilados, comatosos o con signos de agitación psicomotora y riesgo de convulsión. En esos casos se debe asegurar protección de la vía respiratoria mediante intubación endotraqueal. La irrigación intestinal total no debe indicarse en pacientes con obstrucción intestinal, perforación intestinal, megacolon, íleo, vómitos incontrolables, hemorragia gastrointestinal significativa, inestabilidad hemodinámica o incapacidad para proteger las vías respiratoria.

## 2. Favorecer la adsorción del tóxico

### 2.1. Carbón Activado (CA)

Por muchos años, erróneamente el CA se consideró como un antídoto universal. Se considera el método de descontaminación gastrointestinal empleado con más frecuencia en el mundo desarrollado. Generalmente se administra como dosis única. Su enorme área de superficie de contacto permite la unión de muchas drogas y toxinas en el lumen gastrointestinal, reduciendo su absorción sistémica. Al igual que otros procedimientos de descontaminación, su utilidad se ha ido atenuando con el tiempo y, aunque generalmente es un método de descontaminación seguro, no está exento de riesgos. En pacientes con sobredosis aguda, sigue siendo una opción terapéutica importante y estudios recientes que involucran a pacientes del mundo real han reforzado la creencia arraigada de que puede reducir significativamente la absorción sistémica de tóxicos cuando se administra en una fase temprana tras la sobredosis.

El carbón activado es un adsorbente por excelencia. Es un polvo altamente adsorbente que se obtiene por la descomposición pirolítica controlada de compuestos a base de carbono, como cáscaras de coco. Posteriormente, con gases a alta temperatura se activa eliminando las sustancias previamente adsorbidas y reduciendo aún más el tamaño de las partículas, dando como resultado un producto final excepcionalmente poroso. De hecho, algunas preparaciones de carbón "superactivado" tienen una superficie de contacto de hasta 3.500 $m^2 g^{-1}$, o alrededor de 175.000 $m^2$ por cada 50 gramos. (En perspectiva, el área de un campo de fútbol grande es de unos 10.000 $m^2$). Esto permite la adsorción de fármacos y toxinas a través de fuerzas intermoleculares débiles, con compuestos orgánicos no ionizados que se unen más ávidamente que los inorgánicos disociados. Su extensa superficie adsorbe tóxicos a los pocos minutos de su contacto, evitando la absorción gastrointestinal y la toxicidad posterior.

La adsorción de una sustancia química está limitada por el número y el tamaño de estos poros o el área de la superficie interna. Se ha demostrado que un área de superficie más grande es más efectiva para adsorber xenobióticos. El carbón activado es más efectivo para absorber compuestos con un rango de peso molecular de 100 a 1.000 Daltons. La relación carbón-fármaco, el pH, el contenido gástrico y la cinética de adsorción también pueden influir en la capacidad de adsorción del carbón activado. Otros factores que pueden influir en la eficacia de los productos de carbón incluyen el contenido de minerales.

**Indicaciones.** La administración debe ser considerada si el paciente ha ingerido una cantidad potencialmente tóxica de una sustancia, que se sabe que es adsorbida por el CA. Estudios en voluntarios humanos demostraron que la efectividad del carbón activado es máxima cuando se administra dentro de la primera hora de la ingestión, pero no se puede excluir el beneficio potencial cuando se administra más tarde. La administración de una dosis de carbón activado en un período mayor a 60 minutos se puede realizar después de la ingestión de formulaciones de liberación sostenida y sustancias que se sabe que forman bezoares o concreciones.

**Administración.** La mayoría de los pacientes toleran bien el CA a pesar de su sabor arenoso y desagradable. Esto puede ser un problema particular para los niños, para quienes la palatabilidad puede mejorar mediante la administración con leche chocolatada, yogurt o jugo; esto favorece la tolerancia por vía oral y la voluntad del niño por tomarse la solución, sin necesidad de la instalación de sonda nasogástrica. El carbón activado se puede administrar disuelto en agua o jugo por vía oral o por sonda nasogástrica, dependiendo de la tolerancia del paciente.

**Dosis.** La dosis estándar de carbón activado es de 50 gramos en adultos y niños mayores de 12 años, 1 gramo por kg en niños de 1 a 12 años, y de 0,5 a 1 /kg en lactantes de hasta 1 año. La dilución ideal es de 30 g de carbón por cada 240 mL de disolución.

**Efectos adversos.** Se han informado vómitos, estreñimiento, heces negras, obstrucción gastrointestinal, pancreatitis aguda, neumonitis por aspiración. La aspiración puede complicarse con insuficiencia respiratoria aguda, síndrome de dificultad respiratoria aguda (SDRA), bronquiolitis obliterante o enfermedad pulmonar crónica.

**Contraindicaciones.** La administración de carbón activado está contraindicada en los siguientes casos [Figura 2.2]:

- Compromiso de conciencia sin protección de la vía aérea por el riesgo de aspiración. La preocupación más ampliamente citada asociada al uso de CA es la aspiración pulmonar, aunque el riesgo de esta complicación es bajo.
- Ingreso tardío del paciente a un centro asistencial (posterior a una hora tras la ingestión del tóxico).
- Riesgo de aspiración (p. ej., ingesta de hidrocarburos).
- En paciente con necesidad de endoscopía, por ejemplo, en casos de ingestión de una sustancia corrosiva con una coingesta de agentes con toxicidad sistémica, ya que la presencia de carbón activado en el tracto gastrointestinal puede obscurecer la visualización de los tejidos en una endoscopía.
- Tóxicos con escasa adsorción por el carbón activado, como metales que incluyen hierro y litio, álcalis, ácidos, alcoholes, entre otros.
- Pacientes con antecedentes de obstrucción intestinal, ya que el carbón activado disminuye el peristaltismo intestinal.
- En caso de pacientes con riesgo de hemorragia o perforación gastrointestinal debido a patologías, cirugías recientes o ciertas condiciones médicas.

## 3. Favorecer la eliminación del tóxico

### 3.1. Eliminación renal

El riñón es el principal órgano de excreción de algunas drogas, en estos casos se podría aumentar la eliminación por variación del pH urinario, o bien aumentando la filtración glomerular y el flujo urinario.

Figura 2.2. Fotografías Carbón activado.

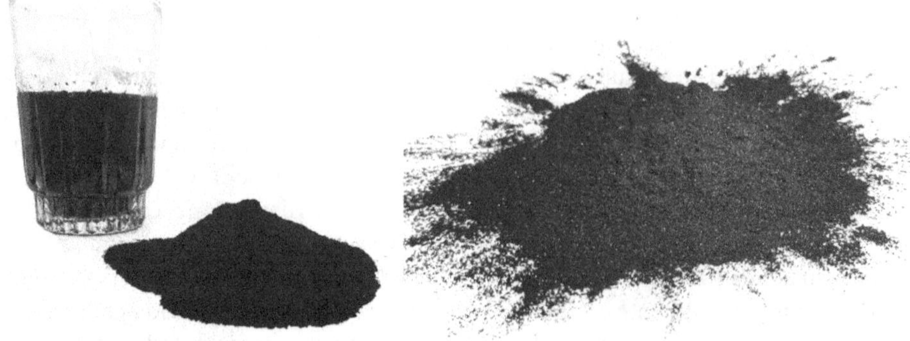

La alcalinización urinaria es un régimen de tratamiento que incrementa la eliminación de tóxicos por la administración intravenosa de bicarbonato de sodio para producir un pH urinario de 7,5. El principal objetivo de este tratamiento es la manipulación del pH urinario más que la diuresis. La alcalinización urinaria incrementa la eliminación de clorpropamida, herbicidas fenoxiacéticos, flúor, metotrexato, fenobarbital y salicilatos.

La hipokalemia es la complicación más común, pero puede ser corregida con la administración de suplementos de potasio.

**Dosis.** Se debe administrar una solución de 1 litro de dextrosa al 5 % con tres ampollas de 50 mL de bicarbonato de sodio al 7,5 % o al 8,4 % (para un total de 132 mEq/L a 150 mEq/L) más 30 a 40 mEq/L de KCl por litro, administrado a una velocidad suficiente para producir un flujo de orina de 2 a 3 mL/kg/hora.

Es preciso controlar los electrolitos séricos y el pH de la orina cada 1 a 2 horas.

Ajustar la administración de potasio y bicarbonato, según sea necesario, para mantener un pH de orina de 7,5 a 8.

El uso de otras técnicas de depuración renal, como forzar la diuresis o diuresis ácida son técnicas en desuso; la acidificación es difícil de lograr, tal vez inútil y posiblemente riesgosa, ya que puede tener como consecuencia el desarrollo de acidosis, rabdomiólisis y mioglobinuria. La diuresis forzada no tiene ninguna indicación y puede poner en peligro al paciente a causa de la sobrecarga de volumen que se administra y se manifiesta con signos tales como edema pulmonar o cerebral. En la actualidad estas técnicas no deben considerarse en el manejo de pacientes intoxicados.

### 3.2. Hemodiálisis

La hemodiálisis es un procedimiento que puede salvar vidas. Su fundamento se basa en aumentar el aclaramiento de la sustancia y disminuir el tiempo de vida media del agente. Para que una sustancia tóxica sea hemodializable en forma eficaz, se deben reunir una serie de características:

- Debe tener una baja unión a proteínas (< 50 %).
- Su volumen de distribución debe ser inferior a 1 L/kg.
- Debe ser hidrosoluble.
- Debe tener un peso molecular menor a 500 Dalton.

Con estas características el tóxico estará presente en el compartimiento vascular y podrá ser removido.

Indicaciones: La hemodiálisis no es una terapia de primera línea, y solo se indica en casos graves que no responden al tratamiento estándar y que cumplen ciertos criterios que dependen del agente involucrado y de la condición del paciente. Se indica principalmente en intoxicaciones con litio, alcoholes tóxicos como metanol, etanol y etilenglicol, salicilatos, ácido valproico, teofilina.

### 3.3. Carbón Activado en Múltiples Dosis (CAMD)

Numerosos estudios en animales y voluntarios humanos han demostrado que las dosis múltiples de carbón activado aumentan significativamente la eliminación de drogas por interrupción de la circulación entero-entérica y, en algunos casos, de la circulación enterohepática y enterogástrica de drogas, uniéndose a sustancias que difundan desde la circulación enteral al lumen intestinal, ya sea por difusión pasiva o estableciéndose un gradiente de concentración. Este proceso ha sido denominado "diálisis gastrointestinal" y en absorción reducida de formulaciones de liberación prolongada o retardada.

**Indicaciones.** Se deben cumplir las siguientes propiedades de un fármaco para que la terapia con CAMD sea eficaz, incluyendo un volumen de distribución pequeño, baja unión a proteínas, vida media prolongada, baja depuración intrínseca y un estado no ionizado de pH a nivel fisiológico, además de una ingestión potencialmente letal.

Su administración debe ser considerada solo si el paciente ha ingerido una cantidad que signifique riesgo vital de drogas tales como carbamazepina, dapsona, fenobarbital, quinina, teofilina, ácido acetilsalicílico y fenitoína, aunque la evidencia es limitada y las opiniones entre los toxicólogos varían. Estudios en voluntarios también han demostrado que el CADM incrementa la eliminación de amitriptilina, dextropropoxifeno, digoxina, digitoxina, nadolol, fenilbutazona, fenitoína, piroxicam y sotalol.

**Dosis.** No se ha establecido un régimen de dosificación óptimo para CA en dosis múltiples; sin embargo, las dosis usualmente utilizadas son:

- ADULTOS: una dosis inicial de 50 gramos; posteriormente, se pueden administrar dosis posteriores cada 1, 2 o 4 horas a una dosis equivalente a 12,5 gramos/hora, no exceder 0,5 g/kg cada 2 horas. Hay evidencia en la literatura de que las dosis más pequeñas y frecuentes son más eficaces para mejorar la eliminación del fármaco que las dosis más grandes y menos frecuentes.

- PEDIATRÍA: dosis inicial de 25 a 50 gramos en niños de 1 a 12 años (o 0,5 a 1 gramo/kg de peso corporal). Las dosis posteriores pueden administrarse cada 1, 2 o 4 horas en una dosis equivalente a 6,25 gramos/hora en niños de 1 a 12 años.

El carbón activado debe continuarse hasta que mejoren los parámetros clínicos y de laboratorio del paciente, incluidas las concentraciones del fármaco, si están disponibles. El paciente debe ser evaluado con frecuencia para determinar la capacidad de proteger la vía respiratoria y la evidencia de disminución del peristaltismo u obstrucción intestinal.

**Efectos adversos.** El vómito es un efecto adverso común. Pueden ser necesarios antieméticos.

**Contraindicaciones.** Las contraindicaciones absolutas incluyen una vía aérea desprotegida, obstrucción intestinal, un tracto gastrointestinal que no está intacto y agentes que pueden aumentar el riesgo de aspiración (p. ej., hidrocarburos). Las contraindicaciones relativas incluyen disminución del peristaltismo (p. ej., disminución de los ruidos intestinales, distensión abdominal, íleo, estreñimiento grave).

**Complicaciones.** Estreñimiento, hemorragia intestinal, obstrucción intestinal, apendicitis, bezoares de carbón y aspiración que puede complicarse con insuficiencia respiratoria aguda, síndrome de dificultad respiratoria del adulto o bronquiolitis obliterante.

## 4. Antagonizar el tóxico

La administración de antídotos es apropiada cuando hay una intoxicación para la cual existe esta opción. La gravedad real o prevista de la intoxicación justifica su uso y los beneficios esperados de la terapia superan los riesgos asociados. Los antídotos reducen drásticamente la morbilidad y la mortalidad en ciertas intoxicaciones, pero no están disponibles para la mayoría de los agentes tóxicos y, por lo tanto, se usan solo en una pequeña fracción de los casos y muchos de ellos son poco comunes en la práctica clínica diaria debido a la disponibilidad y factibilidad de uso.

Los antídotos son agentes que anulan o contrarrestan el efecto de un tóxico. En términos generales, son agentes que modifican la cinética de la sustancia tóxica o interfieren con su efecto en los sitios receptores, reduciendo o revirtiendo sus efectos. Pueden evitar o disminuir la absorción, la unión y neutralización en forma directa del tóxico, antagonizar los efectos sobre los órganos diana o inhibir la conversión a metabolitos con mayor potencial de toxicidad. La administración de los antídotos puede no solo resultar en la reducción del nivel de tóxico libre o activo, sino también en la mitigación de los efectos en los órganos diana mediante mecanismos que incluyen la inhibición competitiva, bloqueo del receptor o el antagonismo directo del tóxico.

A continuación, revisaremos los cuatro mecanismos predominantes que guían la terapia con antídotos en toxicología clínica:

1. **Acción directa sobre el agente tóxico.** Implica la unión específica e inespecífica y la eliminación mejorada del tóxico. Ejemplo de ello es la quelación utilizada en las intoxicaciones con metales pesados e inmunoterapia en casos de intoxicaciones por digoxina. La unión no específica que ocurre, por ejemplo, con el uso de carbón activado empleado en intoxicaciones con múltiples agentes, con el fin de generar adsorción del tóxico y así facilitar su eliminación y evitar su absorción sistémica. Otro ejemplo de ello es la terapia con emulsión lipídica, que ha sido empleada en adultos y principalmente en el manejo de las intoxicaciones por anestésicos locales. Por su parte, la eliminación mejorada de tóxicos puede facilitarse mediante la alcalinización urinaria utilizada, por ejemplo, en intoxicaciones por salicilatos y fenobarbital.
2. **Acción sobre el sitio de unión del tóxico.** Esto se puede lograr mediante la inhibición competitiva de una enzima; por ejemplo, con el uso de etanol o fomepizol en las intoxicaciones por alcoholes tóxicos como metanol y etilenglicol o mediante el antagonismo competitivo del receptor con naloxona para sobredosis de opiáceos y flumazenil en casos de sobredosis severas con benzodiazepinas.
3. **Disminución de los metabolitos tóxicos.** Por ejemplo, mediante la unión de la N-acetilcisteína (NAC) al NAPQI metabolito tóxico producido en las intoxicaciones por paracetamol o

la conversión a metabolitos menos tóxicos, como es el caso del uso tiosulfato de sodio en intoxicaciones por cianuro, ya que convierte al $CN^-$ en tiocinato, metabolito hidrosoluble capaz de ser excretado a través de la orina.

4. **Contrarrestar los efectos tóxicos.** Fármacos como la atropina contrarrestan los efectos muscarínicos de la intoxicación por organofosforados y/o carbamatos. La terapia euglucémica con insulina en dosis altas se utiliza en casos severos de sobredosis con bloqueadores de los canales de calcio y β bloqueadores. El antagonismo directo de la acción de un tóxico es el mecanismo para revertir la toxicidad, por ejemplo, de warfarina con el uso de vitamina K o de intoxicaciones con metotrexato y el uso de ácido folínico.

Debemos recordar que un antídoto es específico y, aunque útil, no aminora la necesidad de administrar cuidados de soporte vital al paciente para tratar las posibles complicaciones de la intoxicación. Los antídotos deben conocerse y estar disponibles en los servicios de urgencia, con el fin de utilizarlos dentro de la ventana de tiempo de eficacia clínica.

## BIBLIOGRAFÍA

Activated Charcoal In: MerativeTM Micromedex® POISINDEX® (electronic version). Merative, Ann Arbor, Michigan, USA. Available at: https://www.micromedexsolutions.com/ (cited: 11/20/2022).

Biswas, Gautam. (2021). Review of Forensic Medicine & Toxicology: Including Clinical and Pathological Aspects. Quinta Edición.

Chacko, B., Peter, J. V. (2019). Antidotes in Poisoning. Indian J Crit Care Med. Dec;23(Suppl 4): S241-S249. doi: 10.5005/jp-journals-10071-23310. PMID: 32020997; PMCID: PMC6996653.

Chyka, P. A., Seger, D., Krenzelok, E. P. et al. (2005). Position paper: Single-dose activated charcoal. Clin Toxicol (Phila); 43:61.

Gosselin, S., & Hoffman, R. S. (2022). The Management of Agitated Toxidromes. Emergency Medicine Clinics of North America, 40(2), 223–235. https://doi.org/10.1016/j.emc.2022.01.009

Holstege, C. P., & Borek, H. A. (2012). Toxidromes. Critical Care Clinics, 28(4), 479–498. https://doi.org/10.1016/j.ccc.2012.07.008

Jacobsen, D. (1995). The relative efficacy of antidotes. J Toxicol Clin Toxicol.;33(6):705-8. doi: 10.3109/15563659509010633. PMID: 8523497.

Jeffrey Brent & Keith Burkhart. (2017). Critical Care Toxicology: Diagnosis and Management of the Critically Poisoned Patient. Springer International Publishing,

Juurlink, D. N. (2015). Activated charcoal for acute overdose: a reappraisal. Br J Clin Pharmacol. 2016 Mar;81(3):482-7. doi: 10.1111/bcp.12793. Epub Nov 9. PMID: 26409027; PMCID: PMC4767212.

Malek, N. & Baker, M. R. (2017). Common toxidromes in movement disorder neurology. Postgraduate Medical Journal, 93(1100), 326–332. https://doi.org/10.1136/postgradmedj-2016-134254

Marraffa, J. M., Cohen, V., Howland, M. A. (2012). Antidotes for toxicological emergencies: a practical review. Am J Health Syst Pharm. Feb 1;69(3):199-212. doi: 10.2146/ajhp110014. PMID: 22261941.

Michael D. Levine, M. D. Gastrointestinal decontamination of the poisoned patient.In: Uptodate, Shefner jm (ed), Uptodate, Waltham, ma. (Accessed on november 11, 2022.)

Mokhlesi, Babak; Leiken, Jerrold B.; Murray, Patrick; Corbridge, Thomas C. (2003). Adult Toxicology in Critical Care*. Chest, 123(2), 577–592. doi:10.1378/chest.123.2.577

Olkkola, K. T. (1985). Effect of charcoal-drug ratio on antidotal efficacy of oral activated charcoal in man. Br J Clin Pharmacol; 19:767.

Olson, K. R. (2010). Activated charcoal for acute poisoning: one toxicologist's journey. J Med Toxicol; 6: 190–8.

Paris, E, Ríos, J. C. (2005). INTOXICACIONES: Epidemiología, Clínica y Tratamiento, 2da Edición. Ediciones Univervidad Católica de Chile.

Pillay, V. V. (2013). Modern Medical Toxicology. New Delhi: Jaypee Brothers. Página 7-35.

Position statement and practice guidelines on the use of multi-dose activated charcoal in the treatment of acute poisoning. American Academy of Clinical Toxicology; European Association of Poisons Centres and Clinical Toxicologists. J Toxicol Clin Toxicol 1999; 37:731.

Rasimas, J. J. & Sinclair, C. M. (2017). Assessment and Management of Toxidromes in the Critical Care Unit. Critical Care Clinics, 33(3), 521–541. https://doi.org/10.1016/j.ccc.2017.03.002

Robert, G., Hendrickson, M. D., Facmt, Faactshana Fusin, MD. General approach to drug poisoning in adults. In: Uptodate, Shefner jm (ed), Uptodate, Waltham, ma. (Accessed on november 11, 2022.)

Zellner T., Prasa, D., Färber, E., Hoffmann-Walbeck, P., Genser D., Eyer F. (2019). The Use of Activated Charcoal to Treat Intoxications. Dtsch Arztebl Int. May 3;116(18):311-317. doi: 10.3238/arztebl.2019.0311. PMID: 31219028; PMCID: PMC6620762.

**CAPÍTULO 3**

# Manifestaciones clínicas en las intoxicaciones

Alberto López, Lorena Silva, Enrique Paris y Juan Carlos Ríos

## 3.1. Acidosis metabólica

**Definición:** La acidosis metabólica es un proceso patológico que resulta en la pérdida de bicarbonato o el aumento de iones de hidrógeno que da lugar a acidemia. La acidemia se define como una concentración de iones de hidrógeno superior a 45 mmol/L (pH inferior a 7,35). Se reconoce por los cambios inducidos en la concentración sérica de bicarbonato, el pH y, en algunos casos, la brecha aniónica.

La acidosis metabólica puede clasificarse por la brecha aniónica como acidosis metabólica con brecha aniónica aumentada y acidosis metabólica con brecha aniónica normal (no aniónica). En términos generales, la acidosis metabólica con desequilibrio aniónico resulta de la adición de ácido endógeno o exógeno. La acidosis con brecha aniónica normal (con algunas excepciones) se debe a la pérdida de bicarbonato.

**Causas.** Algunas de las drogas y toxinas que pueden causar acidosis metabólica después de exposiciones tóxicas se incluyen en la Tabla 16.

**Cuadro clínico.** Puede afectar los sistemas respiratorio, cardiovascular, esquelético y nervioso.

- Respiratorio: Taquipnea, respiración de Kussmaul y, finalmente, insuficiencia respiratoria.

**Tabla 16.** Causas probables de acidosis metabólica. De elaboración propia.

| | | |
|---|---|---|
| Paracetamol | Ácidos | Álcalis (ingeridos) |
| Acetileno | Ácido bórico | Cafeína |
| Captopril | Monóxido de carbono | Cocaína |
| Colchicina | Cianuro | Etilenglicol |
| Formaldehído | Ácido fórmico | Ácido clorhídrico |
| Sulfuro de hidrógeno | Ácido clorhídrico | Ibuprofeno |
| Yodo | Hierro | Isoniazida |
| Lindano | Litio | LSD |
| Metaldehído | Betanol | Inductores de metahemoglobinemia |
| Bromuro de metilo | Cloruro de metilo | Naproxeno |
| Organofosforados | Fenoles | Fenotiazinas |
| Fósforo | Propilenglicol | Salicilatos |
| Nitroprusiato de sodio | Azufre | Teofilina |
| Tolueno | Topiramato | Antidepresivos tricíclicos |
| Trimetoprim/sulfametoxazol | Verapamilo | |

- Cardiovascular: Existe mayor sensibilidad a las arritmias, descenso de la contractilidad y menor respuesta a fármacos inotrópicos.
- SNC: La acidosis láctica transitoria puede deberse a una agitación intensa o a convulsiones inducidas por sustancias tóxicas como cocaína o metanfetaminas. Muchos pacientes con ingestiones tóxicas de algunas sustancias, como salicilato, metanol y etilenglicol, presentarán un sensorio alterado que puede progresar al coma. Depresión del SNC: se ha informado el desarrollo de depresión del SNC, coma y acidosis metabólica en ausencia de insuficiencia hepática poco después de una sobredosis severa de paracetamol. Después de la intoxicación con etilenglicol o metanol, se pueden observar depresión del SNC, ataxia y dificultad para hablar. Coma: puede desarrollarse con intoxicaciones por etilenglicol o metanol. La euforia seguida de un coma cada vez más profundo puede deberse a una intoxicación con etilenglicol. El coma comúnmente se desarrolla, particularmente, después o entre episodios de convulsiones y después de una sobredosis de isoniazida.

La acidosis metabólica crónica provoca pérdida de calcio óseo y catabolismo esquelético.

**Diagnóstico diferencial.** Descartar otras causas de acidosis metabólica con anión gap elevado:
- Acumulación de ácido láctico u otros aniones.
- Cetoacidosis diabética.
- Acumulación de ácidos orgánicos como en la insuficiencia renal.

**Tratamiento.** Las consecuencias potencialmente mortales de la acidosis metabólica, como es el colapso cardiovascular, dependen tanto de la gravedad de la acidemia resultante como de la causa fisiopatológica específica de la acidosis. El tratamiento de la acidosis metabólica requiere la identificación precisa de la etiología, con una terapia posterior temprana, encaminada a corregir o controlar la causa.
- CAB de la reanimación: la intubación endotraqueal puede ser necesaria en pacientes con acidosis severa, especialmente si existe depresión del SNC o inestabilidad hemodinámica concomitantes. Se debe tener extremo cuidado para evitar el empeoramiento de la acidemia por falta de ventilación del paciente.
- Tratar síntomas: convulsiones, hipoxia e hipotensión si ocurren.
- Identificar y tratar la intoxicación específica que genera el cuadro clínico (p. e., cianuro)
- Tratamiento farmacológico de la acidemia con bicarbonato no es necesario, a menos que el pH sea < 7,2.
  - Bicarbonato de sodio: Solo debe usarse si la acidemia es pura o principalmente metabólica (la acidosis respiratoria debe tratarse con hiperventilación) o si la acidemia no es fácilmente reversible, por ejemplo, no después de una convulsión.
  - Acidosis metabólica que amenaza la vida (p. ej., en casos de paro cardíaco prolongado, pH inferior a 7,0, $HCO_3$ inferior a 5 mEq/L): ADULTOS: 1 a 2 mEq/kg en bolo EV (típicamente, una a dos ampollas en adultos); controlando el pH de la sangre (arterial o venosa mixta) cada 10 minutos para guiar la terapia adicional.
  - Acidosis metabólica severa (p. ej., pH inferior a 7,2; $HCO_3$ inferior a 8 mEq/L): en estos casos, una dosis universalmente apropiada.
  - Fórmula de dosificación de bicarbonato de sodio: Cambio deseado en $HCO_3$ (mEq/L) X peso del paciente (kg) X volumen de distribución (suponga 0,5 L/kg) = mEq $NaHCO_3$ requerido. Infundir durante minutos a horas. Compruebe el pH 30 minutos después de la infusión. Objetivo $HCO_3$ de 8 mEq/L para evitar la alcalosis excesiva.

## 3.2. Agitación psicomotora

**Definición.** Es un estado de hiperactividad impulsiva en grados variables, acompañada de perturbación de las emociones (ansiedad severa, miedo, rabia, euforia, etc.). Varía desde un síndrome con mínima inquietud hasta estados de intensa agitación con grandes movimientos no coordinados y sin finalidad.

**Causas.** Ver Tabla 17.

**Diagnóstico diferencial.** Descartar:

Alteraciones metabólicas (hipoxia, hipoglicemia, hiponatremia)
- Síndrome de abstinencia
- Tirotoxicosis
- Infección de SNC (meningitis, encefalitis)
- Hipertermia

**Complicaciones.** Si es acompañada de conductas hiperkinéticas y temblores, puede resultar en hipertermia y rabdomiólisis.

**Tabla 17.** Causa probables de agitación psicomotora. De elaboración propia.

| | |
|---|---|
| Amantadina | Disulfiram |
| Anticolinérgicos | Plomo y otros metales |
| Antihistamínicos | Levodopa |
| Antipsicóticos | Lidocaína y otros anestésicos locales |
| CO | Litio |
| Antidepresivos inhibidores de la recaptación de serotonina | Salicilatos |
| Cocaína | Anfetaminas |
| Cimetidina | Abstinencia de OH o sedantes |

**Tratamiento.**

a. CAB de la reanimación: Mantener la vía aérea y ventilación asistida, si es necesario. Administrar oxígeno suplementario. Muchas veces puede disminuir la agitación al dar un entorno tranquilo, eliminando o disminuyendo agentes externos como ruido, luz y estímulo físico. Determinar temperatura corporal, descartando hipertermia (ver manejo, si esta se presenta). Tratar hipoglicemia, hipoxia, hiponatremia u otra alteración metabólica.

b. Terapia farmacológica:
Sedantes:
- Midazolam: Administrar 0,5-2 mg EV lento, durante al menos 2 minutos (0,05 mg/kg en niños), pudiendo repetirse cada 2-3 minutos si es necesario; máximo 2,5-5 mg en adulto y 0,1-0,2 mg/kg en niños (reducir dosis en al menos 30 % si se está usando otro depresor del SNC concomitantemente en < 65 años o en 50 % en > 65 años).
Nota: Monitoreo de función cardiorrespiratoria, ya que puede causar depresión respiratoria.
- Diazepam: 2-10 mg EV durante 1 minuto (0,04-0,3 mg/kg en niños), pudiendo repetirse cada 4 hrs si es necesario (máximo 0,6 mg/kg dentro de 8 hrs en niños). Monitorizar función cardiorrespiratoria.
- Haloperidol: 0,5-5 mg IM (como lactato o decanoato) o EV lento (no administrar sales de decanoato EV), cada 4-8 hrs. Monitorizar función cardiorrespiratoria y síntomas extrapiramidales.

## 3.3. Anafilaxia

**Definición.** Reacción alérgica generalizada grave de inicio brusco y potencialmente mortal, que resulta de la liberación explosiva de mediadores de los mastocitos y los basófilos, mediada o no por IgE. De ahí que el reconocimiento precoz de los síntomas sea crucial para salvar la vida del paciente.

**Causas.** Las causas más frecuentes de la anafilaxia son los medicamentos, los alimentos y las picaduras [Tabla 18].

**Tabla 18.** Causas frecuentes de anafilaxia. De elaboración propia.

| | |
|---|---|
| Medicamentos y vacunas | Productos sanguíneos |
| Alimentos (maní, huevos, nueces, pescado, mariscos, entre otros) | Plantas |
| Picadura de insectos y animales | |

**Clínica.** En la mayoría de los casos, los síntomas y signos ocurren en la primera hora de exposición. Se caracterizan por broncoespasmo y aumento de la permeabilidad vascular que puede llegar a edema laríngeo, *rash* cutáneo e hipotensión. La afectación de la piel, con urticaria, enrojecimiento, picor o hinchazón, suele ser la manifestación más frecuente en la anafilaxia y está presente en el 80 % de los casos. Otras manifestaciones son obstrucción de las vías aéreas superiores, edema generalizado, prurito, vómitos, diarrea y dolor abdominal.

**Diagnóstico diferencial.** Ansiedad, asma, cuerpo extraño en vía aérea superior, *shock* cardiogénico, episodio vasovagal, hipovolemia, broncoespasmo o edema laríngeo por gases irritantes.

**Complicaciones.** Reacciones anafilácticas o anafilactoides severas pueden llevar a obstrucción laríngea, arresto respiratorio, hipotensión y muerte.

**Tratamiento:**

a. CAB de la reanimación: Mantener vía aérea permeable y ventilación asistida, si es necesario. Administrar oxígeno suplementario a todos los pacientes.
b. Tratamiento de complicaciones:
   - Hipotensión: Tratamiento con suero fisiológico tan pronto se establezcan las vías venosas (ver tratamiento de hipotensión). Uso de epinefrina o también llamada adrenalina como tratamiento de elección:
     - Casos leves a moderados: adultos administrar 0,5-1,0 mg SC o IM (niños 0,01 mg/kg máximo 0,5 mg/dosis SC o IM). Repetir cada 3-10 minutos hasta obtener respuesta adecuada según pulso y presión. Dilución de adrenalina 1:10.000 para mejor dosificación (1mL adrenalina + 9 mL de agua destilada = 0,1 mL/kg).
     - Casos severos: 0,05-0,1 mg (1:10.000) E.V. en bolo a pasar en 1-3 minutos cada 5 minutos o infusión 1-4 mcg/min, adecuada respuesta hemodinámica (niños 0,01 mg/kg por 2-3 minutos E.V. para pacientes intubados, en que la vía E.V. no es posible, la vía endotraqueal (1-3 mg) es una alternativa.
   - Broncoespasmo: Uso de corticosteroides (ver manejo de broncoespasmo). Nebulización de salbutamol: Puede ser útil para broncoespasmo refractario (ver manejo de broncoespasmo).

## 3.4. Bradiarritmias

**Definición.** Se define como todo ritmo que se acompaña de una frecuencia ventricular menor de 60 latidos por minuto (lat./min.). Dentro de ellas está la bradicardia sinusal y el bloqueo auriculoventricular (AV), que se produce cuando el impulso auricular se conduce con retraso o no llega hasta el ventrículo en un momento en que el nodo AV no se encuentra en estado fisiológicamente refractario.

**Causas.** Ver Tabla 19.

**Clínica.** En el caso de bradicardia sinusal, el paciente puede estar sintomático con desarrollo de mareos, disnea, angina, estado próximo al síncope o síncope o asintomático.

En el caso del bloqueo AV, la clínica que presente el paciente dependerá del grado:

- Primer grado: hay un retardo anormal de la conducción a través del nodo AV. No produce síntomas, pero puede exacerbar una insuficiencia cardíaca basal.
- Segundo grado: hay ausencia de conducción de algunos impulsos auriculares hacia el ventrículo, en momentos en que el nodo AV no se encuentra refractario. Se distinguen dos tipos, cuyos síntomas pueden ser sensación de palpitaciones, debilidad o síncope:
  - Mobitz tipo I (Wenckebach): hay prolongación progresiva del PR, terminando en la no conducción de una onda P, es decir, no seguida de QRS.
  - Mobitz tipo II: hay conducción normal, intervalo PR adecuado, pero una onda P no se conducirá. Este puede progresar a bloqueo completo.

**Tabla 19.** Causas probables de bradiarritmias. De elaboración propia.

| Agentes colinérgicos o vagotónicos | Agentes simpaticolíticos | Drogas depresoras de membrana |
|---|---|---|
| Carbamatos | Beta bloqueadores | Fenilpropanolamina y otros agonistas alfa adrenérgicos |
| Digitálicos | Clonidina | Beta bloqueadores |
| Organofosforados | Opiáceos | Antagonistas del calcio |
| Fisostigmina | Otros | Tricíclicos |
| | | Litio |
| | | Encainida y flecainida |
| | | Propoxifeno |
| | | Quinidina, procainamida y disopiramida |

- Tercer grado (bloqueo completo): los impulsos auriculares no son transmitidos a los ventrículos, por lo que la contracción auricular ocurre absolutamente independiente de la ventricular. Es decir, no hay relación entre la onda P y el complejo QRS. Los síntomas se manifiestan por debilidad, disnea, angina, síncope y su magnitud depende de la frecuencia y ritmos de escape.

**Diagnóstico diferencial.** Descartar:

- Disociación auriculoventricular
- Bradicardia sinusal
- Paro sinusal
- Taquicardia-bradicardia
- Bloqueo auriculoventricular de primer grado
- Bloqueo auriculoventricular incompleto Mobitz tipo I
- Bloqueo auriculoventricular Mobitz tipo II
- Bloqueo auriculoventricular parcial
- Bloqueo auriculoventricular completo

**Complicaciones.** Bradicardia y bloqueo AV frecuentemente causan hipotensión, la que puede progresar a asistolia y paro cardíaco.

**Tratamiento.** No tratarlas si el paciente está asintomático. Su tratamiento se dirige a la causa específica.

- CAB de la reanimación. Mantener vía aérea y ventilación asistida si es necesario. Administrar terapia de $O_2$ a paciente con bradicardia con oxigenación inadecuada o signos de aumento del trabajo respiratorio.
- Recalentamiento en caso de pacientes hipotérmicos. Una bradicardia sinusal de 40-50 lat./min es normal cuando la temperatura corporal es de 32-35 °C.
- Adultos inestables con bradicardia y alteración aguda del estado mental, dolor torácico isquémico, insuficiencia cardíaca aguda, hipotensión o *shock* a pesar de una ventilación adecuada. Administrar atropina 0,5 mg EV cada 3 a 5 minutos hasta un máximo de 3 mg; evite las dosis inferiores a 0,5 mg debido a la desaceleración paradójica de la frecuencia cardíaca.
- Adultos inestables con bradicardia y alteración aguda del estado mental, dolor torácico isquémico, insuficiencia cardíaca aguda, hipotensión o *shock* y respuesta inadecuada a la atropina, administrar DOPAMINA (infusión EV a razón de 2 a 20 mcg/kg por minuto; valorar según la respuesta del paciente) o EPINEFRINA (infusión EV a una velocidad de 2 a 10 mcg/minuto; valorar según la respuesta del paciente) o Isoproterenol (1-10 mcg/min EV; 0,05-1 mcg/kg/min en niños).
- Pacientes pediátricos con bradicardia persistente asociada con hipotensión, alteración aguda del estado mental o signos de *shock* y mala perfusión a pesar de la oxigenación y la ventilación, administrar EPINEFRINA dosis: 0,01 mg/kg (0,1 mL/kg de concentración 1:10.000) EV; repetir cada 3 a 5 minutos.
- Pacientes pediátricos con bradicardia persistente debida a aumento del tono vagal o bloqueo auriculoventricular primario y asociada con hipotensión, alteración aguda del estado mental o signos de *shock* y mala perfusión a pesar de la oxigenación y la ventilación, administrar ATROPINA dosis: 0,02 mg/kg EV; puede repetir una vez; dosis mínima, 0,1 mg EV/IO; dosis única máxima 0,5 mg EV/IO.
- Tratar la causa de la bradiarritmia tratando la intoxicación.
- Marcapasos. Si los síntomas persisten a pesar del tratamiento o no se identifica una causa claramente identificable.

## 3.5. Broncoespasmo

**Definición.** Constricción reversible de las vías aéreas pequeñas. Puede ser la consecuencia de un daño directo sobre la mucosa del tracto respiratorio por efecto de una sustancia irritante (p. ej., tras inhalación de gas irritante o aspiración de hidrocarburos), efecto farmacológico de tóxicos (beta bloqueadores, organofosforados, carbamatos) o reacciones de hipersensibilidad.

**Causas.** Ver Tabla 20.

**Tabla 20.** Principales causas de broncoespasmo. De elaboración propia.

| |
|---|
| Beta bloqueadores |
| Aspiración hidrocarburos |
| Humos metálicos |
| Organofosforados |
| Carbamatos |
| Inhalación de humos de incendio |
| Polvo |
| Gases irritantes (por ejemplo: amonio, clorinados, flurinados) |
| Segundario a reacciones de hipersensibilidad de diversos fármacos |

**Clínica.** Disnea, cianosis, tos y sibilancias son característicos. A la auscultación, puede haber murmullo pulmonar ausente y usualmente taquicardia severa. En casos severos, pulso paradojal e insuficiencia respiratoria.

**Diagnóstico diferencial:**

- Obstrucción vía aérea superior
- Tromboembolismo pulmonar
- Neumonía
- Neumotórax
- EPOC

**Complicaciones:** El broncoespasmo severo puede resultar en hipoxia y falla ventilatoria.

**Tratamiento:**

a. CAB de la reanimación. Administrar oxígeno suplementario. Mover al paciente de la fuente de exposición, si el agente causante es un gas irritante u otro agente.
b. Tratamiento de las complicaciones:
   - Broncoespasmo: Uso de broncodilatadores: Nebulización de Salbutamol: 1 cc en 3 cc de suero fisiológico en adultos (0,03 cc/Kg de SF en niños), cada 20-30 minutos, hasta alivio del broncoespasmo. Discontinuar según respuesta clínica y resultados de gases arteriales. Si no es efectivo, administrar hidrocortisona 300 mg EV inicial, y luego 200 mg EV c/4hrs (5-10 mg/Kg/dosis/4-6 hrs en niños) o metilprednisolona, 40-80 mg EV c/4 hrs (2 mg/Kg/dosis/4-6 hrs).
   - Para pacientes con broncoespasmo y broncorrea por organofosforados o carbamatos, administrar atropina (ver manejo correspondiente).

## 3.6. Convulsiones

**Definición.** Convulsión generalizada: Descarga paroxística neuronal que se caracteriza por pérdida de conciencia y contracciones musculares tónico clónicas generalizadas que, frecuentemente, se acompañan de incontinencia urinaria y/o fecal.

- Convulsión focal: Descarga paroxística neuronal localizada (p. ej., petit mal, temporal).
- Estatus epiléptico: Cualquier convulsión que dure más de 30 minutos o que recurra con tal frecuencia, que el paciente no recupere la conciencia entre ellas.

**Causas.** La toxicidad severa de muchas drogas o toxinas puede resultar en convulsiones. Las toxinas más probables de causar convulsiones son estimulantes, antidepresivos, agentes neurolépticos, antihistamínicos, anticolinérgicos, colinérgicos, narcóticos, antiarrítmicos, algunos AINE y salicilatos, algunos antimicrobianos, entre otros. La mayoría de las convulsiones inducidas por toxinas son de naturaleza tónico-clónica. Las convulsiones también pueden ocurrir secundarias a hipoxia, hipoglicemia y arritmias. Para mayor detalle, consultar la Tabla 21.

**Clínica.** Las convulsiones tóxicas se caracterizan por ser tónico clónicas. Puede haber incontinencia y/o evidencias de daño físico (p. ej., lengua mordida). El estado postconvulsivo puede asociarse a coma o déficit neurológico (parálisis de Todd). En lactantes, el estatus convulsivo es de difícil diagnóstico por la inmadurez de las vías nerviosas, pudiendo tener el parpadeo, hipo, respiración irregular o saboreo el mismo significado que una convulsión tónico-clónica generalizada del niño mayor o adulto.

**Diagnóstico diferencial:**

Descartar:

- Alteraciones metabólicas (hipoglicemia, hiponatremia, hipocalcemia, hipoxia)
- TEC con daño intracraneal
- Epilepsia idiopática
- Hipertermia
- Infección del SNC
- Disquinesia, distonía
- Pseudoconvulsiones (manipulación, histeria)
- Tetania o tétanos

**Complicaciones.** Cualquier convulsión puede comprometer la vía aérea, resultando en apnea o aspiración pulmonar.

Las convulsiones prolongadas o múltiples pueden causar acidosis metabólica, hipertermia, rabdomiólisis y daño neurológico permanente.

**Tratamiento:**

a. CAB de la reanimación: Asegurar vía aérea permeable para adecuada función cardiorrespiratoria y oxigenación cerebral. Detener la convulsión. Idealmente antes de 30 minutos. Nota: los anticonvulsivantes pueden producir depresión respiratoria e hipotensión si se administran rápidamente.
b. Tratamiento farmacológico:
   - Diazepam: 0,15-0,25 mg/kg, máximo 10 mg EV, durante 1 minuto. Si las convulsiones continúan, puede darse segunda dosis. La vía rectal puede usarse en niños (0,5 mg/kg), si no hay buen acceso EV.

**Tabla 21.** Principales causas de convulsiones. De elaboración propia.

| | | | |
|---|---|---|---|
| Anfetamina | Epinefrina | Fentermina | Fenciclidina (PCP) |
| Clorfenamina/ Dexclorfeniramina | Metanfetamina | Fenilefrina | Antidepresivos tricíclicos |
| Cafeína | Metilfenidato | Fenilpropanolamina | ISRS |
| Efedrina | Norepinefrina | pseudoefedrina | Ciproheptadina |
| Dimenhidrinato | Loratadina | Atropina | Flavoxato |
| Hidroxizina | Escopolamina | Trihexifenidilo | neostigmina |
| Organofosforados | Fisostigmina | Fentanilo | Tramadol |
| Carbamatos | Acetilcolina | Meperidina | Penicilinas |
| Cefalosporinas | Quinolonas y fluoroquinolonas | Ciclofosfamida | Metotrexato |
| Vincristina | Lidocaína | Atenolol | Metoprolol |
| Bisoprolol Esmolol | Labetalol | Propranolol | Timolol |
| Amiodarona | Amlodipino | Diltiazem | Nifedipino |
| Verapamilo | Clorpromazina | Olanzapina | Risperidona |
| Insulina | Clorpropamida | Glibenclamida | AINE y salicilatos |
| Carbamazepina | Digoxina | Metanol | Fenitoína |
| Toxinas vegetales | Nicotina | Muérdago | Metales pesados |
| Ácido bórico | Alcanfor | Lindano | Hidrocarburos (metano, etano, propano, butano, gas natural, benceno, tolueno, gasolina, nafta, alcoholes minerales, gasóleo liviano, tetracloruro de carbono, tricloroetano). |

- Lorazepam: 0,1-0,2 mg/kg, máximo 2 mg EV por dosis.
- Considerar midazolam 0,1-0,2 mg/kg IM, cuando acceso venoso es dificultoso.

Si las convulsiones son de difícil manejo con grandes dosis de benzodiazepinas, considerar:

- Fenobarbital: 10-20 mg/kg EV lento, pasar en 15-20 minutos. Puede repetirse dosis hasta 30 mg/kg, monitorizando función cardiorrespiratoria.
- Fenitoína: 15-20 mg/kg EV lenta, pasar en 20-30 minutos, monitorizando función cardiorrespiratoria.

c. Identificar y corregir alteraciones sistémicas, como alteraciones electrolíticas, hipoglicemia, acidosis láctica.

d. Buscar la causa y tratarla. Descartar infecciones o traumatismos del SNC, intoxicaciones y hemorragias.

### 3.7. Distonía

**Definición.** Contracción muscular sostenida con movimientos repetitivos o posturas anormales. Su mecanismo se cree relacionado con bloqueo a nivel central de dopamina. Es común con dosis terapéuticas o tóxicas de antipsicóticos y antieméticos.

**Clínica.** Usualmente se presenta a nivel de cara y cuello como tortícolis espasmódica, protrusión de lengua, extensión de mandíbula o trismus. No obstante, pueden verse otros movimientos parkinsonianos o extrapiramidales (opistótonos, distonía laríngea, crisis oculogénica).

**Causas.** Las drogas y toxinas causantes de distonía [Tabla 22].

Causas no tóxicas:

- Degenerativas (degeneración espinocerebelar)
- Distonías focales (blefaroespasmo, temblor del escribiente)
- Infecciosas (encefalitis, tétano)

**Tabla 22.** Principales agentes causantes de distonía. De elaboración propia.

| | | |
|---|---|---|
| Albendazol | Bupropion | Cetirizina |
| Amantadina | Buspirona | Clorpromazina |
| Amitriptilina | Carbamazepina | Citalopram |
| Aripiprazol | Carbidopa/Levodopa | Clomipramina |
| Clozapina | Desvenlafaxina | Dextrometofano |
| Difenhidramina | Duloxetina | Escitalopram |
| Fluoxetina | Flufenazina | Fluvoxamina |
| Haloperidol | Imipramina | Levocetirizina |
| Litio | Metoclopramida | Mirtazapina |
| Nortriptilina | Olanzapina | Paroxetina |
| Fenitoina | Quetiapina | Ranitidina |
| Risperidona | Sertralina | Sumatriptan |
| Tioridazina | Trazodona | Venlafaxina |
| Vortioxetina | Ziprasidona | Domperidona |

- Metabólicas (tirotoxicosis, enfermedad de Wilson)
- Estructural (AVE, tumor, malformación arteriovenosa)

**Diagnóstico diferencial:**

- Disquinesia
- Estados catatónicos
- Convulsión (fase tónica)

**Complicaciones.** Son inusuales, pero la rigidez muscular sostenida puede llevar a rabdomiólisis, hipertermia, falla ventilatoria o acidosis metabólica.

**Tratamiento:**

- CAB de la reanimación: Mantener vía aérea y ventilación asistida si es necesario.
- Chequear temperatura corporal y tratar hipertermia si se presenta.
- Uso de drogas anticolinérgicas: Revierten la causa de la distonía.
  - Benztropina: 1-2 mg IM o EV en adultos (0,02 mg/kg en niños). Esta dosis puede repetirse, en 10-15 minutos, si hay respuesta clínica incompleta. No es de elección en menores de 3 años. Revertido el cuadro agudo, seguir con 1 mg VO c/12 hrs por 2-3 días (0,02 mg/kg en niños) para prevenir recurrencias. A fecha de esta edición, medicamento no registrado en Chile.
  - Difenhidramina: 0,5-1 mg/kg EV o IM (máximo 3 mg). Puede repetirse en 30 minutos si hay respuesta incompleta. Revertido el cuadro agudo, seguir con 25 mg VO c/6 hrs por 2-3 días (0,5 mg/kg en niños). A fecha de esta edición, medicamento no registrado en Chile para uso parenteral y oral.
  - Clorfenamina: Medicamento ampliamente utilizado y disponible en Chile. DOSIS: ADULTOS: 10 mg c/12 hrs IM. PEDIATRÍA: 0,2 mg/kg/día c/ 12 hrs vía IM, máximo 4 mg/día. Dependiendo de la gravedad del cuadro se puede considerar la vía EV. Una vez que revierta el cuadro agudo, cambiar a VO en dosis: ADULTOS: 4 mg c/8 hrs por 2 días. PEDIATRÍA: 0,35 mg/kg/día c/ 8 horas por 2 días, con el fin de evitar la recurrencia de los síntomas.
- Benzodiazepinas: En caso de que no exista respuesta favorable con los anticolinérgicos, se puede complementar el tratamiento con el uso de benzodiazepinas con el fin de relajar la musculatura en el paciente.
  - Diazepam: 0,1 mg/kg EV lento, que puede repetirse en 30 minutos, si no hay respuesta completa y no ha existido excesiva sedación.

## 3.8. Falla respiratoria

**Definición.** Se la define como la incapacidad del aparato respiratorio para mantener una $PaO_2$ y/o una $PaCO_2$ suficientes para proporcionar un adecuado suministro de $O_2$ a los tejidos. Convencionalmente, se acepta como límite inferior

**Tabla 23.** Principales agentes causante de falla respiratoria. De elaboración propia.

| | | |
|---|---|---|
| Parálisis de músculos ventilatorios | Toxina botulínica | Bloqueadores neuromusculares |
| Organofosforados y carbamatos | Estricnina | Depresores SNC |
| Barbitúricos | Clonidina y otro simpaticolítico | Antidepresivos tricíclicos |
| Alcoholes | Opiáceos | Sedantes-hipnóticos |

para la $PaO_2$ 60 mm Hg, y 49 mm Hg como límite superior para la $PaCO_2$.

**Clínica.** Son manifestación de hipoxia, hipercarbia y acidosis, destacando:

- Neurológico: cefalea, confusión, cambios de personalidad, ansiedad, sopor, coma, convulsiones, asterixis, mioclonías.
- Circulatorio: Taquicardia, hiper o hipotensión, arritmias, insuficiencia cardíaca, angina de pecho.
- Respiratorio: Taquipnea, cianosis.

**Causas.** Ver Tabla 23.

**Diagnóstico diferencial:**

Descartar:

- Neumonía bacteriana o viral
- Encefalitis viral
- Daño SNC, isquemia o traumatismo en médula espinal
- Tétanos, causando rigidez muscular de pared torácica
- Obstrucción vía aérea superior

**Complicaciones:**

La hipoxia puede resultar en daño cerebral, arritmias cardíacas, arresto cardíaco.

La hipercarbia o hipercapnia lleva a acidosis, la cual puede contribuir a arritmias, especialmente en pacientes con sobredosis de antidepresivos tricíclicos.

**Tratamiento:**

- Obtener gases arteriales y/o saturar al paciente con oxímetro de pulso. La oxigenoterapia debe indicarse en pacientes con un grado de hipoxemia tal, que signifique un peligro de vida ($PaO_2$ < 60 mm Hg).
- La indicación de ventilación está basada principalmente en el cuadro clínico y por la $PaCO_2$; un paciente con compromiso de conciencia y $PaCO_2$ elevada (> 60 mm Hg), indica la necesidad de ventilación asistida.
- Ventilación manual asistida. A través de bolsa y mascarilla de ambu o tubo endotraqueal, con $O_2$ 100 %, mientras se conecta a ventilador mecánico.
- Realizar intubación endotraqueal.
- Programación del ventilador: Según la patología del paciente.
  - Si el paciente tiene ventilaciones espontáneas, setear el ventilador en modo ventilación mandatoria intermitente (usualmente 10-12 resp./min.).
  - Si el tubo endotraqueal fue ubicado solo para protección de vía aérea, se puede dejar con ventilación espontánea con flujo de $O_2$ por tubo T.

## 3.9. Hiperglicemia

**Definición.** Se define como una glicemia > de 126 mg/dl en ayunas o > de 200 mg/dl en cualquier momento del día.

**Clínica.** La hiperglicemia severa (> 500 mg/dl) puede llevar a deshidratación y alteraciones electrolíticas por la glucosuria que produce diuresis osmótica.

Niveles > de 600-800 mg/dl pueden producir obnubilación o coma, por efecto de la alteración de la osmolaridad sérica.

Pacientes con hiperglicemia inducida por drogas, usualmente tienen otras manifestaciones de intoxicación; por ejemplo, β-adrenérgicos pueden causar taquicardia, agitación e hipokalemia; intoxicación por antagonistas del calcio se puede acompañar de hipotensión y defectos de conducción; intoxicación por fierro puede causar vómitos y diarrea.

**Causas.** Los agentes que se presentan en la siguiente tabla reportan casos de hiperglicemia en sobredosis y algunos de ellos en dosis terapéuticas [Tabla 24].

Otras causas:

- Diabetes mellitus
- Convulsiones
- Situación de estrés

**Tabla 24.** Algunos agentes causantes de hiperglicemia. De elaboración propia.

| | | | |
|---|---|---|---|
| Abacavir/Lamivudina | Acetazolamida | Albuterol | Allopurinol |
| Amiodarona | Anfotericina B | Aripiprazol | Trióxido de arsénico |
| Atazanavir | Atezolizumab | Betametasona | Bevacizumab |
| Budesonida | Bupivacaina | Captopril/ Hidroclorotiazida | Carbidopa/Levodopa |
| Carvedilol | Clorpromazina | Ciprofloxacino | Clobetasol |
| Clomipramina | Clonidina | Clozapina | Cortisona |
| Ciclosporina | Dexametasona | Dextrosa | Diclofenaco |
| Diltiazem | Enalapril | Fluoxetina | Fluticasona |
| Furosemida | Glicerina | Haloperidol | Hidrocortisona |
| Indacaterol | Insulina | Isoniazida | Lactulosa |
| Lamivudina | Litio | Metilprednisolona | Mometasona |
| Moxifloxacino | Ácido micofenólico | Nifedipino | Octreotida |
| Olanzapina | Fenitoína | Praziquantel | Prednisolona |
| Prednisona | Quetiapina | Risperidona | Ritonavir |
| Salmeterol | Sertralina | Sorbitol | Espironolactona |
| Sucralfato | Tacrolimus | Terbinafine | Verapamilo |
| Voriconazol | Ziprasidona | | |

**Diagnóstico diferencial:**

Descartar otras causas de deshidratación y coma:

- Hipernatremia
- Hipercalcemia
- Hipovolemia
- Ingesta de alcohol

**Complicaciones.** Se ha descrito que puede ocurrir diabetes mellitus tipo 1 posterior a una intoxicación por vacor, pentamidina, aloxano o estreptozocina.

**Tratamiento.** En general, la hiperglicemia inducida por medicamentos no requiere tratamiento, salvo si no se resuelve espontáneamente o si esta es sintomática.

CAB de la reanimación. En caso de estado mental alterado, manteniendo vía aérea permeable y ventilación asistida, si es necesario.

En caso de deshidratación severa, reemplazar déficit con cristaloides isotónicos (suero fisiológico preferentemente).

Insulina: En hiperglicemias severas, administrar 10 Unidades EV inicialmente y luego infusión 5-10 U/hr (0,1 U/kg en niños inicialmente y luego 0,1 U/kg/hr), monitorizando glicemia y electrolitos o según esquema usado habitualmente en su centro de salud. Solicitar interconsulta al especialista.

Corregir alteraciones ácido-base y electrolíticas si se presentan.

## 3.10. Hiperkalemia

**Definición.** Concentración plasmática de potasio en suero de más de 5 mEq/L. Las elevaciones se clasifican de la siguiente manera:

1) elevación leve, de 5 a 6 mEq/L,
2) elevación moderada, de 6 a 7 mEq/L, y
3) elevación severa, superior a 7 mEq/L.

**Clínica.** Suele aparecer en concentraciones > de 6,5 mEq/L.

Incluye principalmente alteraciones neuromusculares (debilidad muscular, arreflexia, parestesias, parálisis fláccida) e interfiere la conducción cardíaca causando arritmias que comprenden bradicardia, que puede progresar a asistolía, alargamiento de la conducción AV, que determina un bloqueo cardíaco completo y fibrilación ventricular.

Al ECG (a medida que aumenta el K sérico): ondas T picudas, aumento del intervalo PR, ensanchamiento del QRS, que puede progresar a

**Tabla 25.** Algunos agentes causantes de hiperkalemia. De elaboración propia.

| | | |
|---|---|---|
| Acebutolol | Anfotericina B | Trióxido de arsénico |
| Aspirina | Bisoprolol | Candesartan Cilexetil |
| Captopril | Carvedilol | Celecoxib |
| Cyclosporine | Dabigatran Etexilate | Dantroleno |
| Diclofenaco | Enalapril | Enoxaparina |
| Esmolol | Gemfibrozilo | Heparina |
| Heparina | Indometacina | Interferón Alfa-2A/ Interferón Alfa-N3 |
| Irbesartan | Hierro | Itraconazol |
| Ketorolaco | Labetalol | Levofloxacino |
| Lisinopril | Litio | Losartan |
| Magnesio | Manitol | Ácido mefenámico |
| Meloxicam | Ácido micofenólico | Metoprolol |
| Naproxeno | Nebivolol | Nifedipino |
| Olmesartan | Penicilina G | Piroxicam |
| Sales de potasio | Propofol | Propranolol |
| Quinapril | Ramipril | Espironolactona |
| Sulfametoxazol/Trimetoprima | Tacrolimus | Talidomida |
| Timolol | Trimetoprima | Valsartan |

fibrilación ventricular si no es tratado. El ritmo de progresión es imprevisible, pudiendo pasar de estados iniciales a estados más peligrosos en cuestión de minutos.

**Causas.** Los agentes que se presentan en la siguiente tabla reportan casos de hiperkalemia en sobredosis y algunos de ellos en dosis terapéuticas [Tabla 25].

**Diagnóstico diferencial:**

Descartar:

- Desplazamiento extracelular: Acidosis, beta bloqueadores, sobredosis de digitálicos, deficiencia de insulina, inhibidores de la ECA.
- Aumento de aportes.
- Exógenas: Administración de K EV, penicilinas potásicas, transfusión de sangre de banco, soluciones parenterales mal preparadas, hiperpotasemia inducida por fármacos.
- Endógenas: Rabdomiólisis, síndrome de lisis tumoral, quemadura extensa, succinilcolina, hemólisis masiva, síndrome de aplastamiento, síndrome de Guillain-Barré, setoacidosis diabética, insuficiencia suprarrenal aguda y acidosis tubular renal hiperpotasémica.
- Excreción Renal alterada: Insuficiencia renal aguda y crónica, insuficiencia adrenal.
- Pseudohiperkalemia: Error de laboratorio, técnica de punción con torniquete, leucocitosis > 100.000/mm$^3$, trombocitosis > 750.000/mm$^3$.

**Tratamiento.** Los objetivos del tratamiento son proteger el corazón de los efectos del potasio (administrando calcio), desplazar el potasio del LEC al LIC (a través de bicarbonato de sodio, antagonistas beta, insulina más glucosa) y reducir el potasio corporal total (con resinas de intercambio).

Un potasio > de 7 mEq/L o si presenta cambios ECG es una urgencia médica:

- Monitoreo crítico de ECG y K sérico. Una onda bifásica, que representa la fusión del QRS ensanchado con la onda T, indica un paro ventricular inminente.
- Administrar cloruro de calcio al 10 %, 10 mL o 1 g EV lento en 2-5 minutos (0,2-0,3 mL/kg en niños). Se puede aplicar una segunda dosis, si

no se aprecia respuesta a los 5 min. Monitorizar frecuencia cardíaca por riesgo de bradicardia. Nota: no usar calcio en pacientes intoxicados por digitálicos, ya que puede acabar en una fibrilación ventricular.

- Bicarbonato de sodio: Permite el desplazamiento del potasio al intracelular. Adultos y niños: Administrar 1-2 mEq/kg/dosis EV durante 5 minutos y se pueden repetir a intervalos de 10-15 minutos si persisten las alteraciones ECG o según lo requiera el nivel de potasio. Su efecto aparece al cabo de 30 minutos y duran 1-2 hrs.
- Suero glucosado 10 % 500 mL + insulina cristalina 10 U, EV por 1 hora (glucosa 0,5-1 gr/kg + insulina cristalina 0,1-0,2 U/kg en niños). Su respuesta comienza a los 30-60 minutos y dura varias horas. Puede repetirse según sea necesario.
- Salbutamol en nebulización: 1 mL en 3 mL de SF (2,5 mg (0,5 mL) en < de 25 kg; 5,0 mg (1 mL) en > de 25 kg), repetir administración cada 30 min, según necesidad. Estimula la Na-K ATPasa, introduciendo K al intracelular.
- Kayexalate (resinas de intercambio catiónico): 1 g/kg/dosis VO asociado a sorbitol 20-25 %, 3 mL por cada gramo de resina administrada, repetible cada 3-4 hrs, hasta cuatro a cinco veces al día. Su acción comienza en 1-2 hrs y dura 4-6 hrs.
- 50 g de Kayexalate reducen los niveles séricos de K en aprox. 0,5-1,0 mEq/L.

Hemodiálisis: Es una manera muy eficaz para disminuir el K, pero se reserva para pacientes en que los métodos anteriores fracasen, en pacientes con retención de líquidos refractarios, hiperpotasemia o uremia severa. El nivel de potasio sérico disminuye rápidamente durante la primera hora de hemodiálisis y se pueden eliminar hasta 50 mmol de potasio cada hora de tratamiento.

### 3.11. Hipertemia

**Definición.** Se define como la temperatura corporal > de 40 °C, debido a una falla de los mecanismos de eliminación de calor o de producción o de ambos. Es decir, falla el *set point* termorregulatorio, a diferencia de la fiebre en que hay un *set point* termorregulatorio normal.

La hipertermia inducida por tóxicos puede ocurrir en una variedad de entornos. Los pacientes con hipertermia secundaria a un tóxico comúnmente presentan agitación prolongada, rigidez muscular y/o convulsiones, y también pueden tener manifestaciones de alteración de la sudoración y deshidratación. El estrés por calor ambiental (especialmente, con mucha humedad) y las condiciones médicas preexistentes también pueden contribuir a su desarrollo.

**Clínica.** Cuadros de hipertermia se presentan básicamente en tres síndromes tóxicos, secundarios a intoxicaciones:

- ***Síndrome neuroléptico maligno.*** Visto en pacientes que usan crónicamente antipsicóticos y en intoxicaciones agudas, es caracterizado por fiebre y disfunción autonómica (taquicardia e hipo o hipertensión), trastorno del movimiento (rigidez, temblor, mioclonías) y alteración del estado mental tras el uso de fármacos neurolépticos.
- ***Hipertermia maligna.*** Trastorno hereditario raro con una alteración en la regulación del calcio en el músculo estriado, que además causa acidosis metabólica y rigidez. La hipertermia severa, la disfunción autonómica y la rigidez muscular son inducidas por la administración de agentes anestésicos o relajantes musculares despolarizantes.
- ***Síndrome serotoninérgico.*** La hipertermia, la disfunción autonómica, las anomalías cognitivas y conductuales y los efectos neuromusculares (temblores, mioclonías, ataxia, hiperactividad) se desarrollan generalmente con el uso combinado de dos o más agentes serotoninérgicos o después de una sobredosis.

**Causas.** Las drogas y tóxicos que pueden producir hipertermia incluyen las mostradas en la Tabla 26:

**Diagnóstico diferencial:**

Descartar:

- Golpe de calor ambiental o por ejercicio.
- Síndrome de abstinencia OH o sedantes hipnóticos.
- Tirotoxicosis
- Meningitis o encefalitis.
- Otras infecciones graves.

**Complicaciones.** Hipertermia no tratada puede producir hipotensión, rabdomiólisis, coagulopatía, falla renal o cardíaca, daño en el SNC y muerte. Los pacientes que sobreviven suelen presentar secuelas neurológicas permanentes.

**Tratamiento:**

- *CAB de la reanimación.* Mantener vía aérea permeable y ventilación asistida, si es necesario.

**Tabla 26.** Posibles causas de hipertermia por categoría y agentes. De elaboración propia.

| Categoría | Tóxicos responsables |
|---|---|
| **Anticolinérgicos.** Los agentes anticolinérgicos que pueden estar implicados en el desarrollo de hipertermia como parte de un síndrome anticolinérgico central incluyen los siguientes: | Benztropina, Trihexifenidilo, Belladona, Atropina, N-butilbromuro de hioscina, Escopolamina, Anisotropina, Butilescopolamina, Clidinio, Glicopirrolato, Cloruro de trospio, Ciclopentolato, Bromhidrato de homatropina, Bromuro de ipratropio, Difenidol, entre otros. |
| Plantas | Atropa belladona, Brugmansia arbórea, Brugmansia suaveolens, Cestrum diurno, Cestrum nocturno, Cestrum parqui, Datura estramonio, Hyoscyamus niger, Lycium halimifolium, Especies de solandra, entre otras. |
| Antidepresivos tricíclicos | Amitriptilina, Clomipramina, Desipramina, Dibencepina, Doxepina, Imipramina, Nortriptilina, Protriptilina, entre otros. |
| Antiespasmódicos de las vías urinarias | Clorhidrato de flavoxato, Cloruro de oxibutinina, Tartrato de tolterodina. |
| **Alucinógenos.** La agitación asociada con alucinaciones severas puede causar hipertermia | MDMA, MDEA, MDA, 4-metil aminorex, 2CB, Bromo-DMA, AMP, LSD, Ketamina, Fenciclidina, entre otros. |
| **Inhibidores de la monoamino oxidasa.** La hipertermia, la agitación, la taquicardia, la hipertensión y la hipotensión pueden ser inducidas por una sobredosis de IMAO o interacciones con otros medicamentos o alimentos. | Isocarboxazida, Lazabemida, Nialamida, Pargyline. Fenelzina, Selegilina y Tranilcipromina. |
| **Simpatomiméticos.** Los estimulantes simpaticomiméticos asociados con el desarrollo de hipertermia luego del uso recreativo o farmacéutico pueden incluir los siguientes agentes: | Anfetamina, Benzfetamina, Clorfentermina, Clorhidrato de clobenzorex, Cocaína, Dextroanfetamina, Dietilpropión, Mazindol. Metanfetamina, 3,4-metilendioxianfetamina (MDA), Metilendioxietanfetamina (MDEA), Metilendioximetanfetamina (MDMA), 4-metiltioanfetamina, Metilfenidato, Parametoxianfetamina (PMA), pemolina, Fendimetrazina, Fenmetrazina y Fentermina. |
| Otras drogas | Amantadina, Antidepresivos tricíclicos, Isoniazida (con convulsiones prolongadas), Salicilatos, Teofilina (con convulsiones prolongadas). |
| Sustancias químicas | Compuestos clorofenoxi (2,4-D, 2,4,5-T, MCPA, MCPP), Amitraz, dinitrofenol, Hidrocarburos (secundario a neumonitis aspirativa), Metaldehído (secundario a las convulsiones), Estricnina. |
| Hipertermia maligna | Succinilcolina, Decametonio, suxametonio, Desflurano, Enflurano, Halotano, Isoflurano, Metoxiflurano, Sevoflurano, Cloroformo, Ciclopropano, Éter. |
| Síndrome neuroléptico maligno | Amitriptilina, Amoxapina, Bromperidol, Butirofenonas, Carbamazepina, Clorpromazina, Clotiapina, Clozapina, Desipramina, Domperidona, Droperidol, Entacapona, Fluoxetina, Flufenazina, Fluvoxamina, Haloperidol, Levodopa, Litio, Mesoridazina, Metoclopramida, Nortriptilina, Olanzapina, Paroxetina, Fenotiazinas, Quetiapina, Risperidona, Sertralina, Sulpirida, Tioridazina, Tiaprida, Venlafaxina, entre otros. |
| **Síndrome serotoninérgico.** Acá encontramos medicamentos que aumentan la síntesis de serotonina, medicamentos que disminuyen el metabolismo de la serotonina, fármacos que aumentan la liberación de serotonina, fármacos que inhiben la recaptación de serotonina, agonistas directos de recepción de serotonina y agonistas de la dopamina. | L-triptófano, Moclobemida, Isocarboxazida, Selegilina, Anfetamina, Cocaína, Metilendioximetanfetamina (MDMA), Mirtazapina, Fentermina, Reserpina, Citalopram, Fluoxetina, Fluvoxamina, Paroxetina, Sertralina, Amitriptilina, Clomipramina, Desipramina, Doxepina, Imipramina, Nortriptilina, Anfetamina, Cocaína, Dextrometorfano, Meperidina (petidina), Tramadol, Trazodona, Venlafaxina, Buspirona, Dietilamida del ácido lisérgico, Sumatriptán, Anfetaminas alucinógenas como: 4-metil-2,5-dimetoxianfetamina (DOM) y 4-bromo-2,5-dimetiloxianfetamina (DOB), Amantadina, Bromocriptina y Bupropión. |

- El enfrentamiento inmediato es esencial para prevenir muerte o daño cerebral severo. Las temperaturas centrales de 41 °C o más son potencialmente mortales. El enfriamiento inmediato es la máxima prioridad. Colocar al paciente en una habitación fresca y quitar la ropa. Aplicar con una esponja agua tibia o fría al paciente y usar ventiladores para maximizar la pérdida de calor por evaporación. Minimizar la actividad física. Usar benzodiazepinas para sedar a los pacientes que están agitados; pueden ser necesarias grandes dosis. Si bien la evaporación proporciona la mayor pérdida de calor, otras modalidades que se pueden emplear además incluyen una manta de hipotermia, intubación y ventilación con aire frío, y lavado gástrico con solución salina helada. La inmersión en agua helada debe reservarse para los pacientes que no responden a los métodos de evaporación, ya que la inmersión dificulta la monitorización y la reanimación. Los antipiréticos, como el paracetamol o los salicilatos, no son efectivos para reducir la temperatura central.
- Referir al manejo individual adecuado cuando se conozca o se sospeche de un tóxico involucrado.
- Controlar rápidamente de las convulsiones, agitación o rigidez muscular (ver manejo).
- Manejar la deshidratación: La mayoría de los pacientes con hipertermia tienen algún grado de deshidratación. Insertar un catéter intravenoso de gran calibre y administre de 10 a 20 mililitros por kilogramo de solución salina al 0,9 % por vía intravenosa. Es posible que se necesite una terapia de fluidos adicional y debe guiarse por los signos vitales del paciente, la producción de orina, el examen físico y la presión venosa central (PVC).
- Escalofríos pueden ocurrir con el enfriamiento externo rápido, lo que puede producir aún mayor aumento de la temperatura corporal. Para evitarlos, se recomienda diazepam 0,1-0,2 mg/kg EV, midazolan 0,05-0,1 mg/kg EV o parálisis neuromuscular.

### 3.12. Hipertensión

**Definición.** La hipertensión se define como el aumento de la presión arterial diastólica y/o sistólica en reposo. Una sola medición de PA no hace el diagnóstico, excepto cuando esta es mayor o igual a 180/110 mmHg. Las siguientes pautas se utilizan para varios grupos de edad: ADULTOS y ADOLESCENTES: mayor de 160 mm Hg sistólica o 90 mm Hg diastólica. NIÑOS de 5 a 10 años: presión arterial sistólica superior a 120 mm Hg. NIÑOS de 1 a 5 años: presión arterial sistólica superior a 110 mm Hg. LACTANTES de 6 meses a 1 año: presión arterial sistólica superior a 100 mm Hg.

La crisis HTA se define como un alza brusca de la PA. Esta se puede clasificar en emergencia hipertensiva, cuando existe daño agudo o progresivo de un órgano terminal (SNC, miocardio, vascular o riñón) o una urgencia hipertensiva, cuando no existe daño orgánico terminal.

**Clínica.** La presentación de una crisis hipertensiva. En adultos y niños mayores: cefalea, náuseas, vómitos, disnea, dolor torácico, compromiso de conciencia, síntomas visuales, epistaxis, papiledema. En RN y lactantes: Insuficiencia cardíaca congestiva, vómitos, irritabilidad, convulsiones, mal incremento ponderal.

En casos de intoxicación, se sospecha en paciente sin antecedentes de HTA y sin otras causas de HTA que la expliquen (p. ej., anfetaminas y anticolinérgicos producen HTA más taquicardia; alfa adrenérgicos dan HTA más bradicardia refleja o bloqueo AV; organofosforados provocan HTA más taquicardia inicial y luego bradicardia más hipotensión).

**Causas.** La mayoría de los tóxicos que provocan hipertensión ejercen sus efectos a través de una interacción con los receptores alfa-adrenérgicos postsinápticos. Los tóxicos de acción indirecta logran sus efectos por un aumento en la liberación de norepinefrina o una disminución en la recaptación activa de este en la neurona presináptica. Dado que la norepinefrina se agota rápidamente en la terminación nerviosa, el vaso sanguíneo ya no se contrae y la presión arterial disminuye. Por lo tanto, los agentes de acción indirecta a menudo pueden causar hipertensión transitoria seguida de hipotensión persistente. Por su parte, los tóxicos de acción directa pueden disminuir la degradación de la norepinefrina o interactuar directamente con los receptores alfa-adrenérgicos. Los agentes de acción directa producen una hipertensión más persistente [Tabla 27].

**Causas no tóxicas:**

- Coartación de la aorta
- Feocromocitoma

**Tabla 27.** Tóxicos causante de hipertensión. De elaboración propia.

| Hipertensión mediada por interacción receptor α-adrenérgico | | |
|---|---|---|
| Agentes de unión directa al receptor α-adrenérgico | Agentes α-adrenérgicos de acción indirecta | Agentes α-adrenérgicos de acción directa e indirecta |
| - Epinefrina<br>- Norepinefrina<br>- Fenilefrina<br>- Ergotaminas | - Anfetaminas<br>- Cocaína<br>- Inhibidores de la monoaminooxidasafenciclidina<br>- Antidepresivos cíclicos<br>- Antidepresivos no cíclicos<br>- Ciclobenzaprina<br>- Yohimbina | - Clonidina<br>- Dopamina<br>- Efedrina<br>- Descongestionantes de Imidazolina<br>- Nafazolina<br>- Oximetazolina<br>- Tetrahidrozolina fenilpropanolamina<br>- Pseudoefedrina |
| Efectos hipertensivos no mediados por interacción receptor α-adrenérgico | | |
| Agonistas no selectivos de los receptores β-adrenérgicos | Relativamente selectivo del receptor β2-adrenérgico | Colinomiméticos o agonistas colinérgicos |
| - Isoproterenol | - Albuterol<br>- Terbutalina<br>- Teofilina | - Nicotina<br>- Agentes tóxicos renales<br>- Esteroides<br>- Tromboxano A2<br>- Vasopresina |

- HTA esencial
- HT endocraneana
- Estado hiperadrenérgico
- HT renovascular
- Hiperaldosteronismo
- HT del embarazo
- Hipertiroidismo

**Diagnóstico diferencial:**

Descartar:

- HTA por artefacto
- HT endocraneana
- Estados ansiosos

**Complicaciones.** Puede producir hemorragia intracraneana, infarto miocardio, disección aórtica, insuficiencia cardíaca congestiva.

**Tratamiento.** El objetivo es lograr un descenso rápido, pero gradual de la PA. Debe haber monitoreo cardiorrespiratorio estricto y llegar a rangos de PA normal en corto tiempo, para así no disminuir la perfusión renal y cerebral y no se acentúe ni produzca daños isquémicos en ellos.

*En emergencia hipertensiva.*

CAB de la reanimación. Requiere de vías venosas permeables, monitoreo de signos vitales continuos. Necesidad urgente de reducir la PA media en un 20 % a 25 % dentro de una hora. Se prefiere el nitroprusiato como tratamiento de elección. La nitroglicerina y el labetalol son posibles alternativas.

Nitroprusiato de sodio (La solución debe ser cubierta con papel de aluminio para evitar la fotodegradación). Adultos: Dosis inicial: 0,3 a 0,5 mcg/kg/min titulada en incrementos de 0,5 mcg/kg/min hasta el objetivo de PA. Dosis máxima: 10 mcg/kg/min. Mantener la duración del uso lo más corta posible. Para velocidades de infusión de 4 a 10 mcg/kg/min o mayores o una duración superior a 30 minutos, administrar tiosulfato de forma conjunta para prevenir la toxicidad por cianuro (hasta la fecha de revisión, niveles de cianuro en sangre no disponibles en Chile). Pediátrica: Dosis inicial 0,3 mcg/kg/min como infusión EV titulada hasta alcanzar el objetivo de PA. Dosis máxima, 10 mcg/kg/min, pero durante no más de 10 minutos a la velocidad máxima.

Nitroglicerina. Se utiliza para controlar la hipertensión y es particularmente útil en pacientes con síndromes coronarios agudos o edema pulmonar agudo. No utilizar en pacientes con depleción de volumen. Adulto: Dosis inicial, 5 mcg/min titulada en incrementos de 5 mcg/min cada 3 a 5 minutos hasta la dosis MÁXIMA de 20 mcg/min. PEDIÁTRICA: No se ha establecido la seguridad y eficacia de la nitroglicerina en pacientes pediátricos; sin embargo, las siguientes dosis se han utilizado en niños de 29 días o más: 1 a 5 mcg/kg/min infusión EV continua.

LABETALOL. ADULTO: Inyección EV lenta inicial de 0,3 a 1 mg/kg/dosis (MÁX., 20 mg) cada 10 minutos o infusión EV lenta de 0,4 a 1 mg/kg/hr hasta 3 mg/kg/hr. Ajuste la tasa a una dosis total acumulada de 300 mg. Esta dosis puede repetirse cada 4 a 6 horas. MAYORES DE 1 AÑO: Dosis en bolo: 0,2 a 1 mg/kg/dosis. Bolo EV hasta 40 mg/dosis. Dosis de infusión: 0,25 a 3 mg/kg/hora por infusión EV (dosis de referencia).

En crisis hipertensiva por intoxicación con cocaína, anfetaminas e IMAO, usualmente responden con sedación con benzodiazepinas, como diazepam 5-10 mg EV durante 1-3 minutos (niños 0,25-0,4 mg/kg). Repetir dosis si es necesario, hasta máximo de 30 mg (5 mg en niños). Si no responden a benzodiazepinas, considerar nitroprusiato de sodio.

## 3.13. Hipoglicemia

**Definición.** Síndrome caracterizado por niveles de glicemia < 50 mg/dl en hombres y < 40 mg/dl en mujeres, asociado a síntomas y signos adrenérgicos y neuroglucopénicos, que mejoran con la administración de glucosa (tríada de Whipple).

Una glicemia baja sin sintomatología coincidente no es suficiente para el diagnóstico.

**Clínica.** Los síntomas neurovegetativos son: palpitaciones, sudoración fría, mareos, náuseas, irritabilidad, nerviosismo, temblores, lipotimia, taquicardia, palidez, hipertensión.

Entre los neuroglucopénicos: pueden ser agudos (cefalea, letargo, diplopía, disartria, compromiso de conciencia, convulsiones y coma) o crónicos (alteración de la conducta y personalidad, psicosis, deterioro psicoorgánico y demencia).

**Causas.** Ver Tabla 28.

**Diagnóstico diferencial:**

Descartar:

- Trauma de la cabeza
- Enfermedad infecciosa del sistema nervioso central
- Neumonía
- Septicemia
- Cetoacidosis diabética
- Encefalopatía hepática
- Estado post-ictal
- Accidente cerebrovascular
- Hemorragia subaracnoidea
- Encefalopatía hipertensiva
- Evento de hipoglicemia por diabetes
- Hipoglicemia inducida por alcohol
- Hipoglicemia inducida por fármacos
- Insuficiencia hepática
- Disminución del nivel de cortisol
- Hiperinsulinismo
- Hipoglicemia de la infancia
- Hipoglicemia neonatal
- Hipoglicemia posprandial

**Complicaciones.** La hipoglicemia severa o prolongada puede producir daño cerebral permanente.

**Tratamiento:**

- CAB de la reanimación. En caso de estado mental alterado, manteniendo vía aérea permeable y ventilación asistida, si es necesario.
- Tratamiento de primera línea: DEXTROSA O GLUCOSA. Adultos: bolo EV de 25 g (1 amp de D50W) seguido de una infusión EV continua de una solución de dextrosa al 5 %, 10 % o 20 % hasta que el nivel de glucosa sea ≥100 mg/dL. Comprimidos masticables: dosis total de 25 a 100 g por vía oral. Pediatría: 0,5 a 1 g/kg (2 mL/kg) D25W infusión EV lenta; mantenimiento: infusión EV continua de D10W para administrar de 7 a 8 mg de glucosa/kg/minuto (alternativa de 5 a 10 mg/kg/minuto). Lactantes: 0,2 a 0,5 g/kg D10W EV; mantenimiento: infusión EV continua de D10W para administrar de 7 a 8 mg de glucosa/kg/minuto (alternativa de 5 a 10 mg/kg/minuto). Recién nacidos: 2 a 4 mL/kg de D10W como bolo intravenoso lento seguido de infusión de D10W a 8 mg de glucosa/kg/minuto (alternativa 5 mg/kg/minuto).
- En pacientes alcohólicos, agregar tiamina 100 mg EV o IM para prevenir síndrome de Wernicke.
- En intoxicación con sulfonilureas que no responden a glucosa, agregar diazóxido 3-8 mg/kg/24 hrs EV (0,1-0,2 mg/kg/hr).

**Tabla 28.** Tóxicos causantes de hipoglicemia. De elaboración propia.

| | | |
|---|---|---|
| Acetazolamida | Albiglutide | Aspirina |
| Atenolol | Atazanavir | Bromocriptina |
| Bupivacaina | Cafeína | Canagliflozin |
| Captopril | Carvedilol | Celecoxib |
| Cloroquina | Clorpromazina | Ciprofloxacino |
| Ciclobenzaprina | Dapagliflozina | Dextrosa |
| Diazoxido | Doxiciclina | Dulaglutida |
| Empagliflozina | Enalapril | Ertugliflozina |
| Exenatida | Fluoxetina | Furazolidona |
| Gabapentina | Gliclazida | Glimepirida |
| Glipizida | Glucagon | Gliburida |
| Haloperidol | Hidroxicloroquina | Ibuprofeno |
| Imipramina | Insulina | Lanreotida |
| Levofloxacino | Linagliptina | Liraglutida |
| Lisinopril | Litio | Lorcaserina |
| Losartan | Metformina | Metadona |
| Metoprolol | Nateglinida | Naproxeno |
| Nitrendipino | Octreotida | Olanzapina |
| Omeprazol | Orlistat | Pioglitazona |
| Pramlintida | Propranolol | Ramipril |
| Rasagilina | Repaglinida | Risperidona |
| Rosiglitazona/Glimepirida | Rosiglitazona/Metformina | Saxagliptina |
| Semaglutida | Sitagliptina | Somatropina |
| Tetraciclina | Tigeciclina | Timolol |
| Tirzepatida | Tolbutamida | Tramadol |
| Verapamilo | Vildagliptina | Voriconazol |

Nota: Biguanidas orales (metformina, fenformina) pueden causar acidosis láctica severa, pero normalmente no causan hipoglicemia severa.

## 3.14. Hipokalemia

**Definición.** Se define como K sérico < de 3,5 mEq/L. Hipopotasemia leve 3 a 3,5 mEq/L. Hipopotasemia moderada 2,5 a 3 mEq/L e Hipopotasemia grave menos de 2,5 mEq/L.

**Clínica.** Aunque hay gran variabilidad individual, suele aparecer en concentraciones < de 2,5 mEq/L.

Comprende fatiga, alteraciones neuromusculares (debilidad muscular, hiporeflexia, parestesias, calambres), gastrointestinales (íleo, constipación, vómitos, rabdomiólisis). Al ECG: onda T deprimida o invertida, depresión del segmento ST, ondas U, prolongación del QT.

En hipokalemias severas, pueden ocurrir bloqueos AV, arritmias ventriculares y paro cardíaco.

**Causas.** Algunos agentes que puede provocar hipokalemia en sobredosis se muestran en la Tabla 29.

**Diagnóstico diferencial:**

Descartar:

- Desplazamiento intracelular: uso de insulina, β-agonistas, epinefrina, alcalosis metabólica, hipotermia, estados de anabolismo, *delirium tremens* y estrés fisiológico.
- Ingesta inadecuada.
- Pérdidas extrarrenales: gastrointestinales (vómitos, diarrea, SNG, fístulas, laxantes).
- Pérdidas renales: Diuréticos (de asa o tiazídicos), hiperaldosteronismo, enfermedad tubular, síndrome de cushing, hipomagnesemia, aminoglicósidos, anfotericina, acidosis tubular renal.

**Tabla 29.** Toxinas y drogas causantes de hipokalemia. De elaboración propia.

| | | |
|---|---|---|
| Paracetamol | Acetazolamida | Albuterol |
| Trióxido de arsénico | Basiliximab | Budesonida |
| Carbidopa | Carboplatino | Cetuximab |
| Cortisona | Dexametasona | Digoxina |
| Dinutuximab | Eritropoyetina | Esomeprazol |
| Fenoterol | Fentanil | Fluconazol |
| Formoterol | Furosemida | Hidroclorotiazida |
| Ibuprofeno | Idarucizumab | Indacaterol |
| Insulina | Isosorbide | Itraconazole |
| Lactulosa | Lansoprazol | Litio |
| Manitol | Mesna | Metilprednisolona |
| Milrinona | Liposoma de sulfato de morfina | Moxifloxacin |
| Nifedipino | Omeprazol | Ondansetron |
| Pantoprazol | Sales de potasio | Prednisona |
| Azul de prusia | Rabeprazole | Rituximab |
| Selegilina | Sales de sodio | Sunitinib |
| Terbutalina | Testosterona | Tocilizumab |
| Topiramato | Vancomicina | Voriconazol |

**Tratamiento:**

CLORURO DE POTASIO:

- *Hipopotasemia leve* (3 a 3,5 mEq/L): DOSIS ADULTOS: 40 a 100 mEq/día por vía oral.
- *Hipopotasemia moderada* (2,5 a 3 mEq/L). DOSIS ADULTOS: administrar a una tasa calculada por la siguiente fórmula: peso del paciente (kg) X 3 mEq dividido por 24 horas; administrar el 50 % de la dosis por vía EV lenta durante 12 horas; reevaluar el ECG y el nivel de potasio sérico antes de administrar el 50 % restante.
- *Hipopotasemia grave* (menos de 2,5 mEq/L). DOSIS ADULTOS: 10 a 20 mEq/hora EV con monitorización cardíaca continua; si el paro cardíaco secundario a la hipopotasemia es inminente (es decir, hay arritmias ventriculares malignas), administrar una infusión inicial de 10 mEq EV durante 5 minutos y repita una vez, si es necesario.
- *Hipopotasemia en niños:* PEDIATRÍA: 0,25 mEq/kg EV durante 1 hora.

Monitoreo estricto de K sérico y ECG.

Corregir factores desencadenantes y trastornos de electrolitos (Ca, Mg y Na).

## 3.15. Hipotensión

**Definición.** Clínicamente, la hipotensión se define como una perfusión tisular inadecuada, evaluada por los signos vitales, el color de la piel, el llenado capilar, la actividad mental, la producción y concentración de orina y el equilibrio ácido-base. La hipotensión se ha definido ampliamente como una presión arterial sistólica de 90 mm Hg o menos. No es útil definirla según una cifra absoluta, dada la amplia variación interindividual e intraindividual de la presión arterial (PA); sin embargo, se toma como referencia no menor a 90/60 mm Hg.

La hipotensión inducida por tóxicos puede ocurrir en numerosos entornos y generalmente se debe a cuatro mecanismos principales: disminución de la resistencia periférica, disminución de la contractilidad miocárdica, arritmia y agotamiento del volumen intravascular.

**Clínica.** La hipotensión es clínicamente importante cuando presenta síntomas de perfusión orgánica reducida, o cuando es una manifestación de una enfermedad o intoxicación. Para mayor detalle por tóxicos, referirse a la tabla que se presenta a continuación.

**Causas.** La Tabla 30 es una selección de fármacos o sustancias químicas que se asocian con frecuencia con la hipotensión y las características clínicas comúnmente observadas con la exposición aguda.

**Diagnóstico diferencial.** Descartar: Hipotermia, hipertermia, pérdida de volumen (gastroenteritis, sangramientos digestivos o traumáticos), infarto miocárdico, sepsis, lesión médula espinal.

**Tabla 30.** Drogas y toxinas causantes de hipotensión. De elaboración propia.

| Tóxicos | Características clínicas |
|---|---|
| β-bloqueadores | La bradicardia e hipotensión son comunes con trastornos frecuentes de la conducción y arritmias (es decir, bloqueos AV, retrasos en la conducción intraventricular, arritmias ventriculares y paro cardíaco). La depresión del SNC y las convulsiones (especialmente propanolol) son comunes con toxicidad cardíaca grave. Las complicaciones de la hipotensión profunda incluyen: insuficiencia renal aguda, insuficiencia respiratoria y lesión pulmonar aguda. |
| Bloqueadores de los canales de calcio | Son características la hipotensión, la bradicardia y la depresión del nodo AV. También pueden ocurrir arritmias de la unión, auriculares y ventriculares, asistolia, taquicardia sinusal e isquemia miocárdica. Otros efectos posibles incluyen: depresión del SNC, síncope, lesión pulmonar aguda, hiperglucemia y reducción de la motilidad intestinal. |
| Clonidina o imidazolina (efecto estimulante presináptico α-2) | Inicialmente puede desarrollarse hipertensión leve seguida de hipotensión. Otras características clínicas en caso de sobredosis (ingestión oral o administración tópica excesiva) pueden incluir: miosis, depresión del SNC (somnolencia severa con diaforesis), hipotensión o ***shock***, bradicardia, depresión respiratoria y coma. |
| Glucósidos cardíacos (digitálicos) | Náuseas y vómitos son característicos de la toxicidad aguda o crónica. También se observan con frecuencia psicosis (es decir, alucinaciones visuales, confusión, agitación), hiperpotasemia (toxicidad aguda) y trastornos de la conducción (frecuentes arritmias auriculares y ventriculares) junto con hipotensión. |
| Agentes colinérgicos (organofosforados, carbamato, bromocriptina, acetilcolina, fisostigmina, piridostigmina, etc.) | Comúnmente tienen efectos muscarínicos (salivación, lagrimeo, diarrea, miosis) y nicotínicos (debilidad, fasciculaciones). |
| Fierro | La hipotensión puede desarrollarse dentro de las 2 a 6 horas posteriores a una intoxicación grave secundaria a vómitos, diarrea, pérdida de sangre o vasodilatación. Los principales hallazgos clínicos pueden incluir: estupor, ***shock***, acidosis, hematemesis, diarrea sanguinolenta o coma. Hallazgos menores: vómitos, letargo leve e hiperglucemia. |
| Opioides | La sobredosis puede provocar depresión respiratoria y del SNC con hipoxia, hipotensión, ***shock***, hipomotilidad gástrica con íleo y lesión pulmonar aguda. El síndrome de intoxicación por opiáceos se ha descrito como una tríada de depresión del nivel de conciencia, pupilas mióticas y disminución de la respiración. |
| Sedantes (barbitúricos, benzodiazepinas, hidrato de cloral) | Pueden producir depresión respiratoria y del SNC junto con hipotermia e hipotensión. Pueden ocurrir colapso y paro cardíaco. |
| Simpatomiméticos de acción directa (anfetaminas, cocaína}, α-agonistas de acción directa (alcaloides del cornezuelo del centeno, epinefrina), β-agonistas de acción directa {albuterol) | Generalmente al inicio producen hipertensión seguida de hipotensión en casos graves casos. Otras manifestaciones clínicas: taquicardia, agitación, convulsiones y rabdomiólisis (p. ej., cocaína, anfetaminas). |
| Teofilina | Los efectos agudos de la sobredosis se caracterizan por náuseas, vómitos, dolor abdominal, acidosis metabólica leve, hiperpotasemia, hiperglucemia y taquicardia. Una sobredosis grave puede provocar hipotensión, convulsiones y arritmias. |
| Antidepresivos tricíclicos | La toxicidad cardiovascular es la principal causa de muerte en caso de sobredosis. Las sobredosis graves pueden provocar taquicardia sinusal, trastornos de la conducción (es decir, ensanchamiento del QRS, prolongación del intervalo QTc), arritmias ventriculares (es decir, taquicardia y fibrilación ventricular) e hipotensión. Otros efectos pueden incluir depresión del SNC, coma y convulsiones. |

**Complicaciones.** Hipotensiones prolongadas o severas pueden causar daño cerebral, insuficiencia renal aguda e isquemia miocárdica. Acidosis metabólica es un hallazgo frecuente.

**Tratamiento:**

- CAB de la reanimación. Mantener vía aérea y ventilación asistida, si es necesario. Administrar oxígeno suplementario. Establecer acceso intravenoso inmediato. Para la hipotensión asintomática leve/moderada, la intervención farmacológica puede no ser necesaria. Sin embargo, se requiere atención de apoyo inmediata y potencialmente agresiva en pacientes sintomáticos.

  Reemplazo de líquidos: el reemplazo de líquidos con cristaloides isotónicos es la terapia de primera línea para la hipotensión para mejorar el volumen circulante y el gasto cardíaco. Infundir de 10 a 20 mL/kg de líquido isotónico y mantener al paciente en decúbito supino. Es posible que los líquidos no reviertan por completo los efectos hipotensores y es posible que estén indicadas otras terapias farmacológicas.
- Si no responde, considerar dopamina 10-20 mcg/kg/min o norepinefrina (0,1 a 0,2 mcg/kg/min) y ajuste hasta la respuesta deseada.
- Manejar la intoxicación de base. Considerar uso de antídotos específicos según el tipo de intoxicación.

## 3.16. Hipotermia

**Definición.** Disminución no deseada de la temperatura corporal central por debajo de 35 °C; la afección se clasifica como leve (menos de 35 °C a 34 °C), moderada (menos de 34 °C a 30 °C) o grave (menos de 30 °C). La hipotermia primaria resulta directamente de un estrés por frío abrumador; mientras que la hipotermia secundaria surge de otras condiciones clínicas. Los síndromes clínicos asociados con la hipotermia secundaria suelen ser agudos y graves (p. ej., *shock*, sepsis).

**Clínica.** Los signos y síntomas dependen del grado de hipotermia.

En hipotermias leves, la primera respuesta es la vasoconstricción periférica, escalofríos, taquicardia, hipertensión e hiperventilación, y la diuresis comienza a disminuir a medida que la temperatura desciende.

En hipotermias moderadas, disminuyen escalofríos, pulso y presión arterial a medida que la temperatura desciende.

En hipotermias severas hay pérdida de respuestas termorregulatorias, pudiendo presentar fibrilación ventricular y arresto cardíaco.

Al examen, piel fría, seca, rigidez muscular, depleción de volumen, cambios ECG incluyen aumento del intervalo PR, prolongación del QT, bradicardia, FA con baja respuesta ventricular, asistolia y la clásica (pero no patognomónico) onda J o "signo de la joroba de camello", que es una pequeña joroba en el descenso del QRS, visto ≤ 32,2 °C. El estado de conciencia y reflejos disminuyen concomitantemente con la temperatura.

**Causas.** En la Tabla 31, se mencionan agentes que se han descrito en la literatura como responsables del desarrollo de hipotermia.

**Diagnóstico diferencial:**

Descartar:

- Sepsis
- Hipoglicemia
- Hipotiroidismo
- Hipotermia ambiental
- Coma mixedematoso
- Accidente cerebrovascular

**Complicaciones.** En hipotermias severas, se puede generar fibrilación ventricular, paro cardíaco

**Tabla 31.** Posibles causas de hipotermia. De elaboración propia

| | |
|---|---|
| Sedantes | Hipoglicemiantes |
| Barbitúricos | Ambientales |
| Alfa Bloqueadores | Opiáceos |
| Tricíclicos | Daño SNC |
| Óxido nitroso | Ácido Valproico |
| Morfina | Fenotiazínicos |
| Alcoholes | Sepsis |

y muerte. El daño orgánico hipóxico puede llevar a disfunción orgánica.

**Tratamiento:**

- CAB de la reanimación. Mantener vía aérea permeable y ventilación asistida, si es necesario, intubación endotraqueal: los pacientes que no responden con hipotermia y cuyo pulso o respiración están ausentes deben ser intubados durante los esfuerzos de resucitación para asegurar una ventilación y oxigenación confiables.
- Monitoreo cardiorrespiratorio. Debe ser estricto, dado que la frecuencia cardíaca puede ser muy lenta y débil, lo que puede llevar a falso diagnóstico de paro cardíaco. No se debe tratar bradicardia, ya que se resolverá con recalentamiento.
- Tratamiento sintomático y de soporte. Administrar fluidos EV calentados a 40-42 °C (no dar Ringer Lactato, ya que el hígado hipotérmico puede no estar preparado para metabolizar lactato a bicarbonato).
- Recalentamiento externo pasivo. En casos leves a moderados. Cubrir con frazadas en pieza temperada, de forma lenta para prevenir arritmias por recalentamiento.
- Recalentamiento corporal activo. En hipotermias severas que no responden a recalentamiento pasivo y/o con ritmo cardíaco inestable (taquicardia o fibrilación ventricular, asistolia), administrar $O_2$ humidificado, calentado a 40 °C; lavado gástrico y/o lavado peritoneal con fluidos calientes y, en casos extremos, recalentamiento extracorpóreo.
- En pacientes con paro cardíaco, los antiarrítmicos respectivos y las maniobras de reanimación cardiopulmonar son inefectivas hasta que la temperatura corporal sea de 32-35 °C.

## 3.17. Hipoxemia

**Definición.** Es la disminución de la $PaO_2$ bajo los límites normales para la edad del sujeto. En rigor, se traduce en una baja del contenido y/o de la presión parcial de $O_2$ en la sangre y en el aporte insuficiente de $O_2$ a la célula.

**Clínica.** Su presentación varía entre individuos y según el tiempo de instalación. Mientras más rápida es la caída de la $PaO_2$, las alteraciones que se producen son mayores, ya que los mecanismos compensatorios son más limitados. Si es más lenta, se da tiempo para desarrollar mecanismos de compensación y adaptación más eficaces.

- Neurológico: Cambios de personalidad, confusión, ansiedad, convulsiones, coma.
- Circulatorio: Taquicardia, híper o hipotensión, arritmias, insuficiencia cardíaca, angina de pecho.
- Respiratorio: Taquipnea, cianosis.

**Causas.** Ver Tabla 32.

**Tabla 32.** Algunas causas probables de hipoxemia. De elaboración propia.

| | |
|---|---|
| Gases inertes | Neumonía o edema pulmonar no cardiogénico. |
| $CO_2$ | Aspiración de contenido gástrico. |
| Metano y Propano | Aspiración de hidrocarburos. |
| Nitrógeno | Cloro y otros gases irritantes. |
| Edema pulmonar cardiogénico | Cocaína |
| Beta bloqueadores | Etilenglicol |
| Tricíclicos | Butano |
| Quinidina, procainamida, disopramina | Humos metálicos (fiebre de humos metálicos). |
| Verapamil | Vapor de mercurio |
| Hipoxia | Dióxido de nitrógeno |
| CO | Opiáceos |
| Cianuro | Paraquat |
| Sulfuros | Salicilatos |
| Metahemoglobinemia | Hipnóticos sedantes |
| Sulfhemoglobinemia | Inhalación de humo |

**Diagnóstico diferencial:**

Descartar:

- Deterioro de la difusión de oxígeno a través de los alvéolos hacia la sangre: Las causas habituales son edema intersticial, inflamación del tejido pulmonar o fibrosis.
- Derivación de derecha a izquierda: La sangre pasa del lado derecho al lado izquierdo del corazón sin oxigenarse. Las causas son malformaciones arteriovenosas pulmonares, defectos del tabique auricular o ventricular, síndrome hepatopulmonar.
- Cortocircuito de derecha a izquierda: La sangre pasa a través de alvéolos no ventilados en casos de atelectasia, neumonía y síndrome de dificultad respiratoria aguda (SDRA).
- Neumonía bacteriana o viral.
- Infarto miocardio con falla de bomba.

**Complicaciones.** La hipoxemia significante o sostenida puede llevar a daño cerebral y arritmias cardíacas.

**Tratamiento:**

- Corregir la hipoxemia. Administrar $O_2$ suplementario basándose en la saturación y/o $PaO_2$ arterial. Considerar ventilación asistida e intubación, si es necesario.
- Si se sospecha intoxicación por CO, dar $O_2$ 100 % (ver manejo).
- Ver manejos de cianuros y metahemoglobinemia, según la sospecha.
- Tratamiento de neumonía.
- No se ha demostrado utilidad en cuanto al uso de antibióticos profilácticos en neumonías aspirativas o inducidas por químicos. Se justifica solo si hay evidencia de infección.
- El uso de corticosteroides en neumonías inducidos por químicos es controvertido. Hay poca evidencia que demuestra su utilidad.
- Tratamiento del edema pulmonar.
- Administrar $O_2$ suplementario para mantener saturación > 90 % $PaO_2$ de 60-70 mm Hg. Intubación endotraqueal y uso de ventilación con PEEP puede ser necesario para mantener adecuada oxigenación.
- Evitar excesos de fluidos, para evitar balance positivo. Monitorizar con catéter de arteria pulmonar la administración de fluidos, si es necesario.

## 3.18. Rabdomiólisis

**Definición.** Síndrome resultante de una lesión del músculo esquelético con liberación del contenido de las células musculares al plasma (mioglobina, potasio, etc.). Puede manifestarse por mioglobinuria (orina roja o marrón). La detección de mioglobinuria depende de la cantidad de mioglobina liberada, la tasa de filtración glomerular y la concentración de la orina.

**Clínica.** En paciente consciente puede presentarse con sensibilidad y debilidad muscular, rigidez y calambres. Mialgias pueden no presentarse inicialmente.

En paciente comatoso, el hallazgo de induración de extremidades al examen físico, que puede o no acompañarse de decoloración y bulas en la piel del área afectada, deben sugerir su diagnóstico.

Orinas oscuras (hemoglobinuria) son una manifestación frecuente y puede haber signos de deshidratación.

En intoxicaciones, los signos musculares pueden no presentarse, predominando la clínica de la intoxicación respectiva.

**Causas.** Las causas más comunes de rabdomiólisis están relacionadas con el abuso de drogas y alcohol, seguidas de traumatismos, convulsiones e infecciones. También se pueden presentar secundarias a acidosis metabólica, hipoxia, coma, inmovilización, compresión muscular u oclusión del riego sanguíneo regional. Se ha documentado que la estimulación de los receptores beta y los estados hiperdinámicos como la hipertermia maligna, el síndrome neuroléptico maligno y la hipopotasemia causan rabdomiólisis, así como actividad física prolongada, agitación y síndrome compartimental [Tabla 33].

**Diagnóstico diferencial:**

Descartar:

- Porfiria
- Hemoglobinuria
- Trombosis venosa profunda
- Fascitis necrotizante

**Complicaciones.** Necrosis tubular e insuficiencia renal aguda (por mioglobinuria), hiperkalemia, hipocalcemia, acidosis metabólica, CID y, raramente, falla respiratoria. Tanto la insuficiencia renal oligúrica como la no oligúrica pueden ocurrir como consecuencia de la rabdomiólisis.

La complicación más frecuente es la debilidad muscular prolongada.

**Tabla 33.** Algunos agentes asociados al desarrollo de rabdomiólisis. De elaboración propia.

| | | |
|---|---|---|
| Neurolépticos | Hidrocarburos | Antihistamínicos |
| Litio | IMAO | Antidepresivos |
| Narcóticos | Tétanos | Cafeína |
| Alucinógenos | Amatoxinas en hongos | CO |
| Colchicina | Etilenglicol | Psicoestimulantes |
| Alcoholes | Barbitúricos | Anticolinérgicos |
| Opioides | Estatinas/fibratos | Colchicina |
| Organofosforados | Lactrodectus mactans | Anestésicos |

**Tratamiento:**

- CAB de la reanimación: Mantener soporte de funciones vitales. Evaluar en forma intensiva, débito urinario, temperatura, GSA, electrolitos, función renal.
- La reposición temprana y agresiva de líquidos es el pilar de la terapia y puede ayudar a prevenir la insuficiencia renal.
- FLUIDOS: se requiere una reposición de líquidos rápida y vigorosa de solución salina EV al 0,9 % (10 a 15 mL/kg/hora), incluso si no hay evidencia de deshidratación. Pueden ser necesarios varios litros de líquido en las primeras 24 horas para mantener flujo urinario de 1-2 mL/kg/hr (100-200 mL/hr). Es posible que se necesiten 300-500 mL/hr durante varios días en casos graves de rabdomiólisis.
- DIURÉTICOS: si es necesario, se pueden agregar diuréticos, como manitol o furosemida, para mantener la producción de orina. Los diuréticos de asa aumentan el flujo tubular y disminuyen el depósito de mioglobina. Estos agentes deben usarse solo después de que se haya restaurado el estado del volumen, ya que la hipovolemia aumentará el daño tubular renal. Si el paciente mantiene una diuresis adecuada, los diuréticos de asa no son necesarios.
  MANITOL: en rabdomiólisis que no responden a cristaloides. Adultos: 0,25 a 1 g/kg como dosis única EV administrada durante 30 minutos; combinar con fluidoterapia intensiva para mantener la diuresis >2 mL/kg/h. Pediatría: 750 mg/kg/dosis EV durante 20 a 30 minutos; no repetir con oliguria persistente.
- FUROSEMIDA: Adultos: 40 a 120 mg EV. Pediatría: 1 a 2 mg/kg/dosis EV cada 6 a 12 horas inicialmente; puede repetir cada 2 horas, según sea necesario.
- Alkalinización de orina. NO se recomienda de forma rutinaria, ya que nunca se ha documentado que reduzca la nefrotoxicidad y puede causar complicaciones, como hipocalcemia e hipopotasemia. Los estudios retrospectivos no han podido demostrar ningún beneficio clínico del uso de la alcalinización urinaria.
- Hemodiálisis. En caso de insuficiencia renal aguda y/u otras complicaciones graves (por ejemplo, hiperkalemia). Usualmente dura dos a tres semanas.

## 3.19. Taquicardia ventricular

**Definición.** Arritmia cardíaca (trastorno del ritmo cardíaco) de 3 o más complejos sucesivos de duración que se originan en el ventrículo a una frecuencia superior a 100 lpm.

**Clínica.** Paciente con episodios breves de taquicardia ventricular pueden no presentar síntoma o experimentar: mareos, disnea, aturdimiento, palpitaciones, angina y sonidos cardíacos anormales. Episodios de larga duración y graves pueden generar pérdida del conocimiento (síncope) y paro cardíaco (muerte súbita).

**Causas.** Puede estar asociado a síndrome coronario agudo, cardiopatía estructural, arritmia cardíaca y algunas condiciones genéticamente transmitidas. Es inusual que alguien sin problemas cardíacos existentes desarrolle taquicardia ventricular, pero puede ser causada por reacciones adversas a ciertos medicamentos, desequilibrio electrolítico, consumo excesivo de cafeína o alcohol, uso de drogas de abuso, estrés, ejercicio cardiovascular intenso.

**Diagnóstico diferencial.** Descartar:

- Taquicardia supraventricular paroxística.
- Síndrome de Wolff-Parkinson-White
- Aleteo auricular
- Artefactos de ECG
- Fibrilación auricular
- Fibrilación ventricular

**Complicaciones.** Paro cardíaco y muerte del paciente.

**Tratamiento:**

- CAB de la reanimación. Mantener vía aérea permeable y ventilación asistida, si es necesario. Administrar $O_2$ suplementario. Dar reanimación cardiopulmonar, si es necesario, y seguir las guías de manejo de arritmias del ACLS.
- En caso de paro cardíaco debido a taquicardia ventricular sin pulso, si la desfibrilación no logra restablecer el ritmo cardíaco normal, administrar EPINEFRINA: *Adultos*: 1 mg EV en bolo seguida de un bolo de líquido EV de 20 mL; puede repetirse cada 3 a 5 minutos. *Pediatría*: 0,01 mg/kg (0,1 mL/kg 1:10.000) EV o 0,1 mg/kg (0,1 mL/kg 1:1.000) vía tubo endotraqueal (máximo 1 mg EV); puede repetirse según sea necesario cada 3 a 5 minutos. *Neonatos (vía de elección)*: 0,01 a 0,03 mg/kg EV; se utiliza una concentración de 1:10.000 (0,1 mg/mL). *Neonatos (alternativa mientras se obtiene acceso EV):* 0,05 a 0,1 mg/kg a través de un tubo endotraqueal. Se utiliza una concentración de 1:10.000 (0,1 mg/mL) para todas las rutas.
- En caso de paro cardíaco en adultos debido a taquicardia ventricular sin pulso que no responde a la RCP, desfibrilación y terapia vasopresora, administrar: AMIODARONA. *Adultos:* 300 mg EV en bolo, seguida de un bolo de líquido EV de 20 mL; se puede administrar una dosis adicional de 150 mg una vez. *Pediatría:* 5 mg/kg EV, puede repetirse hasta dos veces. Como terapia alternativa a la amiodarona se recomienda: LIDOCAÍNA. *Adultos:* 1 a 1,5 mg/kg EV primera dosis, luego 0,5 a 0,75 mg/kg cada 5 a 10 minutos (máximo, tres dosis o 3 mg/kg como dosis total), luego administrar en bolo 20 mL de líquido EV. *Pediatría*: Dosis de carga de 1 mg/kg EV, posteriormente mantener una infusión EV de 20 a 50 mcg/kg/min; puede ser necesario repetir la dosis en bolo, si la infusión se inicia posterior a 15 minutos de la administración del bolo inicial.
- Taquicardia ventricular asociada con torsades de pointes: SULFATO DE MAGNESIO: *Adultos*: Dosis de carga, 1 a 2 g EV durante 15 minutos; controlar los niveles de magnesio para dosis frecuentes o prolongadas. Pediatría: 25 a 50 mg/kg EV durante varios minutos; dosis única máxima de 2 g.
- En pacientes adultos y pediátricos estables con taquicardia de complejo QRS ancho monomórfica indiferenciada con frecuencia regular, administrar ADENOSINA: *Adultos:* bolo EV rápido de 6 mg seguido de 20 mL de solución salina en una vena grande; si el ritmo no se convierte dentro de 1 a 2 minutos, repetir administración con 12 mg en bolo EV diluido en solución salina. Pediatría: Primera dosis en bolo EV rápido de 0,1 mg/kg (máximo, 6 mg); segunda dosis en bolo EV rápido de 0,2 mg/kg (máximo 12 mg).
- Manejo de sobrevivientes comatosos de un paro cardíaco: Inducción de hipotermia: la hipotermia terapéutica está indicada para pacientes comatosos con retorno de la circulación espontánea después de fibrilación y taquicardia ventriculares sin pulso y puede considerarse después de actividad eléctrica sin pulso o asistolia.
- Otros tratamientos no farmacológicos:
  - Operación de ablación por radiofrecuencia para la arritmia. La ablación con catéter es una posible alternativa o terapia adyuvante en pacientes seleccionados con taquicardia ventricular hemodinámicamente estable recurrente.
  - Para casos de riesgo de arritmias ventriculares potencialmente mortales y muerte cardíaca súbita, está indicada la implantación de un desfibrilador cardíaco automático que reduce el riesgo de muerte cardíaca súbita debido a taquiarritmias ventriculares sostenidas recurrentes.

## BIBLIOGRAFÍA

Adela-Emilia Gómez Ayala a. (2011). Anafilaxia. Clínica y tratamiento. Vol. 30. Núm. 2. páginas 70-78.

AHA/ILCOR Guidelines: American Heart Association in collaboration with the International Liaison Committee on Resuscitation: Guidelines 2000 for Cardiopulmonary Resuscitation and Emergency Cardiovascular Care: an international consensus on science. Circulation 2000; 102: I1-I384.

Bradyarrhythmia. In: MerativeTM Micromedex® POISINDEX® (electronic version). Merative, Ann Arbor, Michigan, USA. Available at: https://www.micromedexsolutions.com/ (cited: 15/02/2023).

Clinical Approach To Toxin-Induced Hyperthermia. In: MerativeTM Micromedex® POISINDEX® (electronic version). Merative, Ann Arbor, Michigan, USA. Available at: https://www.micromedexsolutions.com/ (cited: 16/02/2023).

Clinical Approach To Toxin-Induced Hypotension. In: MerativeTM Micromedex® POISINDEX® (electronic version). Merative, Ann Arbor, Michigan, USA. Available at: https://www.micromedexsolutions.com/ (cited: 16/02/2023).

Clinical Approach To Toxin-Induced Metabolic Acidosis. In: MerativeTM Micromedex® POISINDEX® (electronic version). Merative, Ann Arbor, Michigan, USA. Available at: https://www.micromedexsolutions.com/ (cited: 15/02/2023).

Drugs That Cause Dystonia. In: MerativeTM Micromedex® POISINDEX® (electronic version). Merative, Ann Arbor, Michigan, USA. Available at: https://www.micromedexsolutions.com/ (cited: 16/02/2023).

Drugs That Cause Hyperglycemia. In: MerativeTM Micromedex® POISINDEX® (electronic version). Merative, Ann Arbor, Michigan, USA. Available at: https://www.micromedexsolutions.com/ (cited: 16/02/2023).

Drugs That Cause Hypothermia. In: MerativeTM Micromedex® POISINDEX® (electronic version). Merative, Ann Arbor, Michigan, USA. Available at: https://www.micromedexsolutions.com/ (cited: 17/02/2023).

Hyperkalemia. In: MerativeTM Micromedex® POISINDEX® (electronic version). Merative, Ann Arbor, Michigan, USA. Available at: https://www.micromedexsolutions.com/ (cited: 16/02/2023).

Hypertension. In: MerativeTM Micromedex® POISINDEX® (electronic version). Merative, Ann Arbor, Michigan, USA. Available at: https://www.micromedexsolutions.com/ (cited: 16/02/2023).

Hypoglycemia. In: MerativeTM Micromedex® POISINDEX® (electronic version). Merative, Ann Arbor, Michigan, USA. Available at: https://www.micromedexsolutions.com/ (cited: 16/02/2023).

Kasper, Dennis L. (2016). HARRISON. Principios De Medicina Interna. 19a Edición, Mc Graw Hill.

Lexicomp. (2017). Drug Information Handbook. A Clinically Relevant Resource for All Healthcare Professionals. 26th Edition.

Olson, K., Eds. (2018). POISONING & Drug Overdose. Mc Graw-Hill Education Lange.

Rhabdomyolysis. In: MerativeTM Micromedex® POISINDEX® (electronic version). Merative, Ann Arbor, Michigan, USA. Available at: https://www.micromedexsolutions.com/ (cited: 17/02/2023). Lippincott, Williams & Wilkins. (2008). Rogers Handbook Of Pediatric Intensive Care, 4th Edition.

Seizures In: MerativeTM Micromedex® POISINDEX® (electronic version). Merative, Ann Arbor, Michigan, USA. Available at: https://www.micromedexsolutions.com/ (cited: 15/02/2023).

Ventricular tachycardia. In: MerativeTM Micromedex® POISINDEX® (electronic version). Merative, Ann Arbor, Michigan, USA. Available at: https://www.micromedexsolutions.com/ (cited:20/02/2023).

Wolkers- Kluwer. (2017). Manual De Terapéutica Médica. Washington University. 35a Edición.

Zipes, D. P., Camm, A. J., Borggrefe, M. et al: ACC/AHA/ESC (2006). Guidelines for Management of Patients With Ventricular Arrhythmias and the Prevention of Sudden Cardiac Death: a report of the American College of Cardiology/American Heart Association Task Force and the European Society of Cardiology Committee for Practice Guidelines (writing committee to develop Guidelines for Management of Patients With Ventricular Arrhythmias and the Prevention of Sudden Cardiac Death): developed in collaboration with the European Heart Rhythm Association and the Heart Rhythm Society. Circulation 2006; 114(10): E385-e484.

# CAPÍTULO 4

# Toxicocinética-farmacocinética en toxicología

Isabel Moreno, Ana Cameán y Ángeles Jos

## 4.1. Introducción

El término farmacocinética deriva de la palabra griega *pharmako* (fármaco, medicamento o tóxico) y *kinetikos* (movimiento). De esta forma se definiría la farmacocinética como el estudio del movimiento de los xenobióticos en el organismo. Más concretamente, podríamos decir que es la descripción matemática de la evolución temporal de la disposición (absorción, distribución, biotransformación y excreción) de xenobióticos en el organismo, así como el estudio de la respuesta farmacológica y la construcción de modelos adecuados para interpretar los datos obtenidos.

La toxicocinética es la aplicación de los principios de la farmacocinética a los estudios de toxicidad animal y humana [Figura 4.1].

**Figura 4.1.** Toxicidad en relación con la farmacocinética. El xenobiótico se puede administrar por vía oral, parenteral o por inhalación. La concentración de xenobiótico en el órgano diana está en equilibrio con la circulación sistémica, la cual está en equilibrio dinámico con un amplio número de procesos fisiológicos que provocan un incremento o disminución de la concentración del xenobiótico. El paso de un tejido a otro implica el paso de membranas lipídicas hasta llegar a tejidos con una gran capacidad metabólica como el hígado (Hayes, 1994).

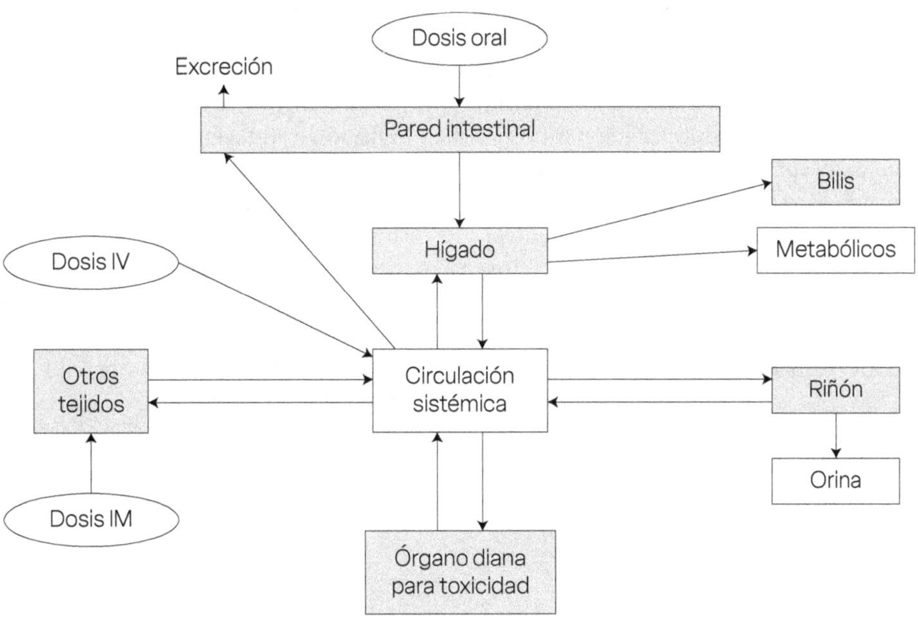

Para hablar tanto de farmacocinética como de toxicocinética se precisa la aplicación de modelos y ecuaciones matemáticas a los resultados obtenidos en los estudios de absorción, distribución, biotransformación y excreción.

La evolución temporal de las concentraciones del xenobiótico está determinada por el conjunto de procesos que sufre el mismo en el organismo, designados mediante el acrónimo LADME, es decir, liberación a partir de la forma farmacéutica, acceso del fármaco inalterado a la circulación sistémica (absorción), distribución a distintos lugares del organismo y eliminación del xenobiótico del organismo por biotransformación de la molécula original en uno o varios metabolitos, que pueden ser menos tóxicos y menos efectivos que la molécula o excreción del xenobiótico o sus metabolitos del organismo por cualquier vía (renal, biliar, salivar, etc.).

La medida de la concentración del xenobiótico en el organismo, generalmente en plasma, a diferentes tiempos tras su administración, origina una curva de concentraciones plasmáticas que, cuando la administración es extravasal, presenta la forma recogida en la figura 2. Aunque los procesos cinéticos experimentados por un fármaco concurren en el tiempo, al principio (parte ascendente de la curva) predomina la absorción y posteriormente el predominio corresponde a los procesos de distribución y eliminación (metabolismo y excreción) que en conjunto reciben el nombre de disposición. Como el efecto farmacológico está en relación con las concentraciones en el lugar de la acción y la concentración plasmática está en equilibrio con la concentración en tejidos, la concentración mínima eficaz (CME) representa la concentración mínima necesaria en los receptores para que se produzca el efecto farmacológico deseado. De forma similar, la concentración máxima tolerada (CMT) o nivel de xenobióticos en que no se observan efectos adversos (NOAEL) representa la concentración a partir de la cual comienzan a manifestarse los efectos tóxicos [Figura 4.2].

**Figura 4.2.** Evolución de las concentraciones plasmáticas en función del tiempo tras una administración extravasal.

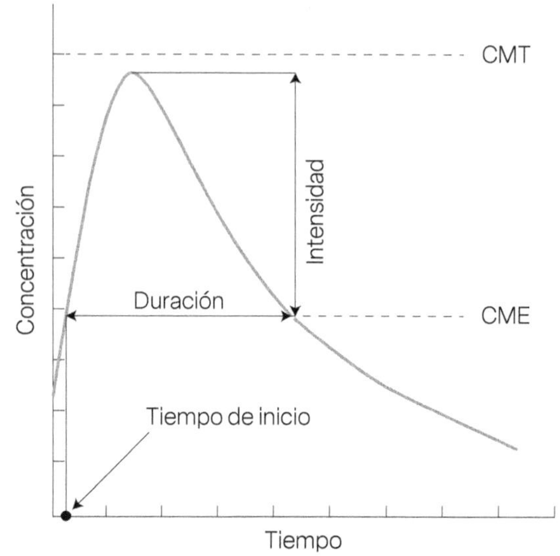


## 4.2. Diferencias entre farmacocinética y toxicocinética

Las diferencias derivan, fundamentalmente, en que las dosis tóxicas son más altas que las terapéuticas. Este hecho da lugar a:

- Saturación de distintos procesos cinéticos. Las altas dosis de xenobiótico saturan las proteínas plasmáticas afectando a su propia distribución. Igualmente, la concentración del sustrato puede saturar los mecanismos de biotransformación, dando lugar a parámetros de biodisponibilidad muy diferentes de los que se obtienen con concentraciones terapéuticas. Asimismo, se satura el aclaramiento, tanto presistémico como el renal y en los otros órganos.
- Producción de lesiones por los tóxicos en los órganos de absorción, biotransformación o excreción, lo que altera estas funciones.
- Fijación o almacenamiento de muchos tóxicos en ciertos tejidos como huesos, uñas o pelos, que no son de interés en farmacología, pero importantes en toxicología.
- Los estudios farmacocinéticos se realizan sobre plasma y orina, mientras que en los toxicocinéticos se emplea también la sangre total (muchos tóxicos son liposolubles o van unidos a hematíes, por ejemplo, el plomo), el aire espirado y las vísceras, además de las faneras citadas (pelos, uñas y huesos).

## 4.3. Aplicaciones de la toxicocinética

Entre las principales aplicaciones podemos citar:

- Estudia los procesos LADME en situación de intoxicación.
- Estima las velocidades de absorción, metabolismo y eliminación de los xenobióticos y el grado de unión de estos a las proteínas transportadoras, así como la elaboración de modelos que permitan interpretar tales datos frente a distintas condiciones fisiológicas, patológicas o ambientales.
- Permite seleccionar las intervenciones terapéuticas más apropiadas acordes con los cambios en los procesos LADME.
- Estima la posible acumulación del xenobiótico o de sus metabolitos.
- Correlaciona las concentraciones del xenobiótico con los efectos tóxicos.
- Permite anticipar el principio y duración de los efectos tóxicos, y monitorizar la eficacia de las medidas terapéuticas utilizadas.
- Permite disminuir la biodisponibilidad de los tóxicos absorbidos, para su aplicación terapéutica.
- Permite calcular la capacidad límite de metabolismo o excreción de un tóxico.
- Explica las interacciones entre xenobióticos y con los alimentos.
- Detecta y explica algunas de las reacciones adversas de los medicamentos.

## 4.4. Modelos toxicocinéticos

Para que la interpretación de las relaciones entre concentraciones y efectos sea correcta, es necesario proponer un modelo toxicocinético que simplifique el complejo sistema biológico que es el organismo y los procesos que el xenobiótico experimenta en él. Los modelos se conciben mediante términos matemáticos que son una forma concisa de expresar relaciones cuantitativas.

Para simular los procesos de absorción, distribución y eliminación se pueden utilizar diferentes tipos de modelos matemáticos, a partir de los cuales se desarrollan las ecuaciones que describen la evolución temporal de las concentraciones plasmáticas de xenobiótico en el organismo.

Se utilizan dos tipos de modelos fundamentalmente:

**a. Modelos compartimentales.** Representan al organismo como una serie de compartimentos conectados reversiblemente unos con otros. El número de compartimentos necesario para describir adecuadamente el comportamiento del xenobiótico en el organismo es el índice utilizado para categorizar estos modelos. Así, se habla de modelos monocompartimentales, bicompartimentales o multicompartimentales.

Un compartimento no tiene por qué ser una entidad anatómica o fisiológica real, sino que está constituido por un tejido o grupo de tejidos con similar flujo sanguíneo o afinidad por el xenobiótico. Este tiene un comportamiento dinámico y la velocidad de los procesos se cuantifica mediante constantes de velocidad de entrada y salida del compartimento.

**b. Modelos fisiológicos.** Están basados en el conocimiento de datos anatómicos y fisiológicos. Se construyen considerando el flujo sanguíneo en cada órgano o tejido y su volumen, excluyendo aquellos en los que los xenobióticos no penetran (cerebro, huesos, partes del sistema nervioso central). Para describir cada órgano separadamente con ecuaciones diferenciales, se necesitarían modelos muy complejos y con gran dificultad matemática. La aplicabilidad de estos modelos en la práctica clínica está muy limitada, debido al tipo de información que requiere su empleo.

### 4.4.1. Modelo monocompartimental

Este modelo es el más sencillo de todos los modelos toxicocinéticos. Considera al organismo como una unidad homogénea; es decir, tras la administración de una dosis de xenobiótico, este se distribuye instantánea y homogéneamente en todas las áreas del organismo [Figura 3]. Esto no significa que la concentración del compuesto sea la misma en todo el organismo, pero supone que los cambios que ocurren en la concentración plasmática reflejan los que ocurren en cualquier punto del sistema.

### 4.4.2. Administración intravenosa tipo bolo

La situación más simple es la que representa el modelo monocompartimental abierto (existe una salida de este) tras la administración del xenobiótico por vía endovenosa tipo bolo [Figura 4.3A].

Como no existe el proceso de absorción, el perfil cinético del xenobiótico se define con dos parámetros: volumen aparente de distribución (Vd) y constante de eliminación (Ke).

**Figura 4.3.** Esquema del modelo monocompartimental. De elaboración propia.

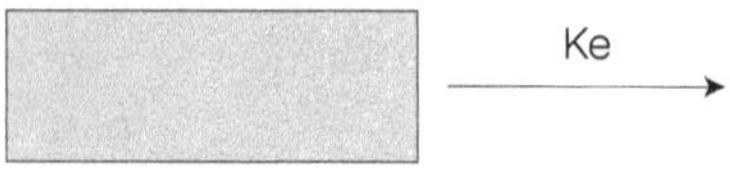


a. Modelo monocompartimental abierto. Inyección intravenosa.

b. Modelo monocompartimental abierto. Absorción de primer orden.

**Volumen aparente de distribución.** Es el volumen en que debería distribuirse la cantidad de xenobiótico administrada para alcanzar la misma concentración que en la sangre. No corresponde a un volumen corporal real.

El Vd relaciona la cantidad de xenobiótico presente en el organismo (Q) con la concentración plasmática del mismo (C), después de finalizada la fase de distribución:

$$Q = Vd \times C$$

Vd: Volumen de distribución

C: concentración plasmática

El volumen mínimo en el que un xenobiótico se puede distribuir es el correspondiente al volumen plasmático. Volúmenes de distribución mayores que el compartimento de plasma (> 3l) solo indican que el xenobiótico está también presente en tejidos o fluidos diferentes a aquel.

La Tabla 34 recopila los valores de este parámetro para varios fármacos habitualmente incluidos en programas de monitorización.

El principal factor que puede afectar al Vd es la fijación a las proteínas plasmáticas y titulares. Una disminución en la unión a las proteínas titulares originará una disminución del Vd por aumento de la concentración plasmática; por el contrario, una disminución en la unión a las proteínas plasmáticas tenderá a incrementar el Vd, como consecuencia de un aumento de la fracción libre del xenobiótico que es la fracción capaz de distribuirse y eliminarse.

**Constante de eliminación.** Para la mayoría de los xenobióticos, la eliminación es un proceso de orden uno; es decir, la tasa de eliminación en cualquier momento es proporcional a la cantidad de xenobiótico en el organismo en ese momento. La eliminación incluye la biotransformación y la excreción. La constante de tasa de eliminación de primer orden (Ke) representa la cantidad de total de xenobiótico en el organismo eliminado por unidad de tiempo y es medida en unidades de tiempo$^{-1}$.

**Tabla 34.** Volumen de distribución medio de algunos fármacos. De elaboración propia.

| Fármaco | Vd (l/kg) | Fármaco | Vd (l/kg) |
|---|---|---|---|
| Nortriptilina | 20 | Carbamazepina | 1,2 |
| Digoxina | 7 | Litio | 0,8 |
| Propranolol | 4 | Imipramina | 15,4 |
| Lidocaína | 1,5 | Fenobarbital | 0,7 |
| Difenilhidantoína | 0,65 | Ciclosporina | 7,5 |
| Teofilina | 0,5 | Clonazepam | 3,5 |
| Gentamicina | 0,23 | Maprotilina | 50 |
| Aspirina | 0,14 | Ácido Valproico | 0,14 |

La expresión matemática de este proceso de primer orden es una ecuación monoexponencial:

$$C = C_o \cdot e^{-Ket}$$

C: concentración plasmática
Ke: constante de eliminación
t: tiempo de muestreo de sangre

La ecuación logarítmica para esta función exponencial tiene la forma general de ecuación que describe una línea recta de la Figura 4.4.

$$\log C = \log C_o - \frac{Ke \cdot t}{2,303}$$

C: concentración plasmática
Ke: constante de eliminación
t: tiempo de muestreo de sangre

**Figura 4.4.** Representación semilogarítmica de concentraciones plasmáticas en función del tiempo (modelo monocompartimental, administración intravenosa tipo bolo).

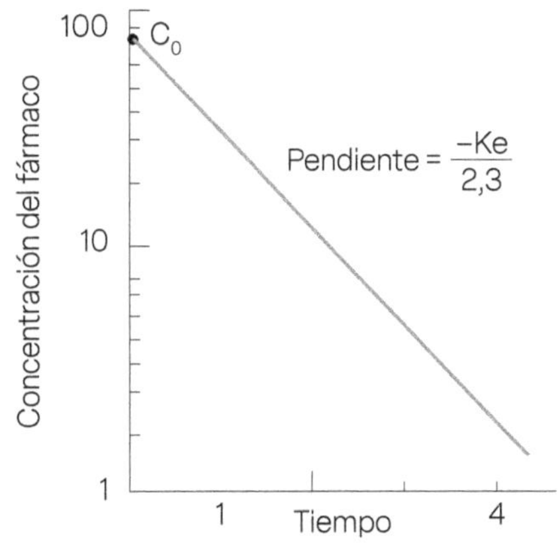


Se obtiene la ecuación de una línea recta de ordenada en el origen log $C_o$ y pendiente igual a -Ke/2,303.

Otros parámetros importantes a la hora de describir el perfil cinético de un xenobiótico son la semivida de eliminación ($t_{½}$) y el aclaramiento (CL).

**Vida media de eliminación.** Tiempo necesario para que la concentración de xenobiótico en sangre pase a la mitad, una vez finalizada la absorción y distribución.

Puede calcularse gráficamente a través de la representación semilogarítmica de los niveles del xenobiótico, frente al tiempo [Figura 4.5] o, matemáticamente, a partir de la siguiente ecuación:

$$t_{1/2} = \frac{0,693}{Ke}$$

Ke: constante de eliminación
$t_{½}$: semivida de eliminación

**Figura 4.5.** Cálculo gráfico de t ½

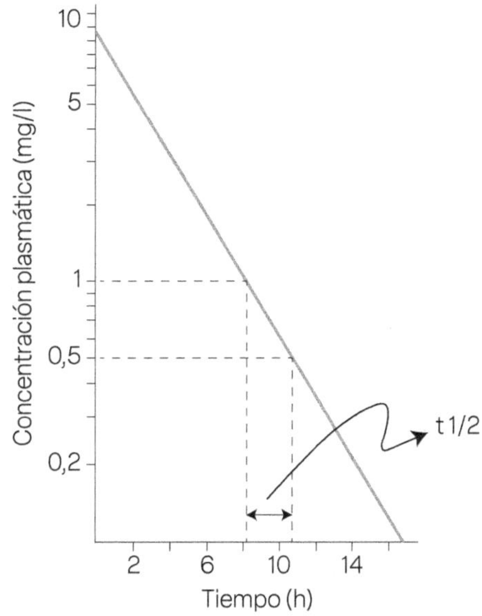


La Tabla 35 recoge los valores de semividas de eliminación de algunos fármacos en pacientes adultos con función renal normal.

*Aclaramiento.* Capacidad intrínseca del cuerpo o de sus órganos (riñones e hígado), para eliminar un xenobiótico de la sangre o del plasma. El aclaramiento se expresa en unidades de volumen por unidad de tiempo. Representa el volumen teórico de sangre o plasma que es completamente depurado de xenobiótico en la unidad de tiempo. Es un parámetro derivado del Vd y la Ke:

$$CL = Vd \cdot Ke$$

Cl: Aclaramiento
Ke: constante de eliminación
Vd: Volumen de distribución

Los factores que pueden alterar el CL, aparte del peso y la superficie corporal, son: modificaciones en la unión a proteínas, coeficiente de extracción, funcionamiento renal y hepático y modificaciones en el rendimiento cardíaco.

**Tabla 35.** Valores habituales de la vida media de eliminación de algunos fármacos en pacientes adultos con función renal normal. Elaboración propia.

| Fármaco | T½ (H) | Fármaco | T½ (H) |
|---|---|---|---|
| Tobramicina | 2-3 | Carbamazepina | 10-30 |
| Litio | 18-35 | Digoxina | 36-51 |
| Teofilina | 5-8 | Imipramina | 9-24 |
| Fenobarbital | 50-120 | Desipramina | 12-5 |

#### 4.4.3.1. Administración extravasal

La absorción de un xenobiótico tras su administración oral y en general extravascular depende de la forma de administración y de la anatomía y fisiología del lugar de absorción. Factores tales como la superficie del tracto gastrointestinal y del flujo sanguíneo al lugar de absorción condicionan la velocidad y la cuantía de la absorción y, por lo tanto, las concentraciones plasmáticas del xenobiótico. La mayoría de los modelos farmacocinéticos asumen procesos de orden uno [Figura 4.3B], a menos que la consideración de una absorción de cero mejore significativamente el modelo o haya sido verificado experimentalmente.

La constante de velocidad de primer orden que rige el proceso de absorción se denomina constante de absorción (Ka) y se puede estimar a partir de la pendiente de la recta de residuales obtenida por diferencia entre las concentraciones de fármaco en la recta de la fase de eliminación extrapolada (A', B' y C') y las concentraciones de la fase ascendente de la curva de concentraciones plasmáticas (A, B y C). La Figura 4.6 ilustra la aplicación del método de los residuales al cálculo de la Ka.

La semivida de absorción ($t_{1/2a}$) se calcula de forma similar a la empleada para $t_{1/2}$ de eliminación, pero sobre la recta de residuales obtenida en la representación semilogarítmica de concentración frente al tiempo.

En situación de intoxicación, la velocidad de absorción puede estar muy disminuida.

Son diversos los factores que pueden enlentecer significativamente el proceso de absorción oral, en situaciones de intoxicación aguda:

- Ingesta de grandes cantidades de compuestos sólidos.
- Formas farmacéuticas con recubrimiento entérico.

**Figura 4.6.** Representación semilogarítmica de la curva de concentraciones plasmáticas-tiempo tras una administración extravasal. Ilustración del método de los residuales para el cálculo de Ka.

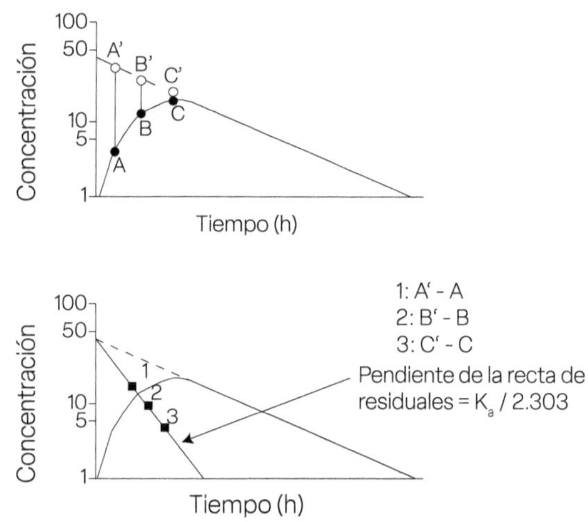


- Formas de liberación sostenida.
- Baja hidrosolubilidad (difenilhidantoína, carbamazepina, entre otros).
- Acción anticolinérgica (antidepresivos tricíclicos, antihistamínicos, neurolépticos, entre otros).
- Hipotensión o hipotermia (antagonistas de los canales de calcio, narcóticos).
- Insuficiencia cardíaca congestiva.

#### 4.4.3.2. Administración en dosis múltiples

En los casos en que se requiere una actividad terapéutica prolongada, los xenobióticos se administran en régimen de dosis múltiples. Este tipo de régimen se caracteriza por la administración de una **dosis de mantenimiento** (Dm) a intervalos definidos de tiempo, denominados **intervalos de dosificación o intervalos posológicos** ($\tau$).

En la Figura 4.7 se observa que la administración de dosis sucesivas produce un incremento progresivo de las **concentraciones plasmáticas máxima** (Cmax) y **mínima** (Cmin), consecuencia de la existencia de unas concentraciones residuales al final de cada uno de los intervalos posológicos. Este incremento continúa hasta que se igualan las velocidades de administración (que se mantienen constantes mientras no se modifique el régimen posológico) y eliminación (que aumentan a medida que lo hacen las concentraciones), alcanzándose el denominado "estado de equilibrio" (*steady state*). Este estado de equilibrio se alcanza a las cinco semividas de eliminación.

**Figura 4.7.** Evolución de las concentraciones plasmáticas de un xenobiótico administrado por vía intravenosa en régimen de dosis múltiple.

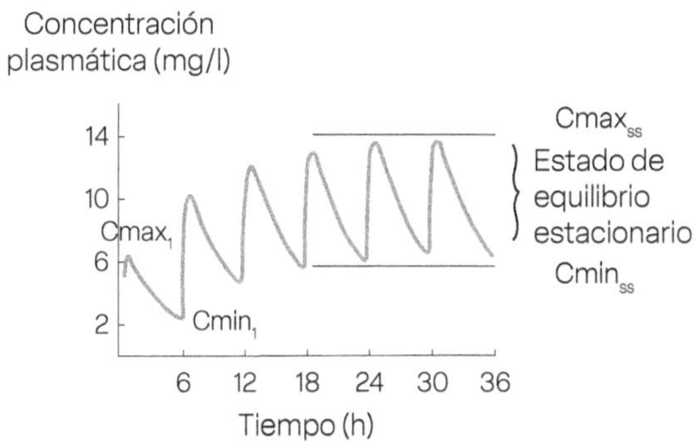


De forma general, la concentración plasmática a cualquier tiempo (t) dentro del intervalo de dosificación y tras la administración de un número determinado de dosis (n) puede expresarse mediante la siguiente ecuación:

$$C = Co \cdot \frac{1 - e^{-nKe\tau}}{1 - e^{-Ke\tau}} \cdot e^{-Ke\tau}$$

C: concentración plasmática

Co: Concentración al tiempo cero

Ke: constante de eliminación

n: número de dosis

τ: intervalos de dosificación o intervalos posológicos

La acumulación del xenobiótico se cuantifica mediante el denominado *factor de acumulación (R)*, que relaciona las concentraciones alcanzadas en el estado de equilibrio y tras la primera dosis a los mismos tiempos relativos dentro del intervalo de dosificación:

$$R = \frac{Cmax_{ss}}{Cmax_1} = \frac{Cmin_{ss}}{Cmin_1} = \frac{1}{1 - e^{-Ke\tau}}$$

R = Factor de acumulación

$Cmax_{ss}$: Concentración máxima en estado de equilibrio

$Cmin_{ss}$: Concentración mínima en estado de equilibrio

$Cmax_1$: Concentración máxima primera dosis

$Cmin_1$: Concentración mínima primera dosis

Ke: constante de eliminación

### 4.4.3. Modelo bicompartimental

Después de la administración rápida de algunos xenobióticos por vía intravenosa, el gráfico semilogarítmico de la concentración plasmática frente al tiempo no produce una línea recta, sino una curva. Es en estos casos cuando se hace necesario un análisis multicompartimental de los resultados. Algunas sustancias químicas exigen un tiempo más prolongado para que su concentración en los tejidos se equilibre con la plasmática. Esto da como resultado una eliminación multiexponencial del xenobiótico desde el plasma, por lo que se dice que la disposición de esa sustancia obedece a un modelo de múltiples compartimentos.

En los modelos multicompartimentales, el xenobiótico se distribuye a velocidad diferente en diferentes grupos de órganos o tejidos. El más habitual es el modelo bicompartimental [Figura 4.8], en el que se diferencia un "compartimento central", constituido por la sangre y los tejidos más irrigados, en el que se asume que la distribución es instantánea y homogénea y que se caracteriza por un volumen de distribución específico: volumen de distribución del compartimento central (Vc) y un "compartimento periférico" que agrupa aquellos tejidos menos irrigados o más difícilmente accesibles para el xenobiótico, caracterizado por un volumen de distribución distinto al anterior: volumen de distribución del compartimento periférico (Vd).

El equilibrio entre los compartimentos central y periférico está condicionado por las propiedades fisicoquímicas del xenobiótico y regulado por las constantes de velocidad de acceso del compartimento central al periférico y viceversa ($K_{12}$ y $K_{21}$). Una vez alcanzado el equilibrio de distribución entre ambos compartimentos, se completa la **fase**

**Figura 4.8.** Esquema del modelo bicompartimental.

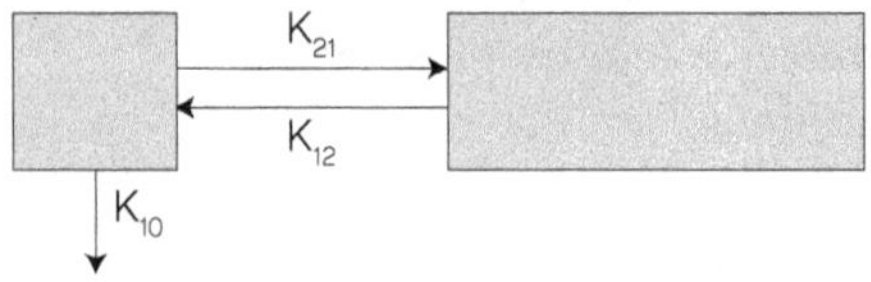


a. Modelo bicompartimental abierto. Inyección intravenosa.

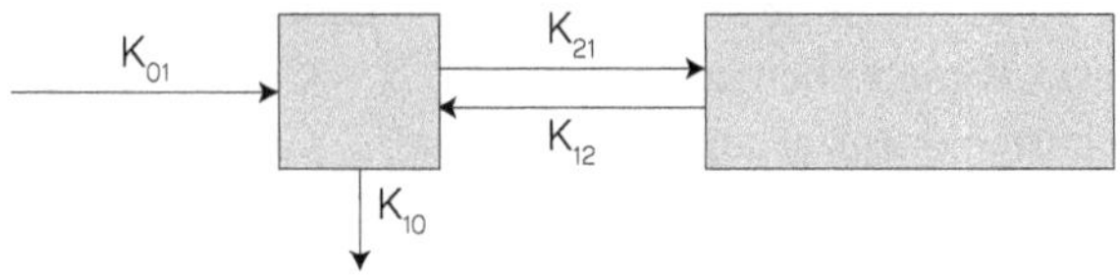


b. Modelo bicompartimental abierto. Absorción de primer orden.

**alfa** o **fase de rápida disposición**, regida por una constante de velocidad (α). Si la eliminación es lineal, esta se producirá según un proceso monoexponencial, lo que indica una homogeneidad cinética en todos los fluidos y tejidos del organismo ("fase beta o fase de lenta disposición"), regido por una constante de velocidad, β.

El perfil que presentan las curvas de concentraciones plasmáticas en función del tiempo, para los fármacos que se ajustan a este modelo cinético, se encuentra recogido en la Figura 4.9.

Las ecuaciones que describen la evolución de estas curvas son:

- Administración intravenosa tipo bolo

$$C = A\,e^{-\alpha t} + B\,e^{-\beta t}$$

- Administración extravasal

$$C = L\,e^{-Kat} + M\,e^{-\alpha t} + N\,e^{-\beta t}$$

- Cálculo de los parámetros farmacocinéticas en el modelo bicompartimental

**Volúmenes aparentes de distribución.** Se calculan Vc y Vp, y también se puede considerar el volumen aparente de distribución en el equilibrio (Vss):

$$Vc = \frac{D}{Co} = \frac{D}{A + B}$$

$$Vp = \frac{K_{12}}{K_{21}} \cdot Vc$$

**Figura 4.9.** Evolución en escala semilogarítmica de las concentraciones plasmáticas en función del tiempo, tras la administración endovenosa de un xenobiótico cuyo comportamiento cinético se ajusta a un modelo bicompartimental.

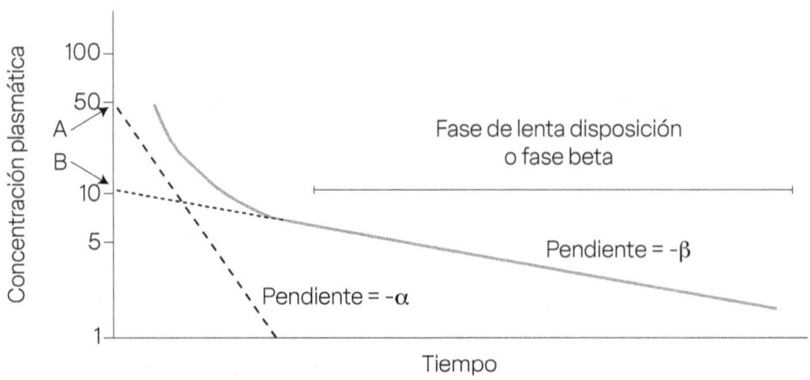

$$Vss = \frac{Qc+Qp}{Cp} = \frac{Qc}{Cp} + \frac{Qp}{Cp} = Vc + Vp$$

Qc: Cantidad de xenobiótico en el compartimento central.

Qp: Cantidad de xenobiótico en el compartimento periférico.

Cp: Concentración del xenobiótico en el compartimento periférico.

Vc: volumen de distribución del compartimento central.

Vp: volumen de distribución del compartimento periférico.

**Constantes de rápida (α) y lenta (β) disposición.** La constante β se determina a partir de las pendientes de la recta obtenida en el tramo terminal de la representación semilogarítmica de las concentraciones plasmáticas frente al tiempo [Figura 4.9], mientras que α se determina de forma similar a como se determinaba Ka, aplicando el método de los residuales.

- Constantes de velocidad de acceso del compartimento central al periférico y viceversa

$$\alpha + \beta = K_{12} + K_{21} + K_{10}$$

$$\alpha \cdot \beta = K_{21} K_{10}$$

K12 y K21: constantes de velocidad de acceso del compartimento central al periférico y viceversa.

- Aclaramiento plasmático

$$CL = K_{10} Vc$$

$$CL = \beta Vss$$

Vss: volumen aparente de distribución en el equilibrio.

**Implicaciones prácticas de la toxicocinética**

- En la fase de absorción:

  La capacidad de predecir la magnitud y velocidad del proceso de absorción permitirá seleccionar de manera más eficiente las medidas de descontaminación gastrointestinal.

  Así, cuando la absorción oral está enlentecida, el lavado gástrico, el carbón activado y la irrigación intestinal podrían estar indicadas durante un tiempo más prolongado.

- En la fase de distribución:

  Permite el control de los niveles plasmáticos del xenobiótico: Los niveles plasmáticos determinados antes de finalizar la fase de distribución no se correlacionan con los niveles en el compartimento periférico, donde muchos xenobióticos ejercen su acción. Un caso extremo es el litio, que requiere de ocho a diez días para su distribución.

  A partir del Vd de un xenobiótico y de la concentración plasmática (después de finalizada la fase de distribución) es posible estimar la cantidad de xenobiótico presente en el organismo.

  Conocido el Vd de un fármaco y la dosis ingerida, es posible estimar la concentración plasmática máxima que se obtendrá una vez finalizada la fase de distribución.

  Si existe una patología asociada (insuficiencia cardíaca congestiva, hipotensión o colapso circulatorio) puede producirse un cambio en el Vd del xenobiótico: Distribución enlentecida y/o reducida.

- En la fase de eliminación:

  El aclaramiento es el parámetro farmacocinético más importante para evaluar la capacidad de eliminación de una sustancia en el paciente intoxicado.

  Cl total = Cl renal + Cl hepático + Cl intervenciones terapéuticas

  La $t_{½}$ permite estimar el tiempo requerido para eliminar el fármaco del organismo:

  1. $t_{½}$- Queda el 50 % de la concentración plasmática inicial.
  2. $t_{½}$- Queda el 25 % de la concentración plasmática inicial.
  3. $t_{½}$- Queda el 12,5 % de la concentración plasmática inicial.
  4. $t_{½}$- Queda el 6,2 % de la concentración plasmática inicial.
  5. $t_{½}$- Queda el 3,1 % de la concentración plasmática inicial.

## BIBLIOGRAFÍA

Renwick, A. G. (1994). Toxicokinetics-Pharmacokinetics in Toxicology, en Hayes, W. ed. Principles and Methods of Toxicology. New York: Raven Press Ltd., 101-147.

Repetto, M. (1997). Tránsito de los tóxicos en el organismo. Toxicocinética. En Repetto, M. ed.Toxicología Fundamental. Madrid: Díaz de Santos, 47-97.

Klaassen, C. D. y Watkins III, J. B. (1999). Toxicocinética. En: Cassarett y Doull eds. Manual de Toxicología. México DF: Mc Graw Hill, 150-167.

Evans, W. J., Schentag, J. J., Jusco, W. J. (1992). Applied Pharmacokinetics. Principles of Therapeutic Drug Monitoring. Vancouver: Applied Therapeutics, Inc.

Weisman, R. S., Smith, C., Goldfrank, L. R. (1991). Toxicokinetics. Applying pharmacokinetic principles to the poisoned patient. En: Hoffman, R. S., GOLDFRANK, L. R. eds. Contemporary management in critical care. Critical Care Toxicology. New York, 21-42.

CAPÍTULO 5

# Biotransformación de xenobióticos

Ángeles Jos, Ana M. Cameán e Isabel Moreno

## 5.1. Introducción

Todos los organismos están expuestos de forma constante e inevitable a un gran número de sustancias químicas extrañas, tanto de origen natural como sintético. La mayor parte de estos xenobióticos son liposolubles, característica que les permite atravesar las membranas biológicas y, por tanto, son difíciles de eliminar por la principal vía de excreción que es la orina. Por ello, la eliminación de xenobióticos de carácter lipófilo depende de la conversión en sustancias químicas hidrosolubles mediante un proceso conocido como biotransformación.

La biotransformación es el conjunto de modificaciones que las moléculas pueden experimentar en un medio biológico. Cuando la molécula nueva es aprovechable por el ser vivo, se habla de metabolismo, aunque suele emplearse este término en un sentido más amplio.

Una sustancia externa que llega al ser vivo puede seguir varios caminos: a) puede ser eliminada sin sufrir alteración alguna, b) puede experimentar transformaciones que hagan más fácil su eliminación, o c) puede experimentar modificaciones estructurales que aumenten, disminuyan o cambien su cualidad tóxica. En este último caso,

- si la sustancia resultante es menos tóxica que la original, se habla de detoxificación;
- si la sustancia resultante es más tóxica que la original, se habla de toxificación, pudiendo ser posteriormente detoxificada;
- si la sustancia original no es tóxica, pero se hace tóxica al biotransformarse, se habla de bioactivación;
- y, finalmente, si la sustancia se transforma en otra con una toxicidad diferente, se habla de una desviación de la toxicidad.

En los vertebrados, el lugar preferente de biotransformación es el hígado. Otros tejidos que participan activamente en este proceso son el riñón, el intestino, el pulmón, la retina, el plasma, etc. Las enzimas que catalizan reacciones de biotransformación de xenobióticos se localizan principalmente en el retículo endoplásmico (microsomas) o en la fracción soluble del citoplasma (citosol) y hay menores cantidades en las mitocondrias, núcleos y lisosomas. Los tejidos e incluso las células dentro de un órgano difieren mucho en su capacidad para transformar xenobióticos y esta heterogeneidad va a tener repercusiones toxicológicas importantes.

## 5.2. Principales reacciones de biotransformación

Las reacciones de biotransformación se dividen en dos grupos:

1. **De fase I o polarización.** Su objetivo es introducir o liberar en la molécula de xenobiótico un grupo funcional de carácter polar (-OH, $-NH_2$, -SH, o -COOH) para dar lugar a metabolitos más reactivos.
2. **De fase II o conjugación.** Dentro de este grupo se incluye la conjugación con sustancias endógenas, como ácido glucurónico, sulfato, aminoácidos, etc., que van a aumentar la hidrofilia de la molécula, haciéndolas más fácilmente eliminables. Se incluyen también, sin embargo, algunas reacciones que disminuyen generalmente la hidrofilia, tales como metilación y acetilación. Los cofactores para estas reacciones reaccionan –valga la redundancia– con grupos funcionales que se encuentran en el xenobiótico o que se han liberado o introducido durante la biotransformación de fase I.

La biotransformación en fase II de xenobióticos puede o no ir precedida por biotransformación en fase I, lo que va a venir dado por las características químicas de la sustancia original.

Un xenobiótico se puede biotransformar por la acción de distintas enzimas, sin seguir una única ruta, por lo que se puede generar una gran variedad de metabolitos.

La biotransformación del xenobiótico puede tener lugar antes de alcanzar la circulación sistémica, lo que va a tener importantes repercusiones en toxicología y farmacología, ya que se reduce la biodisponibilidad. Cuando esto ocurre se dice que el xenobiótico experimenta un efecto de primer paso, teniendo este lugar principalmente en el hígado, tracto gastrointestinal y los pulmones. Algunos fármacos que sufren un importante efecto de primer paso son, por ejemplo, paracetamol, clorpromacina, verapamil y salbutamol.

## 5.3. Principales reacciones de biotransformación de fase I

Dentro de las reacciones de biotransformación de fase I se incluyen:

### 5.3.1. Oxidación

Las reacciones de oxidación las realizan principalmente las siguientes enzimas:

- **Deshidrogenasas.** Las deshidrogenasas son enzimas citosólicas que catalizan la conversión de alcoholes a aldehídos o cetonas (alcohol deshidrogenasa, ADH) o bien la formación de ácidos a partir de aldehídos alifáticos y aromáticos (aldehído deshidrogenasa, ADH), siendo ambas reacciones reversibles. Por ejemplo, el etanol es biotransformado por la ADH al intermediario tóxico acetaldehído, que posteriormente es metabolizado por la ALDH a ácido acético. Este último paso puede ser inhibido de forma eficaz con disulfiram (Antabus), utilizado en el tratamiento de la adicción al alcohol, ya que, tras su ingesta, el acetaldehído se acumula y provoca náuseas y dolor de cabeza, lo que disuade de un consumo mayor de alcohol. La ALDH es, por lo general, una enzima de detoxificación, aunque también existen excepciones, como en el caso del metabolismo del metanol, vía formaldehído a ácido fórmico, que produce en primer lugar ceguera por formación de un edema en la retina y, eventualmente, la muerte. El antídoto apropiado es el etanol, ya que este tiene mucha mayor afinidad por la ADH. Así, manteniendo un nivel de etanol constante en el organismo, se logra la excreción incambiada del metanol y se previene la formación metabólica del ácido fórmico.
- **Oxidasas.** Catalizan oxidaciones en las que el oxígeno es el aceptor de electrones y resulta reducido a agua o bien transformado en peróxido de hidrógeno o en radical superóxido.
- **Oxigenasas:**
  - Monooxigenasas

    Dentro de este grupo, el sistema citocromo P-450 y NADPH citocromo P-450 reductasa ocupa el primer lugar en lo que se refiere a versatilidad catalítica y número absoluto de xenobióticos que destoxica o activa hacia intermediarios reactivos. En estas reacciones, un átomo del oxígeno molecular es reducido a agua y el otro es incorporado al sustrato. La concentración más alta de estas enzimas se encuentra en los microsomas hepáticos. Son conocidas como oxidasas de función mixta microsómicas (MFO) y contienen más de 30 isoenzimas. Reacciones catalizadas por las MFO incluyen, por ejemplo, la epoxidación del insecticida organoclorado aldrin a dieldrin; la desaminación oxidativa de la anfetamina a fenilacetona; la desulfuración del plaguicida organofosforado paratión a paraoxón, aumentando su toxicidad; entre otras.

    El hígado, riñones o pulmones contienen una o más monooxigenasas que contienen FAD (flavina adenina dinucleótido) (FMO), que oxidan el heteroátomo nitrógeno, azufre y fósforo nucleófilo de diversos xenobióticos. Al igual que el cit P-450, son enzimas microsómicas que requieren NADPH y $O_2$.
  - Dioxigenasas

    Dentro de este grupo las más importantes son las monoaminooxidasas (MAO) y diaminooxidasas (DAO) que transforman en aldehídos y amoniaco, por desaminación oxidativa, aminas alifáticas primarias, secundarias o terciarias, pero no aquellas que tienen un sustituyente en el carbono adyacente (como la anfetamina o la efedrina).

La actividad fisiológica principal de las MAO, de las que hay dos tipos, MAO-A y B, es la inactivación de neurotransmisores como adrenalina, serotonina, dopamina, entre otros, por lo que la inhibición de la enzima por xenobióticos puede inducir a situaciones patológicas.

Son biotransformados por la MAO, por ejemplo, algunos antagonistas β-adrenérgicos, como el propanolol. La 1-metil-4-fenil-1,2,3,6-tetrahidropiridina (MPTP) por acción de la MAO es transformada a 1-metil-4-fenil-piridinio (MPP+), compuesto que es captado por las neuronas dopaminérgicas nigroestriatales, bloqueando su metabolismo normal y matando las células, lo que causa Parkinson.

- **DT-diaforasa o NAD(P)H Quinona- óxido-reductasa (NQOR).** Es una flavoproteína dimérica. Su cinética se conoce como de mecanismo ping-pong por la formación de dos complejos binarios. Actúa por la transferencia de dos electrones y la formación de una semiquinona muy reactiva y tóxica.
- **Ciclooxigenasas (COX).** Son sintetasas de prostaglandinas por oxidación, en dos pasos del ácido araquidónico, por lo que también reciben el nombre de sistema prostaglandina H sintetasa (PHS). Actúan como oxidantes de xenobióticos sin participación directa del oxígeno, pudiendo generar también radicales libres.

### 5.3.2. Reducción

Los xenobióticos pueden reducirse por la acción de enzimas reductasas. Estas reacciones son más frecuentes en las bacterias intestinales que en los tejidos. Este tipo de biotransformación tiene lugar, por ejemplo, en la bioactivación del prontosil al antibacteriano sulfanilamida. También se observan en el nitrobenceno y el azobenceno que sufren una reacción química redox generando una reacción de reducción a anilina [Figura 5.1].

**Figura 5.1.** Falta descriptor de figura falta descriptor de figura.

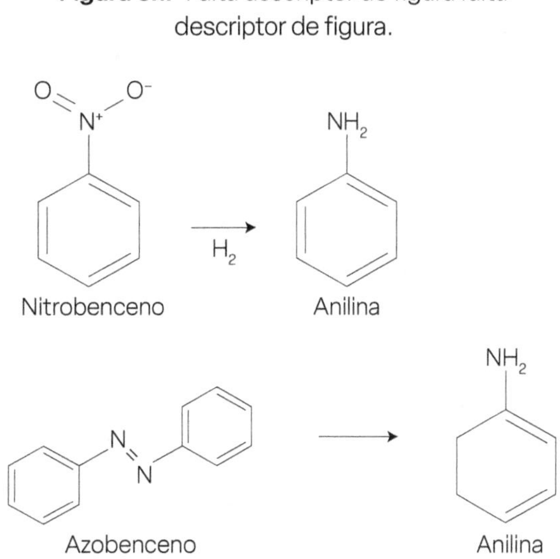


### 5.3.3. Hidrólisis

La más común de estas reacciones es la hidrólisis de ésteres, aunque también pueden ser hidrolizados amidas, hidrazidas y nitrilos. Sufren hidrólisis, por ejemplo, la heroína a morfina, la cocaína a ecgonina, la benzamida y la isoniazida. En el intestino, las enzimas beta-glucuronidasa y aril-sulfatasa hidrolizan los conjugados, permitiendo el ciclo enterohepático.

### 5.3.4. Hidratación

Destaca la experimentada por los epóxidos, que suelen ser cancerígenos, transformándose en dioles (inactivos) por las hidratasas microsómicas (epóxido hidrolasa).

### 5.3.5. Desalquilación

Los ésteres aromáticos se transforman en fenoles y el grupo alquilo se oxida a aldehído: $R\text{-}CH_3$ β ROH + HCHO y los alifáticos: $R\text{-}CH_3$ β RH + HCHO.

## 5.4. Principales reacciones de biotransformación de fase II

Las reacciones de biotransformación de fase II tienen una serie de requerimientos comunes, como: a) un metabolito (o xenobiótico) polar, b) un donador (o agente conjugante) endógeno, c) enzimas transferasas y d) energía en forma de ATP.

Dentro de este grupo se incluyen las siguientes reacciones:

### 5.4.1. Conjugación con glutatión

Realizada por glutatión transferasas, siendo el agente conjugante el tripéptido glutatión. Es la principal vía de destoxicación del paracetamol transformado en una benzoquinonimina muy reactiva y tóxica por oxidación mediada por el sistema del cit P-450 y por la vía de las ciclooxigenasas. Cuando el glutatión en el organismo se agota, se produce necrosis hepática. De ahí que se utilicen sustancias precursoras del glutatión, como la N-acetilcisteína, en caso de intoxicación por paracetamol.

### 5.4.2. Conjugación con glucurónico

El agente conjugante es el ácido uridindifosfoglucurónico (UDPGA) y es realizada por glucuronil transferasas.

### 5.4.3. Conjugación con aminoácidos

Hay dos vías principales por las cuales los xenobióticos se conjugan con aminoácidos. La primera comprende la conjugación de xenobióticos que contienen un grupo ácido carboxílico con el grupo amino de aminoácidos, como glicina, glutamina y taurina.

La segunda vía comprende la conjugación de xenobióticos que contienen una hidroxilamina aromática con el grupo ácido carboxílico de aminoácidos, como serina y prolina.

### 5.4.4. Conjugación con sulfato

Realizadas por enzimas sulfotransferasas que actúan fundamentalmente sobre alcoholes alifáticos y fenoles. El donante es 3-fosfoadenosina-5-fosfosulfato (PAPS).

### 5.4.5. Metilación

Es realizada por enzimas metiltransferasas y el donante de grupos metilo es S-adenosilmetionina (SAM) o bien la vit B12.

### 5.4.6. Acetilación

Está catalizada por enzimas N-acetiltransferasas y el agente conjugante es el Acetil-CoA.

Aunque, por lo general, las reacciones de biotransformación de fase II son vías de destoxicación, existen excepciones. Así, por ejemplo, el acetilaminofluoreno aumenta su toxicidad al conjugarse con sulfato y las arilaminas, al conjugarse con glucurónico, aumentan la susceptibilidad de la vejiga a sufrir los efectos tóxicos del metabolito.

## 5.5. Factores que afectan la biotransformación de tóxicos

### 5.5.1. Polimorfismos genéticos

El polimorfismo genético es el tipo de variación en la constitución genética que permite que coexistan individuos con características muy diferentes como individuos normales en una población. Esto significa que pueden existir individuos cuyas enzimas de biotransformación funcionen a un ritmo diferente y no por ello se considere una situación patológica.

Algunas enzimas de interés toxicológico afectadas por polimorfismo genético son el sistema del cit P-450, ADH, ALDH y la acetil transferasa.

Los polimorfismos genéticos tienen implicaciones toxicológicas muy importantes. Así, por ejemplo, debido al polimorfismo del cit P-450, si la mayor toxicidad es debida al compuesto original, aquellas personas que tengan el cit P-450 deficiente serán más susceptibles a la toxicidad del xenobiótico que las personas con el citocromo normal.

Los acetiladores lentos van a sufrir en mayor medida los efectos farmacológicos del antihipertensor hidralazina y del antituberculoso isoniazida, ya que los metabolitos acetilados respectivos son menos activos.

Es conocido que el 85 % de la población asiática presenta una ADH atípica, cuya actividad oxidante es significativamente mayor a la normal, lo que conlleva una rápida formación de acetaldehído, responsable de los efectos tóxicos.

En definitiva, la existencia de polimorfismos genéticos tiene como consecuencia un cambio en la susceptibilidad individual a los xenobióticos.

### 5.5.2. Microflora intestinal

La microflora intestinal muestra una intensa actividad metabólica que puede tener un papel tanto beneficioso como perjudicial. Realiza una gran variedad de reacciones de biotransformación, entre ellas, reacciones de hidrólisis. De esta forma, se rompen los conjugados excretados en la bilis, quedando los compuestos de nuevo libres. Estos pueden ser posteriormente reabsorbidos, sufriendo circulación enterohepática. Esto hace que la toxicidad de un compuesto pueda aumentar, ya que el tiempo de exposición al mismo se ve prolongado. Otro ejemplo de su papel en la biotransformación es que modificaciones de la flora intestinal debidas a algunos antibióticos se han asociado a la reducción de la eficacia de diversos fármacos, tales como los anticonceptivos orales.

### 5.5.3. Sexo

Las hormonas sexuales influyen en el metabolismo de los tóxicos, ya que los estrógenos favorecen la síntesis de diversas enzimas. Cuando estas enzimas pertenecen a sistemas de detoxificación, el fenómeno es favorecedor, no así cuando las enzimas estimuladas dan lugar a procesos de toxificación.

### 5.5.4. Especie

Aunque la mayoría de las enzimas biotransformadoras son evolutivamente muy antiguas, existen importantes diferencias entre especies. Así, por ejemplo, los gatos no realizan conjugación con glucurónico y los cerdos son lentos en la sulfatación de xenobióticos.

### 5.5.5. Edad

Los procesos metabólicos no están totalmente desarrollados en los niños, por lo que, en general, la toxicidad suele ser mayor. El desarrollo de la capacidad metabolizadora con la edad es complejo y varía para cada sustrato. En el anciano se suelen obtener respuestas más tóxicas con las sustancias cuya actividad biológica se deba a la molécula inicial, pero resulta menor cuando la actividad se debe a los metabolitos.

Los fenómenos de activación, inducción e inhibición enzimática

Existen numerosos xenobióticos que pueden alterar los mecanismos enzimáticos encargados de biotransformar tóxicos, lo que se va a manifestar como importantes modificaciones metabólicas.

## BIBLIOGRAFÍA

Repetto, M. (1995). Toxicología Avanzada. Madrid: Editorial Díaz de Santos, 87-116.

Repetto, M. (1997). Toxicología Fundamental. 3ª Ed., Madrid: Editorial Díaz de Santos, 97-112.

Deshpande, S. (2002). Handbook of Food Toxicology. Basilea: Marcel Dekker,75-118.

Hayes, W. (1994). Principles and Methods of Toxicology. 3rd Ed., New York: Raven Press, 59-100.

McQuart, H. et al. (1999). Toxicology. San Diego, California: Academic Press, 83-109.

Cassaret, L. & Doull, J. (2001). Manual de Toxicología, 5ª Ed. Madrid: McGraw Hill Interamericana, 113-149.

CAPÍTULO 6

# Drogas usadas en toxicología

Christian Caroca, Enrique Paris y Juan Carlos Ríos

En el Cuadro 6.1 (páginas siguientes), se muestran las drogas usadas en toxicología: uso, dosis de administración y efectos secundarios.

**Cuadro 6.1.** Tabla de elaboración propia en base a información disponible en Micromedex®.

| Droga | Uso | |
|---|---|---|
| N-acetilcisteína | Paracetamol | |
| Ácido fólico | Metanol y etilenglicol | |
| Antitoxina botulínica ▲ | Botulismo clínico | |
| Antiveneno *Lactrodectus mactans* ▲ | Mordedura por *Lactrodectus mactans* | |
| Antiveneno *Loxosceles laeta* ▲ | Mordedura por *Loxosceles laeta* | |

<table>
<tr><th></th><th>Dosis/vía de administración</th><th>Efectos secundarios</th></tr>
<tr><td></td><td>Dosis de carga: adultos y niños 140 mg/kg.<br>Dosis mantención: 70 mg/kg cada 4 horas por 17 dosis.<br>Dosis de carga y de mantención administradas por vía oral.</td><td>Mala tolerancia oral: náuseas, vómitos.</td></tr>
<tr><td></td><td>1 a 2 mg/kg cada 4 a 6 horas durante las primeras 24 horas.</td><td>Mal sabor de boca, pérdida de apetito, náuseas.</td></tr>
<tr><td></td><td>Adultos: dosis habitual: Administrar 1 vial de un solo uso diluido 1:10 en suero fisiológico por infusión EV a partir de una velocidad de 0,5 mL/min; puede duplicar la frecuencia cada 30 minutos, si se tolera; tasa de infusión MAX 2 mL/min. Máximo dosis: 1 vial.<br>Niños: menor de 1 año<br>Dosis usual: administrar 10 % de 1 vial diluido 1:10 en suero fisiológico vía infusión EV comenzando a razón de 0,01 mL/kg/min; puede aumentar la velocidad en 0,01 mL/kg/min cada 30 minutos si se tolera; velocidad de infusión MAX 0,03 mL/kg/min o velocidad de infusión para adultos de 2 mL/min.<br>De uno a menor de 17 años
<table>
<tr><th>Peso (kg)</th><th>% de vial a administrar</th></tr>
<tr><td>10 a 14</td><td>20</td></tr>
<tr><td>15 a 19</td><td>30</td></tr>
<tr><td>20 a 24</td><td>40</td></tr>
<tr><td>25 a 29</td><td>50</td></tr>
<tr><td>30 a 34</td><td>60</td></tr>
<tr><td>35 a 39</td><td>65</td></tr>
<tr><td>40 a 44</td><td>70</td></tr>
<tr><td>45 a 49</td><td>75</td></tr>
<tr><td>50 a 54</td><td>80</td></tr>
<tr><td>55 o más</td><td>100</td></tr>
</table>
Diluya la dosis basada en el peso 1:10 en suero fisiológico y administre mediante infusión EV comenzando a una velocidad de 0,01 mL/kg/min; puede aumentar la velocidad en 0,01 mL/kg/min cada 30 minutos si se tolera; velocidad de infusión MAX 0,03 mL/kg/min o velocidad de infusión para adultos de 2 mL/min.</td><td>Rash leve y transitorio.<br>Reacciones de hipersensibilidad.<br>Anafilaxis.</td></tr>
<tr><td></td><td>Adultos y niños (a partir de 12 años): 1 vial (aproximadamente, 2,5 mL) IM. Casos severos o shock y niños (menores de 12 años): Diluir el contenido de 1 vial en 10 a 50 mL de solución salina normal y administrar EV durante 15 minutos (a la fecha de revisión, medicamento no disponible en Chile).</td><td>Reacciones de hipersensibilidad.<br>Anafilaxis.</td></tr>
<tr><td></td><td>Adultos y niños, cinco a diez ampollas en 500 mL de suero fisiológico, EV (A la fecha de revisión, medicamento no disponible en Chile y no indicado en guías MINSAL y por consenso de expertos, tras evaluación de riesgo/beneficio).</td><td>Reacciones de hipersensibilidad.<br>Anafilaxis.</td></tr>
</table>

| Droga | Uso | |
|---|---|---|
| Atropina | Organofosforados y carbamatos<br>Antagonizar efectos muscarínicos | |
| Azul de metileno | Metahemoglobinemia | |
| Benztropina ▲ | Síntomas extrapiramidales debidos a fármacos neurolépticos | |
| Benzodiazepinas | Drogas o sustancias químicas con un efecto estimulante en el sistema nervioso central | |
| Bicarbonato de sodio | Acidosis metabólica<br>Alcalinización de la orina | |
| Calcio cloruro | Hipocalcemia<br>Antagonistas del calcio<br>Hiperkalemia<br>Hipermagnesemia | |

| Dosis/vía de administración | Efectos secundarios |
|---|---|
| **Adultos:** 1 a 3 mg EV; Niño: 0,02 mg/kg EV. Si hay respuesta inadecuada en 3 a 5 minutos, duplicar la dosis. Continúe duplicando la dosis y administre EV cada 3 a 5 minutos según sea necesario para secar las secreciones pulmonares. Una vez secas las secreciones, mantener con una infusión del 10 % al 20 % de la dosis de carga cada hora. | Taquicardia, midriasis, sequedad de mucosas, visión borrosa, retención urinaria. |
| Adultos y niños: 1 mg/kg EV durante 5 a 30 minutos; se puede administrar una dosis repetida de hasta 1 mg/kg 1 hora después de la primera dosis si los niveles de metahemoglobina siguen siendo superiores al 30 % o si persisten los signos y síntomas. | Náusea, vómitos, cefalea, vértigo. Grandes dosis de azul de metileno vía I.V, metahemoglobinemia. |
| **Adultos y niños:** 1 a 4 mg IM, administrados una o dos veces al día. Emergencias, 1 a 2 mg IM o EV. Seguir con 1 a 2 mg dos veces al día generalmente previene la recurrencia. | Sedación, visión borrosa, taquicardia, retención urinaria. |
| Diazepam:<br>a) Adultos: Inicialmente de 5 a 10 mg EV, O 0,15 mg/kg EV hasta 10 mg por dosis hasta una velocidad de 5 mg/minuto; puede repetirse cada 5 a 20 minutos, según sea necesario. b) Pediátrica: 0,1 a 0,5 mg/kg EV durante 2 a 5 minutos; hasta un máximo de 10 mg/dosis. Puede repetir la dosis cada 5 a 10 minutos, según sea necesario.<br>Lorazepam:<br>a) Adultos: 2 a 4 mg EV inicialmente; repita cada 5 a 10 minutos según sea necesario, si las convulsiones persisten.<br>b) Pediátrica: 0,05 a 0,1 mg/kg EV durante 2 a 5 minutos, hasta un máximo de 4 mg/dosis; puede repetirse en 5 a 15 minutos según sea necesario, si las convulsiones continúan. | Depresión del SNC con grandes sobredosis o después de una inyección EV rápida con benzodiazepinas de acción corta, hipotensión, hipotermia. |
| Acidosis metabólica:<br>Adultos y niños: 1 mEq/kg en bolo EV (típicamente una a dos ampollas); monitorear el pH de la sangre (arterial o venosa mixta) cada 10 minutos para orientar la frecuencia y la cantidad de administración.<br>Alcalinización de la orina:<br>Se debe administrar una solución de 1 litro de dextrosa al 5 % con tres ampollas de 50 mL de bicarbonato de sodio al 7,5 % o al 8,4 % (para un total de 132 mEq/L a 150 mEq/L) más 30 a 40 mEq/L de KCl por litro. una velocidad suficiente para producir un flujo de orina de 2 a 3 mL/kg/hora. El objetivo de la terapia es un pH de la orina de 7. | Hipernatremia, alkalosis metabólica, hiperosmolaridad. |
| Hiperpotasemia:<br>Adultos: 500 a 1.000 mg de cloruro de calcio (5 a 10 mL de solución al 10 %; 136,5 a 273 mg de calcio elemental) EV durante 2 a 5 minutos (dosis de referencia).<br>Niños: (Intravenoso) 20 mg/kg de cloruro de calcio (0,2 mL/kg de solución al 10 %; 5,5 mg/kg de calcio elemental) mediante inyección EV lenta; MAX dosis única, 2 g de cloruro de calcio (546 mg de calcio elemental) (dosis de referencia). | Irritación tisular, hipercalcemia, hipotensión, bradicardia, arritmias por la administración rápida. |

| Droga | Uso | |
|---|---|---|
| | | |
| Calcio gluconato | Hipocalcemia<br>Antagonistas de calcio<br>Flúor<br>Hiperkalemia<br>Mordedura de *Lactrodectus mactans* | |

| Dosis/vía de administración | Efectos secundarios |
|---|---|
| Hipocalcemia:<br>Adultos: 200 mg a 1 g de cloruro de calcio (2 a 10 mL de una solución al 10 %; 55 a 273 mg de calcio elemental) EV cada 1 a 3 días; Tasa MÁX., 1 mL/min.<br>Niños: 2,7 a 5 mg/kg de cloruro de calcio (0,027 a 0,05 mL/kg de una solución al 10 %; 0,74 a 1,37 mg/kg de calcio elemental) EV cada 4 a 6 horas; Tasa MÁX., 1 mL/min.<br>Cardiotoxicidad severa o paro cardíaco debido a hipermagnesemia:<br>Adultos: 500 a 1000 mg de cloruro de calcio (5 a 10 mL de solución al 10 %; 136,5 a 273 mg de calcio elemental) durante 2 a 5 minutos (dosis de referencia.<br>Niños: (Intravenoso) En circunstancias que amenazan la vida: 20 mg/kg de cloruro de calcio (0,2 mL/kg de solución al 10 %; 5,5 mg/kg de calcio elemental) mediante inyección EV lenta; Dosis única MAX: 2 g de cloruro de calcio (546 mg de calcio elemental) (dosis de referencia). | |
| Paro cardíaco, debido a la hiperpotasemia:<br>Adultos: 1.500 a 3.000 mg de gluconato de calcio (15 a 30 mL de solución al 10 %; 139,5 a 279 mg de calcio elemental) EV durante 2 a 5 minutos (dosificación de referencia).<br>Paro cardíaco, debido a hipermagnesemia:<br>Adultos: 1.500 a 3.000 mg de gluconato de calcio (15 a 30 mL de solución al 10 %; 139,5 a 279 mg de calcio elemental) EV durante 2 a 5 minutos (dosificación de referencia).<br>Quemadura química, ácido fluorhídrico:<br>Adultos: hipocalcemia, 0,1 a 0,2 mL/kg de gluconato de calcio, solución al 10 % (0,93 a 1,86 mg/kg de calcio elemental) EV hasta 10 mL de gluconato de calcio, solución al 10 % (93 mg de calcio elemental), repetir según sea necesario.<br>Hipocalcemia:<br>Adultos: 45 a 720 mg de calcio elemental (1 a 16 tabletas, 500 mg de gluconato de calcio/tableta) POR VÍA ORAL diariamente en dosis divididas.<br>500 mg a 2 g de gluconato de calcio (5 a 20 mL de una solución al 10 %; 46,5 a 186 mg de calcio elemental) por inyección EV lenta (aproximadamente 1,5 mL/min), o como infusión intermitente a una velocidad MÁXIMA que no exceda los 200 mg /min, o por infusión continua.<br>Toxicidad sistémica por flúor:<br>Se pueden requerir dosis muy altas de calcio. Si existe una gran exposición conocida, administre de 1 a 2 g de cloruro de calcio (3 a 6 g de gluconato de calcio) mientras espera la determinación inicial de calcio sérico. Administre calcio adicional para mantener la concentración de calcio sérico en el rango normal alto. Controle el calcio sérico cada 15 minutos durante varias horas. Si el paciente desarrolla arritmias o hipotensión, administre de 1 a 2 g adicionales de cloruro de calcio (3 a 6 g de gluconato de calcio). La hipomagnesemia debe tratarse con sulfato de magnesio, 1 a 2 g administrados durante 10 a 15 minutos (niños: 25 a 50 mg/kg diluidos a menos de 10 mg/mL). Trate la hiperpotasemia con calcio intravenoso y otras medidas habituales. Alcalinización sistémica (a un pH de 7,45 a 7). | Irritación tisular, hipercalcemia, hipotensión, bradicardia, arritmias por la administración rápida. |

| Droga | Uso | |
|---|---|---|
| | | |
| Clorfenamina | Sintomatología extrapiramidal | |
| Dantrolen ▲ | Hipertermia maligna | |
| Desferroxamina ▲ | Fierro | |
| Diazóxido ▲ | Crisis hipertensiva<br>Hipoglicemia que no responde a dextrosa | |
| Difenhidramina ▲ | Síntomas extrapiramidales<br>Reacciones alérgicas | |
| Digoxina, anticuerpos específicos ▲ | Digital | |

| | Dosis/vía de administración | Efectos secundarios |
|---|---|---|
| | Mordedura de *Lactrodectus mactans*:<br>10 mL de solución al 10 % por vía intravenosa durante 10 a 20 minutos; puede repetir cada 3 a 4 horas (niños: 50 mg/kg/dosis EV, hasta 500 mg/kg/24 horas). | |
| | **Adultos:** 10 mg cada 12 horas IM o EV. Máximo de 40 mg/ día.<br>**Niños:** 0,2 mg/Kg/días administrados cada 12 horas EV o IM. Máx. de 4 mg/día.<br>**Precaución:** administración EV lenta a pasar en 1 minuto.<br>**Dosis mantención:**<br>Adultos: 4 mg cada 8 horas por 2 días vía oral.<br>Niños: 0,35 mg/Kg /días administrados cada 8 horas por 2 días vías oral. | Taquicardia, midriasis, sequedad de mucosas, visión borrosa, retención urinaria. |
| | Adultos y niños, la dosis recomendada de dantroleno EV es de 1 mg/kg por vía intravenosa rápida continua hasta que los síntomas desaparezcan o hasta una DOSIS MÁXIMA ACUMULADA de 10 mg/kg.<br>La dosis oral recomendada de dantroleno es de 4 a 8 mg/kg/día en cuatro dosis divididas, durante un período de 1 a 3 días para prevenir la recurrencia de las manifestaciones de hipertermia maligna. | Debilidad muscular, mareo, diarrea. |
| | 15 mg/kg/hora como infusión EV continua; se puede administrar una tasa de hasta 40 mg/kg/hora en pacientes con toxicidad por hierro potencialmente mortal. | Hipotensión con la administración rápida.<br>Dolor local, induración con la administración IM. |
| | **Adultos y niños:** Mini bolo de 1 a 3 miligramos/kg (150 miligramos como máximo) repetidos a intervalos de 5 a 15 minutos hasta alcanzar una presión arterial diastólica por debajo de 100 mm Hg. No administrar en dosis de bolo de 300 mL. | Hipotensión.<br>Hiperglicemia. |
| | **Adulto:** 10 a 50 mg por vía intravenosa a una velocidad que no exceda los 25 mg/minuto o por vía intramuscular profunda; dosis máxima: 100 mg/dosis; 400 mg/día.<br>**Niños:** 5 mg/kg/día o 150 mg/$m^2$/día por vía intravenosa dividida en cuatro dosis a una velocidad que no exceda los 25 mg/min, o por vía intramuscular profunda; dosis máxima: 300 mg/día. No recomendado en bebés prematuros y recién nacidos. | Sedación, somnolencia, ataxia, excitación paradojal.<br>Dosis excesivas pueden provocar rash, taquicardia, visión borrosa, delirio, retención urinaria, depresión respiratoria. |
| | Dosis de Fab inmune a digoxina (en viales) es igual a la dosis ingerida de cápsulas (en mg) dividida por 0,5 mg por vial o la dosis ingerida de tabletas (en mg) multiplicada por 0,8 (para una biodisponibilidad del 80 %) y dividido por 0,5 mg por vial. | Reacciones alérgicas (raro). |

| Droga | Uso | |
|---|---|---|
| Dimercaprol | Arsénico, plomo o mercurio | |
| EDTA-Ca<br>Cálcico disódico | Plomo (en conjunto con BAL) | |
| Epinefrina | Anafilaxia<br>Hipotensión - Choque séptico | |
| Etanol | Metanol<br>Etilenglicol | |

| | Dosis/vía de administración | Efectos secundarios |
|---|---|---|
| | **a) Para el envenenamiento leve por arsénico u oro:** 2,5 mg/kg cuatro veces al día durante 2 días, dos veces al tercer día y una vez al día a partir de entonces durante 10 días. Administrar únicamente por inyección intramuscular profunda. Continuar el tratamiento de 2 a 7 días, dependiendo de la respuesta clínica.<br>**b) Para el envenenamiento severo por arsénico u oro:** 3 mg/kg cada 4 horas durante 2 días, cuatro veces el tercer día, luego dos veces al día a partir de entonces durante 10 días. Administrar únicamente por inyección intramuscular profunda. Continuar el tratamiento de 2 a 7 días, dependiendo de la respuesta clínica.<br>**c) Para el envenenamiento con mercurio (elemental, inorgánico):** 5 mg/kg inicialmente, luego 2,5 mg/kg una o dos veces al día durante 10 días. Administrar únicamente por inyección intramuscular profunda. Continuar el tratamiento de 2 a 7 días, dependiendo de la respuesta clínica.<br>**d) Para la encefalopatía aguda por plomo:** 4 mg/kg se administran solos en la primera dosis y luego a intervalos de 4 horas con la inyección de edetato cálcico disódico administrada en un sitio separado. Para intoxicaciones menos graves, la dosis de dimercaprol puede reducirse a 3 mg/kg después de la primera dosis. Administrar únicamente por inyección intramuscular profunda. Continuar el tratamiento de 2 a 7 días, dependiendo de la respuesta clínica. | Dolor en el sitio de inyección hipertensión, nefrotoxicidad, náusea, vómitos, cefalea, rinorrea, lagrimación, salivación, mialgias, urticaria parestesias, disuria, fiebre, convulsiones, depresión SNC. |
| | **1) Niveles de plomo en sangre entre 20 y 70 mcg/dl y asintomáticos:** 1000 mg/$m^2$/día IM en dosis divididas cada 8 a 12 horas o infusión EV durante 8 a 12 horas durante 5 días, seguido de un período de descanso de 2 a 4 días para permitir la redistribución del plomo.<br>**2) Niveles de plomo en sangre entre 20 y 70 mcg/dl con encefalopatía por plomo:** 1000 mg/$m^2$/día IM en dosis divididas cada 8 a 12 horas durante 5 días, seguido de un período de descanso de 2 a 4 días para permitir la redistribución del plomo.<br>**3) Niveles de plomo en sangre superiores a 70 mcg/dl o sintomáticos:** utilizar junto con BAL (dimercaprol). NO exceda la dosis recomendada. | Nefrotoxicidad, náusea, vómitos, mialgia, artralgia, escalofríos, fiebre, hipotensión, dolor local. |
| | **Anafilaxia:** 0,3 a 0,5 mg (0,3 a 0,5 mL de una solución sin diluir de 1 mg/mL) IM o subQ, MAX 0,5 mg (0,5 mL) por inyección; repetir cada 5 a 10 minutos según sea necesario.<br>**Hipotensión - Choque séptico:** solución inyectable de adrenalina(R)) 0,05 a 2 mcg/kg/min infusión EV; titulación, ajuste a la presión arterial media deseada periódicamente en incrementos de 0,05 a 0,2 mcg/kg/min. | Arritmia cardíaca, hipertensión aguda, extravasación en el lugar de la inyección, insuficiencia renal. |
| | Alcohol etílico al 40 %. Administración vía nasogástrica.<br>Dosis de carga: Etanol al 40 % 2 mL/kg vía oral diluido en 180 mL de jugo, a pasar en 30 minutos.<br>Dosis de mantención: Etanol al 40 %<br>0,2 mL/kg/hrs (9 días).<br>* En caso de paciente con OH crónico, dosis de mantención: 0,46 mL/kg/hrs. Con estas dosis se deben lograr niveles de etanol de 100 - 150 mg/dl. | Náusea, vómitos, gastritis, sedación, hipoglicemia, flebitis. |

| Droga | Uso | |
|---|---|---|
| Fitomenadiona (vitamina K1) | Coumarínicos<br>Hipoprotrombinemia debido a intoxicación salicílica<br>Deficiencia vitamina K con coagulopatía | |
| Fomepizol ▲ | Metanol<br>Etilenglicol | |
| Flumazenil | Benzodiazepinas | |
| Glucagón | β-bloqueadores, antagonistas del calcio<br>Hipoglicemiantes | |
| Glucosa | Hipoglicemia | |
| Hidrato de cloral | Sedación en efectos paradojales en pacientes pediátricos | |

| | Dosis/vía de administración | Efectos secundarios |
|---|---|---|
| | **Dosis oral:** la absorción es inconsistente. Se requirieron grandes dosis diarias de mantenimiento (100 a 125 mg/día) para la terapia prolongada en sobredosis severa.<br>**Dosis EV adultos:** un mínimo de 10 mg por vía intravenosa diluidos en solución salina o glucosa a una velocidad que no exceda el 5 por ciento de la dosis total por minuto. En individuos anticoagulados al máximo, se pueden requerir dosis repetidas en intervalos de seis a ocho horas. | Hematomas con la inyección IM.<br>Reacción anafiláctica con la administración EV. |
| | **Toxicidad por alcoholes tóxicos**<br>**Adultos:** dosis de carga EV de 15 mg/kg, seguida de 10 mg/kg cada 12 horas durante cuatro dosis, luego 15 mg/kg cada 12 horas hasta que las concentraciones de etilenglicol o metanol estén por debajo de 20 mg/dl; todas las dosis deben administrarse como una infusión EV lenta durante 30 minutos.<br>**Niños:** no se ha establecido la seguridad y eficacia en pacientes pediátricos. | Hipertrigliceridemia, dolor de cabeza, náuseas, mareos. |
| | **Adultos:** la dosis intravenosa inicial recomendada es de 0,2 mg (2 mL), administrada durante 30 segundos. Si no se obtiene la conciencia adecuada dentro de los 30 segundos, se puede administrar una dosis adicional de 0,3 mg (3 mL) durante 30 segundos.<br>Se pueden administrar dosis adicionales de 0,5 mg (5 mL) a intervalos de 1 minuto hasta una dosis total máxima de 3 mg (30 mL).<br>**Niños:** administrar una dosis inicial de 0,01 mg/kg (hasta 0,2 mg) en niños de 1 año o más; repita según sea necesario a intervalos de 60 segundos, hasta una dosis total máxima de 0,05 mg/kg o 1 mg, lo que sea menor. | Ansiedad, agitación, cefalea, vértigo, náusea, vómitos, rash cutáneo. |
| | **Hipotensión:** la dosificación inicial es de 5 a 15 mg EV lenta con una velocidad de infusión de 5 a 15 mg/hora.<br>**Hipoglicemia:**<br>**Adultos:** 1 a 5 mg por vía intravenosa, intramuscular o subcutánea; se puede esperar una respuesta terapéutica dentro de los 20 minutos de una dosis subcutánea; pueden ser necesarias dosis repetidas.<br>**Niños:** Si no se dispone de glucosa, 0,03 a 0,1 mg/kg/dosis por vía intramuscular o intravenosa (se puede administrar 1 mg a cualquier edad). | Hiperglicemia, náusea, vómitos, rara vez reacciones hipersensibilidad. |
| | **Adultos:** bolo EV de 25 g (1 ampolla de Dextrosa al 50 %) seguido de una infusión EV continua de una solución de dextrosa al 5 %, 10 % o 20 % hasta que el nivel de glucosa sea ≥ 100 mg/dl.<br>**Pediatría:** 0,5 a 1 g/kg (2 mL/kg) Dextrosa al 25 % infusión EV lenta; mantenimiento: infusión EV continua de Dextrosa al 10 % para administrar de 7 a 8 mg de glucosa/kg/minuto (alternativa de 5 a 10 mg/kg/minuto). | Hiperglicemia.<br>Hiperosmolaridad.<br>Flebitis. |
| | 25 a 100 mg/kg por vía oral o rectal 30 a 60 minutos antes del procedimiento; puede repetir 25 mg/kg después de 30 minutos si es necesario hasta 100 mg/kg. | Depresión del SNC, ataxia, irritación gastrointestinal, incluyendo gastritis y vómitos |

| Droga | Uso | |
|---|---|---|
| Hidroxicobalamina (vitamina B12) | Cianuro | |
| Leucovorina | Metotrexato | |
| Naloxona | Opiáceos | |
| Nitrito de amilo | Cianuro | |
| Nitrito de sodio | Cianuro | |
| Obidoxima ▲ | Organofosforados<br>Carbamatos | |
| Oxígeno | Monóxido de carbono (CO) | |
| d-Penicilamina | Plomo, mercurio, arsénico, cobre | |

| | Dosis/vía de administración | Efectos secundarios |
|---|---|---|
| | **Adultos:** administrar 5 g EV durante 15 minutos. Se puede administrar una segunda dosis (infundida durante 15 a 120 minutos) en pacientes con toxicidad grave.<br>**Pediátrico:** se ha utilizado una dosis de 70 mg/kg. | Reacciones alérgicas.<br>Flashing facial puede causar decoloración de la piel, la orina y el suero. |
| | Una dosis de 100 mg/m² de leucovorina EV infundida durante 15 a 30 minutos cada 3 a 6 horas durante varios días (hasta que la concentración de metotrexato sea inferior a 0,01 µmol/l (1 x 10(-8) M) en pacientes no que reciben metotrexato O menos de 0,05 a 0,1 µmol/l en pacientes que reciben metotrexato como quimioterapia) debería ser eficaz en la mayoría de los casos. En adultos, la velocidad de perfusión no debe exceder los 160 mg/minuto. | Reacciones alérgicas. |
| | **Adultos:** la dosis inicial de naloxona debe ser baja (0,04 a 0,4 mg) con una dosis repetida según sea necesario o escalando la dosis a 2 mg como se indica. Esta dosis también puede administrarse por vía intramuscular o subcutánea en ausencia de un acceso intravenoso. En general, si no se observa una respuesta después de administrar de 8 a 10 mL se debe cuestionar el diagnóstico de depresión respiratoria inducida por opioides.<br>**a) Menores de 5 años o menos de 20 kg:** 0,1 mg/kg EV/intraósea/IM/subcutánea dosis máxima 2 mg; puede repetir la dosis cada 2 a 5 minutos hasta que los síntomas mejoren.<br>**b) 5 años o mayores o más de 20 kg:** 2 mg EV/intraóseo/IM/subcutáneamente puede repetir la dosis cada 2 a 5 minutos hasta que los síntomas mejoren. | Síntomas de deprivación, edema pulmonar, fibrilación ventricular, agitación, hipertensión, irritabilidad ventricular. |
| | Use nitrito de amilo inicialmente hasta que se pueda administrar nitrito de sodio. Rompa una ampolla y sosténgala frente a la boca del paciente durante 15 segundos, seguido de un descanso de 15 segundos. Vuelva a aplicar hasta que se pueda administrar nitrito de sodio. | Metahemoglobinemia, cefalea, rash cutáneo, vértigo, náusea, vómitos, taquicardia, hipotensión. |
| | **Adultos:** administrar 300 mg (10 mL de solución al 3 %) EV a una velocidad de 2,5 a 5 mL/min.<br>**Pediátrico (con concentración normal de hemoglobina):** 0,2 mg/kg de una solución al 3 % (6 mg/kg) EV a una velocidad de 2,5 a 5 mL/min, sin exceder los 10 mL (300 mg). | Metahemoglobinemia, cefalea, rash cutáneo, vértigo, náusea, vómitos, taquicardia, hipotensión. |
| | **Adultos:** 250 mg administrados como bolo intravenoso y puede repetirse una o dos veces a intervalos de 2 horas, pero no debe administrarse después de 6 horas después de la intoxicación por organofosforados.<br>**Niños:** administrar una dosis en bolo intravenoso de 4 a 8 mg/kg, seguida de una infusión intravenosa de 0,45 mg/kg/hora. | Náusea, cefalea, vértigo, diplopia, hiperventilación.<br>Taquicardia, laringoespasmo puede ocurrir con la administración rápida. |
| | 100 % por mascarilla facial ajustada. Considerar uso de cámara hiperbárica. | Uso prolongado de altas dosis se asocia a daño alveolar. |
| | **Adultos:** administrar 1 a 1,5 g/días por vía oral en cuatro dosis divididas.<br>**Niños:** 15 a 30 mg/kg/día en 3-4 dosis divididas. Inicialmente, se puede administrar una pequeña dosis para minimizar los efectos secundarios y luego aumentarla gradualmente. | Reacciones alérgicas, anorexia, nausea, vómitos, dolor epigástrico, leucopenia, trombocitopenia, agranulocitosis. |

| Droga | Uso | |
|---|---|---|
| Piridoxina (vitamina B6) | Isoniazida | |
| Pralidoxima ▲ | Organofosforados<br>Carbamatos | |
| Protamina | Heparina | |
| Succimer | Plomo, probablemente mercurio y arsénico | |
| Tiosulfato de sodio | Cianuro | |

▲: Droga actualmente no disponible en Chile.
SubQ: Subcutánea.

| | Dosis/vía de administración | Efectos secundarios |
|---|---|---|
| | **Adultos:** toxicidad por ingesta de isoniazida superior a 10 g: La dosis recomendada es de 4 g EV seguida de 1 g IM cada 30 minutos, hasta llegar a una cantidad igual a los gramos de isoniazida ingeridos.<br>**Niños:** la dosis pediátrica es de 70 mg/kg (sin exceder los 5 g). Sin embargo, no se ha establecido el régimen de dosificación exacto y algunas fuentes han encontrado que tales dosis son insuficientes. | Dosis excesivas pueden resultar en neuropatía periférica. |
| | **Dosis para adultos:** una dosis de carga de 30 mg/kg (máximo: 2 g) durante 30 minutos seguida de una infusión de mantenimiento de 8 a 10 mg/kg/hr (hasta 650 mg/hr).<br>**Dosis para niños:** una dosis de carga de 20 a 40 mg/kg (máximo: 2 g/dosis) infundida durante 30 a 60 minutos en cloruro de sodio al 0,9 %. Repetir la dosis inicial en bolo en 1 hora y luego cada 3 a 8 horas si persisten la debilidad muscular o las fasciculaciones (se prefiere la infusión continua). | Náusea, cefalea, vértigo, diplopía, hiperventilación.<br>Taquicardia, laringoespasmo puede ocurrir con la infusión rápida.<br>Esta no debe superar los 200 mg/min. en adultos y los 4 mg/kg/min. en niños. |
| | **Adultos:** 1 mg EV por cada 100 unidades de heparina remanentes en el paciente. El sulfato de protamina debe administrarse por vía intravenosa lenta durante un período de 10 minutos (que no exceda los 50 mg).<br>**Niños:** si han pasado menos de 30 minutos desde la última dosis de terapia con heparina, la dosis recomendada de protamina es de 1 mg por vía EV por cada 100 unidades. Si han transcurrido de 30 a 60 minutos desde la última dosis de heparina, administrar 0,5 a 0,75 mg de protamina EV por cada 100 unidades de heparina recibidas. Si han transcurrido de 60 a 120 minutos desde la última dosis de heparina, se debe administrar 0,375 a 0,5 mg de protamina EV por cada 100 unidades de heparina recibidas. Si han transcurrido más de 120 minutos desde la última dosis de heparina, protamina 0,25 a 0. Administrar 375 mg EV por cada 100 unidades de heparina recibidas. La dosis máxima de sulfato de protamina es de 50 mg y puede administrarse en una concentración de 10 mg/mL sin exceder los 5 mg/min. | Hipotensión, bradicardia y reacciones anafilactoides con la infusión rápida.<br>Efecto rebote debido a la heparina puede ocurrir antes de 8 hr de administrada la protamina. |
| | **Envenenamiento por plomo**<br>**Adultos:** 10 a 30 mg/kg/día (en tres dosis divididas al día); 30 mg/kg/día (en tres dosis divididas al día) durante 5 días parece ser la dosis óptima en adultos.<br>**Niños:** con niveles de plomo en sangre superiores a 45 mcg/dl se les debe administrar succimer por vía oral, 10 mg/kg o 350 mg/$m^2$, cada 8 hrs durante 5 días, seguido de 10 mg/kg o 350 mg. /$m^2$ cada 12 horas durante 14 días adicionales; un curso de terapia dura un total de 19 días. | Síntomas gastrointestinales: náuseas, dolor abdominal, calambres y vómitos.<br>Sabor metálico. |
| | **Adultos:** administrar 50 mL (12,5 g) de una solución al 25 % EV.<br>**Niños:** 1 mL/kg de una solución al 25 % (250 mg/kg), sin exceder los 50 mL (12,5 g) de la dosis total. Se puede administrar una segunda dosis, la mitad de la primera, si reaparecen los signos de toxicidad por cianuro. | Sensación urente durante la infusión. |

# CAPÍTULO 7
# Medicamentos

## 7.1. ÁCIDO ACETILSALICÍLICO

Romina Mera y Enrique Paris

### Descripción

Medicamento también conocido como aspirina. El uso del ácido acetilsalicílico en pediatría ha disminuido considerablemente por la aparición y promoción de otros antipiréticos y analgésicos, y debido a la asociación entre salicílicos y síndrome de Reye. Sin embargo, su uso continúa siendo masivo en adultos, principalmente como antiagregante plaquetario, y la intoxicación puede ser de carácter grave.

### Mecanismo de toxicidad

- Estimulación directa del centro respiratorio, lo que produce hiperventilación y pérdida de agua.
- Desacopla el mecanismo de fosforilación oxidativa y altera las vías naturales de obtención de energía, disminuyendo la producción de ATP, aumentando la síntesis de ácido pirúvico y ácido láctico. Además, estimula el metabolismo de los ácidos grasos, con la consecuente generación de cuerpos cetónicos.
- Se produce un aumento del metabolismo y demanda de glucosa periférica; dando como resultado hipertermia, aumento de la producción, acumulación y excreción de ácidos orgánicos. Todo esto conlleva a una acidosis metabólica, además de aumentar el riesgo de deshidratación.
- Pequeñas dosis de ácido acetil salicílico aumentan el período de anticoagulación de manera significativa; 650 mg pueden aumentar este período desde cuatro a siete días. Esto, debido a la alteración de la función plaquetaria, por inhibición de la síntesis de prostaglandinas a través del bloqueo de las ciclooxigenasas plaquetarias.
- Convulsiones podrían ser explicadas por altas concentraciones de $CO_2$ en el SNC y disminución de la glicemia a nivel cerebral (a pesar de haber niveles normales de glicemia en el resto del cuerpo).
- Náuseas y vómitos son mediados tanto por irritación gástrica como por estimulación de quimiorreceptores medulares.

### Toxicocinética

a. **Absorción.** Una vez ingerido el ácido acetil salicílico, se absorbe rápidamente cuando se usa a dosis terapéuticas. A dosis tóxicas, la absorción es más lenta y errática, al igual que cuando se asocia a comidas. Pudiendo seguir al alza los niveles de salicilatos séricos por 12 horas o más. Si los comprimidos tienen cubierta entérica, este tiempo puede llegar a ser de más de 24 horas.
b. **Metabolismo.** Una vez absorbido, se metaboliza rápidamente hacia ácido salicílico, que es el responsable de los efectos farmacológicos del ácido acetil salicílico. El ácido salicílico se metaboliza en parte en el hígado y se elimina en parte por el riñón. El ácido salicílico se elimina como tal por el riñón en un 10 % y el resto se elimina, también por el riñón, como salicilúrico 75 % y como fenol glucurónido o como acyl glucurónico. La transformación hepática del ácido salicílico en salicilúrico y fenol glucurónido es saturable.
c. **Excreción.** Renal: La excreción de ácido salicílico implica filtración glomerular, secreción activa en los túbulos proximales y reabsorción

pasiva en los túbulos distales. Dado que el pKa del ácido salicílico es 3, el aclaramiento renal del ácido salicílico está muy influenciado por el pH urinario, y los cambios en el pH pueden alterar drásticamente la tasa de eliminación general de salicilatos.

d. **Vida media.** La vida media se alarga de las 6 horas habituales en el rango terapéutico hasta más de 18 o 36 horas en el caso de las intoxicaciones.

## Dosis tóxica

Ingestiones de más de 150 mg/kg o 6,5 g totales producen una intoxicación leve. Ingestas superiores a 300 mg/kg son consideradas severas.

## Órgano diana

Gastrointestinal, metabólico y neurológico.

## Cuadro clínico

En pacientes pediátricos gravemente intoxicados, se presenta un cuadro clínico inolvidable para el médico tratante. Es un paciente comprometido de conciencia que puede llegar hasta el estado de coma o debutar con convulsiones, deshidratación, con hipertermia, respiración acidótica y en ocasiones con el antecedente de sangramiento por boca o sangramiento en los sitios de punción. Semeja el estado de "toxicosis", del niño con diarrea grave, deshidratación y acidosis; recuerda también el cuadro de cetoacidosis diabética.

- Toxicidad de leve a moderada: molestias gastrointestinales, tinnitus, taquipnea y alcalosis respiratoria.
- Toxicidad severa: acidosis metabólica, taquipnea, diaforesis, fiebre, alteración del estado mental, convulsiones, coma, edema cerebral, edema pulmonar y muerte. Dentro de las complicaciones más raras, se encuentran la coagulopatía, daño hepático y arritmias.
- Toxicidad crónica: principalmente manifestaciones neurológicas como confusión, delirio y agitación.
- Toxicidad retardada: el inicio de la toxicidad clínica y el peak plasmático pueden verse retrasados cuando se ingieren comprimidos con recubrimiento entérico o de liberación prolongada, o si se forma un bezoar farmacológico o se produce un espasmo pilórico. Los pacientes tienen que ser monitorizados hasta que los niveles de salicilato sérico vayan en disminución o haya mejoría clínica.

## Exámenes de laboratorio

- Tomar niveles plasmáticos de salicilatos, idealmente cada 2 horas y hasta que estos empiecen a declinar.
- Monitorizar con panel metabólico cada dos horas, hasta mejoría clínica del paciente.
- Monitorizar gases arteriales o venosos en pacientes en tratamiento con alcalinización de orina o con intoxicación de moderada a severa.
- Monitorizar con hemograma, función hepática, función renal, INR y TTPA en pacientes con evidencia clínica de toxicidad moderada a severa.
- En pacientes con alteración del estado mental, tomar TAC de cabeza.
- Monitorizar CK en caso de agitación o convulsiones.

## Tratamiento

a. **CAB de la reanimación.** Si el paciente presenta un cuadro clínico con una intoxicación salicílica grave, se debe considerar como una emergencia y debe comenzarse el tratamiento en el lugar del diagnóstico y luego hospitalizarse en una Unidad de Cuidados Intensivos. Manejo de la vía aérea: Pacientes con síntomas neurológicos (p. ej., sopor profundo, agitación) podrían requerir ventilación mecánica. Si un paciente necesita ser intubado, se debe monitorizar el $CO_2$ espirado y gases arteriales de manera frecuente. Se debe mantener la frecuencia respiratoria previa a la intubación y una $PCO_2$ baja para prevenir una acidosis severa.

b. **Prevenir la absorción:**
   - Carbón activado dentro de las 2 primeras horas. Puede ser considerado después de las 2 horas en ingestas masivas, debido a la absorción errática del medicamento. Además, podría ser útil una segunda dosis en pacientes con niveles al alza de salicilatos, a pesar de la alcalinización de la orina.
   - Lavado gástrico solo se recomienda en ingestión de dosis masivas y toxicidad severa, dentro de las 2 primeras horas posteriores a la ingestión aguda. Se puede llegar a considerar una irrigación intestinal total con polietilenglicol en ingestas de cantidades masivas de comprimidos con recubrimiento

entérico, si es que el paciente se encuentra alerta y es posible proteger la vía aérea.

c. **Tratamiento sintomático de complicaciones.** Como en todo paciente con intoxicación, debe tratar de determinarse la cantidad ingerida y la hora aproximada de la ingestión. Los datos de la anamnesis, junto con los niveles de salicilatos y la evolución del cuadro clínico del paciente, permitirán ir tomando las decisiones del tratamiento.
   - ***Regulación del balance hidroelectrolítico.*** Particularmente en niños, la pérdida de fluidos puede ser significativa. Por esto, se debe hacer un balance hídrico estricto, además de monitorizar la glicemia y los electrolitos de forma frecuente. En casos severos se podría considerar la monitorización de la presión venosa central. No se recomienda forzar la diuresis, ya que esto puede conllevar a una sobrecarga de fluidos. La meta es mantener una normovolemia, ya que, por otro lado, la hipovolemia puede empeorar la toxicidad por salicilatos.
   - ***Hipertermia.*** Usar medidas físicas y sedación con benzodiazepinas (usar con precaución, para no disminuir la frecuencia respiratoria).
   - ***Glicemia.*** La intoxicación por salicilatos puede alterar el metabolismo, transporte y requerimientos de la glucosa. La suplementación con glucosa debe ser considerada, ya que la utilización de esta por el SNC se ve aumentada y un nivel normal de glicemia capilar no refleja adecuadamente los niveles en el cerebro. La administración de glucosa ha revertido cuadros de delirios asociados a toxicidad por salicilatos, por lo que se recomienda la administración de dextrosa a todos los pacientes con alteración del estado mental, independientemente de su glicemia.
   - ***Sospecha de bezoar.*** Los niveles seriados de salicilatos deberían ir disminuyendo con la terapia, pero si estos se mantienen en el tiempo o aumentan, se debe sospechar la formación de un bezoar en el estómago. Si se instila un medio de contraste en el estómago y se realiza una radiografía de abdomen, podría llegar a visualizarse. Considerar la remoción endoscópica del bezoar en ingestas masivas.
   - ***Coagulopatía.*** Pacientes con antecedentes de coagulopatías o evidencia de sangrado activo requieren monitorización con INR. Si el sangrado es excesivo, se puede dar plasma fresco. Por otro lado, la vitamina $K^1$ puede ser beneficiosa frente a la prolongación del INR.
   - ***Convulsiones.*** Iniciar con benzodiazepinas endovenosas. Si las convulsiones persisten, administrar fenobarbital o propofol.

d. **Aumento de la eliminación:**
   1. La alcalinización de la orina se recomienda como la primera línea del tratamiento en pacientes con intoxicación de moderada a severa por salicilatos (niveles de salicilatos mayores a 30 mg/dL). Una solución de 1 litro de suero glucosado al 5 % con tres ampollas de 50 mL de bicarbonato al 7.5 u 8,4 % (dando 132 a 150 mEq/L) más 30 a 40 mEq/L de KCl por litro. Esta solución debe ser dada para un débito urinario de 2 a 3 mL/kg/hora. Hipokalemia e hipocalcemia pueden ocurrir con la alcalinización. La hipokalemia previene la alcalinización de la orina, por lo que se deben monitorizar los electrolitos plasmáticos y urinarios de manera frecuente (cada 1 a 2 horas). La meta de la terapia es una orina con pH entre 7,5 a 8 y un pH sérico entre 7,45 y 7,55.
   2. La hemodiálisis remueve de manera eficiente los salicilatos y corrige los electrolitos y el estado ácido base del paciente. Indicaciones recomendadas para inicio de hemodiálisis: niveles altos de salicilato sérico (sobredosis aguda: >90 mg/dL; sobredosis crónica: >50 mg/dL), acidosis refractaria, acidemia, evidencia de toxicidad del SNC (convulsiones, depresión del estado mental, confusión persistente, coma y edema cerebral), deterioro progresivo del estado clínico a pesar de la alcalinización urinaria, intolerancia a la terapia con bicarbonato de sodio (insuficiencia renal, edema pulmonar) o desequilibrios electrolíticos profundos/refractarios.

e. **Antídoto.** No tiene antídoto específico.

## BIBLIOGRAFÍA

Almond, G. (1993). SALICYLATES. Viccellio P., eds. Handbook of Medical Toxicology. Boston/Toronto/London: Little, Brown and Company.: 359-366.

American College of Medical Toxicology: Guidance document: management priorities in salicylate toxicity. J Med Toxicol 2015; 11(1):149-152.

Chyka, P. A., Erdman, A. R., Christianson G. et al. (2007). Salicylate poisoning: an evidence-based consensus guideline for out-of-hospital management. Clin Toxicol (Phila); 45(2):95-131.

Chyka, P. A., Seger, D., Krenzelok E.P. et aL (2005) Position paper: Single-dose activated charcoal. Clin Toxicol (Phila); 43(2):61-87.

Flomenbaum, N. (1998). SALICYLATES. Goldfrank, Flomenbaum, Lewin, Weisman, Howland, Hoffman, eds. Goldfrank's Toxicologic Emergencies. Connecticut: Appleton & Lange.: 569- 581.

Kim, S. SALICYLATES (1998). Olson K., eds. Poisoning & Drug Overdose. Conneticut: Appleton & Lange. 277-280.

Kennedy, J. & Telford, J. (1998). Altered mental status in salicylate poisoning: reversal with IV glucose (abstract). J Tox Clin Tox; 36:445.

Lugass,y D. M. (2019). Salicylates. In: Nelson LS, Howland MA, Lewin NA, et al, eds. Goldfrank's Toxicologic Emergencies, 11th ed. McGraw Hill Education, New York, NY.

Rivera W., Kleinschmidt, K. C., Velez, L. I. et al. (2004). Delayed salicylate toxicity at 35 hours without early manifestations following a single salicylate ingestion. Ann Pharmacother 38:1186-1188.

SALICYLATES In: MerativeTM Micromedex® POISINDEX® (electronic version). Merative, Ann Arbor, Michigan, USA. Available at: https://www.micromedexsolutions.com/ (cited: 1/12/2022)

---

## 7.2. ÁCIDO VALPROICO

Lorena Silva, Pablo Iturra y Juan Carlos Ríos

### Descripción

El ácido valproico es un anticonvulsivante usado para tratar crisis de ausencia, convulsiones tónico-clónicas y mioclónicas. Puede ser efectivo en convulsiones resistentes a otros anticonvulsivantes. También se utiliza en el tratamiento de desórdenes psiquiátricos como estabilizante del estado anímico, en el manejo del dolor crónico y como tratamiento profiláctico de migrañas.

### Mecanismo de toxicidad

Actúa incrementando los niveles cerebrales del neurotransmisor inhibitorio ácido gama-aminobutírico (GABA). Además, inhibe canales de sodio dependientes de voltaje y canales de calcio tipo T, lo que permite disminuir la conductancia neuronal durante las convulsiones. También agota las reservas hepáticas de carnitina al formar valproilcarnitina, que inhibe la carnitina transportada en la membrana plasmática. Los ácidos grasos no se pueden metabolizar debido a la falta de carnitina, lo que da como resultado un hígado graso crónico. El ácido valproico también agota las reservas de coenzima A (CoA) en el hígado al atrapar la CoA en las mitocondrias por los metabolitos de oxidación beta del ácido valproico. El agotamiento de CoA afecta la activación de la carbamil fosfato sintetasa I, que es necesaria para incorporar amoníaco en el ciclo de la urea, lo que lleva a la hiperamonemia.

### Toxicocinética

a. **Absorción.** Las cápsulas sin recubrimiento entérico se absorben rápidamente, incluso cuando se toman con alimentos y el ácido valproico se detecta en la sangre en 30 minutos; sin embargo, existen presentaciones de liberación prolongada con cubierta entérica que poseen absorción más lenta. Peak plasmático de presentaciones de liberación inmediata: 1-4 horas. Formulaciones de liberación prolongada: 4-17 horas. En sobredosis la absorción puede ser lenta y errática, particularmente para una formulación de liberación prolongada.
b. **Distribución.** Posee un volumen de distribución de 0,13 a 0,23 L/kg y se distribuye rápidamente en el organismo (sangre, bilis, cerebro, corazón, riñón, hígado y humor vítreo). Unión a proteínas plasmáticas: Se une a proteínas en un 88 % a 91 % en pacientes sanos, pero disminuye en pacientes con uremia, además, la unión a proteínas puede disminuir hasta en un 15 % a medida que las concentraciones séricas aumentan a más de 1.000 mg/L (lo que probablemente conduce a una mayor toxicidad clínica).
c. **Metabolismo.** Es ampliamente metabolizado en el hígado (> 95 %). Se metaboliza a conjugados

de glucurónido, que posteriormente se excretan en la orina. Varios de sus metabolitos son activos y contribuyen a la toxicidad.

d. **Excreción.** Menor al 5 % es excretado inalterado por la orina. El resto se elimina como metabolitos.
e. **Vida media.** Después de una dosis terapéutica única en regímenes de dosificación oral de 250 a 1.000 mg varía entre 9 y 16 horas. Por su parte, en pacientes que reciben dosis crónicas de ácido valproico suele oscilar entre 10 y 14 horas. En sobredosis, la vida media puede prolongarse hasta en 30 horas.

### Dosis tóxica

La dosis máxima terapéutica diaria recomendada tanto en paciente pediátricos, como adultos es de 60mg/kg/día. Se describe toxicidad leve a dosis mayores de 200 mg/kg con riesgo de depresión del SNC; toxicidad moderada a dosis mayores de 400 mg/kg con riesgo de toxicidad multiorgánica; y toxicidad severa a dosis mayores a 750 mg/kg con potencial de letalidad.

### Órgano diana

Sistema nervioso central.

### Cuadro clínico

1. **Toxicidad de leve a moderada.** El efecto principal es la depresión del SNC. Se observa generalmente letargo y sedación, además de vómitos y taquicardia.
2. **Toxicidad severa:** Los pacientes desarrollan una depresión del SNC más severa. Los efectos esperados en esta dosis son: coma, pupilas mióticas, taquicardia, hipotensión, prolongación del intervalo QTc y depresión respiratoria. Las convulsiones y el edema cerebral son menos frecuentes. Las anomalías de laboratorio pueden incluir hipernatremia, hipocalcemia e hiperamonemia. La supresión de la médula ósea puede desarrollarse de tres a cinco días después de una sobredosis masiva y generalmente se resuelve espontáneamente. Pancreatitis, hepatotoxicidad aguda, insuficiencia renal y lesión pulmonar aguda son poco frecuentes, pero se han notificado en los casos reportados. La encefalopatía hiperamonémica puede desarrollarse después de una sobredosis o uso terapéutico. Se caracteriza por el deterioro del estado mental (es decir, letargo, confusión, coma) y una concentración elevada de amoníaco; también puede estar asociado con hepatotoxicidad.
3. **Toxicidad reproductiva.** El ácido valproico es teratogénico conocido para los humanos. Se ha reportado que el uso materno de ácido valproico solo o en combinación con otros medicamentos antiepilépticos puede causar dismorfología facial, defectos cardíacos congénitos, defectos del tubo neural (espina bífida), labio y paladar hendido, y retrasos en el desarrollo. El ácido valproico se excreta en la leche materna en bajas concentraciones y no está contraindicado durante la lactancia.

### Exámenes de laboratorio

Medir nivel plasmático de ácido valproico cada 4 a 6 horas hasta que se establezca una tendencia a la baja. Monitorear gases en sangre, enzimas hepáticas, concentración de amoníaco, ácido láctico, electrolitos, glicemia, función renal y ECG en pacientes con toxicidad significativa.

### Tratamiento

a. **CAB.** Mantener vía aérea y ventilación asistida si es necesario y apoyar función cardiovascular. Se debe considerar la intubación endotraqueal de manera temprana si el paciente presenta alteración del nivel de conciencia, inestabilidad hemodinámica o toxicidad multiorgánica.
b. **Prevención de la absorción:**
   - ***Lavado gástrico.*** Solo indicado en pacientes con ingestión aguda mayor a 400 mg/kg dentro de los primeros 60 minutos, tras la exposición. Considerar el lavado posterior a los 60 minutos solo en casos de ingestión de formulaciones de liberación sostenida y la presencia de bezoares o concreciones.
   - ***Carbón activado.*** Administrar carbón activado si el paciente se presenta en una fase temprana después de una ingestión significativa y tiene protegida su vía respiratoria. Puede administrar una segunda dosis cuatro horas después en pacientes que hayan ingerido formulaciones de liberación sostenida o en pacientes con concentraciones séricas en aumento a pesar de la terapia.

     El uso de carbón activado en dosis múltiples podría aumentar la eliminación del medicamento por la interrupción de la circulación enterohepática del ácido valproico. No es una medida rutinaria: solo considere si el nivel de ácido valproico aumenta continuamente y la función gastrointestinal está intacta (Nota: los pacientes con toxicidad severa a menudo tienen motilidad gastrointestinal deprimida y es posible que no toleren dosis múltiples de carbón).

- ***Irrigación intestinal.*** Puede ser útil en sobredosis severas con formulaciones de liberación sostenida o con recubrimiento entérico, y en pacientes con concentraciones plasmáticas crecientes a pesar de la terapia con carbón activado.

c. **Tratamiento de complicaciones:**
   - ***Coma.*** Después de una gran ingestión, la absorción puede ser lenta y errática. El coma puede retrasarse hasta 12 horas. NALOXONA EV ha revertido el coma en pacientes intoxicados, ya que podría actuar desplazando al GABA de sus receptores y bloqueando o inhibiendo su efecto.
   - ***Hipotensión.*** Administrar de 10 a 20 mL/kg de líquido isotónico y mantener al paciente en decúbito supino. Si persiste la hipotensión, administrar dopamina o norepinefrina. Considere la monitorización de la presión venosa central para guiar la terapia de fluidos adicional.
   - ***Hepatotoxicidad e hiperamonemia.*** Se ha demostrado que la administración de L-carnitina reduce las concentraciones séricas de amoníaco y mejora el resultado en pacientes con hepatotoxicidad y encefalopatía inducidas por valproato después del uso crónico.
   La carnitina también se ha utilizado en casos de sobredosis de ácido valproico. En casos de sobredosis aguda sin evidencia de hepatotoxicidad: dosis profiláctica de L-carnitina 100 mg/kg/día EV en dosis fraccionadas cada 6 horas (máximo 3 g). En sobredosis aguda y hepatotoxicidad sintomática o hiperamonemia: L-carnitina: DOSIS: EV 100 mg/kg durante 30 minutos (máximo: 6 g) seguido de 15 mg/kg EV cada 4 horas hasta la mejoría clínica.

d. **Aumento de la eliminación.** Hemodiálisis y hemoperfusión se reservan para la toxicidad severa con falta de mejoría o deterioro a pesar del tratamiento de apoyo, especialmente con trastornos metabólicos severos concomitantes y/o una concentración sérica de ácido valproico superior a 1.000 mg/L. Debido a que la unión a proteínas está saturada a una concentración sérica alta (lo que da como resultado concentraciones más altas de valproato libre), la hemodiálisis parece ser útil con sobredosis graves.

e. **Antídoto.** No existen antídotos específicos; sin embargo, la administración intravenosa de naloxona podría revertir el estado de coma inducido por ácido valproico, con éxito variable.
   - ***L-carnitina.*** Aprobado por la FDA para el tratamiento de la deficiencia de L-carnitina secundaria a toxicidad por ácido valproico. Parece eficaz para aumentar la supervivencia en pacientes con hepatotoxicidad y encefalopatía inducidas por ácido valproico después de la administración terapéutica. Si bien no hay estudios controlados que respalden su uso después de una sobredosis aguda, hay varios informes de casos que sugieren que reduce las concentraciones de amoníaco sérico y esto se asocia con baja incidencia de efectos adversos.

## BIBLIOGRAFÍA


Ellenhorn, M. (1997). ANTICOVULSIVANTS. En Ellenhorn MSchowald, S. y Ordog, G., (eds.) Ellenhorn's Medical Toxicology: Diagnosis and Treatment of Human Poisoning. Maryland: Williams & Wilkins, 593-614.

Ross, B. (1993). ANTICONVULSANTS. En Almond, G. y Viccellio, P., (eds.) Handbook of Medical Toxicology. Boston: Little, Brown and Company, 359-366.

Valproic Acid In: MerativeTM Micromedex® POISINDEX® (electronic version). Merative, Ann Arbor, Michigan, USA. Available at: https://www.micromedexsolutions.com/ (cited: 24/ 02/2024)

Kearney, T. (1998). VALPROIC ACID. En Olson, K., 2nd ed. Poisoning & Drug Overdose. Conneticut: Appleton & Lange, 302-305.

Doyon, S. (1998). ANTICONVULSANTS. En Goldfrank, Flomenbaum, Lewin, Weisman, Howland, Hoffman, Sixth ed. Goldfrank's Toxicologic Emergencies. Connecticut: Appleton & Lange, 689-701.

## 7.3. ARIPIPRAZOL

Gonzalo Pino y Juan Carlos Ríos

### Descripción

El aripiprazol es antipsicótico atípico de tercera generación (derivado de la quinolona) que posee un perfil de seguridad favorable en dosis terapéuticas en comparación con otros antipsicóticos, a diferencia de lo que se presenta en sobredosis. Es utilizado para el tratamiento de la agitación aguda, para la estabilización del estado de ánimo en pacientes con trastorno bipolar I, como medicamento complementario para la depresión y para el tratamiento de la esquizofrenia. En niños, se ha utilizado para el tratamiento de la agresión, el trastorno de la conducta, el síndrome de Tourette, el trastorno bipolar I y la irritabilidad asociada al trastorno autista y la esquizofrenia.

### Mecanismo de toxicidad

El aripiprazol tiene una importante afinidad a varios receptores dopaminérgicos y de serotonina, así como a receptores $H_1$ y receptores alfa-1 adrenérgicos. También tiene una afinidad moderada por el transportador de recaptación de serotonina y actúa como agonista parcial en los receptores $D_2$ y 5-$HT_{1a}$ y como antagonista en el receptor 5-$HT_{2a}$. No tiene afinidad significativa por los receptores colinérgicos muscarínicos.

Al igual que con el resto de los antipsicóticos atípicos (p. ej., quetiapina, risperidona), el cuadro de toxicidad es una extensión de los efectos del aripiprazol en los diversos receptores previamente descritos.

### Toxicocinética

a. **Absorción.** Se absorbe rápidamente después de la administración oral con una biodisponibilidad absoluta del 87 %. La biodisponibilidad es 100 % por vía intramuscular.
   - Comprimidos liberación inmediata: El peak plasmático se alcanza entre 3 a 5 horas después de la administración oral.
   - Polvo de liberación extendida para administración IM: El peak plasmático se alcanza entre cinco a siete días luego de la administración.
b. **Distribución.** Unión a proteínas: 99 %, principalmente a la albúmina. Volumen de distribución: 4,9 L/kg.
c. **Metabolismo.** El aripiprazol se metaboliza en el hígado a través de los sistemas enzimáticos CYP2D6 y CYP3A4. El metabolito deshidroaripiprazol tiene una afinidad por los receptores $D_2$, similar al fármaco original.
d. **Excreción.** Renal: 25 % de una dosis oral (menos de 1 % como aripiprazol). Heces: 55 % de una dosis oral.
e. **Vida media de eliminación.** Aripiprazol: 75 hrs – 146. Dehidro-aripiprazol: 94 hrs.

### Dosis tóxica

Existe una gran variación individual secundaria a la susceptibilidad de los individuos expuestos a los diversos efectos del aripiprazol. Dosis sobre 15 mg es potencialmente tóxica en pacientes menores de 12 años no usuarios de aripiprazol. Dosis sobre 50 mg es potencialmente tóxica en mayores de 12 años no usuarios de aripiprazol. Dosis aguda sobre cinco veces la dosis terapéutica única de aripiprazol es potencialmente tóxica en pacientes usuarios. Los pacientes que toman inhibidores de CYP3A4 (p. ej., ketoconazol, claritromicina) o inhibidores de CYP2D6 (p. ej., fluoxetina, paroxetina) pueden desarrollar toxicidad a dosis más bajas de aripiprazol. Los pacientes con un metabolismo deficiente de CYP2D6 pueden ser más sensibles a dosis más bajas.

### Órgano diana

Sistema nervioso central.

### Cuadro clínico

- **Intoxicaciones leves a moderadas.** Sedación, taquicardia, temblores, hiperglicemia, irritabilidad y náuseas /vómitos.
- **Intoxicaciones severas.** Hipotensión, síntomas extrapiramidales (pseudoparkinsonismo, distonías, acatisia y disquinesia tardía, síndrome neuroléptico maligno) y coma.

### Exámenes de laboratorio

Monitorizar signos vitales y estado neurológico (por depresión del SNC y/o efectos extrapiramidales) y función hepática. Controlar ELP en pacientes con vómitos intensos. Se aconseja el monitoreo continuo de la temperatura central. Monitorizar CPK en pacientes con agitación prolongada o convulsiones y ECG en caso de una exposición significativa.

## Tratamiento

Existe la posibilidad de convulsiones, vómitos y disritmias, así que considere el manejo temprano de la vía aérea.

a. **CAB de la reanimación.** Mantener vía aérea y ventilación asistida, si es necesario. Sin embargo, la mayoría de los pacientes no requiere manejo avanzado de la vía respiratoria y no hay indicación para una intubación temprana.
b. **Prevención de la absorción:**
   - Lavado gástrico con protección de la vía aérea: Considerar solo en pacientes con una ingestión reciente y potencialmente mortal.
   - Carbón activado: La administración de carbón activado debe considerarse de forma individual; debe considerarse solo si el paciente está despierto, alerta y coopera, y la ingestión es relativamente reciente (dentro de la última hora).
c. **Tratamiento de complicaciones:**
   - **Hipotensión.** Infundir de 10 a 20 mL/kg de líquido isotónico y mantener al paciente en decúbito supino. Si persiste la hipotensión, administrar dopamina o norepinefrina.
   - **Síndrome neuroléptico maligno.** Enfriamiento rápido, hidratación y evaluación seriada de la función respiratoria, cardiovascular, renal y neurológica, además de la medición de electrolitos, se utilizan junto con la terapia farmacológica de dantroleno. Dosis de carga: 2,5 mg/kg EV, hasta un máximo de 10 mg/kg. Dosis de mantenimiento: 2,5 mg/kg EV cada 6 horas; 1 mg/kg VO cada 12 horas, hasta 50 mg/dosis.
   - **Síntomas extrapiramidales** (pseudoparkinsonismo, distonías, acatisia y disquinesia tardía). Utilizar anticolinérgicos de acción central, como Difenhidramina y Clorfenamina.
     - ***Difenhidramina.*** 0,5-1 mg/kg EV o IM (máximo 3 mg). Puede repetirse en 30 minutos si hay respuesta incompleta. Revertido el cuadro agudo, seguir con 25 mg VO c/6 hrs por 2-3 días (0,5 mg/kg en niños). A fecha de esta edición de este libro, medicamento no registrado en Chile para uso parenteral y oral.
     - ***Clorfenamina.*** Medicamento ampliamente utilizado y disponible en Chile. Dosis: Adultos: 10 mg c/12 hrs IM. Pediatría: 0,2 mg/kg/día c/ 12 hrs vía IM, máximo 4 mg/día. Dependiendo de la gravedad del cuadro se puede considerar la vía EV. Una vez que revierta el cuadro agudo, cambiar a VO en dosis: Adultos: 4 mg c/8 hrs por 2 días. Pediatría: 0,35 mg/kg/día c/ 8 horas por 2 días, con el fin de evitar la recurrencia de los síntomas.
     - ***Benzodiazepinas.*** En caso de que no exista respuesta favorable con los anticolinérgicos, se puede complementar el tratamiento con el uso de benzodiazepinas con el fin de relajar la musculatura en el paciente. Diazepam: 0,1 mg/kg EV lento, que puede repetirse en 30 minutos, si no hay respuesta completa y no ha existido excesiva sedación.
d. **Aumento de la eliminación.** No hay evidencia para el uso de diálisis, hemoperfusión, alcalinización urinaria o carbón activado en dosis múltiples. Debido al gran volumen de distribución y la alta unión a proteínas del aripiprazol, es poco probable que la diálisis o la hemoperfusión sean útiles.
e. **Antídoto.** No existe un antídoto específico.

### BIBLIOGRAFÍA


ARIPIPRAZOLE. In: MerativeTM Micromedex® POISINDEX® (electronic version). Merative, Ann Arbor, Michigan, USA. Available at: https://www.micromedexsolutions.com/ (cited:27/ 02/2023).

Bartolomeis, A., Tomasett,i C., Iasevoli, F. (2015). Update on the mechanism of action of aripiprazole: translational insights into antipsychotic strategies beyond dopamine receptor antagonism. CNS Drugs. 29(9):773-799.

Evcimen, H., ici-Evcimen, Y., Basil B. et al. (2007). Neuroleptic malignant syndrome induced by low dose aripiprazole in first episode psychosis. J Psychiatr Pract; 13(2):117-119.

Gupta, D. & O'Hara, C. (2019). Aripiprazole toxicity with a biphasic course of somnolence. Pediatr Emerg Care; 35(8): E145-e146.

Hammerman, S., Lam, C, & Caroff, S. N. (2006). NEUROLEPTIC malignant syndrome and aripiprazole. J Am Acad Child Adolesc Psychiatry; 45(6):639-641.

Karz, A. J., McGonigle, D. P., Goldberg, JF, Kellner, CH, Calenda, BS. (2015). Effects of aripiprazole on the QTc:

a case report. J Clin Psychiatry. Dec;76(12):1648-9. doi: 10.4088/JCP.14cr09539. Erratum in: J Clin Psychiatry. 2016 Mar;77(3): E317. PMID: 26717525.

Lo, B. & Pizon, A. (2008). Delayed presentation of an aripiprazole overdose. Clin Toxicol (Phila); 46(4):348

Lofton A. L. & Klein-Schwartz W. (2005). Atypical experience: a case series of pediatric aripiprazole exposures. Clin Toxicol (Phila); 43(3):151-153.

May, D. C., Morris, S. W. & Stewart, R. M. (1983). Neuroleptic malignant syndrome: response to dantrolene sodium. Ann Int Med; 98:183-184.

Mazer-Amirshahi, M., Porter, R. & Dewey, K. (2019). Prolonged QRS widening after aripiprazole overdose. Pediatr Emerg Care; 35(11): E209-e212.

Melhem, S., Katz K., Jameson, A. et al. (2009). Prolonged toxicity in a 2-year-old after accidental ingestion of aripiprazole. Pediatr Emerg Care; 25(2):105-106.

Molina, D., Tingle, L. E. & Lu, X. (2007). Aripiprazole as the causative agent of neuroleptic malignant syndrome: a case report. Primary care companion to the Journal of clinical psychiatry; 9(2):148-150

Nikogosyan, G., Orias, D., Goebert, D. et al. (2021). Acute aripiprazole-associated liver injury. J Clin Psychopharmacol; 41(3):344-346.

Oommen, E., Chand, P. K. & Sharma, P. S. (2006). Aripiprazole-induced tardive dystonia. Prim Care Companion J Clin Psychiatry; 8(6):378-379.

Schonberger, R.B., Douglas, L., & Baum, C. R. (2004). Severe extrapyramidal symptoms in a 3-year-old boy after accidental ingestion of the new antipsychotic drug aripiprazole (letter). Pediatrics; 114:1743.

Seifert, S. A., Schwartz, M. D. & Thomas, J.D. (2005). Aripiprazole (Abilify(TM)) overdose in a child. Clin Toxicol; 43:193-195.

Singh, M. K., Delbello, M. P. & Adler, C. M. (2007). Acute dystonia associated with aripiprazole in a child. J Am Acad Child Adolesc Psychiatry; 46(3):306-307.

Stassinos, G., y Klein-Schwartz, W. (2017). Comparison of pediatric atypical antipsychotic exposures reported to U.S. poison centers. Clin Toxicol (Phila). 55(1):40-45.

Warstadt, N., Furlano, E., Mohan S.- et al. (2021). Massive aripiprazole overdose in a toddler. Clin Toxicol 59(11):1175.

Young, M. C., Shah, N., Cantrell, F. L., et al. (2009). Risk assessment of isolated aripiprazole exposures and toxicities: a retrospective study. Clin Toxicol (Phila); 47(6):580-583.

## 7.4. BLOQUEADORES CANALES DE CALCIO

Laura Cid Flores, Enrique Paris y Juan Carlos Ríos

### Descripción

Los bloqueadores de los canales de calcio (BCC) o bloqueadores del canal lento son medicamentos que se utilizan principalmente para el tratamiento de la angina de pecho, la hipertensión y en arritmias cardíacas.

### Sustancias incluidas

Ver Tabla 36.

**Tabla 36.** Bloqueadores de canales de calcio. De elaboración propia.

| | | |
|---|---|---|
| Amlodipino | Felodipino | Isradipino* |
| Lercandipino* | Nicardipino | Nifedipino |
| Nimodipino | Nisoldipino* | Nitrendipino |
| Nivaldipino* | Perhexilina* | Tiapamil* |
| Bepridilo* | Diltiazem | Verapamilo |

* A la fecha de edición de este libro medicamentos sin registro sanitario en Chile.

## Mecanismo de toxicidad

Estos agentes bloquean el transporte de membrana de calcio a través de "canales lentos" durante la fase excitación –contracción hacia el interior en el músculo liso, afectando al miocardio, músculo liso vascular y los sistemas de conducción, generando relajación del músculo liso vascular, vasodilatación arterial, así como una disminución de la fuerza de contracción cardíaca y disminución de la frecuencia y conducción cardíacas.

La disminución de la secreción de insulina, el aumento de la resistencia a la insulina, la mala perfusión tisular y el mal suministro de sustratos están relacionados con la aparición de acidosis metabólica relacionada con los bloqueadores de canales de calcio.

## Toxicocinética

a. **Absorción.** En dosis terapéuticas el inicio de acción para la mayoría de los agentes es entre 1 a 2 horas. El máximo efecto se espera entre 6 y 12 horas posterior a la ingesta para formulación de liberación controlada [Tabla 37].
b. **Distribución.** La mayoría de los bloqueadores de canales de calcio tienen un gran volumen de distribución y una alta unión a proteínas plasmáticas. Morder o triturar las formulaciones de liberación modificada puede llevar a una rápida absorción y aumentar la toxicidad. Bradicardia e hipotensión se desarrollan, por lo general, 6 horas después de sobredosis de formulaciones de liberación convencional. Toxicidad tardía, 15 a 22 horas post ingesta, puede desarrollarse con sobredosis de formulaciones de liberación sostenida. La duración del efecto puede ser muy prolongado después de la sobredosis.
c. **Metabolismo.** Hepático.
d. **Excreción.** Ver Tabla 38.
e. **Vida media.** Ver Tabla 38.

## Dosis tóxica

La dosis tóxica depende de cada agente en particular. Cualquier dosis mayor a la habitual debe considerarse potencialmente tóxica. Ingestas únicas de dosis terapéuticas de adultos en niños han resultado en muerte [Tabla 39].

## Órgano diana

Sistema cardiovascular.

## Cuadro clínico

- **Intoxicaciones leves a moderadas.** Hipotensión, bradicardia asintomática, mareo, fatiga, taquicardia refleja puede ocurrir con algunos agentes.

**Tabla 37.** Absorción de los bloqueadores de canales de calcio.

| Fármaco | Absorción (%) | Comienzo acción (minutos) | Tiempo máximo (horas) |
|---|---|---|---|
| Amlodipino | 60-65 | N/D | 6-9 |
| Bepridilo | 59 | 60 | 2-3 |
| Diltiazem | 40-67 | 30-60 | 2-3<br>6-11 (LP) |
| Felodipino | 10-25 | 120-300 | 2.5-5 |
| Isradipino | 15-24 | 120 | 1.5 |
| Nicardipino | 35 | 20 | 0.5-2 |
| Nifedipino | 45 – 70<br>86 (LP) | 20<br>– | 0.5<br>6 (LP) |
| Nimodipino | 13 | N/D | < 1 |
| Nisoldipino | 87 | N/D | 6-12 |
| Verapamilo | 20-35 | N/D | 1-2.2 |

LP: liberación prolongada; N/D: no disponible.

- **Intoxicaciones severas.** Bradicardia profusa, arritmias (incluido bloqueo aurículo-ventricular, arritmias auriculares y ventriculares, asistolia, taquicardia sinusal e isquemia cardíaca), edema pulmonar e hipotensión que produzca un *shock* cardiogénico. Otros síntomas, como letargia, síncope, alteración del estado mental, convulsiones, isquemia cerebral, isquemia intestinal, falla renal, hiperkalemia, acidosis metabólica, coma y muerte. Hiperglicemia en pacientes con intoxicaciones graves. Rabdomiólisis también puede ocurrir. Psicosis aguda con ideación paranoide.

**Tabla 38.** Excreción y vida media de los bloqueadores de canales de calcio.

| Fármaco | Excreción | | Vida media (horas) |
|---|---|---|---|
| | Renal (%) | Biliar/Heces (%) | |
| Amlodipino | 70 | – | 30 a 60 |
| Bepridilo | 65 | 23 | 42 |
| Diltiazem | 35 | 60 a 65 | 3 a 4,5<br>6 a 9 (LP) |
| Felodipino | 70 | 10 | 11 a 16<br>27 a 33 (LP) |
| Isradipino | 60 a 65 | 30 | 5 a 10 |
| Nicardipino | 60 | 35 | 8,6 |
| Nifedipino | 80 | 20 | 2 a 2,5 |
| Nimodipino | 1 | – | 8 a 9 |
| Nisoldipino | 60 a 80 | – | 9 a 17 |
| Verapamilo | 70 | 9 a 16 | 4 a 12 |

LP: liberación prolongada.

**Tabla 39.** Dosis potencialmente tóxicas de los bloqueadores de canales de calcio. De elaboración propia.

| Fármaco | Dosis tóxicas | |
|---|---|---|
| | Adultos | Niños |
| Amlodipino | > 10 mg | > 0,3 mg/kg |
| Bepridilo | > 300 mg | Cualquier dosis |
| Diltiazem | > 120 mg liberación inmediata<br>> 360 mg liberación sostenida<br>> 540 mg liberación prolongada | > 1 mg/kg |
| Felodipino | > 10 mg | > 0,3 mg/kg |
| Isradipino | > 20 mg | > 0,1 mg/kg |
| Nicardipino | > 40 mg liberación inmediata<br>> 60 mg liberación sostenida | > 1,25 mg/kg |
| Nifedipino | > 30 mg liberación inmediata<br>> 120 mg liberación prolongada | Cualquier dosis |
| Nimodipino | > 60 mg | Cualquier dosis |
| Nisoldipino | > 30 mg | Cualquier dosis |
| Varapamilo | > 120 mg liberación inmediata<br>> 480 mg liberación sostenida | > 2,5 mg/kg |

Los efectos clínicos de mayor relevancia por órganos y sistemas son:

- **Sistema neurológico.** Letargia, síncope, alteración del estado mental, convulsiones, isquemia cerebral. Psicosis aguda con ideación paranoide.
- **Sistema metabólico.** Hiperglicemia en pacientes con intoxicaciones graves.
- **Otros sistemas.** Isquemia intestinal, falla renal, hiperkalemia, acidosis metabólica, coma y muerte. Rabdomiólisis también puede ocurrir.

## Exámenes de laboratorio

Niveles plasmáticos no tienen utilidad clínica. Monitorizar signos vitales frecuentemente. Instaurar monitoreo cardíaco continuo y obtener ECG seriados. Monitorizar electrolitos plasmáticos, glicemia y función renal. En pacientes con hipotensión o bradicardia significativa, monitorizar gases arteriales o venosos y débito urinario. Monitorizar enzimas cardíacas en pacientes con dolor precordial.

## Tratamiento

a. **CAB de la reanimación.** Mantener vía aérea y ventilación asistida, si es necesario. Administrar oxígeno suplementario.

b. **Prevención absorción:**
   - Lavado gástrico: utilizar una sonda orogástrica de gran calibre después de una ingestión potencialmente mortal y solo si se puede realizar dentro de los primeros 60 minutos tras la ingestión aguda. En el caso de formulaciones de liberación sostenida y sustancias que se sabe que forman bezoares o concreciones, podría indicarse posterior a los 60 minutos. Se debe evaluar caso a caso. Pida apoyo a un centro toxicológico.
   - Carbón activado: considerar esta medida después de una ingestión potencialmente tóxica, dentro de la primera hora posterior a la ingestión.
   - Irrigación intestinal: considerar esta medida solo después del uso de carbón activado para limitar la absorción de posibles concreciones y agentes de liberación sostenida. Solo debe realizarse en pacientes que puedan proteger su vía aérea o que estén intubados. La irrigación intestinal total no debe realizarse en pacientes hemodinámicamente inestables.

c. **Tratamiento de complicaciones:**
   - ***Hipotensión.*** El manejo se base en:
     - *Fluidos:* suero fisiológico 0,9 % 10 a 20 mL/kg EV. Considerar monitorizar presión venosa central para guiar terapia adicional con fluidos. PRECAUCIÓN: monitorizar signos de edema pulmonar. No debe esperarse una respuesta completa a los fluidos solos, pero el reemplazo de volumen es un componente necesario.
     - *Drogas vasoactivas:* los alfa-agonistas de acción directa median la vasoconstricción por mecanismos independientes de la afluencia de calcio y son preferidos. Se requieren altas dosis y terapias combinadas [Tabla 40].
     - *Calcio:* revierte la hipotensión y los defectos de conducción.
       - Dosis cloruro de calcio 10 %: 10 a 20 mL en bolo repetidos cada 15 a 20 minutos por tres a cuatro veces o infusión continua de 0,5 mEq/kg/hora de calcio (0,2 a 0,4 mL/kg/hora).

**Tabla 40.** Drogas vasoactivas para el manejo de la hipotensión. De elaboración propia.

| | Droga vasoactiva | Dosis |
|---|---|---|
| 1 | Norepinefrina | 0,1 a 0,5 mcg/kg/min. Velocidad máxima de infusión: 100 mcg/min |
| 2 | Dopamina | 5 mcg/kg/min. Velocidad máxima de infusión: 100 mcg/kg/min |
| 3 | Epinefrina | 1 a 10 mcg/min. Velocidad máxima de infusión: 100 mcg/min |
| 4 | Isoproterenol | 2 a 10 mcg/min. Velocidad máxima de infusión: 60 mcg/min |
| 5 | Dobutamina | 5 a 10 mcg/kg/min. Velocidad máxima de infusión: 245 mcg/kg/min |
| 6 | Fenilefrina | 100 a 180 mcg/min. Velocidad máxima de infusión: 250 mcg/min |

- Dosis gluconato de calcio 10 %: 30 a 60 mL en bolo repetidos cada 15 a 20 minutos por tres a cuatro veces o infusión continua de 0,5 mEq/kg/hora de calcio (0,6 a 1,2 mL/kg/hora). Ajustar dosis a la respuesta hemodinámica del paciente.
- *Insulina/Dextrosa:* para pacientes con hipotensión grave o persistente.
  - Dosis insulina: bolo EV de 1U/kg seguido de una infusión continua de 0,1 a 1 U/kg/hora. Titulación para presión arterial sistólica mayor a 90 a 100 mm Hg. Reevaluar cada 30 minutos para necesidad de tasas más altas de administración.
  - Dosis dextrosa: suero glucosado, 5 g de glucosa por cada 1 U de insulina. Monitorizar glucosa en sangre cada 15 a 30 minutos hasta que esté en 100 a 200 mg/dL durante 4 horas.
  - Administrar potasio para mantener rango de 2,5 a 2,8 mEq/L. Medir cada 4 horas.
- *Glucagón:* este medicamento ayudará a revertir la hipotensión por efecto cronotrópico e inotrópico, pero puede no mejorar frecuencia cardíaca. DOSIS ADULTO: 3 a 5 mg EV lento en 1 a 2 minutos. Puede repetirse con dosis de 4 a 10 mg si no mejora hemodinamia. DOSIS NIÑOS: 50 mcg/kg/dosis. Pueden ser usadas dosis repetidas por corta vida media del glucagón. Administrar antieméticos de manera concomitante.
- *Emulsión de lípidos:* bolo EV de 1,5 mL/kg de emulsión lipídica al 20 % en 2 a 3 minutos. Luego, infusión intravenosa de 0,25 mL/kg/min. Evaluar respuesta del paciente después de 3 minutos. En pacientes con respuesta significativa, disminuir la tasa de infusión a 0,025 mL/kg/min. Si reaparece inestabilidad hemodinámica, volver a tasa de infusión inicial o, en casos graves, el bolo puede ser repetido. No infundir por más de 1 hora.
- *L-Carnitina:* 6 g EV seguido de 1 g EV cada 4 horas. Se ha sugerido que la L-carnitina en combinación con altas dosis de insulina puede disminuir la resistencia a la insulina, y promover el transporte intracelular de glucosa, aumentar la captación y la betaoxidación hepática de ácidos grasos y aumentar la sensibilidad de los canales de calcio en pacientes con toxicidad por bloqueadores de los canales de calcio. A la fecha de la edición de este libro, la L-Carnitina permanece sin registro sanitario en Chile.

- ***Bradiarritmia.*** El calcio se utiliza para revertir la hipotensión y mejorar los defectos de conducción cardíaca. La administración de calcio ha sido más efectiva para superar la toxicidad leve y es menos útil en casos de sobredosis masiva, ya que el bloqueo de los canales de calcio no es competitivo. Controlar niveles de calcio. La atropina para bradiarritmias que contribuyen a la hipotensión puede ser más efectiva después de la administración de calcio.
- ***Convulsiones.*** Manejar con benzodiazepinas. Si no responde, administre fenobarbital o propofol
- ***Formación de concreciones o bezoares.*** En estos casos se requiere endoscopía, ya que a menudo no son visibles en las radiografías simples del abdomen. Se sospecha en casos de ingestión de grandes cantidades de formulaciones de liberación sostenida y síntomas graves prolongados. Por lo general, se requiere extracción endoscópica o procedimientos quirúrgicos, dependiendo del tamaño del bezoar. Se ha descrito en intoxicaciones con verapamilo, nifedipino, entre otros.
- ***Edema pulmonar no cardiogénico.*** El inicio de la lesión pulmonar aguda después de la exposición tóxica puede retrasarse hasta 24 a 72 horas después. El tratamiento es principalmente de soporte. Mantenga una ventilación y oxigenación adecuada con monitoreo frecuente de gases en sangre arterial y/u oximetría de pulso. Es posible que se requiera ventilación.

d. **Aumento de la eliminación.** En general, la hemoperfusión y la hemodiálisis no tienen utilidad debido a la alta unión a proteínas plasmáticas y al gran volumen de distribución de estos agentes.

e. **Antídoto.** No existe un antídoto específico. Solo existen diferentes fármacos para el manejo de la hipotensión.

## BIBLIOGRAFÍA


AMLODIPINE. In: MerativeTM Micromedex® DRUGDEX® (electronic version). Merative, Ann Arbor, Michigan, USA. Available at: https://www.micromedexsolutions.com/ (cited: 25/06/2022).

AMLODIPINE. In: MerativeTM Micromedex® POISINDEX® (electronic version). Merative, Ann Arbor, Michigan, USA. Available at: https://www.micromedexsolutions.com/ (cited: 25/06/2022).

BEPRIDIL. In: MerativeTM Micromedex® DRUGDEX® (electronic version). Merative, Ann Arbor, Michigan, USA. Available at: https://www.micromedexsolutions.com/ (cited: 25/06/2022).

CALCIUM ANTAGONISTS. In: MerativeTM Micromedex® POISINDEX® (electronic version). Merative, Ann Arbor, Michigan, USA. Available at: https://www.micromedexsolutions.com/ (cited: 06/03/2023).

Chyka, P. A., Seger, D., Krenzelok E. P. et al. (2005). Position paper: Single-dose activated charcoal. Clin Toxicol (Phila); 43(2):61-87

Clark, R. F. & Hanna, T. C. (1993). Calcium channel blocker toxicity. Top Emerg Med; 15:15-26.

DeRoos, F. J. (2011). CALCIUM Channel Blockers. In: Nelson LS, Lewin NA, Howland M. A. et al, eds. Goldfrank's Toxicological Emergencies, 9th ed. McGraw Hill Medical, New York, NY.

DILTIAZEM. In: MerativeTM Micromedex® DRUGDEX® (electronic version). Merative, Ann Arbor, Michigan, USA. Available at: https://www.micromedexsolutions.com/ (cited: 25/06/2022).

DILTIAZEM. In: MerativeTM Micromedex® POISINDEX® (electronic version). Merative, Ann Arbor, Michigan, USA. Available at: https://www.micromedexsolutions.com/ (cited: 25/06/2022).

FELODIPINE. In: MerativeTM Micromedex® DRUGDEX® (electronic version). Merative, Ann Arbor, Michigan, USA. Available at: https://www.micromedexsolutions.com/ (cited:25/06/2022).

FELODIPINE. In: MerativeTM Micromedex® POISINDEX® (electronic version). Merative, Ann Arbor, Michigan, USA. Available at: https://www.micromedexsolutions.com/ (cited: 25/06/2022).

Hofer, C. A., Smith, J. K. & Tenholder, M. F. (1993). Verapamil intoxication: a literature review of overdoses and discussion of therapeutic options. Am J Med; 95:431-438.

Niezabitowski, L. M., Nguyen B. N. & Gums J. G. (2000). Extended-release nifedipine bezoar identified one year after discontinuation. Ann Pharmacother; 34:862-864.

NIFEDIPINE. In: MerativeTM Micromedex® DRUGDEX® (electronic version). Merative, Ann Arbor, Michigan, USA. Available at: https://www.micromedexsolutions.com/ (cited: 25/06/2022).

NIFEDIPINE. In: MerativeTM Micromedex® POISINDEX® (electronic version). Merative, Ann Arbor, Michigan, USA. Available at: https://www.micromedexsolutions.com/ (cited: 25/06/2022).

Perez, E., Chu, J., Bania, T, et al. (2011). L-carnitine increases survival in a murine model of severe verapamil toxicity. Acad Emerg Med 18(11):1135-1140.

Product Information: CALAN(R) SR oral sustained release caplets, verapamil HCl oral sustained release caplets. G.D. Searle (per FDA), New York, NY, 2013.

Sporer, K. A. & Manning, J. J. (1993). Massive ingestion of sustained-release verapamil with a concretion and bowel infarction. Ann Emerg Med; 22:603-605.

Sporer, K. A, & Manning, J. J. (1993). Massive ingestion of sustained-release verapamil with a concretion and bowel infarction. Ann Emerg Med; 22:603-605.

St-Onge, M., Ajmo I., Poirier, D. et al. (2013). L-carnitine for the treatment of a calcium channel blocker and metformin poisoning. J Med Toxicol; 9(3):266-269.

VERAPAMIL. In: MerativeTM Micromedex® DRUGDEX® (electronic version). Merative, Ann Arbor, Michigan, USA. Available at: https://www.micromedexsolutions.com/ (cited: 25/mayo/2022).

VERAPAMIL. In: MerativeTM Micromedex® POISINDEX® (electronic version). Merative, Ann Arbor, Michigan, USA. Available at: https://www.micromedexsolutions.com/ (cited: 25/06/2022).

Wells, C. D., Luckritz, T. C., Rady, M. Y. et al. (2006). Bezoar formation requiring endoscopic removal after intentional overdose of extended-release nifedipine. Pharmacotherapy; 26(12):1802-1805.

## 7.5. ANTIBIÓTICOS

Pablo Iturra, Lorena Silva, Enrique Paris
y Juan Carlos Ríos

### Descripción

Los antibióticos son compuestos químicos empleados para destruir un microorganismo o inhibir su crecimiento. En el año 1929, Alexander Fleming descubrió de forma accidental a la penicilina, un antibiótico que hasta la actualidad se utiliza para el tratamiento de la infección por sífilis y otras bacterias. Este descubrimiento permitió posteriormente el desarrollo de una amplia gama de antibióticos, con diversos mecanismos de acción y con la capacidad de generar también efectos tóxicos en los pacientes que los reciben. A continuación, se presentan las características toxicológicas de las principales familias de antibióticos.

### 7.5.1. Aminoglicósidos

#### Sustancias incluidas

Ver Tabla 41.

#### Mecanismo de toxicidad

Con fines terapéuticos actúan directamente en la subunidad 30s del ribosoma bacteriano, inhibiendo la biosíntesis de proteínas e induciendo alteraciones en la lectura del código genético de la bacteria. Sin embargo, los aminoglicósidos pueden provocar otoxicidad mediante su acumulación en la endolinfa y perilinfa del oído interno, lo que puede dañar a las células ciliadas presentes en la cóclea y/o en órganos vestibulares. Además, pueden provocar nefrotoxicidad debido a su acumulación en las células de los túbulos renales.

#### Toxicocinética

a. **Absorción.** Poseen una biodisponibilidad de 0,2 a 9 % de la dosis oral. Las concentraciones séricas máximas de aminoglucósidos se alcanzan normalmente de 30 a 60 minutos después de la inyección intravenosa o de 30 a 90 minutos después de la inyección intramuscular.
b. **Distribución.** Los volúmenes de distribución oscilan entre 0,2 y 0,4 L/kg [Tabla 42].
c. **Metabolismo.** N/D.
d. **Excreción.** Se excretan sin metabolizar fundamentalmente por vía renal (por filtrado glomerular) y en mínimas cantidades por la bilis. Eliminación renal.
e. *Vida media:* La vida media terminal varía de 1,5 a 4 horas en adultos sanos con función renal normal [Tabla 43].

**Tabla 41.** Representantes de los aminoglicósidos. De elaboración propia.

| | | |
|---|---|---|
| Amikacina | Estreptomicina | Gentamicina |
| Kanamicina | Neomicina | Tobramicina |

Todos los medicamentos presentados en esta tabla poseen registro sanitario en Chile.

**Tabla 42.** Distribución de aminoglicósidos. De elaboración propia.

| Droga | Unión a proteínas (%) | Volumen de distribución (L/kg) |
|---|---|---|
| Amikacina | 4-11 | 0,25 |
| Gentamicina | 5-9 | 0,2-0,4 |
| Kanamicina | 0-3 | 0,19 |
| Tobramicina | 0-3 | 0,26 |

**Tabla 43.** Vida media aminoglicósidos. De elaboración propia.

| Principio activo | Vida media |
|---|---|
| Amikacina | 2-3 h |
| Gentamicina | 2-3 h |
| Kanamicina | 1,5-3,2 h |
| Neomicina | 2-3 h |
| Estreptomicina | 2-2,5 h |
| Tobramicina | 1,6-3 h |

### Dosis tóxica

Neomicina: adultos con patología hepática que ingieren entre 84 y 4500 mg desarrollan sordera irreversible. En forma tópica en adultos, 6g pueden producir pérdida de la audición. En niños, menos de 2 g de Neomicina pueden provocar sordera. También se ha asociado la pérdida de audición con el uso tópico en neonatos.

**Gentamicina.** En neonatos, dosis de 25 a 152 mg IM o EV pueden provocar nefrotoxicidad.

### Órgano diana

Estructuras del oído interno y riñón (túbulos renales).

### Cuadro clínico

- **Intoxicaciones leves a moderadas.** En dosis terapéuticas, los aminoglicósidos administrados rápidamente por vía EV en conjunto con fármacos bloqueantes neuromusculares pueden provocar apnea y bloqueos neuromusculares severos. Además, pueden provocar reacciones de hipersensibilidad, rash cutáneo, eosinofilia, fiebre, discrasias sanguíneas, angioedema, dermatitis exfoliativa, estomatitis y anafilaxis.
- **Intoxicaciones severas.** En sobredosis y/o en terapias prolongadas, los aminoglicósidos pueden provocar daño renal y/u ototoxicidad irreversible, dependiendo de factores como: la dosis administrada, la duración del tratamiento y la presencia o ausencia de disfunción renal u otros (pacientes jóvenes, deshidratación y aquellos que reciben en forma concomitante agentes nefrotóxicos).

### Exámenes de laboratorio

Monitorizar función renal, ELP, creatinina, BUN y monitoreo de hipoacusia (audiometría).

### Tratamiento

a. **CAB de la reanimación.**
b. **Prevención absorción.** Los aminoglicósidos se usan más comúnmente por vía parenteral, pero también están disponibles por vía tópica y en preparaciones oftálmicas. La descontaminación gastrointestinal no es necesaria, ya que la absorción oral es muy pobre. OCULAR: Irrigación copiosa con suero fisiológico.
c. **Tratamiento de complicaciones:**
   - ***Reacción alérgica aguda.*** Las reacciones alérgicas de leves a moderadas pueden tratarse con antihistamínicos con o sin agonistas β-adrenérgicos inhalados, corticosteroides o epinefrina. El tratamiento de la anafilaxia severa también incluye suplementos de oxígeno, manejo agresivo de la vía respiratoria, epinefrina, monitoreo de ECG y líquidos intravenosos.
   - ***Regulación del equilibrio de líquidos/electrolito.*** Mantener una buena producción de orina (3 a 6 mL/kg/hora) con fluidos intravenosos. Este parece ser el tratamiento de elección para una sobredosis aguda de aminoglicósidos.
d. **Aumento de la eliminación.** Tanto la hemodiálisis como la peritoneodiálisis tienen una utilidad cuestionable en pacientes con función renal normal. Hidratación cuidadosa puede ser todo lo que se requiera para estos pacientes. La hemodiálisis debe considerarse únicamente en caso de insuficiencia renal y debe usarse en una fase temprana después de grandes sobredosis.
e. **Antídoto.** No existe un antídoto específico.

## 7.5.2. Cefalosporinas

### Sustancias incluidas

Ver Tabla 44.

### Mecanismo de toxicidad

Algunas cefalosporinas pueden causar hipoprotombinemia (ceftazidima, cefoperazona), debido a la inhibición de la producción de vitamina K1. Además, pueden provocar necrosis del epitelio tubular proximal.

### Toxicocinética

a. **Absorción.** Ver Tabla 45.
b. **Distribución.** Ver Tabla 45.
c. **Metabolismo.** La mayoría de las cefalosporinas se excretan por vía renal. La eliminación no renal incluye la inactivación hepática y, hasta cierto punto, la excreción a través de la bilis. La cefotaxima se metaboliza a desacetilcefotaxima y la ceftarolina fosamil (profármaco) se metaboliza a ceftarolina (activa). El anillo betalactámico de ceftarolina (fármaco activo) se hidroliza a ceftarolina M-1 (inactiva).

**Tabla 44.** Cefalosporinas. De elaboración propia.

| Primera generación | Segunda generación | Tercera generación | Cuarta generación |
|---|---|---|---|
| Cefadroxilo<br>Cefalexina<br>Cefazolina<br>Cefradina | Cefpodoxima<br>Cefuroxima | Cefdinir<br>Cefixima<br>Cefoperazona<br>Cefotaxima<br>Ceftazidima<br>Ceftriaxona | Cefepima |

**Tabla 45.** Características toxicocinéticas de las cefalosporinas.

| Droga | Biodisponibilidad (%) | Unión a proteínas plasmáticas (%) | Vd (L/kg) | Excreción renal (%) | T½ (h) |
|---|---|---|---|---|---|
| Cefadroxilo | 80-100 (oral) | 17-20 | 0,11-0,14 | 93 | 1,27–1,5 |
| Cefazolina | N/D | 74-86 | 0,14 | 70-80 | 1,5-2,5 |
| Cefdinir | 21-25 (oral) | 60-70 | 0,35 | 7-25 | 1,1-2,3 |
| Cefepima | 100 (Intramuscular) | 20 | 0,3 | 85 | 2 |
| Cefoperazona | N/D | 87-93 | 0,15 | 20-30 | 1,6-2,4 |
| Cefotaxima | N/D | 35-51 | 0,22 | 15-50 | 0,8-1,4 |
| Cefoxitina | N/D | 65-79 | 0,14 | 94 | 6,8 |
| Ceftriaxona | N/D | 83-96 adultos<br>hasta 50 niños | 0,18 | 55-65 | 5,8-8,7 |
| Cefalexina | N/D | 15 | 0,23 | 91 | 0,6-1,2 |
| Cefalotina | N/D | 65-79 | 0,21-0,26 | 50-70 | 0,4-0,8 |
| Cefradina | Bien absorbida | 6-20 | 0,22 | 100 | 0,7 |

d. **Excreción.** Ver Tabla 45.
e. **Vida media.** Ver Tabla 45.

## Dosis tóxica

Hasta quince veces la dosis diaria. Reacciones alérgicas pueden presentarse a dosis subterapéutica.

## Órgano diana

Sistema gastrointestinal, riñón, sangre, piel.

## Cuadro clínico

Náuseas, vómitos, diarrea y dolor abdominal son los efectos más frecuentes. Rara vez, falla renal, nefritis intersticial y cristaluria. También se pueden presentar rash cutáneo y reacción Antabus (cefoperazona, cefamandol).

## Exámenes de laboratorio

Niveles plasmáticos no tienen utilidad clínica. Controlar función renal y ELP en caso de sobredosis severas.

## Tratamiento

a. **CAB de la reanimación.** Según condición clínica del paciente.
b. **Prevención absorción:**
   - ***Lavado gástrico.*** Por lo general, no está indicado. En pacientes con insuficiencia renal subyacente, la descontaminación gástrica puede estar indicada cuando la cantidad ingerida supere quince veces la dosis terapéutica única habitual.

- *Carbón activado.* Solo considerar en casos de sobredosis severas durante los primeros 60 minutos, tras la ingestión aguda.

c. **Tratamiento de complicaciones:**
   - Discontinuar terapia.
   - Tratamiento estándar para posible aparición de anafilaxis, convulsiones y/o arritmias.
   - Manejo de coagulopatía.
   - Hipoprotrombinemia sin sangramiento aparente: vitamina K 10 mg EV o IM.
   - Hipoprotrombinemia con sangramiento, plasma fresco congelado.
   - Tiempo de sangría prolongado y sangramiento, transfundir plaquetas.
   - Profilaxis en pacientes con falla renal, malnutridos, infección intraabdominal, cirugía gastrointestinal reciente, administrar vitamina K 10 mg una a dos veces/semana.

d. **Aumento de la eliminación.** Se puede considerar la hemodiálisis en casos severos en pacientes con falla renal.

e. **Antídoto.** No existe un antídoto específico.

### 7.5.3. Cloranfenicol

#### Mecanismo de toxicidad

Unión reversible a la subunidad 50S del ribosoma bacteriano, lo que provoca cambios estructurales y disminuye la síntesis de proteínas. El cloranfenicol también puede unirse al ribosoma 70S de las mitocondrias, lo que se cree que provoca una supresión de la médula ósea que provocaría anemia, trombocitopenia y/o leucopenia. Además, puede generar anemia aplásica idiosincrásica dosis dependiente. Aunque el mecanismo de inducción de anemia aplástica es incierto (dosis dependiente), se ha teorizado inhibición de la síntesis de DNA en la médula ósea de individuos susceptibles. Una hipótesis alternativa del mecanismo de inducción de la anemia aplástica sugiere que exposiciones previas son importantes, implicando una reacción de hipersensibilidad.

También se describe el "síndrome del niño gris" de los recién nacidos (distensión abdominal, vómitos, flacidez, cianosis, colapso circulatorio y muerte), que ocurre debido a la disminución del metabolismo del cloranfenicol en el hígado inmaduro.

#### Toxicocinética

a. **Absorción.** Los parámetros farmacocinéticos son variables en neonatos, lactantes y niños. Se absorbe rápidamente.
b. **Distribución.** Volumen de distribución: 0,57 a 1,55 L/kg. Unión a proteínas: 50 a 60 %.
c. **Metabolismo.** En dosis terapéuticas en adultos, aproximadamente el 90 % del cloranfenicol se metaboliza principalmente en el hígado por glucuronidación, seguida de excreción en la orina. En los recién nacidos, la tasa de glucuronidación y eliminación renal se reduce considerablemente.
d. **Excreción.** Renal: 93 %; heces: 1 %; Bilis: 3 %.
e. **Vida media.** 1,6 a 4 horas. 19 a 36 horas en pacientes con falla renal o hepática.

#### Dosis tóxica

Sobre 50 mg/kg. Toxicidad severa en dosis sobre 250 mg/kg.

#### Órgano diana

Sangre, sistema cardiovascular, sistema gastrointestinal, SNC y piel.

#### Cuadro clínico

- **Intoxicaciones leves a moderadas.** Náuseas, vómitos, acidosis metabólica (signo temprano, más común en la toxicidad crónica), neuritis óptica, hipotensión, hipotermia, distensión abdominal y coma.
- **Intoxicaciones severas.** Signos de toxicidad pueden aparecer 5 a 12 horas después de la exposición. Se puede observar supresión de la médula ósea, incluyendo reticulopenia, leucopenia, trombocitopenia, anemia aplástica y depresión miocárdica (después de 12 horas en intoxicación severa).

  En lactantes se describe el síndrome del niño gris, consistente en vómitos, anorexia, distrés respiratorio, distensión abdominal, diarrea verdosa, letargia, cianosis, coloración ceniza y colapso cardiovascular.

#### Exámenes de laboratorio

Hemograma con recuento de plaquetas, electrolitos plasmáticos, enzimas hepáticas y función renal.

### Tratamiento

a. **CAB de la reanimación.** Atención de apoyo que incluye soporte cardiovascular con líquidos intravenosos y vasopresores, si es necesario.
b. **Prevención absorción.** Evaluar caso a caso.
c. **Tratamiento de complicaciones:**
   - ***Neutropenia.*** Se debe considerar la terapia profiláctica con una fluoroquinolona en pacientes de alto riesgo con neutropenia prolongada (más de 7 días) y severa (con recuento absoluto de neutrófilos 100 células/mm (3) o menos).
   - ***Mielosupresión.*** Administrar factores estimulantes de colonias a pacientes con neutropenia severa. Filgrastim: 5 mcg/kg/día EV o subcutánea. Sargramostim: 250 mcg/m (2) / día EV durante 4 horas. Puede ser necesaria la transfusión de concentrados de glóbulos rojos en pacientes con anemia grave o hemorragia. Los pacientes con neutropenia grave deben estar en aislamiento protector.
   - ***Neutropenia febril.*** Si se desarrolla fiebre (38,3 °C) durante la fase neutropénica (recuento absoluto de neutrófilos 500 células/mm (3) o menos), se deben obtener cultivos y comenzar con antibióticos empíricos. PACIENTE DE ALTO RIESGO (neutropenia prevista de 7 días o más; paciente inestable; comorbilidades significativas): monoterapia EV con piperacilina-tazobactam, un carbapenem (meropenem o imipenem-cilastatina) o un agente betalactámico antipseudomonas (p. ej., ceftazidima o cefepima). PACIENTE DE BAJO RIESGO (neutropenia prevista de menos de 7 días; paciente clínicamente inestable; sin comorbilidades): ciprofloxacino oral y amoxicilina/clavulánico.

d. **Aumento de la eliminación.** Hemoperfusión y exanguineotransfusión especialmente en neonatos y lactantes (sin mayor evidencia de efectividad).
e. **Antídoto.** No existe un antídoto específico

## 7.5.4. Macrólidos

### Sustancias incluidas

Ver Tabla 46.

**Tabla 46.** Representantes de los macrólidos.

| | |
|---|---|
| Azitromicina | Claritromicina |
| Eritromicina | Roxitromicina |

### Mecanismo de toxicidad

Actúan por unión a la subunidad 50S del ribosoma de bacterias susceptibles, suprimiendo la síntesis de proteínas. Pueden estimular receptores de motilina, aumentando el peristaltismo del intestino delgado (principalmente, eritromicina).

### Toxicocinética

a. **Absorción.** Son bien absorbidas. La comida puede retardar la absorción. Ver Tabla 47.
b. **Distribución.** Ver Tabla 47.
c. **Metabolismo.** Hepático
d. **Excreción.** Ver Tabla 47. La excreción biliar es una vía importante de eliminación de azitromicina, ya que más del 50 % de la dosis se excreta sin cambios en la bilis. La eritromicina se excreta en altas concentraciones en la bilis.
e. **Vida media.** Ver Tabla 47.

**Tabla 47.** Toxicocinética de los macrólidos.

| Droga | Absorción | Unión a proteínas plasmáticas (%) | Vd (L/kg.) | Excreción renal (%) | T½ (h) |
|---|---|---|---|---|---|
| Azitromicina | Biodisponibilidad 37 % Tmax:1-3 h | 10-50 | 23-31 | 4,5 a 12,2 | 40-68 |
| Claritromicina | Biodisponibilidad 60 % | 70 | 3-5 | 20 | 2 |
| Eritromicina | Biodisponibilidad 25 % | 70-90 | 0,8 | 5 | 1,5-3 |

### Dosis tóxica

La incidencia de toxicidad es baja. Los efectos se resuelven habitualmente con la discontinuación de la droga. Eritromicina provoca síntomas gastrointestinales con dosis de 2 g/día.

### Órgano diana

Sistema gastrointestinal y páncreas.

### Cuadro clínico

En general son considerados menos tóxicos que otros antimicrobianos.

Los efectos más comunes son irritación gastrointestinal, colestasis, ototoxicidad y tromboflebitis (administración EV). Arritmias ventriculares pueden ocurrir con la administración de eritromicina (EV), pero es poco común. Puede presentarse hipotermia, hipotensión. Nefritis intersticial y glomerulonefritis (poco comunes). Agranulocitosis, trombocitopenia o anemia hemolítica son raras.

### Exámenes de laboratorio

La medición de niveles plasmáticos no tiene utilidad clínica y no están disponibles. En pacientes graves controlar ECG, signos vitales, función renal, enzimas hepáticas, hemograma con recuento de plaquetas. Control de balance hidroelectrolítico (en pacientes con vómitos y/o diarrea significativos). Adicionalmente se sugiere enzimas pancreáticas (si el paciente presenta dolor epigástrico severo u otra evidencia clínica de pancreatitis).

### Tratamiento

a. **CAB de la reanimación.** Mantener vía aérea y ventilación asistida si es necesario. Administrar oxígeno suplementario.
b. **Prevención absorción.** Es poco probable que sea necesaria la descontaminación GI. Administre carbón activado si la ingestión es reciente (los primeros 60 minutos) y se prevé riesgo de toxicidad severa.
c. **Tratamiento de complicaciones.** La toxicidad después de una sobredosis aguda es poco común. El tratamiento es sintomático y de apoyo. Trate la hipotensión severa con NaCl EV al 0,9 % a 10 a 20 mL/kg. Agregar dopamina o norepinefrina, si el paciente no responde a los líquidos. Las arritmias deben tratarse con medicamentos antiarrítmicos estándar, si es necesario.
   - *Convulsiones:* administrar benzodiazepinas EV; se pueden necesitar barbitúricos o propofol si las convulsiones persisten o reaparecen.
   - *Reacción de hipersensibilidad:* administrar antihistamínicos, con o sin agonistas beta inhalados, corticosteroides o epinefrina.
d. **Aumento de la eliminación.** No se remueve significativamente por peritoneo ni hemodiálisis.
e. **Antídoto.** No existe un antídoto específico.

## 7.5.5. Penicilinas

### Sustancias incluidas

Ver Tabla 48.

**Tabla 48.** Representantes de penicilinas. De elaboración propia.

| | |
|---|---|
| Amoxicilina | Amoxicilina/ácido clavulánico |
| Ampicilina | Ampicilina/sulbactam |
| Cloxacilina | Flucloxacilina |
| Penicilina G | Penicilina V |
| Piperacilina | Piperacilina/Tazobactam |
| Ticarcilina | |

### Mecanismo de toxicidad

En sobredosis severas la acumulación excesiva del anillo betalactámico, que se encuentra en la estructura de las penicilinas, puede excitar las neuronas del sistema nervioso central al bloquear la actividad sináptica de GABA, un neurotransmisor inhibidor. Esta acción se ha propuesto como la responsable de provocar la agitación psicomotora y convulsiones características. Adicionalmente, altas dosis pueden causar precipitación de cristales en la orina, con hematuria e insuficiencia renal.

### Toxicocinética

a. **Absorción.** Ver Tabla 49.
b. **Distribución.** Ver Tabla 49.
c. **Metabolismo.** La mayoría de las penicilinas se excretan principalmente sin cambios en la orina por secreción tubular renal. La eliminación no renal incluye la inactivación hepática y, hasta cierto punto, la excreción en la bilis.

**Tabla 49.** Toxicocinética de las penicilinas.

| Droga | Absorción (%) | Unión a proteína (%) | Vd (L/kg) | Excreción renal (%) | T½ (h) |
|---|---|---|---|---|---|
| Amoxicilina | 93 | 18 | 0.41 | 52 | 1 |
| Ampicilina | 62 | 18 | 0.28 | 90 | 1.3 |
| Flucloxacilina | 79 | 95 | 0.16 | 50 | 0.5-1 |
| Piperacilina | N/D | 22 | 0.29 | 60-80 | 0.5-1.5 |
| Ticarcilina | N/D | 65 | 0.22 | 86 | 1.2 |

Vd: Volumen de distribución; T½: Vida media de eliminación; N/D: No disponible.

De ahí que, la mayor gravedad se presente en pacientes con insuficiencia renal.

d. **Excreción.** Tal como se señala en el párrafo anterior, la mayoría de las penicilinas se excretan principalmente sin cambios en la orina por secreción tubular renal. Ver Tabla 49.
e. **Vida media.** Ver Tabla 49.

## Dosis tóxica

En el caso de intoxicación por amoxicilina vía oral se debe considerar una dosis de 250 mg/kg (toxicidad leve a moderada) o de más de 500 mg/kg para observar signos como cristaluria y falla renal. Las penicilinas EV en dosis de 40 a 100 millones de unidades/día pueden generar intoxicaciones severas con sintomatología neurológica y renal, principalmente.

## Órgano diana

Sistema gastrointestinal, sistema renal.

## Cuadro clínico

- **Intoxicaciones leves a moderadas.** Los síntomas más frecuentes son náuseas, vómitos, dolor abdominal y diarrea. Pueden desarrollarse erupciones cutáneas y urticaria (reacciones de hipersensibilidad), especialmente con la ingestión de amoxicilina y ampicilina. Se han informado hematuria, cristaluria e insuficiencia renal transitoria después de una sobredosis de amoxicilina.
- **Intoxicaciones severas.** Falla renal, cristaluria, nefritis intersticial, cistitis hemorrágica, coagulopatía, trombocitopenia, neutropenia, agranulocitosis e hiperpotasemia. Agitación, confusión, alucinaciones, mioclonías, convulsiones, estupor y coma pueden presentarse después de la administración EV en altas dosis. Los efectos neurológicos pueden ser más comunes en pacientes con falla renal.
  También se puede presentar hepatotoxicidad, incluyendo aumento de las enzimas hepáticas, hepatitis colestásica, hepatitis granulomatosa.
  Las reacciones de hipersensibilidad que pueden llevar a anafilaxis son independientes de la dosis.
  Otras manifestaciones dérmicas descritas son: rash cutáneo, dermatitis, síndrome Steven-Johnson.

## Laboratorio

Evaluar función renal, orina y ELP. Evaluar estado mental en pacientes que reciben altas dosis EV de penicilinas.

## Tratamiento

Todos los pacientes sintomáticos (otros síntomas que no sean diarrea leve y malestar gástrico) o con antecedentes de hipersensibilidad deben ser evaluados.

a. **CAB de la reanimación.** Mantener vía aérea y ventilación asistida, si es necesario. Administrar oxígeno suplementario.
b. **Prevención absorción.** La descontaminación gastrointestinal generalmente no está indicada. Es improbable que se necesite carbón activado a menos que estén involucrados otros tóxicos.
c. **Tratamiento de complicaciones:**
   - ***Reacciones de hipersensibilidad.*** Administrar antihistamínicos, con o sin agonistas beta inhalados, corticosteroides o epinefrina.
   - ***Anafilaxis.*** Es más probable que ocurra anafilaxia aguda después de la exposición

parenteral, pero puede desarrollarse con todas las vías. Administrar oxígeno, manejo manejo invasivo de la vía respiratoria, antihistamínicos, epinefrina, corticosteroides, monitoreo de ECG y líquidos intravenosos. Las arritmias deben tratarse con medicamentos antiarrítmicos estándar, si es necesario.

- ***Convulsiones.*** Tratamiento de elección benzodiazepinas EV.
- ***Arritmias ventriculares.*** Las arritmias cardíacas deben tratarse con medicamentos antiarrítmicos estándar, si es necesario.
- ***Coagulopatía:***
  - Hipoprotrombinemia sin sangramiento aparente: administrar vitamina K 10 mg EV o IM.
  - Hipoprotrombinemia con sangramiento: administrar plasma fresco congelado.
  - Tiempo de sangría prolongado y sangramiento: transfundir plaquetas.
  - Profilaxis en pacientes con falla renal, malnutridos, infección intraabdominal, cirugía gastrointestinal reciente: administrar vitamina K, 10 mg una a dos veces/semana.

d. **Aumento de la eliminación:**
- Hemodiálisis en casos severos en pacientes con falla renal.
- Hemoperfusión ha sido efectiva.
- Peritoneodiálisis tiene poca relevancia clínica.

e. **Antídoto.** No existe un antídoto específico.

### 7.5.6. Tetraciclinas

#### Sustancias incluidas

Ver Tabla 50.

#### Mecanismo de toxicidad

Inhiben la síntesis de proteínas en organismos susceptibles, previniendo la translación del RNA en el ribosoma bacteriano. Como quelante, interfiere con el calcio en huesos y dientes.

#### Toxicocinética

a. **Absorción.** Bien absorbido por administración oral (70 a 80 %).
b. **Distribución.** Volumen de distribución: 1,1-2 L/kg. Unión a proteínas plasmática ver" Tabla 51.
c. **Metabolismo.** Hepático.
d. **Excreción.** Renal. Ver Tabla 51.
e. **Vida media.** Ver Tabla 51.

#### Dosis tóxica

La dosis mínima tóxica o letal no está bien establecida en la literatura. Es improbable que se produzca toxicidad grave después de una sobredosis aguda de tetraciclina.

**Tabla 50.** Representantes de las tetraciclinas. De elaboración propia.

| | | |
|---|---|---|
| Doxiciclina | Minociclina | Oxitetraciclina |
| Tetraciclina | Tigeciclina | |

**Tabla 51.** Parámetros toxicocinéticos de las tetraciclinas. De elaboración propia.

| Principio activo | Unión a proteínas plasmáticas (%) | Excreción renal (%) | T½ (horas) |
|---|---|---|---|
| Doxiciclina | 60-90 | 40-55 | 25 |
| Minociclina | 55-75 | 5-10 | 10-20 |
| Oxitetraciclina | 20-35 | 40-70 | 6-10 |
| Tetraciclina | 65 | 60 | 6-10 |

### Cuadro clínico

- **Intoxicaciones leves a moderadas.** Náuseas y vómitos son los síntomas más comunes después de una sobredosis aguda. La ingestión crónica de dosis terapéuticas puede provocar decoloración y defectos en el esmalte dental del feto si se usa después de las doce semanas de gestación o en lactantes durante los primeros 6 a 8 meses de vida. También se pueden presentar cefalea, papiloedema e hiperpigmentación de piel.
- **Intoxicaciones severas.** Las reacciones de hipersensibilidad son independientes de la dosis. Pueden ir desde erupciones cutáneas junto con reacciones más severas que incluyen angioedema y anafilaxia. También se describen casos de disfunción renal con aumento de BUN.

### Laboratorio

Niveles plasmáticos no tienen utilidad clínica. No existen exámenes específicos de laboratorio que sean necesarios.

### Tratamiento

a. **CAB de la reanimación.** El tratamiento es sintomático y de soporte.
b. **Prevención absorción.** La toxicidad severa es improbable. Generalmente NO se requiere descontaminación gastrointestinal.
c. **Tratamiento de complicaciones:**
   - Discontinuar terapia
   - Manejar los síntomas gástricos y deshidratación con antieméticos, antidiarreicos y líquidos intravenosos según sea necesario. Los antiácidos pueden ser útiles para controlar la irritación gástrica.
   - Tratar anafilaxia: Las reacciones alérgicas de leves a moderadas pueden tratarse con antihistamínicos con o sin agonistas β-adrenérgicos inhalados, corticosteroides o epinefrina. El tratamiento de la anafilaxia severa también incluye suplementos de oxígeno, manejo invasivo de la vía respiratoria, epinefrina, monitoreo de ECG y líquidos intravenosos.
d. **Aumento de la eliminación.** Es poco probable que la hemodiálisis y la hemoperfusión tengan relevancia clínica con estos agentes debido a su alto grado de unión a proteínas. La tetraciclina no es dializable.
e. **Antídoto.** No existe un antídoto específico.

### BIBLIOGRAFÍA

Ellenhorn M. (1997). ANTI-INFECTIVE DRUGS. Ellenhorn M., EDS. Ellenhorn's Medical Toxicology. Maryland: Williams & Wilkins.: 224-249.

Amynoglicosides In: MerativeTM Micromedex® POISINDEX® (electronic version). Merative, Ann Arbor, Michigan, USA. Available at: https://www.micromedexsolutions.com/ (cited: 01/03/2023)

Cephalosporins In: MerativeTM Micromedex® POISINDEX® (electronic version). Merative, Ann Arbor, Michigan, USA. Available at: https://www.micromedexsolutions.com/ (cited: 01/03/ 2023)

Chloramphenicol In: MerativeTM Micromedex® POISINDEX® (electronic version). Merative, Ann Arbor, Michigan, USA. Available at: https://www.micromedexsolutions.com/ (cited: 01/03/2023)

Macrolide In: MerativeTM Micromedex® POISINDEX® (electronic version). Merative, Ann Arbor, Michigan, USA. Available at: https://www.micromedexsolutions.com/ (cited: 01/03/2023)

Penicillin In: MerativeTM Micromedex® POISINDEX® (electronic version). Merative, Ann Arbor, Michigan, USA. Available at: https://www.micromedexsolutions.com/ (cited:01/03/2023)

Tetracyclines In: MerativeTM Micromedex® POISINDEX® (electronic version). Merative, Ann Arbor, Michigan, USA. Available at: https://www.micromedexsolutions.com/ (cited: 01/marzo/2023)

Sachter, J. (1993). ANTIINFECTIVE AGENTS. Viccellio P., eds. Handbook of Medical Toxicology. Boston/Toronto/London: Little, Brown and Company.: 386-394.

Stork, C. ANTIBIOTICS. (1998). Goldfrank, Flomenbaum, Lewin, Weisman, Howland, Hoffman, eds. Goldfrank's Toxicologic Emergencies. Connecticut: Appleton & Lange.: 755-769.

Woo, O. (1998). ANTIBIOTICS. Olson K., eds. Poisoning & Drug Overdose. Conneticut: Appleton & Lange.: 72-75.

Lorenzo-Velázquez, B. (Benigno) & Lorenzo, P. (2005). VELÁZQUEZ: farmacología básica y clínica (17a. ed.). pag. 729-778. Médica Panamericana.

Lortholary, O., Tod, M., Cohen, Y., Petitjean, O. (1995). Aminoglycosides. Med Clin North Am; 79: 761-78.

## 7.6. ANTICOLINÉRGICOS

Paula Rivera, Lorena Silva, Enrique Paris
y Juan Carlos Ríos

### Descripción

Los anticolinérgicos son una clase de medicamentos y derivados de alcaloides ampliamente recetados y utilizados para diversas afecciones médicas. Entre un tercio y la mitad de los medicamentos comúnmente recetados para personas mayores tienen actividad anticolinérgica, lo que es relevante debido a los cambios fisiológicos relacionados con la edad y el desarrollo de efectos adversos periféricos y centrales. Dentro de las clases de medicamentos que poseen esta actividad se mencionan los anti parkinsonianos, antiespasmódicos gastrointestinales y del tracto urinario, anticolinérgicos oftálmicos/ciclopléjicos, entre otros. En casos de sobredosis, adicionalmente se observan efectos anticolinérgicos en otros grupos de agentes como antidepresivos, antipsicóticos, antihistamínico, entre otros. Las intoxicaciones con estos agentes son comunes pero rara vez graves. La toxicidad puede ocurrir por vía oral, parenteral o dérmica. Ocasionalmente se han desarrollado efectos anticolinérgicos sistémicos después del uso de preparaciones oftálmicas, principalmente en niños pequeños.

### Sustancias incluidas

Ver Tabla 52.

### Mecanismo de toxicidad

Los fármacos con propiedades anticolinérgicas antagonizan de forma competitiva los receptores colinérgicos muscarínicos M1 y M2. En general, los efectos farmacológicos deseados ocurren cuando el antagonismo es a nivel periférico y no se desarrollan efectos antimuscarínicos a nivel central. Sin embargo, en intoxicaciones, el antagonismo se desarrolla a todo nivel debido a la saturación de los receptores anteriormente mencionados. La intoxicación es frecuente pero raramente grave y se puede generar por distintas vías de acceso (oral, parenteral, tópica). Dado su efecto, se observa el toxíndrome anticolinérgico por sus efectos tóxicos a nivel periférico (p. ej., boca seca, sequedad de ojos, retención urinaria, estreñimiento y taquicardia) y central (p. ej., deterioro cognitivo, delirio y confusión).

### Toxicocinética

La cinética dependerá de cada principio activo y de la vía de administración que se trate; sin embargo, la mayoría de los medicamentos con efecto anticolinérgico presenta un rápido inicio de acción y un efecto duradero.

a. **Absorción.** Ver Tabla 53.
b. **Distribución.** Ver Tabla 53.
c. **Metabolismo.** Hepático y muchos de estos agentes poseen metabolitos activos.
d. **Excreción.** Principalmente renal. Ver Tabla 53.
e. **Vida media.** Ver Tabla 53.

### Dosis tóxica

El rango de toxicidad es variable según el principio activo de que se trate. En general, no hay una dosis tóxica establecida y se requieren grandes cantidades de estos agentes para lograr un efecto tóxico. El síndrome anticolinérgico es de comienzo rápido y fácilmente reconocible, por lo que la evaluación clínica suele ser más relevante que la estimación de la dosis a la que se expuso el paciente.

### Órgano diana

Sistema nervioso central y periférico, sistema cardiovascular.

### Cuadro clínico

Los efectos esperados son los que se pueden encontrar en un toxíndrome anticolinérgico, es decir, sequedad de mucosas, constipación, midriasis, taquicardia, compromiso neurológico, entre otros.

- **Intoxicaciones leves a moderadas.** Se observa principalmente somnolencia, midriasis, rubor facial (vasodilatación periférica), fiebre, sequedad de mucosas y piel, disminución de los ruidos intestinales y taquicardia. También son comunes la hipertensión leve, náuseas y vómitos. Se puede desarrollar agitación, confusión y alucinaciones en una intoxicación moderada.
- **Intoxicaciones severas.** Se espera delirio agitado, psicosis, alucinaciones, convulsiones, hipertermia y coma. Algunos fármacos que causan el toxíndrome anticolinérgico (p. ej., la difenhidramina) pueden causar ensanchamiento del QRS y arritmias ventriculares debido al antagonismo de los canales de sodio, pero esto no se debe a los efectos anticolinérgicos.

**Tabla 52.** Agentes con acción anticolinérgica. De elaboración propia.

| Anti parkinsonianos | Antiespasmódicos gastrointestinales | Antiespasmódicos del tracto urinario | Anticolinérgicos oftálmicos/ ciclopléjicos | Alcaloides de belladona | Otros anticolinérgicos |
|---|---|---|---|---|---|
| Benzatropina<br>Biperideno<br>Orfenadrina<br>Prociclidina<br>Trihexifenidilo<br>Amantadina | Anisotropina<br>Butilescopolamina<br>Bromuro de clidinio<br>Dicicloverina<br>Difemanil<br>Glicopirrolato<br>Hexociclolo<br>Isopropamida<br>Mepenzolato<br>Metantelina<br>Metilescopolamina<br>Oxifenciclimina<br>Oxifenonio<br>Propantelina<br>Trospio<br>Mebeverina<br>Escopolamina | Fesoterodina<br>Flavoxato<br>Oxibutinina<br>Solifenacina<br>Tolterodina<br>Propiverina<br>Cloruro de trospio<br>Darifenacina<br>Fesoterodina | Ciclopentolato<br>Homatropina<br>Tropicamida<br>Sulfato de atropina oftálmico | Belladona<br>Atropina<br>Hiosciamina<br>Hydrobromide<br>Hioscina<br>Butilescopolamina<br>Homatropina | Atropa belladonna<br>Brugmansia arborea<br>Cestrum diurnum<br>Cestrum nocturnum<br>Cestrum parqui<br>Datura metel<br>Datura stramonium<br>Hyoscyamus niger<br>Lantana camara<br>Lycium halimifolium<br>Solandra species<br>Cloperastina<br>Ciclobenzaprina<br>Etoricoxib<br>Pancuronio |
| **Antipsicóticos** | **Antidepresivos** | **Antihistamínicos** | **Preparados Antivertigo** | **Medicamentos inhalados enfermedades obstructivas** | **Opioides** |
| Clorpromazina<br>Levomepromazina<br>Promazina<br>Promazina<br>Flufenazina<br>Periciazina<br>Tioridazina<br>Haloperidol<br>Ziprasidona<br>Clozapina<br>Olanzapina<br>Quetiapina<br>Risperidona<br>Aripiprazol | Imipramina<br>Desipramina<br>Clomipramina<br>Amitriptilina<br>Nortriptilina<br>Fluoxetina<br>Citalopram<br>Paroxetina<br>Sertralina<br>Escitalopram<br>Duloxetina<br>Mirtazapina<br>Moclobemida | Hidroxizina<br>Difenhidramina<br>Dimenhidrinato<br>Dexclorfeniramina<br>Clorfeniramina<br>Loratadina<br>Ciproheptadina<br>Astemizol<br>Ketotifeno<br>Doxilamina | Difenidol | Bromuro de ipratropio<br>Glicopirronio<br>Aclidinio<br>Tiotropio<br>Bromuro de oxitropio | Petidina<br>Fentanilo<br>Tramadol |

La rabdomiólisis y la insuficiencia renal se observan en pacientes con agitación prolongada, coma o convulsiones.

Los efectos clínicos de mayor relevancia por órganos y sistema son:

a. Ojos: Anisocoria, glaucoma, midriasis.
b. Sistema cardiovascular: Hipertensión, vasodilatación, taquicardia sinusal, disritmias cardíacas.
c. Respiratorio: Apnea, daño pulmonar agudo.
d. Sistema nervioso central: Delirio, amnesia, convulsiones, mioclonías, coma.
e. Gastrointestinal: Disminución de la motilidad gástrica, constipación.

## Exámenes de laboratorio

Niveles plasmáticos no tienen utilidad clínica. Controlar los signos vitales (incluida la temperatura) y estado mental. Evaluar ELP, función renal, diuresis, niveles de CPK en pacientes con agitación prolongada, convulsiones y coma, considerar monitoreo cardíaco continuo en paciente con toxicidad moderada a severa.

**Tabla 53.** Parámetros toxicocinéticos de algunos anticolinérgicos. De elaboración propia.

| Agente | Biodisponibilidad (oral) | Peak plasmático (Tmax) | Unión a proteínas | Volumen de distribución | Excreción | Vida media |
|---|---|---|---|---|---|---|
| Aclidinio | Aprox. 6 % | N/D | N/D | Aprox. 300 L después de la administración EV de 400 mcg | Renal: Orina 54 %- 65 %, solo 1 % excretado como fármaco sin cambios en orina. 20 % al 33 % por heces. | Después de la inhalación de polvo seco, es de 5 a 8 horas. |
| Doxilamina | Buena | V.O Tmax: 1-2 horas (pediátrico) V.O Tmax: 2-2,4 horas (adulto) | N/D | N/D | Renal | Pediátrico: 14,8-17,5 horas. Adulto: 10.1 -13.1 horas. Geriátrico: 12,2-15,5 horas. |
| Amantadina | Buena | V.O Tmax: 3.3 horas (formulaciones de liberación inmediata) V.O Tmax: 12horas (formulaciones de liberación extendida) | 67 % | 3-8L/kg | Renal | Adultos: 16 horas. Geriátricos: 29 horas. |
| Atropina | IM: Bien absorbido Oral: rápida y alta Rectal: similar a IM. Sublingual: Lento e incompleto. | SL: 50 a 100 minutos E.V: Tmax: 10 min I.M: Tmax: 3-60 min OFT: Tmax: 30-180 min. | 14- 22.5 % (I.M) y cerca de 44 % (E.V) | 2,3 L/kg | Renal: 30-60 % sin cambio en orina | Niños, 6,9 +/- 3,3 horas, aunque existe una gran variación interindividual. Adultos: 2,5 horas (vía oftálmica) y 3 horas (E.V). Geriátricos: 10 horas |
| Darifenacina | 15 %al 19 %. | N/D | 98 % | Se estima que el volumen de distribución en el estado estacionario (Vee) es de 163 L | Renal: 60 % se excreta en la orina. Solo el 3 % de la dosis excretada era el compuesto original. 40 % se excreta en las heces. | Después de una dosificación crónica 13 a 19 horas. |
| Fesoterodina | 52 % para el metabolito activo, 5-hidroximetil tolterodina. | N/D | 50 % (metabolito activo) | El volumen de distribución en el estado estacionario tras infusión EV del metabolito activo es de 169 L | Renal: Alrededor del 70 % se excreta en la orina como metabolito activo. 7 % excretado en las heces. | 4 a 7 horas |
| Hiosciamina | Se absorbe por completo después de una dosis oral | 4,2 horas | N/D | N/D | Renal: La mayor parte de una dosis de sulfato de hiosciamina se excreta sin cambios en la orina dentro de las 12 horas. | Oral: 2 a 3,5 horas. 6,21 a 7,47 horas liberación prolongada. EV: 3,5 horas. |

| Agente | Biodisponibilidad (oral) | Peak plasmático (Tmax) | Unión a proteínas | Volumen de distribución | Excreción | Vida media |
|---|---|---|---|---|---|---|
| Oxibutinina | 6 %; rango, 1.6 % a 10.9 % | V.O Tmax: Tabletas liberación prolongada: Adultos: 12,7 +/- 5,4 h. Niño: 5 h. Comprimido y jarabe liberación inmediata. Adultos: Tmax: 0,89 +/- 0,34 h. Niños de 5 a 15 años: Tmax: 1 h. | 97-99 % | 193 L | Renal. Menos del 0,1 % se excreta sin cambios en la orina. También menos del 0,1 % se excreta como metabolito activo | Liberación inmediata 2 horas. Liberación prolongada: 13,2 +/- 6,2 h. Transdermal: 7 a 8 horas. |
| Escopolamina | No hay datos específicos disponibles sobre la biodisponibilidad. Vía oftálmica: rápida. | N/D | La distribución de la escopolamina no está bien caracterizada, pero puede unirse de forma reversible a las proteínas plasmáticas. | N/D | Renal: Menos del 10 %, menos del 5 % sin cambios. | 9,5 horas. |
| Tiotropio | 2 % al 3 % | N/D | 72 % | 32 L/kg | 74 % de una dosis se excreta sin cambios por la orina, después de la administración EV. Después de la inhalación de polvo seco, se excreta el 14 % de la dosis por orina y 86 % de la dosis se elimina a través de las heces. | Después de la inhalación, la vida media de eliminación terminal es de 5 a 6 días. |
| Tolterodina | Oral: 77 % | V.O Tmax: 1-2 horas (formulaciones de liberación inmediata). V.O Tmax: 2-6 horas (formulaciones de liberación extendida). | 96 % | Después de la administración de 1.28 mg de dosis por vía intravenosa es de 113 ±. | Renal: 77 % en la orina. Biliar: 7 % en las heces | Liberación inmediata: 3,1 a 6,5 h (dosis única); 2,2 a 9,6 h (múltiples dosis). Liberación prolongada: 8,4 a 8,8 h (dosis única); 6,9 a 18 h (múltiples dosis). Metabolizador rápido: 2 horas. Metabolizador lento: 18 horas. |
| Trospio | 9,6 %, rango de 4 % a 16,1 % | 5 horas | 50 %a 85 % | Más de 600 L; liberación prolongada: liberación inmediata: 395 L. | 5,8 % excretado en la orina. 85,2 % excretado en las heces. | Liberación inmediata: 20 horas. Liberación prolongada: 35 horas. |
| Glicopirronio | Oral e inhalación: 40 % | IM Tmax: 30 a 45 minutos | 38 % a 41 % | Adultos: 0,42 +/- 0,22 L/kg. Niños:1.3 a 1.8 L/kg | 85 % de la dosis EV por orina y 5 % de la dosis en la bilis. | 33 a 57 h (inhalación); 6,2 h (EV); 2,8 h (oral). |

N/D: No disponible.

## Tratamiento

a. **CAB de la reanimación.** Mantener vía aérea y ventilación asistida, si es necesario. El manejo de la vía aérea se debe realizar de forma temprana en pacientes con intoxicación graves (convulsiones, delirio grave o hipertermia).
b. **Prevención absorción:**
   - *Lavado gástrico.* Considerarlo solo en grandes ingestas con potencial riesgo para la vida del paciente.
   - *Carbón activado.* Solo en ingestas significativas y con paciente despierto. Se debe considerar que los medicamentos con efecto anticolinérgico disminuyen el vaciamiento gástrico, por lo que podría considerarse esta maniobra posterior a 1 hora desde la ingesta.
c. **Tratamiento de las complicaciones:**
   - *Taquiarritmias.* Las taquiarritmias sinusales NO necesitan tratamiento de rutina, a menos que el paciente muestre signos/síntomas de inestabilidad hemodinámica. Buena respuesta a sedación con benzodiazepinas. Taquidisrritmias severas pueden responder a fisostigmina o beta bloqueadores EV.
   - *Prolongación del QRS.* Administrar bicarbonato de sodio en dosis iniciales de 1 a 2 mEq/Kg en bolo E.V. Repetir si es necesario hasta lograr el cese de la disritmia, normalización del QRS y un pH sanguíneo entre 7,45 y 7,55.
   - *Agitación/delirio/convulsiones.* Manejar con benzodiazepinas, por ejemplo, Diazepam o Lorazepam en dosis habituales. En caso de persistir, utilizar sedación con Fenobarbital o Propofol.
   - *Hipertensión.* La hipertensión leve/moderada sin evidencia de daño de órgano blanco, por lo general, no requiere una intervención farmacológica de emergencia. La hipertensión y la taquicardia en un paciente agitado pueden responder a agentes sedantes como las benzodiazepinas.
   - *Emergencia hipertensiva.* Definidas como PA sistólica superior a 180 mm Hg o PA diastólica superior a 120 mm Hg, con evidencia de lesión de órganos diana (SNC, cardíaco, renal), pueden requerir una intervención farmacológica urgente con nitroprusiato de sodio o nitroglicerina.
   - *Hipertermia.* Controlar la agitación con benzodiazepinas, inicie medidas agresivas de enfriamiento externo (es decir, retire la ropa del paciente, cubra con una sábana húmeda o rocíe la piel con agua y dirija el ventilador hacia la piel del paciente para mejorar la evaporación). Evitar uso de fenotiazinas.
   - *Rabdomiólisis.* La reposición temprana y agresiva de líquidos es el pilar de la terapia y puede ayudar a prevenir la insuficiencia renal. Si es necesario, se pueden agregar diuréticos, como manitol o furosemida, para mantener la producción de orina, pero solo después de que se haya restablecido el estado del volumen, ya que la hipovolemia aumentará el daño tubular renal.
   - *Hipotensión.* Administrar fluidos, drogas vasoactivas, si es necesario.
d. **Aumento de la eliminación.** Los métodos de eliminación extracorpórea como peritoneodiálisis y hemodiálisis no presentan beneficios.
e. **Antídoto.** Fisostigmina: Es un inhibidor reversible de la acetilcolinesterasa, produciendo entonces un aumento de la concentración de acetilcolina en los receptores superando de esta manera el antagonismo generado por los fármacos anticolinérgicos
   - INDICACIÓN. Reversión de efectos neurológicos causados por agentes capaces de producir un síndrome anticolinérgico; sin embargo, generalmente no se logra una reversión duradera de los signos y síntomas anticolinérgicos debido a la duración relativamente corta de la acción de la fisostigmina (45 a 60 minutos). Se utiliza con mayor frecuencia en el diagnóstico para distinguir el delirio anticolinérgico de otras causas de alteración del estado mental.
   - CONTRAINDICACIONES. El uso de fisostigmina puede precipitar convulsiones y disritmias frente a una coingesta de antidepresivos tricíclicos. Asimismo, una administración endovenosa muy rápida puede resultar en bradicardia, hipersalivación, dificultad respiratoria y convulsiones.
   - PRECAUCIÓN. Tenga cuidado en pacientes con bradicardia, aumento del tono vagal, enfermedad por reflujo gastroesofágico, hipotensión, hipertiroidismo, úlcera péptica, colitis y trastornos convulsivos. Intubar a los

pacientes comatosos antes de administrar fisostigmina para evitar una posible aspiración de emesis.

- Dosis. En adultos se recomienda administrar un bolo E.V lento de 2 mg a pasar en no más de 1 mg/min. La dosis se puede repetir en intervalos de 10-30 minutos. En pacientes con delirio anticolinérgico prolongado, considerar el uso de una infusión continua E.V iniciando a 2 mg/hora, titulando según respuesta. En niños la dosis es de 0,02 mg/kg con un máximo de 0,5 mg en administración endovenosa lenta (no más de 0,5 mg/min). Repetir si es necesario en intervalos de 5 a 15 minutos sin superar una dosis total administrada de 2 mg.

### Observación

A la fecha de la edición de este libro, la fisostigmina permanece sin registro sanitario en Chile.

## BIBLIOGRAFÍA


American Geriatrics Society 2015 Beers Criteria Update Expert Panel. American Geriatrics Society 2015 updated Beers Criteria for potentially inappropriate medication use in older adults. J Am Geriatr Soc 2015; 63:2227.

Anticholinergic Poisoning. In: MerativeTM Micromedex® POISINDEX® (electronic version). Merative, Ann Arbor, Michigan, USA. Available at: https://www.micromedexsolutions.com/ (cited: 29/ 02/2023).

ATROPINE. In: MerativeTM Micromedex® DRGDEX® (electronic version). Merative, Ann Arbor, Michigan, USA. Available at: https://www.micromedexsolutions.com/ (cited: 29/ 02/2023).

Durán, C. E., Azermai, M, Vander, Stichele R. H. (2013). Systematic review of anticholinergic risk scales in older adults. Eur J Clin Pharmacol; 69:1485.

Frascogna, N. (2007). Physostigmine: is there a role for this antidote in pediatric poisonings? Curr Opin Pediatr;. 19(2):201-205.

GLYCOPYRROLATE. In: MerativeTM Micromedex® POISINDEX® (electronic version). Merative, Ann Arbor, Michigan, USA. Available at: https://www.micromedexsolutions.com/ (cited: 29/ 02/2023).

Green, R., Sitar, D. S., y Tenenbein, M. (2004). EFFECT of anticholinergic drugs on the efficacy of activated charcoal. J Toxicol Clin Toxicol. 42(3):267-272.

HYOSCYAMINE. In: MerativeTM DRUGDEX® POISINDEX® (electronic version). Merative, Ann Arbor, Michigan, USA. Available at: https://www.micromedexsolutions.com/ (cited: 29/ 02/2023).

Lavrador, M., Cabral, A. C., Veríssimo, MT, Fernandez-Llimos F, Figueiredo IV, Castel-Branco MM. (2023). A Universal Pharmacological-Based List of Drugs with Anticholinergic Activity. Pharmaceutics. Jan 10;15(1):230. doi: 10.3390/pharmaceutics15010230. PMID: 36678858; PMCID: PMC9863833.

Miller, C.A. (2002). Anticholinergics: the good and the bad. Geriatr Nurs. Sep-Oct;23(5):286-7. doi: 10.1067/mgn.2002.128791. PMID: 12386610.

Nishtala, P. S., Salahudeen, M. S., Hilmer, S. N. (2016) Anticholinergics: theoretical and clinical overview. Expert Opin Drug Saf. Jun;15(6):753-68. doi: 10.1517/14740338.2016.1165664. Epub 2016 Mar 30. PMID: 26966981.

PHYSOSTIGMINE SALICYLATE. In: MerativeTM Micromedex® POISINDEX® (electronic version). Merative, Ann Arbor, Michigan, USA. Available at: https://www.micromedexsolutions.com/ (cited: 29/ 02/2023).

Plants-Anticholinergic. EN: In: MerativeTM Micromedex® POISINDEX® (electronic version). Merative, Ann Arbor, Michigan, USA. Available at: https://www.micromedexsolutions.com/ (cited: 29/ 02/2023).)

Product Information: Emselex, INN-darifenacin - europa.eu. consultada el 01-03-2023. https://www.ema.europa.eu/en/documents/product-information/emselex-epar-product-information_es.pdf

Salahudeen, M. S., Hilmer, S. N., Nishtala, P. S. (2015). Comparison of anticholinergic risk scales and associations with adverse health outcomes in older people. J Am Geriatr Soc; 63:85.

SCOPOLAMINE. In: MerativeTM Micromedex® DRUGDEX® (electronic version). Merative, Ann Arbor, Michigan, USA. Available at: https://www.micromedexsolutions.com/ (cited: 29/ 02/2023).

Tani, S. (1998). ANTICHOLINERGICS. Olson, K. ed. Poisoning & Drug Overdose. Conneticut: Appleton & Lange, 75-76.

United States prescribing information available at US National Library of Medicine DailyMed website (https://dailymed.nlm.nih.gov/dailymed/).

Worth, D. P., Davison, A. M., y Roberts, T. G. (1983). Ineffectiveness of haemodialysis in atropine poisoning. Br Med J. 206:2023-2024.

## 7.7. ANTIDEPRESIVOS TRICÍCLICOS

Francisco Figueroa, Patricio Medel, Lorena Silva y Juan Carlos Ríos

### Descripción

Grupo de fármacos desarrollados en la década de 1950, utilizados principalmente en el tratamiento de la depresión. Reciben su nombre por su estructura química, que consta de una estructura central de tres anillos más una cadena lateral. Su uso ha disminuido en la actualidad, siendo reemplazados por los inhibidores selectivos de la recaptación de serotonina (ISRS), ya que estos últimos se asocian a menores efectos adversos y menor toxicidad. En los últimos años se ha planteado el uso de ATC en otras patologías, como migrañas, dolor neuropático, insomnio, entre otros usos.

### Sustancias incluidas

Ver Tabla 54.

### Mecanismo de toxicidad

Los antidepresivos tricíclicos (ATC) son una familia heterogénea de medicamentos que producen efectos a nivel del SNC y a nivel cardiovascular de diferente intensidad. Las aminas terciarias (amitriptilina, clomipramina, doxepina, imipramina) tienen un efecto inhibidor de recaptación de serotonina más potente, mientras que las aminas secundarias (desipramina, nortriptilina) tienen un efecto más potente en la recaptación de norepinefrina. Además, tienen efectos adversos asociados a su actividad en receptores de acetilcolina, en receptores adrenérgicos α-1, en receptores de histamina, sodio y potasio.

Por lo tanto, el mecanismo de toxicidad está mediado por los siguientes efectos:

- **Efecto depresor de la membrana miocárdica** por inhibición de los canales de sodio dependientes de voltaje, conocido como efecto tipo quinidina; esto resulta en disminución de la velocidad de conducción y en un incremento del umbral de excitabilidad.
- **Bloqueo de los canales de potasio**, prolongando la duración de los potenciales de acción en la mayoría de las células cardíacas.
- **Bloqueo de la recaptación de norepinefrina, dopamina y serotonina** en las terminaciones presinápticas centrales. Este bloqueo resulta en incremento de las concentraciones de neurotransmisores en el espacio sináptico. En intoxicaciones con ATC, el incremento periférico de norepinefrina contribuye a la taquicardia sinusal y a una hipertensión inicial transitoria. El incremento de las concentraciones cardíacas de catecolaminas puede también contribuir al desarrollo de arritmias ventriculares.
- **Antagonistas competitivos** de los receptores serotoninérgicos, histamínicos H1 y H2 y los receptores GABA.
- **Bloqueo anticolinérgico**: las manifestaciones clínicas más comunes del bloqueo anticolinérgico periférico son taquicardia sinusal, hipertermia, midriasis, íleo paralítico y retención urinaria. Las complicaciones más serias del bloqueo anticolinérgico a nivel del SNC son agitación, delirio, hipertermia, coma y convulsiones.
- **Bloqueo alfa adrenérgico**: la inhibición de los receptores alfa adrenérgicos puede resultar en vasodilatación periférica significativa, contribuyendo a la hipotensión severa y a la taquicardia vista a menudo en las intoxicaciones con ATC.

### Toxicocinética

a. **Absorción.** Los ATC se absorben en el intestino delgado; por lo general, el peak plasmático ocurre aproximadamente una hora después de la ingestión. La absorción puede verse retrasada o prolongada por los efectos anticolinérgicos, por la formación de bezoares o

**Tabla 54.** Antidepresivos tricíclicos.

| | | |
|---|---|---|
| Amitriptilina | Clomipramina | Desipramina* |
| Doxepina* | Dosulepina* (también conocida como dotiepina) | Imipramina |
| Nortriptilina* | Protriptilina* | Trimipramina* |

* Al momento de la edición de este libro, medicamentos sin registro de la Autoridad Sanitaria Nacional (ISP) en Chile.

**Tabla 55.** Toxicocinética de antidepresivos tricíclicos. De elaboración propia.

| Droga | Biodisponibilidad (%) | Unión a proteínas (%) | Peak plasmático (horas) | Vol. de distribución (L/kg) | Vida media (horas) | Metabolitos Activos | Excreción renal (%) |
|---|---|---|---|---|---|---|---|
| Amitriptilina | 30-60 | 96,4 | 1 | 8,3 +/- 2 | 3-40 | Sí | 5 |
| Clomipramina | 33-70 | 97 | 1 | 7-20 | 19-84 | Sí | N/D |
| Desipramina | 33-51 | 73-92 | 1 | 33-42 | 14,3-76 | Sí | 0,3-2,6 |
| Doxepina | 13-45 | 80-85 | 1 | 20 +/- 8 | 8-24 | Sí | N/D |
| Imipramina | 22-77 | 76-96 | 1 | 15 +/- 6 | 9-29 | Sí | 0-1,7 |
| Nortriptilina | 46-70 | 88-95 | 1 | 18 +/- 4 | 18-93 | Sí | 0,7-3,6 |
| Protriptilina | 77-93 | 92 | 1 | 15-31 | 53-90 | | N/D |
| Trimipramina | 95 | 95 | 1 | 26-35 | 9-26 | Sí | N/D |
| Dosulepina | 30 | N/D | 1 | 11 a 78 | 14-24 | | N/D |

N/D: No disponible.

por la retención del medicamento en el tracto gastrointestinal, secundario a la disminución marcada de los movimientos peristálticos. Los pacientes desarrollan toxicidad significativa generalmente dentro de las 6 horas posteriores a la sobredosis.

b. **Distribución.** Se unen ampliamente a proteínas plasmáticas y se distribuyen por todo el cuerpo, uniéndose en alta proporción al tejido cerebral, hepático y miocárdico. La unión a las proteínas séricas es alta, normalmente superior al 90 %, su volumen de distribución es alto, entre 7 y 78 L/kg.
c. **Metabolismo.** Estos medicamentos experimentan metabolismo hepático de primer paso y su metabolismo es principalmente hepático; además, poseen metabolitos activos con actividad antidepresiva que en sobredosis exacerban el riesgo de toxicidad.
d. **Excreción.** La eliminación es hepática, con algunos agentes (por ejemplo, amitriptilina, nortriptilina) que tienen metabolitos activos. Todos los antidepresivos tricíclicos se someten a circulación enterohepática.
e. **Vida media.** Ver Tabla 55.

## Dosis tóxica

La ingestión de 10 a 20 mg/kg de la mayoría de los antidepresivos tricíclicos constituye un riesgo de toxicidad moderada a severa, donde se esperan coma y síntomas cardiovasculares. Un solo comprimido de estos medicamentos en niños pequeños es considerada dosis de riesgo.

En la Tabla 56 se detallan la dosis tóxica para niños y adultos en mg/kg.

## Órgano diana

Sistema nervioso central, sistema cardiovascular.

## Cuadro clínico

Los signos y síntomas de la intoxicación por ATC suelen aparecer entre las 4-6 horas posteriores a la sobredosis y se ha observado que tienen intensidad máxima entre las 6 y las 12 horas. La toxicidad de los antidepresivos tricíclicos es principalmente debido a sus efectos en el miocardio, SNC y vasculatura periférica.

- **Intoxicaciones leves a moderadas.** Predominio de signos neurológicos como somnolencia/sedación y efectos anticolinérgicos como taquicardia sinusal, alucinaciones, sequedad de mucosas, visión borrosa y retención urinaria. En estos casos no se prevén manifestaciones de cardiotoxicidad.
- **Intoxicaciones severas.** Coma, convulsiones, *shock*, prolongación del QRS, arritmias graves, falla respiratoria e hipotensión son los principales efectos clínicos letales.

Los efectos clínicos de mayor relevancia por órganos y sistema son:

**Tabla 56.** Dosis tóxica ATC. Elaboración propia.

| Principio activo | Toxicidad leve a moderada | Toxicidad severa |
|---|---|---|
| Amitriptilina | Desde 5 mg/kg | 10 a 20 mg/kg |
| Desipramina | Desde 2,5 mg/kg | 10 a 20 mg/kg |
| Dosulepina | N/D | 10 a 20 mg/kg |
| Nortriptilina | Desde 2,5 mg/kg | 10 a 20 mg/kg |
| Trimipramina | Desde 2,5 mg/kg | 10 a 20 mg/kg |
| Clomipramina | Desde 5 mg/kg | 10 a 20 mg/kg |
| Doxepina | Desde 5 mg/kg | 10 a 20 mg/kg |
| Imipramina | Desde 5 mg/kg | 10 a 20 mg/kg |
| Protriptilina | Desde 1 mg/kg | 10 a 20 mg/kg |

a. **Sistema nervioso central:** la depresión del sistema nervioso central (SNC) es el efecto más común, generando letargo, somnolencia, desorientación, ataxia y disartria. Se pueden producir coma y convulsiones, generalmente dentro de las primeras 6 a 8 horas posteriores a la exposición. Estos tienen una duración corta, menor a 24 horas en la mayoría de los pacientes. Sin embargo, existen reportes de desarrollo de estatus epiléptico con doxepina, imipramina, clomipramina, desipramina y amitriptilina. Además, los pacientes pueden desarrollar síntomas extrapiramidales (como nistagmo, distonías, mioclonías, disquinesia y síndrome neuroléptico maligno).
b. **Sistema cardiovascular:** la toxicidad cardíaca incluye anormalidades en la conducción (prolongación del intervalo PR y QT, ensanchamiento del QRS, aplanamiento o inversión de la onda T, depresión del segmento ST, bloqueo de rama derecha.), disritmias (taquicardia sinusal, bloqueo atrioventricular, torsade de pointes, síndrome de Brugada, taquicardia y fibrilación ventricular) e hipotensión. La cardiotoxicidad se desarrolla, generalmente, en las primeras 6 horas posteriores a una sobredosis, aunque los cambios en el ECG pueden persistir por 48 horas. El ensanchamiento del QRS se presenta generalmente dentro de las 3 primeras horas posteriores a la intoxicación y tiene una duración aproximada de entre 12 y 20 horas, y se ha asociado a la aparición de convulsiones y arritmias ventriculares. En ingestas severas, los pacientes podrían desarrollar arritmias de forma tardía. Además, podrían cursar con episodios de hipotensión o hipertensión
c. **Sistema metabólico:** existen reportes de desarrollo de acidosis metabólica asociada a la ingesta de ATC. El riesgo de acidosis es mayor en pacientes que cursan con convulsiones o hipotensión prolongada.

## Exámenes de laboratorio

Niveles de antidepresivos tricíclicos en sangre no tienen utilidad clínica en intoxicaciones.

Controlar electrolitos plasmáticos, función renal, CPK, enzimas hepáticas y monitoreo cardíaco continuo. Panel metabólico para evaluar el estado ácido base en intoxicaciones severas. El análisis toxicológico de orina podría dar falsos positivos de ATC, asociados a la ingesta de: difenidramina, carbamazepina, ciclobenzaprina y quetiapina.

## Tratamiento

a. **CAB de la reanimación.** Monitorear signos vitales e instituir acceso intravenoso y monitoreo cardíaco continuo en todos los pacientes. Asegurar vía respiratoria, administre oxígeno. La atención de apoyo agresiva y la alcalinización del suero son los pilares de la terapia. Se recomienda la intubación temprana para pacientes con depresión del SNC o cambios en el ECG debido al potencial de deterioro rápido.

b. **Prevenir absorción:**
   - ***Lavado gástrico.*** El papel del lavado gástrico no está claro, pero debe considerarse para las ingestiones de riesgo de toxicidad severa o letal que se presentan dentro de los primeros 60 minutos en el servicio asistencial, en pacientes que pueden proteger su vía respiratoria o que han sido intubados.
   - ***Carbón activado.*** Administrar carbón activado dentro de las 2 horas posteriores a la exposición. Se debe considerar la capacidad del paciente para proteger la vía respiratoria o la necesidad de intubación. Podría considerarse la administración de una dosis extra en casos de toxicidad severa o en presentaciones de liberación prolongada.
   - ***Endoscopía.*** Remoción de fármaco bezoares. Los bezoares se pueden formar, tras la ingesta de grandes cantidades de ATC en presentaciones de liberación prolongada.

c. **Tratamiento sintomático de complicaciones:**
   - ***Arritmias o prolongación del QRS.*** Se recomienda la alcalinización del suero a un pH de 7,45 a 7,55 utilizando bolo intravenoso de bicarbonato de sodio de 1 a 2 miliequivalentes/kilogramo, según sea necesario. Monitorización seriada de gases arteriales si se decide alcalinizar. También pueden utilizarse fármacos antiarrítmicos. Puede inducirse la hiperventilación mecánica para generar alcalosis respiratoria en pacientes intubados.
   - ***Taquiarritmias.*** Las taquiarritmias supraventriculares pueden requerir tratamiento si la frecuencia supera los 160 latidos por minuto y el paciente muestra signos y síntomas de inestabilidad hemodinámica. En estos casos, los beta bloqueadores se pueden usar con precaución; se prefiere un agente de acción corta como el esmolol. Al momento de la edición de este libro, esmolol permanece sin registro sanitario en Chile.
   - ***Depresión del SNC.*** Intubación y soporte.
   - ***Convulsiones.*** Benzodiazepinas como primera línea de tratamiento. Barbitúricos como segunda línea. Analizar función renal y CPK total por potencial rabdomiólisis.
   - ***Hipotensión.*** Reanimación con fluidos o drogas vasoactivas de ser necesario.
   - ***Síndrome serotoninérgico.*** Las benzodiazepinas son el pilar de la terapia. La ciproheptadina también se usa comúnmente, sin embargo, en Chile este medicamento no posee registro sanitario y no está disponible. Los casos graves se han manejado con sedación con benzodiazepinas y bloqueo neuromuscular con agentes no despolarizantes.

     CIPROHEPTADINA. Es un antihistamínico oral antagonista serotoninérgico de los receptores 5-hidroxitriptamina (HT)-1A y 5-HT-2A. Se utiliza para mejorar los síntomas leves a moderados del síndrome serotoninérgico. ADULTOS: 12 mg inicialmente seguidos de 2 mg cada 2 horas si persisten los síntomas, hasta un máximo de 32 mg en 24 horas. Dosis de mantenimiento de 8 mg por vía oral repetida cada 6 horas. NIÑOS: 0,25 mg/kg/días cada 6 horas, dosis máxima 12 mg/día.

d. **Aumento de la eliminación.** Hemodiálisis o forzar diuresis no son efectivas.

e. **Antídoto.** No existe antídoto disponible. La administración de flumazenil está contraindicada en la ingesta de antidepresivos tricíclicos, pues podría precipitar la aparición de convulsiones y bloquearía la posibilidad de utilizar benzodiazepinas en caso de requerirlo. El uso de fisostigmina en caso de sobredosis de antidepresivos tricíclicos es controversial y se ha asociado al desarrollo de convulsiones y arritmias mortales.

## BIBLIOGRAFÍA

ANTIDEPRESSANTS, TRICYCLIC. In: MerativeTM Micromedex® POISINDEX® (electronic version). Merative, Ann Arbor, Michigan, USA. Available at: https://www.micromedexsolutions.com/ (cited: 29/02/2024).

Babul, N., Rozek, S. (1987). The toxicity of tricyclic antidepressants. JAMA. May 8;257(18):2435. doi: 10.1001/jama.257.18.2435b. PMID: 3573240.

Bateman, D. N. (2005). Tricyclic antidepressant POISONING: central nervous system effects and management. Toxicol Rev.;24(3):181-6. doi: 10.2165/00139709-200524030-00010. PMID: 16390219.

Blackman, K., Brown, S. G., Wilkes, G. J. (2001). Plasma alkalinization for tricyclic antidepressant toxicity: a systematic review. Emerg Med (Fremantle). Jun;13(2):204-10. doi: 10.1046/j.1442-2026.2001.00213. X. PMID: 11482860.

Costa, J., de Oliveira, E.I., Rosa, M. M., Ferreira, J.J., Sampaio, C., Carneiro, A. V. (2001). Os efeitos cardíacos da intoxicação aguda por antidepressivos tricíclicos: revisão sistemática da literatura--Parte III [Cardiac effects of acute poisoning with tricyclic antidepressants: systematic review of the literature – Part III]. Rev Port Cardiol. Sep;20(9):901-9. Portuguese. PMID: 11763601.

Costa, J., de Oliveira, E. I., Rosa, M. M., Ferreira, J. J., Sampaio, C., Carneiro, A. V. (2001).Os efeitos cardíacos da intoxicação aguda por antidepressivos tricíclicos: revisão sistemática da literatura--Parte II [Cardiac effects of acute poisoning with tricyclic antidepressants: systematic review of the literature -- Part II]. Rev Port Cardiol. Jul-Aug;20(7-8):765-72. Portuguese. PMID: 11582626.

Costa, J., de Oliveira, E. I., Rosa, M. M., Ferreira, J. J., Sampaio, C., Carneiro, A. V. (2001). Os efeitos cardíacos da intoxicação aguda por antidepressivos tricíclicos: Revisão sistemática da literatura--Parte IV [Cardiac effects of acute poisoning with tricyclic antidepressants: systematic review of the literature -- Part IV]. Rev Port Cardiol. Oct;20(10):1021-30. Portuguese. PMID: 11770440.

Costa, J., Rosa, M. M., Ferreira, J. J., Sampaio, C., Vaz Carneiro, A. (2001) Os efeitos cardíacos da intoxicação aguda por antidepressivos tricíclicos: revisão sistemática da literatura. Parte I [Cardiac effects of acute poisoning with tricyclic antidepressants: systematic review of the literature. Part I]. Rev Port Cardiol. Jun;20(6):671-8. Portuguese. PMID: 11525075.

Dziuka,s L. J., Vohra, J. (1991). Tricyclic antidepressant poisoning. Med J Aust. Mar 4;154(5):344-50. doi: 10.5694/j.1326-5377. 1991.TB112889. X. PMID: 2017063.

Glassman, A. H. (1987). Cardiovascular effects of tricyclic antidepressants. Annu Rev Med. 1984; 35:503-11. doi: 10.1146/annurev.me.35.020184.002443. PMID: 6372670.

J. Glauser. (2000). Tricyclic antidepressant poisoning. Cleveland Clinic Journal of Medicine, 67(10), 704-719. Disponible en: https://www.ccjm.org/content/67/10/704

J. Shcheinder. M. Petterson, X. Jimenez. (2019). Beyond depression: Other uses for tricyclic antidepressants. Cleveland Clinic Journal Of Medicine. 86(12), 807-814. DOI:10.3949/ccjm.86a.19005.

Jackson, W. K., Roose, S. P., Glassman, A. H. (1987). Cardiovascular toxicity and tricyclic antidepressants. Biomed Pharmacother. 1987;41(7):377-82. PMID: 3328632.

Kerr, G. W., McGuffie, A. C., Wilkie, S. (2001). Tricyclic antidepressant overdose: a review. Emerg Med J. Jul;18(4):236-41. doi: 10.1136/emj.18.4.236. PMID: 11435353; PMCID: PMC1725608.

Lemke, T., Williams, D., Roche, V., Zito, S. (2013). Foye's Principles of Medicinal Chemistry (7ma ed). Lippincot Williams & Wilkins.

Michael Hirsch, M. D., Robert, J., Birnbaum, MD, Ph. Tricyclic and tetracyclic drugs: Pharmacology, administration, and side effects, UpToDate, Waltham, MA. (Accessed on Dec 29, 2022.)

Preskorn, S. H., Irwin H. A. (1982). Toxicity of tricyclic antidepressants--kinetics, mechanism, intervention: a review. J Clin Psychiatry. Apr;43(4):151-6. PMID: 7068546.

Preskorn, S. H., Jerkovich, G. S. (1990). Central nervous system toxicity of tricyclic antidepressants: phenomenology, course, risk factors, and role of therapeutic drug monitoring. J Clin Psychopharmacol. Apr;10(2):88-95. doi: 10.1097/00004714-199004000-00003. PMID: 2140373.

Rudorfer, M. V., Potter, W. Z. (1999). Metabolism of tricyclic antidepressants. Cell Mol Neurobiol. Jun;19(3):373-409. doi: 10.1023/a:1006949816036. PMID: 10319193.

Thanacoody, H. K., Thomas, S. H. (2005). Tricyclic antidepressant POISONING: cardiovascular toxicity. Toxicol Rev.;24(3):205-14. doi: 10.2165/00139709-200524030-00013. PMID: 16390222.

Ujhelyi, M. R. (1997). Assessment of tricyclic antidepressant toxicity: looking for a needle in a pharmacologic haystack. Crit Care Med. Oct;25(10):1634-6. doi: 10.1097/00003246-199710000-00009. PMID: 9377874.

Woolf, A. D., Erdman, A. R., Nelson, L. S., Caravati, E. M., Cobaugh, D. J., Booze, L. L., Wax, P. M., Manoguerra, A. S., Scharman, E. J., Olson, K. R., Chyka, P. A., Christianson, G., Troutman, W. G. (2007). Tricyclic antidepressant poisoning: an evidence-based consensus guideline for out-of-hospital management. Clin Toxicol (Phila).;45(3):203-33. doi: 10.1080/15563650701226192. PMID: 17453872.

## 7.8. ANTIHISTAMÍNICOS

Francisco Figueroa, Lorena Silva, Enrique Paris y Juan Carlos Ríos

### Descripción

Dado el rol modulador de la respuesta inmune de la histamina liberada desde los mastocitos, desde principios del siglo XX se intentó desarrollar una droga que pudiese inhibir sus efectos. A mediados de siglo se inicia el desarrollo y comercialización de los antihistamínicos, que bloquean de forma competitiva la unión de histamina a sus receptores. Esta familia de medicamentos se caracteriza por tener múltiples efectos en diferentes sistemas, dada la presencia de receptores de histamina a nivel del sistema nervioso central, cardiovascular, gastrointestinal y musculoesquelético. Se utilizan principalmente para tratar reacciones alérgicas, prurito, vértigo periférico y como apoyo en casos de insomnio. Las intoxicaciones por estos agentes son frecuentes, pero habitualmente no son serias.

### Sustancias incluidas

Ver Tabla 57.

### Mecanismo de toxicidad

Los antihistamínicos deben su toxicidad a la gran distribución de los receptores $H_{(1,2,3 \text{ y } 4)}$ a lo largo del cuerpo. Se encuentran presentes a nivel de músculo liso, SNC y células cardíacas y tienen un rol modulador en la liberación de acetilcolina. La intoxicación se considera una exacerbación de los efectos adversos y terapéuticos.

### Toxicocinética

a. **Absorción.** Depende del antihistamínico específico, aunque el inicio de la acción para la mayoría es entre 15 a 60 minutos. Son bien absorbidos a través de la vía oral, intramuscular y endovenosa.
b. **Distribución.** En su mayoría, se unen fuertemente a proteínas. El volumen de distribución tiende a ser grande (p. ej., 4 a 8 L/kg para la difenhidramina).
c. **Metabolismo.** Principalmente hepático.
d. **Excreción.** Renal
e. **Vida media.** Variable, dependiendo del agente [Tabla 58].

**Tabla 57.** Algunos agentes antihistamínicos. De elaboración propia.

| | | |
|---|---|---|
| Antazolina | Astemizol* | Azatadina* |
| Azelastina | Bromfeniramina* | Bromodifenhidramina* |
| Bromodifenhidramina* | Bromodifenhidramina* | Carbinoxamina* |
| Cetirizina | Ciclizina* | Ciproheptadina |
| Clemastina* | Clorciclizina | Clorfeniramina |
| Dexbromfeniramina* | Dexclorfeniramina | Difenhidramina |
| Difenilpiralina* | Dimenhidrinato | Doxilamina |
| Fenildiamina* | Ebastina | Emedastina* |
| Feniramina | Feniltoloxamina | Fenindamina* |
| Mebidrolin* | Hidroxizina | Loratadina |
| Metdilazina* | Meclizina* | Metapirileno* |
| Pirilamina | Niaprazina* | Olopatadina |
| Tenildiamina* | Pirrobutamina* | Prometazina* |
| Tripelenamina* | Terfenadina* | Trimeprazina* |

* Al momento de la edición de este libro, medicamentos sin registro de la Autoridad Sanitaria Nacional (ISP) en Chile.

**Tabla 58.** Toxicocinética de antihistamínicos. De elaboración propia.

| Medicamento | Peak plasmático (horas) | Vd (L/kg) | Metabolitos activos | Excreción renal (%) | T½ (horas) |
|---|---|---|---|---|---|
| Astemizol | 1-4h | 250 | Sí | 6.3 | 31 |
| Azatadina | 4 | N/D | N/D | 20 | N/D |
| Azelastina | 4-5 | 14,5 | Sí | 25 | 22-25 |
| Bromdifenidramina | 2-5 | N/D | N/D | N/D | 25 |
| Bromfenidramina | 5 | 11,7 | N/D | 17 | 25 |
| Carbinoxamina | N/D | N/D | No | 0 | 10-20 |
| Cetirizina | 1 | 0.5-0.8 | No | 60 | 7,4-9 |
| Ciproheptadina | 6-9 | N/D | No | 40 | 16 |
| Clemastina | 4.7 | 799 | N/D | N/D | 21 |
| Clorfenamina | 20 | 3,4- 7,5 | No | N/D | Niños: 9,5-13<br>Adultos: 14-24 |
| Desloratadina | 3 | 686 | Sí | 40,6 | Niños: 16,4-19,4<br>Adultos: 19- 40 |
| Dexclorfenamina | 2-3 | 3.2 | No | 50 | 20 |
| Difenidramina | 2-4 | 4 a 8 | No | 0 | 3-10 |
| Dimenhidrinato | 2 | N/D | No | N/D | 4-6 |
| Doxilamina | 2,4 | 125-235 | No | N/D | 10-12 |
| Ebastina | 1-4 | 90-140 | Sí | 40 | N/D |
| Feniramina | 1-2,5 | 150 | No | 51-83 | Oral: 16-19<br>EV: 8-17 |
| Fexofenadina | 1-3 | 5.4-5.8 | No | 11 | 14-18 |
| Hidroxizina | 2-4 | 19,5 | Sí | N/D | 20 |
| Loratadina | 2 | N/D | Sí | 80 | 8,4 (rango 3-20) |
| Meclizina | 3 | N/D | Sí | N/D | 5-6 |
| Pirilamina | 1 | N/D | No | N/D | N/D |
| Prometazina | VO: 2,6; IM: 20 min<br>Supositorios rectales: 6,85-8 | 970 | No | 0,64 | 7-14 |
| Rupatadina | 1 | N/D | Sí | N/D | 15,9-5,9 |
| Terfenadina | 2,5 | N/D | Sí | 40 | 16,1-22,7 |
| Trimeprazina | 4,5 | N/D | No | N/D | 4,7-8 |

Vd: volumen de distribución; T½: vida media; N/D: no disponible.

## Dosis tóxica

Depende del antihistamínico específico; la evaluación de los signos y síntomas del paciente es generalmente más importante que intentar determinar la dosis exacta ingerida [Tabla 59].

## Órgano diana

Sistema nervioso central y periférico.

## Cuadro clínico

- **Intoxicaciones leves a moderadas.** Somnolencia, efectos anticolinérgicos como midriasis, vasodilatación cutánea, fiebre, sequedad de mucosas, constipación, taquicardia e hipertensión leve, náuseas y vómitos. En cuadros moderados se puede observar agitación, confusión y alucinaciones.

**Tabla 59.** Dosis tóxicas de algunos agentes antihistamínicos.

| Agente | Dosis | Observación |
|---|---|---|
| Astemizol | 200 mg | Se han observado arritmias ventriculares, en pacientes adultos. |
| Astemizol | 6-8 mg/kg | Se han observado arritmias ventriculares en niños. |
| Difenhidramina | 7,5 mg/kg o > 300 mg | Dosis tóxica en niños y adultos. |
| Clorfenamina | 1 mg/Kg | Dosis tóxica en niños y adultos. |
| Loratadina | 40 a 180 mg | En adultos se ha informado somnolencia, taquicardia y cefalea. |
| Loratadina | 10 mg | Se han informado signos extrapiramidales y palpitaciones en niños con dosis superiores a 10 mg. |
| Cetirizina | ≥ 7,8 mg/kg | Dosis tóxica en niños. |
| Cetirizina | 70-800 mg | En adultos se ha observado somnolencia, taquicardia, dolor abdominal, náuseas y vómitos. |
| Difenidramina | ≥ 7,5 mg/kg | Dosis tóxica en niños. |
| Difenidramina | 1 g | Toxicidad severa en adultos, se espera delirio, convulsiones y coma. |
| Difenidramina | 25 mg/kg | Dosis letal en adultos. |

- **Intoxicaciones severas.** Agitación prolongada, psicosis, convulsiones, hipotensión, coma, prolongación del QRS y arritmias ventriculares como torsade de pointes. Puede producirse rabdomiólisis en pacientes con agitación, coma o convulsiones prolongadas.

## Exámenes de laboratorio

No hay exámenes de laboratorio específicos. Se recomienda la monitorización y la realización de ECG en pacientes con toxicidad severa. En pacientes que cursan agitación o convulsiones, se recomienda analizar función renal y CPK total por el riesgo de rabdomiólisis.

## Tratamiento

a. **CAB de la reanimación.** Mantener vía aérea y ventilación asistida. Administrar oxígeno suplementario, si fuese necesario. En casos graves, la intubación orotraqueal para la protección de la vía respiratoria debe realizarse de forma temprana si el paciente cursa con depresión de SNC.

b. **Prevenir absorción:**
   - ***Lavado gástrico.*** Indicado solamente en ingestas de riesgo vital dentro de los primeros 60 minutos en pacientes con protección de vía aérea.
   - ***Carbón activado.*** Solo en casos de toxicidad moderada y severa y si ha pasado menos de una hora desde la ingesta y siempre que el paciente pueda proteger vía aérea.

c **Tratamiento sintomático de complicaciones:**
   - ***Taquicardia.*** ECG y monitoreo.
   - ***Prolongación del QRS y arritmias ventriculares.*** El ensanchamiento del QRS o la taquicardia ventricular pueden responder al bicarbonato de sodio. Una dosis inicial razonable es de 1 a 2 mEq/kg en bolo; repita según sea necesario. Los criterios de valoración incluyen la resolución de las arritmias, el estrechamiento del complejo QRS y el pH sanguíneo de 7,45 a 7,55. Use lidocaína si el bicarbonato de sodio no tiene éxito. De ser necesario, cardioversión.
   - ***Depresión del SNC.*** Intubación.
   - ***Convulsiones o agitación.*** La mayoría de las convulsiones son autolimitadas y responden a las benzodiazepinas intravenosas. Si no hay respuesta, usar barbitúricos como segunda línea. Analizar función renal y CPK total por potencial rabdomiólisis. Puede desarrollarse

delirio severo y requerir grandes dosis de benzodiazepinas para la sedación. Ver capítulo de convulsiones.

- ***Hipertermia.*** Controle la agitación con benzodiazepinas e inicie medidas agresivas de enfriamiento externo (es decir, retire la ropa del paciente, cubra con una sábana húmeda o mantenga la piel húmeda, y dirija los ventiladores hacia la piel del paciente para mejorar la evaporación). Ver capítulo de hipertermia.
- ***Hipertensión.*** Se debe considerar manejo farmacológico si el paciente cursa con presiones sistólicas mayores a 180 mmHg o diastólicas mayores a 120 mmHg y con evidencia de daño a nivel del SNC, cardíaco o renal. Ver capítulo de hipertensión.
- ***Hipotensión.*** Reanimación con fluidos como primera línea y drogas vasoactivas como segunda línea. Ver capítulo de hipertensión.
- ***Reacciones distónicas.*** Benzodiazepinas y anticolinérgicos de acción central. Ver capítulo de distonías.

d. **Aumento de la eliminación.** Hemodiálisis o forzar diuresis no son efectivas.

e. **Antídoto.** Fisostigmina: Es un inhibidor reversible de la acetilcolinesterasa produciendo un aumento de la concentración de acetilcolina en los receptores, superando de esta manera el antagonismo generado por los fármacos anticolinérgicos.

- Indicación. Reversión de efectos neurológicos causados por agentes capaces de producir un síndrome anticolinérgico; sin embargo, generalmente no se logra una reversión duradera de los signos y síntomas anticolinérgicos debido a la duración relativamente corta de la acción de la fisostigmina (45 a 60 minutos). Se utiliza con mayor frecuencia en el diagnóstico para distinguir el delirio anticolinérgico de otras causas de alteración del estado mental.
- Contraindicaciones. El uso de fisostigmina puede precipitar convulsiones y disritmias frente a una coingesta de antidepresivos tricíclicos. Asimismo, una administración endovenosa muy rápida puede resultar en bradicardia, hipersalivación, dificultad respiratoria y convulsiones.
- Precaución. Tenga cuidado en pacientes con bradicardia, aumento del tono vagal, enfermedad por reflujo gastroesofágico, hipotensión, hipertiroidismo, úlcera péptica, colitis y trastornos convulsivos. Intubar a los pacientes comatosos antes de administrar fisostigmina para evitar una posible aspiración de emesis.
- Dosis. En adultos se recomienda un bolo E.V lento de 2mg a pasar en no más de 1 mg/min. La dosis se debe repetir en intervalos de 10-30 minutos. En pacientes con delirio anticolinérgico prolongado, considerar el uso de una infusión continua EV iniciando con 2 mg/hora, titulando según respuesta. En niños la dosis es de 0,02 mg/kg con un máximo de 0,5 mg en administración endovenosa lenta (no más de 0,5 mg/min). Repetir si es necesario en intervalos de 5 a 15 minutos sin superar una dosis total administrada de 2 mg.

### Observación

Al momento de la edición de este libro, fisostigmina sin registro de la Autoridad Sanitaria Nacional (ISP) en Chile.

### BIBLIOGRAFÍA

Katzung, B., Vanderrah, T. (2022). Farmacología básica y clínica. (15ª ed.) McGraw Hill Lange.

Nelson, L., Howland, M., Lewin, N., Smith, S., Goldfrank, L., Hoffman, R. (2019) Goldfrank's Toxicologic Emergencies. (11a ed.). McGraw Hill EDUCATION.

ASTEMIZOLE. In: MerativeTM Micromedex® POISINDEX® (electronic version). Merative, Ann Arbor, Michigan, USA. Available at: https://www.micromedexsolutions.com/ (cited: 01/03/2023).

Loratadine And Related Agents. In: MerativeTM Micromedex® POISINDEX® (electronic version). Merative, Ann Arbor, Michigan, USA. Available at: https://www.micromedexsolutions.com/ (cited: 01/03 /2023).

Cetirizine And Related Agents. In: MerativeTM Micromedex® POISINDEX® (electronic version). Merative, Ann Arbor, Michigan, USA. Available at: https://www.micromedexsolutions.com/ (cited:01/03/2023).

CYPROHEPTADINE. In: MerativeTM Micromedex® DRUGDEX® (electronic version). Merative, Ann Arbor, Michigan, USA. Available at: https://www.micromedexsolutions.com/ (cited: 01/ 03/2023).

Diphenhydramine And Related Agents. In: MerativeTM Micromedex® POISINDEX® (electronic version). Merative, Ann Arbor, Michigan, USA. Available at: https://www.micromedexsolutions.com/ (cited:01/ 03/2023).

## 7.9. METOTREXATO

Lorena Silva y Juan Carlos Ríos

### Descripción

El metotrexato (MTX) es un medicamento que se utiliza solo o en combinación con otros agentes para el tratamiento de una variedad de procesos tumorales, como leucemia, linfoma y cáncer de mama. También se usa para el tratamiento de la artritis reumatoide y psoriasis severa. La sobredosis aguda única por MTX es poco habitual; sin embargo, se reportan sobredosis orales intencionales e involuntarias por error terapéutico, tras administración de MTX en dosis diarias, en lugar de la dosis semanal recomendada y efectos de toxicidad por exposición crónica.

### Mecanismo de toxicidad

El MTX es un antimetabolito de folato, análogo del ácido fólico que inhibe reversiblemente en forma competitiva la enzima dihidrofolato reductasa, necesaria para la síntesis de nucleótidos purinas y timidilato. A través de este mecanismo, el MTX interfiere con la síntesis de ADN, la reparación y la replicación celular. En sobredosis afecta principalmente a aquellas células que poseen mayor renovación celular como la médula ósea y el tracto gastrointestinal.

### Toxicocinética

a. **Absorción.** Dependiente de la dosis. A dosis inferiores a 30 mg/m (2) el MTX tiene una buena absorción con una biodisponibilidad de 60 %, a dosis superiores a 80 mg/m(2) la absorción se satura, disminuyendo significativamente el proceso de absorción. Tmax: 1 a 2 horas después de la ingestión y aproximadamente 30 minutos después de una inyección intramuscular. En caso de sobredosis, la vida media puede prolongarse y provocar toxicidad asociada (insuficiencia renal, hepatotoxicidad) puede retrasar el metabolismo y la eliminación del metotrexato del organismo.
b. **Distribución.** Unión a proteínas: Aproximadamente el 50 %. Volumen de distribución: 0,4 a 0,8 L/kg. Cruza la placenta y se pueden encontrar pequeñas cantidades en la leche materna.
c. **Metabolismo.** El MTX se metaboliza en el hígado en un 10 %, dando como principal metabolito el 7-hidroximetotrexato, una molécula activa que contribuye a prolongar el efecto terapéutico del MTX. Además de este metabolito principal, hasta un 5 % de la dosis administrada de MTX se metaboliza en el intestino en ácido 4-amino-desoxi-N10-methilpteroico por acción de la flora intestinal.
d. **Excreción.** En su mayor parte inalterado, se produce fundamentalmente por vía renal mediante filtración glomerular y secreción activa en el túbulo proximal (80 % a 90 % sin cambios en la orina dentro de las 24 horas). Aproximadamente el 5-20 % de MTX y el 1-5 % de 7-hidroximetotrexato se eliminan por vía biliar.
e. **Vida media.** Dependiente de la dosis; con dosis bajas (menores de 30 mg/m (2)), la vida media es de aproximadamente 3 a 10 horas; con dosis más altas, la vida media es de 8 a 15 horas.

### Dosis tóxica

Efectos tóxicos han sido descritos incluso con dosis terapéuticas crónicas. Para evitar toxicidad se suplementa al paciente con ácido fólico. Se han reportado en adultos casos fatales de dosificación diaria de MTX por error terapéutico en lugar de la dosificación semanal por vía oral indicadas (las dosis oscilaron entre 60 mg durante 16 días y 230 mg durante 23 días).

Se esperan efectos tóxicos, luego de las dosis agudas [Tabla 60].

**Tabla 60.** Dosis tóxica de metotrexato. De elaboración propia.

| Toxidad | Dosis |
|---|---|
| Menor | < 50 mg/m (2) o 50 mg |
| Moderada | entre 50 a 500 mg/m (2) o 50-500 mg |
| Severa | > 500 mg o 500 mg/m (2) o 5 mg/kg (pediátrico) |

## Órgano diana

Médula ósea, sistema gastrointestinal, riñón y SNC.

## Cuadro clínico

La gravedad de los signos y síntomas que presenten los pacientes intoxicados con MTX dependerá de varios factores, incluyendo la dosis, vía de exposición, presencia de comorbilidades basales y de si se trata de un cuadro de toxicidad aguda, aguda sobre crónica o crónica. Los primeros síntomas de sobredosis pueden retrasarse o no ser evidentes (particularmente, mielosupresión), por lo que es imprescindible un adecuado seguimiento del paciente. Adicionalmente, los usuarios de MTX pueden tener comorbilidades graves y pueden estar recibiendo otros medicamentos que pueden producir efectos sinérgicos de mielosupresión, neurotoxicidad y cardiotoxicidad.

Algunos efectos tóxicos por órganos y sistemas:

- *SNC.* Cefalea, somnolencia, disartria y afasia, hemiparesia, paresia, convulsiones, disfunción cognitiva sutil transitoria, alteración del estado de ánimo, leucoencefalopatía, encefalopatía y convulsiones.
- *Dermatológico.* Eritema, alopecia, erupción cutánea, fotosensibilidad y despigmentación o hiperpigmentación de la piel.
- *Gastrointestinal.* Estomatitis ulcerosa, glositis, gingivitis, náuseas, vómitos, diarrea, anorexia, ulceración gastrointestinal y hemorragia. Estos efectos dependen mucho de la dosis y generalmente aparecen de manera tardía (3 a 7 días después de la terapia con resolución después de dos semanas).
- *Genitourinario.* Insuficiencia renal, azotemia, nefropatía y cistitis. Esto es más común con dosis más altas y puede ser secundario a la precipitación del medicamento a nivel renal.
- *Hematológico.* Anemia, leucopenia y trombocitopenia. Estos efectos generalmente comienzan de 6 a 9 días después de la exposición y duran aproximadamente dos semanas.
- *Hepático.* Cirrosis y fibrosis portal se vincula a toxicidad crónica. Elevación aguda de las enzimas hepáticas es común después de altas dosis de MTX, pero generalmente se resuelve en 10 días.
- *Respiratorio.* Neumonía y síndrome de dificultad respiratoria aguda.
- *Reproductivo.* Agente teratogénico (categoría X del embarazo por la FDA).

Existen interacciones medicamentosas que aumentan el riesgo de toxicidad del MTX, como el dantroleno, doxiciclina, omeprazol y trimetoprim/sulfametoxazol, ya que pueden reducir la eliminación de MTX. La administración conjunta de AINEs o el uso de agentes de medios de contraste radiológico podrían aumentar la toxicidad, al reducir la función renal.

- **Intoxicaciones leves a moderadas.** Se prevé que los efectos de sobredosis sean una extensión de los efectos adversos observados después de las dosis terapéuticas.
- **Intoxicaciones severas.** Insuficiencia renal aguda, pancitopenia, náuseas, vómitos, diarrea, estomatitis severa, sepsis, lesión pulmonar aguda e insuficiencia respiratoria. Efectos de toxicidad severa y letal se reportan en sobredosis por vía intratecal con cefalea, confusión, convulsiones, coma, insuficiencia respiratoria, taquicardia, hipotensión y muerte.

## Exámenes de laboratorio

Hemograma con recuento de plaquetas. Monitoree evidencia clínica de infección, con especial atención a infección orofaríngea, esófago, tejidos blandos de la región perirrectal, accesos venosos, vías respiratorias superiores e inferiores y tracto urinario. Monitoree al paciente en busca de signos de sangrado. Controlar los electrolitos, función renal y enzimas hepáticas. Radiografía de tórax en pacientes con síntomas respiratorios. Niveles plasmáticos de MTX pueden usarse para guiar la duración de la terapia con leucovorina; sin embargo, el tratamiento inicial no debe retrasarse mientras se esperan los niveles. Además, no se encuentran ampliamente disponibles.

### Tratamiento

a. **CAB de la reanimación.** Mantener vía aérea y ventilación asistida, si es necesario.

b. **Prevención de la absorción:**
   - *Lavado gástrico.* Considerar el lavado gástrico por sonda orogástrica, solo si el paciente se presenta dentro de la primera hora después de una sobredosis y ha tomado una cantidad potencialmente mortal.
   - *Carbón activado.* El carbón activado se une al MTX y puede ser útil en pacientes que no presentan vómitos severos. Existe alguna evidencia de que el carbón activado en dosis múltiples podría ser útil.

c. **Tratamiento de complicaciones:**
   - *Tratamiento preventivo de insuficiencia renal: Diuresis alcalina.* Administrar líquidos por vía intravenosa e iniciar diuresis alcalina con infusión de bicarbonato de sodio para evitar la precipitación renal de MTX en casos de intoxicaciones graves. DOSIS: Infundir una solución de 1 L de dextrosa al 5 % con 44 mEq (una ampolla) de bicarbonato de sodio a 3000 mL/m (2) /día. Controle el pH de la orina (el objetivo es 7,0) y administre potasio según sea necesario. La infusión puede cambiarse a 1 L de dextrosa al 5 % con 88 a 132 mEq (dos a tres ampollas) de bicarbonato de sodio, para alcanzar el pH urinario objetivo.
   - *Mielosupresión.* Administrar factores estimulantes de colonias (filgrastim o sargramostim), ya que estos pacientes están en riesgo de neutropenia severa. La transfusión de plaquetas y/o glóbulos rojos puede ser necesaria en pacientes con trombocitopenia grave, anemia o hemorragia. Filgrastim: 5 mcg/kg/día EV. Sargramostim: 250 mcg/m (2) /día EV durante 4 horas (Al momento de la edición de este libro, solo el filgrastim tenía registro sanitario en Chile, sargramostim no se encontraba disponible).
   - *Neutropenia.* Considerar terapia profiláctica de infecciones con una fluoroquinolona en pacientes de alto riesgo con neutropenia prolongada de más de 7 días y con recuento absoluto de neutrófilo ≤ 100 células/mm (3).
   - *Sepsis Neutropénica.* Si se desarrolla fiebre (38,3 °C) durante la fase neutropénica (recuento absoluto de neutrófilo ≤500 células/mm (3)), se deben obtener cultivos y comenzar con antibióticos empíricos. PACIENTE DE ALTO RIESGO (neutropenia de 7 días o más; inestable; con comorbilidades significativas): monoterapia EV con piperacilina-tazobactam; un carbapenem (meropenem o imipenem-cilastatina); o un agente betalactámico antipseudomonas (p. ej., ceftazidima o cefepima). PACIENTE DE BAJO RIESGO (neutropenia de menos de 7 días; clínicamente estable; sin comorbilidades): ciprofloxacino oral y amoxicilina/clavulánico.
   - *Náuseas y vómitos.* Tratar con antieméticos, como: antagonistas de los receptores de dopamina ($D_2$) (metoclopramida), antagonistas de la serotonina 5-$HT_3$ (granisetrón, ondansetrón), entre otros.
   - *Mucositis/Estomatitis.* La estomatitis generalmente comienza cinco días después de la administración de MTX y generalmente se resuelve en el día diez. Trate la mucositis leve con enjuagues orales suaves con solución salina al 0,9 %, bicarbonato de sodio y agua. Para casos moderados con dolor, considere agregar un anestésico tópico, como lidocaína o benzocaína. Trate la mucositis de moderada a severa con anestésicos tópicos y analgésicos sistémicos.

d. **Aumento de la eliminación.** La hemodiálisis de alto flujo y la hemoperfusión con carbón activado podrían mejorar la eliminación de MTX, especialmente en pacientes con deterioro de la función renal. La hemodiálisis es más efectiva si se realiza en una fase temprana después de una sobredosis.

e. **Antídoto:**
   - *Leucovorina (ácido folínico).* Al ingresar leucovorina a la célula no tumoral, se reactiva la enzima bloqueada (dihidrofolato reductasa) por el MTX, aportando folatos reducidos para continuar la síntesis de DNA. DOSIS: Generalmente se recomienda una dosis de leucovorina igual o superior a la dosis ingerida/infundida de MTX. Idealmente, la dosis se debe administrar dentro de la primera hora tras la exposición o tan pronto como sea posible durante 15 a 30 minutos (NO ESPERAR NIVELES). DOSIS EV: 100 mg/m (2) EV infundida durante 15 a 30 minutos cada 3 a 6 horas hasta que la concentración

de MTX sea: > 0,01 mcmol/l en pacientes no usuarios de MTX o < 0,05 a 0,1 mcmol/l en pacientes usuarios, debería ser efectivo en la mayoría de los casos. En adultos, la velocidad de perfusión no debe superar los 160 mg/minuto.

Dosis vía oral (VO): 15 mg (10mg/m (2)) cada 6 hrs con hasta lograr niveles de MTX < 0,05 mcmol/l. Debido a que la vida media de MTX es variable, dependiente de la dosis y función renal del paciente, la terapia con leucovorina debe administrarse durante varios días. Si los niveles de MTX no están disponibles, la leucovorina se debe continuar durante 12 a 24 dosis durante tres días o más. NUNCA administrar leucovorina por vía intratecal, ya que puede causar neurotoxicidad severa. EL ÁCIDO FÓLICO NO ES UN ANTÍDOTO EFECTIVO.

- ***Glucarpidasa.*** Medicamento de alto costo, actualmente no disponible en Chile. Cataboliza rápidamente el MTX a un metabolito inactivo. Dosis: dosis única de 50 U/kg EV durante 5 minutos, reduce las concentraciones plasmáticas de MTX en un 97 %.

### BIBLIOGRAFÍA

Foster, V. J., van Delft, F.W., Baird, S. F. et al. (2016): Drug interactions may be important risk factors for methotrexate neurotoxicity, particularly in pediatric leukemia patients. Cancer Che mother Pharmacol; 78(5):1093-1096.

Garlic, F. M. & Goldfarb, D. S. (2011):Have advances in extracorporeal removal techniques changed the indications for their use in POISONINGS? Avd. Crónica Kidney Dis; 18(3):172-179.

Goicoechea, C., (2016). Metotrexato: novedades sobre un clásico. Farmacología del metotrexato. Reuma tol Clin Supl. 11(1):3-7

Howland, M. A. (2006). Antídotos in Depth. En: Goldfrank, L.R., Flomenbaum, N., Hoffman, R. S., et al., eds. Goldfrank's Toxicologic Emergencies. 8th ed. Nueva York: McGraw-Hill, 826-828.

Cavity, S. et al. (2014). Clinical characteristics and risk factors for low dose methotrexate. Autoimmunity Reviews; 13: 1109-113.

Kremer, J. Major side effect of low-dose methotrexate. Apódate. Disponible en www.uptodate.com. (ACCESSED ON February 25, 2023.)

Lacasse, A. Therapeutic use and toxicity of high-dose methotrexate. UpToDate. Disponible en www.uptodate.com.

Methotrexate And Related Agents. In: MerativeTM Micromedex® POISINDEX® (electronic version). Merative, Ann Arbor, Michigan, USA. Available at: https://www.micromedexsolutions.com/ (cited:01/03/2023)

Scott, H. et al. (2016). Preventing and Managing Toxicities of High-Dose Methotrexate. The Oncologist; 21:1471-1482.

Smith, S. W. y Nelson, L. S. (2008). Case files of the New York City Poison Control Center: antidotal strategies for the management of methotrexate toxicity. J Med Toxicol; 4(2):132-140.

Tiwari, P., Thomas, M. K., Parthenia, S., et al. (2015). Serum creatinine versus plasma methotrexate levels to predict toxicities in children receiving high-dose methotrexate. Pediatra Hematol Oncol; 32(8): 576-584.

---

## 7.10. AINES

Romina Mera y Juan Carlos Ríos

### Descripción

Los antiinflamatorios no esteroidales (AINES) se clasifican de acuerdo con su grupo químico y se utilizan de forma aguda para el control de la fiebre, dolor y el tratamiento de varias afecciones reumatológicas. Son ampliamente utilizados y algunos de ellos son fármacos de venta libre, por lo que en la actualidad son un grupo terapéutico de alta incidencia de automedicación.

### Sustancias incluidas

Ver Tabla 61.

### Mecanismo de toxicidad

Los AINES producen su efecto farmacológico y toxicológico inhibiendo la enzima ciclooxigenasa I y II (COX). La ciclooxigenasa I (COX I), actúa

**Tabla 61.** Clasificación de los AINES.
De elaboración propia.

| Grupo químico | Representantes |
|---|---|
| Salicilatos | Ácido acetilsalilico*<br>Salicilato de sodio<br>Diflunisal |
| Pirazolona | Fenilbutazona<br>Metamizol |
| Ácido Acético | Diclofenaco<br>Ketorolaco<br>Indometacina<br>Nabumetona<br>Sulindac |
| Fenamatos | Ácido mefenámico |
| Ácido propiónico | Tenoprofeno<br>Flubiprofen<br>Flonpropen<br>Lertoprofen<br>Naproxeno<br>Ibuprofeno* |
| Oxicams | Piroxicam<br>Meloxicam |
| Coxib | Celecoxib<br>Etoricoxib<br>Parecoxib |

* Ver capítulo específico.

siempre en los riñones y tracto gastrointestinal, y la ciclooxigenasa II (COX II), es inducida por los mediadores tipo citoquina y endotoxina y produce prostaglandinas en el sitio de la inflamación. Los AINEs generan toxicidad por irritación directa del tracto gastrointestinal, sumado a la inhibición de la secreción de mucus, inhibición de la secreción de bicarbonato, aumentando la secreción de ácido clorhídrico y disminuyendo la irrigación a nivel gastrointestinal, lo que puede generar los cuadros gastrointestinales en la intoxicación por AINEs. Por otro lado, la inhibición de síntesis de prostaglandinas genera constricción de las arteriolas renales y la subsecuente disminución del flujo renal, lo que puede generar la insuficiencia renal, además de retención de agua y sodio. Por otro lado, la inhibición de las COX disminuye la síntesis de Tromboxano A2, lo que disminuye la agregación plaquetaria, y es responsable del riesgo de sangrado en la sobredosis de AINEs. La mayoría de los AINES bloquean estas COXs, pero en la actualidad existen productos que inhiben selectivamente la COX-2, por ejemplo, el Celecoxib.

## Toxicocinética

a. **Absorción.** Es usualmente rápida, llegando a una biodisponibilidad entre el 90 al 100 %, con un peak plasmático a las 2 horas en promedio, mientras que fármacos con recubrimiento entérico alcanzan el peak entre las 2 a 5 horas post ingesta
b. **Distribución.** Volumen de distribución: 0,1-1 L/kg. La unión a proteínas de todos ellos suele ser alta, generalmente en el rango de 99 %.
c. **Metabolismo.** El metabolismo es predominantemente hepático, siendo la mayoría de los AINEs conjugados con ácido glucurónico. Piroxicam y Sulindac tienen recirculación enterohepática.
d. **Eliminación.** Los AINEs son eliminados por la orina tanto de forma inalterada como a través de metabolitos conjugados. La hemodiálisis y la alcalinización urinaria solo podrían llegar a ser útiles con el ácido acetilsalicílico.
e. **Vida media.** La vida media es menor a 8 horas para la mayoría de estos medicamentos. Fenilbutazona y piroxicam tienen largas vidas medias (30 horas), y diflunisal, nalbumetona, naproxeno y sulindaco entre 8 y 30 horas. La vida media prolongada puede contribuir a la prolongación de la toxicidad de ingestiones masivas [Tabla 62].

## Dosis tóxica

Para la mayoría de los AINEs no hay dosis tóxica establecida, por lo que hay que guiarse por la farmacocinética, dosis máxima terapéutica y la sintomatología que presente el paciente.

Algunas dosis de referencia:

- Ácido acetilsalicílico: 6,5g o 150 mg/kg. Severo sobre 300 mg/kg.
- Ácido mefenámico: 40 mg/kg. Menor dosis en causar convulsiones fue de 2,5 gr.
- Diclofenaco: 7mg/kg
- Ibuprofeno: 200 mg/kg. Severo sobre 400 mg/kg.
- Metamizol sódico: 100 mg/kg
- Naproxeno: 35 mg/kg.

## Órgano diana

Sistema gastrointestinal y sistema renal.

## Cuadro clínico

Los síntomas habitualmente comienzan dentro de las primeras 4 a 6 horas tras la exposición.

**Tabla 62.** Farmacocinética de los AINES. De elaboración propia.

| Fármacos | Vd (L/kg) | Unión a proteínas (%) | Peak plasmático (horas)* | Excreción urinaria (%) | T½ (horas) |
|---|---|---|---|---|---|
| Ácido acetilsalicílico | 0,15 | 50-80 | 1-2 En sobredosis: > 12 | 100 | 0,3-1 En sobredosis: 18-36 |
| Ácido mefenámico | 1,06 | > 90 | 2-4 En sobredosis: 8 - 12 | 52 | 2 |
| Celecoxib | 8,3 | 97 | 1-3 | 27 | 4-11 |
| Clonixinato de lisina | 1,2 | 96-98 | 0,5 | 74 | 1,5 |
| Diclofenaco | 1,3 | > 99 | 1 | 65 | 1.9-2,2 |
| Ketoprofeno | 0,1 | > 99 | 0,6-1,8 | 80 | 1-3,3 |
| Ketorolaco | 0,1-0,26 | > 99 | 0,75 | 91 | 5-7 |
| Metamizol sódico | 0,2 | 58 | 1-2 | 90-94 | 2-5 |
| Naproxeno | 0,16 | > 99 | 2-4 | 95 | 12-17 |
| Piroxicam | 0,1-0,2 | > 99 | 3-5 | 66 | 50 |

Vd: volumen de distribución; T½: vida media.
* El *peak* plasmático puede aumentar dramáticamente si la ingesta fue con alimentos.

- **Intoxicaciones leves a moderadas.** En general, los pacientes con sobredosis de AINES permanecen asintomáticos o tienen leves trastornos gastrointestinales como náuseas, vómitos y dolor abdominal. En casos aislados se observa hematemesis, somnolencia y confusión.
- **Intoxicaciones severas.** En casos graves se espera convulsiones, delirio, coma, hipotensión, insuficiencia renal, disfunción hepática, hipoprotrombinemia, hemorragia gastrointestinal, hiperpotasemia y acidosis metabólica.

## Exámenes de laboratorio

Los niveles plasmáticos de la mayoría de los AINES (excepto salicilatos e ibuprofeno) en general no contribuyen al manejo clínico debido a que existen pocos datos en la literatura referente a su correlación con la toxicidad. Si existe toxicidad neurológica o respiratoria, se recomienda monitorizar el estado ácido-base del paciente. En el paciente con ingestas intencionales, se recomienda controlar función hepática, BUN, creatinina y electrolitos.

## Tratamiento

a. **CAB de la reanimación.** Mantener vía aérea y ventilación asistida, si es necesario.
b. **Prevención de la absorción.** Por lo general, medidas de descontaminación no son necesarias.
   - ***Lavado gástrico.*** Evaluar riesgo beneficio del lavado gástrico. Con una dosis de carbón activado suele ser suficiente.
   - ***Carbón activado.*** En ingestas masivas y riesgo de toxicidad severa, en pacientes sin compromiso de conciencia se recomienda administrar una dosis única de carbón activado dentro de la primera hora post ingesta.
c. **Tratamiento de complicaciones:**
   - ***Convulsiones.*** Tratar primero con benzodiazepinas (como Lorazepam y Diazepam) y, si persisten o son recurrentes, administrar Fenobarbital o Propofol.
   - ***Hipotensión.*** Comenzar con administración de fluidos y, si esta no cede, proseguir con drogas vasoactivas.
d. **Aumento de la eliminación.** Por su alta unión a proteínas y por su amplia metabolización, la hemodiálisis, peritoneo diálisis y alcalinización de la orina no son efectivas.
e. **Antídotos.** No existe antídoto disponible.

**BIBLIOGRAFÍA**


Bonnie Ross. (1993). Nonsteroidal Antiinflammatories. Viccellio P., eds. Handbook of Medical Toxicology. Boston/Toronto/London: Little, Brown and Company. 380-385.

Chyka, PA, Seger, D., Krenzelok, E. P. et al. (2005). Position paper: Single-dose activated charcoal. Clin Toxicol (Phila); 43(2):61-87.

Ellenhorn, M. (1997). Nonsteroidal Antiinflammatory Drugs. Ellenhorn,M., eds. Ellenhorn's Medical Toxicology. Maryland: Williams & Wilkins.: 196-206.

Kathryn Keller. (1998). Nonsteroidal Antiinflammatory Drugs. Olson K., eds. Poisoning & Drug Overdose. Conneticut: Appleton & Lange.: 233-235.

Lotsch, J., Kettenmann, B. & Renner, B. (2000). Population pharmacokinetics of fast- release oral diclofenac in healthy volunteers: relation to pharmacodynamics in an experimental pain model. Pharmaceut Res; 17:77-84.

Mary Palmer, R. (1998). Nonsteroidal Antiinflammatory Drugs. Goldfrank, Flomenbaum, Lewin, Weisman, Howland, Hoffman, eds. Goldfrank's Toxicologic Emergencies. Connecticut: Appleton & Lange: 593-601.

Nonsteroidal Antiinflammatory Drugs. In: MerativeTM Micromedex® POISINDEX® (electronic version). Merative, Ann Arbor, Michigan, USA. Available at: https://www.micromedexsolutions.com/ (cited: 5/12/2022)

Product Information: FELDENE(R) oral capsules, piroxicam oral capsules. Pfizer Labs, New York, NY, 2007.

Product Information: TORADOL(R) oral tablets, ketorolac tromethamine oral tablets. Roche Pharmaceuticals,Inc, Nutley, NJ, 2007.


## 7.11. BARBITÚRICOS

Paula Rivera y Juan Carlos Ríos

### Descripción

Los barbitúricos son depresores no selectivos del sistema nervioso central y se emplean como fármacos hipnóticos-sedantes, con propiedades anticonvulsivantes, utilizados para el manejo del insomnio nervioso severo y algunas formas de epilepsia, además de ciertos cuadros convulsivos y determinados trastornos psicológicos. Incluso, algunos se utilizan en combinación con fármacos anticolinérgicos para lograr un efecto antiespasmódico. Son medicamentos que se dispensan bajo receta médica retenida, con acción medicamentosa y con efectos adictivos a largo plazo. Generalmente, se clasifican según el inicio y duración de su acción en ultracorta, corta, intermedia y lenta o prolongada.

### Sustancias incluidas

Algunos ejemplos de cada categoría se muestran en la Tabla 63.

**Tabla 63.** Barbitúricos: representantes. De elaboración propia

| Acción | Representantes |
|---|---|
| Ultracorta | Tiopental<br>Tiamilal |
| Corta | Pentobarbital<br>Secobarbital |
| Intermedia | Butabarbital<br>Amobarbital |
| Lenta o prolongada | Fenobabital<br>Barbital<br>Primidona |

### Mecanismo de toxicidad

Los barbitúricos actúan deprimiendo la actividad neuronal a través de la alternancia de las corrientes de cloruro mediadas por ácido gamma-aminobutírico (GABA). Específicamente, los barbitúricos aumentan la duración de la apertura del canal de cloruro mediado por este ligando. Su mecanismo de toxicidad es una extensión de sus efectos farmacológicos.

### Toxicocinetica

La toxicocinética dependerá de cada sustancia y vía de administración, además de su clasificación. Los de mayor interés toxicológico, por su larga vida media, son los de acción lenta o prolongada [Tabla 64].

**Tabla 64.** Toxicocinética de los barbitúricos. De elaboración propia.

| | |
|---|---|
| Tiopental – Acción ultracorta | |
| Vida media | 3 a 26,1hrs (15hrs en promedio) |
| Secobarbital – Acción corta | |
| Distribución | Alta unión a proteínas, la más alta entre los barbitúricos |
| Metabolismo | Hepático |
| Excreción | Renal |
| Vida media | 15 a 40 horas (28 horas en promedio) |
| Amobarbital – Acción intermedia | |
| Vida media | 16 a 40 horas (28 horas en promedio) |
| Fenobarbital – Acción lenta o prolongada | |
| Absorción | Tmax: 0,5 a 4 horas<br>Biodisponibilidad: > 95 % |
| Distribución | Unión a proteínas: 47,8%<br>Volumen de distribución: 0,5 a 1 L/kg |
| Metabolismo | Hepático |
| Excreción | Renal 21 % |
| Vida media | 70 a 140 horas (105 horas en promedio) |

## Dosis tóxicas

Las dosis tóxicas varían según la vía de administración y la velocidad de administración, así como también de la tolerancia que haya desarrollado el paciente al fármaco. Dosis de 8 mg/kg de Fenobarbital puede producir toxicidad en pacientes sin tolerancia al medicamento.

Niveles de Fenobarbital sobre 30-40 mcg/mL se asocian a signos de toxicidad, como letargia y ataxia, en individuos que no utilizan de forma crónica el medicamento; niveles de 80 mcg/mL se asocian a depresión significativa del SNC llegando incluso al coma. Las muertes por ingestas puras de Fenobarbital son raras y usualmente se deben a complicaciones secundarias a la alteración del estado mental, como trauma o neumonía aspirativa.

## Órgano diana

Sistema nervioso central.

## Cuadro clínico

Los efectos esperados en la intoxicación con este tipo de medicamentos están asociados, principalmente, a la importante depresión causada en el sistema nervioso central, pudiendo verse acompañada también de hipotensión secundaria a una depresión miocárdica directa. La coingesta con otros medicamentos con efecto sedante y/o alcohol puede aumentar de manera significativa la probabilidad de desarrollar una depresión respiratoria.

- **Intoxicaciones leves a moderadas.** Somnolencia, disartria, nistagmo, confusión y ataxia.
- **Intoxicaciones severas.** Hipotensión, disminución de la contractilidad cardíaca, hipotermia, coma y falla respiratoria.

  Los efectos clínicos de mayor relevancia por órganos y sistema son:

  - ***Sistema cardiovascular.*** Hipotensión, paro cardíaco.

- ***Sistema nervioso central.*** Depresión del sistema nervioso central (somnolencia, ataxia, disartria, coma, etc.), encefalopatía tóxica.
- ***Genitourinario.*** Falla renal aguda.
- ***Ácido-base.*** Acidosis respiratoria, acidosis láctica.
- ***Dermatológico.*** Erupción bullosa.

## Exámenes de laboratorio

- Niveles plasmáticos. Primidona y de sus metabolitos activos Fenobarbital y PEMA (2-etil-2-fenil-propanodiamida) son perceptibles 24 a 48 horas después de la sobredosis aguda.
- Monitorización cardíaca y respiratoria.
- ELP, función renal, glicemia, GSV, CPK.

## Tratamiento

a. **CAB de la reanimación.** Mantener vía aérea y ventilación asistida, si es necesario. Administrar oxígeno suplementario.

b. **Prevención absorción:**
   - ***Carbón activado*** en ingestas recientes, con pacientes conscientes y capaces de proteger vía aérea. Dosis múltiples de carbón activado han mostrado un aumento en la eliminación del fenobarbital.
   - ***Lavado gástrico*** no está recomendado.

c. **Tratamiento de complicaciones:**
   - ***Hipotensión.*** Administrar fluidos endovenosos. Si no hay respuesta, utilizar vasopresores (dopamina, norepinefrina).
   - ***Hipotermia.*** Monitorizar temperatura corporal. Utilizar medidas físicas no farmacológicas.
   - ***Coma.*** Tratamiento de soporte, realizar intubación orotraqueal para proteger la vía respiratoria.
   - ***Bradicardia.*** Monitoreo cardíaco continuo. No trate la bradicardia sinusal, a menos que el paciente presente síntomas o hipotensión. Siga el protocolo ACLS, incluido el uso de atropina y, si es necesario, epinefrina.

d. **Aumento de la eliminación.** La alcalinización de la orina puede aumentar la eliminación del fenobarbital. Hemodiálisis y hemoperfusión deben ser practicados en pacientes con inestabilidad hemodinámica y que no responden a tratamiento de soporte, así como también en pacientes sintomáticos con falla renal o que no toleran una carga de fluidos (p. ej., pacientes con insuficiencia cardíaca congestiva).

e. **Antídoto.** No existe antídoto específico.

### BIBLIOGRAFÍA


AMOBARBITAL SODIUM. In: MerativeTM Micromedex® DRUGDEX® (electronic version). Merative, Ann Arbor, Michigan, USA. Available at: https://www.micromedexsolutions.com/ (cited: 28/05/2022).

BARBITURATES LONG ACTING. In: MerativeTM Micromedex® POISINDEX® (electronic version). Merative, Ann Arbor, Michigan, USA. Available at: https://www.micromedexsolutions.com/ (cited: 28/05/2022).

Berg, M. J., Berlinger, W. G. & Goldberg M. J. (1982). Acceleration of the body clearance of phenobarbital by oral activated charcoal. N Engl J Med; 307:642-644.

Carroll, B. J.: Barbiturate overdosage. (1969). presentation with focal neurological signs. Med J Aust; 1:1133.

Ebid, A. H. & Abdel-Rahman, H. M. (2001). Pharmacokinetics of phenobarbital during certain enhanced elimination modalities to evaluate their clinical efficacy in management of drug overdose. Ther Drug Mon; 23:209-216.

Morales Pérez, Mayasil, Martínez Torres, María del Carmen, Pérez Cruz, Nuvia, Díaz Matos, Ivette, & Alfonso Hidalgo, Anayda. (2019). Intoxicación por barbitúricos, una mirada toxicológica. Horizonte sanitario, 18(2), 111-118. Epub mayo de 2019.https://doi.org/10.19136/hs.a18n2.2418

PHENOBARBITAL. In: MerativeTM Micromedex® DRUDEX® (electronic version). Merative, Ann Arbor, Michigan, USA. Available at: https://www.micromedexsolutions.com/ (cited: 28/05/2022).

SECOBARBITAL SODIUM In: MerativeTM Micromedex® DRUGDEX® (electronic version). Merative, Ann Arbor, Michigan, USA. Available at: https://www.micromedexsolutions.com/ (cited:28/05/2022).

THIOPENTAL SODIUM. In: MerativeTM Micromedex® DRUGDEX® (electronic version). Merative, Ann Arbor, Michigan, USA. Available at: https://www.micromedexsolutions.com/ (cited:28/05/2022).

## 7.12. BENZODIAZEPINAS

Lorena Silva y Juan Carlos Ríos

### Descripción

Las benzodiazepinas son un grupo de medicamentos, por lo general, seguros y bien tolerados, con un bajo riesgo de toxicidad, a menos que sean administrados juntamente con otros depresores del SNC, como antidepresivos, etanol, barbitúricos, entre otros. Se utilizan con fines terapéuticos como ansiolíticos, relajantes musculares, agentes sedantes para procedimientos y sedantes hipnóticos para tratar estados de abstinencia y muchas afecciones relacionadas a estimulación adrenérgica como convulsiones, síndrome serotoninérgico, síndrome neuroléptico maligno, sobredosis de simpaticomiméticos, condiciones psiquiátricas, entre otros. Actualmente algunas benzodiazepinas, como el flunitrazepam o clonazepam, se utilizan con fines de abuso y delictivo.

### Sustancias incluidas

Ver Tabla 65.

### Mecanismos de toxicidad

Las benzodiazepinas aumentan la acción inhibitoria del neurotransmisor GABA, principal neurotransmisor inhibitorio a nivel del SNC.

### Toxicocinética

- **Absorción.** Las benzodiazepinas se absorben bien desde el tracto gastrointestinal. Ver Tabla 66.
- **Distribución.** En general, su volumen de distribución es bajo y posee una alta unión a proteínas. Ver Tabla 66.
- **Metabolismo.** La mayoría de estos agentes posee metabolitos activos. Ver Tabla 66.
- **Excreción.** Principalmente, renal.
- **Vida media.** Los metabolitos activos exacerban la vida media y prolongan los efectos de toxicidad.

### Cuadro clínico

En la mayoría de los casos se trata de intoxicaciones leves, sin riesgo para los pacientes expuestos. Casos graves son pocos frecuentes y se dan con grandes sobredosis, asociadas a otros depresores del SNC (como etanol, opioides, relajantes musculares, antipsicóticos, anticonvulsivos, entre otros) y después de una inyección EV rápida. El flunitrazepam es la única benzodiazepina oral que por sí sola en sobredosis puede ocasionar toxicidad severa, esto se da ya que posee un grupo halogenado flúor en su estructura química que posee mayor penetración de la barrera hematoencefálica (agente lipofílico). Este medicamento requiere receta cheque en Chile para su dispensación. Además, el flunitrazepam por su capacidad para inducir amnesia anterógrada favorece el uso de este medicamento como "droga de violación", al ser administrada en las bebidas de las víctimas a menudo en bares o fiestas.

- **Intoxicaciones leves a moderadas.** La depresión del SNC es el hallazgo más común después de una sobredosis. Se puede presentar ataxia, letargia, somnolencia y disartria. Síntomas menos frecuentes son midriasis, nistagmo y parálisis divergente. A nivel cardiovascular, se puede presentar bradicardia, taquicardia, hipotensión.
- **Intoxicaciones severas.** La depresión del SNC, manifestada por coma, hipotensión, hipotermia y depresión respiratoria son las complicaciones más serias observadas en sobredosis, aunque

**Tabla 65.** Representantes del grupo de benzodiazepinas. De elaboración propia.

| | | |
|---|---|---|
| Alprazolam | Brotizolam | Clordiazepóxido |
| Clobazam | Clonazepam | Clorazepato** |
| Diazepam | Estazolam* | flunitrazepam |
| Flurazepam | Lorazepam | Lormetazepam |
| Midazolam | Nitrazepam* | Oxazepam* |
| Pinazepam* | Prazepam* | Triazolam** |

* Al momento de la edición de este libro, medicamentos sin registro de la Autoridad Sanitaria Nacional (ISP) en Chile.

** Medicamento con registro sanitario no vigente en Chile a la fecha de edición de este libro.

son muy infrecuentes. La severidad dependerá de la cantidad ingerida, tipo de benzodiazepina y la coexposición a otros agentes con acción depresora.

## Dosis tóxicas

No poseen dosis tóxicas descritas. En general, se requieren dosis muy altas para provocar intoxicaciones severas; por ejemplo, ingestión oral

**Tabla 66.** Toxicocinética de benzodiazepinas. De elaboración propia.

| Principio activo | Biodisponibilidad VO (%) | Unión a proteínas (%) | Peak plasmático Tmáx | Vd | Vida media T½ | Metabolitos activos | Excreción renal (%) |
|---|---|---|---|---|---|---|---|
| Alprazolam | 92 % | 80 | 1,2-1,7 h | 0,8 l/kg | 11,8 h | No | N/D |
| Clonazepam | 98 % | 85,4 | 1-4 h | 3,2 l/kg | 30-40 h | No | < 2 % renal inalterado |
| Clobazam | 100 % | 80-90 | 0,5-4 h | 100 litros | 36-42 h Metabolito N-desmethylclobazam: 71 a 82 h | Sí | 2 % renal inalterado |
| Clorazepato | 91 % | 97-98 | 0,5-1,5 h | 1,05-1,54 l/kg | 1,1-2,9 h Metabolito: nordiazepam: Aprox: 2 días | Sí | < 1 % renal inalterado |
| Clordiazepóxido | 100 % | 90-98 | 0,5-3 h | 0,3 l/kg | 10-48 h | Sí | 1 % a 2 % excretado sin cambios; 3 %-6 % como conjugado |
| Diazepam | 98 % | 94-99 | VO Liberación inmediata: 0,89-1,32 h VO liberación lenta: 3,8 h IM: 1 h | 1,1 l/kg | 20-70 h Metabolito: nordiazepam: 100 h | Sí | < 1 % renal inalterado |
| Flurazepam | 100 % | 97,2 | 3-6 h | 3,4 l/kg | 2,3 h Metabolito: N-1-desalquilflurazepam: 40 a 114 horas | Sí | 80 % renal inalterado |
| Flunitrazepam | 80-90 % | 78 | 1-4 h | 3,5-5,5 l/kg | 9-30 h | Sí | N/D |
| Lorazepam | 90 % | 85 | 2 h | 1-1,3 l/kg | 12 h | Sí | < 1 % renal inalterado |
| Lormetazepam | 80 % | > 85 | N/D | N/D | 9-15 h | Sí | >85 % renal inalterado |
| Midazolam | 35-44 % | >95 | 20-50 min | 1-2,5 l/kg | 2-5 h | Sí | < 0,03 % renal inalterado |
| Nitrazepam | 62-94 % | 86-88 | N/D | 1,6-2,2 | 16-48 h | No | < 1 % renal inalterado |
| Oxazepam | 92 % | 86-99 | 2-4 h | 0,7-1,3 l/kg | 5,4-9,8 h | No | N/D |
| Triazolam | VO: rápido y completo S.L: bien absorbido | 89-94 | 0,3-4 h | N/D | 1,5-5,5 h | No | 2 % renal inalterado |

Vd: volumen de distribución; T½: vida media; VO: vía oral; SL: sublingual; IM: intramuscular; N/D: no disponible.

2.000 mg de diazepam se ha asociado a toxicidad menor en pacientes previamente sanos.

Son muy raras las muertes por sobredosis de benzodiazepinas. La sobredosis de flunitrazepam tiene riesgo particular de paro respiratorio.

## Laboratorio

Niveles plasmáticos de benzodiazepinas no tienen utilidad clínica en intoxicaciones. En casos graves, monitorear la función respiratoria.

## Tratamiento

a. **CAB de la reanimación.** Mantener vía aérea y ventilación asistida, si es necesario. Esta situación se espera solo en sobredosis con grandes cantidades de benzodiazepinas y coingesta con otros depresores del SNC.
b. **Prevención absorción:**
   - ***Lavado gástrico.*** El lavado gástrico generalmente no está indicado, ya que la toxicidad severa es muy rara.
   - ***Carbón activado.*** El carbón activado generalmente no es necesario, a menos que el paciente tenga una coingesta peligrosa que genere riesgo vital o toxicidad severa. Se recomienda dentro de la primera hora, tras la ingestión aguda y esta medida está contraindicada si el paciente presenta sedación.
c. **Tratamiento de complicaciones:**
   - ***Coma.*** Intubación
   - ***Hipotensión.*** Infundir de 10 a 20 mL/kg de líquido isotónico y mantener al paciente en decúbito supino. Si persiste la hipotensión, administrar dopamina o norepinefrina. Considere la monitorización de la presión venosa central para guiar la terapia de fluidos adicional.
d. **Aumento de la eliminación.** Aumento de diuresis, hemodiálisis o hemoperfusión no tiene utilidad clínica.
e. **Antídoto.** Flumazenil es un antagonista específico del receptor de benzodiazepinas que puede revertir rápidamente el efecto de las benzodiazepinas (coma y la sedación). Posee una duración de efecto de 1 a 4 horas.
   - DOSIS. La dosis inicial es de 0,1 a 0,2 mg EV durante 15 a 30 segundos y se repite según sea necesario hasta un máximo de 1 mg. También se puede utilizar una infusión EV continua de 0,1 a 1 mg/hora en solución salina al 0,9 % o dextrosa 0,5 %.
   - INDICACIONES. Su uso no es rutinario en intoxicaciones, debe reservarse solo para reversión de la sedación consciente de benzodiazepinas. Herramienta de diagnóstico para pacientes comatosos con ingestas de sobredosis desconocidas y en casos de iatrogenia,que se presenta luego de administrar benzodiazepinas a pacientes por vía intravenosa rápida o en dosis mayor a la terapéutica.
   - CONTRAINDICACIONES. No se debe administrar cuando existe sospecha de coingesta de antidepresivos tricíclicos u otros estimulantes del SNC tales como anfetaminas o cocaína, porque su uso puede precipitar la aparición de convulsiones y alteraciones hemodinámicas. Además, puede provocar estados de abstinencia o inestabilidad autonómica en pacientes que toman benzodiazepinas de forma crónica.

## BIBLIOGRAFÍA

Ahmad, Z., Herepath, M. & Ebden, P. (1991). Diagnostic utility of flumazenil in coma with suspected poisoning (letter). BMJ; 302(6771):292.

Ashton, H. (1991). PROTRACTED withdrawal syndromes from benzodiazepines. J Subst Abuse Treat; 8:19-28.

Aydintug, Y. S., Okcu, K. M., Guner, Y. et al. (2004). Evaluation of oral or rectal midazolam as conscious sedation for pediatric patients in oral surgery. Mil Med; 169(4):270-273.

BENZODIAZEPINES, In: MerativeTM Micromedex® POISINDEX® (electronic version). Merative, Ann Arbor, Michigan, USA. Available at: https://www.micromedexsolutions.com/ (cited: 06/03/2023).

Brammer, G., Gibly, R. & Walter, F. G. (2000). Continuous intravenous flumazenil infusion for benzodiazepine poisoning. Vet Human Toxicol; 42:280-281.

Buckley, N. A., Dawson, A. H. & Whyte, I. M. (1995). Relative toxicity of benzodiazepines in overdose. BMJ; 310:219-221.

Carpenter, J. E., Murray, B. P., Dunkley, C. et al. (2019). Designer benzodiazepines: a report of exposures recorded in the National Poison Data System, 2014-2017. Clin Toxicol (Phila); 57(4):282-286.

Chyka, P. A., Seger, D., Krenzelok, E. P. et al. (2005). Position paper: Single-dose activated charcoal. Clin Toxicol (Phila); 43(2):61-87.

Commitee on Injury and Poison Prevention, American Academy of Pediatrics. (1994). BENZODIAZEPINES. En: Rodgers, G., eds. Handbook of Common Poisonings in Children. Illinois: American Academy of Pediatrics: 55-57.

Drummer, O. H., Syrjanen, M. L. & Cordner, S. M. (1993). Deaths involving the benzodiazepine flunitrazepam. Am J Forensic Med Pathol; 14(3):238-243.

Gaudreault, P., Guay, J. & Thivierge, R. L.: Benzodiazepine poisoning. (1991). clinical and pharmacological considerations and treatment. Drug Safety; 6:247-265.

Geller, E., Crome, P., & Schaller, M. D. (1991). Risks and benefits of therapy with flumazenil (Anexate(R)) in mixed drug intoxications. Eur Neurol 31:241-250

Hodgkinson, D. W. & Driscoll, P. (1991). Diagnostic utility of flumazenil in coma with suspected poisoning (letter). Br Med J; 302:238.

Isbister, G. K., O'Regan, L., Sibbritt D. et al. (2004) Alprazolam is relatively more toxic than other benzodiazepines in overdose. Br J Clin Pharmacol; 58(1):88-95.

Kwiatkowski, T. (1993). DRUG WITHDRAWAL SYNDROMES. En: Viccellio, P., ed. Handbook of Medical Toxicology. Boston: Little, Brown and Co., 631-636.

Leikin, J., y Paloucek, F. (1998). BENZODIAZEPINES COMPARISON. En: Leikin, J. y Paloucek, F., eds. Poisoning & Toxicology Handbook. Cleveland: Lexi-Comp Inc. 1643.

Maxa, J. L., Ogu, C. C., Adeeko, M. A. et al. (2003). Continuous-infusion flumazenil in the management of chlordiazepoxide toxicity. Pharmacotherapy; 23(11):1513-1516.

Osborn, H. (1998). SEDATIVE-HYPNOTIC AGENTS. En: Goldfrank, Flomenbaum, Lewin, Weisman, Howland, Hoffman, eds. Golfrank's Toxocologic Emergencies. 6th Ed. Connecticut: Appleton & Lange, 1001-1014.

Sporer, K. (1998). BENZODIAZEPINES. En: Olson, K., eds. Poisoning & Drug Overdose. Connecticut: Appleton & Lange, 97-99.

Thomson, J. S., Donald, C. & Lewin K. (2006). Use of Flumazenil in benzodiazepine overdose. Emerg Med J; 23(2):162-

Thumtecho, S. (2021). Alprazolam and lorazepam overdose mimicking brain death. Clin Toxicol; 59(11):1092.

## 7.13. β-BLOQUEADORES

Laura Cid Flores y Enrique Paris

### Descripción

Los betabloqueadores, también conocidos como agentes β-bloqueantes adrenérgicos, son medicamentos que se utilizan principalmente para tratar la hipertensión. Además, son utilizados para el tratamiento de la acatisia, temblor esencial, estenosis subaórtica hipertrófica, angina estable, taquiarritmias, insuficiencia cardíaca congestiva, afecciones cardíacas congénitas, profilaxis de migraña y hemorragia por várices, entre otras. Además, se utilizan en combinaciones oftálmicas con otros agentes para la reducción de la presión intraocular. Las intoxicaciones con estos agentes son poco habituales, pero por lo general severas.

### Sustancias incluidas

Ver Tabla 67.

### Mecanismo de toxicidad

Compiten con los agonistas β-adrenérgicos endógenos y/o exógenos para el sitio de acción del receptor. Dependiendo del agente y su selectividad relativa beta-1 (ubicados principalmente en el corazón) y los receptores beta-2 (ubicados principalmente en el músculo liso bronquial y los vasos sanguíneos). Los principales efectos farmacológicos incluyen una disminución de la presión arterial, efecto inotrópico y cronotrópico negativo y depresión en la conducción auriculoventricular.

### Toxicocinética

a. **Absorción.** Ver Tabla 68.
b. **Distribución.** Ver Tabla 68.
c. **Metabolismo.** Hepático. Ver Tabla 68.
d. **Excreción.** Eliminación principalmente por metabolismo hepático para aquellos con liposolubilidad alta, eliminación renal para aquellos con liposolubilidad baja. Ver Tabla 68.
f. **Vida media.** Ver Tabla 68.

**Tabla 67.** Representantes del grupo de β-bloqueadores. De elaboración propia.

| | | | |
|---|---|---|---|
| Acebutolol | Bufuralol | Esmolol | Nebivolol |
| Adimolol | Bunitrolol | Espanolol | Nifenalol |
| Alprenolol | Bupranolol | Flestolol | Nipradilol |
| Amosulalol | Butofilolol | Indenolol | Oxprenolol |
| Arotinolol | Carazolol | Labetalol | Penbutolol |
| Atenolol | Cartiolol | Levobetaxolol | Pindolol |
| Befunolol | Carvediolol | Levobunolol | Practolol |
| Betaxolol | Celiprolol | Levomoprolol | Propanolol |
| Bevantolol | Cetamolol | Medroxalol | Sotalol |
| Bisoprolol | Cicloprolol | Mepindolol | Teratolol |
| Bopindolol | Coloranolol | Metipranolol | Tilisolol |
| Bucindolol | Divelalol | Metoprolol | Timolol |
| Bufetolol | Draquinolol | Nadolol | |

**Tabla 68.** Farmacocinética de los β-bloqueadores. De elaboración propia.

| Fármaco | Absorción (%) | Unión a proteínas (%) | Peak plasmático (horas) | Volumen de distribución (L/kg) | Vida media (horas) | Metabolismo hepático (%) | Excreción renal (%) |
|---|---|---|---|---|---|---|---|
| Acebutolol | 50 | 27 | 2,5 | 3 | 3-4 | 65 | 18 |
| Alprenolol | 1-15 | 85 | 2-4 | 2,5-6 | 3,1 | | 0,5 |
| Atenolol | 50-60 | Menos 5 | 2-4 | 0,8 | 6-7 | 10 | 85-100 |
| Betaxolol | 70-90 | 50-60 | 2-6 | 4,9-13 | 12-22 | N/D | 15 |
| Bisoprolol | 90 | 26-33 | 1,5-3,5 | 2,9 | 8-11 | 50 | 50 |
| Bucindolol | 30 | N/D | 0,5-2 | N/D | 3,6-8 | N/D | N/D |
| Carteolol | 85 | 23-30 | 1-6 | N/D | 5-8,5 | 30-50 | 54 |
| Cavedilol | 25-35 | 98 | 1-1,5<br>5 (LP) | 115 L | 7-10 | Extenso | <2 |
| Esmolol | N/D | 55 | 2 minutos | 3,43 | 9-9,2 minutos | 73-88 | 73-88 y biliar |
| Labetalol | 25 | 50 | 0,5-0,8 | 9-16 | 3-6 | 95 | 4 |
| Levobunolol | Rápida y completa | N/D | 0,5-3 | N/D | 6,1 | Sí | 14,7 |
| Metipranolol | 50 | 70 | 1 | 3,5 | N/D | 100 | 4 |
| Metoprolol | 38 | 12 | N/D | 5,6 | 3-4 | 90 | 10 |
| Nadolol | 20-33 | 28 | N/D | 2,1 | 10-12 | 0 | 34 |
| Nebivolol | 12-96 | 98 | 1,5-4 | 2.755 L | 12-19 | Sí | 1 |
| Oxprenolol | 90 | 80 | N/D | 0,5-1,1 | 1-2 | 95 | 95 |
| Penbutolol | 100 | 80-98 | 1-1,5 | N/D | 17-26 | 90 | N/D |
| Pindolol | 100 | 40 | N/D | 2 | 3-4 | 60-65 | 35 |
| Practolol | 100 | N/D | N/D | N/D | 6-8 | N/D | N/D |
| Propanolol | 30 | 93 | N/D | 3,6 | 2-3 | 95 | 0,5 |
| Sotalol | 90-100 | 0 | 2,5-4 | 1,2-2,4 | 12 | 0 | 65-80 |
| Timolol | 75 | 10 | N/D | 3,5 | 2-5 | 90 | 5 |

LP: liberación prolongada.

**Tabla 69.** Dosis potencialmente tóxicas de los β-bloqueadores. De elaboración propia.

| Fármaco | Dosis tóxicas | |
|---|---|---|
| | Adultos | Niños |
| Acebutolol | > 600 mg | > 12 mg/kg |
| Atenolol | > 200 mg | > 2 mg/kg |
| Carvedilol | > 50 mg | > 0,5 mg/kg |
| Labetalol | > 400 mg | > 20 mg/kg |
| Metoprolol | > 450 mg (liberación inmediata)<br>> 400 mg (liberación sostenida) | > 2,5 mg/kg (liberación inmediata)<br>> 5 mg/kg (liberación sostenida) |
| Nadolol | > 320 mg | > 2,5 mg/kg |
| Propranolol | > 240 mg | > 4 mg/kg (liberación inmediata)<br>> 5 mg/kg (liberación sostenida) |
| Sotalol | > 160 mg | > 4 mg/kg |
| Timolol | > 30 mg | Cualquier cantidad |
| Bisoprolol | 140 mg bien tolerado con mínimos efectos clínicos | |
| Esmolol | Efectos adversos con más de 200 mcg/kg/min | |
| Nebivolol | Ingesta de 500 mg produjo síntomas severos | |
| Oxprenolol | 2,5 g produjeron síntomas severos | |
| Pindolol | 500 mg no produjo síntomas | |

## Dosis tóxica

Depende de cada agente en particular. Las siguientes dosis deben ser consideradas potencialmente tóxicas [Tabla 69].

Factores de riesgo. Los efectos adversos pueden ocurrir con dosis más bajas y cada paciente requiere una evaluación individual para detectar posibles exposiciones tóxicas. Se ha sugerido que los pacientes sin enfermedad cardíaca tienen menos probabilidades de desarrollar toxicidad. Pacientes con enfermedad cardiovascular o respiratoria previa, o aquellos con coingesta con bloqueadores de canales de calcio, están más propensos a desarrollar toxicidad severa.

## Órgano diana

Sistema cardiovascular.

## Cuadro clínico

- **Sistema cardiovascular:**
  - ***Intoxicaciones leves a moderadas:*** bradicardia e hipotensión.
  - ***Intoxicaciones severas:*** bloqueo AV, retrasos en la conducción interventricular e insuficiencia cardíaca congestiva pueden ocurrir con una intoxicación más grave. Coma y paro cardiopulmonar pueden desarrollarse por hipotensión/bradicardias severas. El propanolol puede causar un ensanchamiento del QRS que resulta en disritmias ventriculares, debido al bloqueo de canales de sodio. Los síntomas generalmente ocurren dentro de las primeras 6 horas, pero pueden ser tan tempranos, como 20 minutos post exposición, y pueden retrasarse con productos de liberación sostenida.
- **Sistema respiratorio.** Se puede desarrollar broncoespasmo, particularmente en pacientes con asma o EPOC, y se puede desarrollar depresión respiratoria en pacientes con hipotensión grave. Edema pulmonar puede presentarse en pacientes con hipotensión prolongada.
- **Sistema renal.** Insuficiencia renal puede desarrollarse en pacientes con hipotensión prolongada.

- **Sistema neurológico.** El propanolol es altamente soluble en lípidos y puede cruzar la barrera hematoencefálica y causar convulsiones.
- **Metabólicos.** Hipoglicemia puede desarrollarse en diabéticos o en personas con disminución de las reservas de glucógeno (p. ej., niños, ayuno, ejercicio). Las manifestaciones de hipoglicemia (temblor, taquicardia) pueden enmascararse por los efectos clínicos de la toxicidad de los beta-bloqueadores.

## Exámenes de laboratorio

Niveles plasmáticos no tienen utilidad clínica. Monitorizar signos vitales y estado mental. ECG y monitoreo cardíaco continuo. ELP, función renal y débito urinario en pacientes con hipotensión significativa. Glicemia en niños, diabéticos y pacientes con estado mental alterado.

## Tratamiento

a. **CAB de la reanimación.** Mantener vía aérea y ventilación asistida, si es necesario. Realizar una intubación orotraqueal temprana para la protección de la vía respiratoria, si el paciente tiene un estado mental alterado.
b. **Prevención de la absorción:**
   - ***Lavado gástrico.*** Considerar en caso de pacientes con riesgo de toxicidad severa dentro de los primeros 60 minutos, posteriores a la ingestión del β-bloqueador. Debido a que el lavado gástrico puede aumentar el tono vagal, los pacientes pueden experimentar bradicardia; por lo tanto, se recomienda establecer una línea intravenosa para administración de atropina durante el procedimiento, si fuese necesario.
   - ***Carbón activado.*** Se recomienda posterior al lavado gástrico, en caso de pacientes con riesgo de toxicidad severa dentro de los primeros 60 minutos posteriores a la ingestión del β-bloqueador.
   - ***Irrigación intestinal total.*** Considerar en pacientes con ingestión de grandes cantidades de formulaciones de liberación prolongada, con recubrimiento entérico o en caso de sospecha de formación de bezoares. Esta medida podría disminuir la biodisponibilidad.
   - ***Irrigación ocular.*** Retirar los lentes de contacto, si están presentes, e irrigar con abundante solución salina al 0,9 % o agua potable a temperatura ambiente durante al menos 15 minutos. Este procedimiento idealmente debería realizarse en el lugar de la exposición y ser reforzado en caso de requerirlo en un servicio asistencial de salud.
c. **Tratamiento de complicaciones:**
   - ***Hipotensión y bradicardia.*** Administrar fluidos intravenosos con criterio para evitar la sobrecarga de volumen. Considerar uso de glucagón, calcio, catecolaminas, insulina/dextrosa e inhibidores de la fosfodiesterasa en pacientes que no respondan.

   En casos de hipotensión leve, los pacientes suelen responder en forma adecuada a la administración de fluidos EV; sin embargo, los casos de hipotensión severa suelen ser de difícil manejo y requieren terapias combinadas para obtener resultados. Las alternativas de tratamiento se describen a continuación.

   1. FLUIDOS EV. Administrar suero fisiológico 0,9 % en dosis de 10 a 20 mL/kg EV y mantener al paciente en posición decúbito supino. Considerar monitorizar presión venosa central para guiar terapia con fluidos adicional. PRECAUCIÓN: monitorizar signos de edema pulmonar.

      * No debe esperarse una respuesta completa a los fluidos solos, pero el reemplazo de volumen es un componente necesario. Si persiste la hipotensión, administrar glucagón.
   2. GLUCAGÓN. El glucagón se considera un antídoto de primera línea para la intoxicación por betabloqueadores. Ver letra e) Antídoto.
   3. INSULINA/DEXTROSA. *"High Dose Insulin Euglycemic Therapy"*. Esta terapia cambia el metabolismo del miocardio que comienza a consumir glucosa y, por su parte, la insulina favorece la utilización de este sustrato. Además, actúa como vasodilatador de coronarias y microvasculatura que se encuentra disfuncional. Se indica en pacientes con hipotensión grave, persistente o refractaria. DOSIS INSULINA: bolo EV de 1 UI/kg, seguido de una infusión continua de 0,1 a 1 UI/kg/hr. Titular la dosis para obtener una presión arterial sistólica mayor a 90-100 mmHg. Reevaluar cada 30 minutos para necesidad de tasas más altas de administración. DOSIS DEXTROSA: Agregar suero glucosado al 5 % EV, según unidades administradas de insulina.

Administrar 5 gr de glucosa por cada 1 U de insulina. Monitorizar glucosa en sangre cada 15 a 30 minutos hasta que esté en 100 a 200 mg/dl durante 4 horas.

*Precauciones con esta terapia.* Administrar potasio en paciente con hipokalemia para mantener rango de 2,5 a 2,8 mEq/L. Medir cada 4 horas. Controlar glicemia.

4. CALCIO. Revierte la hipotensión y los defectos de conducción al producir un flujo de $Ca^{+2}$ al intracelular y así facilitar la contracción muscular. Las dos alternativas de tratamiento son:
   - *Cloruro de calcio 10 %:* 0,2 mL/kg EV en bolo a pasar lentamente. Repetir cada 10 a 20 minutos por tres a cuatro veces. Considerar infusión continua, si paciente responde: 0,5 mEq/kg/hora o 0,2 a 0,4 mL/kg/hora.
   - *Gluconato de calcio 10 %:* 0,6 mL/kg EV en bolo repetidos cada 10 a 20 minutos por tres a cuatro veces. Considerar infusión continua si paciente responde: 0,5 mEq/kg/hora o 0,6 a 1,2 mL/kg/hora.
   
   * Ajustar dosis a la respuesta hemodinámica del paciente.

   Administrar atropina para bradicardia. Puede ser más efectiva después de la administración de calcio.
5. DROGAS VASOACTIVAS (DVA). Los alfa-agonistas de acción directa median la vasoconstricción por mecanismos independientes de la afluencia de calcio y son preferidos. Se requieren altas dosis y terapias combinadas. Usar drogas que el médico tratante maneje habitualmente. Se puede utilizar las opciones de la Tabla 70.

**Tabla 70.** Drogas vasoactivas para manejo de hipotensión por β-bloqueadores.

| Droga vasoactiva o catecolaminas | Dosis/Velocidad de infusión |
|---|---|
| Norepinefrina | 0,1 a 0,5 mcg/kg/min. Velocidad máxima de infusión: 100 mcg/min. |
| Dopamina | 5 mcg/kg/min. Velocidad máxima de infusión: 100 mcg/kg/min. |

5. EMULSIÓN DE LÍPIDOS. Bolo EV de 1,5 mL/kg de emulsión lipídica al 20 % en 2 a 3 minutos. Luego, infusión intravenosa continua (BIC) de 0,25 mL/kg/min. Evaluar respuesta del paciente después de 3 minutos. En pacientes con respuesta significativa, disminuir la tasa de infusión a 0,025 mL/kg/min. Si reaparece inestabilidad hemodinámica, volver a tasa de infusión inicial o, en casos graves, el bolo puede ser repetido. No infundir por más de 1 hora. Terapia de rescate.
7. INAMRINONA. Terapia alternativa sin una adecuada evidencia científica, corresponde a un inhibidor de la fosfodiesterasa que podría tener un beneficio teórico a través de la disminución de la degradación del AMPc del miocardio. Dosis de adultos y niños: dosis de carga de 0,75 mg/kg a pasar en 2 a 3 minutos, seguido por una dosis de mantención en infusión continúa de 5 a 10 mcg/kg/min. Titular según respuesta hemodinámica del paciente.

– **Desórdenes de conducción cardíaca.** Bicarbonato de sodio: QRS ancho y taquicardia ventricular pueden responder al bicarbonato de sodio. Dosis: 1 a 2 mEq/kg EV en bolo repetido a necesidad hasta resolución de arritmia y/o estrechamiento del QRS y el pH en sangre se encuentre entre 7,45 a 7,55. Considerar uso de lidocaína, si no hay respuesta al bicarbonato.

– **Hipoglicemia.** Se debe tratar con suero glucosado EV.

– **Broncoespasmo.** Administrar agonistas β2-adrenérgicos. Considere el uso de bromuro de ipratropio inhalado y corticosteroides sistémicos. Controle la tasa de flujo espiratorio, hipoxia e insuficiencia respiratoria, y administre oxígeno según sea necesario.

– **Convulsiones.** Intentar el control inicial con una benzodiazepina (p. ej., diazepam, lorazepam). Si las convulsiones persisten o recurren, administre fenobarbital o propofol.

d. **Aumento de la eliminación.** Hemodiálisis y hemoperfusión pueden ser útil para agentes con pequeño volumen de distribución, como atenolol, sotalol y nadolol.

e. **Antídoto.** Glucagón: fármaco de primera línea, ayuda a revertir hipotensión por efecto cronotrópico e inotrópico positivo, pero puede no mejorar frecuencia cardíaca. DOSIS DE

ADULTOS: 3-5 mg EV en bolo, administración lenta en 1-2 minutos y repita cada 5 a 10 minutos hasta tres dosis si no mejora hemodinamia. Si el paciente responde a una dosis particular, comience con una infusión de glucagón con esa dosis a pasar en una hora (p. ej., si un paciente responde a 10 mg, entonces comience una infusión de 10 mg por hora). DOSIS NIÑOS: 50 mcg/kg/dosis. Pueden ser usadas dosis repetidas por corta vida media del glucagón. Administrar antieméticos de manera concomitante.

**BIBLIOGRAFÍA**


BETA-BLOCKING AGENTS. In: MerativeTM Micromedex® POISINDEX® (electronic version). Merative, Ann Arbor, Michigan, USA. Available at: https://www.micromedexsolutions.com/ (cited: 25/05/ 2023).

CARVEDILOL. In: MerativeTM Micromedex® POISINDEX® (electronic version). Merative, Ann Arbor, Michigan, USA. Available at: https://www.micromedexsolutions.com/ (cited: 25/05/2023).

INAMRINONE. In: MerativeTM Micromedex® POISINDEX® (electronic version). Merative, Ann Arbor, Michigan, USA. Available at: https://www.micromedexsolutions.com/ (cited: 25/05/ 2023).

SOTALOL. In: MerativeTM Micromedex® POISINDEX® (electronic version). Merative, Ann Arbor, Michigan, USA. Available at: https://www.micromedexsolutions.com/ (cited: 25/05/2023).


## 7.14. CAFEÍNA

Gonzalo Pino y Juan Carlos Ríos

### Descripción

La cafeína (1, 3, 7-trimetilxantina) pertenece a la familia de metilxantinas que incluye teofilina y teobromina. Tiene un margen terapéutico amplio, por lo que son infrecuentes las intoxicaciones agudas. Se encuentra presente en el café, té, guaraná, yerba mate, chocolate y en bebidas gaseosas y/o energéticas. También se utiliza en medicamentos de venta libre para la tos y el resfriado, en diversos suplementos dietéticos utilizados como anorexígenos, diuréticos y estimulantes.

### Mecanismo de toxicidad

La cafeína actúa a través de la inhibición no selectiva de los receptores de adenosina y fosfodiesterasa. La sobredosis de cafeína provoca aumentos repentinos de catecolaminas y reninas en circulación, así como un aumento en los niveles de noradrenalina, dopamina y serotonina en el cerebro. Existe también estimulación de los receptores adrenérgicos β1 y β2 secundaria a la liberación de catecolaminas.

Las manifestaciones clínicas en sobredosis se deben principalmente a sus efectos simpaticomiméticos. La cafeína en grandes dosis puede estimular directamente el miocardio para producir taquicardia, arritmias y extrasístoles, e inhibir la contractilidad de la musculatura lisa. Puede inducir vasodilatación de las arterias coronarias y vasoconstricción de las arterias cerebrales junto con una ligera vasodilatación periférica neta, a la vez que el gasto cardíaco aumenta debido al efecto estimulante directo de la cafeína en el miocardio. El resultado general de una sobredosis aguda es una elevación de la presión arterial. A nivel renal, estimula la diuresis e induce el desarrollo de hipokalemia (asociado a emesis, diuresis y un cambio intracelular de potasio inducido por catecolaminas).

### Toxicocinética

a. **Absorción.** La cafeína se absorbe rápidamente por vía oral (30 a 60 minutos). Sin embargo, se han reportado efectos 10 minutos después de la ingestión.
b. **Distribución.** Los niveles plasmáticos máximos se producen de 30 minutos a 2 horas después de la ingestión. Después de una dosis tóxica aguda, los efectos clínicos se pueden observar en 3 horas.

c. **Metabolismo.** Se metaboliza principalmente en el hígado por CYP450, en particular la isoenzima CYP1A2.
d. **Excreción.** La cafeína se excreta en la orina como ácido 1-metilúrico y 1-metilxantina, y solo el 10 % de una dosis dada es excretada sin cambios.
e. **Vida media de eliminación.** La vida media de eliminación de la cafeína es de 3 a 6 horas (puede ser mucho más prolongada en los neonatos, hasta 100 horas). En sobredosis, la vida media puede alcanzar 16 horas.

## Dosis tóxica

ADULTO: Una sola dosis de 1 g de cafeína ha producido síntomas severos en un adulto. La dosis letal estimada es de 150 a 200 mg/kg o de 10 a 20 g.
PEDIÁTRICO: Una ingesta estimada de 35 mg/kg puede provocar una toxicidad moderada en niños. Recién nacidos han desarrollado convulsiones después de 36 a 136 mg/kg EV.

## Órgano diana

Sstema nervioso central y sistema cardiovascular.

## Cuadro clínico

- **Intoxicaciones leves a moderadas.** Los primeros síntomas de intoxicación aguda con cafeína incluyen: anorexia, temblor e inquietud, seguidos de náuseas, vómitos y taquicardia. El consumo crónico de cafeína en altas dosis puede provocar un "cafeinismo", que incluye nerviosismo, contracciones, ansiedad, temblores, insomnio, palpitaciones e hiperreflexia.
- **Intoxicaciones severas.** Altas dosis de cafeína pueden producir hipopotasemia, hiperglucemia, acidosis metabólica, rabdomiólisis, hipotensión, confusión, convulsiones, rabdomiólisis, taquicardia y arritmias,

  Principales efectos por órganos y sistemas:
  - ***Ojos.*** Miosis y midriasis.
  - ***Cardiovascular.*** Alteraciones en la presión arterial (hipotensión e hipertensión), taquicardia, taquiarritmias, prolongación del intervalo QT, dolor precordial y paro cardíaco.
  - ***Respiratorio.*** Apnea, hiperventilación y síndrome de dificultad respiratoria aguda.
  - **Neurológico**: Insomnio, intranquilidad tinnitus, convulsiones, cefalea, mareos, parestesia y tremor.
  - **Gastrointestinal:** Gastritis, náuseas, vómitos y dolor abdominal.
  - **Genitourinario:** Poliuria, alteraciones en la función renal y falla renal aguda.
  - **Metabólico**: Acidosis metabólica, alcalosis respiratoria y acidosis láctica.
  - **Hematológico**: Leucocitosis y trastornos coagulación.
  - **Dermatológico**: Urticaria.

## Exámenes de laboratorio

En pacientes sintomáticos, monitorizar ELP, glicemia, gases venosos, cuerpos cetónicos, lactato. Monitorizar ECG por al menos 6 horas.

## Tratamiento

Existe la posibilidad de convulsiones, vómitos y disritmias, así que considere el manejo temprano de la vía aérea.

a. **CAB de la reanimación.** Tratar, según condición clínica del paciente.
b. **Prevenir la absorción:**
   - ***Lavado gástrico.*** Con protección de la vía aérea: Considerar solo en pacientes con una ingestión reciente y potencialmente mortal.
   - ***Carbón activado.*** La administración de carbón activado debe considerarse de forma individual. Se reserva para pacientes con potencial de toxicidad severa.
c. **Tratamiento de complicaciones:**
   - ***Convulsiones.*** Controlar con benzodiazepinas como terapia de elección. Si las convulsiones persisten o son recurrentes, administre fenobarbital o propofol.
   - ***Taquiarritmia.*** La taquicardia sinusal es común y, por lo general, no requiere ningún tratamiento antiarrítmico específico. Las arritmias potencialmente mortales o aquellas que comprometen el estado hemodinámico deben tratarse de forma agresiva. Las arritmias a menudo responden al tratamiento con β-bloqueadores. Las arritmias deben tratarse utilizando protocolos estándar de soporte vital cardíaco avanzado (ACLS) y soporte vital avanzado pediátrico (PALS).

- *Hipotensión.* Infundir de 10 a 20 mL/kg de fluido isotónico y mantener al paciente en decúbito supino. Si persiste la hipotensión, administrar dopamina o norepinefrina. Considere la monitorización de la presión venosa central para guiar la terapia de fluidos adicional.
- *Rabdomiólisis.* La reposición temprana y agresiva de fluidos es el pilar de la terapia, y puede ayudar a prevenir la insuficiencia renal. Si es necesario, se puede agregar diuréticos, como manitol o furosemida, para mantener la producción de orina, pero solo después de que se haya restablecido el estado del volumen, ya que la hipovolemia aumentará el daño tubular renal.
- *Arritmias ventriculares.* Se requiere monitoreo cardíaco continuo y administración de oxígeno. Evaluar hipoxia, acidosis y trastornos electrolíticos (particularmente, hipopotasemia, hipocalcemia e hipomagnesemia). La lidocaína y la amiodarona son generalmente agentes de primera línea para la taquicardia ventricular monomórfica estable. La amiodarona se debe usar con precaución si la sobredosis involucra una sustancia que prolonga el intervalo QT y/o causa torsades de pointes. Los ritmos inestables requieren cardioversión inmediata.

d. **Aumento de la eliminación.** Hemodiálisis o hemoperfusión en caso de intoxicación severa con riesgo vital.
e. **Antídoto.** No existe un antídoto específico.

**BIBLIOGRAFÍA**

Alaspaa, A. O., Kuisma, M. J., Hoppu, K. et al. (2005). Out-of-hospital administration of activated charcoal by emergency medical services. Ann Emerg Med; 45:207-12.

CAFFEINE. In: MerativeTM Micromedex® POISINDEX® (electronic version). Merative, Ann Arbor, Michigan, USA. Available at: https://www.micromedexsolutions.com/ (cited: 15/06/2024).

Cannon, M. E., Cooke, C. T. & McCarthy, J. S. (2001). Caffeine-induced cardiac arrhythmia: an unrecognised danger of healthfood products. Med J Aust; 174:520-521

Holmgren, P., Norden-Pettersson, L. & Ahlner, J. (2004). Caffeine fatalities - four case reports. Forensic Sci Internat; 139:71-73.

Lewin, N. CAFFEINE. Goldfrank, Flomenbaum, Lewin, Weisman, Howland, Hoffman, eds. (1998) Goldfrank's Toxicologic Emergencies. Connecticut: Appleton & Lange.651-659.

Fredholm, B. B., Bättig, K., Holmén J. et al. (1999). Actions of caffeine in the brain with special reference to factors that contribute to its widespread use. Pharmacol Rev; 51:83.

Jagim, A. R., Harty, P. S., Fischer, K. M. et al. (2020). Adverse Events Reported to the United States Food and Drug Administration Related to Caffeine-Containing Products. Mayo Clin Proc; 95:1594.

---

## 7.15. CARBAMAZEPINA

Lorena Silva y Juan Carlos Ríos

### Descripción

La carbamazepina se ha utilizado durante muchos años para el tratamiento de convulsiones parciales y generalizadas. Adicionalmente está indicada para el tratamiento de trastorno bipolar I (episodios agudos maníacos y mixtos), neuralgia glosofaríngea, neuralgia del trigémino y síndromes de dolor neuropático. Posee una estructura química similar a los antidepresivos tricícliclos. Las intoxicaciones con este agente son comunes.

### Mecanismo de toxicidad

Los efectos tóxicos se deben principalmente a su actividad anticolinérgica, al bloqueo de los canales de sodio, lo que se traduce en toxicidad cardiovascular, particularmente con prolongación del intervalo QRS. Esta anomalía de la conducción predispone a los pacientes a arritmias ventriculares e hipotensión. Otro efecto de toxicidad importante es la depresión del SNC.

La carbamazepina parece tener un efecto paradójico sobre los receptores de adenosina. En dosis terapéuticas, el fármaco inhibe la recaptación presináptica de adenosina, lo que resulta en la modulación e inhibición de la neurotransmisión de glutamato. En sobredosis, la carbamazepina antagoniza los receptores de adenosina, lo que produce un efecto proconvulsivo que explica el desarrollo de convulsiones en casos de toxicidad severa.

## Toxicocinética

a. **Absorción.** En sobredosis, se alteran los parámetros farmacocinéticos y la absorción es más lenta y errática, debido a la baja solubilidad y, en parte, a la disminución de la motilidad gástrica por el predominio de los efectos anticolinérgicos, alcanzando los niveles plasmáticos máximos en forma tardía, con un peak a las 33 (+/- 3) horas. Sin embargo, se han descrito concentraciones plasmáticas máximas hasta las 72 horas post ingesta aguda.
b. **Distribución.** En dosis terapéuticas, la carbamazepina se une a proteínas en un 75 % y su metabolito epóxido se une a proteínas en aproximadamente un 50 %. Después de una sobredosis masiva, la carbamazepina y su metabolito epóxido activo se unen cada vez menos a las proteínas, y un porcentaje creciente de la concentración total corresponde a la concentración sérica libre. El volumen de distribución (Vd) es altamente variable, según la edad [Tabla 71].

**Tabla 71.** Volumen de distribución carbamazepina. De elaboración propia.

| Grupo etario | Volumen de distribución (Vd) |
|---|---|
| Neonato | 1,52 L/kg |
| Niños | 1,94 L/kg |
| Adultos | 0,59-1,2 L/kg |
| En sobredosis | 3 L/kg |

c. **Metabolismo.** La carbamazepina se metaboliza en un 98 % en el hígado. Se han descrito cuatro vías metabólicas principales y se han identificado más de siete metabolitos. El metabolito activo principal es CBZE (carbamazepina-10,11-epóxido) que tiene actividad anticonvulsiva propia.
d. **Excreción.** El 72 % es excretado por la orina, a través de filtración glomerular y secreción tubular activa. Entre un 15 % a 30 % se excreta en las heces.
e. **Vida media.** En FORMULACIONES DE LIBERACIÓN INMEDIATA: la vida media de la carbamazepina y su metabolito en dosis aguda inicial es de 18-54 horas. En tratamiento crónico, la vida media es de 16-26 horas. En FORMULACIONES DE LIBERACIÓN SOSTENIDA: La vida media de eliminación después de una dosis única es de 35-40 horas. En casos de sobredosis, la vida media puede prolongarse más allá de la vida media esperada normalmente.

## Dosis tóxica

Rango terapéutico Adulto: 400 a 1600 mg/día según indicación médica. Pediátrico: Hasta 6 años: 10 a 35 mg/kg día. Pediátrico: 6 a 12 años: 200 a 1000 mg/día según indicación médica. Estas dosis alcanzan un nivel plasmático de 4 a 12 µg/mL. Signos de toxicidad leves con ataxia y nistagmos se pueden presentar a dosis terapéuticas. Niveles plasmáticos menores a 30 µg/mL generalmente se asocian con toxicidad leve a moderada, mientras que niveles superiores a 40 µg/mL pueden asociarse a coma, convulsiones e hipotensión. Los niños pueden desarrollar toxicidad severa a niveles séricos menores a los descritos en adultos. Dosis letal mínima descrita es de 3,2 g en adultos y 1,6 g en pediatría.

## Órgano diana

Sstema nervioso central y sistema cardiovascular.

## Cuadro clínico

Los pacientes pueden desarrollar manifestaciones de toxicidad leve, incluso con terapia crónica cuando los niveles plasmáticos de carbamazepina se encuentran dentro o por encima del rango terapéutico.

Las manifestaciones clínicas descritas son:

- **Intoxicaciones leves a moderadas.** Los signos iniciales comunes de toxicidad son nistagmo, ataxia, hiperreflexia, depresión del SNC, distonía, taquicardia sinusal y síntomas anticolinérgicos leves como midriasis, delirio/encefalopatía y disminución de los ruidos intestinales. Los pacientes comúnmente experimentarán náuseas y vómitos después de una sobredosis aguda. Los efectos menos comunes incluyen hepatotoxicidad e hiponatremia secundaria al síndrome de secreción inadecuada de ADH, debido a la secreción de vasopresina. Estos efectos son más comunes con terapia crónica. La aparición de los síntomas puede retrasarse de una a tres horas después de la ingestión de carbamazepina de liberación prolongada.

- **Intoxicaciones severas.** Las manifestaciones de toxicidad severa incluyen coma, convulsiones y depresión respiratoria. Rabdomiólisis e insuficiencia renal pueden ocurrir en menor incidencia. La cardiotoxicidad se presenta con dosis mayores que 60 g y puede incluir disminución de la contractilidad miocárdica, edema pulmonar, hipotensión, disritmias y retrasos en la conducción, incluyendo prolongación de PR, QRS y QTc.

## Exámenes de laboratorio

Monitorear el estado mental, oximetría de pulso e iniciar la monitorización cardíaca continua. Controlar niveles plasmáticos de carbamazepina basal y luego cada 4 horas hasta que la concentración haya alcanzado su punto máximo y esté claramente disminuyendo. Control de ELP, creatinina. Evaluar gases arteriales en pacientes con depresión respiratoria significativa. Controlar CPK en pacientes con coma prolongado o convulsiones.

La carbamazepina puede indicar falso positivo para antidepresivo tricíclico en *screening* de drogas en orina.

## Tratamiento

a. **CAB de la reanimación.** Mantener vía aérea y ventilación asistida, si es necesario. Administrar oxígeno suplementario.
b. **Prevención de la absorción:**
   - *Lavado gástrico.* Considerar el lavado gástrico con sonda orogástrica y protección de vía aérea en casos de sobredosis severa o con riesgo letal, que se presentan en una fase temprana a la ingestión del medicamento.
   - *Carbón activado en dosis múltiples.* Solo considerar si puede proteger la vía aérea del paciente con sobredosis severa o con riesgo letal. Esta medida puede aumentar la eliminación de la carbamazepina por interrupción de la circulación enterohepática y disminuir su vida media. Si bien puede disminuir el tiempo de presentación de los efectos clínicos, no ha demostrado que mejore los resultados clínicos (gravedad, concentraciones iniciales y máximas de carbamazepina). Dosis: 50 g de carbón activado cada 4 a 6 horas durante un total de 24 horas. Precaución: la carbamazepina inhibe la motilidad gastrointestinal al igual que el carbón activo, lo que podría generar íleo paralítico en pacientes susceptibles.
c. **Tratamiento de complicaciones:**
   - *Convulsiones.* Benzodiazepinas como terapia de primera línea. Si las convulsiones persisten o son recurrentes, administre fenobarbital o propofol.
   - *Depresión respiratoria.* Considerar intubación y ventilación mecánica.
   - *Hipotensión.* Administrar de 10 a 20 mL/kg de fluidos isotónico y mantener al paciente en decúbito supino. Si persiste la hipotensión, administrar dopamina o norepinefrina. Considere la monitorización de la presión venosa central para guiar la terapia de fluidos adicional.
   - *Retención urinaria.* Utilizar sondaje vesical y mantener la producción de orina por encima de 30 mL/h, ya que los metabolitos se eliminan principalmente por vía renal. La insuficiencia renal aguda se debe a hipotensión o rabdomiólisis, y se debe tratar con administración abundante de fluidos.
d. *Aumento de la eliminación:* La hemoperfusión temprana podría reducir significativamente la concentración plasmática de carbamazepina y acelerar su eliminación. Además, podría aliviar el deterioro de la conciencia, la depresión respiratoria y las convulsiones en casos graves. Por otra parte, los informes de casos sugieren que la hemodiálisis de alto flujo o alta eficiencia puede mejorar la eliminación de carbamazepina después de una sobredosis.
e. *Antídoto*: No existe antídoto específico.

## BIBLIOGRAFÍA

Apfelbaum, J. D., Carabati, E. M. & Kerns, W. P. II (1995): Cardiovascular effects of carbamazepine toxicity. Ann Emerg Med; 25:631-635.

Bertram, M., Fabian, C. W. & Schwarz S. (1998). Massive carbamazepine overdose clinical and neurophysiological findings. J Neurol; 245:745-747.

Bridge, T. A., Norton, R. L. & Robertson, W. O. (1994). Pediatric carbamazepine overdoses. Pediatr Emerg Care. 10:260-263

Bridwell, R. E, Brown, S., Clerkin, S. et al. (2022). Neurologic toxicity of carbamazepine in treatment of trigeminal neuralgia. Am J Emerg Med; 55:231.e3-231.e5

Carbamazepine. In: MerativeTM Micromedex® POISINDEX® (electronic version). Merative, Ann Arbor, Michigan, USA. Available at: https://www.micromedexsolutions.com/ (cited: 03/03/2024).

Chetty, M., Sarkar, P., Aggarwal, A. et al. (2003). Carbamazepine poisoning: treatment with haemodialysis (letter). Nephrol Dial Transplant; 18:220-221

Dogan, M., Yilmaz, C., Temel, H. et al. (2010). A case of carbamazepine intoxication in a young boy. J Emerg Med; 39(5):655-656.

Fisher, R. S. & Cysyk, B. (1988). A fatal overdose of carbamazepine: case report and review of literature. Clin Toxicol; 26:477-486.

Ghannoum, M., Yates, C., Galvao, T. F., Sowinski, K. M., Thi, V. V., Coogan, A., Gosselin, S., Lavergne, V., Nolin, T. D., Hoffman, R. S. (2014). EXTRIP workgroup.Extracorporeal treatment for carbamazepine poisoning: systematic review and recommendations from the EXTRIP workgroup. Clin Toxicol (Phila). Dec;52(10):993-1004. doi: 10.3109/15563650.2014.973572.

Greene, S., MD, MS, FACEP, FACMT, Ayrn O'Connor, MD. Carbamazepine poisoning. En UpToDate, Shefner JM (Ed), UpToDate, Waltham, MA. (Acceso 03 marzo 2023.)

Haase, M. R. (1999). Carbamazepine-induced hepatorenal failure in a child. Pharmacother; 19:667-671.

Kasarskis, E. J., Kuo, C. S. & Berger, R. (1992). Carbamazepine-induced cardiac dysfunction: characterization of two distinct clinical syndromes. Arch Intern Med; 152:186-191.

Koh, K. H. & Tan, H. C. (2006). High-flux haemodialysis treatment as treatment for carbamazepine intoxication. Med J Malaysia 61(1):109-111.

Li, T. G., Yan, Y., Wang, N. N. et al. (2011). Acute carbamazepine poisoning treated with resin hemoperfusion successfully. Am J Emerg Med; 29(5):518-522.

Lifshitz, M., Gavrilov, V. & Sofer, S. (2000). Signs and symptoms of carbamazepine overdose in young children. Pediatr Emerg Care; 16:26-27.

Low, C. L., Haqqie, S. S. & Desai, R. (1996). Treatment of acute carbamazepine poisoning by hemoperfusion. Am J Emerg Med; 14:540-541.

Macnab, A. J., Birch, P. & Macready, J. (1993). Carbamazepine poisoning in children. Pediatr Emerg Care; 9:195-198

Matos, M. E., Burns, M. M. & Shannon, M. W. (2000). False-positive tricyclic antidepressant drug screen results leading to the diagnosis of carbamazepine intoxication (abstract). Pediatrics; 105:1149.

Mittag, N., Meister, S., Berg, A. M. et al. (2016). A case report of a carbamazepine overdose with focus on pharmacokinetic aspects. Pharmacopsychiatry; 49(2):76-78.

Montgomery, V. L., Richman, B. J. & Goldsmith, L. J. (1995). Severity and carbamazepine level at time of initial poison center contact correlate with outcome in carbamazepine poisoning. Clin Toxicol; 33:311-323

Ozhasenekler, A., Gokhan, S., Guloglu, C. et al. (2012) Benefit of hemodialysis in carbamazepine intoxications with neurological complications. Eur Rev Med Pharmacol Sci; 16 Suppl 1:43-47.

Payette, A., Ghannoum. M., Madore, F. et al. (2015). Carbamazepine poisoning treated by multiple extracorporeal treatments. Clin Nephrol; 83(3):184-188.

Soderstrom, J., Murray, L., Little, M. et al. (2006). Toxicology case of the month: Carbamazepine overdose. Emerg Med J. 23(11):869-871.

Spiller, H. A. & Carlisle, R. D. (2002). Status epilepticus after massive carbamazepine overdose. Clin Toxicol; 40:81-90

Spiller, H. A. (2001). Management of carbamazepine overdose. Pediatr Emerg Care.17:452–456.

Vree, T. B., van Dalen R. & Geerts. (1997). Clinical pharmacokinetics of a massive overdose of carbamazepine and acute renal failure. Clin Drug Invest; 14:66-75.

Wason, S., Baker, R. C. & Carolan, P. (1992). Carbamazepine overdose-the effects of multiple dose activated charcoal. J Toxicol Clin Toxicol. 30:39-48.

Yang, X., Xin, S., Zhang, Y., Li, T. (2018). Early hemoperfusion for emergency treatment of carbamazepine poisoning. Am J Emerg Med. Jun;36(6):926-930. doi: 10.1016/j.ajem.2017.10.048.

## 7.16. CICLOBENZAPRINA

Lorena Silva, Laura Cid Flores y Juan Carlos Ríos

### Descripción

Relajante muscular utilizado para aliviar contracturas asociadas a condiciones agudas dolorosas musculoesqueléticas. La ciclobenzaprina es una amina tricíclica similar en estructura y farmacología a la amitriptilina. Tiene fuertes propiedades anticolinérgicas, antihistamínicas y sedantes. Las intoxicaciones con este agente son comunes pero rara vez graves.

### Mecanismo de toxicidad

Inhibición mediada por el tronco encefálico de las neuronas motoras gamma y alfa. En sobredosis muestra efectos anticolinérgicos, antihistaminérgicos y depresores del SNC. También es un inhibidor débil de la recaptación presináptica de norepinefrina y serotonina.

### Toxicocinética

a. **Absorción.** Se absorbe por completo, pero experimenta un importante metabolismo de primer paso. Se ha descrito circulación enterohepática. Biodisponibilidad de 33 a 55 %. Peak plasmático: liberación inmediata: 4 a 6 horas; liberación prolongada: 7 a 8 horas. El inicio de los síntomas en sobredosis generalmente ocurre dentro de las primeras 4 horas y la toxicidad puede persistir durante 24 horas (en ancianos y pacientes con enfermedad hepática la duración de los efectos es más extensa).
b. **Distribución.** Unión a proteínas plasmáticas: 93 %.
c. **Metabolismo.** Extensamente metabolizado y conjugado a nivel hepático. Los principales metabolitos incluyen un conjugado de glucurónido, ciclobenzaprina-N-óxido, norciclobenzaprina, bis-10,11-dihidroxinortriptilina y 3-hidroxi-ciclobenzaprina.
d. **Excreción.** Renal: Aproximadamente el 50 % se excreta en la orina, principalmente como metabolitos; Deposiciones: 14 %; Biliar: 15 % excretado inalterado.
e. **Vida media.** Liberación inmediata: 18 horas; liberación prolongada: 32 horas.

### Dosis tóxica

ADULTOS: los adultos que ingieren menos de 100 mg generalmente permanecen solo con somnolencia. Los síntomas anticolinérgicos pueden verse en ingestiones de más de 100 mg. Las muertes son extremadamente raras. Se informó un paro cardíaco en un adulto luego de una sospecha de sobredosis de 300 mg de ciclobenzaprina. NIÑOS: con ingestas de hasta dos comprimidos (20 mg) pueden observarse en el hogar.

### Órgano diana

Sistema nervioso central y sistema nervioso periférico.

### Cuadro clínico

- **Intoxicaciones leves a moderadas.** Sedación, efectos anticolinérgicos (midriasis, rubor facial, fiebre, boca seca, disminución de ruidos intestinales, alucinaciones), taquicardia sinusal, hipertensión o hipotensión leve, náuseas y vómitos.
- **Intoxicaciones severas.** Pueden incluir hipotensión significativa, depresión respiratoria y coma.

La ciclobenzaprina es una amina cíclica con similitud estructural a la amitriptilina. Por lo tanto, teóricamente, los retrasos en la conducción y las arritmias ventriculares son preocupantes, pero son extremadamente raros incluso en sobredosis severas.

### Exámenes de laboratorio

Monitorizar signos vitales y estado mental. ECG y monitorización cardíaca continua en pacientes con toxicidad moderada a severa (con agitación, delirio, convulsiones, coma, hipotensión). CPK-total en pacientes con convulsiones o agitación. Función renal y diuresis en pacientes que desarrollen rabdomiólisis. La ciclobenzaprina puede dar falso positivo para antidepresivos tricíclicos en pruebas toxicológicas de orina

### Tratamiento

a. **CAB de la reanimación.** Mantener vía aérea y ventilación asistida, si es necesario. Administrar oxígeno suplementario. Los pacientes que experimentan compromiso respiratorio o depresión significativa del SNC requieren intubación endotraqueal temprana para la protección de las vías respiratorias

b. **Prevención absorción:**
   - ***Lavado gástrico.*** Generalmente no está indicado. Solo considerar en caso de ingesta reciente (primeros 60 minutos) de dosis de toxicidad severa o letal en paciente con protección de vía aérea.
   - ***Carbón activado.*** Si bien el carbón activado está indicado en casos de toxicidad severa, debe realizarse solo en pacientes que pueden proteger su vía respiratoria o que están intubados debido a la depresión predecible del SNC y el riesgo de aspiración.

c. **Tratamiento de complicaciones:**
   - ***Convulsiones.*** Utilizar benzodiazepinas para terapia de primera línea, si paciente no responde administrar propofol o barbitúricos intravenosos.
   - ***Arritmias.*** El ensanchamiento del QRS o la taquicardia ventricular pueden responder al bicarbonato de sodio. Utilice una dosis inicial de 1 a 2 mEq/kg en bolo, repetir según sea necesario, los criterios de valoración incluyen la resolución de las arritmias, el estrechamiento del complejo QRS y el pH sanguíneo de 7,45 a 7,55. Use lidocaína si el bicarbonato de sodio no tiene éxito.
   - ***Hipertermia.*** Controlar la agitación con benzodiazepinas; iniciar medidas agresivas de enfriamiento externo.

d. **Aumento de la eliminación.** Diuresis, hemodiálisis y hemoperfusión no tienen utilidad clínica.

e. **Antídoto.** Fisostigmina: Es un inhibidor reversible de la acetilcolinesterasa, produciendo entonces un aumento de la concentración de acetilcolina en los receptores, superando de esta manera el antagonismo generado por los fármacos anticolinérgicos.
   - INDICACIÓN. Reversión de efectos neurológicos causados por agentes capaces de producir un síndrome anticolinérgico; sin embargo, generalmente no se logra una reversión duradera de los signos y síntomas anticolinérgicos debido a la duración relativamente corta de la acción de la fisostigmina (45 a 60 minutos). Se utiliza con mayor frecuencia en el diagnóstico para distinguir el delirio anticolinérgico de otras causas de alteración del estado mental.
   - CONTRAINDICACIONES. El uso de fisostigmina puede precipitar convulsiones y disritmias frente a una coingesta de antidepresivos tricíclicos. Asimismo, una administración endovenosa muy rápida puede resultar en bradicardia, hipersalivación, dificultad respiratoria y convulsiones.
   - PRECAUCIÓN. Tenga cuidado en pacientes con bradicardia, aumento del tono vagal, enfermedad por reflujo gastroesofágico, hipotensión, hipertiroidismo, úlcera péptica, colitis y trastornos convulsivos. Intubar a los pacientes comatosos antes de administrar fisostigmina para evitar una posible aspiración de emesis.
   - DOSIS. En adultos se recomienda un bolo EV lento de 2 mg a pasar en no más de 1mg/min. La dosis se debe repetir en intervalos de 10-30 minutos. En pacientes con delirio anticolinérgico prolongado, considerar el uso de una infusión continua EV iniciando con 2 mg/hora, titulando según respuesta. En niños la dosis es de 0,02 mg/kg con un máximo de 0,5 mg en administración endovenosa lenta (no más de 0,5 mg/min). Repetir si es necesario en intervalos de 5 a 15 minutos sin superar una dosis total administrada de 2 mg.

### Observación

Al momento de la edición de este libro, fisostigmina sin registro de la Autoridad Sanitaria Nacional (ISP) en Chile.

## BIBLIOGRAFÍA

Campleman, S. L., Brent, J., Pizon, A. F. et al. (2020). Drug-specific risk of severe QT prolongation following acute drug overdose. Clin Toxicol (Phila); 58(12):1326-1334

CYCLOBENZAPRINE. In: MerativeTM Micromedex® POISINDEX® (electronic version). Merative, Ann Arbor, Michigan, USA. Available at: https://www.micromedexsolutions.com/ (cited:16/03/2019).

Douglass, M. A. & Levine, D. P. (2000). Hallucinations in an elderly patient taking recommended doses of cyclobenzaprine. Arch Intern Med; 160:1373.

Heckerling, P. S. & Bartow, T. J. (1984). Paradoxical diaphoresis in cyclobenzaprine poisoning (letter). Ann Intern Med; 101:881.

Katz, W. A. & Dube, J. (1988). Cyclobenzaprine in the treatment of acute muscle spasm: review of a decade of clinical experience. Clin Ther; 10:216-229.

Levine, B., Jones, R. & Smith, M. L. (1993). A multiple drug intoxication involving cyclobenzaprine and ibuprofen. Am J Forensic Med Pathol; 14:246-248.

Linden, C. H., Mitchiner, J. C. & Lindzon, R. D. (1983). Cyclobenzaprine overdosage. J Toxicol Clin Toxicol; 20:281-288.

Menard-Katcher, C., Henretig, F. M. & Osterhoudt, K. C. (2009). A 19-month-old girl with recurrent illness: over the hills and through the woods. Pediatr Emerg Care; 25(12):869-871.

O'Riordan, W., Gillette, P. & Calderon, J. (1986). Overdose of cyclobenzaprine, the tricyclic muscle relaxant. Ann Emerg Med; 15:592-593.

Product Information: AMRIX(R) oral extended-release capsules, cyclobenzaprine HCl oral extended-release capsules. Teva Pharmaceuticals USA Inc (per FDA), North Wales, PA, 2019

Santandrea, S., Montrone, F. & Sarzi-Puttini P. (1993). A double-blind crossover study of two cyclobenzaprine regimens in primary fibromyalgia syndrome. J Int Med Res; 21:74-80.

Serrano, W. C. & Maldonado, J. (2021). The use of physostigmine in the diagnosis and treatment of anticholinergic toxicity after olanzapine overdose: literature review and case report. J Acad Consult Liaison Psychiatry; 62(3):285-297.

Spiller, H. A. & Cutino, L. (2003) Fatal cyclobenzaprine overdose with postmortem values. J Forensic Sci; 48:883-884.

Spiller, H. A., Winter, M. L. & Mann, K. V. (1994) Five year multicenter retrospective review of cyclobenazprine toxicity. Vet Human Toxicol; 36:370.

Stephen, J. M., Ghezzi, K. T. & Bailey, K. (1991). Post-triathalon delirium. J Emer Med; 9:265-269.

Westrol, M. S., Awad, N. I., Bridgeman, P. J. et al. (2015). Use of an intravascular heat exchange catheter and intravenous lipid emulsion for hypothermic cardiac arrest after cyclobenzaprine overdose. Ther Hypothermia Temp Manag; 5(3):171-176.

---

## 7.17. DESCONGESTIONANTES SIMPATICOMIMÉTICOS

Claudio Retamal, Juan Carlos Ríos y Enrique Paris

### Descripción

Medicamentos simpaticomiméticos usados principalmente como descongestionante nasal por vía oral, normalmente en formulaciones de antigripales junto a antihistamínicos y analgésicos. Ayudan a aliviar los síntomas del resfrío y de las alergias.

### Sustancias incluidas

Ver Tabla 72.

**Tabla 72.** Representantes descongestionantes simpaticomiméticos. De elaboración propia

| | |
|---|---|
| Fenilefrina | Fenilpropanolamina |
| Efedrina | Pseudoefedrina |

### Mecanismo de toxicidad

Estimulan los receptores α-adrenérgicos del músculo liso vascular, causando vasoconstricción y descongestión nasal. Algunos descongestionantes también estimulan receptores β-adrenérgicos.

### Toxicocinética

a. **Absorción.** Ver Tabla 73.
b. **Distribución.** Ver Tabla 73.
c. **Metabolismo.** Ver Tabla 73.
d. **Excreción.** Ver Tabla 73.
e. **Vida media.** Ver Tabla 73.

### Dosis tóxica

Pueden aparecer síntomas con dos veces la dosis terapéutica diaria. Están contraindicados en menores de 6 años.

En el caso de la pseudoefedrina con cuatro a cinco veces la dosis terapéutica diaria, se pueden presentar síntomas. 240 mg pueden provocar aumentos de presión en pacientes normotensos.

**Tabla 73.** Toxicocinética descongestionantes simpaticomiméticos. De elaboración propia.

| Medicamento | Absorción | Metabolismo | Volumen de distribución (Vd) | Excreción | Vida media |
|---|---|---|---|---|---|
| Fenilefrina | Biodisponibilidad oral de 38 %. Peak plasmático 0,75-2 hrs post ingesta. | Hepático. Un 46 % se conjuga y un 33 % se metaboliza a ácido m-hidroximandelico. | 5 L/kg | Vía renal. Aproximadamente un 86 % de lo absorbido se excreta en 48 horas. | 2-3 horas. |
| Fenilpropanolamina | Absorción casi completa en el tracto gastrointestinal. Peak plasmático 1-2 hrs post ingesta. | No presenta mayormente. | 4.4 +/- 1.2 L/kg | Vía renal. 97 % de la dosis se excreta inalterado en la orina en 24 horas. | 2,7-5,6 horas dependiente del pH urinario. |
| Efedrina | Absorción casi completa en el tracto gastrointestinal. Peak plasmático 1,69-1,81 horas post ingesta. | Hepático. Metabolizado por N-demetilación a norefedrina. | 213,7L (tabletas) y 215,6L (solución). | Vía renal. 70-80 % de la dosis se elimina inalterado en la orina en 48 horas. | 2,7-7,5 horas dependiente del pH urinario. |
| Pseudoefedrina | Absorción casi completa en el tracto gastrointestinal. Peak plasmático 1,5-2,4 horas post ingesta. | Hepático. Metabolizado a compuestos inactivos por N-demetilación, parahidroxilación y desaminacion oxidativa. | 2,1 a 3,3 L/kg | Vía renal. 88 % de lo absorbido se excreta inalterado en la orina en 36 horas. | 1,9-21 horas dependiente del pH urinario. |

En pacientes pediátricos, las ingestas de hasta 11 mg/kg de pseudoefedrina son bien toleradas.

## Órgano diana

Sistema cardiovascular, sistema nervioso central.

## Cuadro clínico

- **Intoxicaciones leves a moderadas.** En casos leves se observan comúnmente vómitos, midriasis, hipertensión arterial, taquicardia sinusal, agitación y ansiedad.
- **Intoxicaciones severas.** En los casos graves se observan arritmias, infarto al miocardio, infarto intestinal isquémico, agitación psicomotora, confusión, alucinaciones, psicosis tóxica, convulsiones, hipokalemia, hemorragia intracraneana y/o coma.

## Exámenes de laboratorio

Los niveles plasmáticos no tienen utilidad clínica. Instaurar monitorización cardíaca continua, ECG de 12 derivaciones, electrolitos, glucosa y biomarcadores cardíacos (CK-MB) en pacientes con dolor torácico. CPK total y función renal en pacientes con agitación prolongada, convulsiones y coma (sospecha de rabdomiólisis).

## Tratamiento

a. **CAB de la reanimación.**
b. **Prevención absorción:**
   - ***Lavado gástrico.*** Realizar solo en ingestas masivas de riesgo vital, siempre dentro de la primera hora post ingesta.
   - ***Carbón activado.*** Considerar ingestas potencialmente tóxicas, dentro de la primera hora post ingesta aguda.
c. **Tratamiento de complicaciones.** Para síntomas neurológicos, como ansiedad, hiperventilación, agitación psicomotora o convulsiones, solo aplicar tratamiento conservador de soporte, las benzodiazepinas son útiles en la mayoría de los casos. La hipertermia puede ser manejada con enfriamiento externo.

En casos de pacientes con palpitaciones, temblores y ansiedad, puede ser útil la administración de propanolol.
Pacientes que desarrollen arritmias requieren de monitorización en UCI, evaluar uso de antiarrítmicos como lidocaína.
En casos de hipertensión severa se puede utilizar nitratos (nitroglicerina o nitroprusiato de sodio).

d. **Aumento de la eliminación.** Poco útil debido al gran volumen de distribución de estos medicamentos. La alcalinización urinaria no se recomienda, ya que no se ha registrado que disminuya la nefrotoxicidad, y puede derivar en complicaciones como hipocalcemia e hipokalemia. El tratamiento de los síntomas suele ser suficiente.
e. **Antídoto.** No existe un antídoto específico.

**BIBLIOGRAFÍA**


ANTIHISTAMINES/DESCONGESTANT. In: MerativeTM Micromedex® POISINDEX® (electronic version). Merative, Ann Arbor, Michigan, USA. Available at: https://www.micromedexsolutions.com/ (cited: 01/12/2023).

Benowitz, N. (1998). PHENYLPROPANOLAMINE AND RELATED DECONGESTANTS. En: Olson K., ed. Poisoning & Drug Overdose. Conneticut: Appleton & Lange., 253-254.

Ellenhorn, M. (1997). OVER-THE-COUNTER PRODUCTS, COLD MEDICATIONS. En: Ellenhorn M., eds. Ellenhorn's Medical Toxicology. Maryland: Williams & Wilkins, 971-977.

Goldfrank, L. (2019). Goldfrank's Toxicologic Emergencies (Robert S. Hoffman, Mary Ann Howland, Neal A. Lewin, Lewis S. Nelson, Lewis R. Goldfrank, & Neal E. Flomenbaum, Eds.; 11th edition). Mc Graw-Hill Education.

Leikin J., Paloucek, F. (1998). PSEUDOEPHEDRINE. Leikin J., Paloucek F., eds. Poisoning & Toxicology Compendium. Cleveland: Lexi-Comp Inc. 1998: 661-663.

Leikin J., Paloucek, F. (1998). PHENYLPROPANOLAMINE HYDROCHLORIDE. En: Leikin, J., PALOUCEK, F., eds. Poisoning & Toxicology Compendium. Cleveland: Lexi-Comp Inc., 622-623.

Phenylephrine Monograph for Professionals - Drugs.com. (n.d.). Retrieved December 01, 2022, from https://www.drugs.com/monograph/phenylephrine.html

PHENYLPROPANOLAMINE. In: MerativeTM Micromedex® POISINDEX® (electronic version). Merative, Ann Arbor, Michigan, USA. Available at: https://www.micromedexsolutions.com/ (cited: 01/12/2023).

PSEUDOEPHEDRINE. In: MerativeTM Micromedex® POISINDEX® (electronic version). Merative, Ann Arbor, Michigan, USA. Available at: https://www.micromedexsolutions.com/ (cited: 01/12/2023).

SYMPATHOMIMETICS, ORAL. In: MerativeTM Micromedex® POISINDEX® (electronic version). Merative, Ann Arbor, Michigan, USA. Available at: https://www.micromedexsolutions.com/ (cited: 01/12/2023).

Weisman, R. (1998). ANTIHISTAMINES AND DECONGESTANTS. En: Goldfrank, Flomenbaum, Lewin, Weisman, Howland, Hoffman, eds. Goldfrank's Toxicologic Emergencies. Connecticut: Appleton & Lange., 603-617.


## 7.18. DESCONGESTIONANTES IMIDAZÓLICOS

Claudio Retamal y Juan Carlos Ríos

### Descripción

Los descongestionantes imidazólicos son vasoconstrictores utilizados localmente de forma tópica, vía oftálmica o nasal con formulaciones líquidas, para el alivio sintomático de rinitis, sinusitis o inflamaciones conjuntivales. La ingesta o la excesiva administración tópica de estos agentes puede resultar en cuadros de intoxicación, siendo los pacientes pediátricos (especialmente, lactantes y preescolares) los más susceptibles a la toxicidad.

### Sustancias incluidas

Ver Tabla 74.

### Mecanismo de toxicidad

El efecto descongestionante de estos medicamentos es resultante del efecto vasoconstrictor proveniente de la unión a los receptores $\alpha_1$ y $\alpha_2$ adrenérgicos

**Tabla 74.** Representantes de los descongestionantes imidazólicos

| | |
|---|---|
| Nafazolina | Tetrahidrozolina |
| Oximetazolina | Xilometazolin |

en los vasos sanguíneos, provocando disminución en el volumen de la mucosa. También tienen alta afinidad por los receptores imidazolínicos, localizados en el área ventrolateral del bulbo raquídeo y en tejidos periféricos, que pueden explicar algunos de sus efectos tóxicos a nivel del sistema nervioso central.

## Toxicocinética

a. **Absorción.** Rápida desde el tracto gastrointestinal, los efectos clínicos pueden aparecer incluso 15 minutos después de la ingesta.
b. **Distribución.** Escasa información al respecto, aunque estos medicamentos tienen distribución por todo el organismo, con capacidad de atravesar la barrera hematoencefálica.
c. **Metabolismo.** Existe poca información al respecto. Tienen un metabolismo hepático limitado.
d. **Excreción.** Gran parte de lo ingerido se elimina inalterado en la orina. La excreción urinaria es mayor cuando la orina es ácida.
e. **Eliminación.** Las vidas medias de eliminación varian entre 2 a 4 horas.

## Dosis tóxicas

No existe una dosis tóxica bien establecida. Hay reportes en pacientes pediátricos que desarrollaron toxicidad luego de ingestas accidentales de 1 a 2 mL de descongestionantes en gotas o en aerosol. Se han observado síntomas sistémicos en pacientes pediátricos incluso con el uso terapéutico tópico de estos agentes.

## Órgano diana

Sistema cardiovascular, sistema nervioso central.

## Cuadro clínico

En general, los pacientes pediátricos son los más susceptibles de generar efectos tóxicos severos por exposición a estos medicamentos.

Inicialmente se puede observar somnolencia e hipertensión, que suele ser transitoria y luego da paso a los efectos más severos, hipotensión, bradicardia severa y coma. También es común observar vasoconstricción periférica con palidez y frialdad de extremidades. Períodos de somnolencia marcada y coma, alternados con períodos de hiperactividad se pueden presentar especialmente en niños, acompañados de náuseas, vómitos y psicosis con alucinaciones.

En los casos más graves se puede producir vasoconstricción sistémica que puede conducir a falla renal y hepática, hipotermia, isquemia miocárdica. A nivel respiratorio se presenta bradipnea, apnea intermitente y edema pulmonar.

También ocurre somnolencia con diaforesis, cefalea, nerviosismo, vértigo, agitación psicomotora, temblores, insomnio, convulsiones y depresión respiratoria.

En sobredosis crónica se presenta vasodilatación reactiva de la mucosa nasal, psicosis aguda e hipertensión.

No hay casos fatales reportados por ingesta, solo se han notificado fallecimientos por administración intravenosa.

- **Intoxicaciones leves a moderadas.** Taquicardia, inquietud, palidez, diaforesis, somnolencia, ataxia.
- **Intoxicaciones severas.** Coma, hipotensión, hipertensión, bradicardia, isquemia miocárdica, depresión respiratoria, apnea, hipotermia, hiporreflexia.

## Exámenes de laboratorio

Control de signos vitales y estado mental. Controlar ECG en pacientes sintomáticos.

## Tratamiento

a. **CAB de la reanimación.** Los pacientes en coma o con estado mental alterado pueden necesitar asistencia respiratoria mecánica e intubación orotraqueal.
b. **Prevención absorción:**
   - ***Lavado gástrico.*** Debido a la rápida absorción de estos agentes (ya que se trata principalmente de ingestiones de formulaciones líquidas) y al tratamiento usualmente tardío, el lavado gástrico no es recomendado.
   - ***Carbón activado.*** Por la rápida absorción y rápido inicio de efectos clínicos, el carbón activado no presenta mayor utilidad clínica ni se recomienda rutinariamente.

c. **Tratamiento de complicaciones:**
   - ***Hipotensión.*** Puede ser manejada con medidas de soporte y fluidoterapia EV. Administrar fluidos EV 10-20 mL/kg; si persiste, utilizar drogas vasoactivas (dopamina, norepinefrina).
   - ***Hipertensión.*** Hipertensión leve/moderada sin evidencia de daño orgánico por lo general es transitoria y no requiere una intervención farmacológica. La hipertensión, palpitaciones y taquicardia en un paciente agitado usualmente responden a benzodiazepinas. Hipertensión severa (PA sistólica ≥180 mm Hg o PA diastólica ≥120 mm Hg) con evidencia de lesión de órganos diana (SNC, cardíaco, renal) o que desarrollen dolor torácico que se sospeche de origen isquémico requiere intervención farmacológica urgente. Se recomienda el uso de nicardipino, labetalol, nitroglicerina, fentolamina, esmolol o nitroprusiato de sodio.
   - ***Bradicardia.*** Tratamiento farmacológico solo está indicado en pacientes sintomáticos con evidencia de compromiso hemodinámico. La atropina es la terapia de primera línea. Dosis: Adultos: 0,5 mg a 1 mg EV, repetir cada 5 minutos si persiste la bradicardia. Pediátrico: 0,02 mg/kg EV.
   - ***Agitación psicomotora.*** Uso de benzodiazepinas.

   En pacientes que desarrollen depresión respiratoria, en reportes de casos se indica que se ha utilizado naloxona. Aún no se puede establecer la eficacia de esta terapia, pero el uso de naloxona en este contexto es razonable y de bajo riesgo en pacientes no dependientes de opioides. Esta terapia no puede recomendarse de forma rutinaria.

d. **Aumento de la eliminación.** Hemodiálisis y diuresis forzada no son efectivas.

e. **Antídoto.** No existe un antídoto específico.

### BIBLIOGRAFÍA

Al-Abri, S. A., Yang, H. S., Olson, K. R. (2014). Unintentional Pediatric Ophthalmic Tetrahydrozoline Ingestion: Case Files of the Medical Toxicology Fellowship at the University of California, San Francisco. J Med Toxicol.;10(4):388-391. doi:10.1007/s13181-014-0400-9

Goldfrank, L. (2019). Goldfrank's Toxicologic Emergencies (Robert S. Hoffman, Mary Ann Howland, Neal A. Lewin, Lewis S. Nelson, Lewis R. Goldfrank, & Neal E. Flomenbaum, Eds.; 11th edition). Mc Graw-Hill Education.

Higgins, G. et al. (1991) Pediatric poisoning from over the counter imidazoline-containing products. Ann Emerg Med. 1991; 20:655-658.

IMIDAZOLINE DECONGESTANTS. In: MerativeTM Micromedex® POISINDEX® (electronic version). Merative, Ann Arbor, Michigan, USA. Available at: https://www.micromedexsolutions.com/ (cited:23/03/2023).

Katar, S. et al. (2010) Naloxone use in a newborn with apnea due to tetrahydrozoline intoxication. Pediatr Int. 52:488-489.

Naphazoline: Uses, Interactions, Mechanism of Action | DrugBank Online. (n.d.). Retrieved March 23, 2023, from https://go.drugbank.com/drugs/DB06711

Ono, Y., Ono, N., Shinohara, K. (2017). Tissue Hypoperfusion, Hypercoagulopathy, and Kidney and Liver Dysfunction after Ingestion of a Naphazoline-Containing Antiseptic. Case Rep Emerg Med.2017:1-5. doi:10.1155/2017/3968045

Oxymetazoline: Uses, Interactions, Mechanism of Action | DrugBank Online. (n.d.). Retrieved March 23, 2023, from https://go.drugbank.com/drugs/DB00935

Tetryzoline: Uses, Interactions, Mechanism of Action | DrugBank Online. (n.d.). Retrieved March 23, 2023, from https://go.drugbank.com/drugs/DB06764

Ulrike, M. et al. (2001). Prolonged Awakening and Pulmanary Edema After General Anesthesia and Naphazoline Application in an Infant. International Anesthesia Research Society. Anesthesia & Analgesia. Lippincott Williams & Wilkins 93 (5): 1162 – 1164.

Xylometazoline: Uses, Interactions, Mechanism of Action | DrugBank Online. (n.d.). Retrieved March 23, 2023, from https://go.drugbank.com/drugs/DB06694

Goldfrank, L. (2019). Goldfrank's Toxicologic Emergencies (Robert S. Hoffman, Mary Ann Howland, Neal A. Lewin, Lewis S. Nelson, Lewis R. Goldfrank, & Neal E. Flomenbaum, Eds.; 11th edition). Mc Graw-Hill Education.

## 7.19. DOMPERIDONA Y METOCLOPRAMIDA

Lorena Silva y Juan Carlos Ríos

### Descripción

Son medicamentos con acción procinética y antiemética. Se utilizan en el tratamiento de la gastroparesia diabética, en la prevención de náuseas y vómitos postoperatorios o inducidos por quimioterapia, en el tratamiento del reflujo gastroesofágico, entre otras patologías. La domperidona, a diferencia de la metoclopramida, no atraviesa fácilmente la barrera hematoencefálica, produciendo entonces menor incidencia de efectos secundarios extrapiramidales a dosis terapéuticas. Usualmente, se reportan casos de reacciones adversas y exposiciones no intencionales. Las intoxicaciones por intentos de suicidio con estos agentes son raras y la toxicidad generalmente es leve a moderada.

### Mecanismo de toxicidad

- **Metoclopramida.** La metoclopramida a dosis terapéuticas bloquea los receptores dopaminérgicos $D_2$. A dosis más altas, esta acción se ve complementada por un efecto procinético basado en su actividad como agonista de los receptores 5-$HT_3$, lo que se traduce en un mejor funcionamiento del tránsito intestinal y de la función de los esfínteres. En sobredosis existe una extensión de su farmacodinamia, especialmente su antagonismo sobre los receptores de la dopamina. Estimula la secreción de prolactina. En recién nacidos y lactantes se ha descrito un metabolito capaz de producir oxidación de la hemoglobina. Se ha reportado que puede causar insuficiencia cardíaca congestiva: el mecanismo postulado para este efecto es un aumento de la aldosterona en el plasma, lo que conduce a la retención de sodio y, en consecuencia, a la descompensación cardíaca.
- **Domperidona.** Su acción fundamental es el antagonismo de los receptores $D_2$.

### Toxicocinética

a. **Absorción.** Ver Tabla 75.
b. **Distribución.** Ver Tabla 75.
c. **Metabolismo.** Ver Tabla 75.
d. **Excreción.** Ver Tabla 75.
f. **Vida media.** Ver Tabla 75.

### Dosis tóxica

- **Metoclopramida.** Se ha descrito toxicidad leve incluso con dosis terapéuticas. NIÑOS: 2-3 mg/kg han causado síntomas extrapiramidales. Los pacientes con mayor riesgo son los recién nacidos y lactantes. ADULTOS: 4,6 a 6,6 mg/kg. En adultos han resultado en síntomas neurológicos.
- **Domperidona.** NIÑOS: 4 mg/kg. Lactante de 3 meses de edad desarrolló irritación intensa, llanto excesivo, crisis oculógira, movimientos cíclicos distónicos, taquicardia supraventricular y prolactina sérica elevada varias horas después de recibir 50 mg de domperidona (10 mg/kg).

### Órgano diana

Sistema nervioso central.

### Cuadro clínico

Sobredosis inadvertidas en recién nacidos y lactantes ha dado lugar a desarrollo de efectos extrapiramidales, opistótonos y metahemoglobinemia grave. Los efectos tóxicos más comunes en niños y adultos incluyen inquietud, somnolencia, insomnio, cefalea, confusión, mareos y desarrollo de efectos extrapiramidales con distonías agudas.

El síndrome neuroléptico maligno es una reacción extrapiramidal idiosincrásica que puede desarrollarse después de una dosis única del medicamento, pero también puede ocurrir después de una sobredosis o una terapia prolongada. Se han descrito casos de arritmias con torsades de pointes, paro cardíaco y muerte cardíaca súbita. La metoclopramida puede atravesar la placenta y la exposición en el útero o durante el parto, puede causar daño al neonato. Se han reportado efectos extrapiramidales y metahemoglobinemia en neonatos de madres tratadas con metoclopramida durante el parto.

### Exámenes de laboratorio

No se necesitan estudios de laboratorio específicos en la mayoría de los casos. Monitorear signos vitales, estado mental y desarrollo de posibles reacciones distónicas en pacientes expuestos a dosis de riesgo. Monitoreo de CPK, enzimas hepáticas y monitorización cardíaca continua en pacientes sintomáticos. Niveles de metahemoglobina en pacientes con cianosis. Medir los niveles séricos de prolactina en pacientes con amenorrea o galactorrea.

**Tabla 75.** Parámetros toxicocinético metoclopramida y domperidona. De elaboración propia.

| Parámetro | Metoclopramida | Domperidona |
|---|---|---|
| Absorción | Biodisponibilidad:<br>ORAL se ha descrito en 80% +/- 15,5%.<br>SPRAY NASAL: 47%.<br>Peak plasmático:<br>ORAL: 1 a 2 hrs después de una dosis única.<br>EV: 15 minutos.<br>SPRAY NASAL: 1,25 hrs. | Biodisponibilidad:<br>ORAL:15%. Esto probablemente se deba al metabolismo hepático de primer paso y al metabolismo de la pared intestinal.<br>IM: 90%.<br>RECTAL: supositorio 12%.<br>Peak plasmático:<br>ORAL: 30 minutos.<br>IM: 15-30 minutos.<br>RECTAL: 1 hora. |
| Distribución | Unión a proteínas: 30%.<br>Volumen de distribución: 3,5 L/kg, lo que sugiere una amplia distribución del fármaco en los tejidos.<br>Atraviesa placenta y barrera hematoencefálica. | Unión a proteínas: 91% a 93%.<br>Atraviesa débilmente la barrera hematoencefálica.<br>Volumen de Distribución: 5,71 L/kg. |
| Metabolismo | Sufre un metabolismo hepático mínimo, excepto por la conjugación simple. | Se metaboliza rápida y extensamente en el hígado. Sufre hidroxilación a través de CYP1A2, CYP3A4 y CYP2E1, y N-desalquilación a través de CYP3A4. |
| Excreción: | Aproximadamente, el 85% de una dosis se excreta en la orina dentro de 72 h. | RENAL: 31%; 1% sin cambios.<br>HECES: 66%; 10% sin cambios. |
| Vida media | VÍA ORAL: 4 hrs en niños y de 5 a 6 hrs en adultos con función renal normal.<br>EV: 15,4 hrs en pacientes con cirrosis hepática. 7,2 hrs en pacientes sin condición basal. Se ha reportado una vida media de 23 hrs en lactantes de 3 semanas. Este factor puede ser responsable de toxicidad en recién nacidos y lactantes.<br>SPRAY NASAL: 8 hrs. | VÍA PARENTERAL: 7,5 hrs.<br>VÍA ORAL: 12 a 16 hrs. |

## Tratamiento

a. **CAB de la reanimación.** Intubación endotraqueal y la ventilación mecánica pueden ser necesarias si el paciente desarrolla dificultad respiratoria debido a un estado mental alterado.

b. **Prevención absorción.** La descontaminación generalmente no está indicada, ya que la toxicidad no suele ser grave. El lavado gástrico, la irrigación intestinal total o las dosis múltiples de carbón no están indicados.
   - ***Carbón activado.*** Se puede considerar en casos de sobredosis masivas con riesgo de toxicidad severa dentro de 60 minutos desde la ingestión.

c. **Tratamiento de complicaciones:**
   ***Distonías agudas.*** Se utilizan anticolinérgicos de acción central, como Difenhidramina o Clorfenamina, y benzodiazepinas:
   - DIFENHIDRAMINA. 0,5-1 mg/kg EV o IM (máximo 3 mg). Puede repetirse en 30 minutos si hay respuesta incompleta. Revertido el cuadro agudo, seguir con 25 mg VO c/6 hrs por 2-3 días (0,5 mg/kg en niños). A fecha de esta edición, medicamento no registrado en Chile para uso parenteral y oral.
   - CLORFENAMINA. Medicamento ampliamente utilizado y disponible en Chile. Dosis adultos: 10 mg c/12 hrs IM. Dosis en niños: 0,2 mg/kg/día c/ 12 hrs vía IM, máximo 4 mg/día. Dependiendo de la gravedad del cuadro se puede considerar la vía EV. Una vez que revierta el cuadro agudo cambiar a VO en dosis: Adultos: 4 mg c/8 hrs por 2 días. Niños: 0,35 mg/kg/día c/ 8 horas por 2 días, con el fin de evitar la recurrencia de los síntomas.

- BENZODIAZEPINAS. En caso de que no exista respuesta favorable con los anticolinérgicos, se puede complementar el tratamiento con el uso de benzodiazepinas con el fin de relajar la musculatura en el paciente. Diazepam: 0,1 mg/kg EV lento, que puede repetirse en 30 minutos, si no hay respuesta completa y no ha existido excesiva sedación.
- SÍNDROME NEUROLÉPTICO MALIGNO. Enfriamiento rápido, hidratación y evaluación seriada de la función respiratoria, cardiovascular, renal y neurológica. Además de la medición de electrolitos, se utilizan junto con la terapia farmacológica de dantroleno. DOSIS DE CARGA: 2,5 mg/kg EV, hasta un máximo de 10 mg/kg. DOSIS DE MANTENIMIENTO: 2,5 mg/kg EV cada 6 horas; 1 mg/kg VO cada 12 horas, hasta 50 mg/dosis.

***Bradicardia.*** Tratar con atropina. ADULTOS: Administrar 0,5 mg EV en bolus; repetir cada 3 a 5 minutos, si persiste. Máximo: 3 mg (0,04 mg/kg) por vía EV. PEDIATRÍA: 0,02 mg/kg EV, repetir una vez, si es necesario. DOSIS ÚNICA MÁXIMA: Niños: 0,5 mg; adolescente: 1 mg. DOSIS TOTAL MÁXIMA: Niños: 1 mg; adolescentes: 2 mg.

***Hipotensión.*** Administrar de 10 a 20 mL/kg de líquido isotónico y mantener al paciente en posición decúbito supino. Si persiste la hipotensión, administrar dopamina o norepinefrina. Considere la monitorización de la presión venosa central para guiar la terapia de fluidos adicional.

***Metahemoglobinemia.*** Confirmar con examen y evaluar al paciente por los efectos clínicos de la metahemoglobinemia (es decir, disnea, dolor de cabeza, fatiga, depresión del SNC, taquicardia, acidosis metabólica). Administre oxígeno y trate al paciente con azul de metileno si este se encuentra sintomático, lo que generalmente ocurre en concentraciones de metahemoglobina superiores a 20-30 %. DOSIS ADULTOS Y NIÑOS: 1 mg/kg EV durante 5 a 30 minutos; se puede repetir la administración del azul de metileno en hasta 1 mg/kg una hora después de la primera dosis, si los niveles de metahemoglobina siguen siendo superiores al 30 % o si persisten los signos y síntomas.

d. **Aumento de la eliminación.** Diálisis, hemoperfusión, alcalinización urinaria o el carbón en dosis múltiples no tienen utilidad clínica.
e. **Antídoto.** No existe un antídoto específico.

## BIBLIOGRAFÍA


Bakri, Y. N., Khan, R., & Subhi J. (1992). Neuroleptic malignant syndrome associated with metoclopramide antiemetic therapy. Gynecologic Oncology; 44:189-190.

Bateman, D. N., Rawlins M. D., & Simpson J. M. (1985). Extrapyramidal reactions with metoclopramide. B. M. J.; 291:930-932.

Bentsen, G., Stubhaug, A. (2002). Cardiac arrest after intravenous metoclopramide: A case of five repeated injections of metoclopramide causing five episodes of cardiac arrest. Acta Anaesthesiol Scand. 46:908-910.

Chou, C. C., Wu, D. (2001). Torsade de pointes induced by metoclopramide in an elderly woman with preexisting complete left bundle branch block. Chang Gung Med J. 24:805-809.

De, S. y Taylor, C. M. (2006). Domperidone toxicity in an infant on maintenance haemodialysis. Pediatric Nephrology, 22(1), 161–162.doi:10.1007/s00467-006-0263-7

DOMPERIDONE In: MerativeTM Micromedex® DRUGDEX® (electronic version). Merative, Ann Arbor, Michigan, USA. Available at: https://www.micromedexsolutions.com/ (cited: 22/ 03/2024).

Edwards, M., Koo, M. W., & Tse, R. K. (1989). Oculopyric crisis after metoclopramide therapy. Optom Vis Sci; 66:179-180.

Fanning, S., Ishisaka, D. Y. & Merritt, T. A. (1995). Possible metoclopramide-induced increase in serum aldosterone in a premature infant. Am J Health-Syst Pharm; 52:316-319.

Filibeck, D. J., Grimm, D., & Forman, W. B. (1984). Metoclopramide-induced hypertensive crisis. Clin Pharm; 3:548-549.

Grant S. C. D., Close J. R., & Bray, C. L. (1994). Methaemoglobinaemia produced by metoclopramide in an adult. Eur J Clin Pharmacol; 47:89.

Immovilli, P., Rota, E., Morelli N., et al. (2015). Metoclopramide-induced facial and palatopharyngeal myoclonus. Neurology; 84(12):1284.

Kearns, G. L. & Fiser, D. H. (1988). Metoclopramide-induced methemoglobinemia. Pediatrics; 82:364-366.

Kohli-Kumar, M., Pearson, A. D. J., & Sharkey, I. (1991). Urinary retention - an unusual dystonic reaction to continuous metoclopramide infusion. DICP, The Ann of Pharmacotherapy; 25:469-470.

Metoclopramide and Related Agents In: MerativeTM Micromedex® POISINDEX® (electronic version). Merative, Ann Arbor, Michigan, USA. Available at: https://www.micromedexsolutions.com/ (cited: 21/03/2024).

Midttun, M. & Oberg, B. (1994). Total heart block after intravenous metoclopramide. Lancet; 343:182-183.

Pollera, C. F., Cognetli, F., Nardi, M., Mozza, D. (1984). Sudden death after acute dystonic reaction to high-dose metoclopramide. Lancet. 2:460-461.

Robinson, M. B., Kennett, R. P. & Harding, A. E. (1985). Neuroleptic malignant syndrome associated with metoclopramide. J Neurol Neurosurg Psychiatry; 40:1304-1312.

Roussak, J. B. & Carey. P. (1984). Cardiac arrest after treatment with intravenous domperidone. BMJ; 289:1579.

Sahin, B., Turkmen, M. A. y Kavukcu, S. (2001.) Latrogenic metoclopramide toxicity in an infant presenting to a pediatric emergency department. Pediatr Emerg Care, 17(2):150-151.

Samie, M. R. (1987). Neuroleptic malignant-like syndrome induced by metoclopramide. Movement Disorders; 2:57-60.

Sanklecha, M. y Charde, V. (2013) Domperidone disaster: need for a single formulation? Indian J Pediatr, 80(7):615.

Sheridan, C., Chandra, P. & Jacinto M. (1982). Transient hypertension after high doses of metoclopramide. N Engl J Med; 307:1346-1347.

Song, B. G., Lee, Y. C., Min, Y. W., Kim, K., Lee, H., Son, H. J., & Rhee, P. L. (2020). Risk of domperidone induced severe ventricular arrhythmia. Scientific reports, 10(1), 12158. https://doi.org/10.1038/s41598-020-69053-4

Stoetzer, C., Voelker, M., Doll, T., Heineke, J., Wegner, F., Leffler A. (2017). Cardiotoxic Antiemetics Metoclopramide and Domperidone Block Cardiac Voltage-Gated Na+ Channels. Anesth Analg. Jan;124(1):52-60. doi:10.1213/ane.0000000000001673

Supariwala, A., Kant, G. & Jean, R. E. (2011). Neuroleptic malignant syndrome with metoclopramide overdose coexisting with Clostridium difficile diarrhea. Intensive Care Med; 37(10):1706-1708.

Wilson, C. M., Bird, S. G. & Bocash, W. (1987). Methemoglobinemia following metoclopramide therapy in an infant. J Pediatr Gastroenterol Nutr; 6:640-642.

## 7.20. ERGOTAMINA Y DERIVADOS

Lorena Silva y Juan Carlos Ríos

### Descripción

Los alcaloides del cornezuelo de centeno son un amplio grupo de sustancias naturales o semisintéticas derivadas del hongo Claviceps purpurea. Este hongo genera una enfermedad fúngica denominada cornezuelo del centeno, que afecta a muchas gramíneas (especialmente al centeno). Existen más de 350 sustancias identificadas en este hongo, pero menos de diez son utilizadas terapéuticamente por su efecto vasoconstrictor en el manejo de la jaqueca o migraña aguda y para la contracción del útero postparto. Entre las de mayor utilización se encuentran la ergotamina y la dihidroergotamina.

### Sustancias incluidas

Ver Tabla 76.

**Tabla 76.** Algunos representantes de ergotaminas y derivados. De elaboración propia.

| | | |
|---|---|---|
| Dihidroergotamina | Codergocrina* | Ergometrina |
| Ergonovina* | Ergostetrina* | Ergotamina |
| Metilergometrina* | Metilergonovina* | Metilergobasina* |

* Al momento de la edición de este libro, medicamentos sin registro sanitario vigente de la Autoridad Sanitaria Nacional (ISP) en Chile.

### Mecanismo de toxicidad

Los derivados del cornezuelo estimulan directamente la vasoconstricción y la contracción uterina, antagonizan los receptores alfa-adrenérgicos y serotoninérgicos, y dilatan algunos vasos sanguíneos a través de una acción simpaticolítica del SNC. Los efectos tóxicos más severos son consecuencia de la vasoconstricción sostenida, que puede provocar hipoxia tisular local y lesión isquémica. El vasoespasmo puede progresar hasta una insuficiencia vascular irreversible y generar una gangrena de extremidad o infarto de órgano.

### Toxicocinética:

a. **Absorción.** En general, la mayoría tiene un inicio de acción rápido (15 a 30 minutos) con una duración de 3 a 4 horas. Ver Tabla 77.
b. **Distribución.** Se unen ampliamente a las proteínas plasmáticas (más del 90 %) y poseen un gran volumen de distribución. Ver Tabla 77.
c. **Metabolismo.** Se metabolizan principalmente en el hígado. Ver Tabla 77.
d. **Excreción.** Es principalmente a través de las heces, aunque una parte se excreta a través de la orina (principalmente, como metabolitos). Ver Tabla 77.
e. **Vida media.** Ver Tabla 77.

### Dosis tóxica

No se ha establecido una dosis tóxica; sin embargo, se ha reportado toxicidad severa incluso con dosis terapéuticas en individuos susceptibles. Es probable que las dosis de ergotamina de más de 15 mg/24 horas o más de 40 mg durante unos días causen toxicidad. Se informó la muerte de

**Tabla 77.** Toxicocinética de ergotamina y derivados. De elaboración propia.

| Ergotamina | Absorción | Distribución | Metabolismo | Excreción | Vida media |
|---|---|---|---|---|---|
| Dihidroergotamina | ORAL: Baja | Unión a proteínas plasmáticas: 93%.<br>Vd: 800 litros. | Se han identificado cuatro metabolitos: El 8'-beta-hidroxidihidroergotamina es el metabolito activo principal. | RENAL: IM: 6% al 7%.<br>BILIS: La principal vía de excreción de la dihidroergotamina es a través de la bilis por las heces. | 9-13 horas |
| Ergometrina | Se absorbe rápidamente por vía EV, oral e IM. El inicio de las contracciones uterinas ocurre entre 5 y 15 minutos después de una dosis oral y 2 o 3 minutos después de una dosis IM. | N/D | N/D | N/D | N/D |
| Ergotamina | Se absorbe de manera errática, incompleta y lenta en el tracto GI luego de dosis orales terapéuticas. Las dosis rectales parecen ser mejor absorbidas. Cuando se agrega cafeína a una formulación, la absorción de la ergotamina llega a ser más rápida, pero el nivel máximo del plasma permanece igual. | Se distribuye rápidamente en hígado, pulmón, riñón y corazón después de que la absorción.<br>Vd: 2 L/kg. | Se metaboliza en el hígado por múltiples vías. El metabolismo por el sistema del citocromo oxidasa, particularmente CYP 3A4, puede explicar las interacciones farmacológicas significativas informadas después de la administración concomitante de inhibidores de CYP 3A4 y alcaloides del cornezuelo del centeno. | BILIS: El 90% de los metabolitos se excretan en la bilis.<br>RENAL: Menos del 10% de la ergotamina o sus metabolitos se excretan en la orina. | 2,5 a 3,4 horas |
| Metilergonovina | Biodisponibilidad<br>Oral: 60%<br>IM: 78%<br>Peak plasmático:<br>ORAL: 1,12 +/- 0,82 horas.<br>I.M.: 0,41 +/- 0,21 horas | Vd: 56,1 +/- 17 litros | Hepático: Se cree que ocurre un metabolismo hepático de primer paso después de la administración oral. | RENAL: 3% | EV: 0.5 - 3.4 horas.<br>IM: 3,39 horas (rango de 1,5 a 12,7 horas). |

Vd: volumen de distribución; N/D: no disponible; IM: intramuscular; EV: endovenosa; GI: gastrointestinal.

un niño de 14 meses después de una ingestión aguda de 12 mg de ergonovina.

## Órgano diana

Sistema vascular y sistema nervioso central.

## Cuadro clínico

Las sobredosis pueden ser agudas y crónicas. La mayoría de los casos de intoxicación graves se deben a dosis supraterapéuticas crónicas de más de 10 mg para el manejo de las migrañas. Sin embargo, existen informes de casos de incidentes vasoespásticos después de la dosificación terapéutica normal.

- **Intoxicaciones leves a moderadas.** Se presentan síntomas gastrointestinales; principalmente, náuseas y vómitos.
- **Intoxicaciones severas.** Vasoconstricción que puede involucrar múltiples partes del cuerpo, que se puede extender hasta dos semanas, posterior a la exposición. Otros efectos clínicos reportados son dolor muscular, palidez, hipotermia y pérdida de los pulsos periféricos en las extremidades distales, lo que es indicativo de gangrena. Otras complicaciones vasoespásticas incluyen síndrome coronario agudo, infarto intestinal, infarto renal, trastornos visuales y accidente cerebrovascular. Psicosis, convulsiones y coma son raros, pero pueden ocurrir. También se reportan en la literatura casos de aborto espontáneo y estados de hipercoagulabilidad. Individuos con una historia de sepsis, enfermedad coronaria, enfermedad vascular periférica, hipertensión, asma, embarazo y deterioro de la función hepática o renal son más susceptibles a desarrollar toxicidad por sobredosis.

## Exámenes de laboratorio

Controlar hemograma completo, panel metabólico, electrolitos plasmáticos, BUN, creatinina en todos los pacientes sintomáticos. Los pacientes que muestren signos de toxicidad cardíaca se les deben indicar biomarcadores cardíacos junto con monitoreo cardíaco continuo y ECG seriados. Los pacientes que presenten déficits neurológicos, o en los que se sospeche isquemia intestinal o renal, deben ser sometidos a una tomografía computarizada.

## Tratamiento

El tratamiento es sintomático y de soporte, incluyendo el tratamiento de los síntomas gastrointestinales,manejo del dolor y de los síntomas en extremidades periféricas.

a. **CAB de la reanimación.** Se han reportado casos de depresión respiratoria en recién nacidos y accidente cerebrovascular en adultos por ergotamina.
b. **Prevención absorción.** Muchos casos de toxicidad se deben a una dosificación crónica excesiva donde la descontaminación no posee utilidad clínica. En ingestión aguda, por lo general el lavado gástrico no es indicado. CARBÓN ACTIVADO: considere en paciente con una sobredosis severa reciente (dentro de los primeros 60 minutos) con vía aérea protegida.
c. **Tratamiento de complicaciones:**
    - ***Manejo del dolor.*** Tratar el dolor con analgésicos y/o opioides, según sea necesario, para lograr el control.
    - ***Manejo de vasoconstricción:***
        - NITROPRUSIATO DE SODIO. Se recomienda para el tratamiento de emergencias hipertensivas asociadas a intoxicaciones por ergotamina. Este medicamento también ha sido eficaz para revertir la vasoconstricción y la isquemia periférica asociada a este agente, al reducir la resistencia vascular sistémica. Otra alternativa es la nitroglicerina, que ha sido eficaz en adultos para revertir el espasmo de la arteria coronaria y la isquemia periférica inducida por ergotaminas. También se ha sugerido el uso de fentolamina para el tratamiento de emergencias hipertensivas y/o la isquemia cerebral, miocárdica o mesentérica.
        - FENTOLAMINA. ADULTOS: bolus EV de 5 mg. Dosis adicionales en bolus cada 10 minutos, según necesidad. El inicio de acción es de 1 a 2 minutos. PEDIATRÍA: 0,05 a 0,1 mg/kg/dosis (máximo 5 mg por dosis) vía EV cada 5 minutos hasta que se controle la hipertensión; luego, cada 2 a 4 horas, según sea necesario.

También se ha utilizado prostaglandina E1, potente vasodilatador arterial, mediante infusión arterial directa para tratar el espasmo arterial.

- ***Hipotensión.*** Infundir de 10 a 20 mL/kg de líquido isotónico y mantener al paciente en decúbito supino. Si persiste la hipotensión, administrar dopamina o norepinefrina. Considere la monitorización de la presión venosa central para guiar la terapia de fluidos adicional.
- ***Convulsiones.*** Terapia de primera línea con benzodiazepinas. Si las convulsiones persisten o son recurrentes, administre fenobarbital o propofol.
- ***Terapia anticoagulante.*** Como profilaxis se puede instaurar terapia anticoagulante (heparina en combinación con nitroprusiato de sodio o nitroglicerina) en todos los pacientes con evidencia de insuficiencia vascular.
- ***Terapia trombolítica.*** Dado que la incidencia de trombosis es baja en pacientes con insuficiencia arterial por ergotaminas, la terapia trombolítica generalmente debe reservarse solo para aquellos pacientes con trombosis confirmada por angiografía.

d. **Aumento de la eliminación.** Los alcaloides del cornezuelo del centeno se distribuyen extensamente en los tejidos, por lo cual la diálisis y la hemoperfusión no son tratamientos efectivos.
e. **Antídoto.** No existe un antídoto específico.

## BIBLIOGRAFÍA


Adam, G., Kurt, T., Çınar, C., Sarıyıldırım, A., Resorlu, M., Uysal, F., Yener, A. Ü., Özcan, S., Saçar, M. & Özdemir, H. (2014). Ergotamine-induced vasospastic ischemia mimicking arterial embolism: unusual case. Ulusal travma ve acil cerrahi dergisi = Turkish journal of trauma & emergency surgery: TJTES, 20(4), 291–294. https://doi.org/10.5505/tjtes.2014.43433

Chu, J. & Lewin, N. A. (2002). Antimigraine Agents. In Goldfrank's Toxicologic Emergencies 7th ed. Goldfrank LR, Glomenbaum NE, Lewin NA et al. eds., McGraw-Hill, New York, NY.

Dueñas, A., Pérez, J. L. (1999). Ergotamina y derivados (ergotismo). Dueñas, A. Intoxicaciones Agudas en Medicina de Urgencia y Cuidados Críticos. Masson, 243-244.

Ellenhorn, M. (1997) Plants-Mycotoxins-Mushrooms. Ellenhorn, M. (Ed.) Ellenhorn's Medical Toxicology. Maryland: Williams & Wilkins, 1832-1896.

Ergot Alkaloids. In: MerativeTM Micromedex® POISINDEX® (electronic version). Merative, Ann Arbor, Michigan, USA. Available at: https://www.micromedexsolutions.com/ (cited: 23/ 03/2024).

Handrigan, M., Wang, R. (1998). Ergot Alkaloids. Viccellio, P. (Ed.) Emergency Toxicology: Lippincott-Raven: 791-797.

Kim, M. D., Lee, G. & Shin, S. W. (2005). Ergotamine-induced upper extremity ischemia: a case report. Korean journal of radiology, 6(2), 130–132. https://doi.org/10.3348/kjr.2005.6.2.130

Lewin, N. Ergotamines. (1998). En: Goldfrank, Flomenbaum, Lewin, Weisman, Howland, Hoffman. (Eds.) Goldfrank's Toxicologic Emergencies. Connecticut: Appleton & Lange: 749-754.

Liegl, C. A. & McGrath, M. A. (2016). Ergotism: Case Report and Review of the Literature. The International journal of angiology: official publication of the International College of Angiology, Inc, 25(5), e8–e11. https://doi.org/10.1055/s-0034-1376397

METHYLERGONOVINE. In: MerativeTM Micromedex® POISINDEX® (electronic version). Merative, Ann Arbor, Michigan, USA. Available at: https://www.micromedexsolutions.com/ (24/ 03/2023).

Orton, D. A., & Richardson, R. J. (1982). Ergotamine absorption and toxicity. Postgraduate medical journal, 58(675), 6–11. https://doi.org/10.1136/pgmj.58.675.6

Robblee, J., & Harvey, L. K. (2022). Cardiovascular Disease and Migraine: Are the New Treatments Safe? Current pain and headache reports, 26(8), 647–655. https://doi.org/10.1007/s11916-022-01064-4

## 7.21. SALBUTAMOL

Lorena Silva y Juan Carlos Ríos

### Descripción

El salbutamol o albuterol es un agonista β2-adrenérgico, medicamento utilizado principalmente como broncodilatador para el alivio sintomático del asma y otras enfermedades pulmonares obstructivas. En nuestro país, se encuentra en formulaciones por vía inhalatoria (aerosol 100 mcg/dosis y solución para nebulización 5 mg/mL) y por vía oral (comprimidos 2 y 4 mg y jarabe 2 mg/5 mL). Intoxicaciones con este agente son poco frecuentes y rara vez resultan en intoxicaciones severas o desenlace fatal.

### Mecanismo de toxicidad

El salbutamol es un agonista selectivo β2-adrenérgico, que causa principalmente relajación del músculo liso. En sobredosis, se presenta una sobreestimulación de la actividad β-adrenérgica, perdiendo la selectividad sobre los receptores β2, por lo que se pueden ver efectos simpaticomiméticos sobre los receptores β1. La estimulación del receptor β2 aumentará la actividad de la enzima ATPasa, lo que da como resultado concentraciones elevadas de potasio intracelular. Los agonistas adrenérgicos β2 inicialmente causan un aumento rápido en la concentración plasmática de glucosa, a través de la activación de los mecanismos de estrés, y se cree que el aumento de la insulina es consecuencia de la estimulación directa del receptor β2 en el páncreas.

### Toxicocinética

a. **Absorción.** Se absorbe por vía inhalatoria y vía oral.

   ***Peak plasmático.*** VÍA INHALATORIA: 0,5 a 2 horas, con un máximo efecto broncodilatador entre 15 a 30 minutos y una duración del efecto de 3 a 4 hrs. VÍA ORAL: 30 minutos. El inicio máximo de acción de las formas orales de liberación inmediata es de 2 a 3 horas, y de las formas de liberación prolongada es de 6 hrs. La duración de la acción por vía oral es de 4 a 8 horas, y en las formulaciones de liberación prolongada la duración de acción es hasta 12 horas. La absorción puede retrasarse en grandes sobredosis, especialmente con formulaciones de liberación sostenida.

b. **Distribución.** Volumen de distribución es de aproximadamente 2 L/kg.
c. **Metabolismo.** Hepático.
d. **Excreción.** Renal y biliar.
   - VÍA ORAL: 58-78 % se excreta en la orina dentro de las 24 horas, y entre el 1,2 % al 7 % se elimina en las heces.
   - VÍA INHALATORIA: aproximadamente el 28 % se excreta sin cambios en la orina y entre un 10,2 % al 12 % de una dosis inhalada se elimina en las heces.
e. **Vida media de eliminación:**
   - VÍA ORAL: en formulaciones de liberación inmediata, 3 a 5 horas. En formulaciones de liberación prolongada, 9,3 horas.
   - VÍA INHALATORIA: 3,8 horas.

### Dosis tóxica

Los pacientes con ingestas deliberadas o niños con ingestas superiores a 1 mg/kg deben ser evaluados en un centro de atención médica y observados durante 4 a 8 hrs. Pueden ocurrir efectos tóxicos después de la inhalación de una alta dosis de salbutamol; sin embargo, esos casos suelen ser de baja incidencia y gravedad, en comparación con los casos de ingestión de cantidades significativas del salbutamol.

### Órgano diana

Cardiovascular y sistema nervioso central.

### Cuadro clínico

Los efectos adversos con el uso terapéutico de salbutamol incluyen taquicardia, temblor, hiperactividad, náuseas y vómitos. Los signos de toxicidad del salbutamol son extensiones de sus efectos secundarios habituales.

- **Intoxicaciones leves a moderadas.** Taquicardia, hipertensión, taquipnea, temblor, agitación, náuseas, vómitos, hipokalemia e hiperglicemia.
- **Intoxicaciones severas.** Hipotensión, disritmias, convulsiones y acidosis. Estos efectos por lo general se observan solo después de la ingestión de grandes cantidades del medicamento.

### Exámenes de laboratorio

Monitorear signos vitales y el estado mental del paciente. Los niveles plasmáticos no están disponibles y no son clínicamente útiles. ELP (controlar las concentraciones séricas de potasio en pacientes con toxicidad severa). Controlar glicemia. Monitorear el ECG en pacientes con dolor torácico o taquicardia severa. Considerar control de CPK en pacientes con agitación psicomotora severa.

## Tratamiento

a. **CAB de la reanimación.** Mantener vía aérea y ventilación asistida, si es necesario. Administrar oxígeno suplementario.
b. **Prevención absorción:**
   - ***Lavado gástrico.*** Solo en casos de ingestión potencialmente mortal, si se puede realizar dentro de los primeros 60 minutos, posterior a la ingestión aguda. Considere un tiempo mayor a 60 minutos después de la ingestión de formulaciones de liberación sostenida.
   - ***Carbón activado.*** Considerar después de una ingestión potencialmente tóxica severa, dentro de una hora posterior a la ingestión.
c) **Tratamiento de complicaciones:**
   - ***Agitación psicomotora.*** Si el paciente está muy agitado, sedar con benzodiazepinas EV.
   - ***Hipotensión.*** Se debe utilizar como terapia la administración de fluidos intravenosos. Si la hipotensión no responde, se puede usar un agente bloqueador β-adrenérgico. Las opciones de primera línea incluyen esmolol o propranolol, ya que la hipotensión a menudo se debe principalmente a la taquicardia.
   - ***Taquiarritmias.*** El uso de propranolol puede ser útil para el tratamiento de las palpitaciones producidas por el salbutamol. Está contraindicado en pacientes con asma bronquial, *shock* cardiogénico, bradicardia sinusal o insuficiencia cardíaca congestiva. En general, los pacientes con antecedentes de enfermedades broncoespásticas no deben recibir β-bloqueadores. Dosis: Adulto: 0,025 a 0,1 mg/kg por vía intravenosa lentamente durante 2 a 3 minutos; Niños: 0,01 a 0,1 mg/kg por vía intravenosa lentamente sin exceder una dosis inicial de 2 mg.
   - ***Hipokalemia.*** En casos de toxicidad menor a moderada general, no requiere tratamiento. En casos de toxicidad severa, tratar con potasio oral o intravenoso, según la condición del paciente.
d. **Aumento de la eliminación.** No tiene utilidad clínica.
e. **Antídoto.** No existe un antídoto específico. Sin embargo, algunos autores sugieren el uso de bloqueadores β-adrenérgicos en casos de hipotensión refractaria, arritmias o taquicardia severa. Se recomienda el uso de esmolol (0,025 a 0,1 mg/kg/min EV) o el propranolol (0,01 a 0,02 mg/kg EV).

## BIBLIOGRAFÍA


Aktar, F., Köstü, M., Ünal, M., Çaksen, H. (2013). Albuterol intoxication in a child. J Emerg Med. Jul;45(1):98-9. doi: 10.1016/j.jemermed.2012.09.146. Epub, marzo 06/03/2013.

Albuterol And Related Agents In: MerativeTM Micromedex® POISINDEX® (electronic version). Merative, Ann Arbor, Michigan, USA. Available at: https://www.micromedexsolutions.com/ (cited:24/03/2023).

Anderson, B.D. (2001). Review of pediatric acute unintentional albuterol and related substances exposures reported to TESS 1993 to 1999. J Toxicol CLin Toxicol; 39:502.

Chyka, P. A., Seger, D., Krenzelok, E. P. et al. (2005). Position paper: Single dose activated charcoal. Clin Toxicol (Phila), 43(2):61-87.

Connell, J. M. C., Cook, G. M. & McInnes, G. T. (1982). Metabolic consequences of salbutamol poisoning reversed by propranolol. Br Med J 1982; 285:779.

Deacon, S. P. (1976). Salbutamol and hypokalemia (letter). Lancet; 1:1302.

Glatstein, M. M., Rimon, A., Koren, L., Marom, R., Danino, D., Scolnik, D. (2013) (Unintentional oral beta agonist overdose: case report and review of the literature. Am J Ther. May-Jun;20(3):311-4. doi: 10.1097/MJT.0b013e3182002f2d.

King, W., Holloway, M., & Palmisana P. (1991). Albuterol overdose in a preschooler: a case report (abstract). Vet Hum Toxicol; 33:357.

King, W. D., Holloway, M., Palmisano, P. A. (1992). Albuterol overdose: a case report and differential diagnosis. Pediatr Emerg Care. Oct, 8(5):268-71.

Libretto, S. E. (1994). A review of the toxicology of salbutamol (albuterol). Arch Toxicol.; 68(4): 213-6.

Ozdemir, D., Yilmaz, E., Duman, M., et al. (2004). Hypoglycemia after albuterol overdose in a pediatric patient. Pediatric Emerg Care. 20:464-465.

Platt, K., Wiley, J. F., y Roche, K. (1997). Ventricular tachycardia following albuterol ingestion in a child. J Tox-Clin Tox; 35:494.

Rakhmanina, N. Y., Kearns, G. L., & Farrar H.C. III. (1998). Hypokalemia in a asthmatic child from abuse of albuterol metered dose inhaler. Ped Emerg Care 1998; 14:145-147.

Wiley, J. F., Spiller, H. A., Krenzelok, E. P., et al. (1994). Unintentional albuterol ingestion in children. Pediatr Emerg Care. 10(4):193-196.

## 7.22. FENITOÍNA

Alberto López y Juan Carlos Ríos

### Descripción

La fenitoína o 5,5 difenil 2-4 imidazolidinediona se conocía antiguamente como difenilhidantoina. Es un agente efectivo para el control de la mayoría de las convulsiones, siendo efectiva para el tratamiento de crisis convulsivas tónico-clónicas generalizadas, parciales complejas y convulsiones focales, excepto para las de ausencia. Se ha utilizado también en el tratamiento de la neuralgia del trigémino, en las convulsiones tóxicas, como profilaxis de convulsiones en casos de trauma craneal. Debido a sus propiedades antiarrítmicas (tipo IB), fue el antiarrítmico de elección de la intoxicación digitálica, perdiendo terreno tras la aparición de los fragmentos Fab. Es un anticonvulsivante con un margen terapéutico muy estrecho sin efecto sedante en dosis terapéuticas, usado a menudo con éxito en el tratamiento a largo plazo de la epilepsia. Existen presentaciones EV y oral y esto hace una diferencia muy importante en la toxicidad. La fosfenitoina es una prodroga (fosfoester), la cual se transforma completamente en fenitoína en 6 a 16 minutos después de la inyección. Además, se utiliza en el manejo de arritmias cardíacas. Su uso tiene ventajas que incluyen la disponibilidad para administración por vía intramuscular (IM) y el bajo potencial de lesión tisular en los sitios de inyección.

### Mecanismo de toxicidad

Su mecanismo de acción ha sido investigado por más de ochenta años en neurofarmacología. La fenitoína es un bloqueador de los canales de sodio controlados por voltaje. Estabiliza la membrana neuronal y disminuye la actividad de las convulsiones por incremento de la salida y disminución de la entrada de sodio a través de la membrana celular en la corteza motora durante la generación de los impulsos nerviosos. Además, incrementa la concentración de GABA en el cerebro. Es importante destacar que la fenitoína inhibe o elimina la actividad eléctrica anormal en las células nerviosas y musculares sin afectar la producción y conducción de la bioelectricidad normal. La base electrofisiológica de este efecto implica la regulación del movimiento transmembrana y la distribución intracelular de $Na^{+}$, $K^{+}$ y $Ca^{2+}$.

Además, regula la secreción de hormonas en las glándulas endocrinas y estimula el metabolismo en el sistema de enzimas hepáticas. Aumenta la concentración de lipoproteínas de alta densidad y estimula la granulación y la formación de capilares en los tejidos en proceso de curación. También regula una serie de neurotransmisores que incluyen acetilcolina, serotonina, norepinefrina, dopamina, GABA y endorfinas.

La toxicidad de la fenitoína depende de la vía de administración, duración, exposición y dosis. El mecanismo es el mismo de la acción farmacológica, con la diferencia de que se ve exacerbado debido a que el fármaco actúa sobre las bombas y canales de sodio de todas las membranas excitables, inactivando los canales de $Na^{2+}$, suprimiendo la actividad neuronal repetitiva y previniendo su transmisión sináptica a las neuronas. Su metabolismo es dosis dependiente. Tiene una cinética de eliminación de primer orden en concentraciones bajas de la droga ($< 10$ μg/mL) y una cinética de orden cero en grandes concentraciones (igual o $>$ a 10 μg/mL), prolongando su vida media. Este cambio cinético refleja la saturación de las vías metabólicas de la droga. Por ello, incrementos muy pequeños en la dosis pueden resultar en efectos adversos y toxicidad.

Los niveles de fenitoína libre pueden aumentar en pacientes con falla renal crónica y neonatos. Las concentraciones terapéuticas pueden predisponer a la toxicidad en caso de disfunción o daño hepático, defectos genéticos del metabolismo e inhibición del metabolismo de la fenitoína por otras drogas.

## Toxicocinética

a. **Absorción.** Por vía oral es lenta con un peak plasmático de 5 a 8 horas. En sobredosis, la absorción se ve retardada, llegando a presentar el peak 24 a 48 horas post ingestión.
b. **Distribución.** Se distribuye rápidamente a todos los tejidos con un volumen de distribución de:

   | | |
   |---|---|
   | Neonatos prematuros | : 1-1,2 L/kg |
   | Neonatos de término | : 0,8-0,9 L/kg |
   | Niños | : 0,7 L/kg |
   | Adultos | : 0,6-0,7 L/kg |

   Unión a proteínas. Posee una alta unión a la albúmina entre 90-95 % y solo la fracción libre atraviesa las membranas biológicas. Los prematuros y pacientes hipoalbuminémicos tienen una fracción libre mucho más alta, lo que estaría relacionado con una mayor toxicidad.
c. **Metabolismo.** Hepático y su principal metabolito es el parahidroximetilfenil, el cual no es activo. Este metabolito al conjugarse con un glucurónido se hace más soluble en agua, pudiendo ser secretada en la bilis, reabsorbida y finalmente eliminada en la orina. Es muy relevante que el sistema enzimático de la parahidroxilación sea saturable, lo que facilita la toxicidad.
d. **Eliminación.** Posee un *clearance* altamente variable, el cual depende de la dosis y función hepática. Se elimina por la orina y en un < 5 % es excretado inalterado por esta vía.
e. **Vida media.** Altamente variable, entre 8 y 60 horas.

## Dosis tóxica

Los niveles séricos de fenitoína son útiles y estos se correlacionan muy bien de acuerdo con la sintomatología. Nivel terapéutico 10-12 µg/mL.

> 20 µg/mL: Nistagmo
> 30 µg/mL: Ataxia, confusión y temblores
> 40 µg/mL: Letargia
> 100 µg/mL: Muerte. Se han descrito sobrevivencias con niveles sobre 100 µg/mL.

Ingestiones de 20 mg/kg pueden causar toxicidad.

## Órgano diana

Principalmente, cerebro (SNC) y corazón (sistema cardiovascular).

## Cuadro clínico

Los síntomas en intoxicaciones pueden ser muy variables, desde sintomatología única o mixta, principalmente de tipo neurológico, como ataxia, nistagmo y disartria.

- **Intoxicaciones leves a moderadas.** Náuseas y vómitos pueden desarrollarse poco tiempo después de la sobredosis. Son frecuentes nistagmo, ataxia y depresión leve del SNC.
- **Intoxicaciones severas.** Ingestión oral de grandes cantidades pueden causar una depresión más severa del SNC, coma y, en raras ocasiones, depresión respiratoria. La infusión rápida de una formulación parenteral (mayor que 50 mg/min) puede causar hipotensión, bradicardia, retrasos en la conducción AV y arritmias ventriculares que pueden llegar a ser fatales.

Se considera que la cardiotoxicidad de la formulación intravenosa de fenitoína es secundaria al diluyente o al propilenglicol, y no a la propia fenitoína.

## Laboratorio

Niveles plasmáticos son útiles. Electrolitos, glucosa, BUN, creatinina, albúmina, ECG en administraciones EV y función hepática.

## Tratamiento

a. **CAB de la reanimación.** En pacientes graves mantener vía aérea y ventilación asistida, si es necesario. Administrar oxígeno suplementario.
b. **Prevención absorción:**
   - ***Lavado gástrico.*** Considerar solamente en ingestas masivas con riesgo de toxicidad severa y/o letalidad con sonda orogástrica y protección de vía aérea, durante los primeros 60 minutos posteriores a la ingestión aguda.
   - ***Carbón activado.*** Considerar solo en pacientes con riesgo de toxicidad severa y/o riesgo letal que estén despiertos y puedan proteger su vía respiratoria dentro de la primera hora posterior a la ingestión aguda.
   - ***Carbón activado en múltiples dosis.*** No se ha demostrado que dosis múltiples de carbón activado afecten el resultado clínico del

paciente y la necesidad o la duración de la hospitalización después de una sobredosis de fenitoína. No se justifica su uso rutinario; se puede considerar en paciente con una ingestión potencialmente mortal. Se debe considerar la administración de una segunda dosis de carbón activado en pacientes con concentraciones séricas en aumento o empeoramiento del estado clínico a pesar de la descontaminación gástrica.

c. **Tratamiento de complicaciones:**
   - ***Convulsiones.*** Administrar benzodiazepinas como diazepam y lorazepam, u otros anticonvulsivantes como fenobarbital.
   - ***Hipotensión.*** Administrar bolos de SF 0,9 %, inicialmente de 250 a 500 mL, o en dosis de 10 a 20 mL/kg. Si persiste el cuadro hipotensivo, administrar drogas vasoactivas como dopamina y norepinefrina.

d. **Aumento de la eliminación.** Diuresis, hemodiálisis, plasma fresco y hemoperfusión tienen escasa utilidad clínica.

e. **Antídoto.** No existe un antídoto específico.

### BIBLIOGRAFÍA


Aflaki, K., Bhuptani, P., Aflaki, S. Phenytoin Pharmacokinetics and Cardiopulmonary Bypass: A Case of Seizures in the Postoperative Period. J Cardiothorac Vasc Anesth. 2020 Mar;34(3):747-752. doi: 10.1053/j.jvca.2019.10.050. Epub 2019 Nov 5. Erratum in: J Cardiothorac Vasc Anesth. 2020 Aug;34(8):2287. PMID: 31852595.

Agrawal, M., Borkar, S. A., Kale, S. S. Phenytoin toxicity manifesting as acute psychosis: An uncommon side effect of a common drug. Asian J Neurosurg 2019; 14:532-4.

Craig, S. Phenytoin poisoning. Neurocrit Care. 2005;3(2):161-70. doi: 10.1385/NCC:3:2:161. PMID: 16174888.

Doyon, S. ANTIEPILEPTICS. Goldfrank, Flomenbaum, Lewin, Weisman, Howland, Hoffman, eds. Goldfrank's Toxicologic Emergencies. Mc Graw- Hill Education. 2015: 1169- 1171.

Ellenhorn, M. Anticonvulsants. Ellenhorn M., eds. Ellenhorn's Medical Toxicology. Maryland: Williams & Wilkins. 1997: 605-607.

Ferner, R., Day. R., Bradberry, S. M. Phenytoin and damage to the cerebellum - a systematic review of published cases. Expert Opin Drug Saf. 2022 Apr 20:1-21. doi: 10.1080/14740338.2022.2058487. Epub ahead of print. PMID: 35325581.

Hakami, Tahir. "Neuropharmacology of Antiseizure Drugs." Neuropsychopharmacology reports vol. 41,3 (2021): 336-351. doi:10.1002/npr2.12196

Keppel Hesselink, J. M., Kopsky, D. J. Phenytoin: neuroprotection or neurotoxicity? Neurol Sci. 2017 Jun;38(6):1137-1141. doi: 10.1007/s10072-017-2993-7. Epub 2017 May 11. PMID: 28497312.

Keppel Hesselink, Jan M. "Phenytoin: a step-by-step insight into its multiple mechanisms of action—80 years of mechanistic studies in neuropharmacology." Journal of Neurology 264.9 (2017): 2043-2047.

Maheshwari, V., Hoffman, R.S., Thijssen, S., Tao. X, Fuertinger. D. H., Kotanko, P. A model-based analysis of phenytoin and carbamazepine toxicity treatment using binding-competition during hemodialysis. Sci Rep. 2020 Jul 9;10(1):11294. doi: 10.1038/s41598-020-68333-3. PMID: 32647294; PMCID: PMC7347918.

Patocka, J., Wu, Q., Nepovimova, E., Kuca, K. Phenytoin - An anti-seizure drug: Overview of its chemistry, pharmacology, and toxicology. Food Chem Toxicol. 2020 Aug; 142:111393. doi: 10.1016/j.fct.2020.111393. Epub 2020 May 4. PMID: 32376339.

Phenytoin And Related Agents In: MerativeTM Micromedex® POISINDEX® (electronic version). Merative, Ann Arbor, Michigan, USA. Available at: https://www.micromedexsolutions.com/ (cited:13/05/2024)

Smollin, C. Phenytoin. Olson, K., eds. Poisoning & Drug Overdose. Mc Graw-Hill Education Lange. 2018: 369-371.

Taking, K. D., O'Brien, T. J., Williams, D. A., French, C. R. (2017) Anti-Epileptic Drug Combination Efficacy in an In Vitro Seizure Model – Phenytoin and Valproate, Lamotrigine and Valproate. PLoS ONE 12(1): e0169974.

## 7.23. FENOTIAZINAS

Alberto López y Juan Carlos Ríos

### Descripción

Las fenotiazinas son uno de los compuestos más versátiles, con diversas propiedades farmacológicas explotables. Por tanto, cumplen un papel muy importante en medicina. Su historia se remonta a la segunda mitad del siglo XIX, cuando el químico alemán Heinrich Bernthsen comienza a estudiar la estructura del azul de metileno, compuesto con esqueleto de fenotiazina.

Entre los años 1930 y 1940 variadas investigaciones demostraron el potencial farmacológico, como antihelmíntico, insecticida y antibacteriano. Sin embargo, no se utilizó para estos efectos.

En la década de 1940, una nueva fenotiazina llamada Prometazina es estudiada por su efecto antihistamínico, que luego se usó en reacciones alérgicas y en anestesia. Unos años más tarde, el mismo laboratorio que la desarrolló (Rhône-Poulenc de París) genera una nueva molécula fenotiazínica: la clorpromazina, con potente efecto ansiolítico y antipsicótico aparte del efecto antihistamínico. Con esto, la psiquiatría comienza a explotar masivamente los efectos del fármaco, resultando en el vaciado casi total de los hospitales psiquiátricos en la década de 1950. El descubrimiento de este fármaco y su uso se consideran el comienzo de la psicofarmacología y de la psiquiatría moderna. Desde aquella época, los compuestos fenotiazínicos se han utilizado ampliamente como antipsicóticos. Sin embargo, investigaciones dentro de las últimas décadas han mostrado que pueden cumplir importantes papeles en otros campos de la medicina, como el tratamiento de enfermedades tumorales, infecciones y enfermedades neurodegenerativas.

### Sustancias incluidas

Ver Tabla 78.

### Mecanismos de toxicidad

Los derivados fenotiazínicos son denominados comúnmente como "drogas sucias", debido a que actúan a nivel de múltiples receptores.

- **Efecto antidopaminérgico.** Su característica más importante es que inhiben de forma no selectiva a los cinco tipos de receptores de dopamina, siendo más importante aún su actividad bloqueadora de los receptores de dopamina $D^2$ y $D^3$, relacionado con la actividad antipsicótica de este grupo de fármacos.
- **Efecto antihistamínico.** Todos los compuestos fenotiazínicos tienen acción antihistamínica. Producen la inhibición de los receptores $H^1$, desempeñando un papel activo en las alergias. La inhibición de las neuronas histaminérgicas en el núcleo tuberomamilar del SNC tiene como consecuencia el efecto sedante de los antihistamínicos y antipsicóticos, y del aumento del apetito.
- **Efecto antiserotoninérgico.** Este grupo de antipsicóticos tiene una alta afinidad por los receptores de serotonina (5-HT), de los cuales la inhibición más importante la llevan a cabo los receptores 5-HT1, 5-HT2A y 5-HT2C, logrando efecto antipsicótico. El resultado es la actividad ansiolítica y antidepresiva: reduce la agresividad, pero con ello conduce al aumento de peso, cambios en la presión arterial y desarrollo de trastornos de la eyaculación.
- **Efecto bloqueador alfa-adrenérgico.** Inhiben los receptores $\alpha_1$ y $\alpha_2$. La inhibición $\alpha_1$ conlleva a hipotensión, taquicardia refleja, mareos, miosis y disfunción sexual. La acción inhibitoria $\alpha_2$ sería la responsable del efecto antidepresivo.
- **Efecto anticolinérgico.** Las fenotiazinas tienen afinidad especial por los receptores muscarínicos de acetilcolina $M^1$ y $M^2$. La inhibición de los receptores $M^1$ estaría relacionada con la actividad bloqueadora de los ganglios autonómicos,

**Tabla 78.** Representantes de fenotiazinas. De elaboración propia.

| | | |
|---|---|---|
| Clorpromazina | Flufenazina | Mesoridazina* |
| Perfenazina* | Proclorperazina* | Trifluoperazina* |
| Prometazina* | Tioridazina | |

* Al momento de la edición de este libro, medicamentos sin registro sanitario vigente de la Autoridad Sanitaria Nacional (ISP) en Chile.

produciendo sequedad de boca, estreñimiento, retención urinaria, piel seca y caliente, midriasis, glaucoma de ángulo cerrado, congestión nasal, priapismo e hipotensión ortostática.

- **Efecto antiglutaminérgico.** Estudios recientes indican que, en bajas concentraciones, las fenotiazinas estimulan la transmisión glutaminérgica sobre los receptores NMDA y a alta concentración la inhiben.

La toxicidad de los antipsicóticos es resultado del bloqueo de los receptores dopaminérgicos en el SNC; bloqueo de receptores colinérgicos en el sistema nervioso central y periférico; bloqueo periférico de los receptores α1 y α2 adrenérgicos, y bloqueo de receptores histamínicos y serotoninérgicos. Como consecuencia, pueden producir sedación, hipotensión y prolongación del QRS y arritmias cardíacas. También reducen el umbral convulsivo.

## Toxicocinética

a. **Absorción.** Ver Tabla 79.
b. **Distribución.** La clorpromazina parece concentrarse en el cerebro en contra del gradiente plasmático, y se ha estimado que las concentraciones cerebrales son cinco veces mayores que las concentraciones plasmáticas. Ver Tabla 79.
c. **Metabolismo.** Ver Tabla 79.
d. **Excreción.** Ver Tabla 79.
e. **Vida media.** Ver Tabla 79.

## Dosis tóxica

Se puede observar una toxicidad leve incluso a dosis terapéuticas y se han producido reacciones graves, como síndrome neuroléptico maligno o agranulocitosis, a dosis habituales. La toxicidad varía según el agente. Dosis tóxicas no han sido bien establecidas. La dosis fatal aguda para clorpromazina se reporta en el rango de 15 a 150 mg/kg. Existen reportes de cuatro muertes en niños con dosis entre 20 a 74 mg/kg. Adultos han sobrevivido a la ingesta de 9,75 g.

## Órgano diana

El órgano sobre el cual actúa este grupo de medicamentos es principalmente el sistema nervioso central y periférico. Secundariamente, se ve afectado el sistema cardiovascular.

## Cuadro clínico

En general las sobredosis producen efectos que son extensiones de sus reacciones adversas más comunes: reacciones extrapiramidales, hipotensión y sedación son los signos y síntomas más frecuentes.

- **Intoxicaciones leves a moderadas.** Los efectos anticolinérgicos son comunes y pueden incluir sedación, taquicardia, sequedad de membranas y mucosas, midriasis, retención urinaria y estreñimiento.
- **Intoxicaciones severas.** Se observa depresión severa del SNC o coma, depresión respiratoria, edema pulmonar, falla de los reflejos de las vías respiratorias, agitación y convulsiones. Otros efectos graves pueden incluir desregulación de la temperatura con hipotermia o hipertermia (más común) e hipertensión o hipotensión (más preocupante). Arritmias, como taquicardia ventricular, y pueden progresar a torsades de pointes o fibrilación ventricular. Las alteraciones electrocardiográficas descritas son prolongación del segmento PR, QRS y del intervalo QT, anormalidades en la onda T, Torsades de Pointes, bloqueos aurículo-ventriculares.

**Tabla 79.** Toxicocinética de las fenotizinas. De elaboración propia.

| Droga | Absorción (%) | Unión a proteínas (%) | Peak plasmático (hrs.) | Vol. de distribución (L/kg) | Vida media (hrs.) | Metabolitos activos | Excreción (%) |
|---|---|---|---|---|---|---|---|
| Clorpromazina | 32 | 90-99 | 2-4 | 8-160 | 8-30 | Sí | Renal: 23 |
| Mesoridazina | N/D | 75-91 | 4 | 3-6 | 2-9 | N/D | Renal: 30-40<br>Heces: 25-20% |
| Prometazina | 100 | 93 | N/D | 171 | 7-15 | Sí | N/D |
| Tioridazina | N/D | >95 | 1 | 17,8 | 21-24 | Sí | Renal: 2.5-17 |

N/D: No disponible.

Otros efectos clínicos observados son: miosis, temblores, espasmos musculares o rigidez, convulsiones, íleo, boca seca, dificultad en la respiración o en la deglución, cianosis y colapso vasomotor o respiratorio.

El síndrome neuroléptico maligno posee baja incidencia, pero si se presenta es potencialmente mortal. Se puede presentar con el uso terapéutico y también en casos de sobredosis. Otros efectos graves que se pueden observar tanto en la exposición terapéutica como en la sobredosis incluyen enfermedad hepática, como ictericia colestática o una ictericia mixta colestática y hepatocelular, y anomalías hematológicas que incluyen anemia y agranulocitosis.

Las reacciones extrapiramidales pueden presentarse 8 a 40 horas posterior a la ingesta aguda.

## Exámenes de laboratorio

Los niveles plasmáticos no tienen utilidad clínica. Monitoreo cardíaco continuo; ECG seriados (la toxicidad cardiovascular puede ser más severa 10 a 15 horas después de la ingestión). GSA, ELP, enzimas hepáticas (SGOT, SGTP), función renal. Las fenotiazinas no absorbidas son radios opacas en el tracto gastrointestinal y puede realizarse un diagnóstico radiográfico tras su ingestión. La ausencia de radio opacidad no descarta la sobredosis de este fármaco.

## Tratamiento

a. **CAB de la reanimación.** Mantener vía aérea y ventilación asistida, si es necesario. Administrar oxígeno suplementario.
b. **Prevención absorción:**
   - ***Lavado gástrico.*** Con sonda orogástrica: considerar solamente en ingestas masivas con riesgo de toxicidad severa y/o letalidad. Considerar lavado hasta 2 horas post ingesta debido a efecto anticolinérgico (solamente con paciente reactivo).
   - ***Carbón activado.*** Dentro de lo posible por vía oral en paciente reactivo y cooperador, durante la primera hora posterior a la ingesta aguda.

c) **Tratamiento de complicaciones:**
   **Monitoreo ECG**
   - ***Hipotensión.*** Generalmente responde a solución fisiológica al 0,9 % EV o posición de Trendelenburg. En caso de que el cuadro persista, usar drogas vasoactivas (de preferencia, norepinefrina).
   - ***Arritmias cardíacas.*** Si existe ensanchamiento del QRS, tratar con bicarbonato de sodio para obtener pH de 7,45-7,55. En taquicardia ventricular (TV) o en torsade de pointes, utilizar cardioversión eléctrica y corregir anormalidades electrolíticas.
   - ***Convulsiones.*** Se recomienda su manejo con benzodiazepinas (Diazepam o Lorazepam EV). Si el cuadro persiste, tratar con propofol o barbitúricos.
   - ***Efectos extrapiramidales.*** Se presentan principalmente distonías agudas. Para el tratamiento, se utilizan anticolinérgicos de acción central como difenhidramina y clorfenamina:
     - DIFENHIDRAMINA: 0,5-1 mg/kg EV o IM (máximo, 3 mg). Puede repetirse en 30 minutos, si hay respuesta incompleta. Revertido el cuadro agudo, seguir con 25 mg VO c/6 hrs por 2-3 días (0,5 mg/kg en niños). Al momento de la edición de este libro, medicamentos sin registro sanitario vigente de la Autoridad Sanitaria Nacional (ISP) en Chile para uso parenteral y oral.
     - CLORFENAMINA: medicamento ampliamente utilizado y disponible en Chile. DOSIS: ADULTOS: 10 mg c/12 hrs IM. PEDIATRÍA: 0,2 mg/kg/día c/ 12 hrs vía IM, máximo 4 mg/día. Dependiendo de la gravedad del cuadro, se puede considerar la vía EV. Una vez que revierta el cuadro agudo, cambiar a VO en dosis: ADULTOS: 4 mg c/8 hrs por 2 días. PEDIATRÍA: 0,35 mg/kg/día c/ 8 horas durante 2 días consecutivos, con el fin de evitar la recurrencia de los síntomas.
     - BENZODIAZEPINAS: en caso de que no exista respuesta favorable con los anticolinérgicos, se puede complementar el tratamiento con el uso de benzodiazepinas con el fin de relajar la musculatura en el paciente. Diazepam: 0,1 mg/kg EV lento, que puede repetirse en 30 minutos, si no hay respuesta completa y no ha existido excesiva sedación.

d. **Aumento de la eliminación.** Hemodiálisis y diuresis forzada: no son efectivas.
e. **Antídoto.** No existe un antídoto específico.

**BIBLIOGRAFÍA**

Commitee on Injury and Poison Prevention, American Academy of Pediatrics. ANTIPSYCHOTIC AGENTS. Rodgers, G., eds. Handbook of Common Poisonings in Children. Elk Grove Village, Illinois: American Academy of Pediatrics. 1994: 50-57.

Juurlink, D. ANTIPSYCHOTICS (2015). Goldfrank, Flomenbaum, Lewin, Weisman, Howland, Hoffman, eds. Golfrank's Toxocologic Emergencies 10th ed., Mc Graw- Hill Education. 2015: 1998: 1678- 1697

Kidron, A., Nguyen, H. Phenothiazine. [Updated 2022 Jan 21]. In: StatPearls [Internet]. Treasure Island (FL): StatPearls Publishing; 2022 Jan-. Available from: https://www.ncbi.nlm.nih.gov/books/NBK556113/

Kwiatkowski, T. (1993). ANTIPSYCHOTIC AGENTS. Viccellio, P., eds. Handbook of Medical Toxicology. Boston/Toronto/London: Little, Brown and Company. 531-539

Lewis, J. (2018). ANTIPSYCHOTIC DRUGS, INCLUDING PHENOTHIAZINES. Olson, K., eds. Poisoning & Drug Overdose Mc Graw-Hill Education Lange. 130-132.

Nunoi, Y, Chiba, K, Hagiwara-Nagasawa, M., Goto, A., Kambayashi, R., Izumi-Nakaseko, H., Takei, Y., Matsumoto, A., Watanabe, Y., Sugiyama, A. (2020). Risperidone alone did not induce torsade de pointes: Experimental evidence from the chronic atrioventricular block model dogs. J Pharmacol Sci. 2020 Aug;143(4):330-332. doi: 10.1016/j.jphs.2020.05.008. Epub PMID: 32499094.

PHENOTIAZINES In: MerativeTM Micromedex® POISINDEX® (electronic version). Merative, Ann Arbor, Michigan, USA. Available at: https://www.micromedexsolutions.com/ (cited: 13/05/2024)

Varga, B., Csonka, Á., Csonka, A., Molnár, J., Amaral, L., Spengler, G. (2017). Possible Biological and Clinical Applications of Phenothiazines. Anticancer Res. 37(11):5983-5993. doi: 10.21873/anticanres.12045. PMID: 29061777.

---

## 7.24. FIERRO

Marli Bettini, Enrique Paris y Juan Carlos Ríos

### Descripción

La intoxicación por hierro afecta principalmente a niños menores de 6 años. Casi 11.000 exposiciones de hierro, en este grupo de edad, se informan anualmente en los centros toxicológicos en Estados Unidos. Si bien en los últimos años se ha visto una importante disminución en el total de exposiciones y en la morbimortalidad asociada, esta última aún es posible observarla debido al potencial de toxicidad del hierro y a su amplia presencia en suplementos vitamínicos pediátricos o para adultos, disponibles sin receta médica, y que se pueden almacenar en envases sin cierres resistentes a la manipulación de los niños.

En la mayoría de los países latinoamericanos la intoxicación por hierro es poco frecuente debido a que no se ha generalizado el consumo masivo de multivitamínicos y de suplementos de hierro. Sin embargo, cuando una intoxicación ocurre, el personal de salud debe ser consciente de los matices de presentación clínica y de la importancia del diagnóstico, y ha de estar preparado para intervenir.

### Sustancias incluidas

La severidad de la intoxicación está relacionada con la cantidad de hierro elemental que contienen las diferentes sales. Es así como el fumarato ferroso contiene aproximadamente un 33 % de hierro elemental, el sulfato ferroso un 20 %, el lactato ferroso un 19 % y el gluconato ferroso un 12 % de hierro elemental.

### Mecanismo de toxicidad

La toxicidad del hierro se clasifica como local (corrosiva) y sistémica (celular). El hierro ingerido puede causar daño cáustico directo a la mucosa gastrointestinal con distintos grados de afectación, lo que se traduce en náuseas, vómitos, dolor abdominal y diarrea. La pérdida significativa de líquidos y sangre puede provocar hipovolemia. La necrosis hemorrágica de la mucosa gastrointestinal puede provocar hematemesis, perforación y peritonitis. A nivel celular, el hierro afecta el metabolismo celular en el corazón, el hígado y el sistema nervioso central. El hierro libre o el hierro no unido a la transferrina se distribuye ampliamente a los diversos órganos, entra en las células y se concentra en las mitocondrias, donde promueve procesos oxidativos perjudiciales (interrumpiendo la fosforilación oxidativa, cataliza la peroxidación de lípidos, produce radicales libres y, en última instancia, la muerte celular).

### Toxicocinética

a. **Absorción.** La absorción de sales de hierro ocurre predominantemente en el duodeno y está determinada por los requerimientos de hierro del organismo, siendo un proceso activo de capacidad limitada. Aproximadamente, entre el 10 al 35 % del hierro ingerido se absorbe en el intestino y posteriormente se une a la transferrina. Este porcentaje aumenta significativamente en condiciones de deficiencia de hierro, enfermedades inflamatorias del intestino o daño en la mucosa intestinal.

   En dosis terapéuticas, el nivel de hierro sérico alcanza su máxima concentración 2 a 4 horas después de la ingestión. En sobredosis, las concentraciones máximas plasmáticas se alcanzan entre 4 a 6 horas post ingesta. Las concentraciones plasmáticas de formulaciones de liberación sostenida o con recubrimiento entérico son erráticas.
b. **Distribución.** Después de la absorción en las células de la mucosa intestinal, el hierro se almacena como ferritina. Los iones de hierro se unen rápidamente a las proteínas de unión circulantes, particularmente a la transferrina. Una vez que la transferrina se satura con hierro, el hierro "libre" o el hierro no unido a la transferrina se distribuye ampliamente a los diversos sistemas de órganos, donde promueve procesos oxidativos dañinos.
c. **Metabolismo.** N/D.
d. **Excreción.** La eliminación del hierro es lenta. Aproximadamente, un 1 % se elimina por excreción renal, descamación de las células mucosas del tracto gastrointestinal y pérdida de sangre.
e. **Vida media.** N/D.

### Dosis tóxica

Se basan en la cantidad de hierro elemental ingerido por el paciente.

- Las ingestas de menos de 20 mg/kg de peso de hierro elemental son de bajo riesgo y con pocas probabilidades de producir síntomas de intoxicación.
- Ingestas de entre 20 a 40 mg/kg de peso pueden producir síntomas gastrointestinales y los pacientes deben observarse por al menos 6 horas.
- Ingestas mayores a 40 mg/kg de peso se consideran de toxicidad moderada aun cuando no se espera toxicidad sistémica. Los pacientes deben referirse a un centro asistencial para evaluación y tratamiento.
- Ingestiones de más de 60 mg/kg de peso de hierro elemental deben hospitalizarse por su potencial de toxicidad sistémica.
- Ingestiones mayores a 120 mg/kg de peso se consideran potencialmente letales.

### Órgano diana

Sistema gastrointestinal, sistema hepático, sistema cardiovascular.

### Cuadro clínico

Las manifestaciones clínicas de la intoxicación por hierro comprenden cinco etapas o fases características. Cabe destacar que estas fases son solo referenciales y el paciente podría no presentarlas todas. La fase clínica nunca debe asignarse basándose únicamente en el número de horas posteriores a la ingestión, porque los pacientes no necesariamente siguen el mismo curso temporal a través de estas etapas [Tabla 80].

La severidad de los síntomas en la fase I generalmente es un reflejo de la gravedad global de la intoxicación.

- **Intoxicaciones leves a moderadas.** Los signos y síntomas gastrointestinales son predominantes después de sobredosis significativas de hierro. Por el contrario, la ausencia de ellos, específicamente vómitos en las primeras 6 horas después de la ingestión, casi siempre excluye toxicidad importante por hierro.
- **Intoxicaciones severas.** Las fases más tardías de toxicidad por hierro aparecen solo si los síntomas en la fase inicial son moderados o graves. La presencia de *shock*, falla hepática aguda, coagulopatía y/o acidosis severa son factores que predicen la mortalidad de los pacientes intoxicados.

**Tabla 80.** Etapas de la intoxicación por fierro. De elaboración propia

| Etapa | Tiempo de presentación | Efectos clínicos |
|---|---|---|
| I<br>Fase gastrointestinal | 0.5 a 6 horas | Se desarrolla rápidamente y se caracteriza por la presencia de síntomas gastrointestinales, como náuseas, vómitos, dolor abdominal y diarrea. Si la intoxicación es severa puede haber hemorragia gastrointestinal y la presencia de hematemesis, melena o hematoquecia. La principal preocupación en esta fase es el potencial shock hipovolémico en el paciente. |
| II<br>Fase latente | 6 a 24 horas | En esta fase, el paciente se ve y se siente mejor, y es una etapa de aparente estabilidad. Hay resolución de los síntomas gastrointestinales, pero aún no se ha desarrollado una toxicidad sistémica manifiesta.<br>Esta etapa puede ser tan corta como 4 horas o durar hasta 48 horas. Sin embargo, esta segunda etapa no es verdaderamente inactiva porque continúa la toxicidad celular y comienzan a ocurrir los fenómenos que llevarán al shock. El clínico debe ser capaz de advertir la presencia de síntomas o signos que indiquen toxicidad (letargo, taquicardia o acidosis metabólica). |
| III<br>Fase de shock | 24 a 72 horas | Es la fase de mayor mortalidad, el shock suele ser multifactorial (hipovolémico, distributivo, cardiogénico). Las alteraciones en esta etapa pueden acentuarse debido a la aparición de acidosis metabólica con anión gap aumentado. Las coagulopatías inducidas por hierro aparecen en esta etapa empeorando el sangramiento y la hipovolemia. |
| IV<br>Fase hepatotóxica | 12 a 96 horas | En esta fase se presenta insuficiencia hepática aguda. La hepatotoxicidad se atribuye directamente a la captación de hierro por el sistema reticuloendotelial del hígado, donde provoca daño oxidativo (usualmente, ocurre a las 48 horas post ingestión). |
| V<br>Fase obstructiva | 2 a 8 semanas | Suele presentarse entre las 2 a 8 semanas posterior a fase aguda. En esta fase pueden aparecer lesiones cicatriciales, como cicatrización pilórica que genera un cuadro de obstrucción intestinal. |

## Exámenes de laboratorio

Varias pruebas de laboratorio se utilizan como indicadores para evaluar la gravedad de la intoxicación por hierro. Acidosis metabólica con desequilibrio aniónico y una concentración elevada de lactato se desarrollarán en pacientes con ingestión tóxica de hierro.

Se debe considerar la realización de hemogramas seriados y mediciones de electrolitos plasmáticos para evaluar la progresión de la toxicidad y la respuesta al reemplazo de volumen. La anemia se debe a la pérdida de sangre a nivel gastrointestinal, pero puede no ser evidente, inicialmente debido a la hemoconcentración secundaria a la pérdida de volumen plasmático. Solicitar pruebas renales, hepáticas y de coagulación. Clasificar al paciente con grupo ABO y Rh.

El diagnóstico de toxicidad por hierro se basa siempre en la anamnesis y la presentación clínica. Sin embargo, las concentraciones séricas de hierro (ferremia o sideremia) se pueden usar de manera efectiva para medir el potencial de toxicidad y el éxito del tratamiento [Tabla 81]. Se pueden medir niveles séricos de hierro 4-6 horas post ingesta y seguir monitoreando durante todo el tratamiento, especialmente durante la administración del antídoto. Los comprimidos de liberación sostenida o con recubrimiento entérico pueden tener una absorción errática y, por lo tanto, se debe verificar un segundo nivel de hierro 6 a 8 horas después de la ingestión de este tipo de comprimidos.

- Radiografía de abdomen simple. El hierro está disponible en muchas formas y las diferentes preparaciones varían con respecto a la

**Tabla 81.** Relación entre concentración plasmática de hierro y potencial de toxicidad.

| Concentración plasmática (μg/100 mL) | Riesgo de toxicidad |
|---|---|
| < 100 | Sin síntomas, bajo riesgo. |
| 100-300 | Síntomas gástricos menores a moderados.<br>Toxicidad leve. Bajo riesgo de toxicidad sistémica. |
| 300-500 | Efectos gastrointestinales importantes.<br>Riesgo de toxicidad sistémica. |
| 500-1000 | Importante toxicidad sistémica y shock. Potencialmente letal. |
| > 1000 | Significativa morbilidad y mortalidad. |

radiopacidad en la radiografía abdominal. Las formulaciones de hierro líquido y los comprimidos de hierro masticables normalmente no son radiopacos.

- Visualizar comprimidos radiopacos en una radiografía abdominal es útil para guiar y evaluar el éxito de la descontaminación gastrointestinal. Sin embargo, la ausencia de evidencia radiográfica de comprimidos no es un indicador confiable para excluir una toxicidad potencial. Por lo tanto, la mayoría de los pacientes con síntomas leves deben ser manejados sin radiografías de abdomen, dada su falta de sensibilidad. También son importantes factores para considerar, el tiempo transcurrido desde la ingestión y el contenido de hierro elemental presente en la formulación ingerida.

## Tratamiento

a. **CAB de la reanimación.** Aportar oxígeno según necesidad. Considerar intubación en pacientes con síntomas severos y deterioro progresivo. Instalar y mantener al menos dos vías venosas periféricas de gran calibre (14-16 G) para el manejo de la hipovolemia.
   En intoxicaciones severas, considerar el traslado del paciente a un centro de atención de alta complejidad.
b. **Prevención absorción.** Los procedimientos de descontaminación gastrointestinal deben iniciarse después de la estabilización del paciente. El vaciamiento gástrico adecuado es fundamental después de la ingestión de tóxicos como el hierro, que no son bien adsorbidos por el carbón activado. Debido a que el vómito es una manifestación frecuente en pacientes con toxicidad significativa, no se recomienda descontaminación gástrica, si ha ocurrido.
   El lavado orogástrico puede ser efectivo, pero a menudo tiene un valor limitado debido al gran tamaño y la poca solubilidad de la mayoría de los comprimidos de hierro y a su capacidad de formar farmacobezoares.
   La presencia y ubicación de comprimidos radiopacos en la radiografía abdominal puede guiar la descontaminación gástrica temprana en pacientes con sospecha de ingestas masivas. Si la radiografía muestra tabletas más allá del píloro, entonces la irrigación intestinal total es el procedimiento más apropiado y eficaz para prevenir la absorción.
   - ***Irrigación intestinal total con polietilenglicol (PEG).*** La irrigación intestinal total es un método para limpiar rápidamente el tracto gastrointestinal y evitar una mayor absorción de los xenobióticos. Esto se logra a través de la administración vía oral o por sonda nasogástrica de grandes cantidades de polietilenglicol o PEG (el PEG es una solución osmóticamente equilibrada que no se absorbe y no produce desequilibrio hidroelectrolítico).
     La dosis habitual de solución electrolítica de polietilenglicol es de 500 mL/h en niños y de 2 L/h en adultos. Esta tasa de administración se logra comenzando lentamente y aumentando según tolerancia (usando una sonda nasogástrica y una bomba de nutrición enteral cuando se administran grandes volúmenes). No se aconseja su administración en ausencia de ruidos intestinales, obstrucción o perforación. Se recomienda emplear

antieméticos para tratar las náuseas y los vómitos secundarios a su administración.

c. **Tratamiento de complicaciones.** El manejo del paciente intoxicado está ligado estrechamente a los hallazgos clínicos y de laboratorio que puedan aparecer posteriores al abordaje inicial en el servicio de urgencias.

d. **Aumento de la eliminación.** La hemodiálisis no es eficaz para eliminar el hierro, pero puede ser necesaria para eliminar el complejo deferoxamina-hierro en pacientes con insuficiencia renal. Considere la exanguinotransfusión en aquellos pacientes con un hierro sérico superior a 1.000 mcg/dL, quienes se deterioran clínicamente a pesar del tratamiento de soporte y la terapia de quelación intravenosa.

e. **Antídoto.** La deferoxamina es el quelante parenteral de elección en pacientes con sobredosis aguda de hierro y ha sido utilizado para este propósito durante más de sesenta años.

   - Mecanismo de acción. En presencia de hierro férrico ($Fe^{3+}$), la deferoxamina forma el complejo ferrioxamina, que se excreta por los riñones, dando un característico color marrón rojizo a la orina. La deferoxamina quela el hierro no unido a la transferrina y el hierro transportado entre la transferrina y la ferritina, pero no el hierro presente en la transferrina, la hemoglobina o los citocromos.
   - Indicación. La deferoxamina se recomienda para pacientes intoxicados por hierro con cualquiera de los siguientes hallazgos: vómitos a repetición, letargia, hipotensión acompañada de acidosis metabólica o signos de *shock*, y en todo paciente con concentraciones séricas de hierro superiores a 500 mcg/dL.
   - Administración. La deferoxamina se inicia como una infusión intravenosa, comenzando con 5 mg/kg/h y aumentando gradualmente hasta una velocidad de 15 mg/kg/hora. La hipotensión es el factor limitante de la velocidad de infusión.

     Después de varias horas de infusión a 15 mg/kg/hora, se debe reevaluar al paciente y disminuir la dosis para mantener la dosis máxima por debajo de 6 a 8 g/24 horas.

     La mayoría de los autores coincide en que la terapia con deferoxamina debe suspenderse cuando el paciente mejora clínicamente, la acidosis se ha resuelto y el color de la orina se torna claro, y con niveles por debajo de los 100 mcg/dL. En estos casos, el tratamiento se puede suspender sin tener que llegar a la dosis máxima recomendada.
   - Reacciones adversas. La duración de la terapia debiera limitarse a 24 horas para minimizar el riesgo de toxicidad pulmonar asociado a la deferoxamina (SDRA). El complejo deferoxamina-hierro se excreta por vía renal. Por lo tanto, se debe evaluar cuidadosamente su uso en pacientes con oliguria o anuria.

## Observación

Al momento de la edición de este libro, la deferoxamina no posee registro de la Autoridad Sanitaria Nacional (ISP) en Chile.

## BIBLIOGRAFÍA

Bateman, D. N., Eddleston, M., Eagling, V., Sandilands, E. A., Jackson, G., Crawford, C., Hawkins, L., Thomas, S. H. L., Cheung, T., Bradberry, S. M., Cooper, G., & Thompson, J. P. (2018). Iron overdose epidemiology, clinical features and iron concentration-effect relationships: the UK experience 2008-2017. Clinical Toxicology (15563650), 56(11), 1098–1106. https://doi-org.pucdechile.idm.oclc.org/10.1080/15563650.2018.1455978

Bustamante-Cristancho, L. A. (2011). Intoxicación aguda por hierro. Rev. CES Med, 25(1),79-96

Chang, T. P. & Rangan, C. (2011). Iron poisoning: a literature-based review of epidemiology, diagnosis, and management. Pediatric emergency care, 27(10), 978-985. https://doi.org/10.1097/PEC.0b013e3182302604

Gummin, D. D., Mowry, J. B., Beuhler, M. C., Spyker, D. A., Rivers, L. J., Feldman, R., Brown, K., Nathaniel, P. T. P., Bronstein, A. C., & Weber, J. A. (2022). 2021 Annual Report of the National Poison Data System© (NPDS) from America's Poison Centers: 39th Annual Report. Clinical toxicology (Philadelphia, Pa.), 60(12), 1381-1643. https://doi.org/10.1080/15563650.2022.2132768

Gummin, D. D., Mowry, J. B., Beuhler, M. C., Spyker, D. A., Brooks, D. E., Dibert, K. W., Rivers, L. J., Pham, N. P. T. & Ryan, M. L. (2020). 2019 Annual Report of the American Association of Poison Control Centers' National Poison Data System (NPDS): 37th Annual Report. Clinical toxicology (Philadelphia, Pa.), 58(12), 1360–1541. https://doi.org/10.1080/15563650.2020.1834219

Howland, Mary Ann (2019): Deferoxamine. In: Nelson L, Howland MA, Lewin N, eds. Goldfrank's Toxicologic Emergencies 11th ed. McGraw-Hill, New York, NY pp 676-680.

Jover D, Francisco, Andreu G, Lucio, Robert G, Jaqueline, & Merino S, Jaime. (2001). Intoxicación aguda por hierro en un caso. Revista médica de Chile, 129(6), 660-662.

Iron. In: MerativeTM Micromedex® POISINDEX® (electronic version). Merative, Ann Arbor, Michigan, USA. Available at: https://www.micromedexsolutions.com/ (cited:17/04/2023)

Klein-Schwartz, W., Oderda, G. M., Gorman, R. L., Favin, F., & Rose, S. R. (1990). Assessment of management guidelines. Acute iron ingestion. Clinical pediatrics, 29(6), 316–321. https://doi.org/10.1177/000992289002900604

Manoguerra, A. S., Erdman, A. R., Booze, L. L., Christianson, G., Wax, P. M., Scharman, E. J., Woolf, A. D., Chyka, P. A., Keyes, D. C., Olson, K. R., Caravati, E. M., & Troutman, W. G. (2005). Iron ingestion: an evidence-based consensus guideline for out-of-hospital management. Clinical toxicology (Philadelphia, Pa.), 43(6), 553–570. https://doi.org/10.1081/clt-200068842

Manoj R. Gumber, Vivek B. Kute, Pankaj R. Shah, Aruna V. Vanikar, Himanshu V. Patel, Manish R. Balwani, Pramod P Ghuge & Hargovind L. Trivedi (2013) Successful Treatment of Severe Iron Intoxication with Gastrointestinal Decontamination, Deferoxamine, and Hemodialysis, Renal Failure, 35:5, 729-731, DOI: 10.3109/0886022X.2013.790299

Martínez Sánchez, Miguel Ángel, Roldán Ortega, Rosa, & Pardo Blázquez, Raquel. (2009). Intoxicación por Sales de Hierro como gesto autolítico. Revista Clínica de Medicina de Familia, 2(7), 365-367. Recuperado en 03 de junio de 2023, de http://scielo.isciii.es/scielo.php?script=sci_arttext&pid=S1699-695X2009000200010&lng=es&tlng=es.

McGuigan M. A. (1996). Acute iron poisoning. Pediatric annals, 25(1), 33–38. https://doi.org/10.3928/0090-4481-19960101-08

Morris C. C. (2000). Pediatric iron poisonings in the United States. Southern medical journal, 93(4), 352–358.

Perrone Jeanmarie (2019): Iron. In: Nelson L, Howland MA, Lewin N, eds. Goldfrank's Toxicologic Emergencies 11th ed. McGraw-Hill, New York, NY pp 669-675.

Thanacoody, R., Caravati, E. M., Troutman, B., Höjer, J., Benson, B., Hoppu, K., Erdman, A., Bedry, R., & Mégarbane, B. (2015). Position paper update: whole bowel irrigation for gastrointestinal decontamination of overdose patients. Clinical toxicology (Philadelphia, Pa.), 53(1), 5–12. https://doi.org/10.3109/15563650.2014.989326

## 7.25. MONTELUKAST

Pablo Iturra, Lorena Silva y Juan Carlos Ríos

### Descripción

El Montelukast es un fármaco administrado por vía oral (disponible en tableta recubierta con película, tableta masticable o gránulos orales) aprobado por la FDA para el tratamiento del asma crónica y la profilaxis y la prevención de la broncoconstricción inducida por el ejercicio. También está aprobado para aliviar los síntomas de la rinitis alérgica estacional y perenne. En general, se considerada un fármaco bien tolerado tanto en pacientes adultos como pediátricos. La incidencia global de efectos adversos basada en datos clínicos sugiere que es comparable al placebo. La exposición es común, pero la toxicidad significativa es poco habitual en sobredosis.

### Mecanismo de toxicidad

Montelukast es un antagonista competitivo, de alta afinidad y selectividad por el receptor de leucotrienos cys-$LT_1$ ubicado en la musculatura lisa bronquial. Esto impide la unión de los leucotrienos $LT_{E4}$ y $LT_{D4}$ a su receptor, los cuales poseen un efecto broncoconstrictor mil veces más potente que la histamina.

### Toxicocinética

a. **Absorción.** Por vía oral, la absorción es rápida y puede alcanzar un 73 % de biodisponibilidad cuando se administra en formato de comprimidos masticables. En este formato alcanza su peak plasmático a las 2,5 horas post-ingesta, mientras que, en comprimidos recubiertos, el peak se alcanza a las 3-4 horas después de la administración.

b. **Distribución.** Posee una alta unión a proteínas plasmáticas (99 % de la dosis). Posee un volumen de distribución de 8 a 11L y atraviesa escasamente la barrera hematoencefálica.
c. **Metabolismo.** Se metaboliza ampliamente en el hígado, a través de isoformas del sistema enzimático citocromo P450. Los metabolitos no poseen actividad terapéutica.
d. **Excreción.** Ocurre principal y casi exclusivamente por vía biliar.
e. **Vida media.** Entre 3,4 y 4,2 horas en niños y de 2,7 a 5,5 horas en adultos.

## Dosis tóxica

La dosis terapéutica en adultos y adolescentes es de 10 mg/día, en niños de 6 a 14 años 5 mg/día y en niños menores de 5 años 4 mg/día. Tanto en adultos, como en niños la ingesta de dosis de hasta 1.000 mg no ha mostrado efectos tóxicos severos, sin embargo los datos referentes a sobredosis siguen siendo limitados a los estudios clínicos y experiencias post-comercialización.

## Órgano diana

Sistema nervioso central y sistema digestivo.

## Cuadro clínico

En dosis terapéuticas y uso crónico de Montelukast se han descrito los siguientes efectos adversos: fatiga, erupción maculopapular, fiebre, dispepsia, gastroenteritis, dolor de cabeza, congestión nasal, infección de las vías respiratorias superiores, tos, eosinofilia, elevación de enzimas hepáticas, palpitaciones, vómitos, pancreatitis, parestesia, hipoestesia, insomnio, temblor, somnolencia, sueños anormales, convulsiones, agitación, pensamiento y comportamiento suicida y alucinaciones. Rara vez se ha asociado al desarrollo del síndrome de Churg-Strauss, una vasculitis eosinofílica potencialmente mortal, durante el uso terapéutico. Esto se ha reportado en pacientes adultos con asma, en la mayoría de los cuales se redujeron las dosis concomitantes de esteroides orales.

También se han notificado trastornos neuropsiquiátricos severos en pacientes adultos, adolescentes y pediátricos, con y sin antecedentes de trastorno psiquiátrico previo al inicio de la terapia con Montelukast. En muchos casos, los síntomas se resolvieron después de suspender el tratamiento, pero en algunos casos los síntomas persistieron aún después de suspender Montelukast. Los síntomas incluían agitación, comportamiento agresivo u hostilidad, ansiedad, depresión, desorientación, alteración de la atención, anomalías en los sueños, disfemia (tartamudeo), alucinaciones, insomnio, irritabilidad, deterioro de la memoria, síntomas obsesivo-compulsivos, inquietud, sonambulismo, pensamientos y comportamiento suicida (incluyendo suicidio), tic y temblores.

En sobredosis altas de hasta 1.000 mg, se han reportado principalmente síntomas gastrointestinales (dolor abdominal, náuseas y vómitos), somnolencia, hiperactividad psicomotora, alucinaciones/delirios, sed, erupción cutánea, irritación de garganta, taquicardia y cefalea. Estos efectos se describen principalmente en niños.

Además, este medicamento puede inducir al desarrollo de reacciones de hipersensibilidad, incluyendo anafilaxia e infiltración eosinofílica.

## Exámenes de laboratorio

Los niveles plasmáticos de Montelukast no están disponibles y no poseen utilidad clínica.

Medir niveles de enzimas hepáticas en pacientes sintomáticos (GOT y GPT).

Monitorizar electrolitos en pacientes con vómitos recurrentes.

En pacientes con empeoramiento de los síntomas pulmonares, erupción vasculítica o complicaciones cardíacas, sospeche la presencia de síndrome de Churg-Strauss y monitoree hemograma completo.

## Tratamiento

El tratamiento es principalmente sintomático y de apoyo, según hallazgos clínicos.

a. **CAB de la reanimación.** La intubación endotraqueal y la ventilación mecánica pueden ser necesarias en pacientes con reacciones alérgicas graves, pero esto es raro. La mayoría de los pacientes presentan síntomas leves.
b. **Prevención absorción.** Habitualmente, no es necesario realizar descontaminación gástrica. El carbón activado debe ser considerado solo en caso de una coingesta con otros agentes potencialmente tóxicos.
c. **Tratamiento de complicaciones.** Reacciones alérgicas y síntomas gastrointestinales.
   ***Reacción alérgica aguda.*** En casos de efectos menores: Controlar las vías respiratorias. Administrar antihistamínicos con o sin agonistas

beta inhalados, corticosteroides o epinefrina. En casos efectos severos: administre oxígeno, puede ser necesario un manejo agresivo de la vía respiratoria. Administrar antihistamínicos, epinefrina, corticosteroides, según sea necesario. El tratamiento incluye fluidos intravenosos y monitoreo de ECG.

d. **Aumento de la eliminación.** Es poco probable que la hemodiálisis y la hemoperfusión sean útiles debido al alto grado de unión a proteínas y al gran volumen de distribución.
e. **Antídoto.** No existe un antídoto específico.

**BIBLIOGRAFÍA:**


Arnold, D. H., Bowman, N., Reiss, T. F. et al. (2018): Adverse events are rare after single-dose montelukast exposures in children. Clin Toxicol (Phila); 56(1):25-29.

Arnold, D. H., Bowman, N., Reiss, T. F. et al. (2020) Adverse events associated with weight-based, high-dose montelukast exposures in children. Clin Toxicol (Phila); 58(2):145-146.

Brunton, L. L., Hilal-Dandan, R., Knollmann, B. C., Goodman and Gilman's: The Pharmacological Basis of Therapeutics, 13e New York, NY: McGraw-Hill; http://accessmedicine.mhmedical.com/content.aspx?bookid=2189&sectionid=172472498. Accessed July 25, 2019.

Calapai, G., Casciaro, M., Miroddi, M., Calapai, F., Navarra, M. & Gangemi, S. (2014). Montelukast-induced adverse drug reactions: a review of case reports in the literature. Pharmacology, 94(1-2), 60–70. https://doi.org/10.1159/000366164.

Cetkovska, P. & Pizinger, K. (2003) Childhood pemphigus associated with montelukast administration. Clin Exp Dermatol; 28:328-329.

Dellaripa, P. F., Wechsler, M. E. & Roth, M. E. (2000). Recurrent panniculitis in a man with asthma receiving treatment with leukotriene-modifying agents. Mayo Clin Proc; 75:643-645.

Gal, A. A., Morris, R. J., Pine, J. R. et al. (2002). Cutaneous lesions of Churg-Strauss syndrome associated with montelukast therapy. Br J Dermatol; 147:618-619.

Glocker-lauf, D., Finkelstein, Y., Zhu, J. et al. (2018). Montelukast and risk of neuropsychiatric events in children with asthma: a population-based, nested case-control study. Clin Toxicol (Phila) 2018; 56(10):912-.

Harugeri, A., Parthasarathi, G., Sharma, J. et al. (2009). Montelukast induced acute hepatocellular liver injury. J Postgrad Med; 55(2):141-142.

Lebensztejn, D. M., Bobrus-Chociej, A., Klusek, M. et al. (2014). Hepatotoxicity caused by Montelukast in a paediatric patient. Prz Gastroenterol 9(2):121-123.

Montelukast In: MerativeTM Micromedex® POISINDEX® (electronic version). Merative, Ann Arbor, Michigan, USA. Available at: https://www.micromedexsolutions.com/ (cited: 01/04/2024).

Product Information (2021). SINGULAIR(R) oral tablets, oral chewable tablets, oral granules, Montelukast sodium oral tablets, oral chewable tablets, oral granules. Merck Sharp & Dohme Corp (per FDA), Whitehouse Station, NJ.

Reiss, T. F., Altman, L. C. & Chervinsky P. (1996). Effects of Montelukast (MK-0476), a new potent cysteinyl leukotriene (LTD4) receptor antagonist, in patients with chronic asthma. J Allergy Clin Immunol; 98:528-534.

Sass, D. A., Chopra, K.B. & Wu, T. (2003). A case of montelukast-induced hepatotoxicity. Am J Gastroenterol; 98:704-705.

Wermuth, H. R., Badri, T. & Takov, V. (2022). Montelukast. In StatPearls. StatPearls Publishing.


## 7.26. SULFONILUREAS

Gonzalo Pino y Juan Carlos Ríos

### Descripción

Las sulfonilureas son agentes antidiabéticos que reducen la glucosa en sangre, en diabéticos no dependientes de insulina, mediante la estimulación directa de la liberación aguda de insulina de las células beta en funcionamiento del tejido de los islotes pancreáticos. Debido a que funcionan estimulando la secreción de insulina, solo son útiles en pacientes con alguna función de las células beta. Las sulfonilureas se usan más comúnmente en combinación con otros medicamentos hipoglucemiantes orales en pacientes que fracasan en la terapia inicial con intervención en el estilo de vida y metformina.

### Sustancias incluidas

Ver Tabla 82.

**Tabla 82.** Representantes sulfonilureas. De elaboración propia.

| 1.ª Generación | 2.ª Generación |
|---|---|
| Acetohexamida | Glipizida |
| Clorpropamida | Glyburida/Glibenclamida |
| Tolazamida | Glimepirida |
| Tolbutamida | |

## Mecanismo de toxicidad

El receptor de sulfonilurea es un componente del canal de potasio sensible al trifosfato de adenosina (ATP) (canal K-ATP) en las células beta pancreáticas. El canal K-ATP regula la liberación de insulina de las células beta pancreáticas. La unión de sulfonilureas conduce a la inhibición de estos canales, lo que altera el potencial de reposo de la célula, provocando la entrada de calcio y la estimulación de la secreción de insulina. El efecto neto es una mayor capacidad de respuesta de las células beta a los secretagogos de glucosa y no glucosa (como los aminoácidos), lo que da como resultado que se libere más insulina en todas las concentraciones de glucosa en sangre. Las sulfonilureas también pueden tener efectos extrapancreáticos, uno de los cuales es aumentar la sensibilidad de los tejidos a la insulina, aunque la importancia clínica de estos efectos es mínima. La hipoglicemia causada por sulfonilureas se debe principalmente a la hiperinsulinemia. En casos de coma insulínico prolongado, los depósitos de glucosa y glicógeno se ven depletados, al mismo tiempo que se usan otros metabolitos cerebrales, como aminoácidos vitales y lípidos. Esto provoca un daño irreversible del SNC a pesar de la administración de glucosa.

El uso de sulfonilurea con etanol puede provocar una reacción similar al disulfiram, que se caracteriza por enrojecimiento facial, náuseas, vómitos y rara vez hipotensión.

## Toxicocinética

El comienzo de los síntomas puede retardarse hasta por 24 hrs después de la ingestión y la hipoglucemia puede persistir durante más de 72 horas. Los episodios de hipoglicemia pueden perdurar por varios días, requiriendo la administración continua de glucosa. La duración del efecto hipoglucemiante puede prolongarse durante días en caso de sobredosis.

a. **Absorción.** Ver Tabla 83.
b. **Distribución.** Ver Tabla 83.
c. **Metabolismo.** Ver Tabla 84.
d. **Excreción.** Ver Tabla 84.
e. **Vida media.** Ver Tabla 84.

## Dosis tóxica

Pacientes no diabéticos son mucho más susceptibles a los efectos de la hipoglicemia que los pacientes diabéticos. Ingestas únicas de dosis terapéuticas en niños y algunos adultos pueden resultar en hipoglicemias sintomáticas. Pacientes pediátricos deben ser observados durante 24 hrs. Pacientes adultos usuarios que ingieren accidentalmente hasta el doble de su dosis diaria habitual y que se sienten cómodos al monitorizar los signos y síntomas de hipoglucemia en su casa pueden controlarse de manera segura en el hogar.

**Tabla 83.** Absorción y distribución de las sulfonilureas. De elaboración propia.

| Fármaco | Absorción | Inicio de acción (horas) | Duración (horas) | Unión a proteínas (%) | Peak plasmático (horas) |
|---|---|---|---|---|---|
| Acetohexamida | Rápida | 3 | 10-18 | 65-88 | 2-5 |
| Clorpropamida | Rápida | 2 | 24 y más | 88-96 | 2-5 |
| Glimepirida | 100 % | 2-3 | 24 | > 99 | 2-3 |
| Glipizida | 100 % | 0,5 | 24 | 98-99 | 1-3 |
| Glibenclamida | | 0,5 | 24* | 97-99 | 2-4 |
| Tolazamida | Lenta | 4-6 | 12-14 | 94 | 3-4 |
| Tolbutamida | Rápida | 1 | 12 | 80-99 | 5-8 |

**Tabla 84.** Metabolismo, excreción y vida media de las sulfonilureas. De elaboración propia.

| Fármaco | Metabolismo | Excreción renal (%) | Excreción biliar (%) | Tiempo de vida media (hrs) |
|---|---|---|---|---|
| Acetohexamida | Hepático | 80 | 10 | 1-24 |
| Clorpropamida | Hepático | 80-90 | N/D | 25-48 |
| Glimepirida | Hepático | 60 | N/D | 5-9 |
| Glipizida | Hepático | 80 | 10 | 2-4 |
| Glibenclamida | Hepático | 50 | 50 | 5-10 |
| Tolazamida | Hepático | 85 | 7 | 7 |
| Tolbutamida | Hepático | 75-80 | N/D | 4-9 |

N/D: no disponible.

### Órgano diana

Sistema nervioso central, sistema cardiovascular y sistema endocrino.

### Cuadro clínico

El compromiso se debe casi exclusivamente a la hipoglicemia. Los pacientes que experimentan toxicidad leve a moderada pueden presentar temblores, diaforesis, náuseas, cefalea y taquicardia, debido a una hipoglicemia leve, aunque es posible que estos síntomas no se observen en pacientes diabéticos de larga data. Alternativamente, los pacientes con un control glicémico deficiente durante mucho tiempo pueden volverse sintomáticos a concentraciones "normales" de glucosa en el suero. Los pacientes que cursan con toxicidad severa pueden presentar síntomas del SNC graves que resultan de la hipoglicemia incluyendo convulsiones, estado mental alterado, delirio, efectos neurológicos focales y coma. Además, los pacientes pueden desarrollar arritmias (usualmente, taquicardia sinusal, fibrilación auricular o contracciones ventriculares prematuras). Pacientes con afecciones cardíacas subyacentes están en riesgo de eventos isquémicos secundarios por el aumento del estrés al miocardio. Los pacientes con hipoglicemia grave prolongada pueden sufrir lesiones neurológicas permanentes.

Náuseas, vómitos y dolor abdominal; hepatitis, hiponatremia, posiblemente por excesiva actividad de ADH; trombocitopenia, reacciones de hipersensibilidad como fiebre, eosinofilia, ictericia, *rash* cutáneo y discrasias sanguíneas (leucopenia, trombocitopenia, anemia aplástica, agranulocitosis) se han reportado con el uso terapéutico.

Principales efectos por órganos y sistemas:

- **Ojos:** visión borrosa, insuficiencia acomodativa, atrofia óptica.
- **Cardiovascular:** taquicardia sinusal, infarto miocardio, disfunción miocárdica, elevación enzimas cardíacas, isquemia periférica, fibrilación auricular, contracciones ventriculares prematuras.
- **Neurológico:** alteración del estado mental, letargia, somnolencia, mareos, confusión, cefalea, depresión del sistema nervioso central, alucinaciones, dificultad para hablar, distonías, ataxia, hipertonía, hemiplejia, sincope, convulsiones, parestesia, coma.
- **Gastrointestinal:** náuseas, vómitos, dolor epigástrico.
- **Genitourinario:** falla renal aguda.
- **Hepático:** hepatitis colestásica, hepatitis tóxica.
- **Endocrino:** hipoglicemia, hiperinsulinemia.
- **Metabólico:** hiponatremia.
- **Hematológico:** trombocitopenia, anemia hemolítica.
- **Dermatológico:** diaforesis, rubor facial

### Exámenes de laboratorio

Controlar glicemia basal y luego glicemias cada una hora por al menos 24 hrs y según la condición del paciente y ELP incluido magnesio. ECG y enzimas cardíacas en pacientes susceptibles con dolor precordial. Tomografía cerebral en pacientes que persistan con compromiso de conciencia después de la normalización de la glicemia. Los niveles plasmáticos de estos agentes no son útiles en la práctica clínica.

### Tratamiento

a. **CAB de la reanimación.** Existe la posibilidad de convulsiones, vómitos y disritmias, así que considere el manejo temprano de la vía aérea.
b. **Prevención absorción.** No inducir vómito. Lavado gástrico con protección de la vía aérea: Considerar solo en pacientes con una ingestión reciente y potencialmente mortal. Considerar la administración de carbón activado solo en pacientes con potencial de toxicidad severa y en una fase temprana tras la ingestión aguda (primeros 60 minutos).
c. **Tratamiento de complicaciones.** Prioridad, corregir hipoglicemia (ver sección **e. Antídoto**).
   - ***Hipopotasemia.*** Cloruro de potasio 20 a 60 mEq/L EV en caso de arritmias, parálisis muscular o cambios en ECG secundarios a hipopotasemia.
   - ***Convulsiones.*** Corregir la hipoglicemia. Si luego de ello, las convulsiones persisten administrar benzodiazepinas como tratamiento de primera línea o barbitúricos por vía intravenosa.
d. **Aumento de la eliminación:**
   - ***Hemodiálisis.*** No tiene utilidad clínica, debido a la alta unión a las proteínas plasmáticas.
   - ***Alcalinización.*** La alcalinización de la orina puede ser útil después de sobredosis de sulfonilureas. Dosis: Administrar 1 a 2 mEq/kg de bicarbonato de sodio como un bolo EV. Luego, agregar 132 mEq de bicarbonato de sodio y 20 a 40 mEq de cloruro de potasio (según necesidad) a 1 L de suero glucosado 5 % para lograr un pH de al menos 7,5.
e. **Antídoto:**
   - ***Glucosa (dextrosa):***
     - Adultos: En pacientes sintomáticos o con glicemia < 60 mg/dL, administrar 50 mL en bolo EV en 2 a 3 minutos de suero glucosado al 50 % (SG 50 %). Luego, iniciar infusión continua de SG 10 % y titular para mantener una glicemia > 100 mg/dL.
     - Niños: iniciar con bolo EV de 2 a 4 mL/kg de SG al 10 %. Luego, iniciar infusión continua de SG 10 % y titular para mantener una glicemia > 100 mg/dL.

     Importante. La infusión continua de glucosa no se debe suspender de forma repentina. Hay reportes de hipoglicemias de rebote. Se debe disminuir paulatinamente la tasa de infusión, controlando glicemia cada una hora. Luego de que no se desarrolle hipoglicemia por 8 a 12 horas, se puede seguir disminuyendo la tasa de infusión de glucosa. No se recomienda el uso de glucosa de forma profiláctica, ya que se enmascara y retrasa episodios de hipoglicemia y no permite distinguir entre pacientes que requieren hospitalización prolongada de aquellos que se mantienen asintomáticos y pueden ser dados de alta.
   - ***Octeotride.*** Es un análogo de larga acción de la somatostatina, que antagoniza la liberación de insulina. Se puede usar en cualquier paciente que requiera más de un bolo de glucosa o una infusión continua para mantener glicemias normales. Octreotide solo debe usarse después de que se haya logrado la euglicemia con dextrosa EV, ya que solo evitará más episodios de hipoglicemia.
     Dosis: Adulto: 50 a 100 mcg SC, repetir cada 6 a 12 hrs según necesidad. Niños: 1 mcg/kg administrado por vía EV o SC. Puede necesitar aumentar la dosis o repetirse después de 6 horas, si hay hipoglicemia o si se anticipa que los efectos de la sulfonilurea se prolonguen. Es posible considerar la infusión continua en pacientes severamente intoxicados a dosis de 15 ng/kg/min y se titula hacia arriba según necesidad. Monitoreo: se sugiere un monitoreo continuo después de detener la glucosa endovenosa y continuar este monitoreo durante 8 horas, después de recibir la última dosis de octreotide. Luego, permitir que el niño ayune durante un ciclo de sueño regular antes del alta.
   - ***Diazoxide.*** Se utiliza en casos de hipoglicemia que no responde a glucosa o glucagón. Dosis: 3 a 8 mg/kg/24 horas.
   - ***Glucagon.*** Tiene un valor limitado en el tratamiento de la hipoglicemia por sulfonilureas, excepto cuando no se dispone de glucosa. Puede no ser efectivo en niños, alcohólicos o pacientes desnutridos. Se puede usar para movilizar el glucógeno hepático solo si la administración EV de glucosa no está disponible. Se debe usar solo como método temporal. La glucosa es el pilar de la terapia. Dosis: Adulto: 1 a 3 mg SC o IM. NIÑOS (mayores de 20 kg): 0,5 mg SC o IM; Niños

(menores de 20 kg): 0,03 a 0,1 mg/kg dosis IM o SC (se puede administrar 1 mg a cualquier edad). La dosis se puede repetir a los 20 minutos. Puede ser necesario administrar un antiemético.
Esta terapia puede ser menos efectiva en adultos, pacientes alcohólicos, pacientes con ayuno prolongado o inanición y en niños pequeños.

### BIBLIOGRAFÍA


Bosse, G.M.: Antidiabetic and Hypoglycemic Agents in Goldfrank's Toxicologic Emergencies 7th ed. Goldfrank LR, Flomengaum NE, Lewin NA et al. eds, McGraw Hill, New York, NY, 2002.

Chlorpropamide. In: MerativeTM Micromedex® DRUGDEX® (electronic version). Merative, Ann Arbor, Michigan, USA. Available at: https://www.micromedexsolutions.com/ (cited: 09/06/2024).

Chou, S., Ayabe, S. & Sekine, N: Myocardial injury without electrocardiographic changes after a suicide attempt by an overdose of glimepiride and zolpidem: a case report and literature review. Intern Med 2015; 54(21):2727-2733.

Glibenclamida. In: MerativeTM Micromedex® DRUGDEX® (electronic version). Merative, Ann Arbor, Michigan, USA. Available at: https://www.micromedexsolutions.com/ (cited: 09/06/2024).

Glipizide. In: MerativeTM Micromedex® DURGEX® (electronic version). Merative, Ann Arbor, Michigan, USA. Available at: https://www.micromedexsolutions.com/ (cited: 09/06/2024).

Gopal-Kothandapani, J. S., Wright, K. P., Sithambaram, S. et al.: Dilemma of diagnosing sulphonylurea overdose in children: deliberations and considerations before reaching a diagnosis. BMJ Case Rep 2017; 2017:220044-.

Llamado, R., Czaja, A., Stence. N. et al.: Continuous octreotide infusion for sulfonylurea-induced hypoglycemia in a toddler. J Emerg Med 2013; 45(6):e209-e213.

Sulfonylurea and Related Drugs. In: MerativeTM Micromedex® POISINDEX® (electronic version). Merative, Ann Arbor, Michigan, USA. Available at: https://www.micromedexsolutions.com/ (cited:09/06/2024).

Tolazamide. In: MerativeTM Micromedex® DRUGDEX® (electronic version). Merative, Ann Arbor, Michigan, USA. Available at: https://www.micromedexsolutions.com/ (cited: 09/06/2024).

Tolbutamide. In: MerativeTM Micromedex® DRUGDEX® (electronic version). Merative, Ann Arbor, Michigan, USA. Available at: https://www.micromedexsolutions.com/ (cited:09/06/2024).

Wolpaw, A. J., Trella, J. D., Egan, M. A. et al.: New-onset hypoglycemia in a medically complex 6-year-old girl. glimepiride poisoning. Pediatr Emerg Care 2015; 31(12):883-886.


## 7.27. INSULINA

Gonzalo Pino y Juan Carlos Ríos

### Descripción

La insulina es una hormona polipeptídica compuesta por 51 aminoácidos, secretada por las células beta del páncreas. Estimula la captación de glucosa por el músculo cardíaco, el músculo esquelético y el tejido adiposo. También estimula la glucogénesis, la lipogénesis y la síntesis de proteínas, mientras que inhibe la lipólisis. Es utilizada principalmente en el tratamiento de la diabetes mellitus, principalmente tipo 1. También se utiliza para el tratamiento de la hiperglicemia y la hiperpotasemia. Puede ser utilizada como droga para mejorar el rendimiento. Los casos de hipoglicemia durante el uso terapéutico son comunes; sin embargo, las sobredosis deliberadas son poco habituales.

### Mecanismo de toxicidad

La causa principal de toxicidad se debe al desarrollo de hipoglicemia. La severidad, inicio y duración de dicha hipoglicemia depende de la dosis y tipo de insulina administrada. En el sistema nervioso central, el riesgo de secuelas neurológicas irreversibles se asocia a la duración de hipoglicemia y en el sistema cardiovascular, el riesgo se asocia al desbalance electrolítico (arritmias cardíacas secundarias a hipocalemia, hipofosfatemia e hipomagnesemia).

## Toxicocinética

La duración de la acción de las dosis terapéuticas de insulina depende de la formulación. En sobredosis grandes, la formulación de insulina no puede predecir la duración de la acción e incluso los productos de acción corta pueden causar hipoglicemia durante varios días debido a la absorción prolongada [Tabla 85].

a. **Absorción.** La insulina no se absorbe desde el tracto gastrointestinal. Por vía parenteral, el comienzo y duración del efecto hipoglicémico depende del tipo de insulina.
b. **Distribución.** Unión a proteínas plasmáticas: 5 %.
c. **Metabolismo.** 50 % de la insulina endógena es degradada a nivel hepático durante una única circulación portal.
d. **Excreción.** Renal.
e. **Vida media.** Insulina regular: 3 a 20 minutos en administraciones EV; 2 horas en administraciones SC o IM.

## Dosis tóxica

Existe una respuesta interindividual a la insulina. En general, dosis terapéuticas de insulina causarán hipoglicemia en pacientes no diabéticos, mientras que un paciente con resistencia a la insulina puede no tener hipoglicemia, incluso con una sobredosis

**Tabla 85.** Ejemplos de preparaciones comerciales de insulina y propiedades toxicocinéticas.

| Insulina | | Marca | Inicio acción | Peak (horas) | Duración (horas) |
|---|---|---|---|---|---|
| Acción rápida | Lispro | Humalog® Admelog® | 10 a 15 min | 1 a 2 | 3 a 5 |
| | Aspart | Novolog® Fiasp® Novorapid ® | | | |
| | Glulisina | Apidra® | | | |
| | Humana (inhalada) | Afrezza® | 12 a 15 min | 53 min | 160 min |
| Acción corta | Regular | Humulin® R | 30 a 60 min | 2 a 4 | 4 a 8 |
| Acción intermedia | NPH | Humulin® N Novolin® N | 1 a 3 horas | 4 a 10 | 10 a 18 |
| Acción prolongada | Glargina | Lantus® Basaglar® Toujeo® | 2 a 3 horas | Ninguno | > 24 |
| | Degludec | Tresiba® | 1 hora | 12 | 42 |
| | Detemir | Levemir® | 1 hora | Ninguno | 24 |
| Premezclas | 70 % degludec/ 30 % aspart | Ryzodeg® | 14 min | 2,3 | > 24 |
| | 75 % suspensión protamina lispro /25 % solución lispro | Humalog® Mix 75/25 | 10 a 15 min | 1 a 3 | 10 a 16 |
| | 50 % suspensión protamina lispro /50 % solución lispro | Humalog® Mix 50/50 | 10 a 15 mins | 1 a 3 | 10 a 16 |
| | 70 % suspensión protamina aspart /30 % solución aspart | Novolog® Mix 70/30 | 10 a 20 mins | 1 a 4 | 10 a 16 |
| | 70 % NPH/30 % regular | Novolin® 70/30 Humulin® 70/30 | 30 a 60 mins | 2 a 10 | 10 a 18 |

moderada. Si se evita la hipoglicemia prolongada con un tratamiento temprano y adecuado, los pacientes se recuperarán con una función neurológica normal, a pesar de grandes sobredosis. Se ha informado daño cerebral permanente después de inyecciones de 800 y 3.200 unidades de insulina en pacientes diabéticos. La recuperación ha ocurrido después de 880 U de insulina lispro (acción corta) con 3.800 U de insulina glargina en un adulto con diabetes mellitus. Muertes se han descrito con administraciones de 20.400 y 980 U de insulina NPH.

## Órgano diana

Sistema nervioso central, sistema cardiovascular, sistema endocrino.

## Cuadro clínico

Hipoglicemia que puede manifestarse como hambre, ansiedad, fatiga, diaforesis, náuseas, palpitaciones, taquicardia, temblor y dolor de cabeza. A medida que el cerebro se ve más privado de glucosa, se puede desarrollar visión borrosa, incapacidad para concentrarse, debilidad, comportamiento o coordinación alterada o somnolencia. La hipokalemia es un hallazgo frecuente en la sobredosis de insulina y se han notificado hipomagnesemia e hipofosfatemia. Los pacientes que experimentan toxicidad severa pueden presentar confusión, convulsiones y coma. También pueden aparecer signos neurológicos focales. La hipoglicemia prolongada y no tratada puede causar lesiones neurológicas permanentes y la muerte. Infarto agudo de miocardio y lesión pulmonar aguda se han notificado en raras ocasiones después de una sobredosis grave. Arritmias cardíacas secundarias a hipokalemia pueden ocurrir cuando los niveles de glucosa en la sangre descienden por debajo de 40 mg/dL después de una sobredosis.

Principales efectos por órganos y sistemas:

- **Ojos.** Midriasis.
- **Cardiovascular.** Taquicardia, hipertensión, fibrilación atrial, disritmia cardíaca, infarto miocardio.
- **Respiratorio.** Hiperventilación, lesión pulmonar aguda, edema pulmonar.
- **Gastrointestinal.** Apetito incrementado, náuseas.
- **Endocrino.** Hipoglicemia.
- **Hepático.** Función hepática anormal, hepatomegalia.
- **Metabólico.** Hipopotasemia, hipofosfatemia e hipomagnesemia.
- **Neurológico.** Somnolencia, letargia, irritabilidad, coma, hemiplejía hipoglicémica, amnesia, demencia confusión, edema cerebral, convulsiones, ataxia cerebral.
- **Dermatológico.** Diaforesis, rubor facial.

## Exámenes de laboratorio

Glicemia debe medirse inmediatamente, luego cada una hora y cuando se desarrollen síntomas. Niveles de glicemia menores a 30 mg/dL son comunes después de grandes sobredosis. Es necesario controlar ELP, en particular, potasio, magnesio y fósforo. En caso de alteraciones electrolíticas, controlar ECG. Concentraciones séricas de insulina se pueden usar para confirmar la sobredosis.

## Tratamiento

a. **CAB de la reanimación.** Existe la posibilidad de convulsiones, vómitos y disritmias; por tanto, considere el manejo temprano de la vía aérea. La prioridad es corregir la hipoglicemia. La protección de la vía aérea es obligatoria en un paciente con un estado mental alterado que no mejora con la administración de glucosa.
b. **Prevención absorción.** No es necesaria la descontaminación después de la ingestión, porque la insulina se degrada en el estómago. Se ha descrito la extracción quirúrgica de la insulina inyectada subcutánea después de grandes sobredosis, aunque no hay evidencia de que esto mejore los resultados y no se recomienda.
c. **Tratamiento de complicaciones:**
   - ***Hipopotasemia.*** Cloruro de potasio 20 a 60 mEq/L EV en caso de arritmias, parálisis muscular o cambios en ECG secundarios a hipopotasemia.
   - ***Convulsiones.*** Corregir la hipoglicemia; administrar benzodiazepinas o barbitúricos por vía intravenosa, si las convulsiones persisten después de corregir la hipoglicemia.
d. **Aumento de la eliminación.** No se ha demostrado utilidad en el aumento de la eliminación con hemodiálisis.

e. **Antídoto:**

- ***Glucosa:***
  - Adultos: En pacientes sintomáticos o con glicemia < 60 mg/dL, administrar 50 mL en bolus EV en 2 a 3 minutos de suero glucosado al 50 % (SG 50 %). Luego, iniciar infusión continua de SG 10 % para mantener una glicemia > 100 mg/dL.
  - Niños: Iniciar con bolus EV de 2 a 4 mL/kg de SG al 10 %. Luego, iniciar infusión continua de SG 10 % para mantener una glicemia > 100 mg/dL.

  IMPORTANTE: La infusión continua de glucosa no se debe suspender de forma repentina; hay reportes de hipoglicemias de rebote. Se debe disminuir paulatinamente la tasa de infusión, controlando glicemia cada una hora. Luego de que no se desarrolle hipoglicemia por 8 a 12 horas consecutivas, se puede seguir disminuyendo la tasa de infusión de glucosa.
- ***Glucagon.*** Se puede usar para movilizar el glucógeno hepático solo si la administración EV de glucosa no está disponible. Se debe usar solo como método temporal. La glucosa es el pilar de la terapia.
  - Adulto: 1 mg SC o IM. NIÑOS (menos de 20 kg): 0,5 mg SC o IM.
  - Niños: (menos de 20 kg): 0,5 mg IM o SC.

  En adultos, puede ser menos efectivo en pacientes alcohólicos. Tanto en adultos como en niños, el glucagón puede ser menos efectivo en pacientes con ayuno prolongado o inanición. Puede ser menos efectivo en niños pequeños.

**BIBLIOGRAFÍA**

Ashawesh, K., Padinjakara, R. N., Murthy, N. P., Nizar, H. & Anwar, A. (2009). Intentional overdose with insulin glargine. American journal of health-system pharmacy: AJHP: official journal of the American Society of Health-System Pharmacists, 66(6), 534. https://doi.org/10.2146/ajhp080532.

Beuhler, M. C., Spiller, H. A. & Aleguas, A. (2013). Demographics and outcome of unintentional insulin overdoses managed by three poison centers. Clinical toxicology (Philadelphia, Pa.), 51(8), 789–793. https://doi.org/10.3109/15563650.2013.82923

Canadian Diabetes Association (2008): Canadian Diabetes Association 2008 Clinical Practice Guidelines for the Prevention and Management of Diabetes in Canada. Can J Diabetes; 32(Suppl 1):1-215.

Guclu, M., Ersoy, C. & Imamoglu, S. (2009). Suicide attempt of a physician with 3600 units of insulin and rapid onset acute hepatitis. Internal medicine journal, 39(12), e5–e7. https://doi.org/10.1111/j.1445-5994.2009.02090.x

Insulin. In: MerativeTM Micromedex® POISINDEX® (electronic version). Merative, Ann Arbor, Michigan, USA. Available at: https://www.micromedexsolutions.com/ (cited: 02/06/2024).

Insulin. In: MerativeTM Micromedex® DRUGDEX® (electronic version). Merative, Ann Arbor, Michigan, USA. Available at: https://www.micromedexsolutions.com/ (cited: 02/06/2024).

Mork, T. A., Killeen, C. T., Patel, N. K., Dohnal, J. M., Karydes, H. C., & Leikin, J. B. (2011). Massive insulin overdose managed by monitoring daily insulin levels. American journal of therapeutics, 18(5), e162–e166. https://doi.org/10.1097/MJT.0b013e3181f4eadb.

Uchida, J., Oikawa, Y., Katsuki, T., Takeda, H., Shimada, A., & Kawai, T. (2018). Insulin degludec overdose may lead to long-lasting hypoglycaemia through its markedly prolonged half-life. Diabetic medicine: a journal of the British Diabetic Association, 35(2), 277–280. https://doi.org/10.1111/dme.13557

## 7.28. HORMONAS TIROIDEAS

Laura Cid, Patricio Medel y Juan Carlos Ríos

### Descripción

Los productos de hormona tiroidea (p. ej., formas sintéticas: triyodotironina (T3), levotiroxina (T4) y tiroides animal desecada natural (NP Thyroid(R)) se usan para una variedad de afecciones, que incluyen hipotiroidismo, coma mixedematoso, cáncer de tiroides y como supresores de la TSH hipofisaria.

### Sustancias incluidas

Levotiroxina, T4; Triyodotironina, T3; y Hormona humana recombinante TSH.

### Mecanismo de toxicidad

La hormona T3 aumenta la síntesis de receptores beta adrenérgicos, aumentando el número de receptores beta en varios tejidos y modula la señalización intracelular en los miocitos, lo que conduce a un aumento de los efectos de las catecolaminas. El efecto neto es un aumento de la actividad de las catecolaminas, lo que lleva a manifestaciones clínicas simpaticomiméticas. La sobredosis causa una sobreestimulación adrenérgica. La estimulación prolongada puede producir colapso cardiovascular.

### Toxicocinética

Ver Tabla 86.

### Dosis tóxica

Levotiroxina:

- Adultos: síntomas severos se han reportado con ingestas superiores a 5 mg. En pacientes ancianos con comorbilidades, el umbral puede ser más bajo.
- Niños: Ingestas de 2 a 5 mg solo han producido síntomas leves. Los niños a menudo pueden tolerar dosis más altas (5 mg y más) de levotiroxina sin toxicidad significativa. La toxicidad puede retrasarse hasta dos semanas después de la ingestión. No se han informado muertes después de una sola ingestión aguda.

### Órgano diana

Sistema cardiovascular, sistema nervioso central y metabolismo.

### Cuadro clínico

Los niños son más resistentes a los efectos tóxicos de las hormonas tiroideas que los adultos.

- **Intoxicaciones leves a moderadas:**
  - *SNC:* inquietud, insomnio, temblor sutil, ansiedad, cefalea.
  - ***Sistema cardiovascular:*** taquicardia sinusal leve e hipertensión.
- **Intoxicaciones severas:**
  - ***Signos vitales:*** hipertensión, taquicardia y hipertermia.

**Tabla 86.** Parámetros toxicocinéticos de las hormonas tiroideas. De elaboración propia.

| Parámetro toxicocinético | T3 | T4 |
|---|---|---|
| Absorción | 95 % | 30 a 90 % |
| Peak plasmático | 24 horas | 12 horas |
| Aparición de síntomas | 12 a 24 horas post ingesta | 5 días post ingesta |
| Distribución | **Liotironina** (isómero L de la triyodotironina): no se une firmemente a la proteína sérica; fácilmente disponible para los tejidos corporales. | **Levotiroxina**: más del 99 % se une a las proteínas plasmáticas, incluida la globulina fijadora de tiroxina (TBG). |
| Metabolismo | Hepático | |
| Excreción | 20 % en heces | |
| Vida Media | 1 a 2 días<br>6 días en sobredosis | 3 días |

  - *Ojos:* midriasis.
  - *SNC:* estado mental alterado, que incluye agitación severa, confusión y, rara vez, depresión del sistema nervioso central. Ocasionalmente se informan convulsiones.
  - *Sistema cardiovascular:* se pueden observar hipertensión severa, arritmias cardíacas (más comúnmente, taquicardia supraventricular), insuficiencia cardíaca y ataques de angina. Tenga en cuenta el posible aumento del riesgo de complicaciones cardiovasculares en los ancianos con una enfermedad cardíaca subyacente. Los efectos a menudo se retrasan varios días después de la ingestión.
  - *Sistema gastrointestinal:* vómitos y diarrea.
- **Toxicidad crónica.** La tirotoxicosis es bastante común después de una sobredosis crónica, pero es inusual después de una exposición aguda.

## Exámenes de laboratorio

- Monitorizar signos vitales y estado mental
- ECG y monitorización cardíaca continua en pacientes con síntomas de toxicidad cardíaca.
- Las concentraciones sanguíneas de T4 libre (fT4) y T3 total ayudan a determinar el diagnóstico, pero no están fuertemente correlacionadas con los hallazgos clínicos o el pronóstico, y no son beneficiosas para guiar la terapia. Por lo tanto, las mediciones en serie de las concentraciones de hormona tiroidea generalmente son innecesarias.

## Tratamiento

a. **CAB de la reanimación.**
b. **Prevención absorción.** Administrar una dosis única de carbón activado después de una ingestión tóxica reciente (≥ 3 mg de T4) y si el paciente puede proteger las vías respiratorias. El lavado gástrico no se recomienda de forma rutinaria.
   - Lavado gástrico: considerar solo en ingestas superiores a 5 mg de levotiroxina, dentro la primera hora posterior a la ingesta aguda.
   - Carbón activado: considerar solo en ingestas superiores a 3 mg de levotiroxina.
c. **Tratamiento de complicaciones:**
   - *Efectos adrenérgicos:*
     - β-bloqueadores, como propanolol, se puede administrar para tratar los síntomas adrenérgicos asociados con el hipertiroidismo. Las alternativas al propranolol incluyen labetalol o sotalol.
     - Bisoprolol: once pacientes con síntomas cardíacos de hiperactividad adrenérgica por levotiroxina en dosis terapéutica fueron tratados con bisoprolol, 2,5 a 5 mg diarios, junto con levotiroxina. El índice de masa del ventrículo izquierdo se normalizó y los índices de función sistólica del ventrículo izquierdo se redujeron después de seis meses de tratamiento.
   - **Convulsiones.** Diazepam, lorazepam o fenobarbital como primera línea.
d. **Aumento de la eliminación.** El aumento de la eliminación generalmente no es necesario después de una exposición aguda, incluso si es masiva. Se sugiere un tratamiento sintomático para aliviar los síntomas. Es común que varios días después de la exposición, los niveles de T3 y T4 aún estén elevados, aunque el paciente esté asintomático.
   - Hemodiálisis: la diuresis y la hemodiálisis son ineficaces debido a la alta unión a proteínas.
   - Transfusión: la exanguinotransfusión puede ser eficaz, pero solo se dispone de datos limitados.
e. **Antídoto.** No existe un antídoto específico.

### BIBLIOGRAFÍA

Biondi B, Fazio S. & Carella C. (1993). Cardiac effects of long-term thyrotropin-suppressive therapy with levothyroxine. J Clin Endocrinol Metab; 77: 334-338.

Ellenhorn, M. (1997). Endocrine Drugs. Ellenhorn M, eds. Ellenhorn's Medical Toxicology. Maryland: Williams & Wilkins: 712-749.

Jonare A., Munkhammar P. & Persson H. (2001). A case of severe levothyroxine poisoning in a child (abstract). Clin Toxicol; 39:304-305.

Keyes, C. (1998). Endocrine Principales. Goldfrank, Flomenbaum, Lewin, Weisman, Howland, Hoffman, eds. Goldfrank's Toxicologic Emergencies. Connecticut: Appleton Lange.: 431-445.

Levothyroxine sodium. In: MerativeTM Micromedex® DRUGDEX®. Merative, Ann Arbor, Michigan, USA. Available at: https://www.micromedexsolutions.com/ (cited: april/25/2024).

Liothyronine sodium. In: MerativeTM Micromedex® DRUGDEX®. Merative, Ann Arbor, Michigan, USA. Available at: https://www.micromedexsolutions.com/ (cited: april/25/2024).

Singer, A. (1998). Thyroid Hormones. Viccellio P, eds. Emergency Toxicology: Lippincott - Raven; 799-802.

Thyroid. In: MerativeTM Micromedex® POISINDEX®. Merative, Ann Arbor, Michigan, USA. Available at: https://www.micromedexsolutions.com/ (cited: april/25/2024).

Tunget CL, Clark RF, & Turchen SG. (1995). Raising the decontamination level for thyroid hormone ingestions. Am J Emerg Med; 13:9-13.

## 7.29. IBUPROFENO

Camila Fernández, Lorena Silva y Juan Carlos Ríos

### Descripción

El ibuprofeno pertenece al grupo de medicamentos denominados antiinflamatorios no esteroidales (AINES), utilizado comúnmente por sus efectos antiinflamatorios, analgésicos y antipiréticos para el tratamiento de enfermedades como la artritis reumatoidea y la osteoartritis, así como también para el tratamiento sintomático del dolor moderado, cefalea, migraña, fiebre, entre otros.

El ibuprofeno es clasificado como un medicamento OTC (Over The Counter), es decir, que tiene una condición de venta libre. Su facilidad de acceso se considera un factor determinante para su uso indiscriminado en ingestas con intencionalidad suicida, las que en una gran cantidad de casos se podrían presentar en dosis tóxicas del medicamento.

Dada la alta frecuencia de intoxicaciones con AINES y en particular con ibuprofeno, es primordial que el personal de salud comprenda a cabalidad el diagnóstico, tratamiento y eventuales síntomas que se pueden presentar con su ingesta en altas dosis.

### Mecanismo de toxicidad

El ibuprofeno actúa como un inhibidor no selectivo de las enzimas ciclooxigenasas (COX-1 y COX-2), generando una disminución en la síntesis de prostaglandinas y de tromboxanos, generados a partir del ácido araquidónico, su principal precursor.

La COX-1 es una enzima que se denomina "constitutiva", es decir, que se expresa en diferentes tejidos independiente de las condiciones externas, por lo que a partir de la síntesis de prostaglandinas y tromboxanos se encarga de la protección gástrica, homeostasis vascular, agregación plaquetaria y la función renal. Su inhibición por parte del ibuprofeno genera efectos irritantes locales en la mucosa gastrointestinal, prolongación de los tiempos de coagulación, lo que podría contribuir a hemorragias gastrointestinales, y aumento en la retención de sodio y agua, pudiendo ocasionar una falla renal aguda.

La COX-2 es una enzima que se denomina "inducible", es decir, que su expresión en los tejidos aumenta ante estímulos específicos, como estados inflamatorios. Su inhibición por parte del ibuprofeno genera en gran parte sus efectos terapéuticos como antiinflamatorio.

Por lo tanto, la toxicidad del ibuprofeno se debe, en general, a la inhibición de la COX-1 lo que en exacerbación en sobredosis puede llevar a efectos gastrointestinales, renales y el riesgo de sangrado, lo que se es observado comúnmente en intoxicaciones.

### Toxicocinética

a. **Absorción.** El ibuprofeno se absorbe rápidamente en el tracto gastrointestinal, con niveles máximos que ocurren dentro de 1 a 2 horas. Tiene baja solubilidad en agua; por lo tanto, la absorción de una gran cantidad puede ser limitada.
b. **Distribución.** El volumen de distribución es de aproximadamente 0,12 L/kg. Además, tiene un alto nivel de unión a proteínas plasmáticas, de aproximadamente un 99 %.
c. **Metabolismo.** En dosis habituales, el hígado metaboliza más del 99 %. El ibuprofeno es rápidamente metabolizado a nivel hepático y forma metabolitos por oxidación por la actividad del citocromo P450 (metabolismo fase I) los que a su vez son conjugados con ácido glucurónico (metabolismo fase II) previo a su excreción.

Todos los metabolitos del ibuprofeno carecen de actividad farmacológica y son de carácter ácido.

d. **Excreción.** El ibuprofeno se excreta en la orina principalmente como metabolitos inactivos. El ibuprofeno es excretado en forma mayoritaria (más del 90 %) por vía renal y es completamente eliminado 24 horas después de la última dosis administrada. Su excreción en forma de sus metabolitos es de entre el 45-79 %, mientras que tan solo un 1 % del fármaco es eliminado de forma inalterada por vía biliar.
e. **Vida media.** El ibuprofeno tiene una vida media de entre 1,8-2,4 horas en adultos, mientras que tiene una vida media de entre 1,5-1,8 horas en población pediátrica. En pacientes que presenten algún tipo de enfermedad o disfunción hepática, la vida media se prolonga a 3,1-3,4 horas aproximadamente.

## Dosis tóxica

Dosis ≥ 200 mg/kg pueden provocar toxicidad menor a moderada. Dosis ≥ 400 mg/kg pueden provocar efectos de toxicidad severa. Pacientes que ingieren entre 200-400 mg/kg deben ser evaluados en un servicio médico y controlados con exámenes. En ingestas menores a 200 mg/kg, en general los pacientes permanecen asintomáticos, y pueden ser tratados en su hogar. Los pacientes que desarrollan síntomas, habitualmente se manifiestan dentro de las primeras 6 horas.

## Órgano diana

Principalmente sistema gastrointestinal, hematológico y renal.

## Cuadro clínico

La sintomatología producto de una sobredosis con ibuprofeno suele aparecer a las 4-6 horas desde la ingesta.

- **Intoxicaciones leves a moderadas.** Los síntomas esperables se observan principalmente a nivel gastrointestinal con náuseas, vómitos y dolor abdominal. En algunos casos también se puede observar depresión leve del SNC con somnolencia y/o letargia, cefalea, diplopía, tinnitus y sordera transitoria.
- **Intoxicaciones severas.** En estos casos se espera desarrollo de convulsiones, coma, insuficiencia renal aguda y, muy raramente, paro cardiopulmonar. El sangrado gastrointestinal superior puede ocurrir después de la ingestión aguda o de exposiciones crónicas en altas dosis.

Otros efectos observados en reportes de casos son: elevación de enzimas hepáticas, hipoprotrombinemia, acidosis metabólica, hipopotasemia, hipofosfatemia, hiponatremia e hiperpotasemia (asociadas con insuficiencia renal), hipotensión, bradicardia, taquicardia, fibrilación auricular, disnea, neumonía por aspiración, pancreatitis aguda, rabdomiólisis y coagulación intravascular diseminada. Se han informado episodios transitorios de apnea en niños pequeños después de grandes ingestiones de ibuprofeno [Tabla 87].

Puede ocurrir *shock* profundo, acidosis y falla multiorgánica en un metabolizador intermedio o lento (actividad de la enzima CYP2C9) después de una sobredosis masiva de ibuprofeno.

## Exámenes de laboratorio

En casos de ingestas en dosis tóxicas se recomienda:

- Monitorizar función renal, medir nivel de creatinina, ELP y nitrógeno ureico en sangre (BUN) en pacientes de alto riesgo.
- Monitorizar equilibrio ácido base, en caso de sintomatología del SNC (depresión SNC, convulsiones) o presencia de toxicidad respiratoria, realizar gasometría arterial, anión GAP, ácido láctico.
- Monitorizar sintomatología gastrointestinal en pacientes con sospecha de sangrado obtener valor de hematocrito basal.
- Un uroanálisis puede ser eficaz para detectar hematuria o proteinuria
- Medir recuento de plaquetas en la sangre en caso de sintomatología sugerente de trombocitopenia (sangrado, petequias)

## Tratamiento

Para realizar un correcto manejo y tratamiento de un paciente que ha ingerido una sobredosis de ibuprofeno, es necesario conocer cuáles son los criterios para la admisión del paciente en un establecimiento de salud, su traslado a un centro de mayor complejidad, o, por el contrario, para realizar solamente observación en domicilio, de acuerdo con las dosis ingeridas por el mismo. Estos criterios son resumidos en la Tabla 88.

**Tabla 87.** Resumen de efectos clínicos más comunes por sobredosis con ibuprofeno.

| Sistema | Efecto | Mecanismo |
|---|---|---|
| Gastrointestinal | Dolor abdominal<br>Náuseas<br>Vómitos<br>Hemorragia gastrointestinal | Disminución de la producción de prostaglandinas protectoras de la mucosa gástrica (PGE2). |
| Renal | Falla renal aguda (alteración electrolitos plasmáticos (ELP), hipotensión, puede conllevar a generar falla hepática aguda, con elevación de enzimas hepáticas y alteración en factores de coagulación) | Disminución de la producción de prostaglandinas con actividad vasodilatadora y natriurética en el riñón (PGI2 y PGE2), lo que genera retención de sodio y agua y puede llegar a generar insuficiencia renal. |
| Sistema nervioso central | Letargia<br>Depresión SNC<br>Convulsiones | Disminución de la producción de prostaglandinas asociadas a mecanismos del SNC |
| Ácido-base | Acidosis metabólica<br>Aumento ácido láctico<br>Elevación anión GAP | Acumulación de los metabolitos del ibuprofeno (compuestos ácidos), por lo tanto, en una sobredosis se puede generar desequilibrio en el estado ácido base. Además, se puede generar producto de la falla renal o acidosis láctica debido a estatus convulsivo. |
| Hematológico | Trombocitopenia<br>Prolongación tiempos coagulación<br>Disminución de la agregación plaquetaria | Disminución de la producción de tromboxano A2 al inhibir su vía sintética y de prostaglandinas vinculadas a la agregación plaquetaria. Contribuye a agudizar la hemorragia gastrointestinal. |

**Tabla 88.** Criterios de admisión y tratamiento para pacientes con sobredosis de ibuprofeno.

| Ingesta | Dosis | Disposición del paciente | Tratamiento |
|---|---|---|---|
| < 200 mg/kg | No tóxica | Observación en domicilio. | Se espera que el paciente esté asintomático o presente solo síntomas leves. No se requiere tratamiento específico |
| 200-400 mg/kg | Toxicidad menor a moderada | Observar mínimo 4-6 horas post ingesta en un establecimiento de salud. | Si luego de la observación paciente se encuentra asintomático: Dar el alta |
| | | | Si luego de la observación paciente se encuentra sintomático: Realizar tratamiento sintomático |
| > 400 mg/kg | Toxicidad severa | Ingresar a un establecimiento de salud de mayor complejidad. | Se espera sintomatología severa. Realizar tratamiento sintomático y de soporte. |

El tratamiento para una ingesta en dosis tóxicas de ibuprofeno se puede dividir en 4 aristas:

1. **CAB de la reanimación.** Mantener vía aérea y ventilación asistida, si es necesario.
2. **Prevención absorción:**
   - ***Lavado gástrico.*** Por lo general no está indicado, ya que este fármaco se absorbe rápidamente y la toxicidad grave es extremadamente rara.
   - ***Carbón activado.*** Solo administrar después de una sobredosis ≥ 200 mg/kg en paciente con ingesta reciente menor a 60 minutos.
3. **Tratamiento de complicaciones:**
   - ***Hipotensión.*** Comenzar con administración de fluidos y, si esta no cede, proseguir con drogas vasoactivas (administrar dopamina o norepinefrina).
   - ***Acidosis metabólica.*** Tratar la acidosis metabólica severa (pH menor a 7.1) con bicarbonato de sodio, 1 a 2 mEq/kg es una dosis inicial razonable. Monitoree los electrolitos séricos y los gases en sangre arterial o venosa para guiar la terapia adicional.
   - ***Anafilaxia.*** Las reacciones alérgicas de leves a moderadas pueden tratarse con antihistamínicos con o sin agonistas β-adrenérgicos inhalados, corticosteroides o epinefrina. El tratamiento de la anafilaxia severa también incluye suplementos de oxígeno, manejo agresivo de la vía respiratoria, epinefrina, monitoreo de ECG y líquidos intravenosos.
   - ***Convulsiones.*** Intentar el control inicial con una benzodiazepina. Si las convulsiones persisten o son recurrentes, administre fenobarbital o propofol.
4. **Aumento de la eliminación.** El ibuprofeno se une en gran medida a las proteínas. Es poco probable que la hemodiálisis sea eficaz. Sin embargo, la hemodiálisis venovenosa continua (CVVHD) se usó con éxito para tratar a un paciente con acidosis metabólica refractaria e hipotensión después de una sobredosis masiva de ibuprofeno.

ANTÍDOTO. No existe un antídoto específico.

## BIBLIOGRAFÍA


Agencia Española de Medicamentos y Productos Sanitarios (AEMPS). Ficha Técnica ibuprofeno. Disponible en: https://cima.aemps.es/cima/pdfs/es/ft/62973/FichaTecnica_62973.html.pdf.

Al Harbi, N. N., Domrongkitchaipom S. & Lirenman DS: (1997). Hypocalcemia and hypomagnesemia after ibuprofen overdose. Annals of Pharm. 31:432-434.

Ausman, C. & Ralston A. (2020). Massive ibuprofen overdose with multisystem toxicity. Clin Toxicol 58(11):1093-1094.

Castaneda, J., Cordray, A. & Snow J. (2021). Massive ibuprofen overdose leading to shock, metabolic acidosis, multiorgan failure and coagulopathy. Clin Toxicol; 59(11):1113-1114.

Christian, M. R. & Thornton, S. L. (2015). Use of continuous veno-venous hemodialysis (CVVHD) to treat refractory metabolic acidosis due to massive ibuprofen overdose. Clin Toxicol (Phila); 53(7):707-708.

Downie. A., Ali, A. & Bell, D. (1993). Severe metabolic acidosis complicating massive ibuprofen overdose. Postgrad Med J. 69:575-577.

Ellenhorn, M. (1997). Nonsteroidal Antiinflamatory Drugs. En: Ellenhorn, M. (Ed.) Ellenhorn's Medical Toxicology. Maryland: Williams & Wilkins, 198-209.

Ibuprofen. In: MerativeTM Micromedex® POISINDEX® (electronic version). Merative, Ann Arbor, Michigan, USA. Available at: https://www.micromedexsolutions.com/ (cited: 29/03/2024).

Keller, K., Woo, O. (1998). Nonsteroidals Antiinflamatory Drugs. En: Olson K. (Ed.) Poisoning & Drug Overdose. Conneticut: Appleton & Lange, 233-235.

Kraut, J. A. & Madias, N. E. (2010). Metabolic acidosis: pathophysiology, diagnosis and management. Nat Rev Nephrol 6(5):274-285.

Leikin, J., Paloucek, F. (1997). Ibuprofen. En: Leikin J., Paloucek, F. (Eds.) Poisoning & Toxicology Handbook. Cleveland: Lexi-Comp., 782-784.

Linden, C. H. & Townsend, P. L. (1987). Metabolic acidosis following ibuprofen overdose. J Pediatr 1987; 111:922-925.

Magill, P., Ridgway, P. F., Conlon, K. C. et al. (2006). A case of probable ibuprofen-induced acute pancreatitis. JOP. 7(3):311-314.

Marasco, W. A., Gikas, P. W. & Azziz-Baumgartner, R. (1987). Ibuprofen-associated renal dysfunction: pathophysiologic mechanisms of acute renal failure, hyperkalemia, tubular necrosis, and proteinuria. Arch Intern Med; 147:2107-2116.

Poirier, T. I. (1984). Reversible renal failure associated with ibuprofen: case report and review of the literature. Drug Intell Clin Pharm; 18:27-32.

Ross, B. (1993). Viccellio Nonsteroidal Antiinflamatories. En: Viccellio, P. (Ed.) Handbook of Medical Toxicology. Boston: Little, Brown and Company, 380-385.

Stipetic, M. E., Blair, H. W. & Borys D. J. (1996). Multiple system involvement in an ibuprofen overdose. A case report (abstract). J Toxicol-Clin Toxicol; 34: 564-565.

Wagner, S., Mudan, A. & Livshits Z. (2021). Profound CNS depression mimicking brain death and metabolic acidosis following intentional gabapentin and ibuprofen overdose. Clin Toxicol 2021; 59(11):1107.

Wiger, K. & Gummin, D. D. (2002). Ibuprofen-induced acidosis and coma (abstract). J Toxicol Clin Toxicol; 40(5):691.

---

## 7.30. INHIBIDORES DE LA ENZIMA CONVERTIDORA DE ANGIOTENSINA

Laura Cid y Juan Carlos Ríos

### Descripción

Los inhibidores de la enzima convertidora de angiotensina (ECA) más usados son: captopril, enalapril, fosinopril, lisinopril perindopril, quinapril, ramipril. Estos medicamentos son usados en el tratamiento de la HTA y algunos de ellos en la insuficiencia cardíaca congestiva, en la nefropatía diabética y en pacientes post infarto cardíaco.

En general son fármacos relativamente seguros, cuyas dosis tóxicas son muy elevadas y con mínimas consecuencias, siendo más importantes los efectos adversos de estas drogas. Las exposiciones son comunes, pero la toxicidad es generalmente leve.

### Sustancias incluidas

Ver Tabla 89.

### Mecanismo de toxicidad

Estos agentes inhiben la ECA y con ello evitan la conversión de angiotensina I a angiotensina II, la cual tiene un potente efecto vasoconstrictor y estimulador de la secreción de aldosterona (la disminución de la aldosterona reduce la retención de sodio y agua). El resultado neto es vasodilatación, disminución de la resistencia vascular periférica, disminución de la presión y aumento relativo del flujo sanguíneo hacia riñón, cerebro y coronarias. El efecto tóxico de los IECAs es una extensión de su efecto farmacológico. La elevación de la concentración de bradicinina parece ser la causa primaria del desarrollo de angioedema y tos.

### Toxicocinética

Ver Tabla 90.

### Dosis tóxica

Ver Tabla 91.

### Órgano diana

Sistema cardiovascular.

### Cuadro clínico

- **Intoxicaciones leves a moderadas.** Hipotensión leve.
- **Intoxicaciones severas.** Hipotensión severa, sincope, hiperkalemia, bradicardia y falla renal. Se describen casos de angioedema.

**Tabla 89.** Representantes de los inhibidores de la enzima convertidora de angiotensina.

| | | |
|---|---|---|
| Captopril | Fosinipril* | Perindopril |
| Enalapril | Lisinopril | Quinapril |
| Ramipril | Benazepril* | Moexipril* |
| Spirapril* | Trandolapril* | |

* Al momento de la edición de este libro, medicamentos sin registro sanitario vigente de la Autoridad Sanitaria Nacional (ISP) en Chile.

**Tabla 90.** Parámetros toxicocinéticos de los inhibidores de la enzima convertidora de angiotensina.

| | Absorción | Distribución | Metabolismo | Excreción | Vida media Fármaco/ Metabolito (horas) |
|---|---|---|---|---|---|
| Captopril | Biodisponibilidad: 70 % Peak plasmático: 1 hora | Vd: 0,7 L/kg Unión a proteínas: 25 % | 50 % hepático | Renal 95 % | 34 (sobredosis) |
| Enalapril | Biodisponibilidad: 60 % Peak plasmático: 1 hora | Unión a proteínas: 50 % | Hepático metabolito hepático activo (enalaprilato) | Renal | 1,3 / 11 (enalaprilato) |
| Lisinopril | Biodisponibilidad: 25 % aprox. Peak plasmático: 6 - 8 | Vd: 124 litros Mínima unión a proteínas | – | Principalmente fecal seguida de renal | 12 14,9 (sobredosis) |
| Fosinopril | 3 - 4 | Metabolito activo fosinoprilato, se une a proteínas aprox. en un 99,4 % | Hepático | Fecal 46 % Renal 42 % | 1 /12 |
| Quinapril | 0,5 - 2 | Quinaprilato (metabolito activo) se unen a proteínas en aprox. un 97 % | Hepático | Renal 60 % Fecal 33 % | 1 / 2 - 25 |
| Ramipril | 6 - 8 | Unión a proteínas: 73 % Metabolito activo ramiprilato: 56 | Hepático | Renal/fecal | 5 / 13 - 50 |

Vd: volumen de distribución.

## Exámenes de laboratorio

- Monitorizar signos vitales frecuentemente.
- Controlar electrolitos plasmáticos, función renal y ECG en pacientes sintomáticos.

## Tratamiento

a. **CAB de la reanimación.** Se debe asegurar un soporte circulatorio adecuado. En pacientes con angioedema inducido por inhibidores de la ECA, se debe considerar la intubación endotraqueal temprana. La intubación orotraqueal puede ser técnicamente difícil en pacientes con hinchazón severa de la lengua. En estos casos se sugiere estar preparado para obtener una vía aérea quirúrgica.

b. **Prevención absorción.** Considere potencialmente la administración de carbón activado después de una dosis tóxica severa si el paciente se presenta dentro de 1 hora de la ingestión, está despierto y puede proteger su vía respiratoria.

c. **Tratamiento de complicaciones.** Monitorizar signos vitales frecuentemente por al menos 6 horas. Si el paciente no desarrolla síntomas durante este período, puede considerarse médicamente estable para evaluar alta y la derivación a psiquiatría, si fuese el caso. Si el paciente desarrolla hipotensión, continuar observación por 24 horas o hasta que esté completamente asintomático. Corregir alteraciones electrolíticas si están presentes (hiperkalemia).

Hipotensión. Uso de fluidos EV; si esta persiste, administrar dopamina (5 mg/kg/min) como primera elección o norepinefrina (0,1 a 0,2 mg/kg/min).

**Tabla 91.** Dosis tóxicas descritas para inhibidores de la enzima convertidora de angiotensina.

| Medicamentos | Dosis tóxica adulto | Dosis tóxica en niños |
|---|---|---|
| Captopril | Muerte ha resultado después de ingestas de 1.125 mg de captopril. Ingestión de hasta 7,5 gramos solo ha producido hipotensión leve. | Niños han permanecido asintomáticos con ingestas de hasta 100 mg. |
| Enalapril: | Ingestas de hasta 300 mg en adultos solo han producido hipotensión leve. | Han permanecido asintomáticos con ingestas de hasta 30 mg.<br>Se recomienda derivar a un centro de atención médica para observación y evaluación con dosis mayores a 20 mg. |
| Lisinopril | Ingestas de 420 mg han producido solo hipotensión leve en adultos. | Se recomienda derivar a un centro de atención médica para observación y evaluación con dosis mayores a 20 mg. |
| Ramipril: | Ingestas de 210 mg en promedio (rango:100 a 280 mg) han producido hipotensión moderada en adultos. | Se recomienda derivar a un centro de atención médica para observación y evaluación con dosis mayores a 5 mg. |
| Fosinopril | N/D | Se recomienda derivar a un centro de atención médica para observación y evaluación con dosis mayores a 30 mg. |
| Perindopril: | N/D | Se recomienda derivar a un centro de atención médica para observación y evaluación con dosis mayores a 8 mg. |

N/D: no disponible.

d. **Aumento de la eliminación.** Los inhibidores de la ECA son dializables, pero la hemodiálisis no se utiliza porque los casos suelen ser de menor complejidad y la atención de apoyo suele ser eficaz para el manejo del paciente.
e. **Antídoto.** No existe un antídoto específico. Se describe en literatura el uso de naloxona para revertir hipotensión asociada a captopril en humanos y animales, pero no se utiliza en forma rutinaria.

## BIBLIOGRAFÍA


(Ace Inhibitors). In: MerativeTM Micromedex® POISINDEX®. Merative, Ann Arbor, Michigan, USA. Available at: https://www.micromedexsolutions.com/ (cited: April/25/2024).

DeRoos, F. (1998). MISCELLANEOUS ANTIHYPERTENSIVE AGENTS. Goldfrank, Flomenbaum, Lewin, Weisman, Howland, Hoffman, eds. Goldfrank's Toxicologic Emergencies. Connecticut: Appleton & Lange; 851-853.

Dueñas, A. (1996). INHIBIDORES DEL SISTEMA RENINA-ANGIOTENSINA. Dueñas A., eds Intoxicaciones agudas en medicina de urgencia y cuidados criticos. Barcelona: Masson; 288.

Ellenhorn, M. (1997). ANTIHYPERTENSIVE DRUGS. Ellenhorn M., eds. Ellenhorn's Medical Toxicology. Maryland: Williams & Wilkins; 551-557.

Leikin, J., Paloucek, F. (1997). CAPTOPRIL. Leikin J., Paloucek F., eds. Poisoning & Toxicology Handbook. Cleveland: Lexi-Comp Inc; 181-183.

Leikin, J., Paloucek, F. (1997). ENALAPRIL. Leikin J., Paloucek F., eds. Poisoning & Toxicology Handbook. Cleveland: Lexi-Comp Inc.; 311-313.

Woo, O. (1998). CAPTOPRIL AND RELATED DRUGS. Olson K., eds. Poisoning & Drug Overdose. Conneticut: Appleton & Lange; 117-118.

## 7.31. INHIBIDORES SELECTIVOS DE LA RECAPTACIÓN DE SEROTONINA (SSRIs)

Camila Fernández y Juan Carlos Ríos

### Descripción

Los SSRIs son un grupo de medicamentos antidepresivos ampliamente utilizados, que suelen ser el tratamiento farmacológico de elección para la depresión y otros desórdenes psiquiátricos, debido principalmente a su seguridad, eficacia y buena tolerabilidad por parte de los pacientes.

Entre las indicaciones aprobadas por la FDA para este grupo de medicamentos, se encuentra su uso para el tratamiento del trastorno depresivo mayor, trastorno de ansiedad generalizada, bulimia nerviosa, depresión bipolar, trastorno obsesivo compulsivo, ataques de pánico, trastorno disfórico premenstrual, trastorno por estrés post-traumático, entre otros.

El uso de estos medicamentos para el tratamiento de la depresión se sustenta principalmente en la "hipótesis de la serotonina", propuesta hace más de cincuenta años, que describe que la disminución en los niveles de este neurotransmisor juega un rol crucial en la fisiopatología de la enfermedad. No obstante, actualmente numerosos estudios refutan esta hipótesis, pero aún sin tener respuesta al por qué entonces, los SSRIs son útiles en pacientes con el diagnóstico de depresión.

Debido a que estos fármacos se utilizan en pacientes que pueden tener un riesgo suicida elevado, son ampliamente empleados para intentos suicidas con sobredosis medicamentosas, ya que se posicionan como un elemento fácilmente disponible y accesible para su realización. Es por este motivo que es primordial que el personal de salud comprenda a cabalidad el diagnóstico, tratamiento y eventuales síntomas que se pueden presentar con su ingesta en altas dosis.

### Sustancias incluidas

Este grupo es integrado por seis medicamentos: la Fluoxetina fue el primer antidepresivo de este grupo, entre los cuales además tenemos Paroxetina, Fluvoxamina, Sertralina, Citalopram y Escitalopram. Todos estos tienen un mecanismo de acción similar, aunque su estructura química y propiedades farmacocinéticas pueden variar.

### Mecanismo de toxicidad

La serotonina (5HT) es un neurotransmisor que modula numerosas funciones cerebrales, entre las que se incluyen el estado de ánimo, el apetito, la personalidad, función motora, la regulación de la temperatura, el sueño, percepción del dolor y función sexual. Su concentración a nivel del sistema nervioso central (SNC) depende de la interacción entre su síntesis, el mecanismo de recaptura y la actividad de la Monoamino oxidasa (MAO) tipo A, enzima que la degrada.

Los SSRIs, como su nombre lo indica, actúan inhibiendo la recaptación de serotonina, por lo que aumentan los niveles de este neurotransmisor en el espacio sináptico, dejándolo disponible para la estimulación de los receptores 5HT.

La selectividad para la unión con el transportador que realiza la recaptación de 5HT, estaría dada por el grupo p- trifluorometil que poseen algunos agentes (fluoxetina, fluvoxamina). No obstante, todos los SSRIs poseen un grupo altamente lipofílico en esa misma posición, lo que les da a todos las mismas propiedades para inhibir su función.

Es en el contexto de una sobredosis cuando, debido a los altos niveles de serotonina disponibles para su unión con los receptores, la respuesta farmacológica habitual se exacerba.

Los SSRIs son menos efectivos para bloquear la recaptación de norepinefrina y tienen poca actividad para antagonizar receptores adrenérgicos, colinérgicos, histaminérgicos y GABA, por lo que la sintomatología principalmente se centra en la exacerbación de los síntomas serotoninérgicos.

### Toxicocinética

a. **Absorción.** Los SSRIs son rápidamente absorbidos y alcanzan su peak plasmático posterior a una ingesta oral en 6 horas, aproximadamente. Se debe tener en consideración la presentación de algunos agentes, ya que podrían ser preparaciones de liberación prolongada (paroxetina).
b. **Distribución.** Los SSRIs poseen un alto volumen de distribución, así como también una elevada unión a proteínas plasmáticas (UPP).
c. **Metabolismo.** Todos los SSRIs son metabolizados a nivel hepático por la actividad del citocromo P450 (metabolismo fase 1). Algunos de sus metabolitos son excretados directamente luego de este proceso. No obstante, algunos son conjugados con ácido glucurónico o sulfato

(metabolismo fase 2) previo a su excreción. La metabolización por el citocromo P450 genera metabolitos activos de algunos agentes, los que presentan menor potencia que el fármaco de origen.

d. **Excreción.** Los SSRIs y sus metabolitos son excretados principalmente por vía renal.

e. **Vida media.** La vida media de los fármacos varía entre ellos. No obstante, también es necesario considerar la vida media de sus metabolitos activos. Adicionalmente, en caso de sobredosis, los tiempos de eliminación de los SSRIs se prolongan debido a la saturación de las enzimas metabólicas y la absorción retardada. Se debe considerar también aquellos fármacos que tengan presentaciones de liberación prolongada (paroxetina).

En la Tabla 92 se presentan los parámetros farmacocinéticos de cada uno de los inhibidores selectivos de la recaptación de serotonina.

## Dosis tóxica

Las dosis tóxicas para cada uno de los fármacos que integran este grupo se presentan en la Tabla 93:

## Órgano diana

Sistema nervioso central, sistema nervioso autónomo y sistema cardiovascular.

**Tabla 92.** Parámetros farmacocinéticos de los SSRIs. De elaboración propia.

| Medicamento SSRIs | Peak plasmático | Vd | UPP | Metabolitos activos | T½ | T½ metabolitos activos |
|---|---|---|---|---|---|---|
| Fluoxetina | 4-6 h | 11-88,4 L/kg | 94 % | Sí | 1-4 días | 7-13 días |
| Paroxetina | 2-8 h | 12-16 L/kg | 95 % | No | 12-18 h | - |
| Fluvoxamina | 2-8 h | 25 L/kg | 80 % | No | 15-26 h | - |
| Sertralina | 5-8 h | 20L/kg | 98-99 % | Sí | 26 h | 62-104 h |
| Citalopram | 2-4 h | 12-15 L/kg | 50 % | Sí | 33-35 h | 18 h |
| Escitalopram | 5 h | 1330 L | 56 % | Sí | 27-32 h | 18 h |

Vd: vida media; UPP: unión a proteína plasmáticas; T½: vida media.

**Tabla 93.** Dosis tóxicas de los SSRIs. De elaboración propia.

| Medicamento SSRIs | Dosis tóxica | |
|---|---|---|
| | Pacientes no usuarios | Pacientes usuarios |
| Fluoxetina | Ingestas mayores a 100 mg pueden generar toxicidad | Ingestas de sobre cinco veces la dosis terapéutica única. |
| Paroxetina | Ingestas mayores a 100 mg pueden generar toxicidad | |
| Fluvoxamina | Ingestas mayores a 250 mg pueden generar toxicidad | |
| Sertralina | Ingestas mayores a 250 mg ya pueden generar síntomas de leves a moderados. Ingestas mayores a 2 g presentan toxicidad severa con síndromes serotoninérgicos graves. | |
| Citalopram | Ingestas mayores a 100 mg pueden generar toxicidad | |
| Escitalopram | Ingestas mayores a 50 mg pueden generar toxicidad | |

## Cuadro clínico

Una sobredosis con SSRIs puede provocar un cuadro denominado "síndrome serotoninérgico", que comprende un continuo de síntomas que van desde leves hasta potencialmente mortales; todos ellos, asociados a una mayor actividad serotoninérgica del SNC. Este síndrome se manifiesta clásicamente como una tríada clínica, que combina alteraciones en el estado mental, hiperactividad del sistema autónomo y trastornos neuromusculares. Algunos de los síntomas más característicos son mencionados a continuación.

- **Intoxicaciones leves a moderadas.** Las manifestaciones más comunes son acatisia, temblor, alteración del estado mental, clonus inducible, clonus sostenido, hipertonicidad muscular e hipertermia. Los casos leves pueden presentar taquicardia, escalofríos, diaforesis o midriasis, y por lo general no presentan fiebre; por el contrario, los casos moderados también pueden mostrar taquicardia, con hipertensión e hipertermia, ruidos intestinales hiperactivos, hiperreflexia, clonus (mayor en las extremidades inferiores), clonus ocular horizontal y agitación leve.
- **Intoxicaciones severas.** Los casos severos pueden manifestar *shock*, hipertensión y taquicardia marcada, delirium hiperactivo y rigidez (mayor en las extremidades inferiores). Además, se puede presentar hipertermia grave (superior a 41,1 ° C), acidosis, rabdomiólisis, convulsiones, insuficiencia renal y, en raras ocasiones, coagulopatía intravascular diseminada (CID).

El diagnóstico diferencial, en caso de desconocer la etiología del cuadro o los medicamentos ingeridos y solo estar ante la sintomatología descrita, se debe realizar descartando síndrome neuroléptico maligno, toxicidad anticolinérgica, hipertermia maligna, toxicidad simpaticomimética y meningitis/encefalitis.

Es más probable que un paciente con síndrome serotoninérgico presente hiperreflexia y mioclonías en lugar de hipertonicidad y rigidez, que se desarrolla en el síndrome neuroléptico maligno.

En la Figura 7.1 se muestran las características clínicas más comunes del síndrome serotoninérgico.

**Figura 7.1.** Signos y síntomas del síndrome serotoninérgico, agrupados según severidad. Ilustración adaptada de Francescangeli, J. et al., 2019.

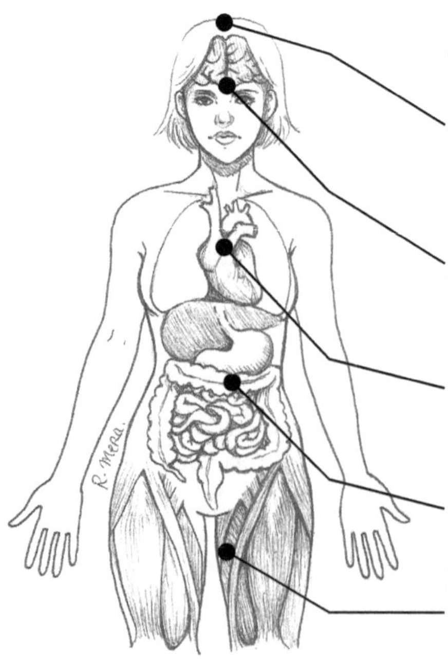


| Síntomas leves | Síntoma moderados | Síntomas severos |
|---|---|---|
| Sudoración<br>Fiebre | Diaforesis<br>Hipertemia | Hipertermia<br>> 40°C |
| Agitación<br>Confusión<br>Acatisia<br>Ansiedad | Hipomanía<br>Hipervigilancia | Convulsiones<br>Coma<br>Muerte |
| Taquicardia | Hipertensión | Taquicardia |
| Diarrea | | |
| Temblores<br>Descoordinación | Hiperreflexia<br>Clonus, mioclonías | Rigidez |

Es importante destacar que el síndrome serotoninérgico no solo puede ser desencadenado producto de una sobredosis de SSRIs, sino que también producto de sobredosis de otros fármacos que interfieran con el ciclo de la serotonina, así como también por interacciones medicamentosas (combinación de SSRI con inhibidores de la MAO, con inhibidores de la recaptación de norepinefrina o con antidepresivos tricíclicos) o consumo de drogas (anfetaminas, cocaína, MDMA, LSD).

## Exámenes de laboratorio

Habitualmente no se encuentran disponibles los niveles plasmáticos de estos medicamentos y, además, no se correlacionan con el cuadro. El síndrome serotoninérgico es un diagnóstico clínico y no se basa en los resultados de exámenes de laboratorio. No obstante, en casos de ingestas en dosis tóxicas se recomienda:

- Monitorizar signos vitales, incluida la temperatura.
- Realizar un electrocardiograma (ECG) basal y luego realizar ECG seriado o monitorización cardíaca continua en aquellos casos de intoxicación severa.
- Monitorizar función renal, electrolitos plasmáticos (ELP) y creatinkinasa (CK) en pacientes con ingestas tóxicas de SSRIs y en aquellos que presenten convulsiones.

## Tratamiento

El tratamiento para una ingesta en dosis tóxicas de SSRIs se divide en:

a. **CAB de la reanimación.** Mantener vía aérea y ventilación asistida, si es necesario. Administrar oxígeno suplementario.
b. **Prevención absorción:**
   - ***Lavado gástrico.*** Considerar solo en aquellos pacientes con ingestas en dosis tóxicas severas de algún SSRIs; como máximo, 1 hora post ingesta y con protección de vía aérea. Priorizar la administración de carbón activado por sobre la realización de un lavado gástrico.
   - ***Carbón activado.*** Medida de descontaminación de primera línea. Considerar solo en aquellos pacientes con ingestas en dosis tóxicas de SSRIs, como máximo 1 hora post ingesta. No se recomienda la administración de carbón activado en dosis múltiples para sobredosis con ningún SSRIs.
c. **Tratamiento de complicaciones.** El tratamiento es principalmente sintomático y de soporte. Mantener vía aérea permeable. Los pacientes con actividad muscular severa e hipertermia podrían requerir sedación agresiva, bloqueo neuromuscular con un agente no despolarizante e intubación con ventilación mecánica. Realizar monitoreo cardíaco continuo en pacientes con toxicidad severa.
   - ***Agitación psicomotora.*** El tratamiento de primera línea es el uso de benzodiazepinas para la agitación y convulsiones. Si las convulsiones persisten o son recurrentes, utilizar barbitúricos o propofol.
   - ***Hipertermia.*** Tratar la hipertermia controlando la agitación y con enfriamiento externo de la piel y uso de ventiladores para favorecer la pérdida de calor. La inmersión en agua helada puede ser necesaria en casos severos. No se recomienda el uso de antipiréticos u otros medicamentos.
   - ***Hipotensión.*** En caso de hipotensión, administrar fluidos y, de ser necesario, agregar dopamina o norepinefrina si no responde a los líquidos.
   - ***Síndrome serotoninérgico.*** Uso de benzodiazepinas EV, medidas de enfriamiento. Se puede considerar el uso de ciproheptadina (antagonista serotoninérgico no selectivo) para el tratamiento de aquellos casos en los que el paciente no responda al tratamiento con benzodiazepinas y a las medidas de enfriamiento. La ciproheptadina solo está disponible como formulación por vía oral. Dosis: ADULTOS: 12 mg por vía oral o sonda nasogástrica (NG), seguidos de 4 a 8 mg por vía oral o sonda NG cada 4 a 6 horas si los síntomas persisten, hasta un máximo de 32 mg en 24 horas. NIÑOS: 0,25 mg/kg/días divididos cada 6 horas (dosis máxima 12 mg/día). Los casos graves se deben manejar con sedación con benzodiazepinas y parálisis neuromuscular con agentes no despolarizantes.

En caso de que el paciente además presente hipotensión se sugiere precaución con el uso de drogas vasoactivas con efectos dopaminérgicos, ya que pueden empeorar el síndrome serotoninérgico. En esos casos, se prefieren agentes de acción directa, como norepinefrina, epinefrina o fentolamina.

- ***Hipertensión.*** La hipertensión leve/moderada sin evidencia de daño de órgano blanco por lo general no requiere una intervención farmacológica de emergencia. La hipertensión y la taquicardia en un paciente agitado pueden responder a agentes sedantes como las benzodiazepinas. Las urgencias hipertensivas graves, definidas como PA sistólica superior a 180 mm Hg o PA diastólica superior a 120 mm Hg, con evidencia de lesión de órganos diana (SNC, cardíaco, renal), pueden requerir una intervención farmacológica de urgencia (nicardipino, labetalol, nitroglicerina, fentolamina, esmolol o nitroprusiato de sodio).

d. **Aumento de la eliminación.** La hemodiálisis y la hemoperfusión no son métodos eficaces para aumentar la eliminación de los SSRIs, debido a que estos fármacos tienen elevados Vd y una alta UPP.

e. **Antídoto.** No existe un antídoto específico.

## BIBLIOGRAFÍA


Boyer, E. W., Liebelt, E. L., Ganetsky, M. Serotonin Syndrome (serotonin toxicity) en UpToDate® (versión electrónica) [Actualizado 16 febrero 2023]. Disponible en: https://www.uptodate.com/contents/serotonin-syndrome-serotonin-toxicity

Chávez- León, E., Ontiveros Uribe, M.P., & Serrano Gómez, C. (2008). Los antidepresivos inhibidores selectivos de recaptura de serotonina (ISRS, ISR-5HT). Salud mental, 31(4), 307-319. Recuperado en 10 de abril de 2023, de http://www.scielo.org.mx/scielo.php?script=sci_arttext&pid=S0185-33252008000400008&lng=es&tlng=es.

Chu, A., Wadhwa, R. Selective Serotonin Reuptake Inhibitors. [Actualizado 12 febrero 2023]. In: StatPearls [Internet]. Treasure Island (FL): StatPearls Publicado enero 2023. Disponible en: https://www.ncbi.nlm.nih.gov/books/NBK554406/

CITALOPRAM AND RELATED AGENTS. In: MerativeTM Micromedex® POISINDEX® (electronic version). Merative, Ann Arbor, Michigan, USA. Available at: https://www.micromedexsolutions.com/ (cited: 23/03/2024).

Cowen, P. J., Browning M. What has serotonin to do with depression? World Psychiatry. 2015 Jun;14(2):158-60.

FLUOXETINE In: MerativeTM Micromedex® POISINDEX® (electronic version). Merative, Ann Arbor, Michigan, USA. Available at: https://www.micromedexsolutions.com/ (23/03/2024).

FLUVOXAMINE In: MerativeTM Micromedex® POISINDEX® (electronic version). Merative, Ann Arbor, Michigan, USA. Available at: https://www.micromedexsolutions.com/ (cited: 23/03/2024).

Francescangeli, J., Karamchandani K, Powell M, Bonavia A. (2019). The Serotonin Syndrome: From Molecular Mechanisms to Clinical Practice. Int J Mol Sci. May 9;20(9):2288.

Hiemke, C. (1994). Paroxetin: pharmakokinetik und Pharmakodynamik [Paroxetine: pharmacokinetics and pharmacodynamics]. Fortschr Neurol Psychiatr. Sep;62 Suppl 1:2-8. German.

Minns, B., Burns, M., Ganetsky, M. Selective Serotonin Reuptake Inhibitor Poisoning en UpToDate® (versión electrónica) [Actualizado 30 junio 2022]. Disponible en: https://www.uptodate.com/contents/selective-serotonin-reuptake-inhibitor-poisoning?source=mostViewed_widget

National Health Service (NHS). Overview – Selective serotonin reuptake inhibitors (SSRIs). [Actualizado 8 diciembre 2021] United Kingdom.

PAROXETINE In: MerativeTM Micromedex® POISINDEX® (electronic version). Merative, Ann Arbor, Michigan, USA. Available at: https://www.micromedexsolutions.com/ (cited: 23/03/2024).

Rasimas, J. J., Smolcic, E. E., & Sinclair, C. M. (2017). Themes and trends in intentional self-poisoning: Perspectives from critical care toxicology. Psychiatry Research, 255, 304–313.

SERTRALINE In: MerativeTM Micromedex® POISINDEX® (electronic version). Merative, Ann Arbor, Michigan, USA. Available at: https://www.micromedexsolutions.com/ (cited: 23/03/2024).

Volpi-Abadie, J., Kaye, A. M., Kaye, A. D. (2013). Serotonin syndrome. Ochsner J. 2013 Winter;13(4):533-40.

## 7.32. LAMOTRIGINA

Gonzalo Pino y Juan Carlos Ríos

### Descripción

La lamotrigina es un anticonvulsivante con un perfil farmacológico similar a la fenitoína, utilizado además en algunos cuadros psiquiátricos. Actualmente se utiliza para el tratamiento de las convulsiones y el trastorno bipolar.

### Mecanismo de toxicidad

Estudios *in vitro* han demostrado que la lamotrigina exhibe actividad antiarrítmica de clase Ib en concentraciones normales y, por lo tanto, puede enlentecer la conducción ventricular (ensanchar el QRS) y aumentar el riesgo de arritmias. El riesgo proarrítmico también puede aumentar con el uso concomitante de otros bloqueadores de los canales de sodio. Se han reportado reacciones adversas dermatológicas graves (incluyen el síndrome de Stevens-Johnson y necrólisis epidérmica tóxica) asociadas al uso de lamotrigina.

### Toxicocinética

a. **Absorción.** Se absorbe rápida y completamente después de la administración oral con una biodisponibilidad absoluta del 98 %.
   - Peak plasmático: comprimidos liberación inmediata: 1,4 y 4,8 horas después de la admiración oral. Comprimidos liberación extendida: 4 y 11 horas después de la administración oral.
   - Circulación enterohepática: se han demostrado dos peak plasmáticos en los usuarios crónicos de lamotrigina; el primero, aproximadamente 1-2 horas después de la ingesta y el segundo a las 4-6 horas.
b. **Distribución.** Unión a proteínas: 55 %; volumen de distribución: 0,9-1,3 L/kg.
c. **Metabolismo.** Se metaboliza en el hígado principalmente por la conjugación del ácido glucurónico en metabolitos inactivos.
d. **Excreción.** Renal: Tras la administración oral en voluntarios sanos, el 94 % del fármaco se recuperó en la orina. No hay alteraciones importantes en la concentración plasmática en los pacientes con insuficiencia renal. Heces: 2 %.
e. **Vida media de eliminación.** En adultos sanos 25,4-32,8 horas. 50 horas en pacientes con insuficiencia renal.

### Dosis tóxica

- Adultos: Se ha reportado muerte después de una sobredosis de 4 gramos. La máxima dosis tolerada ha sido de 15 gramos, con terapia de soporte.
- Pediatría: Existe el reporte de un niño de 3 años que sobrevivió después de ingerir 1,15 g de lamotrigina.

### Órgano diana

Son principalmente sistema cardiovascular y sistema nervioso central.

### Cuadro clínico

- **Intoxicaciones leves a moderadas.** Náuseas, vómitos, anorexia, dolor abdominal, somnolencia, letargo, dificultad para hablar, xerostomía, visión borrosa, diplopía, sarpullido, confusión, nistagmo, ataxia, temblor, agitación, discinesia, hiperreflexia y elevación de enzimas hepáticas.
- **Intoxicaciones severas.** Taquicardia y alteraciones de la conducción, hipopotasemia, crisis oculógira, convulsiones, rabdomiólisis, encefalopatía, coma y depresión respiratoria. Principales efectos por órganos y sistemas:
- ***Ojos:*** visión borrosa, diplopía.
- ***Cardiovascular:*** alteraciones en la presión arterial (hipotensión e hipertensión), taquiarritmias, prolongación del intervalo QT, prolongación del intervalo QRS, bloqueo atrio ventricular.
- ***Respiratorio:*** taquipnea, depresión respiratoria.
- ***Neurológico:*** alteración del estado mental, ataxia, mareos, confusión, cefalea, depresión del sistema nervioso central, nistagmo, ataxia, hipertonía, hiporreflexia, crisis oculogíricas, convulsiones, disquinesia, somnolencia, encefalopatía tóxica, coma.
- ***Gastrointestinal:*** náuseas, vómitos, pancreatitis.
- ***Genitourinario:*** hematuria, falla renal aguda.
- ***Hepático:*** alteraciones enzimas hepáticas, hiperbilirrubinemia.
- ***Metabólico:*** hipopotasemia, hiponatremia.
- ***Hematológico:*** leucopenia, anemia.
- ***Dermatológico:*** erupciones cutáneas, síndrome de Stevens-Johnson, necrólisis epidérmica tóxica.

## Exámenes de laboratorio

El valor de los niveles plasmáticos no ha sido bien determinado y habitualmente no está disponible. Monitorizar signos vitales, hemograma completo, ELP, enzimas hepáticas y función renal en pacientes sintomáticos.

Monitorizar con ECG en caso de una exposición significativa. Sobredosis de lamotrigina han provocado anomalías en el ECG, incluida la ampliación del complejo QRS y la prolongación de PR.

## Tratamiento

a. **CAB de la reanimación.** Mantener vía aérea y ventilación asistida, si es necesario. Administrar oxígeno suplementario. Existe la posibilidad de convulsiones, vómitos y disritmias, así que considere el manejo temprano de la vía aérea.
b. **Prevención absorción.** CARBÓN ACTIVADO: considere la administración de carbón activado solo después de una ingestión potencialmente tóxica. Administrar dentro de la primera hora de la ingestión.
c. **Tratamiento de complicaciones:**
   - ***Arritmias ventriculares.*** Se requiere monitoreo cardíaco continuo. El bicarbonato de sodio es generalmente la terapia de primera línea para el ensanchamiento del QRS y las arritmias ventriculares. Administre 1 a 2 mEq/kg y repita según sea necesario para mantener el pH de la sangre entre 7,45 y 7,55. En pacientes que no respondan al bicarbonato, considere la lidocaína.
   - ***Hipotensión.*** Administrar de 10 a 20 mL/kg de líquido isotónico y mantener al paciente en decúbito supino. Si persiste la hipotensión, administrar dopamina o norepinefrina.
   - ***Hipopotasemia.*** Administrar cloruro de potasio (oral o EV). No exceder los 10 a 15 mEq por hora EV en adultos o 0,25 a 0,5 mEq/ kg por hora en niños.
     Monitorear el ECG y los niveles de potasio sérico.
   - ***Convulsiones.*** Control inicial con benzodiazepinas. Si las convulsiones persisten o recurren, administre fenobarbital o propofol.
   - ***Rabdomiólisis.*** Administrar suficiente solución salina al 0,9 % para mantener la producción de orina de al menos 1 a 2 mL/kg/hora. Controle la entrada y salida, electrolitos séricos, CK y función renal. Los diuréticos pueden ser necesarios para mantener la producción de orina. La alcalinización urinaria NO se recomienda de forma rutinaria.

d. **Aumento de la eliminación.** No se ha establecido que la hemodiálisis sea eficaz en aumentar la eliminación de lamotrigina.
e. **Antídoto.** No existe un antídoto específico.

### BIBLIOGRAFÍA


Alyahya, B., Friesen, M., Nauche, B. et al. (2018). Acute lamotrigine overdose: a systematic review of published adult and pediatric cases. Clin Toxicol (Phila); 56(2):81-89

Bloom, R., Amber, K. T. (2017). Identifying the incidence of rash, Stevens-Johnson syndrome and toxic epidermal necrolysis in patients taking lamotrigine: a systematic review of 122 randomized controlled trials. An Bras Dermatol;92(1):139-141. doi:10.1590/abd1806-4841.20175070 [PubMed 28225977]

Briassoulis, G., Kalabalikis, P. & Tamiolaki M. (1998). Lamotrigine childhood overdose. Pediatr Neurol; 19:239-242

French, J. A., Perucca, E., Sander, J. W. et al. (2021). FDA safety warning on the cardiac effects of lamotrigine: an advisory from the Ad Hoc ILAE/AES Task Force. Epilepsia Open;6(1):45-48. doi:10.1002/epi4.12475 [PubMed 33681647]

French, L. K., McKeown, N. J., Hendrickson, R. G. et al. (2011). Complete heart block and death following lamotrigine overdose. Clinical Toxicol (Phila); 49(4):330-333.

Grosso, S., Ferranti, S., Gaggiano, C. et al. (2017). Massive lamotrigine poisoning. A case report. Brain Dev; 39(4):349-351.

Guerrini, R., Belmonte, A. & Parmeggiani, L. (1999). Myoclonic status epilepticus following high-dosage lamotrigine therapy. Brain Develop; 21:420-424.

LAMOTRIGINE. In: MerativeTM Micromedex® DRUGDEX® (electronic version). Merative, Ann Arbor, Michigan, USA. Available at: https://www.micromedexsolutions.com/ (cited: 19/06/2024).

Miller, M., Patel, M. & Tai, W. (2001). Choreatic dyskinesia following lamotrigine overdose (abstract). J Toxicol Clin Toxicol; 39:499.

Sbei, M. & Campellone, J. V. (2001). Stupor from lamotrigine toxicity. Epilepsia; 42:1082-1083.

## 7.33. LITIO

Alberto López, Patricio Medel, Juan Carlos Ríos
y Marli Bettini

### Descripción

El carbonato de litio es un fármaco utilizado como el *gold standard* en el tratamiento de desórdenes depresivos mayores y trastorno depresivo bipolar, además de otros trastornos como cefaleas en racimo, alcoholismo, neutropenia causada por quimioterapia, tratamiento de conductas impulsivas-agresivas, asma e hipertiroidismo. Debido a su estrecho margen terapéutico, la toxicidad por litio es un problema clínico común debido a leves cambios en la dosis o alteraciones en la eliminación.

### Mecanismo de toxicidad

El litio es un metal alcalino y un catión monovalente que ingresa a las células y sustituye al sodio ($Na^{++}$) o al potasio ($K^{+}$). No están completamente claros los mecanismos por los cuales el litio produce su efecto terapéutico y su efecto tóxico. Por su tamaño similar al magnesio, compite con este como cofactor para varias enzimas claves. Estas enzimas específicas involucradas en las vías de señalización intracelular son inhibidas por su acción. Una investigación más reciente sugiere que los sistemas serotoninérgico y dopaminérgico están fuertemente involucrados. También se cree que el litio estabiliza las membranas celulares. Con niveles excesivos, deprime la excitación neural y la transmisión sináptica.

Desde el punto de vista toxicológico, la intoxicación más grave es la crónica. Esto ocurre por ingreso excesivo de litio (cambios en las dosis o falta de control médico) o por alteraciones en la excreción del fármaco. Estados de hipovolemia e hiponatremia provocan disminución de la fracción excretada de litio, lo cual disminuye el *clearance* del fármaco, aumentando sus niveles plasmáticos. Estos niveles tóxicos provocan falla renal y una condición llamada diabetes insípida nefrogénica, caracterizada por poliuria, lo cual perpetúa y aumenta la hipovolemia, generándose un verdadero círculo vicioso que empeora la intoxicación por este metal.

### Toxicocinética

a. **Absorción.** Es rápidamente absorbido, con biodisponibilidad del 100 %, alcanzando la máxima concentración plasmática entre 2 a 5 horas en preparaciones de liberación inmediata, y 4 a 12 horas en las formas farmacéuticas de liberación retardada.
b. **Distribución.** La dinámica de distribución del litio posee dos compartimentos: el intra y el extracelular. Comúnmente se necesitan 6 a 10 días para alcanzar el estado de equilibrio, lo que explica el tiempo necesario para lograr respuesta terapéutica y la dificultad para eliminarlo del organismo. Debido a esto, el hecho de que un paciente posea niveles plasmáticos bajos no garantiza que sean los mismos en el compartimento extracelular, información muy importante a considerar en caso de intoxicaciones. Se acumula preferentemente en órganos como cerebro, riñones y la glándula tiroides. No se une a proteínas plasmáticas. Su volumen final de distribución se aproxima al agua corporal total (0,79 L/kg).
c. **Metabolismo.** El litio no se metaboliza debido a su baja unión a proteínas y casi nula unión a tejidos, por lo cual el único camino que le resta es ser eliminado por vía renal.
d. **Excreción.** El litio se filtra a través del glomérulo y se reabsorbe a nivel del túbulo proximal. Se comporta de una manera muy similar al comportamiento del sodio. Es por esta razón que en estados de hiponatremia e hipovolemia se aumenta la absorción de litio, lo que lleva a aumentar su vida media. El 89 al 98 % de una dosis de litio es excretado sin cambios por los riñones. El 97 % de una dosis individual se excreta en el plazo de 10 días.
e. **Vida media.** La vida media de eliminación varía entre las 12 y las 27 horas. En intoxicaciones crónicas, la t ½ puede prolongarse hasta las 48 horas. Aproximadamente un 97 % del fármaco se elimina por vía renal por lo que, frente a falla renal o edad avanzada, la t ½ se puede prolongar y así alcanzar niveles plasmáticos tóxicos.

### Dosis tóxica

Existe poca relación entre los niveles séricos de litio y la severidad de la intoxicación aguda no así para la intoxicación crónica. En general, se afirma que la ingestión de más de 7,5 mg/kg de litio elemental (aproximadamente, 40 mg/kg de carbonato de litio) está asociado con un alto riesgo de toxicidad. Esta dosis corresponde a una concentración de 1,4 mmol/L de litio elemental en la fase acuosa corporal.

**Tabla 94.** Valores de referencia de litemia para exposición crónica. De elaboración propia.

| Nivel plasmático | Concentración plasmática |
|---|---|
| Niveles terapéuticos | 0,6 a 1,2 mEq/L |
| Niveles toxicidad leve a moderada | 1,2 a 2,5 mEq/L |
| Niveles toxicidad severa | 2,5 a 3 mEq/L |
| Niveles mínimos asociados a letalidad | Niveles mayores a 3 a 4 mEq/L pueden ser fatales, especialmente en pacientes en terapia crónica con litio. |

Los valores de litemia [Tabla 94].

Pacientes con litemia de 3 a 6 mEq/L después de una intoxicación aguda han permanecido asintomáticos.

Otros reportes mencionan que un hombre de 28 años sobrevivió tras una ingestión aguda con un nivel de 10 mEq/L. Un paciente de 39 años se recuperó completamente tras ingerir por intento suicida 8.4 g de carbonato de litio.

## Órgano diana

La acción del litio en una intoxicación va dirigida principalmente al cerebro (SNC), corazón, riñones, sistema tracto gastrointestinal y tiroides.

## Cuadro clínico

Existen tres tipos de intoxicaciones por litio de acuerdo con su uso:

- **Intoxicación aguda.** Son pacientes sin tratamiento previo con litio. Suele ser menos riesgosa y los pacientes usualmente presentan solo síntomas leves independientes de las concentraciones séricas del fármaco. En una sobredosis aguda se observan síntomas gastrointestinales y los pacientes pueden tolerar niveles más elevados de litio sin desarrollar efectos neurológicos.
- **Intoxicación aguda sobrecrónica.** Son pacientes que están bajo tratamiento con litio e ingieren en forma aguda una sobredosis del medicamento. En este tipo de intoxicación, las concentraciones séricas sobre 3 a 4 mEq/L son usualmente asociadas a síntomas severos o riesgo letal.
- **Intoxicación crónica.** Ocurre en pacientes bajo tratamiento crónico con carbonato de litio. Estos pacientes desarrollan toxicidad progresiva secundaria a un incremento de la dosis, disminución de la eliminación renal del litio o interacción farmacológica con otros medicamentos que aumenta los niveles. La severidad de los síntomas usualmente se correlaciona con las concentraciones séricas y los síntomas pueden presentarse con niveles tan bajos como 1,5 mEq/L.

**Tabla 95.** Litemia y correlación de efectos clínicos en pacientes con exposición aguda sobrecrónica y crónica.

| Concentración | Cuadro clínico |
|---|---|
| 1,2 a 1,6 mEq/L | Marcha inestable, incoordinación motora, ligera rigidez, temblor en manos, incremento del tono muscular, contracciones de la musculatura facial, pesadez de piernas, disminución de la atención, cansancio, diarrea, anorexia, náuseas, vómitos, poliuria, polidipsia, leucocitosis y fiebre esporádica. |
| 1,6 a 2,5 mEq/L | Ataxia, temblor, signos extrapiramidales, convulsiones, fasciculaciones musculares, rigidez muscular, hipertonía, incoordinación de movimientos, disartria, alteraciones visuales, vértigo, confusión y delirio. |
| > 2,5 mEq/L | Convulsiones, mioclonías, estupor, cansancio, coma, alteración en el ECG (depresión del segmento ST, inversión de la onda T, ensanchamiento del intervalo QRS, prolongación del intervalo QT), hipotensión, arritmias, incontinencia urinaria y fecal, colapso vascular periférico y muerte. La recuperación de las lesiones neurológicas es lenta, aunque se tengan litemias normales, y en ocasiones pueden quedar lesiones permanentes. |

En una intoxicación sobrecrónica y crónica, la sintomatología de acuerdo con los valores de los niveles de litio se muestra en la Tabla 95.

La complicación renal más frecuente de la intoxicación por litio es el desarrollo de diabetes insípida nefrogénica, la que ocurre debido al bloqueo de aquaporinas en el túbulo colector renal provocado por el bloqueo del AMP cíclico inducido por litio. El riñón pierde su capacidad de concentrar la orina, perdiendo grandes cantidades de agua libre en orina (poliuria), perpetuando el daño renal a través de la hipovolemia.

La alteración de la función tiroidea es esperable en pacientes que están bajo terapia con litio. El hipertiroidismo puede aumentar la reabsorción de litio, a través de la reducción de la excreción del metal.

El hipotiroidismo está asociado al desarrollo de neurotoxicidad severa por litio.

## Exámenes de laboratorio

Niveles plasmáticos de litio seriados cada 4 horas inicialmente, electrolitos plasmáticos (especialmente sodio), creatinina, sedimento de orina, y control de TSH (hormona estimulante tiroidea). Monitorización de signos vitales y ECG.

## Tratamiento

a. **CAB de la reanimación.** La reanimación debe incluir, además, la reposición de volumen y rehidratación para optimizar la perfusión renal maximizando la eliminación del litio, y el uso de solución fisiológica al 0,9 % tiene un beneficio teórico de reducir la reabsorción tubular del litio otorgando una carga adicional de sodio. La adecuada reposición de volumen es preponderante, dado que la hipovolemia y la hiponatremia perpetúan los efectos tóxicos del metal.
b. **Prevención absorción:**
   - ***Lavado gástrico.*** Considerar con sonda orogástrica y protección de vía aérea en casos de sobredosis severa o con riesgo letal, que se presentan en una fase temprana a la ingestión aguda del medicamento (los primeros 60 minutos posterior a la ingestión). No es útil para intoxicaciones crónicas. Por lo general, no está recomendada.
   - ***Carbón activado.*** El carbón activado no adsorbe el litio porque este fármaco es un metal.
   - ***Uso de Kayexalate®.*** La absorción de litio se ha visto disminuida en humanos voluntarios y en estudios animales a través de la administración de poliestireno sulfonato sódico (Kayexalate®), dando buenos resultados. La dosis oral en adultos es de 15 gramos, una a cuatro veces al día o cada 6 horas. En niños, su efectividad no ha sido establecida de forma categórica. Sin embargo, en bebés y niños más pequeños se deben emplear dosis más bajas que las utilizadas para adultos, utilizando la tasa de intercambio de 1 mEq de potasio por gramo de resina como base para el cálculo. Algunos estudios postulan el uso de 1 g/kg/dosis cada 6 horas en niños. En ambos casos, mantener un estricto control del potasio sérico, dado que esta resina disminuye el potasio intravascular. Al momento de la edición de este libro, Kayexalate, sin registro sanitario vigente de la Autoridad Sanitaria Nacional (ISP) en Chile
   - ***Irrigación intestinal total.*** Indicada en ingesta de grandes cantidades de comprimidos con recubierta entérica (liberación retardada). Se utiliza solución de polietilenglicol (solución colon). Dosis: Adultos: 1,5 a 2 L/h. Niños: 25 mL/kg/hora vía oral o por sonda nasogástrica, hasta que el afluente rectal sea claro.
   - ***Remoción de bezoares o concreciones.*** El carbonato de litio es la sal de litio menos soluble, lo que puede provocar la formación de bezoares gastrointestinales después de ingestión de grandes sobredosis. Para realizar la remoción a nivel gástrico, se recomienda el uso de endoscopía, previa detección del bezoar a través de estudios imagenológicos, como la radiografía de abdomen o TAC.
c. **Tratamiento de complicaciones:**
   - ***Disritmias:*** arritmias peligrosas o de importancia clínica son raras en intoxicaciones por litio. Se ha reportado prolongación del QTc y bradicardia.
   - ***Hipotensión:*** uso de solución fisiológica 0,9 % en infusión de 10 a 20 mL/kg. Si la hipotensión persiste, administrar dopamina o norepinefrina, y considerar monitoreo de presión venosa central.
   - ***Convulsiones:*** administrar Diazepam EV durante 2 a 3 minutos (tasa máxima: 5 mg/min). Dosis: Adulto: 5 a 10 mg inicialmente,

repitiendo cada 5 a 10 minutos como sea necesario. Considerar un segundo agente si las convulsiones persisten luego de dosis de 30 mg totales. Pediatría: 0,2 a 0,5 mg/kg repitiendo cada 5 minutos, como sea necesario. Considerar un segundo agente farmacológico si las convulsiones persisten luego de 10 mg totales en niños mayores de 5 años o 5 mg totales en niños menores de 5 años. En convulsiones recurrentes que no pueden ser controladas con Diazepam o se repiten, considerar el uso de Fenobarbital o de Propofol.

- ***Diabetes insípida nefrogénica inducida por litio:*** su manejo se realiza administrando fluidos hipotónicos (0,45 %) o hipoosmolares (solución glucosada al 5 %), lo que permite aportar volúmenes importantes de agua libre. Mantener una adecuada eliminación urinaria para realzar el *clearance* de litio.

CONSIDERACIÓN. Se debe suspender los medicamentos que pueden aumentar las concentraciones plasmáticas o reducir la excreción de litio [Tabla 96].

No administrar tiazidas ni espironolactona, ya que promueven la reabsorción tubular de litio y, con ello, aumentan sus niveles séricos.

d. **Aumento de la eliminación.** La presencia de signos clínicos de neurotoxicidad grave es considerada razón poderosa de indicación de hemodiálisis. Los criterios que propone en el año 2019 el Grupo Internacional de Expertos en Tratamientos Extracorpóreos en Intoxicaciones (EXTRIP, en inglés) para realizar hemodiálisis en pacientes con toxicidad grave son:

***Tratamiento extracorpóreo recomendado (1D):***

- Intoxicación severa por litio: estupor, rigidez, hipertonía, hipotensión, coma, convulsión, mioclonías, colapso cardiopulmonar.
- Si la función renal está alterada y la [Li+] es > 4,0 Meq/L (función renal alterada con eGFR < 45 mL/min/1,73 m$^2$.
- Nivel disminuido de conciencia: Glasgow < 15.
- Convulsión
- Disritmias potencialmente mortales.

***Tratamiento extracorpóreo sugerido (2D):***

- Concentración de litio > 5 mEq/L
- Si hay confusión presente.
- Si el tiempo esperado para obtener concentraciones de litio < 1 mEq/L con óptimo manejo es mayor a 36 hrs.

  Además, EXTRIP desarrolló un normograma que indica si la concentración de litio alcanza a > 1 mmol/L a las 36 hrs. Extraído de Buckley *et al.* Haemodialysis for lithium poisoning: Translating EXTRIP (recommendations into practical guidelines 2020) [Figura 7.2].

  El Grupo EXTRIP en el año 2015 sugirió el uso de la terapia extracorpórea si las concentraciones séricas de litio son mayores a 2,5 mEq/L y el paciente presenta signos significativos de toxicidad (convulsiones, depresión del SNC), tiene insuficiencia renal u otras condiciones que limiten la excreción de litio, o sufre de una enfermedad que

**Tabla 96.** Medicamentos que pueden aumentar la litemia. De elaboración propia.

| Drogas que reducen la excreción renal de litio | Drogas que aumentan la toxicidad y niveles terapéuticos de litio |
|---|---|
| AINEs (Ácido mefenámico, Ibuprofeno, Indometacina, Piroxicam, Diclofenaco, Fenilbutazona, Naproxeno y Ketoprofeno)<br>Diuréticos tiazidas y Ahorradores de potasio<br>Fenitoína<br>Inhibidores de ECA (Enalapril, Lisinopril, Captopril)<br>Metildopa<br>Metronidazol<br>Tetraciclinas<br>Bloqueadores de los canales de calcio (diltiazem, verapamilo, nifedipino) | Amitriptilina<br>Pancuronio<br>Carbamazepina<br>Neurolépticos (en altas dosis)<br>Succinilcolina |

podría verse exacerbada por la hidratación intravenosa agresiva (falla cardíaca descompensada, por ejemplo). Esto, a pesar de ser una sugerencia anterior a la última realizada por el grupo de trabajo el año 2019, parece ser aplicable para tomar una decisión clínica frente a la posibilidad de hemodiálisis.

Por otro lado, los criterios de París indican la hemodiálisis si la concentración de litio es > a 5,2 mEq/L o si la creatinina sérica es > a 200 µmol/L.

**Figura 7.2.** Normograma de litio EXTRIP para predecir concentración > 1 en 36 horas. Adaptación de Buckley et al 2020.

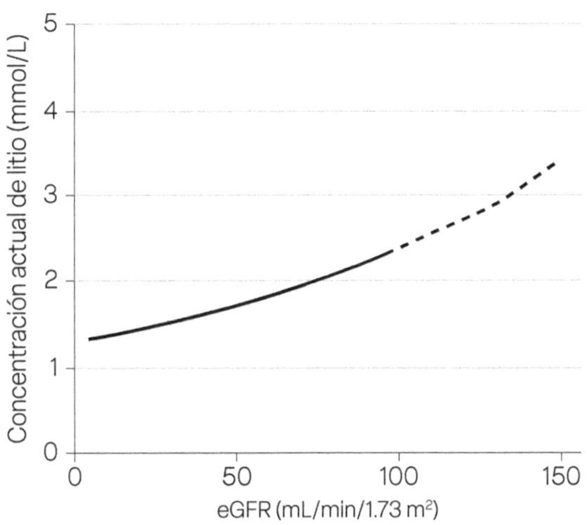


- Discontinuar hemodiálisis:
  - En pacientes con mejoría clínica aparente o concentración de litio inferior a 1 mEq/L.
  - Si después de un mínimo de 6 horas de hemodiálisis la concentración de litio no está fácilmente disponible.

La hemodiálisis intermitente es método preferido para aumentar la eliminación del litio.

***Secuelas neurológicas a largo plazo.*** A pesar de la hemodiálisis, las complicaciones neurológicas pueden persistir en un grupo de pacientes. Esta entidad se conoce como Síndrome de neurotoxicidad irreversible provocada por litio (SILENT, por su sigla en inglés). Se caracteriza por la presencia de síntomas neurológicos y neuropsiquiátricos prolongados posterior a la intoxicación por litio, tales como disfunción cerebelosa, síntomas extrapiramidales, demencia y disfunción del tronco encefálico. La causa probable sería la desmielinización. Otras secuelas pueden ser nistagmo, ceguera, miopatías y coreoatetosis. La duración del síndrome puede ser de meses e incluso años.

e. **Antídoto.** No existe un antídoto específico.

## BIBLIOGRAFÍA

Baird-Gunning, J., Lea-Henry, T., Hoegberg, L. C. G., Gosselin, S. & Roberts, D. M. (2017). Lithium Poisoning. Journal of Intensive Care Medicine, 32(4), 249–263.

Buckley, N. A., Cheng, S., Isoardi, K. et al. Haemodialysis for lithium poisoning: Translating EXTRIP recommendations into practical guidelines. Br J Clin Pharmacol.2020;86:999–1006.

Chan, B. S., Buckley, N. A. Translating EXTRIP criteria to better define patients with lithium toxicity for haemodialysis. Br J Clin Pharmacol. 2021 Apr;87(4):2157. doi: 10.1111/bcp.14567. Epub 2020 Nov 5. PMID: 33150609.

Decker, B. S., Goldfarb, D. S., Dargan, P. I., Friesen, M., Gosselin, S., Hoffman, R. S., EXTRIP Workgroup (2015).

DiSalvo, P. C., Furlano, E., Su, M. K., Gosselin, S. & Hoffman, R. S. (2021). Comparison of the Extracorporeal Treatments In Poisoning (EXTRIP) and Paris criteria for neurotoxicity in lithium poisoned patients. British Journal of Clinical Pharmacology. doi:10.1111/bcp.14802

Dueñas, A., Aparicio, M.: Litio. Dueñas, A. Intoxicaciones Agudas en Medicina de Urgencia y Cuidados Críticos. Masson. 1999: 243 – 244.

Extracorporeal Treatment for Lithium Poisoning: Systematic Review and Recommendations from the EXTRIP Workgroup. Clinical journal of the American Society of Nephrology: CJASN, 10(5), 875–887.

Extracorporeal Treatment in Poisoning Workgroup (EXTRIP): LITHIUM Extraído el 13/05/2022 desde https://www.extrip-workgroup.org/lithium

Ellenhorn, M.: Metals and Related Compounds. Ellenhorn M, eds. Ellenhorn's Medical Toxicology. Maryland: Williams ⊠ Wilkins. 1997: 1532 – 1613.

Finley, P. R. (2016). Drug Interactions with Lithium: An Update. Clinical Pharmacokinetics, 55(8), 925–941.

Galaska, P., Wax, P.: Lithium. Viccellio P, eds. Emergency Toxicology: Lippincott – Raven. 1998: 799–802.

Gitlin, M. (2016). Lithium side effects and toxicity: prevalence and management strategies. International journal of bipolar disorders, 4(1), 27.

Glendon, H.: Lithium. Goldfrank, Flomenbaum, Lewin, Weisman, Howland, Hoffman, eds. Goldfrank's Toxicologic Emergencies. Connecticut: Appleton ⊠ Lange.1998: 967 - 974.

Haussmann, R., Bauer, M., von Bonin, S., Grof, P., & Lewitzka, U. (2015). Treatment of lithium intoxication: facing the need for evidence. International journal of bipolar disorders, 3(1), 23.

Hlaing, P. M., Isoardi, K. Z., Page, C. B., Pillans, P. Neurotoxicity in chronic lithium poisoning. Intern Med J. 2020 Apr;50(4):427-432. doi: 10.1111/imj.14402. PMID: 31211493.

LITHIUM SALTS In: MerativeTM Micromedex® POISINDEX® (electronic version). Merative, Ann Arbor, Michigan, USA. Available at: https://www.micromedexsolutions.com/ (cited:13/05/2024).

M. Bretaudeau Deguigne, J. F., Hamel, D. Boels & P. Harry (2013) Lithium poisoning: the value of early digestive tract decontamination, Clinical Toxicology, 51:4, 243-248

Ott, M., Stegmayr, B., Salander Renberg, E. & Werneke, U. (2016). Lithium intoxication: Incidence, clinical course and renal function - a population-based retrospective cohort study. Journal of psychopharmacology (Oxford, England), 30(10), 1008–1019.

Sun, M., Herrmann, N. & Shulman, K.I. Clin Drug Investig (2018) 38: 201.

LITHIUM POSIONING In: Up To Date ® online versión. Wolters Kluwer® New York, USA. Available at: https://www.uptodate.com/contents/lithiumpoisoning?-search=lithium%20poisoning&source=search_result&selectedTitle=1~56&usage_type=default&display_rank=1#H1873426748

---

## 7.34. OLANZAPINA

Paula Rivera y Juan Carlos Ríos

### Descripción

La Olanzapina es un medicamento neuroléptico perteneciente a la familia de los antipsicóticos atípicos, de segunda generación, derivado de la tienobenzodiazepina y que cuenta con estructura, perfil farmacocinético y efectos farmacológicos similares a la Clozapina, pero con ventajas respecto a sus efectos adversos. Es un medicamento ampliamente utilizado en el tratamiento de la esquizofrenia.

### Mecanismo de toxicidad

Actúa como antagonista de la serotonina y dopamina, así como también de los receptores muscarínicos y de histamina. Estudios de unión de receptores han demostrado una alta afinidad para $D_1$, $D_2$, $D_4$, $5HT_2A$, $5HT_{2c}$, así como por los receptores de histamina $H_1$, alfa$_1$-adrenérgico y muscarínicos (particularmente $M_1$). En intoxicaciones los efectos corresponden a una extensión de su mecanismo farmacológico. Adicionalmente, la Olanzapina actúa también como antagonista de los receptores alfa-adrenérgicos pudiendo dar lugar a efectos cardiovasculares significativos, por ejemplo, una hipotensión moderada a severa. Asimismo, el antagonismo generado en los receptores de histamina H1, alfa1-adrenérgico y muscarínicos podría explicar la presencia de efectos anticolinérgicos en casos de intoxicación.

### Toxicocinética

Ver Tabla 97.

### Dosis tóxicas

Ver Tabla 98.

### Órgano diana

Sistema nervioso central y sistema cardiovascular.

### Cuadro clínico

En sobredosis se observa, principalmente, un compromiso paulatino del SNC. También pueden presentarse efectos anticolinérgicos, los cuales pueden ser los signos iniciales de toxicidad manifestados por agitación, mioclonías, sequedad bucal, disminución de ruidos hidroaéreos, piel seca y taquicardia.

- **Intoxicaciones leves a moderadas.** Somnolencia, ataxia, efectos extrapiramidales, taquicardia, miosis y nistagmo.

**Tabla 97.** Toxicocinética de olanzapina. De elaboración propia.

| | |
|---|---|
| Absorción | - Vía oral: $T_{máx}$ 6 horas<br>- Vía intramuscular: $T_{máx}$ 15-45 minutos |
| Distribución | - Unión a proteínas plasmáticas: 93 %<br>- Volumen de distribución (Vd) se calcula en 1.000. L. |
| Metabolismo | - Principalmente hepático<br>- Significativo metabolismo de primer paso (40 %).<br>- Sus metabolitos son, principalmente, inactivos. |
| Excreción | - Principalmente renal (57 %). El 7 % se recupera de forma inalterada en orina y el 30 % se excreta por las heces. |
| Vida media | - En promedio, 30 horas.<br>- Poblaciones especiales: En pacientes geriátricos, esta vida media se puede ver prolongada en 1,5 veces. En pacientes pediátricos, la vida media corresponde a 37 horas. |

**Tabla 98.** Dosis tóxicas de olanzapina.

| | | |
|---|---|---|
| Pacientes con uso habitual del medicamento | Pediátricos | Dosis aguda mayor a cinco veces una dosis única (no dosis total diaria) |
| | Adultos | |
| Pacientes con ingesta aguda del medicamento | Pediátricos | 12 años o menos: Se considera potencialmente tóxica una dosis mayor a 10 mg. |
| | | 12 años o más: Se considera potencialmente tóxica una dosis mayor a 25 mg. |
| | Adultos | Ingestas por sobre 600 mg se han visto asociadas a desarrollo de toxicidad severa. Incluso, con reportes de letalidad. |

- **Intoxicaciones severas.** Convulsiones, delirio, coma, depresión respiratoria, hipotensión, crisis oculogíricas.

Los efectos clínicos de mayor relevancia por órganos y sistema son:

- ***Ojos.*** Pupilas puntiformes, poco reactivas a la luz.
- ***Sistema cardiovascular.*** Alteraciones en la presión arterial (hipotensión e hipertensión), taquiarritmias, prolongación del intervalo QT, taquicardia, paro cardíaco.
- ***Respiratorio.*** Bradipnea, embolismo pulmonar.
- ***Sistema nervioso central.*** Depresión del sistema nervioso central, síntomas extrapiramidales (movimientos espásticos, tremor, trismo, fasciculaciones, rigidez, crisis oculogíricas, distonías), convulsiones, agitación psicomotora, síndrome neuroléptico maligno, síndrome serotoninérgico, alteración del estado mental.
- ***Gastrointestinal.*** Efectos anticolinérgicos (disminución de ruidos hidroaéreos, constipación, sequedad de mucosas)
- ***Genitourinario.*** Priapismo
- ***Metabólico.*** Hiponatremia.
- ***Hematológico.*** Leucocitosis.
- ***Dermatológico.*** Piel seca, *rash* cutáneo.

## Exámenes de laboratorio

- Monitorización de signos vitales y estado neurológico.
- Monitorización ECG.
- Control de CK total y función renal en pacientes con agitación prolongada o coma.
- Electrolitos plasmáticos.

## Tratamiento

a. **CAB de la reanimación.** Mantener vía aérea y ventilación asistida si es necesario. Administrar oxígeno suplementario.

b. **Prevención absorción:**
  - ***Lavado gástrico.*** No es recomendado
  - ***Carbón activado.*** Solo en ingestas de riesgo de toxicidad severa y en pacientes sin compromiso neurológico dentro de los primeros 60 minutos, posteriores a la ingestión aguda.

c. **Tratamiento de complicaciones:**
  - ***Hipotensión.*** Administrar fluidos endovenosos y, en caso de no tener respuesta, utilizar agentes simpaticomiméticos.
  - ***Convulsiones.*** Manejo con benzodiazepinas, por ejemplo, Diazepam o Lorazepam en dosis habituales. En caso de persistir, utilizar sedación con Fenobarbital o Propofol.
  - ***Distonías.*** Manejo con Clorfenamina o Difenhidramina. Si no hay una respuesta adecuada, apoyarse en el uso de benzodiazepinas. Ver capítulo 3 punto 3.7. manejo de Distonías.
  - ***Síndrome neuroléptico maligno.*** Manejo inicial con benzodiazepinas. Considerar uso de Dantroleno en caso necesario (dosis de carga: 2,5 mg/kg hasta 10 mg/kg endovenoso; dosis de mantención: 2,5 mg/kg cada 6 horas endovenoso).

d. **Aumento de la eliminación.** Los métodos de eliminación extracorpórea, como hemodiálisis y hemoperfusión, no parecen presentar beneficios en el tratamiento del paciente intoxicado debido a su alta unión a proteínas y amplio volumen de distribución.

e. **Antídoto.** No existe un antídoto específico.

### BIBLIOGRAFÍA


Ballesteros S, Martínez MA, Ballesteros MA, et al.: A severe case of olanzapine overdose with analytical data. Clin Toxicol (Phila) 2007; 45(4):412-415.

Bhanji NH, Chouinard G, Hoffman L, et al.: Seizures, coma, and coagulopathy following olanzapine overdose. Can H Psychiatry 2005; 50(2):126-127.

Bosch RF, Baumbach A, & Bitzer M: Intoxication with olanzapine (letter). Am J Psychiatry 2000; 157:304-305.

Bhana N, Foster RH, Olney R, Plosker GL. Olanzapine: an updated review of its use in the management of schizophrenia. Drugs. 2001;61(1):111-61. Doi: 10.2165/00003495-200161010-00011. PMID: 11217867.

Olanzapine. In: MerativeTM Micromedex® POISINDEX® (electronic version). Merative, Ann Arbor, Michigan, USA. Available at: https://www.micromedexsolutions.com/ (cited: 08/06/2024)


## 7.35. OPIOIDES

Patricio Medel, Lorena Silva y Juan Carlos Ríos

### Descripción

Los opioides son un grupo de compuestos químicos derivados del extracto de la amapola (Papaver somniferum). Estas sustancias de origen natural, semisintéticos y sintéticos han sido utilizados por milenios con fines recreativos y medicinales. Los opioides se utilizan habitualmente para el tratamiento del dolor por sus propiedades analgésicas y sedantes, con menos frecuencia para suprimir la tos. Pertenecen a la clase más amplia de drogas de abuso. Son comúnmente utilizados con fines recreativos por sus efectos eufóricos por múltiples vías de exposición (inyección, insuflación, tabaquismo, ingestión y transdérmica). El abuso de opiáceos es un problema mundial y las muertes por sobredosis son numerosas. Según datos de los Centros para el Control y la Prevención de Enfermedades de Estados Unidos (CDC, por sus siglas en inglés), en las primeras dos décadas del siglo XXI, cerca de 500.000 estadounidenses murieron a causa de una sobredosis relacionada con algún opioide, ya sea ilegal o recetado por un médico. Afortunadamente en Chile, a la fecha no existe un problema latente de crisis de opioides como lo viven actualmente países como EE. UU., Australia, Canadá o Reino Unido, entre otros, y los derivados sintéticos han ido ingresando lentamente. Dado lo anterior, las intoxicaciones no son frecuentes, pero si se presentan pueden ser graves.

### Sustancias incluidas

Dentro de los derivados naturales del opio encontramos la morfina, la heroína (revisar capítulo heroína) y la codeína. Existe además un grupo de opiáceos sintéticos, entre los que se encuentran el fentanilo, buprenorfina, meperidina, metadona, hidrocodona, oxicodona, oximorfona, tramadol y demerol.

También podemos encontrar a los opioides de "diseño", que son derivados sintéticos de opioides creados en laboratorios improvisados e incluyen: 3-metilfentanilo (implicado en la crisis de rehenes en el teatro de Moscú de 2002), α-fentanilo ("China White"), desomorfina ("krokodil"), MPTP (1-metil-4-fenil-1,2,5,6-tetrahidropiridina), isotonitazeno, brorfina, 2-metil-AP-237, U-47700 (también conocida como U4), AH-7921, MT-45 y U-49900. Los agentes de esta clase de opioides cambian con frecuencia debido a la variación en los laboratorios y al intento de evadir la aplicación de la ley en países como EE. UU.

### Mecanismo de toxicidad

Los efectos terapéuticos y tóxicos están mediados por diferentes receptores opioides.

- Mu 1: Analgesia supraespinal y periférica, sedación y euforia.
- Mu 2: Analgesia espinal, depresión respiratoria, dependencia física, dismotilidad gastrointestinal, bradicardia y prurito.
- Kappa 1: Analgesia espinal y miosis.
- Kappa 2: Disforia y psicotomimesis.
- Kappa 3: Analgesia supraespinal.

Los usuarios crónicos de opioides desarrollan tolerancia a los efectos analgésicos y eufóricos, pero no a los efectos de depresión respiratoria.

La muerte resulta por una falla respiratoria, generalmente por apnea o por aspiración pulmonar de contenido gástrico. Se ha descrito edema pulmonar no cardiogénico, que también puede ocurrir por mecanismos desconocidos.

### Toxicocinética

En las Tablas 99 a 102 se entregarán los parámetros toxicocinéticos de algunos representantes de los opioides.

### Dosis tóxica

La toxicidad de un opioide varía según el agente y susceptibilidad del individuo expuesto y la tolerancia desarrollada por el uso habitual. Los recién nacidos, lactante, preescolares y escolares tienen una mayor sensibilidad a los opioides y pueden desarrollar toxicidad con dosis bajas. Por lo tanto, exposiciones a cualquier dosis pueden ser consideradas de riesgo. A continuación, algunos ejemplos de dosis de toxicidad se muestran en la Tabla 103.

**Tabla 99.** Parámetros toxicocinéticos de la morfina. De elaboración propia.

| | |
|---|---|
| Absorción | a. Biodisponibilidad: 40 %, aproximadamente. |
| Distribución | a. Peak plasmático: 30 minutos<br>b. Volumen de distribución: 4 L/kg |
| Metabolismo | a. Eliminación hepática principalmente por metabolismo seguido de conjugación para producir glucurónidos o sulfatos. |
| Excreción | a. Alrededor del 10 % de la morfina se excreta sin cambios en la orina.<br>b. En pacientes con insuficiencia renal, una acumulación de metabolitos de morfina (especialmente morfina-6-glucurónido) puede causar toxicidad en ausencia de niveles significativos de morfina. |
| Tiempo de vida media de eliminación | a. La vida media de eliminación de la morfina es de aproximadamente 2 a 4 horas.<br>b. En sobredosis de al menos 2.500 mg de sulfato de morfina de liberación controlada se ha calculó una vida media estimada de 22 horas. |

**Tabla 100.** Parámetros toxicocinéticos del fentanilo. De elaboración propia.

| | |
|---|---|
| Absorción | a. Biodisponibilidad<br>- Por vía sublingual en comprimidos es del 54 %.<br>- Por vía sublingual en aerosol es del 76 %. |
| Distribución | a. Peak plasmático<br>- Por vía intramuscular es de menos de 30 minutos.<br>- Por vía transdérmica es entre 28,8 y 35,8 h para dosis transdérmicas de 12 mcg/h a 75 mcg/h.<br>- Por vía transmucosa es entre 20 a 40 minutos<br>- Por vía sublingual en comprimidos a dosis única que oscila entre 100 y 800 mcg, la mediana del tiempo hasta la concentración plasmática máxima es entre 30 a 60 minutos.<br>- Por vía sublingual en aerosol a dosis única que oscilaba entre 100 y 800 mcg, es entre 0,67 a 1,25 horas. |
| Metabolismo | a. El fentanilo se metaboliza en el hígado y en la mucosa intestinal a norfentanilo (no se encontró que sea farmacológicamente activo en estudios con animales) por la isoforma 3A4 del citocromo P450 |
| Excreción | a. Vía renal: El clearance renal es de 11,2 mL/min/kg. Menos del 7 % de una dosis se elimina sin cambios en la orina.<br>b. En heces: Aproximadamente, el 1 % del fentanilo se excreta sin cambios en las heces por el compuesto original. |
| Tiempo de vida media de eliminación | a. Por vía transmucosal es de aproximadamente 7 horas.<br>b. Por vía bucal es de aproximadamente 14 horas.<br>c. Por vía intravenosa es de 3,65 horas, pudiendo variar de 1,5 a 6 horas, dependiendo de la recirculación intrahepática, la edad y el estado fisiológico del paciente.<br>d. Por vía transdérmica es de aproximadamente 20 a 27 horas. |

**Tabla 101.** Parámetros toxicocinéticos del tramadol. De elaboración propia.

| | |
|---|---|
| Absorción | a. Biodisponibilidad<br>- Por vía oral en cápsulas es del 68 % (rango, 41 % a 84 %) después de una dosis única. |
| Distribución | a. Peak plasmático<br>- Para comprimidos de liberación inmediata, es de 1,5 horas a 50 mg y 2,3 a 100 mg.<br>- En comprimidos de liberación prolongada, es 12 horas a dosis de 200 mg.<br>b. Por vía oral el volumen de distribución es de 306 L. |
| Metabolismo | a. Se metaboliza ampliamente en el hígado, a través de una serie de vías, incluyendo CYP2D6 y CYP3A4, así como por la conjugación del compuesto original y sus metabolitos. |
| Excreción | a. Vía renal: Administrado por vía oral, el tramadol y sus metabolitos se excretan principalmente en la orina, en una proporción del 30 % como el compuesto inalterado y 60 % como metabolitos.<br>b. Leche materna: en dosis de 100 mg vía intravenosa, solo un 0,1 % de la dosis es excretada por la leche materna. |
| Tiempo de vida media de eliminación | a. Por vía oral dosis única de liberación inmediata es de aproximadamente 6,3 horas (+/- 1,4 horas).<br>b. Por vía oral en comprimidos de liberación prolongada es de aproximadamente 7,9 horas.<br>c. En sobredosis, es 9,24 horas y un rango de 4,99-13,45, el que al parecer es dependiente de la dosis. |

**Tabla 102.** Parámetros toxicocinéticos de la buprenorfina. De elaboración propia.

| | |
|---|---|
| Absorción | a. Biodisponibilidad<br>- Vía sublingual es de un 31 % |
| Distribución | a. Peak plasmático<br>- Por vía sublingual con tableta es de 1,2 horas.<br>- Por vía oral en solución es de 0,9 horas.<br>- Por vía transdermal a través de parche es de aproximadamente 60 horas.<br>- Por vía intravenosa a dosis de 2 mg es entre 4 a 5 minutos.<br>- Por vía intramuscular a dosis entre 0,5 a 4 mg es de 30 a 60 minutos.<br>b. Volumen de distribución<br>- Por vía intravenosa es de 97 L<br>- Por vía intramuscular es de 187 L |
| Metabolismo | a. La buprenorfina sufre N-desalquilación (mediada por la isoenzima citocromo P450 3A4) a norbuprenorfina (activa) y glucuronidación. El aclaramiento de buprenorfina depende del flujo sanguíneo del hígado. |
| Excreción | a. Vía Renal:<br>- Después de administrase por vía intramuscular, el 27 % se excreta en orina como conjugados de buprenorfina y N-alquil buprenorfina.<br>- Después de la administración oral por tabletas sublinguales, aproximadamente el 30 % del medicamento se excreta en la orina.<br>b. En heces<br>- Después de administrarse vía intramuscular a dosis de 2 mcg/kg, 68 % a 71 % se excreta por las heces<br>- Después de administrarse vía oral de 15 mcg / kg un 71 % se excreta en las heces.<br>c. Leche materna<br>- La buprenorfina se puede encontrar en la leche materna de mujeres que toman altas dosis de buprenorfina sublingual.<br>d. Vía biliar<br>- En una serie de casos de veinte muertes que involucraron inyección intravenosa de tabletas de buprenorfina sublingual trituradas, la buprenorfina exhibió una extensa distribución tisular, con los niveles más altos encontrados en la bilis. |
| Tiempo de vida media de eliminación | a. En administración vía intravenosa, es de 1,2 a 7,2 horas.<br>b. En administración vía sublingual con tableta, es de 37 horas.<br>c. En administración por vía transdérmica con parche de 35 mcg/hora, es de 25,3 horas. |

**Tabla 103.** Algunos ejemplos de dosis de toxicidad de agentes opioides. De elaboración propia.

| Opiode | Dosis tóxica |
|---|---|
| Morfina | La toxicidad de la morfina para un individuo varía con su tolerancia, que puede estar aumentada a partir del uso habitual. En general, los bebés y los niños tienen una sensibilidad inusual a los agentes opioides, lo que aumenta el riesgo de intoxicación a dosis más bajas. |
| Fentanilo | El uso indebido intencional del fentanilo intravenoso puede provocar una muerte rápida por depresión respiratoria. Si se abusa de un producto diseñado para liberación lenta (por ejemplo, parche transdérmico) de una manera que permite la liberación rápida de toda la dosis (por ejemplo, fumado, masticado, tragado, insertado por vía rectal o vaginal, inyectado, insuflado), se espera toxicidad grave y potencialmente mortal.<br>Un reporte de caso describe la muerte de un adulto que murió después de cortar un parche transdérmico de 7,5 mg de fentanilo e ingerir el contenido. En otro caso, la toxicidad típica de los opioides ocurrió en un adulto que intencionalmente insertó varios parches de fentanilo por vía rectal. Este paciente se recuperó sin incidentes después de la eliminación de los parches.<br>Respecto a casos de intoxicación en pacientes pediátricos, paciente de 15 años sobrevivió a la depresión respiratoria y al coma después de aplicar cinco parches transdérmicos de fentanilo de 100 mcg/hora en su cuerpo, que se dejaron en su lugar durante 12 horas. Un niño de 12 meses (11 kg) murió después de ingerir un parche transdérmico de fentanilo de 25 mcg/h (4,2 mg). |
| Tramadol | 500 mg se asocia a convulsiones, depresión respiratoria, agitación, taquicardia o hipertensión. Se han notificado muertes después de ingestiones únicas de 2,65 g a 8,2 g de tramadol.<br>En pacientes pediátricos, la ingestión accidental de incluso una dosis de tramadol comprimidos de liberación prolongada puede resultar en una sobredosis fatal. Se ha notificado toxicidad grave en lactantes que recibieron 100 mg por vía rectal. Los niños han tolerado ingestiones de hasta 300 mg con toxicidad leve, pero la evidencia es limitada. |
| Buprenorfina | La ingestión (oral en lugar de sublingual) de 112 mg de buprenorfina produjo hepatitis grave/insuficiencia renal aguda.<br>En pacientes pediátricos, existen reportes de que la ingestión de 4 mg (la mitad de una sola tableta de 8 mg; 0,215 mg/kg) puede causar depresión respiratoria y del SNC profunda. |

## Órgano diana

Sistema nervioso central, sistema cardiovascular y sistema respiratorio.

## Cuadro clínico

- **Intoxicaciones leves a moderadas.** Euforia, somnolencia, constipación, náuseas, vómitos y miosis. Puede haber bradicardia leve o hipotensión.
- **Intoxicaciones severas.** En intoxicaciones severas, puede desarrollarse depresión del SNC intensa, incluyendo coma y depresión respiratoria, acompañadas de hipotensión, hipo o hipertermia, bradicardia, arritmias cardíacas, convulsiones y mioclonías por hipoxia. En raras ocasiones, las convulsiones pueden desarrollarse a partir de la hipoxia. La necrosis tubular aguda secundaria a rabdomiólisis y mioglobinuria puede desarrollarse en pacientes con coma prolongado o convulsiones. También se puede desarrollar síndrome serotoninérgico. La muerte puede resultar de cualquiera de estas complicaciones.

Efectos tóxicos asociados a algunas opioides de "diseño":

- ***Desomorfina (Krokodil).*** Se han informado daños graves en los tejidos, flebitis, gangrena e isquemia de las extremidades que provocaron la amputación y la muerte después de inyecciones EV o IM de Krokodil o heroína rusa (nombre común como se conoce la desomorfina casera). Otros efectos tóxicos que siguen al uso crónico de Krokodil incluyen pérdida de las funciones cognitivas, dificultad del habla, cambios de personalidad, pérdida de la memoria, alucinaciones, deterioro de las habilidades motoras, hipotensión, bradicardia, hipotiroidismo, endocarditis, neumonía, inflamación del hígado y los riñones y meningitis.

- *MT-45.* Se describe parestesia en las extremidades, depresión severa del SNC, depresión respiratoria, cianosis, miosis y problemas de visión y audición, despigmentación del cabello, pérdida de cabello, foliculitis y dermatitis generalizadas, dermatitis intertriginosa dolorosa, ojos secos, enzimas hepáticas elevadas, y se han informado líneas de Mees blancas transversales en las uñas de las manos y los pies en pacientes que usan MT-45, solo o en combinación con otros agentes.

## Exámenes de laboratorio

- Controlar signos vitales con frecuencia, oximetría de pulso y monitoreo cardíaco continuo.
- Vigilar el estado mental y depresión respiratoria.
- Los niveles plasmáticos no son clínicamente útiles ni fácilmente disponibles. Las pruebas de toxicología en orina podrán confirmar la exposición, pero normalmente no son útiles para guiar el tratamiento.
- Controlar una radiografía de tórax en casos de hipoxia persistente.

## Tratamiento

a. **CAB de la reanimación.** Estabilice al paciente. La naloxona es el antídoto indicado para la toxicidad grave (depresión respiratoria o del SNC). La intubación orotraqueal para la protección de la vía respiratoria debe realizarse precozmente en casos de obnubilación y/o depresión respiratoria que no responden a la naloxona, o en pacientes que desarrollan una lesión pulmonar aguda grave.
b. **Prevención absorción.** Considere el carbón activado si un paciente se presenta poco después de una ingestión (dentro de los primeros 60 minutos posterior a la ingestión aguda) y no manifiesta signos y síntomas de toxicidad. El carbón activado generalmente no se recomienda en pacientes con signos significativos de toxicidad debido al riesgo de aspiración. No se recomienda el lavado gástrico, ya que a los pacientes generalmente responden bien al tratamiento de soporte y normalmente no se cuenta con la sonda orogástrica ranurada requerida para asegurar una adecuada eliminación del tóxico.
c. **Tratamiento de complicaciones:**
   - ***Convulsiones.*** Son raras, pero pueden ser el resultado de la hipoxia. El tratamiento incluye asegurar una oxigenación adecuada y administrar benzodiazepinas intravenosas. El propofol o los barbitúricos pueden estar indicados, si las convulsiones persisten. Los pacientes con sobredosis masiva de morfina intratecal han requerido coma barbitúrico con monitorización continua del EEG para controlar las convulsiones y la mioclonía.
   - ***Lesión pulmonar aguda.*** Puede desarrollarse en una pequeña proporción de pacientes después de una sobredosis aguda de opioides. La fisiopatología de este fenómeno no está clara. Los pacientes deben ser observados durante 4 a 6 horas después de la sobredosis para evaluar la hipoxia y/o el desarrollo de lesión pulmonar aguda. El tratamiento de la lesión pulmonar aguda es principalmente de soporte. Mantenga una ventilación y oxigenación adecuadas con monitoreo frecuente de gases en sangre arterial y/u oximetría de pulso.
   - ***Hipotensión.*** La hipotensión a menudo se revierte con naloxona. Inicialmente, tratar con un bolus de solución salina, si el paciente puede tolerar una carga de líquido; luego, vasopresores adrenérgicos para elevar la presión arterial media.
   - ***Rabdomiólisis.*** La reposición temprana y agresiva de líquidos es el pilar de la terapia y puede ayudar a prevenir la insuficiencia renal. Si es necesario, se pueden agregar diuréticos como manitol o furosemida para mantener la producción de orina, pero solo después de que se haya restablecido el estado del volumen, ya que la hipovolemia aumentará el daño tubular renal. La alcalinización urinaria NO se recomienda.
   - ***Síndrome serotoninérgico.*** Las benzodiazepinas son el pilar de la terapia. La ciproheptadina también se usa comúnmente. Los casos graves se han manejado con sedación con benzodiazepinas y parálisis neuromuscular con agentes no despolarizantes. CIPROHEPTADINA: Es un antihistamínico oral antagonista serotoninérgico de los receptores 5-hidroxitriptamina (HT)-1ª y 5-HT-2ª. Se utiliza para mejorar los síntomas leves a moderados del síndrome serotoninérgico ADULTOS: 12 mg inicialmente seguidos de 2 mg cada 2 horas si persisten los síntomas,

hasta un máximo de 32 mg en 24 horas. Dosis de mantenimiento de 8 mg por vía oral repetida cada 6 horas. Niños: 0,25 mg/kg/día cada 6 horas, dosis máxima 12 mg/día.

- ***Hipertermia.*** Controlar la agitación y la actividad muscular con benzodiazepinas. Desvista al paciente y mejore la pérdida de calor por evaporación, manteniendo la piel húmeda y utilizando ventiladores de refrigeración. Los paralizantes no despolarizantes pueden usarse en casos severos.

d. **Aumento de la eliminación.** La hemodiálisis y la hemoperfusión no son útiles debido al gran volumen de distribución de este grupo de fármacos.

e. **Antídoto.** Naloxona: es el antídoto específico para revertir los efectos narcóticos de los opiáceos, siendo un antagonista competitivo y no selectivo de los receptores opioides. Su indicación principal es en los casos de intoxicaciones que desarrollen depresión respiratoria. Existen formulaciones intranasales que pueden ser administradas previo al ingreso a un centro asistencial (al momento de la edición de este libro, formulación intranasal sin registro sanitario en Chile). Una vez en un centro asistencial, la dosis inicial es 0,4 a 2 mg EV. Se puede repetir con intervalos de 2 a 3 minutos hasta un máximo de 10 mg. Si no ceden los síntomas, continuar con infusión continua hasta que estos reviertan. Debe tenerse precaución en el uso de naloxona en los pacientes con antecedentes de uso crónico o dependencia a opioides, ya que estos pueden desarrollar un síndrome de deprivación con el uso del antídoto.

## BIBLIOGRAFÍA

Andrew Stolbach et al. Acute opioid intoxication in adults. In: UpToDate, Shefner JM (Ed), UpToDate, Waltham, MA. (Acceso 04 de mayo 2023.)

Baldo B. A. (2021). Toxicities of opioid analgesics: respiratory depression, histamine release, hemodynamic changes, hypersensitivity, serotonin toxicity. Archives of toxicology, 95(8), 2627–2642. https://doi.org/10.1007/s00204-021-03068-2

Bullingham RES, McQuay HJ, Moore A, et al. (1980). Buprenorphine kinetics. Clin Pharmacol Ther; 28:667-672.

Dart, R. C., Surratt, H. L., Cicero, T. J., Parrino, M. W., Severtson, S. G., Bucher-Bartelson, B., & Green, J. L. (2015). Trends in opioid analgesic abuse and mortality in the United States. The New England journal of medicine, 372(3), 241–248. https://doi.org/10.1056/NEJMsa1406143.

Evans HC & Easthope S. (2003). Transdermal buprenorphine. Drugs; 63(19):1999-2010.

FENTANYL. In: Merative ® Micromedex® POISINDEX® (versión electrónica). Merative, Ann Arbor, Michigan, USA. Available at: https://www.micromedexsolutions.com/ (citada: 05/05/2024).

Glare PA, Walsh TD, & Pippenger CE. (1990). Normorphine, a neurotoxic metabolite? Lancet; 335:725-726.

Hennies HH, Friderichs E, & Schneider J. (1988). Receptor binding, analgesic and antitussive potency of tramadol and other selected opioids. Arzneimittelforschung; 38:877-880.

Lintz W, Barth G, & Osterloh G. (1986). Bioavailability of enteral tramadol formulations. 1st communication: capsules. Arzneimittelforschung; 36:1278-1283.

Lippmann M. (1977). Analgesic onset time of intravenous butorphanol in post-surgical patients: a placebo-controlled study. Curr Ther Res; 22:276.

Morphine In: Merative ® Micromedex® POISINDEX® (versión electrónica). Merative, Ann Arbor, Michigan, USA. Available at: https://www.micromedexsolutions.com/ (citeda: 04/05/2024).

Nath RP, Upton RA, Everhart ET, et al. (1999). Buprenorphine pharmacokinetics: relative bioavailability of sublingual tablet and liquid formulations. J Clin Pharmacol; 39:619-623.

Opioids/opioid Antagonist In: Merative ® Micromedex® POISINDEX® (versión electrónica). Merative, Ann Arbor, Michigan, USA. Available at: https://www.micromedexsolutions.com/ (citada: 05/05/2024).

Osborne RJ, Joel SP, & Slevin ML. (1986). Morphine intoxication in renal failure: the role of morphine-6-glucuronide. Br Med J; 292:1548-1549.

Product Information: ABSTRAL(R) oral sublingual tablets, fentanyl oral sublingual tablets. Sentynl Therapeutics, Inc. (per FDA), Solana Beach, CA, 2016.

Product Information: ACTIQ(R) oral transumcosal lozenge, fentanyl citrate oral transumcosal lozenge. Cephalon, Inc, Salt Lake City, UT, 2009.

Product Information: AVINZA(R) extended-release oral capsules, morphine sulfate extended-release oral capsules. Ligand Pharmaceuticals Incorporated, San Diego, CA, 2005.

Product Information: DURAGESIC(R) Transdermal patches, Fentanyl Transdermal patches. PriCara, Raritan, NJ, 2009.
Product Information: morphine sulfate extended-release oral tablets, morphine sulfate extended-release oral tablets. Mallinckrodt Inc., Hazelwood, MO, 2009.
Product Information: Morphine sulfate oral tablets, solution, Morphine sulfate oral tablets, solution. Roxane Laboratories Inc, Columbus, OH, 2009.
Product Information: MS CONTIN(R) controlled-release oral tablets, morphine sulfate controlled-release oral tablets. Purdue Pharma LP, Stamford, CT, 2006.
Product Information: ONSOLIS(TM) buccal, soluble film, fentanyl buccal, soluble film. Biodelivery Services International, Raleigh, NC, 2009.
Product Information: ORAMORPH(R) SR sustained-release oral tablets, morphine sulfate sustained-release oral tablets. Xanodyne Pharmaceuticals,Inc, Newport, KY, 2006.
Product Information: SUBOXONE(R) sublingual tablets, buprenorphine naloxone sublingual tablets. Reckitt Benckiser Pharmaceuticals Inc. (per FDA), Richmond, VA, 2011.
Product Information: SUBSYS(R) sublingual spray, fentanyl sublingual spray. Insys Therapeutics, Inc. (per DailyMed), Phoenix, AZ, 2012.
Product Information: Subutex(R), buprenorphine hydrochloride sublingual tablet. Reckitt Benckiser Pharmaceuticals Inc, Richmond, VA, 2002.
Product Information: tramadol HCl oral tablets, tramadol HCl oral tablets. Accord Healthcare, Inc (per DailyMed), Durham, NC, 2011.
Product Information: ULTRAM(R) oral tablets, tramadol hydrochloride oral tablets. PriCara, Raritan, NJ, 2009.
SEROTONIN SYNDROME. In: Merative ® Micromedex® POISINDEX® (versión electrónica). Merative, Ann Arbor, Michigan, USA. Available at: https://www.micromedexsolutions.com/ (citada: 05/05/2024).
Shan Yin. Opioid intoxication in children and adolescents. In: UpToDate, Shefner JM (Ed), UpToDate, Waltham, MA. (Acceso 04 de mayo 2023.)
Stehling LC & Zauder HL. (1978). Double-blind comparison of butorphanol and meperidine in the treatment of post surgical pain. J Intern Med Resp; 6:306.
Tramadol. In: Merative ® Micromedex® POISINDEX® (versión electrónica). Merative, Ann Arbor, Michigan, USA. Available at: https://www.micromedexsolutions.com/ (citada: 05/05/2024).
Westerling D, Sawe J, & Eklundh G. (1998). Near fatal intoxication with controlled- release morphine tablets in a depressed woman. Acta Anaesthesiol Scand; 42:586-589.

---

## 7.36. PARACETAMOL (INTOXICACIÓN AGUDA)

Lorena Silva, Juan Carlos Ríos y Enrique Paris

### Descripción

El paracetamol, también conocido como acetaminofeno, es el analgésico y antipirético de venta libre más utilizado en el mundo. Se utiliza solo o asociado con otros agentes (opioides, descongestionantes, antihistamínicos) que sí requieren receta y, por lo general, las personas suelen subestimar su toxicidad.

Dada la gran disponibilidad de este medicamento en los hogares, se observa una cantidad muy importante de expuestos, siendo el agente que ocupa los primeros lugares como medicamento de mayor incidencia de casos de intoxicaciones deliberadas y sobredosis accidentales en adultos y niños. La toxicidad del paracetamol es una causa frecuente de daño hepático agudo. Las intoxicaciones son habituales con reportes de cientos de muertes anualmente reportadas a nivel global. Si la sobredosis se identifica lo suficientemente temprano, las tasas de mortalidad son extremadamente bajas. Sin embargo, una vez que se ha desarrollado la insuficiencia hepática aguda, la mortalidad es de aproximadamente el 28 por ciento y un tercio de los pacientes requiere un trasplante de hígado.

### Mecanismo de toxicidad

El responsable de la toxicidad es un metabolito altamente tóxico y reactivo denominado N-acetil-p-benzoquinona imina (NAPQI), que se forma producto de la metabolización del paracetamol por la vía del citocromo P 450 2E1 que, en dosis terapéuticas, es conjugado mediante el glutatión y eliminado por el riñón como ácido mercaptopúrico el cual carece de toxicidad. Sin embargo, el glutatión es agotable y si la cantidad de NAPQI sobrepasa las reservas hepáticas del glutatión, el metabolito tóxico puede interactuar con las macromoléculas proteicas de los hepatocitos, lo que genera el daño celular y la subsecuente falla hepática.

Cuando los niveles de glutatión hepático están disminuidos en un 70-80 %, el NAPQI comienza a reaccionar con los hepatocitos, se une a proteínas de forma covalente creando aductos que producen daño oxidativo y necrosis centrolobulillar. Además, existe liberación de citoquinas y especies reactivas desde el tejido dañado que promueven la injuria hacia el tejido circundante, y sería este daño secundario el que explica la segunda fase clínica de la intoxicación por paracetamol.

Existen algunos factores que influyen en la hepatoxicidad del paracetamol [Tabla 104].

## Toxicocinética

a. **Absorción.** Se absorbe rápida y completamente en el tracto gastrointestinal (duodeno). Después de una sobredosis, el nivel plasmático máximo no suele alcanzarse hasta pasadas 4 horas. La absorción puede retrasarse por otros fármacos y alimentos ricos en carbohidratos que retrasan el vaciamiento gástrico.
b. **Distribución.** Se distribuye ampliamente en todos los tejidos. La mayor concentración se encuentra en la zona periportal del hígado y en la médula renal. La unión a proteínas es del 10 % al 25 % y su volumen de distribución es 0,7 a 1,2 L/kg.
c. **Metabolismo.** En dosis terapéuticas, el 5 % se elimina por el riñón de forma inalterada y aproximadamente el 95 % restante sufre

**Tabla 104.** Factores que influyen en la hepatoxicidad del paracetamol.

| Factor de riesgo | Implicaciones clínicas |
|---|---|
| Dosis y patrón de uso | – Administración de dosis agudas tóxicas.<br>– Ingestas de dosis supraterapéuticas (⩾ 4gr/día) durante dos semanas, según estudio de Watkin et al. (2006). Otros autores, Alhelail et al. (2011) y Daly et al. (2004), señalan que, en adultos, una ingestión supraterapéutica repetida de paracetamol ocurre cuando hay más de una ingestión durante un período superior a 8 horas, lo que resulta en una dosis acumulada de más de 4 g por 24 horas. Para dosis supraterapéuticas, los pacientes que pueden ser particularmente susceptibles son alcohólicos, con ayuno prolongado, con desnutrición, entre otros. |
| Etanol | – ↓ Toxicidad PCT con ingestión aguda de etanol (competencia vía metabólica)<br>– ↑ Toxicidad PCT con ingestión crónica de etanol: ↑ actividad de CYT450 2E1y disminuye dos a cuatro veces los niveles de glutatión. |
| Hierbas y medicamentos | – ↑ Toxicidad PCT con implicancia en ↓ glucuronidación hepática: Inductores del CIT450 2E1. Por ejemplo: anticonvulsivantes (carbamazapina, fenobarbital y fenitoína) y drogas antituberculosas (isoniazida y rifampicina).<br>– Fármacos como el trimetoprim-sulfametoxazol, opioides y zidovudina pueden potenciar la hepatotoxicidad del paracetamol al competir por las vías de glucuronidación, lo que da como resultado un aumento del metabolismo del paracetamol dependiente de CYP2E1. |
| Edad y factores genéticos | ↑ Toxicidad PCT con el avance de la edad y la alteración de la glucuronidación. |
| Estado nutricional | ↑ Toxicidad PCT en pacientes desnutridos. Glucuronidación es dependiente de las reservas de carbohidratos. |
| Enfermedad crónica hepática | ↑ Toxicidad PCT, especialmente en el abuso crónico de etanol (depleción de glutatión). |
| Tabaco | Induce CITP450 e incrementa el metabolismo oxidativo. |

Adaptada de J Clin Transl Hepatol. 2016 Jun 28; 4(2): 131-142.

metabolismo hepático, principalmente a través de glucuronidación o sulfatación. Un pequeño porcentaje (5 a 10 %) se metaboliza por vía del citrocromo P 450 2E1 del sistema microsomal. Esta última vía es la que genera el metabolito altamente tóxico y reactivo denominado N-acetil-p-benzoquinona imina (NAPQI), el cual es conjugado con el glutatión que se encuentra en reserva y es eliminado posteriormente por vía renal. En sobredosis, las vías de glucuronidación y sulfatación se saturan y aumenta el metabolismo por citrocromo P 450 2E1. Esto incrementa la producción NAPQI, que agota rápidamente las reservas protectoras naturales de glutatión celular.

d. **Excreción.** Alrededor del 5 % de una dosis de paracetamol se excreta sin cambios en la orina. El resto se excreta como conjugados de glucurónido y sulfato.
e. **Vida media:**
   - ***Vía intravenosa.*** Luego de la administración de una dosis única de paracetamol EV (dosis pediátrica de 15 mg/kg; dosis para adultos de 1.000 mg), la vida media varía según grupo etario:
     - Neonatos: 7 horas
     - Infantes: 4,2 horas
     - Niños: 3 horas
     - Adolescentes: 2,9 horas
     - Adultos: 2,4 horas
   - ***Vía oral.*** En adultos es de aproximadamente 2 a 3 horas, en niños es ligeramente más corta entre 1,5 a 3 horas y más prolongada en neonatos, ancianos y pacientes con cirrosis hepática.

## Dosis tóxica por vía oral

- **Adultos y adolescentes:**
  - 150 mg/kg/día o 7,5 gramos está asociada a un 60 % de riesgo de presentar elevaciones en las transaminasas y se utiliza como criterio para evaluar toxicidad.
  - Dosis de 200 mg/kg o 10 gramos totales se asocia con riesgo inminente de hepatotoxicidad.
  - Dosis > 350 mg/kg se correlaciona con daño hepático severo.
- **Pediatría:**
  - Menores de 6 meses: ≥ 150 mg/kg. Pueden tener sistemas inmaduros de detoxificación hepática lo que los hace más vulnerables.
  - Niños > 6 meses ≤ 6 años: ≥ 200 mg/kg. Este grupo de niños parece ser menos susceptible a la hepatotoxicidad ya que poseen vías de detoxificación más eficientes, un grado más alto de conjugación por sulfatación y una tasa de regeneración de glutatión más alta que los adultos.
  - Mayor de 6 años: ≥ 150 mg/kg.

## Órgano diana

Sistema hepático.

## Cuadro clínico

En casos de toxicidad por paracetamol, el paciente evoluciona en cuatro etapas [Tabla 105].

- **Intoxicaciones leves a moderadas.** Durante el primer día después de la ingestión, los pacientes pueden estar asintomáticos o solo desarrollar náuseas, vómitos y dolor abdominal. La elevación de la transaminasa sérica (ALT, AST) puede comenzar a desarrollarse a las 12 horas después de la ingestión y alcanzando más de 10.000 UI/L con algunos otros signos o síntomas. Las elevaciones de aminotransferasa generalmente alcanzan su punto máximo de 2 a 3 días después de la ingestión.
- **Intoxicaciones severas.** Insuficiencia hepática con coagulopatía y encefalopatía hepática. Los pacientes también pueden desarrollar falla renal aguda, coma, hipoglicemia, metahemoglobinemia y acidosis láctica. La hiperglicemia no es común, pero puede ocurrir como una característica temprana, luego de una sobredosis significativa de paracetamol.

La falla renal aguda se manifiesta con elevaciones del nitrógeno ureico y creatinina en sangre junto con proteinuria, hematuria y cilindros de células epiteliales y granulares en el análisis de orina, y se debe principalmente a la necrosis tubular aguda. También puede ocurrir daño endotelial vascular, por lo que tanto la toxicidad directa como la isquemia pueden contribuir a la lesión tubular. La función renal vuelve espontáneamente a la línea de base anterior dentro de una a cuatro semanas, aunque es posible que se requiera diálisis durante el episodio agudo.

**Tabla 105.** Etapas de la intoxicación por paracetamol. Adaptación de Acetaminophen (paracetamol) poisoning in adults: Pathophysiology, presentation, and evaluation. UpToDate.

| Etapa | Tiempo de presentación | Efectos clínicos |
|---|---|---|
| I | 0.5 a 24 horas | En las primeras 24 horas después de la sobredosis, los pacientes a menudo manifiestan náuseas, vómitos, diaforesis, palidez, letargo y malestar general. Algunos pacientes permanecen asintomáticos. Los niños pequeños pueden presentar sudoración excesiva. Normalmente sin alteración de exámenes clínicos. Pacientes graves pueden presentar alteración de enzimas hepáticas entre 8 y 12 horas después de la ingestión aguda de paracetamol. |
| II | 24 a 72 horas | Caracterizada por ausencia de síntomas. Durante esta etapa comienza a presentarse el daño hepático con elevaciones transaminasas: aspartato aminotransferasa (AST o SGOT) y alanina aminotransferasa (ALT). A medida que avanza la etapa II, los pacientes desarrollan dolor en el cuadrante superior derecho. Pueden hacerse evidentes elevaciones del TP/INR, bilirrubina total, creatinina e hiperfosforemia, oliguria y anomalías de la función renal |
| III | 72-96 horas | Reaparecen los síntomas sistémicos de la etapa I, junto con signos y síntomas de insuficiencia hepática vinculados a elevación de las enzimas hepáticas, coagulopatía, ictericia e hiperamonemia con alteración del nivel de conciencia. Los niveles plasmáticos de ALT y AST pueden superar las 10.000 UI/L. Además, se presenta prolongación del TP/INR, hipoglicemia, acidosis láctica y aumento de la bilirrubina total. La muerte ocurre más comúnmente en esta etapa, generalmente por falla del sistema multiorgánico. |
| IV | 4 días a 2 semanas | Los pacientes que sobreviven la etapa III ingresan en una fase de recuperación que generalmente comienza el día cuatro de la exposición aguda. La recuperación puede ser más lenta en pacientes graves. Los síntomas y los valores de laboratorio pueden no normalizarse durante varias semanas. Los cambios histológicos en el hígado varían desde citólisis hasta necrosis centrolobulillar. La región centrolobulillar (zona III) está preferentemente involucrada porque es el área de mayor concentración de CYP2E1 y, por lo tanto, el sitio de máxima producción de NAPQI. La recuperación histológica va en línea con la recuperación clínica y puede tardar hasta tres meses. Cuando ocurre la recuperación, es completa. |

AST o GOT: aspartato aminotransferasa; ALT: alanina aminotransferasa; UI: unidades internacionales; TP: tiempo de protrombina; INR: índice internacional normalizado (INR, por sus siglas en inglés) es un tipo de cálculo que se basa en los resultados de las pruebas de tiempo de protrombina.

## Exámenes de laboratorio

Si están disponibles, deben obtenerse niveles plasmáticos de paracetamol entre las 4 hrs y 24 hrs posteriores a la ingestión, luego interpretar su valor sobre el nomograma de Rumack-Matthew, para decidir la conducta a seguir. Este nomograma no se puede usar para ingestiones agudas posteriores a 24 horas, ingestiones orales supraterapéuticas repetidas o sobredosis intravenosa iatrogénica [Figura 7.3].

Si existe la sospecha de una ingesta alta y no se cuenta con niveles de paracetamol, se debe iniciar la terapia con N-acetilcisteína de inmediato y luego esperar los niveles plasmáticos para decidir la continuación o suspensión del tratamiento con antídoto.

Monitorear electrolitos, nitrógeno ureico en sangre y creatinina, nivel de bilirrubina total en suero, tiempo de protrombina (PT) con índice internacional normalizado (INR), aspartato aminotransferasa (AST), alanina aminotransferasa (ALT), amilasa y análisis de orina. En la intoxicación por paracetamol en general no se observa ictericia marcada.

**Figura 7.3.** Nomograma de Rumack-Matthew para evaluar riesgo de toxicidad por paracetamol.

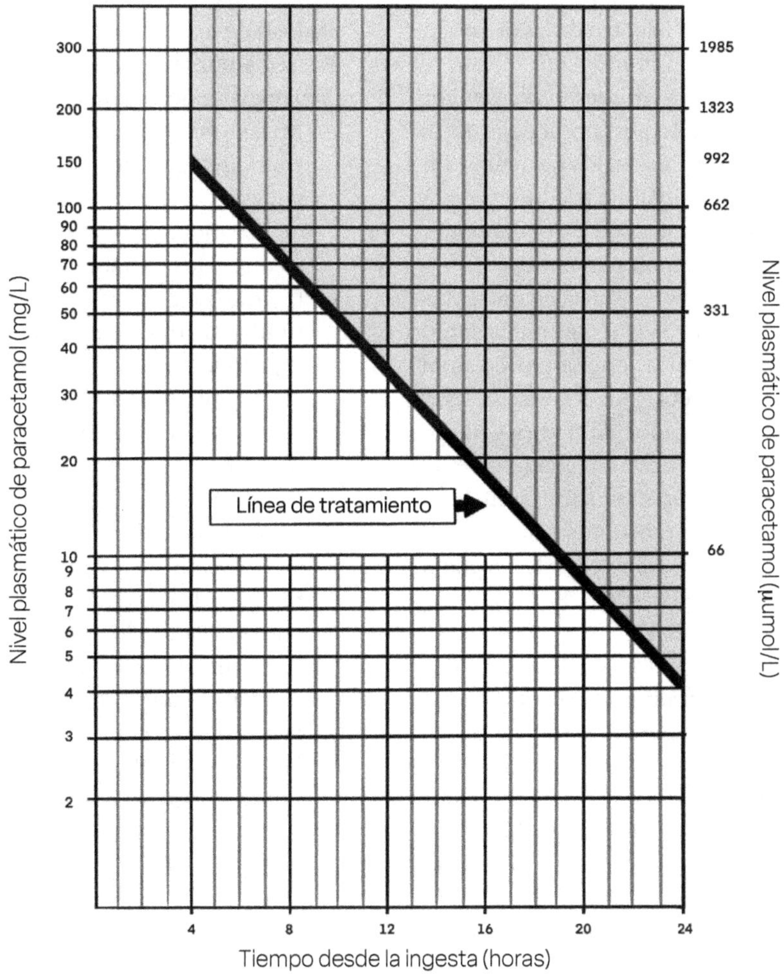


## Tratamiento

a. **CAB de la reanimación.** Intubar a los pacientes con alteración del estado mental y reanimar a los hipotensos con drogas vasoactivas.

b. **Prevención absorción:**

- ***Lavado gástrico.*** Por lo general, no está indicada.
- ***Carbón activado.*** Administre carbón activado a los pacientes que se presenten dentro de la primera y segunda hora en un centro asistencial, tras la ingestión de una dosis de paracetamol potencialmente tóxica. Los datos retrospectivos sugieren que la administración de carbón activado hasta 2 horas después de la ingestión disminuye la proporción de pacientes que requerirán terapia con N-acetilcisteína (NAC). El carbón activado adsorbe NAC, pero no hay evidencia de que la eficacia de NAC se reduzca en pacientes que han recibido carbón. No es necesario cambiar la dosis de NAC en pacientes que reciben carbón activado. Un estudio en voluntarios sanos evidenció que el carbón activado disminuyó la biodisponibilidad del paracetamol en un 66 % si se administraba una hora después de la ingestión y en un 22,7 % cuando se administraba dos horas después de la ingestión

c. **Tratamiento de complicaciones.** Los pacientes que se presentan en forma tardía luego de la ingestión aguda de paracetamol (más de 36 horas) pueden tener daño hepático significativo e incluso insuficiencia hepática (INR superior a 1,5, acidosis o encefalopatía). Tratar coagulopatías y la acidosis metabólica si se presentan. Los pacientes que se presentan en forma temprana y son tratados con NAC dentro de las primeras 8 horas tienen un buen pronóstico.

- ***Manejo de náuseas y vómitos inducidos por la NAC.*** La mala tolerancia oral de la NAC puede generar vómitos en los pacientes. En estos casos se puede utilizar como terapia antiemética metoclopramida y/o ondansetrón (Revisar especificaciones en antídoto).
- ***Trasplante hepático.*** Se utiliza en pacientes con insuficiencia hepática fulminante como resultado de la intoxicación por paracetamol que tienen pocas probabilidades de sobrevivir. Los criterios adoptados en King's College Hospital para trasplante de hígado en caso de insuficiencia hepática fulminante por intoxicación por paracetamol son:
  - pH < 7,30 (independientemente del grado de encefalopatía) después de la reanimación con líquidos o
  - tiempo de protrombina > 100 segundos (INR > 6,5) y creatinina sérica superior a 300 μmol/L en pacientes con encefalopatía grado III o IV.

  También se han considerado:
  - concentración de lactato arterial superior a 3,5 mmol/L después de la reanimación temprana (4 horas) o
  - pH < 7,3 o lactato > 3,0 mmol/L después de la reanimación con líquidos (12 horas después de la admisión).

d. **Aumento de la eliminación.** La hemodiálisis elimina el paracetamol, pero no se usa de forma rutinaria, ya que la N-acetilcisteína es un antídoto eficaz. La extracción extracorpórea puede ser útil para reducir las concentraciones séricas de paracetamol si no se dispone de NAC, pero no existen estudios sistemáticos para evaluar la eficacia de este tratamiento. La hemodiálisis nunca debe considerarse una alternativa a la terapia NAC.

e. **Antídoto.** La N-acetilcisteína (NAC) es el pilar de la terapia para la toxicidad por paracetamol. Cuenta con la aprobación de la FDA para el tratamiento de dosis potencialmente hepatotóxicas de paracetamol y es casi 100 % efectivo si se administra dentro de las 8 horas posteriores a la ingestión aguda. Si el paciente presenta alteraciones en la función hepática después de terminado el protocolo con NAC, se sugiere continuar con la administración de la dosis de mantención hasta que los niveles de paracetamol sean indetectables y los exámenes hepáticos se normalicen.

- Mecanismo de acción: NAC repone las reservas de glutatión proporcionando cisteína, que es un precursor esencial en la producción de glutatión. La NAC por sí misma también se une a los metabolitos tóxicos y elimina los radicales libres. También aumenta el suministro de oxígeno a los tejidos, aumenta la producción de ATP mitocondrial y altera el tono microvascular para aumentar el flujo sanguíneo y el suministro de oxígeno al hígado y otros órganos vitales.
- Indicación: se debe administrar a cualquier paciente con riesgo de daño hepático con antecedentes de ingestión de dosis tóxica. El régimen de tratamiento estándar con NAC oral se ha utilizado regularmente durante más de treinta años en casos de intoxicaciones con Paracetamol con una adecuada eficacia clínica. No retrasar la terapia con NAC por falta de nivel plasmático, en pacientes que se presentan 8 horas o más después de la ingestión o si se desconoce el momento de la exposición. Administre la dosis de carga y luego suspenda si el nivel plasmático se encuentra por debajo de la línea de tratamiento.
- Dosis oral: el tratamiento dura 72 horas: Las dosis de carga es de 140 mg/kg seguida de 17 dosis de 70 mg/kg cada cuatro horas (dosis total de 1.330 mg/kg).

  Consideraciones de administración oral de NAC. El olor y el sabor desagradable de las formulaciones de NAC puede provocar mala tolerancia oral: la solución debe diluirse al 5 % y preferiblemente mezclarse con un jugo para mejorar la palatabilidad. Aproximadamente el 33 % de los sujetos tratados con NAC oral desarrollan náuseas y vómitos. Si un paciente vomita dentro de los primeros 60 minutos después de recibir una dosis oral de NAC, se debe repetir la dosis. En estos casos se recomienda su administración por sonda nasogástrica. En Chile, hasta la fecha de edición de este libro, no existen formulaciones de NAC para uso como antídoto, y las formulaciones existentes son mucolíticos en solución para nebulización (apta para administración oral) y en jarabe. Se prefiere el uso de las formulaciones para nebulización, ya que las formulaciones de jarabe contienen sorbitol como excipiente, lo que produce el riesgo de diarrea.

- Dosis EV: en algunos países, como Reino Unido y EE. UU., existen formas farmacéuticas de NAC para la administración intravenosa junto con protocolos abreviados de la administración del antídoto. infusión de 150 mg/kg durante 60 minutos, seguida de una infusión de 50 mg/kg durante 4 horas, seguida de una infusión de 100 mg/kg durante 16 horas. El protocolo aprobado por la FDA es para un tiempo de infusión recomendado total de 21 horas.
- Reacciones adversas: por vía oral se pueden presentar náuseas, vómitos, diarrea, flatulencia y reflujo gastroesofágico. Por vía EV se describen reacciones anafilactoides.
- Embarazo: las pacientes embarazadas con sobredosis en niveles tóxicos de paracetamol deben ser tratadas con NAC y no se debe inducir el parto en un intento de prevenir la toxicidad fetal por paracetamol.

## BIBLIOGRAFÍA

Acetaminophen-Acute In: MerativeTM Micromedex® POISINDEX® (electronic version). Merative, Ann Arbor, Michigan, USA. Available at: https://www.micromedexsolutions.com/ (cited: 10/04/2024).

Alhelail MA, Hoppe JA, Rhyee SH, et al. (2011). Clinical course of repeated supratherapeutic ingestion of acetaminophen. Clin Toxicol (Phila); 49(2):108-112.

Blieden, M., Paramore, L. C., Shah, D., & Ben-Joseph, R. (2014). A perspective on the epidemiology of acetaminophen exposure and toxicity in the United States. Expert review of clinical pharmacology, 7(3), 341-348. https://doi.3org/10.1586/17512433.2014.90474

Chiew, A. L., & Buckley, N. A. (2021). Acetaminophen Poisoning. Critical care clinics, 37(3), 543–561. https://doi.org/10.1016/j.ccc.2021.03.005.

Chiew, A. L., Gluud, C., Brok, J., & Buckley, N. A. (2018). Interventions for paracetamol (acetaminophen) overdose. The Cochrane database of systematic reviews, 2(2), CD003328. https://doi.org/10.1002/14651858.CD003328.pub

Christophersen AB, Levin D, & Hoegberg LCG. (2002) Activated charcoal alone or after gastric lavage: a simulated large paracetamol intoxication. Br J Clin Pharmacol; 53:312-317

Yoon, E., Babar, A., Choudhary, M., Kutner, M., & Pyrsopoulos, N. (2016). Acetaminophen-Induced Hepatotoxicity: a Comprehensive Update. Journal of clinical and translational hepatology, 4(2), 131–142. https://doi.org/10.14218/JCTH.2015.00052

Chun, L. J., Tong, M. J., Busuttil, R. W., & Hiatt, J. R. (2009). Acetaminophen hepatotoxicity and acute liver failure. Journal of clinical gastroenterology, 43(4), 342–349. https://doi4.org/10.1097/MCG.0b013e31818a38.

Dart RC, Erdman AR, Olson KR, et al. (2006) Acetaminophen poisoning: an evidence-based consensus guideline for out-of-hospital management. Clin Toxicol'(Phila) 44(1):1-18.

Daly FF, O'Malley GF, Heard K, et al. (2004). Prospective evaluation of repeated supratherapeutic acetaminophen (paracetamol) ingestion. Ann Emerg Med 2004; 44(4):393-398.

Ellenhorn, M. (1997). Nonsteroidal Antiinflamatory Drugs. En: Ellenhorn, M. (Ed.) Ellenhorn's Medical Toxicology. Maryland: Williams & Wilkins, 180-192.

Ershad M, Naji A, Vearrier D. N Acetilcisteína. [Actualizado el 19 de febrero de 2023]. En: StatPearls [Internet]. Treasure Island (FL): Publicación de StatPearls; 2023 ene-. Disponible en: https://www.ncbi.nlm.nih.gov/books/NBK537183/.

Hendrickson RG & Bizovi KE. (2008): Acetaminophen. In: Flomenbaum NE, Goldfrank LR,'and Hoffman RS, eds. Goldfrank's Toxicologic Emergencies 8th ed., 8th. McGraw-Hill, New York, NY pp 523-524.

Herndon, C. M., & Dankenbring, D. M. (2014). Patient perception and knowledge of acetaminophen in a large family medicine service. Journal of pain & palliative care pharmacotherapy, 28(2), 109–116. https://doi.o2rg/10.3109/15360288.2014.908993

Jaeschke, H., McGill, M. R., & Ramachandran, A. (2012). Oxidant stress, mitochondria, and cell death mechanisms in drug-induced liver injury: lessons learned from acetaminophen hepatotoxicity. Drug metabolism reviews, 44(1), 88–106. https://doi.org/10.3109/03602532.2011.602688.

Kaysen, G. A., Pond, S. M., Roper, M. H., Menke, D. J., & Marrama, M. A. (1985). Combined hepatic and renal injury in alcoholics during therapeutic use of acetaminophen. Archives of internal medicine, 145(11), 2019–2023.

Kennon Heard, MDRichard Dart, MD, PhD. Management of acetaminophen (paracetamol) poisoning in children and adolescents. En UpToDate. Recuperado de URL https://www.uptodate.com/contents/management-of-acetaminophen-paracetamol-poisoning-in-children-and-adolescents.

Kerr, F., Dawson, A., Whyte, I. M., Buckley, N., Murray, L., Graudins, A., Chan, B., & Trudinger, B. (2005). The Australasian Clinical Toxicology Investigators Collaboration randomized trial of different loading infusion rates of N-acetylcysteine. Annals of emergency medicine, 45(4), 402–408.

Mazer, M., & Perrone, J. (2008). Acetaminophen-induced nephrotoxicity: pathophysiology, clinical manifestations, and management. Journal of medical toxicology: official journal of the American College of Medical Toxicology, 4(1), 2–6. https://doi.org/10.1007/BF0316094.

Michael J Burns, MDScott L Friedman, MDAnne M Larson, MD, FACP, FAASLD, AGAF Acetaminophen (paracetamol) poisoning in adults: Pathophysiology, presentation, and evaluation. En UpToDate. Recuperado de URL https://www.uptodate.com/contents/acetaminophen-paracetamol-poisoning-in-adults-pathophysiology-presentation-and-evaluation.

Mofenson, H. (1993). Acetaminophen. En: Viccellio, P. (Ed.) Handbook of Medical Toxicology. Boston: Li'tle, Brown and Co., 380-385.

O'Grady J.G., Alexander G.J., Hayllar K.M., et. al. (1989). Early indicators of prognosis in fulminant hepatic failure. Gastroenterology; 97: pp. 439-445.

Olson, K. (1998). Acetaminophen. En: Olson, K. (Eonnecticuting & Drug Overdose. Conneticut: Appleton & Lange, 61-63.

Prescott LF. (1983). Paracetamol overdosage. Pharmacological considerations and clinical management. Drugs 1983; 25:290-31®roduct Information: OFIRMEV(TM) intravenous infusion, acetaminophen intravenous infusion. Cadence Pharmaceuticals Inc., San Diego, CA, 2010.

Product Information: TYLENOL(R) oral, acetaminophen oral. McNeil Consumer Healthcare, Skillman, NJ, 2010.

Singer, A. J., Carracio, T. R., & Mofenson, H. C. (1995). The temporal profile of increased transaminase levels in patients with acetaminophen-induced liver dysfunction. Annals of emergency medicine, 26(1), 49–53. https://doi.org/10.1016/s0196-0644(95)70237-7

Smilkstein, M. (1998). Acetaminophen. En: Goldfrank, Flomenbaum, Lewin, Weisman, Howland, Hoffman, (Eds.) Goldfrank's Toxicologic Emergencies. Connecticut: Appleton & Lange, 593-601.

Smilkstein, M. J., Knapp, G. L., Kulig, K. W., & Rumack, B. H. (1988). Efficacy of oral N-acetylcysteine in the treatment of acetaminophen overdose. Analysis of the national multicenter study (1976 to 1985). The New England journal of medicine, 319(24), 1557–1562.

Yip, L., & Dart, R. C. (2003). A 20-hour treatment for acute acetaminophen overdose. The New England journal of medicine, 348(24), 2471–2472. https://doi.org/10.1056/NEJM200306123348242

Yoon E, Babar A, Choudhary M, Kutner M, Pyrsopoulos N. (2016). Acetaminophen-Induced Hepatotoxicity: a Comprehensive Update. J Clin Transl Hepatol. 2016 Jun 28;4(2):131-42. doi: 10.14218/JCTH.2015.00052. Epub 2016 Jun 15. PMID: 27350943; PMCID: PMC4913076.

Watkins, P. B., Kaplowitz, N., Slattery, J. T., Colonese, C. R., Colucci, S. V., Stewart, P. W., & Harris, S. C. (2006). Aminotransferase elevations in healthy adults receiving 4 grams of acetaminophen daily: a randomized controlled trial. JAMA, 296(1), 87–93. https://doi.org/10.1001/jama.296.1.87

---

## 7.37. QUETIAPINA

Antonia Sateler, Lorena Silva y Juan Carlos Ríos

### Descripción

La quetiapina es un antipsicótico atípico o de segunda generación, que está aprobada por la FDA para el tratamiento de la esquizofrenia, los episodios maníacos agudos y el tratamiento adyuvante del trastorno depresivo mayor. La quetiapina también se usa para varias indicaciones no aprobadas por la FDA, como el trastorno de ansiedad generalizada, y en los últimos años se ha generalizado su utilización para tratar los trastornos del sueño, sin considerar sus cualidades adictivas conocidas y sus efectos adversos ampliamente descritos.

Las intoxicaciones con quetiapina son frecuentes. Se informan reportes de muertes, pero no son habituales y generalmente se deben a una ingestión de polifarmacia.

## Mecanismo de toxicidad

Este fármaco produce su efecto terapéutico por medio de distintas vías. El principal mecanismo de acción es el bloqueo de receptores serotoninérgicos tipo 2($5HT_2$). Además, tiene un efecto antagonista sobre los receptores de $D_2$. El antagonismo de los receptores de $D_1$ y de $5HT_1$ es débil. A partir de lo anterior, se desprende que la quetiapina tiene mayor selectividad para ciertos receptores, lo cual contribuye a disminuir la incidencia de efectos extrapiramidales con respecto a otros antipsicóticos. Este antipsicótico también tiene gran afinidad con receptores alfa 1 - alfa 2 adrenérgicos e histamínicos. Finalmente, tiene leve afinidad por los receptores muscarínicos. El antagonismo de la quetiapina sobre estos receptores es el responsable de los efectos clínicos que se generan en el organismo. En sobredosis, se pierde la selectividad sobre los receptores y prevalecen los efectos tóxicos.

## Toxicocinética

a. **Absorción.** En el caso de los comprimidos de liberación inmediata, el peak plasmático ocurre 1,5 horas posteriores a la ingesta, mientras que, en aquellos comprimidos de liberación extendida, el peak plasmático ocurre 6 horas después de la administración del medicamento.
b. **Distribución.** 6-14 L/kg. En el contexto de dosis terapéuticas, el 83 % tiene unión a proteínas plasmáticas.
c. **Metabolismo.** Ocurre en el hígado.
d. **Excreción.** La mayor parte se excreta por la orina como metabolito inactivo (73 %). Cerca del 20 % se elimina por medio de las deposiciones.
e. **Vida media.** En el caso de los comprimidos de liberación inmediata corresponde a 3- 6 horas; en cambio, en los de liberación extendida tiene un rango de entre 7 a 12 horas. Lo anterior, en dosis terapéutica. Es importante tener en consideración que en caso de sobredosis generalmente estos parámetros se retrasan.

## Dosis tóxica

En pacientes no usuarios < 12 años, la dosis potencialmente tóxica es desde los 100 mg y en pacientes ≥ 12 años desde los 125 mg. En pacientes con tratamiento crónico de quetiapina, se considera como dosis tóxica una ingestión aguda de más de 5 veces su dosis terapéutica.

## Órgano diana

Sistema nervioso y sistema cardiovascular.

## Cuadro clínico

- **Intoxicaciones leves a moderadas.** En caso de toxicidad leve a moderada, se esperan efectos anticolinérgicos como, por ejemplo, sequedad de mucosas, constipación, somnolencia, mareos y taquicardia sinusal. A nivel cardiovascular se pueden observar alteraciones electrocardiográficas, como prolongación del segmento QT.
- **Intoxicaciones severas.** Se esperan efectos anticolinérgicos más marcados (retención urinaria, taquicardia sinusal más severa) y mayor depresión del SNC. También pueden aparecer convulsiones, rabdomiólisis y falla renal. A nivel cardiovascular puede haber hipotensión. En los casos más graves puede producirse depresión respiratoria.

En la literatura se describen casos de síndrome de dificultad respiratoria aguda (SDRA) y síndrome neuroléptico maligno, inducido por sobredosis de quetiapina.

## Exámenes de laboratorio

Se debe monitorizar electrocardiograma. En caso de toxicidad severa, los pacientes deben permanecer con monitorización cardíaca continua para detectar posibles arritmias. Controlar CPK y función renal en caso de que el paciente presente mioclonías, convulsiones, agitación o distonías por el riesgo de rabdomiólisis. Controlar enzimas hepáticas.

## Tratamiento

a. **CAB de la reanimación.** Mantener vía aérea y ventilación asistida, si es necesario. Administrar oxígeno suplementario. Realice una intubación orotraqueal temprana en un paciente con signos de intoxicación grave (depresión marcada del SNC y convulsiones).
b. **Prevención absorción.** Considerar estas medidas en caso de toxicidad severa para los pacientes que se presenten durante la primera hora post ingesta y según las condiciones clínicas del paciente (estado de conciencia):
   - ***Lavado gástrico.*** Por lo general, no está indicado. Se prefiere el uso de carbón activado, si las condiciones del paciente lo permiten.
   - ***Carbón activado.*** Se ha demostrado que una dosis única de carbón activado disminuye

la fracción relativa de quetiapina absorbida. Considere la administración después de una ingestión potencialmente tóxica dentro de la primera hora posterior a la ingestión. Evalúe la capacidad para proteger la vía respiratoria.

Las formulaciones de liberación prolongada de quetiapina en grandes cantidades se han asociado con la formación de bezoares después de una exposición aguda. En estos casos, por lo general se requiere extracción endoscópica o procedimientos quirúrgicos, dependiendo del tamaño del bezoar.

c. **Tratamiento de complicaciones:**
  - ***Hipotensión.*** Administre fluidos intravenosos y colocar al paciente en posición de Trendelenburg. En teoría, los agentes con actividad β-adrenérgica, como la epinefrina o la dopamina, pueden empeorar la hipotensión en el contexto del bloqueo alfa inducido por quetiapina. Si la hipotensión no responde a los líquidos intravenosos, se pueden preferir los agentes con efectos alfa adrenérgicos, como la norepinefrina o la fenilefrina. Se deben evitar los agentes con propiedades bloqueantes alfas adrenérgicas en las sobredosis de quetiapina, ya que los efectos hipotensores pueden ser aditivos.
  - ***Convulsiones.*** Manejar con benzodiazepinas. Si no responde a eso, manejar con barbitúricos.
  - ***Reacciones distónicas.*** Se utilizan anticolinérgicos de acción central como difenhidramina y clorfenamina:
    - DIFENHIDRAMINA: 0,5-1 mg/kg EV o IM (máximo 3 mg). Puede repetirse en 30 minutos si hay respuesta incompleta. Revertido el cuadro agudo, seguir con 25 mg VO c/6 horas por 2-3 días (0,5 mg/kg en niños). A la fecha de edición de este libro, medicamento no registrado en Chile para uso parenteral y oral.
    - CLORFENAMINA: Medicamento ampliamente utilizado y disponible en Chile. DOSIS: Adultos: 10 mg c/12 horas IM. Pediatría: 0,2 mg/kg/día c/ 12 horas vía IM, máximo 4 mg/día. Dependiendo de la gravedad del cuadro, se puede considerar la vía EV. Una vez que revierta el cuadro agudo, cambiar a VO en dosis: Adultos: 4 mg c/8 horas por 2 días. Pediatría: 0,35 mg/kg/día c/ 8 horas por 2 días, con el fin de evitar la recurrencia de los síntomas.
    - BENZODIAZEPINAS: en caso de que no exista respuesta favorable con los anticolinérgicos, se puede complementar el tratamiento con el uso de benzodiazepinas con el fin de relajar la musculatura en el paciente. Diazepam: 0,1 mg/kg EV lento, que puede repetirse en 30 minutos, si no hay respuesta completa y no ha existido excesiva sedación.
    - PRIAPISMO. Puede producirse priapismo después de una sobredosis de quetiapina debido al bloqueo alfa-adrenérgico. Se debe solicitar una interconsulta a urología después de una sobredosis de quetiapina que resulte en priapismo. Inicialmente, se puede administrar aspiración cavernosa seguida de inyecciones intracavernosas de epinefrina o fenilefrina. Si no tiene éxito, se puede considerar la intervención quirúrgica.

d. **Aumento de la eliminación.** Los métodos extracorpóreos de eliminación no han demostrado utilidad clínica debido a la alta unión de proteínas que presenta la quetiapina.

e. **Antídoto.** No existe un antídoto específico.

## BIBLIOGRAFÍA

Cobaugh DJ, Erdman AR, Booze LL, et al. (2007). Atypical antipsychotic medication poisoning: an evidence-based consensus guideline for out-of-hospital management. Clin Toxicol (Phila); 45(8):918-942.

Peridy, E., Hamel, J.-F., Rolland, A.-L., Gohier, B., & Boels, D. (2019). Quetiapine Poisoning and Factors Influencing Severity. Journal of Clinical Psychopharmacology, 39(4), 312–317. doi:10.1097/jcp.0000000000001053.

QUETIAPINE In: MerativeTM Micromedex® POISINDEX® (electronic version). Merative, Ann Arbor, Michigan, USA. Available at: https://www.micromedexsolutions.com/ (cited: 12/05/2024).

Pais VM & Ayvazian PJ. (2001). Priapism from quetiapine overdose: first report and proposal of mechanism. Urology; 58:462vii-462viii.

Rauber-Luthy C, Hofer KE, Bodmer M, et al. (2013). Gastric pharmacobezoars in quetiapine extended-release overdose: a case series. Clin Toxicol (Phila); 51(10):937-940.

Chyka PA, Seger D, Krenzelok EP, et al. (2005). Position paper: Single dose activated charcoal. Clin Toxicol (Phila); 43(2):61-87.

Filkins P, Walsh C, & Kiernan E. (2021). An atypical use of MDAC: enhanced elimination of quetiapine in a massive overdose. Clin Toxicol, 59(11):21-.

Modesto-Lowe, V., Harabasz, A. K., & Walker, S. A. (2021). Quetiapine for primary insomnia: Consider the risks. Cleveland Clinic journal of medicine, 88(5), 286–294. https://doi.org/10.3949/ccjm.88a.2003

Peridy, E., Hamel, J. F., Rolland, A. L., Gohier, B., & Boels, D. (2019). Quetiapine Poisoning and Factors Influencing Severity. Journal of clinical psychopharmacology, 39(4), 312–317. https://doi.org/10.1097/JCP.0000000000001053

Zhang, Y., Teng, F., Liu, L. L., Cai, X. L., Zhang, N., & Li, G. Q. (2022). Zhonghua lao dong wei sheng zhi ye bing za zhi = Zhonghua laodong weisheng zhiyebing zazhi = Chinese journal of industrial hygiene and occupational diseases, 40(2), 145–148. https://doi.org/102.3760/cma.j.cn121094-20210203-00078

Saraiva, R., Côrte-Real, B., Cordeiro, C., Gonçalves, M. J., Abreu, M., & Coentre, R. (2023). Quetiapine-Induced Neuroleptic Malignant Syndrome. The primary care companion for CNS disorders, 25(2), 22cr03332. https://doi.org/10.4088/PCC.22cr03332

Ninčević, Ž., Lasić, D., Glavina, T., Mikačić, M., Carev, M., & Podrug, K. (2017). Quetiapine Poisoning Associated with Neuroleptic Malignant Syndrome, Rhabdomyolysis and Renal Failure: A Case Report. Psychiatria Danubina, 29(1), 84–86.

Maan JS, Ershadi M, Khan I, et al. Quetiapine. [Updated 2021 Sep 12]. In: StatPearls [Internet]. Treasure Island (FL): StatPearls Publishing; 2022 Jan-. Available from: https://www.ncbi.nlm.nih.gov/books/NBK459145/

---

## 7.38. RELAJANTES MÚSCULO ESQUELÉTICOS DE ACCIÓN CENTRAL

Alberto López y Juan Carlos Ríos

### Descripción

La espasticidad y los espasmos musculares son condiciones frecuentes que afectan la capacidad funcional y la calidad de vida de los pacientes. La espasticidad se presenta como secuela de lesiones o enfermedades del sistema nervioso central (SNC) y los espasmos musculares suelen ser consecuencia de lesiones del sistema nervioso periférico o lesiones a nivel muscular: traumatismos, síndromes miofasciales, fibromialgia, espasmos de protección, etcétera.

Los relajantes musculares son fármacos que actúan sobre los centros nerviosos y deprimen la actividad del músculo esquelético, disminuyendo el tono y los movimientos involuntarios. Tienen estructura química muy diversa, siendo un grupo muy heterogéneo y químicamente no relacionados. Generalmente causan depresión generalizada del SNC, lo que puede alterar la percepción del dolor. Estos medicamentos usualmente se utilizan como drogas de abuso y las sobredosis se generan principalmente por ingestión accidental en niños e intentos de suicidio.

### Sustancias incluidas

Dentro de los medicamentos que pertenecen a este grupo, se encuentran:

- Ciclobenzaprina
- Clorzoxazona
- Clormezanona
- Baclofeno.

### Mecanismo de toxicidad

Ver Tabla 106.

### Toxicocinética

a. **Absorción.** Ver Tabla 107.
b. **Distribución.** Ver Tabla 107.
c. **Metabolismo.** Ver Tabla 107.
d. **Excreción.** Ver Tabla 107.
e. **Vida media.** Ver Tabla 107.

### Dosis tóxica

La dosis tóxica de estos fármacos varía considerablemente, dependiendo en gran parte de la tolerancia individual a su acción, o por la influencia de la coingesta de otros fármacos y sustancias, como bebidas alcohólicas [Tabla 108]. Intoxicaciones fatales con este grupo de medicamentos son raras.

**Tabla 106.** Mecanismo farmacológico y de toxicidad de los relajantes musculares de acción central. De elaboración propia.

| Medicamentos | Mecanismo de acción farmacológico | Mecanismo de toxicidad |
|---|---|---|
| Ciclobenzaprina | Relacionado estructural y farmacológicamente con los antidepresivos tricíclicos.<br>Su mecanismo de acción está centrado principalmente en el tronco encefálico por sobre la médula espinal, aliviando los espasmos musculares sin interferir con la función muscular.<br>La evidencia muestra que afecta los sistemas motores gamma (γ) y alfa (α), disminuyendo la actividad motora somática.<br>Otras investigaciones sugieren que actúa como un antagonista 5-HT 2, y esta acción adicional sería la responsable de su acción antiespasmódica. | En sobredosis muestra efectos anticolinérgicos, antihistamínicos y depresores del SNC. También es un inhibidor débil de la recaptación de norepinefrina y serotonina. |
| Clorzoxazona | Actúa a nivel de la médula espinal y áreas subcorticales del cerebro para inhibir los arcos reflejos postsinápticos que están involucrados en causar y mantener los espasmos musculoesqueléticos. Su acción, en parte, ha sido asociada con los efectos sedativos debido a su estructura derivada de las benzodiazepinas. | Su toxicidad es una extensión de su farmacología, causando generalmente depresión del SNC. |
| Clormezanona | Se ha informado que la clormezanona mejora el estado emocional aliviando la ansiedad leve, generalmente sin afectar la claridad de la conciencia. Los efectos relajantes del músculo esquelético probablemente se relacionan con sus propiedades sedantes. Se desconoce su mecanismo de acción preciso. | |
| Baclofeno | Es un ácido similar al GABA. Los receptores para baclofeno son designados como receptores GABA-B. La activación de estos receptores provoca que la neurona se hiperpolarice, disminuyendo el flujo de calcio y aumentando la conductancia del potasio. Como consecuencia, existe disminución en la liberación de neurotransmisores excitatorios. De esta forma, el fármaco reduce la excitabilidad de las terminales neuronales aferentes primarias, inhibe la actividad refleja mono y polisináptica a nivel espinal y reduce la actividad neuronal motora gamma. Se usa para reducir frecuencia y severidad de los espasmos y para disminución de la hipertonía muscular | Agonista presináptico GABA-B, en sobredosis causa depresión del SNC similar a otros agonistas GABA. |

**Tabla 107.** Parámetros toxicocinéticos relajantes musculares de acción central. De elaboración propia.

| Medicamento | Absorción | Distribución | Metabolismo | Excreción | Vida media |
|---|---|---|---|---|---|
| Ciclobenzaprina | Rápida, biodisponibilidad 33 % a 55 %. Peak plasmático: 4 a 6 hrs. | Se une en gran medida a proteínas plasmáticas en un 93 % aprox. | Mayoritariamente hepática vía citocromo P450 (CYP3A4, CYP31A2 y CYP2D6) como conjugado de glucurónido, principalmente. | Aprox. el 50 % es eliminado por vía renal, 14 % en las heces y 15 % sin cambios en la bilis. | Rango de 8 a 37 hrs., en promedio 18 hrs. |
| Clorzoxazona | Rápida, biodisponibilidad 100 %. Peak plasmático: Aprox. 1 hora | Buena en tejido graso. Concentraciones dos veces mayor que la del plasma. | Mayoritariamente hepática, vía glucuronidación | Urinaria (predominantemente como conjugado, < 1 % como droga intacta). | 1 a 2 horas |
| Clormezanona | Aparentemente la absorción es lenta. Peak plasmático: 1 a 2 horas. | Unión a proteínas 48 %. | Hepática, por hidrólisis, oxidación y conjugación a conjugados no glucurónidos. | Renal 40 %. | 19 a 24 horas. |
| Baclofeno | Rápida y completa por vía oral. Biodisponibilidad: 70 a 80 % por vía oral. Peak en sangre: dentro de 2 horas post-ingesta. | 30 % de unión a proteínas; Vd 0,83 L/kg. | 15 % en hígado a través de desaminación. | Sobre el 80 % excretado sin cambios por los riñones | 3-6,8 hrs con función renal normal. |

**Tabla 108.** Dosis tóxicas descritas de relajantes musculares de acción central. De elaboración propia.

| Medicamento | Dosis tóxica |
|---|---|
| Ciclobenzaprina | Efectos de tipo anticolinérgico pueden ser observados a partir de 100 mg. |
| Clormezanona | En ingestas de 7-11 gramos, se ha producido somnolencia, hipotensión, efectos anticolinérgicos y coma. |
| Clorzoxazona | Ingestas de hasta 5 gramos en adultos han resultado en la ausencia de efectos adversos. Síntomas severos han sido reportados en un adulto después de la ingesta de 10 gramos. |
| Baclofeno | Ingestiones de 200 mg en adultos han derivado en la aparición de depresión del SNC, coma, delirium, convulsiones e hipertensión. Sin embargo, existe un reporte de caso de un lactante de 22 meses de edad que sufrió paro respiratorio con dosis de 120 mg (10,9 mg/kg). Otro reporte de caso de un pre-escolar de 3 años con dosis estimada de 60 mg sufrió coma, flacidez, hiporreflexia, bradicardia e hipotensión. Se reportan dosis de toxicidad con concentraciones plasmáticas de 1,1 mg/L obtenidas con dosis de 180 mg diarios en pacientes bebedores de alto riesgo. La toxicidad se puede presentar a dosis terapéuticas en pacientes con daño renal. Fatalidades se han descrito con dosis de ingesta de 1 gramo o más. |

## Órgano diana

Sistema nervioso central (SNC).

## Cuadro clínico

El cuadro clínico de la ingesta de relajantes musculares de acción central es la depresión del SNC, pasando por diversos grados de compromiso, desde somnolencia hasta coma, y en casos de compromiso significativo del SNC puede desencadenarse depresión respiratoria. Efectos paradojales han sido descritos en sobredosis, como estimulación del SNC, euforia, hiperreflexia, agitación psicomotora y convulsiones. A lo anterior, se suma la incoordinación de la actividad muscular, confusión, cefalea, alucinaciones y reacciones extrapiramidales, como distonías. Además, se adiciona la aparición de nistagmo, visión borrosa, taquicardia, hipotensión, náuseas, vómitos, hepatitis, boca seca y debilidad muscular.

Raras veces las sobredosis severas causan *shock*, coma, depresión respiratoria y convulsiones. La muerte es extremadamente rara en este tipo de ingestas tóxicas.

El baclofeno en sobredosis puede causar coma profundo, parálisis fláccida y ausencia de reflejos del tronco encefálico, cuadro que dura varios días y que puede confundirse con muerte cerebral. Aparte de la depresión respiratoria y del SNC, puede causar con frecuencia convulsiones, bradicardia, hipo o hipertensión, bloqueos AV de 2do o 3er grado y prolongación del QTc. A esto se suma rabdomiólisis secundaria por *delirium* prolongado y estatus epiléptico no convulsivo diagnosticado por EEG.

## Exámenes de laboratorio

- Monitorización de función respiratoria y ECG.
- Exámenes de laboratorio: función hepática, función renal. Exámenes no específicos en pacientes sintomáticos, como glicemia, ELP, GSA, creatininfosfokinasa (CPK).

## Tratamiento

a. **CAB de la reanimación.** Vigile la depresión del SNC y/o respiratoria y la necesidad de intubación endotraqueal.
b. **Prevención absorción:**
   - ***Lavado gástrico.*** Las muertes son raras y la mayoría de los pacientes evolucionan bien con atención de soporte, por lo tanto, un lavado gástrico generalmente no está justificado.
   - ***Carbón activado.*** Administre carbón activado, siempre con paciente vigil o reactivo o en quienes la vía respiratoria esté protegida después de una exposición significativa reciente.
c. **Tratamiento de complicaciones:**
   - ***Hipotensión.*** Uso de solución salina al 0,9 % en dosis de 10 a 20 mL/kg. Si la hipotensión persiste, utilizar dopamina o norepinefrina. Evaluar instalación de catéter venoso central para su administración por riesgo de vasoconstricción por extravasación en accesos vasculares periféricos.
   - ***Bradicardia y disritmias.*** Manejo estándar con antiarrítmicos como sea necesario.
   - ***Convulsiones.*** Uso de benzodiazepinas; si el cuadro se hace refractario o las convulsiones se tornan recurrentes, usar fenobarbital, pentobarbital, tiopental y propofol en infusión continua, y, como último recurso, anestesia general inhalatoria con isoflurano. Considerar uso de ácido valproico, levetiracetam, topiramato y lacosamida en forma concomitante. Se sugiere monitorización EEG y ECG continua, intubación endotraqueal, ventilación mecánica y uso de vasopresores.
   - ***Mantención el equilibrio hidroelectrolítico.***
d. **Aumento de la eliminación.** La hemodiálisis puede ayudar a la eliminación del baclofeno debido a su volumen de distribución bajo a medio, y a su baja unión a proteínas. Podría acortar significativamente la duración de los efectos tóxicos en pacientes con daño renal severo.
   Para clormezanona y clorzoxazona se desconoce si la hemodiálisis es efectiva en sobredosis.
   Se desconoce si la excreción de los componentes activos de clormezanona y clorzoxazona puede ser aumentada por diuresis fluida.
   Para ciclobenzaprina la hemodiálisis y la hemoperfusión no tienen utilidad debido a su alta unión a proteínas.
e. **Antídoto.** No existe un antídoto específico. Sobredosis y coma en pacientes que han ingerido Clorzoxazona han sido revertidos con Flumazenil debido a que este medicamento podría interactuar con receptores benzodiacepínicos sin

ser una benzodiazepina. Sin embargo, su uso es controversial puesto que el reporte de caso en que se utilizó Flumazenil como antídoto dio positivo para *screening* de benzodiazepinas.

## BIBLIOGRAFÍA


Amano, T., Fukami, T., Ogiso, T., Hirose, D., Jones, J. P., Taniguchi, T., & Nakajima, M. (2018). Identification of enzymes responsible for dantrolene metabolism in the human liver: A clue to uncover the cause of liver injury. Biochemical Pharmacology, 151, 69–78.

Armstrong, D., Braithwaite, R. A., & Vale, J. A. (1983). Chlormezanone poisoning. BMJ, 286(6368), 845–846.

BACLOFEN In: MerativeTM Micromedex® POISINDEX® (electronic version). Merative, Ann Arbor, Michigan, USA. Available at: https://www.micromedexsolutions.com/ (cited: 20/04/2023).

BACLOFEN: Drug Information In: Up to Date, Lexicomp 2019 https://www.uptodate.com/contents/baclofen-drug-information?search=baclofen&source=panel_search_result&selectedTitle=1~81&usage_type=panel&kp_tab=drug_general&display_rank=1#F138881 (Cited 08/08/2024).

By the 2019 American Geriatrics Society Beers Criteria® Update Expert Panel. American Geriatrics Society 2019 Updated AGS Beers Criteria® for Potentially Inappropriate Medication Use in Older Adults. J Am Geriatr Soc. 2019 Apr;67(4):674-694. doi: 10.1111/jgs.15767. Epub 2019 Jan 29. PMID: 30693946.

CHLORMEZANONE In: MerativeTM Micromedex® POISINDEX® (electronic version). Merative, Ann Arbor, Michigan, USA. Available at: https://www.micromedexsolutions.com/ (cited:24/04/2024).

CHLORZOXAZONE: Drug Information In: UpToDate, Lexicomp 2019. https://www.uptodate.com/contents/chlorzoxazone-drug-information?search=clorzoxazone&source=panel_search_result&selectedTitle=1~3&usage_type=panel&kp_tab=drug_general&display_rank=1 (Cited 08/08/2019)

Clift, A. D., & Burns, L. E. (1982). Hypnotics and hangovers: a pilot study of chlormezanone in general practice. The Journal of the Royal College of General Practitioners, 32(245), 753–757

CYCLOBENZAPRINE In: Merative® Micromedex® POISINDEX® (versión electrónica). Merative, Ann Arbor, Michigan, USA. Available at: https://www.micromedexsolutions.com/ (citeda: 04/24/2024).

CYCLOBENZAPRINE: Drug Information In: Up to Date, Lexicomp 2023. https://www.uptodate.com/contents/cyclobenzaprine-drug-information?search=cyclobenzaprine&source=panel_search_result&selectedTitle=1~41&usage_type=panel&kp_tab=drug_general&display_rank=1#F155259 (Cited 04/24/2023)

Kim-Katz, S. SKELETAL MUSCLE RELAXANTS. Olson, K., eds. Poisoning & Drug Overdose Mc Graw-Hill Education Lange. 2018: 419-421.

Leung, N. Y., Whyte, I. M., & Isbister, G. K. (2006). Baclofen overdose: Defining the spectrum of toxicity. Emergency Medicine Australasia, 18(1), 77–82.

Moqbel, H. A., ElMeshad, A. N., & El-Nabarawi, M. A. (2016). A pharmaceutical study on chlorzoxazone orodispersible tablets: formulation,in-vitroandin-vivoevaluation. Drug Delivery, 23(8), 2998–3007.

Nielsen, R. V., Fomsgaard, J. S., Siegel, H., Martusevicius, R., Mathiesen, O., & Dahl, J. B. (2016). The effect of chlorzoxazone on acute pain after spine surgery. A randomized, blinded trial. Acta Anaesthesiologica Scandinavica, 60(8), 1152–1160.

Roberge, R. J., Atchley, B., Ryan, K., & Krenzelok, E. P. (1998). Two chlorzoxazone (Parafon forte) overdoses and coma in one patient: Reversal with flumazenil. The American Journal of Emergency Medicine, 16(4), 393–395.

SKELETAL MUSCLE RELAXANTS-CENTRAL ACTING In: MerativeTM Micromedex® POISINDEX® (electronic version). Merative, Ann Arbor, Michigan, USA. Available at: https://www.micromedexsolutions.com/ (cited: 24/04/2024).

Vourc'h, M., Dailly, E., Hourmant, Y., Bellouard, R., Mahe, P.-J., Deslandes, G., Grégoire, M., Asehnoune, K. (2019). Pharmacokinetics and toxicity of high-dose baclofen in ICU patients. Progress in Neuro-Psychopharmacology and Biological Psychiatry. Vol 92, June 2019, pages 450-456. Elsevier, France.

Wolf, E., Kothari, N. R., Roberts, J. K., & Sparks, M. A. (2018). Baclofen Toxicity in Kidney Disease. American Journal of Kidney Diseases, 71(2), 275–280.

## 7.39. RISPERIDONA

Pablo Iturra, Lorena Silva y Juan Carlos Ríos

### Descripción

Risperidona es un agente antipsicótico atípico. Es utilizado en el manejo sintomático de episodios psicóticos en pacientes con esquizofrenia o en algunos casos de autismo. Los médicos de salud mental están tratando a niños y adolescentes con antipsicóticos atípicos como la risperidona a tasas cada vez mayores para una variedad de enfermedades psiquiátricas, a pesar de los datos limitados sobre su eficacia en este grupo de edad. Esto ha contribuido al aumento del uso de estos agentes y al aumento de los casos de sobredosis.

Las intoxicaciones accidentales e intencionales con este antipsicóticos son comunes y ocasionalmente graves.

### Mecanismo de toxicidad

Derivado del benzisoxasol, actúa como un potente antagonista serotoninérgico y dopaminérgico, con afinidad por receptores muscarínicos. Otros efectos de la risperidona se explicarían por el bloqueo de receptores alfa 2-adrenérgicos y de histamina H1.

### Toxicocinética

a. **Absorción.** Es bien absorbida en el tracto gastrointestinal. Su biodisponibilidad es del 70 %. Las concentraciones plasmáticas máximas de risperidona ocurren dentro de 1 a 2 horas después de la exposición oral.
b. **Distribución.** Es ampliamente distribuida en humanos. Su volumen de distribución es 1-2 L/kg. Su unión a proteínas es del 90 %.
c. **Metabolismo.** La risperidona es metabolizada en el hígado a través del citocromo P-450 a 9-hidroxirisperidona.
d. **Excreción.** El 65 % es excretado como metabolito activo a través de la orina. Un 15 a 30 % es excretado a través de las deposiciones.
e. **Vida media.** La risperidona tiene una vida media de 3 a 20 horas en metabolizadores rápidos y metabolizadores lentos, respectivamente, y su metabolito, la 9-hidroxirisperidona, de 21 a 30 horas.

Los niños pueden tener un mayor riesgo de desarrollar toxicidad con antipsicóticos atípicos, ya que son capaces de metabolizar más rápidamente el medicamento y, generalmente, tienen menos tejido adiposo y niveles más bajos de unión a proteínas; en consecuencia, puede haber una mayor biodisponibilidad del fármaco.

### Dosis tóxica

Datos de la literatura relatan que la dosis terapéutica va de 4 a 16 mg/día. Sobredosis de 100 y 270 mg han reportado arritmias (taquicardia supraventricular, flutter auricular, prolongación del QTc, bradicardia) y síntomas extrapiramidales en adultos. En niños menores de 12 años, usuarios de risperidona, una dosis mayor en cinco veces a su dosis terapéutica puede ser potencialmente tóxica.

Un adolescente desarrolló hipotensión con una dosis de 40 mg. Una adolescente de 15 años presentó letargo, hipotensión y taquicardia luego de una ingestión de 110 mg.

### Órgano diana

Sistema nervioso central y sistema cardiovascular.

### Cuadro clínico

Dentro de los efectos adversos que se describen con el uso terapéutico se mencionan sedación, astenia, hipotensión ortostática e incremento en los niveles plasmáticos de prolactina, constipación, náuseas, diarrea y dispepsia. Se han reportado casos de pancreatitis, leucopenia, neutropenia y hepatitis con el uso terapéutico.

- **Intoxicaciones leves a moderadas.** Se presenta principalmente taquicardia, hipotensión, depresión del SNC, somnolencia y síntomas extrapiramidales.
- **Intoxicaciones severas.** Prolongación del intervalo QTc, síntomas extrapiramidales. Potencialmente podría ocurrir depresión respiratoria, convulsiones o coma, así como síndrome neuroléptico maligno.

En sobredosis también se esperan alteraciones electrolíticas (hiponatremia, hipopotasemia e hipomagnesemia).

### Exámenes de laboratorio

Controlar ECG, ELP incluyendo sodio, potasio y magnesio. Monitorear signos vitales y nivel de conciencia.

### Tratamiento

a. **CAB de la reanimación.** Asegure una ventilación adecuada y realice una intubación endotraqueal temprana en pacientes con toxicidad cardíaca grave, coma o depresión significativa del SNC.
b. **Prevención absorción:**
   - *Carbón activado.* Considere el uso de carbón activado en pacientes con sobredosis reciente (menos a 60 minutos) en pacientes que estén alerta o con la vía respiratoria protegida.
c. **Tratamiento de complicaciones:**
   - ***Hipotensión.*** Administración de fluidos intravenosos, agregue vasopresores si el paciente no responde a los fluidos. Se prefiere la norepinefrina. Evitar el uso de epinefrina y dopamina, ya que la estimulación beta puede empeorar la hipotensión en el contexto del bloqueo alfa inducido por risperidona.
   - ***Arritmias cardíacas.*** Instaurar monitoreo cardíaco continuo y administrar oxígeno. Evaluar hipoxia, acidosis y trastornos electrolíticos (particularmente hipopotasemia, hipocalcemia e hipomagnesemia). El bicarbonato de sodio es generalmente la terapia de primera línea en casos de ensanchamiento del QRS y arritmias ventriculares. Administrar 1 a 2 mEq/kg, el objetivo es un pH sérico de 7,45 a 7,55. En pacientes que no respondan al bicarbonato, considere la lidocaína o la amiodarona.
   - ***Convulsiones.*** Administrar benzodiazepinas EV como primera línea, si estas persisten o reaparecen administrar propofol o barbitúricos.
   - ***Síndrome neuroléptico maligno.*** Enfriamiento rápido, hidratación y evaluación seriada de la función respiratoria, cardiovascular, renal y neurológica, además de la medición de electrolitos, junto con la terapia farmacológica de dantroleno. Dosis de carga: 2,5 mg/kg EV, hasta un máximo de 10 mg/kg. Dosis de mantenimiento: 2,5 mg/kg EV cada 6 horas; 1 mg/kg VO cada 12 horas, hasta 50 mg/dosis.
   - ***Síntomas extrapiramidales.*** Se utilizan anticolinérgicos de acción central como Difenhidramina y Clorfenamina:
     - Difenhidramina. 0,5-1 mg/kg EV o IM (máximo 3 mg). Puede repetirse en 30 minutos si hay respuesta incompleta. Revertido el cuadro agudo, seguir con 25 mg VO c/6 hrs por 2-3 días (0,5 mg/kg en niños). A fecha de la edición de este libro, medicamento no registrado en Chile para uso parenteral y oral.
     - Clorfenamina. Medicamento ampliamente utilizado y disponible en Chile. Dosis: Adultos: 10 mg c/12 hrs IM. Pediatría: 0,2 mg/kg/día c/ 12 hrs vía IM, máximo 4 mg/día. Dependiendo de la gravedad del cuadro, se puede considerar la vía EV. Una vez que revierta el cuadro agudo, cambiar a VO en dosis: Adultos: 4 mg c/8 horas por 2 días. Pediatría: 0,35 mg/kg/día c/ 8 horas por 2 días, con el fin de evitar la recurrencia de los síntomas.
     - Benzodiazepinas. En caso de que no exista respuesta favorable con los anticolinérgicos, se puede complementar el tratamiento con el uso de benzodiazepinas con el fin de relajar la musculatura en el paciente. Diazepam: 0,1 mg/kg EV lento, que puede repetirse en 30 minutos, si no hay respuesta completa y no ha existido excesiva sedación.
d. **Aumento de la eliminación.** Es poco probable que la hemodiálisis y la hemoperfusión sean útiles debido al alto grado de unión a proteínas.
e. **Antídoto.** No existe un antídoto específico.

### BIBLIOGRAFÍA

Cheng-Shannon, J., McGough, J. J., Pataki, C., & McCracken, J. T. (2004). Second-generation antipsychotic medications in children and adolescents. Journal of child and adolescent psychopharmacology, 14(3), 372–394. https://doi.org/10.1089/cap.2004.14.372

Drug Information. Antipsychotics. (2003). Risperidone.28: 2305-2309.

Dubois D. (2005). Toxicology and overdose of atypical antipsychotic medications in children: does newer necessarily mean safer? Current opinion in pediatrics, 17(2), 227–233. https://doi.org/10.1097/01.mop.0000151714.87702.a9

Dueñas A. (1999). Intoxicaciones Agudas en Medicina de Urgencia y Cuidados críticos. Barcelona: Masson. Capítulo 119 Neurolépticos p.315-317.

Ellenhorn M. (1997). 5- Hydroxytryptamine (Serotonin) Receptor Drugs. Ellenhorn's Medical Toxicology. Maryland: Williams& Wilkins: 929-930.

Patrick M Malone. (2001). Pharmacist`s Drug Handbook. SPRINGER; 1st edición. 1003-1004.

Raffi Kapitanyan, MDMark K Su, MD, MPH (2022). Second-generation (atypical) antipsychotic medication poisoning. Disponible en: https://www.uptodate.com/contents/isopropyl-alcohol-poisoning (Consultado: 21/abril/2023).

Risperidone In: MerativeTM Micromedex® POISINDEX® (electronic version). Merative, Ann Arbor, Michigan, USA. Available at: https://www.micromedexsolutions.com/ (cited: 21/ April/2024).

## 7.40. SILDENAFIL

Lorena Silva y Juan Carlos Ríos

### Descripción

El sildenafil es un medicamento aprobado por la FDA en el año 1998 como el primer agente vasoactivo oral indicado para el tratamiento de la disfunción eréctil masculina. Adicionalmente, posee efectos vasodilatadores que ayudan a reducir los síntomas de la hipertensión arterial pulmonar; por lo tanto, también posee indicación médica para dicha condición. Desde su fecha de aprobación hasta hoy, ha sido ampliamente utilizado a nivel global con numerosos reportes que describen efectos adversos asociados al uso terapéutico, así como efectos tóxicos en casos de sobredosis tanto en pacientes adultos como en pediátricos.

### Mecanismo de toxicidad

El sildenafil actúa inhibiendo en forma selectiva y competitiva la isoenzima fosfodiesterasa tipo 5 (PDE5) que degrada específicamente el monofosfato cíclico de guanosina (cGMP), responsable de la relajación y vasodilatación del músculo liso mediada por el óxido nítrico (NO). La PDE5 se encuentra en una concentración particularmente alta en el cuerpo cavernoso del pene (tejido eréctil), en el músculo liso del lecho vascular pulmonar y en la retina. El aumento de la concentración de cGMP produce vasodilatación y un aumento de la entrada de sangre en el tejido del pene, lo que facilita la generación y el mantenimiento de la erección, al conducir a una mayor presión intracavernosa. La inhibición específica de la PDE5 también promueve la vasodilatación arterial pulmonar. A nivel oftálmico, este fármaco actúa sobre la retina inhibiendo la PDE-6 (aunque con una potencia diez veces menor que la PDE-5), específicamente en los segmentos externos de los conos y bastones, lo que produce aumento de GMPc retiniano de forma prolongada provocando toxicidad y dañando los fotoreceptores, pudiendo afectar la visión del color azul/verde.

### Toxicocinética

a. **Absorción.** Se absorbe rápidamente por vía oral con una biodisponibilidad del 40 %. Peak plasmático: 1 hora (30-120 minutos). Posee un amplio efecto de primer paso.
b. **Distribución.** Unión a proteínas plasmáticas: 96 %.
c. **Metabolismo.** Se metaboliza predominantemente en el hígado por las isoenzimas microsomales CYP3A4 (ruta principal) y CYP2C9 (ruta menor).
d. **Excreción.** Después de la administración oral o endovenosa, es excretado en forma de metabolitos principalmente en las heces (aproximadamente un 80 % de la dosis oral) y en menor grado en la orina (aproximadamente un 13 % de la dosis oral).
e. **Vida media.** 3 a 5 hrs.

### Dosis tóxica

Adultos: No se ha establecido una dosis tóxica, sin embargo dosis de hasta 800 mg en varones sanos se han asociado a efectos adversos similares a los reportados a dosis terapéuticas, pero con mayores tasas de incidencia (como enrojecimiento facial, diarrea, mareos/vértigo, cefalea, visión anormal, congestión nasal, hipotensión, taquicardia, priapismo y dolor muscular). En pacientes susceptibles al medicamento, se describen reportes de casos con desarrollo de convulsiones y rabdomiólisis con dosis de 100 y 250 mg, respectivamente. En otros reportes de casos, dosis de 2.000 mg han causado hipotensión, taquicardia, temblores, palpitaciones, cefalea y enrojecimiento facial. Las muertes son extremadamente raras. La dosis terapéutica máxima recomendada en adultos es de 100 mg/día.

NIÑOS: Dosis de 75 mg en un niño de 2 años provocó enrojecimiento facial persistente, congestión transitoria, priapismo doloroso y diarrea.

## Órgano diana

Sistema circulatorio.

## Cuadro clínico

En dosis terapéuticas se pueden presentar las siguientes reacciones adversas (RAM): rubor facial, erupción cutánea, mareo/vértigo, cefalea, trastornos visuales, congestión nasal, hipotensión, taquicardia, entre otras.

- **Intoxicaciones leves a moderadas.** Exacerbación de las RAM.
- **Intoxicaciones severas.** Las sobredosis graves causan vasodilatación excesiva que resulta en hipotensión significativa, taquicardia, cefalea, priapismo, enrojecimiento facial, mareos, debilidad general. También se reportan trastornos visuales (alteración de la agudeza visual, campo visual, visión del color, presión intraocular, entre otros) y toxicidad hepática. Se han reportado casos de accidentes cerebrovasculares y convulsiones.

## Exámenes de laboratorio

Monitorear signos vitales y estado mental del paciente. Los niveles plasmáticos no son clínicamente útiles y actualmente no están disponibles en nuestro país. El sildenafil no se detecta en una prueba de detección de drogas en orina.

Controlar ECG y monitoreo cardíaco continuo en pacientes con toxicidad moderada a severa. Controlar la función renal y enzimas hepáticas en pacientes con hipotensión prolongada, convulsiones o coma. Asegure un buen examen neurológico, ya que los pacientes tienen riesgo de accidente cerebrovascular.

## Tratamiento

a. **CAB de la reanimación.** La gran mayoría de las sobredosis con sildenafil requieren solo de cuidados de soporte. Los pacientes que experimentan compromiso respiratorio o depresión significativa del SNC requieren intubación endotraqueal temprana para la protección de la vía respiratoria.
b. **Prevención absorción:**
- ***Lavado gástrico.*** Debido a la rápida absorción (dentro de los 60 minutos) del sildenafil, es poco probable que la descontaminación gástrica, particularmente el lavado gástrico, sea beneficiosa. Sin embargo, luego de una ingestión masiva, es probable que se retrase la absorción y la descontaminación gástrica puede ser beneficiosa. Es improbable que las ingestiones pediátricas no intencionales produzcan efectos adversos significativos, y, por lo tanto, la descontaminación gastrointestinal probablemente sea innecesaria en la mayoría de los casos.
- ***Carbón activado.*** El carbón activado está indicado solo en casos de ingesta de altas dosis durante los primeros 60 minutos, tras la exposición. En casos graves, se debe realizar solo en pacientes con protección de vía aérea.

c. **Tratamiento de complicaciones:**
   - ***Hipotensión.*** Generalmente responde a los líquidos intravenosos. Infundir de 10 a 20 mL/Kg de solución isotónica y mantener al paciente en decúbito supino. Si la hipotensión persiste, administre norepinefrina o fenilefrina. Considere la monitorización de la presión venosa central para guiar la terapia de fluidos adicional.
   - ***Taquicardia.*** La taquicardia refleja generalmente se genera por la hipotensión.
     Los nitratos están contraindicados en pacientes con una reciente ingestión de sildenafil por la posibilidad de desarrollar hipotensión severa (por el sinergismo existente entre ambas drogas).
   - ***Convulsiones.*** Es poco probable, pero puede deberse a una isquemia cerebral. Corregir la hipotensión y tratar con benzodiazepinas.
   - ***Priapismo.*** Es una emergencia que requiere una consulta urológica inmediata. En un paciente con priapismo isquémico, los cuerpos cavernosos a menudo son completamente rígidos y el paciente se queja de dolor, mientras que en el priapismo no isquémico los cuerpos son típicamente tumescentes, pero no completamente rígidos y el dolor no es típico. En caso de priapismo isquémico: aspirar sangre del cuerpo cavernoso con una aguja fina. Si el priapismo persiste después de la

aspiración, inyecte un simpaticomimético, fenilefrina. DOSIS: Adultos: Para inyección intracavernosa, diluya fenilefrina en solución salina hasta alcanzar una concentración de 100 a 500 mcg/mL y administre inyecciones de 1 mL cada 3 a 5 minutos durante aproximadamente 1 hora (antes de decidir que el tratamiento no es exitoso). Para niños y pacientes con enfermedad cardiovascular, use concentraciones más bajas en volúmenes más pequeños.

d. **Aumento de la eliminación.** Debido a que el sildenafil se encuentra altamente unido a proteínas plasmáticas, la hemodiálisis y la hemoperfusión no son efectivas en caso de sobredosis.
e. **Antídoto.** No existe un antídoto específico.

## BIBLIOGRAFÍA


Brader, H. S., Athappilly, G. K., Loewenstein, J. (2019) Retinal Toxicity Associated with Excessive Sildenafil Ingestion. JAMA Ophthalmol. Jan 10. doi: 10.1001/jamaophthalmol.2018.3652.

Calabro, R. S., De Luca, R., Balletta, T. et al. (2015). Seizure-induced by phosphodiesterase-5 inhibitors for recreational use: an emerging problem among young people! Subst Use Misuse; 50(1):137-138.

Cantrell, F. L. (2004). Sildenafil citrate ingestion in a pediatric patient. Pediatr Emerg Care. May;20(5):314-5.

Graziano, S., et al. (2017). Sildenafil-associated hepatoxicity: a review of the literature. Eur Rev Med Pharmacol Sci. Mar;21(1 Suppl): 17-22.

Krenzelok EP. (2000). Sildenafil: Clinical toxicology profile (review). Clin Toxicol; 38:645-651.

Marilita, M., Moschos y Eirini, N. (2016). Pathophysiology of visual disorders induced by phosphodiesterase inhibitors in the treatment of erectile dysfunction. Drug Des Devel Ther.; 10:3407-3413.

Matheeussen, V., Maudens, K. E., Anseeuw, K., Neels, H. (2015). A Non-Fatal Self-Poisoning Attempt with Sildenafil. J Anal Toxicol. Sep;39(7):572-6. Doi: 10.1093/jat/bkv071. Epub 2015 Jul 2.

Matieli, L., Berezovsky, A., Salomão, S. R., Allemann, N., Martins, E. N., Hirai, F. E., Ota-Arakaki, J., Morales, M. S., de Freitas, D. (2016). Ocular toxicity assessment of chronic sildenafil therapy for pulmonary arterial hypertension. Graefes Arch Clin Exp Ophthalmol. Jun;254(6):1167-74. doi: 10.1007/s00417-016-3352-8. Epub abril 2016.

Nissan, R., Poperno, A., Stein, G. Y., et al. (2016). A case of hep"totoxicity"induonnectadulterated "Tiger King", a chinese herbal medicine containing sildenafil. Curr Drug Saf; 11(2):184-188.

Oh, D. J. (2014). Sildenafil overdose can cause rhabdomyolysis and subjective visual perception changes. Nephrology (Carlton); 19(4):258.

Salonia, A., Rigatti, P., Montorsi, F. (2003). Sildenafil in erectile dysfunction: a critical review. Curr Med Res. Opin; 19: 241-262.

Sildenafil In: MerativeTM Micromedex® (electronic version). Merative, Ann Arbor, Michigan, USA. Available at: https://www.micromedexsolutions.com/ (cited: 21/04/2024).

Sur RL & Kane CJ. (2000). Sildenafil citrate-associated priapism. Urology; 55:950.

Vobig, M. A., Klotz, T., Staak, M., Bartz-Schmidt, K. V., Engelmann, U., Walter, P. (1999). Retinal side-effects of sildenafil. Lancet; 353:375.


---

## 7.41. VITAMINA A

Claudio Retamal y Juan Carlos Ríos

### Descripción

La vitamina A es una vitamina liposoluble presente en muchos alimentos y contenida en una variedad de productos farmacéuticos. En humanos la administración exógena de vitamina A es esencial en el proceso de crecimiento y desarrollo óseo, la visión, la reproducción y la integridad de las mucosas. La vitamina A proveniente de la dieta se encuentra como una variedad de carotenoides encontrados en plantas, siendo el más común el betacaroteno. También está presente en las yemas de huevo, hígado, carnes y en el componente graso de los lácteos, como retinol.

### Sustancias incluidas

Vitamina A (Retinol) y sus precursores (retinil palmitato, retinil acetato, betacaroteno).

## Mecanismo de toxicidad

El mecanismo preciso de toxicidad es desconocido, pero se ha descrito tanto toxicidad aguda como crónica, siendo más frecuente esta última.

Las dosis elevadas estimulan la resorción ósea e inhiben la queratinización. Las dosis excesivas se almacenan en las células Ito hepáticas (también llamadas células estrelladas hepáticas), que se hipertrofian y obstruyen el flujo sanguíneo sinusoidal, lo que deriva en hipertensión portal

A nivel de SNC la toxicidad es secundaria al incremento de la presión intracraneana.

No se han descrito casos de intoxicación por betacarotenos, pero la ingesta en exceso puede provocar carotenemia (coloración amarillenta de la piel).

## Toxicocinética

a. **Absorción.** Muy bien absorbida por vía oral, aproximadamente un 80 %. La absorción se ve disminuida en casos de disfunción hepática. También existe absorción dérmica.
b. **Distribución.** Un 90 % de la vitamina A es almacenada en el hígado, riñones y glándulas adrenales. Tiene alta unión a proteínas plasmáticas por medio de la proteína ligadora de retinol.
c. **Metabolismo.** Las provitaminas A y los betacarotenos se convierten en retinal en la pared intestinal, y luego son oxidadas hasta ácido retinoico y retinol, formas activas. Ambos son conjugados con ácido glucurónico para ser eliminados.
d. **Excreción.** Aproximadamente el 20 % de lo ingerido es eliminado dentro de los primeros dos días. Aproximadamente 20-50 % del retinol absorbido es eliminado por las heces y en la orina como productos de oxidación o conjugados.
e. **Vida media.** 9,1 horas.

## Dosis tóxica

Existen reportes de toxicidad aguda en adultos con una dosis de 1 millón de UI y con 30.0000 UI en niños.

Pueden aparecer síntomas de toxicidad por ingestas crónicas de una cantidad mayor a diez veces la ingesta diaria recomendada (RDA, por su sigla en inglés Recommended Dietary Allowences) durante semanas o meses, o más de 50.000 UI/día en adultos y 25.000 UI/día en niños.

La ingesta recomendada diaria (RDA) por edad se muestra en la Tabla 109.

## Órgano diana

Sistema nervioso central, hígado y piel.

## Cuadro clínico

- **Intoxicación aguda.** Puede producir un aumento significativo de la presión intracraneal, manifestándose en emesis, abombamiento de fontanelas (en pediátricos), cefalea, visión borrosa e irritabilidad. Exfoliación de la piel también ha sido reportada. En las intoxicaciones agudas, los síntomas comienzan entre las 4 a 8 horas posteriores a la ingestión.

**Tabla 109.** Ingesta diaria recomendad (RDA) por rango etario.

| Edad | Masculino | Femenino | Embarazo | Lactancia |
|---|---|---|---|---|
| 0-6 meses | 1333 UI (400 ug) | 1333 UI (400 ug) | - | - |
| 7-12 meses | 1666 UI (500 ug) | 1666 UI (500 ug) | - | - |
| 1 a 3 años | 1000 UI (300 ug) | 1000 UI (300 ug) | - | - |
| 4-8 años | 1333 UI (400 ug) | 1333 UI (400 ug) | - | - |
| 9-13 años | 2000 UI (600 ug) | 2000 UI (600 ug) | - | - |
| 14-18 años | 3000 UI (900 ug) | 2333 UI (700 ug) | 2500 UI (750 ug) | 4000 UI (1200 ug) |
| 19-50 años | 3000 UI (900 ug) | 2333 UI (700 ug) | 2566 UI (770 ug) | 4333 UI (1300 ug) |
| 51+ años | 3000 UI (900 ug) | 2333 UI (700 ug) | - | - |

Fuente: Institute of Medicine. Food and Nutrition Board.

- **Intoxicación crónica.** Emesis, anorexia, fatiga, irritabilidad, diplopía, cefalea, dolor óseo, alopecia, lesiones de la piel, aumento de la aumento de la presión intracraneal, edema papilar, alteración de enzimas hepáticas, colestasis, hipertensión portal, hepatitis, cirrosis y aumento del riesgo de osteoporosis.

## Exámenes de laboratorio

Controlar pruebas hepáticas; transaminasas séricas, bilirrubinemia. Pruebas de coagulación; protrombinemia, tiempo de coagulación. Calcemia en caso de intoxicación crónica.

## Tratamiento

a. **CAB de la reanimación.** Estabilización de paciente.
b. **Prevención absorción.** Considerar el uso de carbón activado exclusivamente en pacientes que hayan ingerido dosis agudas masivas, más de 1.000.000 UI en adultos y adolescentes y 300.000 UI en niños.
c. **Tratamiento de complicaciones.** Los síntomas leves desaparecen entre días a semanas con la suspensión del medicamento. Si la exposición fue crónica, los síntomas pueden durar más tiempo, por la naturaleza liposoluble de la vitamina A.
   En los casos graves de aumento de la presión intracraneal, que puedan ser de riesgo vital, se puede realizar una punción lumbar con drenaje de líquido cefalorraquídeo. Estos casos tienen requerimiento de UCI.
d. **Aumento de la eliminación.** Ninguna utilidad por la alta liposolubilidad.
e. **Antídoto.** No existe un antídoto específico.

## BIBLIOGRAFÍA

Committee on injury and poison prevention, American Academy of Pediatrics. VITAMINS. Rodgers G., eds. Handbook of Common Poisonings in Children. Elk Grove Village, Illinois: American Academy of Pediatrics 1994: 138-140.

Ellenhorn M. (1997). OVER-THE-COUNTER PRODUCTS. Ellenhorn M., eds. Ellenhorn's Medical Toxicology. Maryland: Williams & Wilkins. 1022-1025.

García-Cortés, M., Robles-Díaz, M., Ortega-Alonso, A., Medina-Caliz, I., & Andrade, R. J. (2016). HEPATOTOXICITY BY DIETARY SUPPLEMENTS: A TABULAR LISTING AND CLINICAL CHARACTERISTICS. International Journal of Molecular Sciences, 17(4). https://doi.org/10.3390/ijms17040537

Hamilton R., Goldfrank L. VITAMINS. Goldfrank, Flomenbaum, Lewin, Weisman, Howland, Hoffman, eds. Goldfrank's Toxicologic Emergencies. Connecticut: Appleton & Lange. 1998:633-636.

Institute of Medicine. 2001. DIETARY REFERENCE INTAKES FOR VITAMIN A, VITAMIN K, ARSENIC, BORON, CHROMIUM, COPPER, IODINE, IRON, MANGANESE, MOLYBDENUM, NICKEL, SILICON, VANADIUM, AND ZINC. Washington, DC: The National Academies Press. https://doi.org/10.17226/10026.

Institute of Medicine. Food and Nutrition Board. Dietary Reference Intakes for Vitamin A, Vitamin K, Arsenic, Boron, Chromium, Copper, Iodine, Iron, Manganese, Molybdenum, Nickel, Silicon, Vanadium, and Zincexternal link disclaimer. Washington, DC: National Academy Press; 2001.

Joe G. (1998). VITAMINS. Olson Konnecticutisoning & Drug Overdose. Conneticut: Appleton & Lange. 306-308.

Leikin J., Paloucek F. (1997). VITAMIN A. Leikin J., Paloucek F., eds. Poisoning & Toxicology Handbook. Cleveland: Lexi-Comp Inc.795-797.

Penniston, K. L., & Tanumihardjo, S. A. (2006). The acute and chronic toxic effects of vitamin A. American Journal of Clinical Nutrition, 83(2), 191–201. https://doi.org/10.1093/AJCN/83.2.191

Vitamin A and Carotenoids Fact Sheet for Health Professionals. National Institutes of Health. Disponible en https://ods.od.nih.gov/factsheets/VitaminA-HealthProfessional/. Consultado 21/04/2023.

VITAMIN A. In: MerativeTM Micromedex® POISINDEX® (electronic version). Merative, Ann Arbor, Michigan, USA. Available at: https://www.micromedexsolutions.com/ (cited: 12/04/2024).

Vitamin A: Uses, Interactions, Mechanism of Action | DrugBank Online. (n.d.). Retrieved December 12, 2022, from https://go.drugbank.com/drugs/DB00162

## 7.42. ZOLPIDEM

Pablo Iturra y Juan Carlos Ríos

### Descripción

Es un agente hipnótico sedante de la clase química imidazopiridina, estructuralmente no relacionado con las benzodiazepinas, pero que se une al mismo sitio de acción (subunidad alfa 1) del receptor GABA-A. Es un medicamento de primera línea para el tratamiento a corto plazo del insomnio del inicio del sueño. Se considera un fármaco seguro en comparación con las benzodiazepinas, debido a su menor riesgo de abuso y dependencia, a pesar de reportes de casos que sí describen dependencia al zolpidem. Este hipnótico pertenece a las denominadas Drogas Z. La sobredosis con este agente por intentos de suicidio y exposiciones accidentales en niños son habituales, pero los casos suelen ser de baja complejidad.

### Mecanismo de toxicidad

Aunque se clasifica como un fármaco no benzodiazepínico debido a su diferente estructura química, el mecanismo de acción es similar al de las benzodiazepinas; interacción con los complejos del receptor GABA-benzodiazepina, específicamente la subunidad alfa-1 GABA (A). En sobredosis este agonista selectivo del receptor GABA-A genera una exacerbación de la depresión del SNC, lo que adicionalmente aumentaría por la ingestión simultánea de otros agentes con acción depresora.

### Toxicocinética

a. **Absorción.** Es muy rápida con un inicio de acción a los 15-30 min. y un peak plasmático a las 2 horas.
b. **Distribución.** Volumen de distribución de 0,54 L/kg. Unión a proteínas plasmáticas: 92 %.
c. **Metabolismo.** Hepático, a través de CYP3A. Se producen metabolitos inactivos.
d. **Excreción.** A través de la orina (56 %) y heces.
e. **Vida media.**
   - ***comprimidos de liberación prolongada:*** 2,8 horas;
   - ***comprimidos de liberación inmediata:*** 2,5 a 2,6 horas en sujetos varones sanos y 9,9 horas, pacientes con cirrosis;
   - ***comprimidos sublinguales***: 2,65 a 2,85 horas.

### Dosis tóxica

- Toxicidad moderada: 70-600 mg.
- Toxicidad severa: 2 g pueden provocar coma.

### Órgano diana

Sistema nervioso central.

### Cuadro clínico

En sobredosis agudas se observa principalmente somnolencia, amnesia y vértigo además de náuseas.

- **Intoxicaciones leves a moderadas.** Puede ocurrir somnolencia, diplopía, dificultad para hablar, confusión y ataxia.
- **Intoxicaciones severas.** Los efectos severos son muy raros, pero pueden ocurrir después de la coingestión con otros agentes depresores del SNC y grandes cantidades de zolpidem, y pueden incluir hipotensión, coma y depresión respiratoria. La muerte es extremadamente rara, pero puede ser causada por depresión respiratoria. Los pacientes que presentan coma tienen riesgo de neumonía por aspiración, rabdomiólisis e insuficiencia renal. Se ha reportado isquemia severa y gangrena después de la inyección intraarterial de una tableta triturada de zolpidem.

### Exámenes de laboratorio

Control de signos vitales y compromiso neurológico. ECG en intoxicación moderada o severa. Niveles plasmáticos no tienen utilidad clínica. Monitorear la creatinina fosfoquinasa en pacientes con inmovilización prolongada por coma; controlar la función renal y la producción de orina en pacientes con sospecha de rabdomiólisis.

El control de rutinario de electrolitos, función renal, glicemia, oximetría de pulso y gases en sangre puede ser útil. Deben descartarse otras causas de coma, si el diagnóstico no está claro.

### Tratamiento

a. **CAB de la reanimación.** Manejo precoz de la vía aérea en pacientes con intoxicaciones graves (coma, depresión respiratoria).
b. **Prevención absorción.** En general, la descontaminación no está indicada para esta sobredosis. El lavado gástrico no está indicado, ya que la sobredosis no pone en peligro la vida del paciente. Se podría considerar la administración

de carbón activado en ingesta aguda de grandes cantidades del medicamento, si el paciente está despierto y coopera y el tiempo transcurrido desde la ingesta es menor a 1 hora.

c. **Tratamiento de complicaciones:**
   - ***Coma y depresión respiratoria.*** No es usual, ya que se requieren ingestas de grandes cantidades y/o sobredosis graves mixtas con otros depresores del SNC. En estos casos el tratamiento es sintomático y de soporte. Realizar intubación orotraqueal para proteger la vía aérea e instaurar ventilación mecánica. Evalúe y descarte otras posibles causas.

d. **Aumento de la eliminación.** No posee utilidad clínica, debido al alto grado de unión a proteínas de zolpidem.

e. **Antídoto.** No existe un antídoto específico para la intoxicación por zolpidem. En esta intoxicación, el flumazenil ha demostrado una efectividad variable, pero no ha sido bien estudiado. NO se recomienda el uso rutinario de flumazenil. Flumazenil puede ser útil para establecer un diagnóstico diferencial en un paciente con depresión del SNC y posiblemente para prevenir la necesidad de asistencia respiratoria. Flumazenil no debe administrarse a pacientes con arritmias cardíacas, convulsiones o antecedentes de convulsiones, signos/síntomas de intoxicación por antidepresivos cíclicos o sospecha de ingestión de múltiples fármacos.

**BIBLIOGRAFÍA**

Ansseau M, Pitchot W, & Hansenne M. (1992). Psychotic reactions to zolpidem. Lancet 1992; 339:809.

Chang MY & Lin JL. (2003). Irreversible ischemic hand following intraarterial injection of zolpidem powder. J Toxicol Clin Toxicol 2003; 41:1025-1028.

Ellenhorn M. (1997). Sedotine_Hypnotic Drugs. Ellenhorn M., eds. Ellenhorn's Medical Toxicology. Maryland: Williams & Wilkins 707-709.

Garnier R, Guerault E, & Muzard D– (1994). Acute zolpidem poisoning - analysis of 344 cases. Clin Tox; 32:391-404.

Gock SB, Wong SHY, & Nuwayhid –. (1999). Acute zolpidem overdose - report of two cases. J Analyt Toxicol; 23:559-562.

Jung M. (2018). Zolpidem Overdose: A Dilemma in Mental Health. The health care manager, 37(1), 86–89. https://doi.org/10.1097/HCM.0000000000000199.

Kurta DL, Myers LB, & Krenzelok EP. (1997). Zolpidem (ambien): a pediatric case series. Clin Tox; 35:453-457.

Paloucek, F.P., & Leikin, J.B. (Eds.). (2007). Poisoning and Toxicology Handbook (4th ed.). CRC Press. https://doi.org/10.3109/9781420044805.

Oslon Harold. (1998). Sedative – Hypnotic Agents. Goldfrank, Flomenbaum, Lewin, Weisman, Howland, Hoffman, eds. Goldfrank's Toxicologic Emergencies. Connecticut: Appleton & Lange. 1001-1016.

Zolpidem and related agents In: MerativeTM Micromedex® POISINDEX® (electronic version). Merative, Ann Arbor, Michigan, USA. Available at: https://www.micromedexsolutions.com/ (cited: 24/04/2024).

## 7.43. ZOPICLONA

Gonzalo Pino y Juan Carlos Ríos

### Descripción

Aunque no se relaciona químicamente con las benzodiazepinas y barbitúricos, la zopiclona produce efectos farmacológicos similares, actuando a nivel del SNC, provocando un efecto sedante e hipnótico. Es un agente agonista del receptor de GABA, pero se une a un sitio específico diferente a las benzodiazepinas.

### Mecanismo de toxicidad

La zopiclona es un agente hipnótico/ansiolítico no benzodiazepínico (derivados de ciclopirrolona). Tiene una duración de acción breve, con un perfil farmacológico y farmacocinético similar a las benzodiazepinas de acción corta.

El cuadro de toxicidad es una extensión de los efectos sedantes e hipnóticos de la zopiclona, causando depresión del SNC. La toxicidad severa se espera cuando se combina con otros depresores del SNC, como los opioides, benzodiazepinas, barbitúricos o el etanol.

### Toxicocinética

a. **Absorción.** La zopiclona se absorbe rápidamente en el tracto gastrointestinal después de la administración oral. El peak plasmático se alcanza de 1 a 1,5 horas después de la ingestión.

b. **Distribución.** Rápida y extensamente distribuida a los tejidos corporales, incluido saliva.
c. **Metabolismo.** La zopiclona se metaboliza ampliamente en el hígado a través de la descarboxilación (vía principal), oxidación de la cadena lateral y desmetilación. Además, aproximadamente el 50 % de la dosis administrada se descarboxila y se excreta a través de los pulmones.
d. **Excreción.** La excreción biliar es la vía principal de eliminación de zopiclona. La zopiclona y otros metabolitos inactivos se excretan a través de la orina. Menos del 7 % de la dosis administrada se excreta por vía renal como zopiclona sin cambios.
e. **Vida media.** Aproximadamente 5 horas (rango 3,8 a 6,5 horas).

## Dosis tóxica

Este medicamento tienen un índice terapéutico muy amplio y un perfil de seguridad similar al de las benzodiazepinas administradas por vía oral. No se ha podido establecer con claridad una dosis letal mínima en ingesta única. Ingesta de 150 mg de zopiclona asociado al consumo de alcohol ha resultado en letalidad. Sin embargo, adultos han sobrevivido ingestiones de hasta 3.750 mg de zopiclona con tratamiento soporte.

## Órgano diana

Sistema nervioso central.

## Cuadro clínico

En sobredosis se presenta depresión del SNC, reflejada en somnolencia, ataxia, letargo y sedación. Pacientes con una sobredosis masiva o ingesta mixta pueden presentar una sedación excesiva y una función respiratoria deprimida que puede progresar a coma. Dosis elevadas pueden dar lugar a hipoxia, edema pulmonar e insuficiencia respiratoria.

Se ha descrito en forma puntual en la literatura el desarrollo de metahemoglobinemia, insuficiencia renal y alteraciones en el ECG.

Principales efectos por órganos y sistemas descritos:

- **Ojos.** Ambliopía y diplopía.
- **Cardiovascular.** Palpitaciones.
- **Respiratorio.** Taquipnea y depresión respiratoria.
- **Neurológico.** Somnolencia, confusión, mareos, alteración de la coordinación, letargo, tremor, amnesia, cefalea, alucinaciones auditivas (visuales), agresividad.
- **Gastrointestinal.** Gastritis.
- **Hepático.** Alteraciones enzimas hepáticas.
- **Metabólico.** Hipocalemia e hiponatremia.
- **Hematológico.** Metahemoglobinemia y anemia hemolítica
- **Dermatológico.** *Rash* cutáneo.
- **Otros.** Dependencia física/psicológica.

## Exámenes de laboratorio

En pacientes sintomáticos, monitorizar ECG, ELP, glicemia. Controlar niveles de metahemoglobina en pacientes con cianosis o síntomas respiratorios.

## Tratamiento

La mayoría de los pacientes requerirán solo monitorización y posicionamiento para mantener la vía aérea y evitar la aspiración.

a. **CAB de la reanimación.** La toxicidad severa generalmente ocurre si también se ingieren otros agentes sedantes. Intubar a los pacientes con alguna dificultad para mantener su vía respiratoria o que presenten riesgo de aspiración. La hipotensión es generalmente leve y responde a los líquidos.
b. **Prevención absorción:**
   - ***Lavado gástrico.*** Por lo general NO se recomienda, ya que la mayoría de los pacientes solo presentan efectos de toxicidad menor a moderada. Considerar solo en pacientes con una ingestión reciente y una dosis potencialmente mortal asociada a otros agentes depresores y con protección de la vía aérea.
   - ***Carbón activado.*** La administración de carbón activado debe considerarse de forma individual, debe reservarse para pacientes con potencial de toxicidad severa (evaluar coingesta).
c. **Tratamiento de complicaciones:**
   - ***Metamoglobinemia.*** Monitoree los niveles de metahemoglobina; los niveles por encima del 20 % al 30 % pueden producir síntomas. Los pacientes sintomáticos deben ser tratados con azul de metileno. Administrar oxigenoterapia mientras se prepara azul de metileno. DOSIS ADULTO O NIÑO: 1 mg/kg EV durante 5 a 30 minutos. Se puede administrar una dosis repetida de hasta 1 mg/kg 1 hora después de la primera dosis, si los

niveles de metahemoglobina siguen siendo superiores al 30 % o si persisten los signos y síntomas. A veces pueden ser necesarias dosis adicionales. NEONATOS: 0,3 a 1 mg/kg EV.

- *Coma y depresión respiratoria.* No es usual, ya que se requieren ingestas de grandes cantidades y/o sobredosis graves mixtas con otros depresores del SNC. En estos casos, el tratamiento es sintomático y de soporte. Realizar intubación orotraqueal para proteger la vía aérea e instaurar ventilación mecánica. Evalúe y descarte otras posibles causas.

d. **Aumento de la eliminación.** No poseen utilidad clínica. No indicados.

e. **Antídoto.** El flumazenil se ha utilizado para revertir la sedación debida a la zopiclona o la eszopiclona. Sin embargo, dado que la toxicidad es tan leve, rara vez se requiere. NO se recomienda el uso rutinario de flumazenil. Evaluar el uso solo frente a depresión respiratoria y ausencia drogas proconvulsivantes en caso de coingesta. Flumazenil no debe administrarse a pacientes con arritmias cardíacas, convulsiones o antecedentes de convulsiones, signos/síntomas de intoxicación por antidepresivos cíclicos o sospecha de ingestión de múltiples fármacos.

## BIBLIOGRAFÍA

Bloetzer C., Carota A., Augsburger M., et al. (2007). Zopiclone intoxication: value of electroencephalography in the emergency room. Eur Neurol; 58(4):246-247.

Bramness J.G., Arnestad M., & Karinen R. (2001). Fatal overdose of zopiclone in an elderly woman with bronchogenic carcinoma. J Forensic Sci; 46:1247-1249.

Kung S.W., Tse M.L., Chan Y.C., et al. (2008). Zopiclone-associated methemoglobinemia and renal impairment. Clin Toxicol (Phila); 46(10):1099-1100.

Yang C. & Deng J. (2008). Utility of flumazenil in zopiclone overdose. Clin Toxicol (Phila) 2008; 46(9):920-921.

Zopiclone and related agents. In: MerativeTM Micromedex® POISINDEX® (electronic version). Merative, Ann Arbor, Michigan, USA. Available at: https://www.micromedexsolutions.com/ (cited: 06/junio/2024).

# CAPÍTULO 8

# Drogas de abuso

## 8.1. ANFETAMINAS Y DROGAS RELACIONADAS

Lorena Silva, Sandra Solari y Juan Carlos Ríos

### Descripción

Las anfetaminas son aminas simpaticomiméticas que actúan como psicoestimulantes produciendo alteraciones en la percepción, pensamientos y estado de ánimo. Entre los derivados más conocidos utilizados en forma ilícita en nuestro país se encuentran la anfetamina, la metanfetamina y el 3,4-metilendioximetanfetamina o MDMA, conocida también como éxtasis. Poseen purezas variables y muchas veces son adulteradas. Reportes de decomisos de drogas han descrito adulteración de "éxtasis" con diferentes sustancias, como efedrina de hierbas orientales (Ma Huang), ketamina, paracetamol y cafeína. Dentro de los nombres comunes utilizados por consumidores o vendedores de MDMA destacan: "droga del amor", "moly", "M", "pastis", "éxtasis", entre otros.

El uso de anfetaminas puede conducir a la adicción y dañar las neuronas dopaminérgicas, serotoninérgicas, además de provocar neuroinflamación y neurotoxicidad. Los trastornos neuropsiquiátricos inducidos por el abuso de anfetaminas incluyen depresión, ansiedad, alucinaciones auditivas, manía y trastornos cognitivos, de los cuales la depresión tiene una mayor incidencia, eso sin contar con los efectos de toxicidad aguda sobre crónica en casos de sobredosis. Las vías de exposición con fines de abuso descritas son: ingestión, frotadas contra las encías, aspiradas, inyectadas y fumadas. Los pacientes con frecuencia acuden al servicio asistencial de urgencias y requieren tratamiento por agitación, psicosis y síntomas hiperadrenérgicos que pueden provocan secuelas patológicas y mortalidad.

### Sustancias incluidas

Ver Tabla 110.

### Mecanismo de toxicidad

Las anfetaminas son derivados químicos con acción simpaticomimética principalmente a nivel central, que provocan efectos clínicos mediante una estimulación compleja y poco conocida de la actividad de catecolaminas, dopamina y serotonina.

**Tabla 110.** Algunos representantes de anfetaminas y drogas relacionadas. De elaboración propia.

| | | |
|---|---|---|
| Anfetamina (AMPH) | Metanfetamina (METH) | 3,4-Metilendioximetaanfetamina (MDMA) o éxtasis |
| 3,4-metilendioxi-N-etilanfetamina (MDE) | 3,4-metilendioxi-N-etilanfetamina (MDA) | Metilbenzodioxolilbutamina (MBDB) |
| 3,4-dimetoxianfetamina (3,4-DMA) | 2,5-dimetoxi-3,4-metilendioxi-anfetamina (DMMDA) | 4-metiltio-2,5-dimetoxianfetamina (ALEPH) |

* Abreviaciones descritas en literatura.

Periféricamente, las anfetaminas promueven la liberación de norepinefrina de las reservas en las terminaciones nerviosas adrenérgicas y estimulan directamente los receptores α y β-adrenérgicos. Se cree que todos los alucinógenos comparten un sitio de acción común en los receptores centrales de serotonina, específicamente los receptores $5\text{-}HT_2$. La liberación de dopamina contribuye a las propiedades adictivas y psicoactivas de esta clase de sustancias.

En intoxicaciones severas se presentan toxíndrome simpaticomimético y serotoninérgico.

## Toxicocinética [Tabla 111]

a. **Absorción.** La mayoría se absorben bien en el tracto gastrointestinal. Los niveles plasmáticos máximos generalmente ocurren 2 horas después de la administración.
b. **Distribución.** Poseen grandes volúmenes de distribución.
c. **Metabolismo.** Hepático. El metabolismo generalmente incluye hidroxilación aromática, hidroxilación alifática y n-desalquilación, que dan como resultado metabolitos inactivos y activos como la p-hidroxianfetamina (un potente alucinógeno y metabolito principal de la anfetamina).
d. **Excreción.** Renal. La excreción aumenta en orina más ácida.
e. **Vida media.** La vida media es de 4 a 31 horas y depende, en parte, del pH urinario, ya que este aumenta con la orina alcalina.

## Dosis tóxica

La dosis-respuesta es variable en los individuos expuestos. En adultos, se han reportado dosis letales agudas de anfetamina de 20 a 25 mg/kg. Los pacientes que abusan crónicamente de las anfetaminas desarrollan tolerancia, y estos pacientes han ingerido hasta 15.000 mg/día sin resultado letal. En el caso del éxtasis, la toxicidad severa puede producirse con dosis recreacionales (50-150 mg de MDMA), incluso han ocurrido muertes con la ingesta de una sola dosis. Las muertes se han asociado con el desarrollo de hipertermia después de la intoxicación por MDMA. En estos casos la observación clínica es más relevante que estimar la dosis ingerida.

**Tabla 111.** Parámetros toxicocinéticos de las principales anfetaminas y drogas relacionadas. De elaboración propia.

| Agente | Absorción | Peak plasmático | |
|---|---|---|---|
| Anfetamina | **Oral**: Se absorbe bien en el tracto gastrointestinal y la mucosa bucal con un inicio de acción de 10-20 min.<br>**Inhalado**: Cuando se fuma, llega al cerebro a través de la vasculatura pulmonar en aproximadamente 7 segundos.<br>**Cristal**: Inicio de acción: Pocos minutos con concentraciones máximas rápidas. Permanece detectable en plasma durante más de 24 horas.<br>**Rectal y vaginal**: Tiempo de inicio de acción 3-5 min. | Inyección EV o IM: 30 minutos<br>Oral: 2-3 horas. | |
| Metanfetamina | Se absorbe rápidamente de la mucosa GI. Cuando se fuma, llega al cerebro a través de la vasculatura pulmonar en aprox. 7 segundos. | N/D | |
| Metilendioximetaanfetamina (MDMA) o éxtasis | El MDMA se caracteriza por tener una rápida absorción en el tracto gastrointestinal. El inicio de la acción ocurre en los primeros 20 a 60 minutos posteriores a la ingesta, con un máximo efecto a los 90 minutos. | Oral: 2 a 3 horas. La duración del efecto es de aproximadamente 8 horas. Puede ocurrir tolerancia a los efectos deseados con el uso frecuente y repetido de MDMA. | |

### Órgano diana

Sistema nervioso central y sistema cardiovascular.

### Cuadro clínico

En el caso del MDMA, luego de la ingesta con fines recreativos, se produce un cuadro de euforia, que dura entre 15 a 30 minutos. Luego, viene una sensación de claridad y felicidad tras la cual, 30 minutos a 3 horas después de la ingesta, ocurre una fase de meseta en la que el paciente se encuentra en "trance". Entre la tercera y la sexta hora posterior a la exposición, los síntomas son reemplazados por sentimientos y emociones negativas (depresión, ansiedad) que pueden persistir durante varios días.

- **Intoxicaciones leves a moderadas.** Este grupo de drogas causa alucinaciones placenteras o aterradoras. Los primeros efectos simpaticomiméticos incluyen midriasis, mareos, taquicardia e hipertensión.

  El bruxismo es común, especialmente en consumidores de MDMA. Las náuseas y los vómitos son habituales en dosis recreativas y a menudo preceden a las alucinaciones.
- **Intoxicaciones severas.** Los efectos graves pueden incluir taquipnea, hipertermia, delirio, psicosis, convulsiones, coma y arritmias ventriculares. Rara vez se puede desarrollar rabdomiólisis e insuficiencia renal en pacientes con agitación prolongada, hipertermia, coma o convulsiones. La presión arterial elevada puede provocar hemorragias intracerebrales.

  El MDMA puede provocar una liberación inadecuada de la hormona antidiurética, que, combinada con el consumo excesivo de agua mientras se baila en clubes nocturnos o fiestas, puede provocar una hiponatremia profunda y potencialmente mortal.

  Las principales causas de morbimortalidad son alteraciones hidroelectrolíticas, hipertermia y alteraciones cardiovasculares (arritmias cardíacas, crisis hipertensivas).
- **Efectos de toxicidad crónica.** Los consumidores a largo plazo comúnmente presentan toxicidad cardiovascular con vasculitis necrotizante de arterias pequeñas y medianas, lo que puede afectar a cualquier sistema orgánico, provocando insuficiencia de las válvulas aórtica y mitral, miocardiopatía e hipertensión pulmonar. La toxicidad neurológica puede incluir accidente cerebrovascular y deterioro cognitivo, presumiblemente debido a neurotoxicidad directa.

| | Volumen de distribución (Vd) | Metabolismo | Excreción | Vida media |
|---|---|---|---|---|
| | 3,2 a 5,6 L/kg | Metabolizada a metabolitos ácidos y básicos por desaminación, hidroxilación y otras rutas | La excreción inalterada en la orina depende del pH. Por lo general, del 42 al 48% de fármaco inalterado es excretado en la orina. | Depende del pH de la orina. 7-14 horas si pH urinario es menor a 6,6. 18-34 horas si pH urinario es mayor a 6,7. |
| | 3,0 a 7,0 L/kg | N/D | En orina normal, el 43% de la dosis se excreta como fármaco inalterado; en orina ácida, 76% y en orina alcalina, 2%. | Entre 4 y 5 horas, pero depende del pH; la orina alcalina aumentará significativamente la vida media. |
| | Aunque no se ha establecido por completo, se cree que el volumen de distribución es grande (superior a 5 L/kg). | Hepático, por medio de CYP2D6. | Renal. Se excreta completamente alrededor de 24 horas posteriores a la ingesta. | De 7 a 10 horas en orina ácida y de 16 a 31 horas en orina alcalina. |

Los consumidores de larga data de MDMA suelen presentar una destrucción permanente de las neuronas serotoninérgicas.

## Exámenes de laboratorio

Controlar signos vitales y estado mental. Las concentraciones séricas de anfetamina y agentes relacionados no están fácilmente disponibles ni son clínicamente útiles. Los exámenes de *screening* para anfetaminas en orina detectan la familia de anfetaminas como clase y normalmente utilizan anticuerpos dirigidos a la metanfetamina, por lo que no son capaces de distinguir entre fármacos con indicación clínica o uso ilícito. Dado lo anterior, es que los exámenes de *screening* con resultados positivos siempre deben confirmarse con técnicas confirmatorias como son la Cromatografía de gas o líquida acoplada a Espectrometría de Masa (GC/MS o LC/MS), en las que se diferencia específicamente el tipo de anfetamina. Se pueden producir resultados falsos positivos de anfetamina en los exámenes de *screening* después de la exposición a preparaciones para el resfriado de venta libre que contienen efedrina o pseudoefedrina, lo que refuerza la importancia de siempre confirmar un resultado positivo de un examen de *screening.*

En pacientes con toxicidad severa, se debe controlar la función renal y los electrolitos plasmáticos. También obtener un ECG e instaurar una monitorización cardíaca continua en pacientes que presenten agitación, delirio, convulsiones, coma e hipotensión. Controlar enzimas cardíacas a pacientes con alteraciones cardíacas o dolor torácico. Controlar creatinkinasa en pacientes que hayan presentado convulsiones, agitación o coma para descartar rabdomiólisis. TAC de cerebro en caso de estado mental alterado prolongado.

## Tratamiento

a. **CAB de la reanimación.** En pacientes graves mantener vía aérea y ventilación asistida, si es necesario administrar oxígeno suplementario. La intubación orotraqueal para proteger la vía aérea debe realizarse tempranamente. El objetivo del tratamiento es controlar la agitación y prevenir el daño a los órganos afectados.
b. **Prevención absorción.** En la mayoría de los casos, no se recomienda la descontaminación gástrica, ya que el riesgo de aspiración por la agitación y convulsiones supera cualquier beneficio y los pacientes se presentan varias horas posteriores a la ingesta de la droga. Se puede evaluar la administración del carbón activado cuando la ingesta ha sido reciente (primeros 60 minutos), masiva (riesgo de toxicidad severa) y el paciente está con protección de la vía aérea.
c. **Tratamiento de complicaciones:**
   - ***Agitación psicomotora y convulsiones.*** La agitación intensa requiere un tratamiento agresivo para evitar la hipertensión maligna, rabdomiólisis, hipertermia y convulsiones y se requieren grandes dosis de benzodiazepinas para lograr la sedación del paciente. Si las convulsiones persisten o son recurrentes, administrar fenobarbital o propofol.
   - ***Hipertensión arterial.*** La hipertensión leve/moderada sin evidencia de daño de órgano blanco es transitoria y con frecuencia no requiere tratamiento farmacológico, a menos de que sea grave. La sedación con benzodiazepinas EV suele ser eficaz en el tratamiento de la hipertensión. El uso adecuado de benzodiazepinas suele ser bien tolerado y evita una disminución demasiado rápida de la presión arterial. Se pueden usar nitroprusiato y nitroglicerina como terapia de segunda línea en caso de no tener respuesta con la benzodiazepina. Nota: No utilizar beta bloqueadores, ya que se puede desarrollar un empeoramiento de la hipertensión debido a los efectos alfa adrenérgicos.

     Las emergencias hipertensivas, con presión arterial sistólica superior a 180 mm Hg o presión arterial diastólica superior a 120 mm Hg con evidencia de lesión de órganos diana (SNC, cardíaco, renal), requieren intervención farmacológica urgente. La presión arterial media debe reducirse no más del 25 % en una hora para minimizar el riesgo de hipoperfusión cerebral. Admitir al paciente en la unidad de cuidados intensivos y administrar agentes antihipertensivos por vía parenteral bajo control continuo de la PA durante las próximas 2 a 6 horas con un objetivo de PA de 160/100-110 mm Hg. Evaluar el daño a órganos diana. Los medicamentos más indicados son nicardipino, labetalol y esmolol.

- ***Hipertermia.*** Es secundaria a la agitación psicomotora y debe tratarse agresivamente con sedación profunda y reducción rápida de la temperatura corporal. Considerar el uso de medidas de enfriamiento para prevenir el daño neurológico, mejorar la taquicardia y reducir el riesgo de arritmias. Las medidas de enfriamiento incluyen el uso de un ventilador y rociador de agua tibia, baños de agua helada, compresas de agua helada colocadas sobre los grandes vasos del cuello, axila y la ingle o en todo el cuerpo, líquidos intravenosos fríos, mantas refrigerantes y oxigenación por membrana extracorpórea. Los casos graves además pueden requerir parálisis neuromuscular con bloqueantes neuromusculares no despolarizantes (rocuronio o vecuronio). El dantroleno puede ser una terapia complementaria útil en pacientes con hipertermia después del consumo de metanfetamina.
- ***Taquiarritmias.*** Debido a la hiperactividad simpática, a menudo se observa taquicardia. Administrar benzodiazepinas para controlar la agitación y la estimulación simpática. Esto suele ser suficiente en la gran mayoría de los casos. Si la taquicardia es grave y persiste, y se asocia con compromiso hemodinámico o isquemia miocárdica, puede ser necesaria una terapia adicional, pero esto es inusual. Si se requiere terapia, el esmolol es un agente cardioselectivo de acción corta con un rápido inicio de acción y una duración de acción muy corta. Utilizar los betabloqueantes con precaución.
- ***Rabdomiólisis.*** La reposición temprana y agresiva de líquidos es el pilar de la terapia y puede ayudar a prevenir la insuficiencia renal. Si es necesario, se pueden agregar diuréticos, como manitol o furosemida, para mantener la producción de orina, pero solo después de que se haya restablecido el estado del volumen, ya que la hipovolemia aumentará el daño tubular renal. Controlar CK, electrolitos y creatinina. Mantener administración continua de solución salina al 0,9 % (10 a 15 mL/kg/hora). Pueden ser necesarios varios litros en las primeras 24 horas para mantener una diuresis de al menos 1 a 2 mL/kg/hora.
- ***Arritmias ventriculares.*** Tratar con protocolos estándar de ACLS.
- ***Hipotensión.*** Es un efecto clínico tardío; tratar con fluidos. Los vasopresores deben reservarse para casos refractarios.
- ***Hiponatremia.*** Corregir con solución salina normal y restricción de agua libre o, si es grave, considerar solución salina hipertónica.

d. **Aumento de la eliminación.** La hemodiálisis y la hemoperfusión no son útiles debido al gran volumen de distribución de estos agentes.

e. **Antídoto.** No existe antídoto específico.

## BIBLIOGRAFÍA

AMPHETAMINES AND RELATED DRUGS In: MerativeTM Micromedex® POISINDEX® (electronic version). Merative, Ann Arbor, Michigan, USA. Available at: https://www.micromedexsolutions.com/ (cited: 24/02/2024).

Baalachandran R., Hypes C., Natt B., *et al.* (2015). Pipe dreams: concealed methamphetamine causing severe toxicity. Am J Med Sci; 349(6):548-549.

Beadell N.C., Thompson E.M., Delashaw J.B., *et al.* (2012). The deleterious effects of methamphetamine use on initial presentation and clinical outcomes in aneurysmal subarachnoid hemorrhage. J Neurosurg; 117(4):781-786.

Costa, G., & Gołembiowska, K. (2022). Neurotoxicity of MDMA: Main effects and mechanisms. Experimental neurology, 347, 113894. https://doi.org/10.1016/j.expneurol.2021.113894.

Fu, Y. P., & Wang, Y. (2023). Amphetamines abuse and depression: Focus on TRPC channels. Experimental neurology, 364, 114391. https://doi.org/10.1016/j.expneurol.2023.114391.

Hallucinogenic Amphetamines. In: MerativeTM Micromedex® POISINDEX® (electronic version). Merative, Ann Arbor, Michigan, USA. Available at: https://www.micromedexsolutions.com/ (cited: 31/01/2024).

Hicks, S., & Miller, B. D. (2023). Emergency department management of methamphetamine toxicity. Emergency medicine practice, 25(11), 1–20.

Kaland M.E. & Klein-Schwartz W. (2015). Comparison of lisdexamfetamine and dextroamphetamine exposures reported to U.S. poison centers. Clin Toxicol (Phila); 53(5):477-485.

LoVecchio F., Ozimek J., Sawyers B, et al. (2009) Outcomes after accidental pediatric ingestions of (dextro)amphetamine and methylphenidate. Am J Emerg Med; 27(8):933-934.

Methamphetamine. Drugs In: MerativeTM Micromedex® POISINDEX® (electronic version). Merative, Ann Arbor, Michigan, USA. Available at: https://www.micromedexsolutions.com/ (cited: 24/02/2024).

Meyer, J. (2013). 3,4-methylenedioxymethamphetamine (MDMA): current perspectives. Substance Abuse and Rehabilitation, 3(4): 83- 99. doi:10.2147/sar.s37258

Mrvos R. & Krenzelok E.P. (2000). Pediatric exposures to–phentermine (abstract). J Toxicol - Clin Toxicol; 38:522.

Novak M.J., DesLauriers C., & Wahl M. (2017). Pediatric ingestions of amfetamine/dextroamfetamine salts. Clin Toxicol (Phila); 55(7):720-721.

Reddy P.K.V., Ng TMH, Oh EE, *et al.* (2020). Clinical characteristics and management of methamphetamine-associated cardiomyopathy: state-of-the-art review. J Am Heart Assoc; 9(11): E016704

Richards, J. R., Albertson, T. E., Derlet, R. W., Lange, R. A., Olson, K. R., & Horowitz, B. Z. (2015). Treatment of toxicity from amphetamines, related derivatives, and analogues: a systematic clinical review. Drug and alcohol dependence, 150, 1–13. https://doi.org/10.1016/j.drugalcdep.2015.01.040.

Robertson B., Wu J., Fant R.V., et al. (2020). Assessment of amphetamine withdrawal symptoms of lisdexamfetamine dimesylate treatment for adults with binge-eating disorder. Prim Care Companion CNS Disord; 22(2):19m02540.

Rommel N., Rohleder N.H., Koerdt S., et al. (2016). Sympathomimetic effects of chronic methamphetamine abuse on oral health: a cross-sectional study. BMC Oral Health; 16(1):59.

Sateler, A., et al. (2019). Nombres populares y clasificación de las drogas de abuso ilícitas en Chile. Rev. Méd. Chile [online]., vol.147, N°12, 1613-1620 [Consultado 05-12-2022]. Disponible en: <http://www.scielo.cl/scielo.php?script=sci_arttext&pid=S0034-98872019001201613&lng=es&nrm=iso>. ISSN 0034-9887. http://dx.doi.org/10.4067/S0034-98872019001201613

Steidl K.E., Darko W., Probst L.A., et al. (2010). Rhabdomyolysis associated with phentermine. Am J Health Syst Pharm; 67(22):1929-1932.

Takekawa K., Ohmori T., Kido A., *et al.* (2007). Methamphetamine body packer: acute poisoning death due to massive leaking of methamphetamine. J Forensic Sci; 52(5):1219-1222.

Tsai C., Quidgley-Martin M., Laub N., *et al.* (2021). Methamphetamine-associated pulseless electrical activity in a young child. Am J Emerg Med; 39:257.E1-257.e2.

## 8.2. COCAÍNA

Antonia Sateler, Lorena Silva, Sandra Solari y Juan Carlos Ríos

### Descripción

La cocaína es uno de los estimulantes ilícitos más consumidos en todo el mundo. Esta droga genera graves problemas sociales y económicos en muchos países. Corresponde a un alcaloide de tropano simpaticomimético natural derivado de las hojas de *Erythroxylon coca*. Comúnmente a esta droga se le agregan adulterantes, que aumentan los efectos tóxicos en los consumidores. Se han detectado como adulterantes en la cocaína cafeína, lidocaína, fenacetina, benzocaína, diltiazem y levamisol. Dentro de los casos de intoxicaciones severas se debe considerar a aquellas personas que trafican cocaína trasladándola en su cavidad abdominal después de ingerir preservativos rellenos con la droga. Usualmente se puede encontrar en dos formas: como polvo blanco, correspondiente a clorhidrato de cocaína (que se inhala o administra vía EV al mezclarlo con agua) o como cristales, denominada cocaína *crack* (que se fuma, a través de una pipa). Las intoxicaciones son frecuentes, con abundantes reportes de casos descritos en literatura.

Se han asociado con efectos de toxicidad clínica las vías de administración intranasal, oral, rectal, EV, inhalación y vía intravaginal.

### Sustancias incluidas

En Chile hay una serie de nombres comunes utilizados por los consumidores para denominar a la cocaína en polvo o la mezcla de cocaína con otras sustancias ilícitas. Entre ellos se mencionan:

pasta base (mucho más tóxica y adictiva que la cocaína pura), coca, falopa, toque, línea, nieve, diosa blanca, perico, polvo, saque, jale y dama blanca. En el caso de cristales, se le llama crack.

## Mecanismo de toxicidad

Los efectos psicoestimulantes de la cocaína se deben al bloqueo de la recaptación de monoaminas (dopamina, noradrenalina y serotonina) en las neuronas del SNC. El efecto neto es la excitación del SNC y un aumento de la actividad del sistema nervioso simpático. La disminución de la recaptación de norepinefrina puede causar vasoconstricción. Los efectos cardíacos directos de la cocaína se deben al antagonismo de los canales de sodio dependientes de voltaje en los cardiomiocitos.

Al ser administrada junto al alcohol etílico (bebidas alcohólicas), se produce un metabolito llamado cocaetileno o etilencocaína (éster etílico de benzoilecgonina), con efectos similares a los de la cocaína que aumentan su toxicidad, pero con una vida media más larga.

## Toxicocinética

a. **Absorción.** La cocaína se absorbe rápidamente por todas las vías. La vía EV y la vía inhalatoria producen efectos en 1 a 2 minutos. La vía oral o la absorción por las mucosas presenta efectos después de 20 min. La biodisponibilidad es del 60 al 80 % después de la administración oral o intranasal.

   La absorción intranasal puede prolongarse debido a la vasoconstricción, quedando cantidades medibles en la mucosa nasal hasta 3 horas después de la aplicación.

   Los niveles plasmáticos máximos pueden ser más altos después de la ingestión que tras la aplicación intranasal. La cocaína se puede medir en plasma hasta 4 a 6 horas después del uso oral o intranasal.
b. **Distribución.** Unión a proteínas: 8,7 %; Volumen de distribución: 1,96 a 2,7 L/kg.
c. **Metabolismo.** Una vez absorbida, la cocaína se elimina mediante hidrólisis, N-desmetilación hepática. Los metabolitos principales son benzoilecgonina y éster metílico de ecgonina. Al administrarse junto con etanol, puede sufrir una transesterificación que genera el metabolito cocaetileno.
d. **Excreción.** Renal: 9,5 % al 20 % se excreta sin cambios, según el pH plasmático. Hasta el 98 % de una dosis EV se excreta por vía renal.
e. **Vida media.** Cocaína: oral: 48 a 58.6 minutos; intranasal (solución o sal clorhidrato cristalina): 73 a 90.5 minutos; EV: 40.3 a 82.3 minutos; fumar (pasta de coca, 40 % a 80 % sulfato de cocaína): 30 a 50 minutos. Metabolitos: benzoilecgonina: 4,7 horas en adultos; recién nacidos, 25 horas (rango de 0,7 a 77 horas). éster metílico de anhidroecgonina: 1 hora; cocaetileno: 148 +/- 15 minutos.

## Dosis tóxica

No hay dosis tóxicas definidas, pero los signos y síntomas de toxicidad se han reportado con exposiciones a dosis recreacionales.

## Órgano diana

Sistema nervioso central y cardiovascular.

## Cuadro clínico

Se debe sospechar de intoxicación por cocaína en todo paciente con antecedentes de adicción que acuda a un servicio asistencial con algún cuadro simpaticomimético. También en pacientes jóvenes con signos de isquemia miocárdica. Los consumidores frecuentes de cocaína tienen un riesgo siete veces mayor de sufrir un infarto de miocardio. Se han reportado intoxicaciones por las vías de administración intranasal, oral, rectal, EV, inhalada o intravaginal.

A nivel del sistema nervioso, el paciente intoxicado por cocaína puede presentar euforia, hiperactividad, agitación, convulsiones y estado de coma por efecto postconvulsivo, por hipertermia o por una hemorragia intracraneana secundaria a una crisis hipertensiva.

Desde el punto de vista cardiovascular pueden aparecer dolor torácico, arritmias severas, ventriculares o fibrilación. Crisis hipertensiva severa, con hemorragia cerebral o disección aórtica. Puede ocurrir también espasmo coronario intenso con isquemia miocárdica severa. Por último, el paciente puede presentarse con un cuadro de *shock*, debido a un infarto miocárdico, intestinal o cerebral o a la hipertermia y arritmias o a la hipovolemia producida por el secuestro de volumen secundario a la vasoconstricción severa.

También puede presentarse insuficiencia renal por vasoconstricción o por mioglobinuria.

En la paciente embarazada puede inducir un aborto espontáneo, acompañarse de placenta previa e incluso de muerte fetal. En el postparto, la cocaína es excretada por la leche materna y puede producir una intoxicación en el recién nacido, con aparición de apneas y convulsiones.

## Exámenes de laboratorio

Niveles. Sangre: Los niveles de cocaína en sangre no se usan de rutina y no son indispensables para el diagnóstico ni manejo clínico del paciente. Debido a la naturaleza aguda habitual de una sobredosis de cocaína y la corta vida media de la droga, las determinaciones de laboratorio de los niveles en sangre o suero tienen poco valor para evaluar el estado clínico del paciente. Además, la cocaína en sí es inestable en la sangre, especialmente cuando se almacena a temperatura ambiente. Orina: Se encuentran disponibles como técnicas de *screning* inmunocromatografías e inmunoensayos enzimáticos homogéneos dirigidos a benzoilecgonina. Se utiliza cromatografía gaseosa o líquida asociada a detector de masas (GC/MS o LC/MS) como método de referencia confirmatorio.

Los pacientes con dolor torácico deben ser evaluados con niveles seriados de troponina cardíaca. Estos son biomarcadores sensibles y específicos para el diagnóstico del infarto de miocardio asociado a cocaína.

Otros exámenes de laboratorio importantes de controlar en este escenario son electrocardiograma, electrolitos plasmáticos, BUN, CPK, glicemia, mioglobinuria y función renal, TAC de cerebro y punción lumbar (en pacientes con estado mental anormal persistente). Tomar una radiografía de abdomen simple, si se sospecha de transporte de droga en el sistema gastrointestinal. No todos los tipos de paquetes pueden visualizarse con rayos X. La tomografía computarizada del abdomen superior da como resultado una mejor visualización.

## Tratamiento

a. **CAB de la reanimación.** La mayoría de los pacientes no requerirán manejo de la vía aérea. Los pacientes que tienen convulsiones múltiples, agitación intensa o arritmias deben ser intubados.
b. **Prevención absorción.** No se recomiendan medidas de descontaminación (lavado gástrico y administración de carbón activado) en caso de ingesta de la droga, por el alto riesgo de convulsiones y debido a la rápida absorción de la cocaína. Podría evaluarse la irrigación intestinal total con polietilenglicol en caso de que se detecten paquetes de cocaína en el tracto gastrointestinal.
c. **Tratamiento de complicaciones:**
   - ***Agitación psicomotora.*** Utilizar benzodiazepinas como diazepam 5 a 10 mg EV o lorazepam 2 a 4 mg EV. En caso de convulsiones, manejar al paciente con benzodiazepinas en altas dosis como terapia de primera línea, si los síntomas persisten o reaparecen, administrar barbitúricos o propofol.
   - ***Hipertensión.*** Hipertensión leve/moderada sin evidencia de daño de órgano blanco por lo general no requiere una intervención farmacológica de emergencia. La hipertensión y la taquicardia en un paciente agitado suele responder a benzodiazepinas. Las emergencias hipertensivas, con evidencia de lesión de órganos diana (SNC, cardíaco, renal), requieren intervención farmacológica urgente. En estos casos puede utilizar nitroglicerina, fentolamina o nitroprusiato de sodio. El uso de betabloqueadores debe limitarse, ya que tiene baja eficacia e incrementa el riesgo de vasoconstricción coronaria.
   - ***Hipotensión.*** Infundir 10 a 20 mL/kg de líquido isotónico y mantener al paciente en decúbito supino. Si la hipotensión persiste, administrar vasopresores como la norepinefrina. Considerar la monitorización de la presión venosa central para guiar la terapia con líquidos adicional.
   - ***Disritmias.*** Las arritmias de complejo ancho con prolongación del QRS se deben tratar con bolus de bicarbonato de sodio hipertónico de 1 a 2 mEq/kg y repetir, según sea necesario. Los criterios de valoración incluyen la resolución de la arritmia, el estrechamiento del complejo QRS y el pH arterial de 7,45 a 7,55. En el caso de taquicardia ventricular o fibrilación ventricular se sugiere el uso de lidocaína. La amiodarona es eficaz para el control de la taquicardia ventricular monomorfa hemodinámicamente estable.

- ***Rabdomiólisis.*** Reposición temprana y agresiva de líquidos es el pilar de la terapia y puede ayudar a prevenir la insuficiencia renal. Si es necesario, se pueden agregar diuréticos como manitol o furosemida para mantener la producción de orina, pero solo después de que se haya restablecido el estado del volumen, ya que la hipovolemia aumentará el daño tubular renal. La alcalinización urinaria no se recomienda de forma rutinaria.
- ***Hipertermia.*** Se asocia a desenlace fatal. Debe tratarse agresivamente con benzodiazepinas y uso de medidas físicas como agua tibia y ventiladores, manta de hipotermia e inmersión en agua helada. El objetivo es disminuir la temperatura central por debajo de 38,3 °C en 1 hora. Los casos refractarios pueden requerir sedación y parálisis neuromuscular.
- ***Dolor anginoso.*** La sedación con benzodiazepinas y nitroglicerina resuelve la mayoría de los casos de dolor torácico. Se debe considerar el uso de agonistas alfa adrenérgicos como la fentolamina en pacientes con dolor torácico persistente en quienes se sospecha síndrome coronario agudo.
- ***Síndrome serotoninérgico.*** Las benzodiazepinas son la base del tratamiento. También se utiliza habitualmente la ciproheptadina, un antagonista de 5-HT. Los casos graves se han tratado con sedación con benzodiazepinas y parálisis neuromuscular con agentes no despolarizantes. Desvestir al paciente y mejorar la pérdida de calor por evaporación manteniendo la piel húmeda y utilizando ventiladores de refrigeración. Monitorizar periódicamente los signos vitales. Para la hipertensión asintomática leve/moderada, la intervención farmacológica generalmente no es necesaria.

d. **Aumento de la eliminación.** No son útiles la diálisis o la hemoperfusión debido a la alta distribución de la cocaína en los tejidos. La acidificación de la orina no presenta utilidad clínica y puede agravar el daño renal producido por la mioglobinuria.
e. **Antídoto.** No existe un antídoto específico.

## BIBLIOGRAFÍA

Ahijado F., Garcia de Vinuesa S., & Luno J. (1990). Acute renal failure and rhabdomyolysis following cocaine abuse (letter). Nephron; 54:268.

Alshayeb H., Showkat A., & Wall B.M. (2010). Lactic acidosis in restrained cocaine intoxicated patients. Tenn Med; 103(10):37-39.

Arenas, D.J.; Beltran, S.; Zhou, S.; Goldberg, L.R. (2020). Cocaine, cardiomyopathy, and heart failure: A systematic review and meta-analysis. Sci. Rep., 10, 19795.

Burns, J.; Roby, A.; Jaconelli, T. (2020) Pneumomediastinum, subcutaneous emphysema and pneumorrhachis following cocaine insufflation: A case report. Acute. Med., 19, 154–158.

Cisneros, O.; Garcia de Jesus, K.; Then, E.O.; Rehmani, R. (2019). Bilateral Basal Ganglia Infarction After Intranasal Use of Cocaine: A Case Report. Cureus, 11, e4405.

COCAINE. In: MerativeTM Micromedex® POISINDEX® (electronic version). Merative, Ann Arbor, Michigan, USA. Available at: https://www.micromedexsolutions.com/ (cited: 02 /02/2024).

Cosenza, M.; Panza, L.; Califano, A.P.; Defendini, C.; D'Andria, M.; Romiti, R.; Vainieri, A.F.M.; Morelli, S. (2020). Carotid Thrombosis in a Crack Cocaine Smoker Woman. Case Rep. Vasc. Med, 2020, 4894825.

Deivasigamani, S.; Irrinki, S.; Shah, J.; Sakaray, Y. (2021). Rare cause of acute abdomen-cocaine-induced small intestinal perforation with coexisting lower gastrointestinal bleed: An unusual presentation. BMJ Case Rep, 14, e239981.

Goldfrank, L. (2015). COCAINE. En: Goldfrank, Hoffman, Howland, Lewin, Nelson, eds. Goldfrank's Toxicologic Emergencies. New York: Mac- Grow Hill Education, 1834-1849.

Havlik D.M. & Nolte K.B. (2000). Fatal "Crack" cocaine ingestion in an infant. Am J Forensic Med Pathol; 21:245-248.

Jeffcoat A.R., Perez-Reyes M., & Hill JM. (1989). Cocaine disposition in humans after intravenous injection, nasal insufflation (snorting) or smoking. Drug Metab Dispos; 17:153-159.

Manninger, M.; Perl, S.; Brussee, H.; G, G.T. (2018). Sniff of coke breaks the heart: Cocaine-induced coronary vasospasm aggravated by therapeutic hypothermia and vasopressors after aborted sudden cardiac death: A case report. Eur. Heart J. Case Rep, 2, yty041.

Mullaguri, N.; Battineni, A.; Narayan, A.; Guddeti, R. (2018). Cocaine Induced Bilateral Posterior Inferior Cerebellar Artery and Hippocampal Infarction. Cureus, 10, e2576.

Padilha, W.S.C.; Annes, M.; Massant, C.G.; Kaup, A.O.; Affonso, B.B.; Batista, M.C. (2020). Cocaine-Induced Renal Artery Dissection as a Cause of Secondary Hypertension: A Rare Presentation. Am. J. Case Rep. 2020, 21, e921565.

Patanè, F. G., Maria Maglitto, A. N., Esposito, M., Cocimano, G., Di Nunno, N., Salerno, M., & Sessa, F. (2023). Toxicological Advancements in Cocaine Detection: A Review. Current medicinal chemistry, 30(32), 3616–3629. https://doi.org/10.2174/0929867330666221026160346.

Roque Bravo, R., Faria, A. C., Brito-da-Costa, A. M., Carmo, H., Mladěnka, P., Dias da Silva, D., Remião, F., & On Behalf Of The Oemonom Researchers (2022). Cocaine: An Updated Overview on Chemistry, Detection, Biokinetics, and Pharmacotoxicological Aspects including Abuse Pattern. Toxins, 14(4), 278. https://doi.org/10.3390/toxins14040278.

Roque Bravo, R., Faria, A. C., Brito-da-Costa, A. M., Carmo, H., Mladěnka, P., Dias da Silva, D., Remião, F., & On Behalf of the Oemonom Researchers (2022). Cocaine: An Updated Overview on Chemistry, Detection, Biokinetics, and Pharmacotoxicological Aspects including Abuse Pattern. Toxins, 14(4), 278. https://doi.org/10.3390/toxins14040278.

Roy, S.; Konala, V.M.; Adapa, S.; Naramala, S.; Bose, S. (2020) Cocaine and Alcohol Co-Ingestion-Induced Severe Rhabdomyolysis with Acute Kidney Injury Culminating in Hemodialysis-Dependent End-Stage Renal Disease: A Case Report and Literature Review. Cureus 12, e8595.

Sateler, A., Pino, G., López, A., Silva, L., Solari, S., Duffau, B. & Ríos, J. C. (2019). Popular names and classification of illicit drugs commonly used in Chile. Revista médica de Chile, 147(12), 1613-1620. https://dx.doi.org/10.4067/S0034-98872019001201613

## 8.3. FENETILAMINAS: DROGAS DE DISEÑO: NUEVAS SUSTANCIAS PSICOACTIVAS

Antonia Sateler, Lorena Silva, Patricio Medel, Sandra Solari y Juan Carlos Ríos

### Descripción

Corresponde a una relativamente nueva clase de alucinógenos y psicodélicos llamados NBOMe (o 25X-NBOMe). Los NBOMes son análogos de la familia 2C de fenetilamina, que contienen un sustituyente N -(2-metoxi) bencilo. Parte de la estructura de la fenetilamina se comparte entre las anfetaminas, catecolaminas, catinonas y otras drogas de abuso. Estas drogas se venden como papel secante o en forma de polvo, líquido o tabletas, y se administran por vía sublingual/bucal e intravenosa mediante insuflaciones nasales o fumando. Desde su introducción a principios de la década de 2010, se han publicado numerosos reportes sobre intoxicaciones clínicas y muertes como resultado del consumo de compuestos NBOMe. Además, las incautaciones judiciales indican que el abuso de 25I-NBOMe y 25C-NBOMe cada vez está siendo más frecuente. Hay reportes de falsificaciones de LSD con NBOMes. La intoxicación por NBOMe es potencialmente mucho más grave que la por LSD.

### Sustancias incluidas

Las drogas más frecuentes de este grupo son los análogos 25I-NBOMe, 25C-NBOMe y 25B-NBOMe. Dentro del lenguaje popular de vendedores y consumidores, estas drogas pueden ser reconocidas por los siguientes nombres: tusi, tusibi, cocaína rosa, pandora, etc.

### Mecanismo de toxicidad

El mecanismo de acción de estas drogas aún no es del todo claro, pero se ha determinado que estas actúan como potentes agonistas del recetor 5HT2A y, por lo tanto, como agentes serotoninérgicos alucinógenos. En casos de intoxicación, los pacientes expuestos han presentado cuadros simpaticomiméticos, serotoninérgicos, alucinaciones o efectos combinados de los anteriores.

### Toxicocinética

Actualmente poco se sabe sobre la toxicocinética de estos agentes. Existe información limitada solo del agente 25I-NBOMe. La duración de la acción varía según la vía de exposición. Al ser inhalado, el rango es de 4 a 6 horas y por vía sublingual, entre 6 y 12 horas. El metabolismo es hepático (CYP2C9, CYP2C19, CYP1A2, CYP3A4, CYP3A4).

## Dosis tóxica

No hay dosis tóxicas definidas, pero los signos y síntomas de toxicidad se han reportado con exposiciones a dosis recreacionales.

## Órgano diana

Sistema nervioso central y cardiovascular.

## Cuadro clínico

De acuerdo con los reportes de casos, los signos y síntomas esperables tras una intoxicación son:

- **Intoxicaciones leves a moderadas.** Esta información se ha obtenido a partir de un número limitado de reportes. Generalmente, el paciente puede presentar euforia, alucinaciones visuales y auditivas, midriasis, agitación. A nivel cardiovascular puede generar taquicardia e hipertensión.
- **Intoxicaciones severas.** Agitación más pronunciada y prolongada, alucinaciones, comportamientos erráticos, hipertermia, convulsiones, delirium, taquipnea e incluso acidosis metabólica. Se puede generar síndrome serotoninérgico.

## Exámenes de laboratorio

Se debe controlar electrocardiograma. En caso de toxicidad moderada a severa, pacientes deben permanecer con monitorización cardíaca continua.

Controlar CPK y función renal, en caso de que el paciente presente mioclonías, convulsiones, agitación o distonías para descartar rabdomiólisis. Controlar función hepática en pacientes con hipertermia. Estas nuevas drogas generalmente no son detectadas por los *screening* toxicológicos.

## Tratamiento

a. **CAB de la reanimación.** Mantener vía aérea y ventilación asistida, si es necesario. Administrar oxígeno suplementario.

b. **Prevención absorción.** Las medidas de descontaminación generalmente no están recomendadas, ya que los pacientes con este tipo de intoxicaciones acuden a consultar después de que se produjo la absorción de la droga. Además, existe riesgo de broncoaspiración en forma secundaria al compromiso neurológico.

c. **Tratamiento de complicaciones:**
   - ***Agitación psicomotora.*** Manejar con benzodiazepinas.
   - ***Convulsiones.*** Manejar con benzodiazepinas. Si no responde, con barbitúricos. Como última opción, administrar propofol. Analizar función renal y CK total por potencial rabdomiólisis.
   - ***Síndrome serotoninérgico.*** Manejar con benzodiazepinas.
   - ***Hipertensión.*** Generalmente se resuelve una vez que cede la agitación. En caso de que lo anterior no ocurra, manejar como crisis hipertensiva.
   - ***Hipertermia.*** Tratar con medidas físicas y sedación. En algunos casos se requiere incluso la intubación del paciente y proceder a provocar parálisis neuromuscular.
   - ***Arritmias ventriculares.*** Solicitar exámenes para valorar alteraciones ácido básico o electrolíticas. Lidocaína y amiodarona son generalmente los medicamentos utilizados como terapia de primera línea.
   - ***Síndrome serotoninérigico.*** Las benzodiazepinas son el pilar de la terapia. También se usa comúnmente ciproheptadina. Los casos graves se han manejado con sedación con benzodiazepinas y parálisis neuromuscular con agentes no despolarizantes.

   CIPROHEPTADINA. Es un antihistamínico oral antagonista serotoninérgico en los receptores 5-hidroxitriptamina (HT)-1A y 5-HT-2A. Se utiliza para mejorar los síntomas leves a moderados del síndrome serotoninérgico. ADULTOS: 12 mg inicialmente seguidos de 2 mg cada 2 horas; si persisten los síntomas, hasta un máximo de 32 mg en 24 horas. Dosis de mantenimiento de 8 mg por vía oral repetida cada 6 horas. NIÑOS: 0,25 mg/kg/días cada 6 horas, dosis máxima 12 mg/día. Al momento de la edición de este libro, Ciproheptadina. sin registro sanitario vigente de la Autoridad Sanitaria Nacional (ISP) en Chile.

d. **Aumento de la eliminación.** La utilidad clínica de los métodos extracorpóreos de eliminación no ha sido estudiada, pero los pacientes responden bien al manejo con las medidas de soporte señaladas anteriormente.

e. **Antídoto.** No existe un antídoto específico.

**BIBLIOGRAFÍA**


Dean, B. V., Stellpflug, S. J, Burnett, A. M., Engebretsen, K. M. (2013). 2C or not 2C: phenethylamine designer drug review. J Med Toxicol;9(2):172–178. doi:10.1007/s13181-013-0295-x

Gee, P., Schep, L. J., Jensen, B. P., Moore, G., & Barrington, S. (2016). Case series: toxicity from 25B-NBOMe--a cluster of N-bomb cases. Clinical toxicology (Philadelphia, Pa.), 54(2), 141–146. https://doi.org/10.3109/15563650.2015.1115056

Halberstadt, A. L., Geyer, M. A. (2014). Effects of the hallucinogen 2,5-dimethoxy-4-iodophenethylamine (2C-I) and superpotent N-benzyl derivatives on the head twitch response. Neuropharmacology;77: 200-207. doi:10.1016/j.neuropharm 2013.08.025

Hill, S. L., Doris, T., Gurung, S., Katebe, S., Lomas, A., Dunn, M., ... Thomas, S. H. L. (2013). Severe clinical toxicity associated with analytically confirmed recreational use of 25I–NBOMe: case series. Clinical Toxicology, 51(6), 487–492. doi:10.3109/15563650.2013.802795.

M. H. Y. Tang, C. K. Ching, M. S. H. Tsui, F. K. C. Chu & T. W. L. Mak (2014) Two cases of severe intoxication associated with analytically confirmed use of the novel psychoactive substances 25B-NBOMe and 25C-NBOMe, Clinical Toxicology, 52:5, 561-565, DOI: 10.3109/15563650.2014.909932.

Phenethylamine Designer Drugs-N-Benzyl Series In: MerativeTM Micromedex® POISINDEX® (electronic version). Merative, Ann Arbor, Michigan, USA. Available at: https://www.micromedexsolutions.com/ (cited: 12/05/2024).

Schetz, D., Waldman, W., Kocic, I., Anand, J. S. (2017). A Case of Laboratory Confirmed 25I-Nbome Intoxication Associated with Massive Rhabdomyolysis and Multi-Organ Failure. Adv J Toxicol Curr Res.1(2): 043-048.

Simon L. Hill, Tom Doris, Shiv Gurung, Stephen Katebe, Alexander Lomas, Mick Dunn, Peter Blain & Simon H. L. Thomas (2013) Severe clinical toxicity associated with analytically confirmed recreational use of 25I–NBOMe: case series, Clinical Toxicology, 51:6, 487-492, DOI: 10.3109/15563650.2013.802795.

Zawilska, J. B., Kacela, M., & Adamowicz, P. (2020). NBOMes-Highly Potent and Toxic Alternatives of LSD. Frontiers in neuroscience, 14, 78. https://doi.org/10.3389/fnins.2020.00078.


---

## 8.4. HEROÍNA

Pablo Iturra, Sandra Solari, Juan Carlos Ríos y Lorena Silva

### Descripción

La heroína (diacetilmorfina) es un derivado semisintético procesado a partir de la morfina; por lo tanto, sus efectos son similares. Sin embargo, la heroína se considera más peligrosa debido a que sus efectos son mucho más potentes y porque produce rápida dependencia.

El nombre heroína deriva del griego "heros", que significa héroe o luchador. Se le atribuyó este nombre porque los que tomaban la droga sufrían delirio de heroísmo.

Las vías de exposición pueden ser oral, inhalatoria, subcutánea, endovenosa y rectal. Sin embargo, el modo de abuso más frecuente es parenteral.

### Mecanismo de acción

La heroína es más liposoluble que la morfina y cruza con mayor facilidad la barrera hematoencefálica. Se hidroliza a monoacetilmorfina, que luego es metabolizada a morfina. Esta se une a receptores específicos en el SNC y periférico, causando sedación y depresión respiratoria. La muerte se produce por falla respiratoria, generalmente por apnea o por aspiración pulmonar de contenido gástrico.

### Toxicocinética

a. **Absorción.** Es rápidamente absorbida a través de todas las vías de administración. El peak plasmático de heroína (y de 6-acetilmorfina) es de 10 minutos después de la administración intramuscular y de 2 minutos cuando es administrada por vía intravenosa.
b. **Distribución.** Volumen de distribución: 25 L/Kg. Unión a proteínas plasmáticas: 40 %.
c. **Metabolismo.** Principalmente hepático.
d. **Excreción.** Principalmente renal (42 % a 70 %). Pequeñas cantidades son excretadas a través de las heces.

*e.* **Vida media de eliminación.** 3 minutos. Es hidrolizada a monoacetilmorfina, cuya vida media es de 40 minutos y luego a morfina, cuya vida media es de 3 horas.

## Dosis tóxica

La heroína es una sustancia altamente tóxica. Dosis letales pueden ocurrir por administración parenteral, por ingestión o inhalación. Efectos de toxicidad pueden aparecer incluso con dosis recreativas.

## Órgano diana

Sistema nervioso central, sistema respiratorio y sistema gastrointestinal.

## Cuadro clínico

Su sintomatología es similar a la que produce cualquier otro opiáceo, pero aparece de forma más rápida y con mayores efectos a nivel del SNC. La sintomatología inmediata corresponde a euforia, sudoración, enrojecimiento, vértigo, náuseas, vómitos, somnolencia, hipotensión, hipo o hipertermia, arritmias cardíacas, convulsiones, pupilas puntiformes asociadas a compromiso neurológico, depresión respiratoria, coma y muerte. El edema pulmonar agudo es la complicación más frecuente de la sobredosis de heroína. Se ha reportado en el 48 % de los casos de sobredosis.

El abuso de heroína puede causar complicaciones serias durante el embarazo, incluyendo abortos espontáneos o partos prematuros. Los hijos de madres adictas tienen un riesgo mayor de desarrollar síndrome de muerte súbita.

El uso regular de heroína produce tolerancia y, por lo tanto, cada vez se requieren mayores dosis para obtener la misma intensidad o efecto. El abandono de la droga produce síndrome de abstinencia a las 6 horas después de la última dosis, provocando agitación, mialgias, artralgias e insomnio. Los principales efectos alcanzan su punto máximo entre las 48 y 72 horas después de la última dosis y desaparecen después de una semana o más.

## Exámenes de laboratorio

Los niveles plasmáticos de opiáceos no tienen utilidad clínica. El *screening* de drogas en orina para opiáceos está dirigido a la morfina (metabolito de la heroína), por lo que podría ser de utilidad. Se utiliza cromatografía gaseosa o líquida asociada a detector de masas (GC/MS o LC/MS) como método de referencia confirmatorio.

Monitorear gases arteriales, glicemia, radiografía de tórax, ELP en pacientes con vómitos significativos o diarrea importante. Monitorizar función respiratoria.

## Tratamiento

a. **CAB de la reanimación.** Mantener vía aérea y ventilación asistida si es necesario. Administrar oxígeno suplementario. La intubación orotraqueal para la protección de la vía respiratoria debe realizarse de manera temprana en casos de obnubilación y/o depresión respiratoria que no responden a la naloxona, o en pacientes que desarrollan una lesión pulmonar aguda grave.
b. **Prevención absorción.** Las sobredosis de opioides son potencialmente mortales. El carbón activado debe considerarse inmediatamente después de una ingestión oral significativa en un paciente que puede proteger su vía respiratoria y no presenta signos significativos de toxicidad. Si un paciente muestra signos de toxicidad de moderada a grave, no administre carbón activado debido al riesgo de aspiración. No se recomienda el lavado gástrico, ya que los pacientes suelen evolucionar bien con atención de apoyo.
c. **Tratamiento de complicaciones:**
   - ***Coma.*** Soporte.
   - ***Convulsiones.*** El tratamiento incluye asegurar una oxigenación adecuada y administrar benzodiazepinas por vía intravenosa; pueden estar indicados propofol o barbitúricos, si persisten las convulsiones.
   - ***Hipotensión.*** La hipotensión a menudo se revierte con naloxona. Inicialmente, tratar con un bolo de solución salina, si el paciente puede tolerar una carga de líquido, y luego vasopresores adrenérgicos para elevar la presión arterial media.
   - ***Lesión pulmonar aguda.*** El inicio de la lesión pulmonar aguda después de la exposición tóxica puede retrasarse hasta 24 a 72 horas después de la exposición. La fisiopatología no está clara. Se debe observar a los pacientes durante 4 a 6 horas después de la sobredosis para evaluar la hipoxia y/o el desarrollo de una lesión pulmonar aguda. El tratamiento de la lesión pulmonar aguda es principalmente de

soporte. Mantenga una ventilación y oxigenación adecuadas con monitoreo frecuente de gases en sangre arterial y/u oximetría de pulso.

- ***Rabdomiólisis.*** La reposición temprana y agresiva de líquidos es el pilar de la terapia y puede ayudar a prevenir la insuficiencia renal. Si es necesario, se pueden agregar diuréticos como manitol o furosemida para mantener la producción de orina, pero solo después de que se haya restablecido el estado del volumen, ya que la hipovolemia aumentará el daño tubular renal. La alcalinización urinaria no se recomienda de forma rutinaria.
- ***Síndrome serotoninérgico.*** Las benzodiazepinas son lo fundamental en la terapia. La ciproheptadina también se usa comúnmente. Los casos graves se han manejado con sedación con benzodiazepinas y parálisis neuromuscular con agentes no despolarizantes. CIPROHEPTADINA: Es un antihistamínico oral antagonista serotoninérgico de los receptores 5-hidroxitriptamina (HT)-1A y 5-HT-2A. Se utiliza para mejorar los síntomas leves a moderados del síndrome serotoninérgico ADULTOS: 12 mg inicialmente seguidos de 2 mg cada 2 horas, si persisten los síntomas, hasta un máximo de 32 mg en 24 horas. Dosis de mantenimiento de 8 mg por vía oral repetida cada 6 horas. NIÑOS: 0,25 mg/kg/días cada 6 horas, dosis máxima 12 mg/día. Al momento de la edición de este libro, ciproheptadina sin registro sanitario vigente de la Autoridad Sanitaria Nacional (ISP) en Chile.
- ***Hipertermia.*** Controlar la agitación y la actividad muscular. Desvista al paciente y mejore la pérdida de calor por evaporación, manteniendo la piel húmeda y utilizando ventiladores de refrigeración.

d. **Aumento de la eliminación.** Por su alto volumen de distribución, no es útil ninguna de estas técnicas de eliminación.

e. **Antídoto.** La naloxona es el antídoto específico para revertir los efectos narcóticos de los opiáceos, siendo un antagonista competitivo y no-selectivo de los receptores opioides. Existen formulaciones intranasales que pueden ser administradas previo al ingreso a un centro asistencial (al momento de la edición de este libro, formulación de naloxona intranasal sin registro vigente sanitario de la Autoridad Sanitaria Nacional (ISP) en Chile, sin embargo, hay disponibilidad de formulaciones parenterales). Una vez en un centro asistencial la dosis inicial es 0,4 a 2 mg EV. Se puede repetir con intervalos de 2 a 3 minutos hasta un máximo de 10 mg. Si no ceden los síntomas, continuar con infusión continua hasta que estos se reviertan.

## BIBLIOGRAFÍA


Cataletto M. (2012). Respiratory Distress Syndrome, Acute (ARDS). In: Domino FJ, ed. The 5-Minute Clinical Consult, 20th ed. Lippincott Williams & Wilkins, Philadelphia, PA, 2012.

Claassen JAHR & Gelissen HPMM. (2005). The serotonin syndrome (letter). N Eng J Med; 352(23):2455.

Committee on injury and poison prevention, American Academy of Pediatrics. Opioids. En: Rodgers G. (Ed.) (1994). Handbook of Common Poisonings in Children. Elk Grove Village, Illinois: American Academy of Pediatrics, 114-115.

Ellenhorn, M. (1997). The Opiates. En: Ellenhorn, M. (Ed.) Ellenhorn's Medical Toxicology. Maryland: Williams & Wilkins, 405-447.

Giglio, E. Opioides y su utilización en anestesia. En: Muñoz, A. (Ed.) Manual de Anestesiología. Santiago: Mediterraneo, 89-100.

Leikin, J. y Paloucek, F. (1997). Opium Alkaloids. En: Leikin, J. y Paloucek, F. (Eds.) Poisoning & Toxicology Handbook. Cleveland: Lexi-Comp., 579-580.

Nelson, L. (1998). Opioids. En: Goldfrank, Flomenbaum, Lewin, Weisman, Howland, Hoffman. (Eds.) Goldfrank's Toxicologic Emergencies. Connecticut: Appleton & Lange, 975-990.

Olson, K. (1998). Opiates and Opioids. En: Olson K. (Ed.) Poisoning & Drug Overdose. Conneticut: Appleton & Lange, 238-240.

Opioids/Opioids Antagonist In: MerativeTM Micromedex® POISINDEX® (electronic version). Merative, Ann Arbor, Michigan, USA. Available at: https://www.micromedexsolutions.com/ (cited:01/03/2024).

Stolbach A. & Hoffman R.S. (2011). Respiratory Principles. In: Nelson L.S., Hoffman R.S., Lewin N.A., et al., eds. Goldfrank's Toxicologic Emergencies, 9th ed. McGraw Hill Medical, New York, NY, 2011.

## 8.5. MARIHUANA

Claudio Retamal, Sandra Solari y Juan Carlos Ríos

### Descripción

Es el nombre común del material obtenido de las flores y hojas de la planta india *Cannabis sativa*. Contiene más de 500 compuestos; de estos, más de 100 son cannabinoides, pero la sustancia psicoactiva más potente es el delta-9-tetrahidro-canabinol (THC).

Esta planta ha sido cultivada por miles de años en diversos lugares geográficos, y usada tanto para fines médicos como religiosos [Figura 8.1].

**Figura 8.1.** Hojas de marihuana.

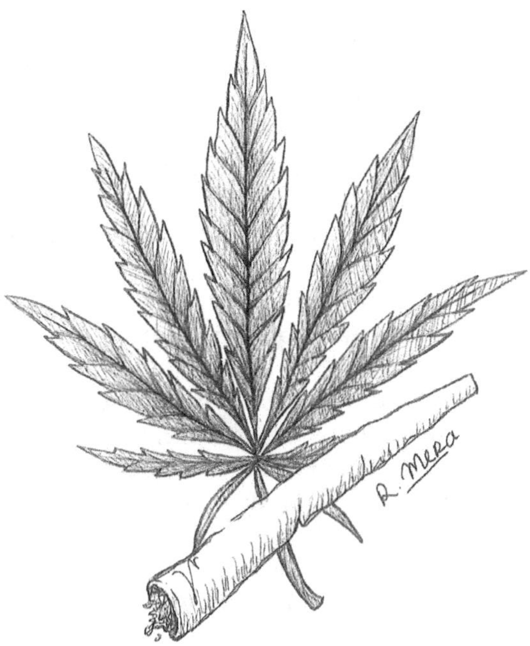

El THC se encuentra tanto en plantas femeninas como masculinas. La *Cannabis sativa* es solo una especie del género cannabis, existiendo también la *Cannabis indica*, y la *Cannabis ruderalis*. Las semillas y plantas comercializadas actualmente han sido seleccionadas genéticamente mediante el cruce de estas especies, lo que ha modificado las concentraciones THC y de canabidiol (CBD) presentes en la planta.

La concentración normal en la planta es de 1-4 % de THC. La marihuana de alto contenido de THC ("Cripy") tiene concentraciones superiores al 15 %. Los concentrados como el "kief", "hachís", "hash", y las ceras o "wax", "rosin", y "budder", entre otros extractos, así como los líquidos para vaporizar, pueden tener concentraciones de hasta un 80 %. Algunos concentrados requieren el uso de solventes orgánicos para la extracción, por lo que, si el proceso es deficiente, pueden quedar residuos que generan toxicidad.

La forma más común de consumo es quemar las flores, en menor proporción las hojas, e inhalar el humo, que extrae los compuestos activos. También se puede vaporizar la propia planta o extractos concentrados. Se puede ingerir en alimentos elaborados con extractos de la planta o consumiendo extractos concentrados en forma de gotas.

### Sustancias incluidas

Marihuana (especies: *Cannabis sativa*, *Cannabis indica* y la *Cannabis ruderalis*), comestibles elaborados con la planta, extractos de CBD, marihuana de alta concentración de THC ("Cripy") y extractos para vaporizar. También existen cannabinoides sintéticos, de uso menos común y aún no masificados en la población general.

### Mecanismo de toxicidad

Se conoce que el THC actúa en diversos receptores, como dopaminérgicos, colinérgicos, noradrenérgicos, serotoninérgicos y GABA. Tanto el THC como otros componentes de la planta actúan en los receptores CB1 y CB2 del sistema endocannabinoide, lo que explica los efectos de disminución del dolor y estimulación de apetito, pero también la paranoia y ansiedad. En contraste, el CBD no produce ansiedad ni delusión, y parece antagonizar los efectos de deterioro cognitivo transitorio y psicotogénicos del THC.

Esto puede explicar en parte por qué las variedades de alto contenido de THC, como el "Cripy", o bien el consumo de extractos purificados de alto THC se asocian a un mayor riesgo de desencadenar cuadros psicóticos en pacientes que previamente no tenían patologías.

Los cannabinoides sintéticos son agonistas de los receptores CB1 y CB2, pero no están relacionados estructuralmente con el THC. Algunos tienen una potencia hasta veintiocho veces mayor que el THC.

### Toxicocinética

Los datos de cinética son respecto al THC.

a. **Absorción:**
   - ***Inhalación.*** Luego de fumar marihuana, un 18-50 % del THC es absorbido. La biodisponibilidad sistémica es de 23-27 % para usuarios crónicos y 10-14 % para usuarios no crónicos. El inicio de acción comienza entre los 6 y 12 minutos posteriores a la exposición. La duración de los efectos es de 2-3 horas.
   - ***Oral.*** Luego de la ingestión, solo el 5-20 % de THC es absorbido. La absorción es potenciada por alimentos con grasas o vehículos lipídicos. Los efectos comienzan en 30-60 minutos y pueden persistir durante 4-6 horas.
b. **Distribución.** El THC posee una alta unión a proteínas plasmáticas (97-99 %). Al ser una molécula lipofílica, se distribuye rápidamente en tejidos y órganos de alta perfusión, como cerebro, pulmones, corazón, e hígado, lo que resulta en una disminución rápida del nivel en suero. Posteriormente es liberado lentamente desde los tejidos grasos al torrente sanguíneo.
c. **Metabolismo.** Posee efecto de primer paso de un 10-20 % de lo absorbido. El metabolismo es principalmente por hidroxilación microsomal y oxidación no microsomal a nivel hepático.
d. **Excreción.** En las primeras 72 hrs luego de la ingesta de THC, aproximadamente el 10-15 % de la dosis es eliminada por la orina como metabolitos acídicos y conjugados, y alrededor del 35 % es excretado por las heces como metabolitos no conjugados.
e. **Vida media.** Presenta un tiempo de vida media de 25-30 horas. En usuarios crónicos, el tiempo de vida media puede llegar a ser de 4 días. Alrededor del 50 % de la dosis es eliminada en las primeras 72 horas.

## Dosis tóxica

La toxicidad es dosis dependiente, pero varía mucho entre pacientes, ya que las experiencias anteriores disminuyen la aparición de toxicidad; además, se produce tolerancia con el uso crónico.

En pacientes que ingieran extractos de alta concentración o alimentos, que no tengan exposición previa, pueden aparecer efectos moderados a severos. En niños hay reportes de toxicidad aguda por ingesta de "colas" de cigarros y productos comestibles.

Los derivados con alto contenido en THC, y los cannabinoides sintéticos pueden producir toxicidad con pequeñas cantidades.

## Órgano diana

Sistema nervioso central. Sistema respiratorio al inhalar humo de la combustión.

## Cuadro clínico

La exposición inhalatoria puede producir irritación, sequedad de garganta, rinitis, tos y bronquitis por la inhalación del humo de la combustión.

La intoxicación leve por marihuana se manifiesta principalmente con somnolencia, sequedad de mucosas, euforia, alteración de los sentidos y de la percepción del tiempo.

En una intoxicación moderada se puede presentar pérdida de memoria a corto plazo, incapacidad para realizar procesos mentales con múltiples pasos, despersonalización, lapsos de atención y disminución de la inhibición social. Alteraciones del ánimo, incluyendo manifestaciones de vértigo con episodios de hilaridad y ansiedad o depresión.

Puede potenciar la aparición de convulsiones o episodios psicóticos en pacientes con antecedentes. En pacientes sin antecedentes, pueden aparecer estos efectos por exposición a extractos de alta concentración.

En niños hay reportes de toxicidad severa asociada a alteraciones del estado mental, midriasis, hipotensión, hipotonía e incluso coma.

Por uso crónico, se puede desarrollar el síndrome hiperemético cannábico, caracterizado por vómitos recurrentes que pueden producir deshidratación severa y solo se alivian suspendiendo el uso de la droga.

En casos de exposiciones por vaporización de extractos concentrados en cigarrillos electrónicos se han observado alteraciones pulmonares como tos, fatiga, fiebre, dificultad para respirar y dolor de pecho, aparentemente asociado al uso de vitamina E como solvente en estos productos.

El consumo de extractos de CBD puede provocar somnolencia, disminución del apetito, fatiga, alteraciones del sueño y aumento del riesgo de pensamientos suicidas.

La exposición a cannabinoides sintéticos provoca síntomas similares a una intoxicación por marihuana, pero también puede producir síntomas más severos que dependen del compuesto específico consumido y la cantidad. Se han observado síntomas como hipertensión, agitación, temblores, paranoia, alucinaciones e hipokalemia; también agitación severa y convulsiones, taquicardia supraventricular y falla renal aguda.

### Exámenes de laboratorio

Los niveles de THC sanguíneo no están disponibles ni son útiles clínicamente. Se puede realizar una prueba toxicológica de *screening* en orina en casos en los que exista sospecha de consumo; por ej., en pacientes pediátricos con clínica compatible. Se utiliza cromatografía gaseosa o líquida asociada a detector de masas (GC/MS o LC/MS) como método de referencia confirmatorio.

Puede ser necesario controlar glicemia y electrolitos en pacientes con alteración del estado mental. Controlar ECG y monitoreo en pacientes con taquicardia o ritmo cardíaco alterado.

En pacientes con signos de enfermedad pulmonar por el uso de dispositivos de vapeo (cigarrillos electrónicos) para consumo de THC y nicotina considerar control de oximetría de pulso, radiografía de tórax, tomografía computarizada del tórax y pruebas de función pulmonar, según la condición que presenten.

### Tratamiento

a. **CAB de la reanimación.**
b. **Prevención absorción.** Considerar el uso de carbón activado exclusivamente en pacientes que hayan ingerido grandes cantidades que puedan provocar toxicidad severa (alimentos o productos concentrados en pacientes sin exposiciones previas) y pacientes pediátricos, siempre y cuando el paciente esté despierto y alerta.
c. **Tratamiento de complicaciones.** Para síntomas leves a moderados, el tratamiento es solo de soporte. La mayoría de los pacientes no requieren ningún tratamiento específico y, especialmente en pacientes con exposiciones por inhalación, los síntomas cesan en unas pocas horas.
   - ***Agitación psicomotora.*** Para pacientes que se expongan a concentraciones altas, o en pediátricos, tratar los síntomas neurológicos (agitación o convulsiones) con benzodiazepinas.
   - ***Hipotensión.*** Los episodios hipotensivos son poco comunes y generalmente posturales. Se recomienda situar al paciente en la posición de Trendelenburg hasta la estabilización de la presión. La administración de fluidos no es comúnmente necesaria.
   - ***Síndrome hiperemético cannábico.*** Reponer fluidos. Se ha observado que los vómitos persistentes no ceden con el uso de antieméticos. Solo se ha confirmado la remisión del cuadro tras descontinuar el uso de cannabis.
d. **Aumento de la eliminación.** Diuresis, hemodiálisis, plasmaféresis y hemoperfusión no tienen utilidad clínica por la alta unión a proteínas plasmáticas y alto volumen de distribución.
e. **Antídoto.** No existe un antídoto específico.

### BIBLIOGRAFÍA


Chu F., Cascella M. Cannabinoid Hyperemesis Syndrome. [Updated 2022 Feb 5]. In: StatPearls [Internet]. Treasure Island (FL): StatPearls Publishing; 2022 Jan-. Available from: https://www.ncbi.nlm.nih.gov/books/NBK549915/

Di Forti, M., Morgan, C., Dazzan, P., Pariante, C., Mondelli, V., Marques, T. R., Handley, R., Luzi, S., Russo, M., Paparelli, A., Butt, A., Stilo, S. A., Wiffen, B., Powell, J., & Murray, R. M. (2009). High-potency cannabis and the risk of psychosis. The British journal of psychiatry: the journal of mental science, 195(6), 488–491. https://doi.org/10.1192/bjp.bp.109.064220

Di Forti, M., Quattrone, D., Freeman, T. P., Tripoli, G., Gayer-Anderson, C., Quigley, H., Rodriguez, V., Jongsma, H. E., Ferraro, L., la Cascia, C., la Barbera, D., Tarricone, I., Berardi, D., Szöke, A., Arango, C., Tortelli, A., Velthorst, E., Bernardo, M., Del-Ben, C. M., van der Ven, E. (2019). The contribution of cannabis use to variation in the incidence of psychotic disorder across Europe (EU-GEI): a multicentre case-control study. The Lancet Psychiatry, 6(5). https://doi.org/10.1016/S2215-0366(19)30048-3

ElSohly, M. A., Mehmedic, Z., Foster, S., Gon, C., Chandra, S., & Church, J. C. (2016). Changes in Cannabis Potency Over the Last 2 Decades (1995-2014): Analysis of Current Data in the United States. Biological psychiatry, 79(7), 613–619. https://doi.org/10.1016/j.biopsych.2016.01.004

PLANTS-MARIJUANA. In: MerativeTM Micromedex® POISINDEX® (electronic version). Merative, Ann Arbor, Michigan, USA. Available at: https://www.micromedexsolutions.com/ (cited 13/05/2024).

R. Andrew Sewell, Mohini Ranganathan & Deepak Cyril D'Souza (2009) Cannabinoids and psychosis, International Review of Psychiatry, 21:2, 152-162, DOI: 10.1080/09540260902782802

Zou, S., & Kumar, U. (2018). Cannabinoid Receptors and the Endocannabinoid System: Signaling and Function in the Central Nervous System. International journal of molecular sciences, 19(3), 833. https://doi.org/10.3390/ijms19030833

Zulfiqar H, Rahman O. Vaping Associated Pulmonary Injury. [Updated 2022 Jan 7]. In: StatPearls [Internet]. Treasure Island (FL): StatPearls Publishing; 2022 Jan-. Available from: https://www.ncbi.nlm.nih.gov/books/NBK560656/

CAPÍTULO 9

# Productos químicos y metales

## 9.1. ACETONA

Patricio Medel y Juan Carlos Ríos

### Descripción

La acetona (CAS 67-64-1 13) a nivel industrial es un solvente e intermediario químico. También se usa en quitaesmaltes de uña, así como en removedores de pintura y barniz. Es raro que se produzca toxicidad en exposiciones inadvertidas en el hogar a productos de uso doméstico que contengan en su formulación acetona (como niños que se exponen a quitaesmalte de uña).

La toxicidad sistémica ocurre más comúnmente después de la ingestión o inhalación prolongada o de alta concentración; rara vez, después de una exposición dérmica extensa.

### Mecanismo de toxicidad

Es una sustancia que tiene alta liposolubilidad y provoca efectos en el sistema nervioso central similares a las del etanol.

También se han observado en modelos animales efectos cardíacos, como el aumento en la tasa de contracción auricular (ACR) causado por la acetona en el rango de 10 a 210 nanómetros, lo cual se atribuyó en parte a un aumento en la liberación de norepinefrina de las terminales nerviosas simpáticas en la aurícula. En otros estudios se evidenció que la acetona potencia la hepatotoxicidad del cloroformo y el carbono, e induce cambios en el metabolismo microsomal.

### Toxicocinética

a. **Absorción.** Se absorbe rápidamente después de haberla ingerido o inhalado. La ingesta de alimentos previa a la de acetona puede disminuir la cantidad de acetona absorbida. Puede ocurrir absorción dérmica, pero es poco probable que se produzca toxicidad por una exposición dérmica breve y limitada.
b. **Distribución.** El volumen de distribución de la acetona es de 0,8 L/kg. En modelo de ratón, la acetona se distribuyó uniformemente en el agua corporal.
c. **Metabolismo.** La acetona se metaboliza a acetato y formiato a una velocidad de alrededor de 1 a 3 mg/kg/hora. La reducción a alcohol isopropílico es una vía metabólica menor en humanos, particularmente en algunos estados patológicos.
d. **Excreción.** Mayormente excretado sin cambios a través de los pulmones y la orina. Los pulmones exhalan cantidades variables de acetona absorbida (14 % a 18 %) sin cambios, según el volumen muscular y la concentración alveolar.
e. **Vida media.** La vida media de eliminación de la acetona es de 19 a 31 horas (media de 28 horas). La recuperación del coma es lenta (2 a 3 días). Se informó una vida media de 11 horas en un paciente comatoso tratado con hiperventilación, hemofiltración y diuresis.

Los niños sintomáticos necesitan observación médica para la progresión de los síntomas debido a la vida media de eliminación de más de 30 horas.

Cuando se inhala durante 2 horas por sujetos normales, la vida media en el aire alveolar se estimó en unas 4 horas. En sobredosis, el metabolismo saturable y la depuración limitada prolongan la vida media de eliminación de 25 a 30 horas.

La vida media de la acetona en sangre de personas ocupacionalmente expuestas fue de 5,8 horas, medida entre el final de un turno de trabajo y la mañana siguiente.

## Dosis tóxica

La ingestión de 200 mL (2 a 3 mL/kg) produjo coma, hiperglicemia y acetonuria en un adulto. En un niño de 30 meses, aproximadamente 180 mL de quitaesmalte (acetona al 65 %, alcohol isopropílico al 10 %) causaron toxicidad grave (convulsiones, depresión respiratoria y del SNC, hipotermia, hiperglicemia, cetonemia, acidosis). La ingestión de pequeñas cantidades de acetona (volumen y concentración), como la que se encuentra en las preparaciones para las uñas, generalmente no causa toxicidad significativa, excepto en niños muy pequeños.

## Órgano diana

Sistema nervioso central, sistema cardiovascular, hígado.

## Cuadro clínico

- **Intoxicaciones leves a moderadas.** Es común desarrollar depresión del SNC, acidosis metabólica leve, náuseas, vómitos, hiperglicemia y cetosis (que simula cetoacidosis diabética), más a menudo después de la ingestión, pero ocasionalmente después de la inhalación o exposición dérmica severa.
- **Intoxicaciones severas.** Se puede esperar depresión grave del SNC, coma, convulsiones, taquicardia, hipotensión, hemorragia gastrointestinal y depresión respiratoria son efectos raros que se presentan principalmente por ingestión de la acetona.
- **Inhalación.** Con exposiciones a altas concentraciones, la toxicidad sistémica puede ocurrir de manera similar a la observada con la ingestión.
- **Exposición dérmica.** La exposición dérmica repetida a la acetona líquida puede causar pérdida de grasa y secado de la piel y uñas quebradizas. Se pueden desarrollar quemaduras químicas después de una exposición prolongada. La toxicidad sistémica después de la exposición dérmica es rara, pero puede ocurrir si se exponen grandes áreas de superficie a altas concentraciones, principalmente en niños pequeños debido a la mayor área de superficie por volumen y la penetración dérmica más rápida.
- **Exposición ocular.** En exposición ocular, la acetona y sus vapores irritan levemente los ojos y las membranas mucosas. Las erosiones corneales son un efecto raro después de una exposición de alta concentración.

## Exámenes de laboratorio

Controlar glicemia, bicarbonato, acetona sérica (si está disponible), y las cetonas en orina en pacientes con síntomas moderados a graves. Controlar el estado mental y los signos vitales. Evaluar a los pacientes con depresión significativa del SNC para detectar depresión respiratoria y la capacidad de proteger su vía respiratoria.

## Tratamiento

En general, la ingestión de pequeñas cantidades de acetona (volumen y concentración), como las que se encuentran en los preparados para las uñas, no requerirá tratamiento. Tratar a los pacientes sintomáticamente.

a. **CAB de la reanimación.** En caso de intoxicaciones severas y signos de depresión respiratoria, administrar oxígeno suplementario humidificado al 100 %, realizar intubación endotraqueal y proporcionar ventilación asistida según sea necesario.
b. **Prevención absorción:**
   - ***Vía oral.*** El lavado gástrico y carbón activado no se consideran como primera opción, dada su absorción rápida y la incapacidad del carbón activado de absorber este tipo de sustancias.
   - ***Vía inhalatoria.*** En el caso de exposición inhalatoria: Mueva al paciente del ambiente tóxico al aire fresco. Controlar presencia de dificultad respiratoria. Si se desarrolla tos o dificultad para respirar, evalúe hipoxia, irritación del tracto respiratorio, bronquitis o neumonitis.
   - ***Vía dérmica.*** Quitar la ropa contaminada y lavar bien el área expuesta con agua y jabón durante 10 a 15 minutos. Es posible que un médico deba examinar el área si persiste la irritación o el dolor.

- *Vía ocular.* Quitar los lentes de contacto al paciente, si están presentes, e irrigue los ojos expuestos con abundante cantidad de solución salina al 0,9 % a temperatura ambiente o agua durante al menos 15 minutos. Si la irritación, el dolor, la hinchazón, el lagrimeo o la fotofobia persisten después de 15 minutos de irrigación, se debe realizar un examen oftalmológico.

c. **Tratamiento de complicaciones.** Manejo de signos y síntomas, según hallazgos clínicos.
d. **Aumento de la eliminación.** Se ha demostrado que la hemodiálisis mejora la eliminación de acetona en pacientes con intoxicación por isopropanol, ya que el isopropanol se metaboliza hasta acetona. En un informe, la dialisancia promedio de alcohol isopropílico y acetona fue de 137 y 165 mL/minuto, respectivamente. Por lo general, solo debe considerarse en pacientes con compromiso hemodinámico que no responden a la atención de apoyo.
e. **Antídoto.** No existe un antídoto específico.

### BIBLIOGRAFÍA

Acetone. In: MerativeTM Micromedex® POISINDEX® (electronic version). Merative, Ann Arbor, Michigan, USA. Available at: https://www.micromedexsolutions.com/ (cited: 07/06/2024).

Burgess, J. L., Kirk, M., Borron, S. W., & Cisek, J. (1999). Emergency department hazardous materials protocol for contaminated patients. Annals of emergency medicine, 34(2), 205–212. https://doi.org/10.1016/s0196-0644(99)70230-1

Charbonneau, M., Oleskevich, S., Brodeur, J., & Plaa, G. L. (1986). Acetone potentiation of rat liver injury induced by trichloroethylene-carbon tetrachloride mixtures. Fundamental and applied toxicology: official journal of the Society of Toxicology, 6(4), 654–661. https://doi.org/10.1016/0272-0590(86)90178-8

DiVincenzo, G. D., Yanno, F. J., & Astill, B. D. (1973). Exposure of man and dog to low concentrations of acetone vapor. American Industrial Hygiene Association journal, 34(8), 329–336. https://doi.org/10.1080/0002889738506857

Umeh, C., Gupta, R. C., Gupta, R., Kaur, H., Kazourra, S., Maguwudze, S., Torbela, A., & Saigal, S. (2021). Acetone Ingestion Resulting in Cardiac Arrest and Death. Cureus, 13(10), e18466. https://doi.org/10.7759/cureus.18466

Gavino, V. C., Somma, J., Philbert, L., David, F., Garneau, M., Bélair, J., & Brunengraber, H. (1987). Production of acetone and conversion of acetone to acetate in the perfused rat liver. The Journal of biological chemistry, 262(14), 6735–6740.

Umeh, C., Gupta, R. C., Gupta, R., Kaur, H., Kazourra, S., Maguwudze, S., Torbela, A., & Saigal, S. (2021). Acetone Ingestion Resulting in Cardiac Arrest and Death. Cureus, 13(10), e18466. https://doi.org/10.7759/cureus.18466

Basuli, D., & Roy, S. (2022). Elevated Anion Gap Metabolic Acidosis With High Osmolar Gap and Increased Serum Acetone Level: A Case Report. Cureus, 14(7), e27085. https://doi.org/10.7759/cureus.27085.

Toxicological Profile for Acetone. (2022). Agency for Toxic Substances and Disease Registry (US).

RENSHAW, P. K., & MITCHELL, R. M. (1956). Acetone poisoning following the application of a lightweight cast. British medical journal, 1(4967), 615. https://doi.org/10.1136/bmj.1.4967.615

Kumarvel, V., & Da Fonseca, J. (2007). Acetone poisoning--a diagnostic dilemma. European journal of anaesthesiology, 24(9), 805–806. https://doi.org/10.1017/s0265021507000245

Piatkowski, A., Gröger, A., Bozkurt, A., Fuchs, P. C., & Pallua, N. (2007). Acetone associated inhalation injury and rhabdomyolysis. Burns: journal of the International Society for Burn Injuries, 33(7), 932–934. https://doi.org/10.1016/j.burns.2006.08.033.

Wang, G., Maranelli, G., Perbellini, L., Raineri, E., & Brugnone, F. (1994). Blood acetone concentration in "normal people" and in exposed workers 16 h after the end of the workshift. International archives of occupational and environmental health, 65(5), 285–289. https://doi.org/10.1007/BF00405690.

Wigaeus, E., Holm, S., & Astrand, I. (1981). Exposure to acetone. Uptake and elimination in man. Scandinavian journal of work, environment & health, 7(2), 84–94. https://doi.org/10.5271/sjweh.2561

## 9.2. ALCANFOR

Daniel Rebolledo y Juan Carlos Ríos

### Descripción

Fue producido por primera vez por destilación de la corteza del árbol *Cinnamomum camphora*, pero hoy en día se produce sintéticamente a partir de trementina y se utiliza como rubefaciente, así como en muchos productos antialérgicos. A menudo, no se informa la concentración de estos productos, lo que dificulta determinar la gravedad según la cantidad ingerida. La ingestión de productos que contienen alcanfor puede ser letal para los niños. En Estados Unidos, la FDA regula su concentración máxima, la cual no puede superar el 11 %.

### Mecanismo de toxicidad

El mecanismo exacto detrás de la toxicidad del alcanfor no está totalmente aclarado. Se trata de un terpeno cíclico con una estructura de cetona. Los terpenos son neurotoxinas lipofílicas de acción rápida que tienen tanto acciones excitatorias como depresoras, lo que constituye la base del mecanismo de toxicidad del alcanfor. El alcanfor corresponde a un estimulante del sistema nervioso central cuyos efectos van desde una excitación leve hasta convulsiones generalizadas o estado epiléptico. Se cree que los efectos neurológicos a corto plazo pueden ocurrir a través de la inhibición no competitiva de los receptores de acetilcolina y la acetilcolinesterasa. Las explicaciones de los efectos tóxicos a largo plazo no están claras, pero los posibles mecanismos incluyen hiperexcitabilidad axonal persistente debida a la lesión inicial, o liberación continua de alcanfor de las reservas de grasa.

A nivel local es un irritante de piel y mucosas.

### Toxicocinética

a. **Absorción.** La cinética del alcanfor indica que se absorbe rápidamente y con facilidad a través de la piel y las membranas mucosas, especialmente del tracto gastrointestinal.
b. **Distribución.** El alcanfor, una sustancia altamente lipofílica, se distribuye de manera extensa en el cuerpo, como lo demuestra su volumen de distribución (Vd) que oscila entre 2 a 4 L/kg. Esta sustancia no solo se dispersa más allá del sistema circulatorio y penetra profundamente en los tejidos del cuerpo, sino que también cruza rápidamente barreras biológicas cruciales, como la hematoencefálica y la placenta.
c. **Metabolismo.** El alcanfor se oxida rápidamente a camferoles (2-hidroxicanfor y 3-hidroxicanfor) y luego se conjuga en el hígado en su forma de glucurónido, que se excreta en la orina. Este metabolismo puede ser responsable de las alteraciones transitorias en ciertas pruebas de función hepática. En los microsomas hepáticos humanos, la enzima CYP 2A6 es la principal enzima del citocromo P450 involucrada en el metabolismo del (-)-alcanfor a 5-exo-hidroxicanfor. Los metabolitos relacionados con el alcanfor son bastante solubles en grasa y, por lo tanto, pueden acumularse concentraciones significativas de sustancias tóxicas en los depósitos de grasa del paciente.
d. **Excreción.** La excreción del alcanfor se lleva a cabo principalmente a través de los riñones. Después de su metabolismo en el hígado, la forma de glucurónido del alcanfor es excretada en la orina. En un estudio, se encontró que el alcanfor no modificado excretado en la orina en un período de 24 horas representó solo el 0,00018 % de la dosis ingerida de 200 mg. Es importante destacar que el olor característico del alcanfor puede manifestarse en la orina. Además de la excreción renal, el alcanfor y sus metabolitos también pueden ser excretados a través de los pulmones, lo que resulta en un olor distintivo en el aliento. Esta característica olfativa puede ser útil para el diagnóstico y la detección de la exposición al alcanfor.
e. **Vida media.** Se ha informado una vida media de eliminación plasmática de 93 minutos en un voluntario al que se le administraron 200 mg de alcanfor y 10 mL de Tween 80 como solvente (compuesto químico formado por una cadena de polioxietileno y polioxipropileno). Sin embargo, la vida media aumentó a 167 minutos cuando se administraron 200 mg de alcanfor sin solvente a este mismo voluntario. Estos hallazgos sugieren que la presencia de solventes puede influir en la velocidad de eliminación del alcanfor en el plasma.

### Dosis tóxica

Puede ocurrir irritación gastrointestinal y depresión del sistema nervioso central a dosis superiores a 10 mg/kg. No se ha informado de toxicidad grave por debajo de los 30 mg/kg; sin embargo, las ingestiones iguales o superiores a 30 mg/kg deben ser remitidas a un servicio de emergencias para su evaluación. Tan solo 1 gramo ha sido fatal en lactantes y se ha informado de muertes con dosis de 50 mg/kg o más.

### Órgano diana

Sistema nervioso central y sistema gastrointestinal.

### Cuadro clínico

Los síntomas pueden aparecer entre 5 y 30 minutos después de la ingestión aguda, e incluyen náuseas, vómitos, dolor epigástrico y sensación de calor, junto con manifestaciones neurológicas como hiperactividad, agitación, vértigo, confusión, delirio, temblores y convulsiones, seguidas de depresión del SNC, caracterizada por apnea y coma. Las convulsiones son una complicación común y grave en la toxicidad del alcanfor. Las ingestiones crónicas pueden provocar neurotoxicidad y hepatotoxicidad. La aspiración de vómitos o vapores que contienen alcanfor puede causar neumonía química. También se ha reportado elevación de las enzimas hepáticas, encefalopatía, toxicidad renal y síndrome de Reye.

El olor a alcanfor es fácilmente identificable, siendo esencial para la identificación de ingestiones por productos desconocidos.

Se cree ampliamente que los efectos tóxicos del alcanfor se resuelven entre 24 y 48 horas después de la ingestión, y la mayoría de los informes de casos respaldan esta conclusión; sin embargo, reportes demuestran efectos neurológicos persistentes semanas después de la ingestión.

### Exámenes de laboratorio

Monitorizar la función renal, los electrolitos, la glucosa y el calcio en pacientes que presenten efectos gastrointestinales significativos o convulsiones recurrentes. Además, se recomienda controlar la concentración de fosfocreatin quinasa y los gases sanguíneos venosos en aquellos pacientes que experimenten convulsiones resistentes al tratamiento. En casos de síntomas evidentes, se debe obtener una radiografía de tórax. Asimismo, se sugiere realizar una neuroimagen en pacientes con confusión persistente o convulsiones recurrentes para descartar la presencia de edema cerebral u otras causas alternativas. Por otro lado, las radiografías abdominales pueden ser útiles para distinguir entre las bolas de naftalina u otros productos que contienen alcanfor (que son radiolúcidos) o paradiclorobenceno (que son densamente radiopacos) de aquellas que contienen naftaleno (que son radiolúcidos o ligeramente radiopacos). Para la identificación es importante destacar que las bolas de alcanfor flotan tanto en agua normal como en una solución salina (agua saturada en sal (NaCL), mientras que las bolas de naftaleno se hunden en agua normal, pero flotan en una solución salina saturada, y las bolas de paradiclorobenceno se hunden tanto en agua normal como en una solución salina.

### Tratamiento

a. **CAB de la reanimación.** Manejar vía aérea es esencial en situaciones de depresión severa del sistema nervioso central o de convulsiones refractarias.
b. **Prevención absorción:**
   - ***Exposición oral.*** Por lo general, la descontaminación gastrointestinal no se recomienda, ya que la absorción del alcanfor es rápida, la presentación clínica es temprana y el principal efecto tóxico son las convulsiones.
   - ***Exposición ocular.*** Quitar los lentes de contacto e irrigar los ojos expuestos con cantidades copiosas de solución salina al 0,9 % a temperatura ambiente durante al menos 15 minutos. Si la irritación, el dolor, la hinchazón, el lagrimeo o la fotofobia persisten después de 15 minutos de irrigación, se debe derivar al paciente a oftalmología.
   - ***Exposición dérmica.*** Quitar la ropa y artículos que puedan retener el tóxico, como relojes y joyas. Lavar las áreas expuestas con agua y jabón durante 10 a 15 minutos con una esponja suave para evitar lesiones en la piel.
c. **Tratamiento de complicaciones:**
   - ***Convulsiones y agitación.*** Administrar benzodiazepinas. En casos graves, puede ser necesario utilizar dosis altas. Si las benzodiazepinas no son efectivas, se puede considerar el uso de propofol y fenobarbital.
   - ***Hipotensión.*** Realizar reanimación con líquidos. Si la hipotensión persiste, se pueden utilizar vasopresores.

- *Taquicardia.* No se requiere un tratamiento específico para la taquicardia. La reanimación con líquidos y benzodiazepinas es suficiente.
- *Endoscopia.* Indicada en caso de hematemesis o disfagia persistente debido a la ingestión de alcanfor.

d. **Aumento de la eliminación.** Ni la hemodiálisis ni la hemoperfusión son efectivas debido a las propiedades liposolubles del alcanfor y a su gran distribución en el organismo, por lo tanto, la mayor parte del fármaco se concentra fuera del compartimento del plasma.

e. **Antídoto.** No existe un antídoto específico.

### BIBLIOGRAFÍA


Anderson, I. (1998). Camphor And Other Essential Oils. En: Olson, K. (Ed.) Poisoning & Drug Overdose. Conneticut: Appleton & Lange, 115-117.

Barclay, P. J. Phenols. (1993). En: Viccellio, P. (Ed.) Handbook of Medical Toxicology. Boston: Little, Brown and Company, 264-269.

Camphor-Phenol. In: MerativeTM Micromedex® POISINDEX® (electronic version). Merative, Ann Arbor, Michigan, USA. Available at: https://www.micromedexsolutions.com/ (cited: 12/05/2024).

Ellenhorn, M. (1997). Over-The-Counter Products. En: Ellenhorn, M. (Ed.) Ellenhorn's Medical Toxicology. Maryland: Williams & Wilkins, 982-984.

Goldfrank, L. Camphor and Moth Repellents. En: Goldfrank, Flomenbaum, Lewin, Weisman, Howland, Hoffman, (Eds.). Goldfrank's Toxicologic Emergencies. 6th Ed. Appleton & Lange, 1377-1381.

Koeppel C, Martens F, & Schirop T.: Hemoperfusion in acute camphor poisoning. Intensive Care Med 1988; 14:431-433.

Manoguerra, et al. (2006) Camphor Poisoning: an Evidence-Based Practice Guideline for Out-of-Hospital Management, Clinical Toxicology, 44:4, 357-370, DOI: 10.1080/15563650600671696

Rao, P. V., & Gan, S. H. (2014). Cinnamon: A Multifaceted Medicinal Plant. Evidence-Based Complementary and Alternative Medicine, 2014, 642942. https://doi.org/10.1155/2014/642942

Peters, A. L., Dekker, E., & Michels, W. M. (2011). Kamferintoxicatie na inname van mottenballen 'wegens hoofdpijn' [Camphor poisoning following ingestion of mothballs 'for headache']. Nederlands tijdschrift voor geneeskunde, 155(39), A3676.

Santos, C. D., & Cabot, J. C. (2015). Persistent effects after camphor ingestion: a case report and literature review. The Journal of emergency medicine, 48(3), 298–304. https://doi.org/10.1016/j.jemermed.2014.05.015.

Jankelowitz, Stacey et al. (2009). Axonal effects of camphor poisoning. J Clin Neurosci, 16, pp. 1639-1641.

T.J. Park, H.K. Seo, B.J. Kang, K.T. Kim. (2001). Noncompetitive inhibition by camphor of nicotinic acetylcholine receptors. Biochem Pharmacol, 61, pp. 787-793.

W. Völkel, T. Colnot, U.M. Schauer, T.H. Broschard, W. Dekant. (2006). Toxicokinetics and biotransformation of 3-(4-methylbenzylidene) camphor in rats after oral administration. Toxicol Appl Pharmacol, 216, pp. 331-338.


## 9.3. ALCOHOL ISOPROPÍLICO

Lorena Silva, Juan Carlos Ríos y Enrique Paris

### Descripción

El alcohol isopropílico es una sustancia química transparente, incolora y volátil. Se utiliza comercialmente como antiséptico tópico de manos, como disolvente de agentes limpiadores, desinfectantes, como parte de los componentes de limpiavidrios, soluciones de limpieza de lentes, jabones líquidos, cosméticos, productos farmacéuticos y soluciones anticongelantes. La exposición al alcohol isopropílico es la exposición a alcohol tóxico más común reportada a los centros toxicológicos en los EE. UU. Se reportan miles de casos por año, pero la toxicidad rara vez es grave. Es importante diferenciarlo de otros alcoholes tóxicos, como el metanol y el etilenglicol, ya que no provoca acidosis con brecha aniónica elevada, toxicidad retiniana (como lo hace el metanol) o insuficiencia renal (como lo hace el etilenglicol), aunque sí aumenta la brecha osmolar.

Existe una relación lineal entre el peso molecular de los alcoholes y sus efectos sedantes, es decir, a medida que aumenta el tamaño, también lo hace la sedación. Por lo tanto, el alcohol isopropílico es marginalmente más potente que el etanol en concentraciones comparables.

## Sustancias incluidas

El alcohol isopropílico también se denomina isopropanol, 2-propanol y propan-2-ol.

## Mecanismo de toxicidad

Al igual que el etanol, el mecanismo específico de toxicidad es incierto; sin embargo, las teorías apuntan a que el alcohol isopropílico provocaría cambios en la fluidez y funcionamiento de la membrana de las neuronas y que además interactuaría con receptores de membrana de estas células, los cuales serían responsables de los efectos a nivel del SNC que se observan en la intoxicación. Asimismo, su metabolización hepática forma acetona, la cual se metaboliza a acetato y dióxido de carbono. La acetona puede contribuir a la depresión del SNC encontrada en esta intoxicación.

## Toxicocinética

a. **Absorción.** Se absorbe rápida y completamente después de la ingestión oral, y persiste en circulación por más tiempo que el etanol. El peak plasmático y los efectos clínicos ocurren aproximadamente 1 hora posterior a la ingesta. La absorción y toxicidad son posibles después de la exposición dérmica, especialmente en bebés.

b. **Distribución.** Volumen de distribución: 0,6 a 0,7 L/kg.

c. **Metabolismo.** Es metabolizado a nivel hepático, a través de la enzima alcohol deshidrogenasa (ADH) a acetona, pero la afinidad de esta enzima por el alcohol isopropílico es aproximadamente un orden de magnitud menor que por el etanol. En consecuencia, pequeñas cantidades de etanol coingerido bloquean eficazmente el metabolismo del alcohol isopropílico y disminuyen su depuración; por lo tanto, aumenta la vida media de eliminación. La acetona, por su parte, se metaboliza hasta acetato, formiato y dióxido de carbono.

   El sello distintivo del metabolismo del alcohol isopropílico es una marcada cetonemia y cetonuria en ausencia de acidosis metabólica [Figura 9.1].

d. **Excreción.** Renal: Aproximadamente el 20 % de una dosis de alcohol isopropílico se excreta sin cambios en la orina.

e. **Vida media.** Adultos: 2,6 a 8 horas y en adultos alcohólicos es de aproximadamente 3 horas. En coingesta con etanol: 16,2 horas. Niños: 5,8 horas.

   Vida media acetona. Adultos: 22 horas. Niños: 10,8 horas.

## Dosis tóxica

La dosis oral tóxica estimada es de 0,5 a 1 mL/kg de alcohol isopropílico al 70 %, pero varía según variabilidad individual y las sustancias ingeridas en forma concomitantes. Los pacientes que nunca han bebido alcohol pueden ser mucho más sintomáticos a niveles más bajos. Se han producido muertes en adultos con ingestiones de tan solo 240 mL, pero los pacientes que ingirieron hasta 1 litro se han recuperado con atención de apoyo.

**Figura 9.1.** Metabolismo alcohol isopropílico.

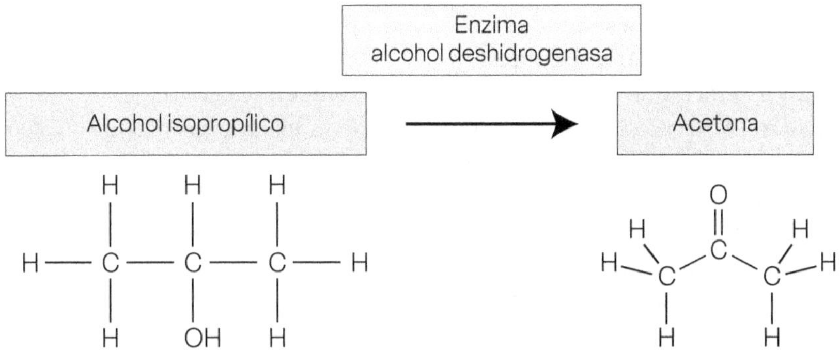

La mayoría de las exposiciones en niños menores de 6 años consisten en derrames y sorbos accidentales. Los efectos irritantes de las altas concentraciones de alcohol isopropílico suelen disuadir a los niños más pequeños de ingerir grandes cantidades; sin embargo, de igual forma pueden generar toxicidad.

### Órgano diana

Sistema nervioso central.

### Cuadro clínico

Efecto depresor del SNC, similar al etanol. Es tóxico por vía oral, parenteral e inhalatoria. En casos excepcionales podría causar intoxicaciones sistémicas por vía dérmica. La ingestión o inhalación produce una rápida depresión del SNC, pudiendo progresar hasta coma, la cual puede ser prolongada. A diferencia de la intoxicación por metanol y etilenglicol, no se espera acidosis metabólica ni anión gap elevado después de la ingestión de alcohol isopropílico.

Las intoxicaciones las podemos dividir en:

- **Exposición oral:**
  - ***Intoxicaciones leves a moderadas.*** Inicialmente se caracteriza por síntomas gastrointestinales (náuseas/vómitos/dolor abdominal), que suelen evolucionar a depresión del SNC, disartria, ataxia, nistagmo, cefalea, taquicardia, hiperglicemia leve, cetonuria y cetonemia sin acidosis metabólica. Aunque el alcohol isopropílico se metaboliza en acetona y no suele causar acidosis metabólica, esta puede producirse en pacientes que beben alcohol isopropílico y tienen disminución de la ingesta calórica, desarrollando cetoacidosis alcohólica.
  - ***Intoxicaciones severas.*** Tras la ingesta aguda se puede generar gastritis hemorrágica, hipotensión e hipotermia, arritmias, depresión respiratoria, coma. La muerte es rara y probablemente secundaria a depresión respiratoria y aspiración.
- **Exposición ocular.** La exposición a salpicaduras o vapores puede causar irritación, quemaduras, abrasión corneal y ulceración.
- **Exposición dérmica.** La aplicación dérmica repetida puede causar toxicidad sistémica (principalmente, depresión del SNC), especialmente en bebés y niños pequeños, debido a una absorción dérmica más extensa y mayor proporción de área de superficie de exposición.
- **Exposición parenteral.** Depresión del SNC y depresión respiratoria son posibles; además, en literatura existe un reporte de caso de un paciente que desarrolló hemólisis.

  Principales efectos por órganos y sistemas:
  - ***Signos vitales:*** hipotermia, hipotensión y taquicardia.
  - ***Ojos:*** irritación, quemaduras, abrasión corneal y ulceración.
  - ***Cardiovascular:*** hipotensión, taquiarritmias, dolor de pecho y paro cardíaco.
  - ***Respiratorio:*** insuficiencia respiratoria y fibrosis pulmonar por exposición crónica inhalatoria.
  - ***Neurológico:*** ataxia, letargia, hipotonía y coma.
  - ***Gastrointestinal:*** vómitos, dolor abdominal, hemorragias.
  - ***Genitourinario:*** aumento de la creatinina, necrosis tubular renal aguda y mioglobinuria.
  - ***Ácido base:*** cetosis, acidosis metabólica.
  - ***Hematológico:*** hemólisis reportada por vía parenteral.
  - ***Dermatológico:*** dermatitis, existe riesgo de toxicidad de absorción por esta vía y toxicidad sistémica.
  - ***Musculoesquelético:*** rabdomiólisis.
  - ***Endocrino:*** hay reportes de casos tanto de hiperglicemia como de hipoglicemia.

### Exámenes de laboratorio

- Controlar signos vitales y control del estado mental.
- Se deben obtener electrolitos básicos (con cálculo de la brecha aniónica). Controlar osmolalidad sérica y gasometría arterial o venosa. Las características de laboratorio de la intoxicación por isopropanol incluyen una brecha osmolal elevada sin acidosis con brecha aniónica y una cetonemia severa.
- Confirmar presencia de cuerpos cetónicos en plasma y orina.
- Controlar nitrógeno ureico en sangre (BUN) y creatinina (creatinina sérica alta con BUN y pH normales sugieren la posibilidad de acetonemia debido a la ingestión de alcohol isopropílico).

- Si están disponibles, medir niveles plasmáticos de alcohol isopropílico y acetona (después de 1,5 hrs postingesta).
- En ingestión de grandes cantidades, vigilar signos y síntomas de hemorragia gástrica (heces hemorrágicas, emesis ocultas en deposiciones y hematocrito).

## Tratamiento

a. **CAB de la reanimación.** Los pacientes con intoxicación severa requieren intubación endotraqueal.
Exposición inhalatoria: Mover al paciente del lugar de exposición a un espacio abierto. Si desarrolla tos o dificultad para respirar, evalúe si hay irritación del tracto respiratorio, bronquitis o neumonitis. Administre oxígeno y asista la ventilación. según sea necesario. Trate el broncoespasmo con un agonista beta2-adrenérgico inhalado. Considere los corticosteroides sistémicos en pacientes con broncoespasmo significativo.
b. **Prevención absorción.** NO se sugiere el lavado gástrico; sin embargo, se puede efectuar aspiración del contenido gástrico a través de una sonda nasogástrica flexible dentro de la primera hora de una ingestión masiva, considerando protección de la vía aérea (el inicio de la depresión del SNC generalmente ocurre dentro de los 30 minutos posteriores a la ingestión), ya que esta medida podría acortar la duración del coma. No se recomienda el uso de carbón activado.
Exposición dérmica: Asegurar una adecuada descontaminación con agua por arrastre durante al menos 15 minutos de la piel y mucosas expuestas. El alcohol isopropílico se absorbe vía dérmica.
c. **Tratamiento de complicaciones:**
Hipotensión: administre de 10 a 20 mL/kg de líquidos intravenosos isotónicos y posicione al paciente en posición de Trendelenburg. Si el paciente no responde a estas medidas, administrar dopamina (primera opción) o norepinefrina (segunda opción)
d. **Aumento de la eliminación.** La hemodiálisis podría considerarse en casos extremos; sin embargo, la mayoría de los pacientes deberían mejorar con soporte. Se debe considerar la diálisis cuando los niveles son extremadamente altos (mayores de 500 mg/dL) o si la hipotensión no responde a líquidos y vasopresores. La hemodiálisis elimina el alcohol isopropílico 52 veces y la acetona 40 veces más eficientemente que la excreción urinaria; sin embargo, no hay evidencia clínica de que la hemodiálisis mejore el cuadro clínico y evolución del paciente.
e. **Antídoto.** Dado que la acetona (metabolito principal) es menos tóxica que el alcohol isopropílico (alcohol principal), no hay indicación para la inhibición de la ADH con fomepizol o etanol después de la exposición al alcohol isopropílico.

### BIBLIOGRAFÍA

Blow B. J., Ge Y., & Safdar Z. (2012). Respiratory failure, lung infiltrates, and hemoptysis in a woman with chronic isopropyl alcohol inhalation. Ther Adv Respir Dis; 6(3):189-193.

Brown J. A. (2013). Incorrectly dropped in the eye. Aust Prescr; 36:56.

Chieng S., Malouf S., Costa-Pinto R., et al. (2021). Severe hand sanitiser (isopropanol) toxicity managed with continuous venovenous haemodiafiltration and angiotensin II. Clin Toxicol (Phila); 59(12):1277-1278.

Dávila, M., Machado, S., Dall'Orso, P., Pascale, A., & Prego, J. (2020). Intoxicación aguda no intencional grave con alcohol isopropílico en el Departamento de Emergencia Pediátrica del Centro Hospitalario Pereira Rossell. A propósito de tres casos clínicos. Archivos de Pediatría del Uruguay, 91(4), 225-230. Epub 01 de agosto de 2020.https://doi.org/10.31134/ap.91.4.4

DeBellonia R.R., Marcus S., Shih R., et al. (2008). Curanderismo: consequences of folk medicine. Pediatr Emerg Care; 24(4):228-229.

Dyer S., Mycyk M.B., Ahrens W.R., et al. (2002). Hemorrhagic gastritis from topical isopropanol exposure. Ann Pharmacother; 36:1733-1735.

Edelen K.L., Barton A., & Banner W. (2020). Sustained low-efficiency dialysis (SLED) therapy following ingestion of isopropanol in a pediatric patient. Clin Toxicol (Phila); 58(3):208-211.

Emadi A & Coberly L. (2007). Intoxication of a hospitalized patient with an isopropanol-based hand sanitizer. N Engl J Med; 356(5):530-53.

Isopropyl Alcohol In: MerativeTM Micromedex® POISINDEX® (electronic version). Merative, Ann Arbor, Michigan, USA. Available at: https://www.micromedexsolutions.com/ (cited: 25/04/2024).

Manring E., Meggs W., & Pape G. (1997). Toxicity of an intravenous infusion of isopropyl alcohol. J of Toxicol - Clin Toxicol; 35:503.

Marco L. A., Sivilotti, M.D., MSc, FRCPC, FACMT, FAACT. Isopropyl alcohol poisoning en UpToDate, Shefner JM (Ed), UpToDate, Waltham, MA. (versión electrónica) [Actualizado 27 de mayo de 2021]. Disponible en: https://www.uptodate.com/contents/isopropyl-alcohol-poisoning#H20. (Consultado 25-04-2023).

Meehan C.P. & Wightman R.S. (2020). A case report of isopropanol ingestion during the SARS-CoV-2 pandemic. J Addict Med; 14(5): e264-e266.

Meng X., Paul S., & Federman D.J. (2015). Metabolic acidosis in a patient with isopropyl alcohol intoxication: a case report. Ann Intern Med; 162(4):322-323.

Natowicz M., Donahue J., & Gorman L. (1985). Pharmacokinetic analysis of a case of isopropanol intoxication. Clin Chem; 31:326-328.

Pappas A.A., Ackerman B.H., & Olsen K.M. (1991). Isopropanol ingestion: a report of six episodes with isopropanol and acetone serum concentration time data. Clin Toxicol; 29:11-21.

Stephan M., Gesell L.B., & Snook C.P. (1997). Pediatric isopropyl alcohol ingestion - not so bad (abstract). J Tox-Clin Tox; 35:512-513.

Stremski E. & Hennes H. (2000). Accidental isopropanol ingestion in children. Pediatr Emerg Care; 16:238-240.

Trullas J.C., Aguiló S., Castro P., et al. (2004). Life-threatening isopropyl alcohol intoxication is hemodialysis really necessary. Vet Human Toxicol; 46(5):282-284.

Vivier P.M., Lewander W.J., & Martin H.F. (1994). Isopropyl alcohol intoxication in a neonate through chronic dermal exposure: a complication of a culturally based umbilical care practice. Pediatr Emer Care; 10:91-93.

Vujasinovic M., Kocar M., Kramer K., et al. (2007). Poisoning with 1-propanol and 2-propanol. Hum Exp Toxicol; 26(12):975-978.

Zaman F., Pervez A., & Abreo K. (2002) Isopropyl alcohol intoxication: a diagnostic challenge. Am J Kidney Dis; 40:E12.

## 9.4. ARSÉNICO (As)

Juan Carlos Ríos, Lorena Silva y Enrique Paris

### Descripción

El arsénico (As) es un elemento ampliamente distribuido en la corteza terrestre, clasificado químicamente como un **metaloide**, con propiedades tanto de metal como de elemento no-metálico. Se obtiene en forma de $As_2O_3$ como producto secundario en la industria de la minería del plomo, cobre y oro. Se utiliza como conservante de madera, en la producción de fungicidas, herbicidas, y semiconductores, en aleaciones para la fabricación de perdigones, entre otros. La toxicidad del As puede variar en gran medida según el tiempo y dosis de exposición y las propiedades químicas del compuesto. Las **formas inorgánicas** son las responsables de la toxicidad y dentro de ellas, las trivalente son más tóxicas que las pentavalente. Las formas orgánicas de As se encuentran principalmente en los peces y son consideradas generalmente como no tóxicas, ya que se excretan por la orina en 48 horas después de haber sido ingeridas. La exposición al As inorgánico es un problema de salud que afecta a más de 140 millones de personas en todo el mundo, principalmente a través del consumo de agua.

### Sustancias incluidas

Existen distintas formas de arsénico: elemental, gaseosa (arsine), orgánico e inorgánico (trivalente y pentavalente). Se considera que el arsénico trivalente ($As^{+3}$) al ser más hidrosoluble es de 2 a 10 veces más tóxico que el pentavalente ($As^{+5}$) [Tabla 112].

### Mecanismo toxicológico

Existe diferencia entre la toxicodinamia de los compuestos inorgánicos trivalente y pentavalente. Por su parte, la forma $As^{+3}$ tiene gran afinidad por los grupos tiol y $SH^-$. Interrumpe la fosforilación oxidativa llevando a la formación de radicales libres, a través de la inhibición de la enzima piruvato deshidrogenasa. Como consecuencia, se

**Tabla 112.** Arsénico orgánico e inorgánico. De elaboración propia.

| Arsénico inorgánico trivalente | Arsénico inorgánico pentavalente | Arsénico orgánico |
|---|---|---|
| Trióxido de arsénico $As_2O_3$<br>Arsenito de sodio $NaAsO_2$<br>Tricloruro de arsénico $AsCl_3$ | Pentóxido de arsénico $As_2O_5$<br>Ácido arsénico $H_3AsO_4$<br>Arseiatos (Pb o Ca) $AsO_4^{-3}$ | Arsenoazúcares<br>Arsenocolina<br>Ácido arsanílico<br>Ácido metilarsónico<br>Ácido dimetilarsínico |

**Tabla 113.** Parámetro toxicocinéticos del arsénico.

| | |
|---|---|
| Absorción | • Los compuestos arsenicales inorgánicos pueden absorberse por inhalación, ingestión y por vía percutánea ante contactos prolongados.<br>• Las formas trivalentes son más solubles en agua que las formas pentavalentes, motivo por el cual se consideran más toxicas (tienen mayor absorción a nivel digestivo).<br>• A diferencia de los compuestos arsenicales inorgánicos, los compuestos arsenicales orgánicos, generalmente, tienen pobre absorción por tracto gastrointestinal. |
| Distribución | • Gran volumen de distribución, pero desconocido a nivel cuantitativo.<br>• La ingestión crónica de pequeñas cantidades de arsénico inorgánico produce la concentración más alta en el cabello, las uñas, la piel y los tejidos ricos en proteínas que contienen cisteína<br>• Es capaz de atravesar la barrera placentaria y acumulase en el feto, se ha reportado daño fetal por este motivo (en humanos y animales). |
| Metabolismo | • Hepático. La mayoría de los arsénicos trivalentes se metabolizan mediante metilación, lo que disminuye la toxicidad y aumenta la eliminación. Por ejemplo, el trióxido de arsénico se metila para formar ácido monometilarsónico (MMA), seguido de ácido dimetilarsínico (DMA), y se excreta predominantemente en la orina. Los arsénicos pentavalentes y el gas arsina se convierten en arsénicos trivalentes in vivo. |
| Excreción | • Principalmente, renal. El arsénico inalterado, los metabolitos metilados y la arsenobetaína se eliminan en la orina<br>• Pequeñas cantidades se excretan por la bilis, saliva, pelo y uñas.<br>• Su forma trivalente reingresa a la sangre por circulación enterohepática. |
| Vida media | • Arsénico inorgánico: entre los días 4 y 5, el porcentaje de eliminación es entre un 46–68,9 %.<br>• Arsénico orgánico: eliminado entre un 50–80 % por la orina dentro de 2 días. |

ve disminuida la gluconeogénesis por déficit de acetil-CoA. Por su parte, el $As^{+5}$, puede transformarse en As o sustituir al fosfato inorgánico en la glucólisis, lo que conduce a la interrupción de la fosforilación oxidativa y, por tanto, disminución en la formación del ATP.

La exposición crónica al arsénico puede causar daño en el ADN, generando mutación en el gen supresor p-53 e inhibición de los mecanismos de reparación del ADN, aumentando la probabilidad de desarrollo de cáncer.

Respecto a otras formas As orgánico, estas se consideran de relativa baja toxicidad en comparación a las formas inorgánicas descritas anteriormente.

### Toxicocinética

Ver Tabla 113.

### Dosis tóxica

Dependerá el tipo de As, tiempo y dosis de exposición. De acuerdo con reportes de casos se ha observado que ingestas agudas mayores a 100 mg de arsénico inorgánico podrían causar una toxicidad significativa, ingestas por sobre los 200 mg de trióxido de arsénico pueden llegar a ser fatales, el gas arsine a una concentración de 25-50 ppm es letal en treinta minutos de exposición. La ingesta de 20-60 mg/kg/día se asocia a toxicidad crónica. Concentraciones en el aire de 5 mg $As/m^3$ son consideradas inmediatamente peligrosas para la vida y la salud (IDLH, Immediately Dangerous to Life or Health). En niños dosis de 1 mg/Kg de As ingerido puede ser letal.

## Órgano diana

Los principales órganos diana de la toxicidad del arsénico son el tracto gastrointestinal, la piel, la médula ósea, el corazón, la vasculatura, los riñones y el sistema nervioso periférico.

## Cuadro clínico

a. **Intoxicación aguda.** La exposición aguda a dosis altas de As, puede causar toxicidad sistémica grave y muerte. Las fuentes suelen ser alimentos contaminados, productos alcohólicos destilados ilícitamente, veneno suicida, entre otros. Generalmente, la sintomatología en intoxicación aguda aparece dentro de los primeros 30 minutos después de la exposición; Inicialmente, se presenta náuseas, intensos vómitos, y abundante diarrea, dolor abdominal, irritación en la piel o irritación de la vía aérea, dependiendo de la vía de exposición, seguido de colapso cardiovascular. Los pacientes que sobreviven suelen desarrollar neuropatía, cambios en las uñas, alopecia, lesiones cutáneas, entre otros.
   - ***Intoxicaciones leves a moderadas.*** Síntomas gastrointestinales aparecen rápidamente después de la ingestión aguda. (disfagia, dolor abdominal, náuseas, vómitos, diarrea), hipovolemia, prolongación QTc, calambres, edema facial, bronquitis, disnea, dolor de pecho, alteraciones hidroelectrolíticas. Olor similar al ajo puede aparecer en la respiración y en deposiciones.
   - ***Intoxicaciones severas.*** Hipotensión con pobre respuesta a fluidos endovenosos, taquicardia, fiebre, taquipnea, disritmias ventriculares (incluyendo torsades de pointes), encefalopatía, convulsiones, coma. Falla renal aguda, anemia hemolítica, rabdomiólisis y hepatitis pueden desarrollarse varios días después de la exposición.

Los efectos clínicos de mayor relevancia por órganos y sistema se describen en la Tabla 114.

**Tabla 114.** Principales signos y síntomas por órganos y sistemas en una intoxicación aguda por arsénico. De elaboración propia.

| Órgano/ sistema | Cuadro clínico exposición aguda al arsénico |
|---|---|
| Gastrointestinal | Sabor metálico/ajo, nausea, vómitos, sed, anorexia, diarrea acuosa o sanguinolenta, dolor abdominal, como consecuencia alteración hidroelectrolítica. |
| Hematológico | Hemólisis. |
| SNC | Confusión, delirios, encefalopatía, convulsiones y coma. |
| SNP | Polineuropatía periférica aparece tempranamente. Se ha descrito que comienza con parestesias distales, seguidas rápidamente por una pérdida y debilidad sensorial ascendente. |
| Cardiovascular | Hipotensión, retardo en la conducción (prolongación del intervalo QT), arritmias (bradicardia, fibrilación ventricular, torsades de pointes), infarto miocardio. |
| Respiratorio | Tos, disnea, dolor de pecho, edema pulmonar, irritación de la mucosa nasal, faríngea, laríngea y bronquios. |
| Hematológico | Anemia hemolítica, trombocitopenia, leucopenia, supresión de la médula ósea. |
| Hepático | Hepatitis aguda. |
| Renal | Necrosis tubular aguda, glicosuria, leucocituria, hematuria, oliguria, falla renal aguda. |
| Dermatológico | Líneas de mees, dermatitis, melanosis, alopecia y dermatitis de contacto. Los cambios en la piel y las uñas pueden desarrollarse semanas o meses después de una exposición aguda (alopecia, líneas de Mees, pigmentación periungueal, entre otras). |
| Oftalmológico | Conjuntivitis, fotofobia, visión borrosa, diplopía, lagrimeo y, a veces, hiperemia, quemosis y hemorragia conjuntival. |
| Reproductivo | El arsénico inorgánico atraviesa la placenta y puede provocar aborto espontáneo o muerte fetal tanto en caso de intoxicación aguda como crónica. |

b. **Intoxicación crónica.** Las exposiciones crónicas se pueden presentar en contexto ocupacional, contaminación del suelo habitacional, medicina contaminada, medicamentos (trióxido de arsénico que utiliza para tratar la leucemia promielocítica aguda), contaminación del agua y alimentos, entre otras. En estos casos, los síntomas de la intoxicación se desarrollan a lo largo de meses o años y suelen ocurrir después de una exposición prolongada de baja a moderada concentración al arsénico, suele tener un inicio insidioso de difícil diagnóstico. Los signos y síntomas por órgano/sistema afectado de mayor prevalencia se describen en la Tabla 115.

### Exámenes de laboratorio

- Hemograma completo.
- Electrolitos.
- Electrocardiograma (ECG) seriados para seguir el intervalo QTc y se debe instituir un monitoreo cardíaco continuo en pacientes sintomáticos.
- Enzimas hepáticas.
- Función renal.
- Radiografía de abdomen, ya que la mayoría de los compuestos de arsénico son radiopacos, por lo tanto, puede confirmar ingestiones agudas y guiar la descontaminación.
- En sospecha de intoxicación crónica se puede solicitar electromiografía.

**Tabla 115.** Principales signos y síntomas por órganos y sistemas en una intoxicación crónica por arsénico. De elaboración propia.

| Órgano/Sistema | Cuadro clínico exposición crónica arsénico |
|---|---|
| Dermatológico | **Hipo o hiperpigmentación**, despigmentación e **hiperqueratosis palmoplantar**, edema facial, alopecia. Líneas de Mees en uñas: trastornos transitorios a nivel de la matriz ungueal distal. |
| Gastrointestinal | Gastroenteritis, dispepsia, nausea, diarrea, anorexia y malestar abdominal. |
| Neurológico | **Neuropatía sensorial** persistente en el tiempo, dolor de cabeza, psicosis, cambios de personalidad. |
| Hepático | **Cirrosis hepática**, **hepatomegalia**, hipertensión portal sin cirrosis y degeneración grasa del hígado. |
| Hematológico | Hipoplasia de la médula ósea, **anemia normocítica normocrómica**, **anemia megaloblástica**, **anemia aplásica**, leucopenia, trombocitopenia, cariorrexis. |
| Respiratorio | Tos crónica, rino-faringo-laringitis, traqueobronquitis, insuficiencia pulmonar, disnea, enfermedades respiratoria crónica obstructivas. |
| Cardiovascular | Retardo en la conducción **(prolongación del intervalo QT)**, pericarditis, arritmias, enfermedades cardiovasculares isquémicas. |
| Oftálmico | Opacidad del cristalino |
| Cáncer | el arsénico inorgánico es un carcinógeno reconocido. La Agencia Internacional para la Investigación sobre el Cáncer (IARC) ha clasificado al arsénico inorgánico como carcinógeno para los seres humanos (Grupo 1) y los metabolitos del arsénico, ácido dimetilarsínico y ácido monometilarsónico, como posiblemente carcinógenos para los seres humanos (Grupo 2B). Existe evidencia suficiente de que la exposición al arsénico inorgánico aumenta el riesgo de cáncer de **pulmón**, **vejiga** y **piel** y existe una asociación positiva para el cáncer de **riñón**, **hígado** y **próstata**.<br>El cáncer de vejiga es un importante marcador de intoxicación crónica por arsénico. |
| Reproductivo | El arsénico inorgánico atraviesa la placenta y puede provocar aborto espontáneo o muerte fetal tanto en caso de intoxicación aguda como crónica. |
| Musculoesqueléticos | Mialgias, debilidad muscular y parálisis. |
| Otros | Diabetes mellitus, enfermedad del pie negro. |

- Niveles de arsénico inorgánico en orina de 24 horas. La ATSDR considera normales valores de arsénico urinario total menor a 50 µg/L y anormales valores superiores a 200 µg/L, cuando la muestra ha sido realizada en ausencia de consumo de pescados y mariscos. Es importante destacar que después de la ingesta de mariscos contaminados con arsénico orgánico, los niveles en orina pueden superar los 1.000 µg/L de arsénico total, considerado este tipo de arsénico no tóxico. Se puede medir arsénico en pelo y uñas; sin embargo, se debe tener cuidado debido a la facilidad de contaminación de este tipo de muestra por el medio ambiente. Los niveles se deben correlacionar con el tiempo de exposición y se debe tener cuidado para eliminar los posibles factores de confusión, como el arsénico orgánico derivado de los alimentos (pescado) o el arsénico acumulado en personas con insuficiencia renal crónica.

En un paciente con sospecha de exposición crónica, no es útil evaluar arsénico en sangre, porque el As se elimina rápidamente (dos a tres horas) y se distribuye a otros tejidos. El arsénico en sangre solo es útil para evaluar la exposición muy reciente a As, en el contexto de una intoxicación aguda.

## Tratamiento

a. **CAB de la reanimación.** Dependerá del tipo de exposición (aguda o crónica) y de la condición clínica del paciente. En intoxicaciones agudas severas se requiere ajustar rápidamente el balance hidroelectrolítico y estabilizar el edema cerebral, edema pulmonar y la prolongación del intervalo QTc con presencia de arritmias. En el caso de las exposiciones crónicas, luego de tratar al paciente se debe identificar la fuente de exposición y eliminarla.
b. **Prevención absorción:**
   - ***Carbón activado.*** El carbón activado no se une bien al arsénico. Se debe considerar el lavado gástrico y la irrigación intestinal completa para ingestiones agudas significativas confirmadas.
   - ***Lavado gástrico.*** El arsénico se absorbe rápidamente y provoca vómitos y diarrea profusa, por lo tanto, normalmente no está indicado. Solo ante ingesta con potencial riesgo vital, considere el lavado gástrico con una sonda orogástrica de gran calibre y protección de vía aérea (ADULTOS: 36 a 40 French; NIÑOS: 24 a 28 French) si se puede realizar dentro de los primeros 60 minutos, tras la ingestión aguda.
   - ***Irrigación intestinal total.*** Si la radiografía confirma presencia de arsénico en el tracto gastrointestinal inferior, se debe considerar la irrigación intestinal con una solución electrolítica balanceada de polietilenglicol.
c. **Tratamiento de complicaciones:**
   - ***Hipotensión.*** La hipotensión por ingestión aguda de arsénico probablemente se deba a una depleción del volumen intravascular por vómitos y diarrea. Aportar volumen y drogas vasoactivas si es necesario (dopamina, norepinefrina).
   - ***Taquicardia.*** Puede ocurrir como respuesta a una hipovolemia, en tal caso, realizar reemplazo de fluidos.
   - ***Arritmias ventriculares.*** Evaluar corrección de otras alteraciones subyacentes, como hipoxia, acidosis y desórdenes electrolíticos (hipocalemia, hipocalcemia e hipomagnesemia). Lidocaína y amiodarona se utilizan, generalmente, como primera línea. Ritmos inestables podrían requerir cardioversión.
   - ***Neuropatía.*** Administración temprana antídoto, idealmente de Dimercapol (BAL), dentro de las primeras 18 horas post exposición aguda, puede ser eficaz para prevenir la neuropatía arsenical, pero este medicamento normalmente no está disponible. Una vez instada la neuropatía y estabilizado el paciente, la fisioterapia puede ser útil para pacientes con neuropatías arsenicales establecidas.
d. **Aumento de la eliminación.** El arsénico se elimina pobremente por diálisis. La hemodiálisis debe considerarse en toxicidad asociada a falla renal.
e. **Antídoto:**
   - ***Quelación.*** La quelación aumenta la excreción urinaria de arsénico.
     - EXPOSICIÓN AGUDA. Su uso dependerá de la condición clínica del paciente y de las concentraciones muy elevadas de arsénico inorgánico en orina. Se administra en pacientes graves con intoxicación aguda por arsénico conocida, sospechada o con antecedentes de una ingestión deliberada o significativa.

Se deben prescribir ciclos repetidos de terapia de quelación en intoxicaciones graves hasta que el nivel de arsénico en orina de 24 horas caiga por debajo de 50 mcg/L.

- Exposición crónica. **No** administrar rutinariamente una terapia de quelación. Hay pocos estudios, con limitaciones significativas, con respecto a la eficacia de la terapia de quelación en el contexto de la toxicidad crónica. Estos estudios han demostrado resultados inconsistentes, y la mejoría de los síntomas ha sido principalmente subjetiva. Aunque la terapia de quelación aumenta la excreción de AS y posiblemente reduce su concentración en algunos tejidos, no está claro si esto resulta en una menor morbilidad o mortalidad en el contexto de la toxicidad crónica por arsénico. Los quelantes movilizan metales y los redistribuyen al tejido corporal, idealmente aumentando su excreción, pero los efectos de la redistribución hasta ahora no se comprenden completamente. Por otro lado, los quelantes poseen efectos adversos y pueden aumentar la excreción de otros metales beneficiosos, como el zinc y el cobre. Además, la eficacia de los quelantes disminuye a medida que aumenta el tiempo desde la exposición.
- ***El rol de los antioxidantes.*** Los antioxidantes se han utilizado para mitigar los efectos de la toxicidad del arsénico. Además, cuando se utilizan junto con quelantes, los antioxidantes pueden reducir los efectos adversos de la terapia de quelación. Los diversos antioxidantes que se han estudiado, en el contexto de la toxicidad del arsénico, incluyen glutatión, L-cisteína, N-acetilcisteína, taurina, melatonina, ácido alfa lipoico, ácido ascórbico solo y en combinación con tiamina, carotenoides, curcumina, alicina y micronutrientes (p. ej., selenio, calcio, magnesio, zinc).

**Tabla 116.** Antídotos utilizados en intoxicaciones por arsénico. De elaboración propia.

| | |
|---|---|
| **Dimercapol* (BAL).** Este agente quelante tiene una alta distribución sistémica y la capacidad de competir eficazmente con los grupos tiol de las proteínas para unirse al ión As (así como Au, Hg y Pb), que luego se excreta en la orina, pero tiene desventajas de requerir inyecciones intramusculares que suelen ser dolorosas y tener numerosos efectos secundarios. Contraindicado en pacientes con insuficiencia hepática. | |
| Intoxicación leve | Dosis: 2,5 mg/kg cada 6 horas por los 2 primeros días; luego, cada 12 horas durante el tercer día y, finalmente, cada 24 horas por 10 días. Se debe administrar solo por inyección intramuscular profunda. |
| Intoxicación severa | Dosis: 3 mg/kg cada 4 horas por los dos primeros días; luego, cada 6 horas durante el tercer día y, finalmente, dos veces al día por 10 días. Se debe administrar solo por inyección intramuscular profunda. |
| **Ácido dimercaptosuccínico* (SUCCIMER).** Ha demostrado ser eficaz en la quelación de arsénico en estudios experimentales en animales, humanos y actualmente en pacientes pediátricos. Tiene un índice de seguridad 20 veces mayor que el BAL. | |
| Dosis en niños y adultos | Iniciar con 10 mg/kg (o 350 mg/m$^2$) cada 8 horas por 5 días. Luego, continuar cada 12 horas por los siguientes 14 días. La administración es por vía oral. |
| **Penicilamina.** Es capaz de formar compuestos quelados no tóxicos e hidrosolubles con metales pesados, que luego se excretan en la orina. Puede ser usada de manera conjunta con BAL en intoxicaciones severas. Solo se debe usar si no se dispone de BAL o Succimer. El fármaco es dializable. El medicamento se elimina principalmente por vía renal, por lo que se sugiere administrar con precaución en pacientes con alteración de la función renal. | |
| Dosis pediátrica | 15 a 30 mg/kg/día dividido en tres o cuatro dosis. Inicialmente, se deben utilizar dosis más bajas e ir aumentando gradualmente para minimizar efectos adversos (por ejemplo, el 25 % de la dosis deseada durante la primera semana, luego el 50 % en la segunda semana y, finalmente, la dosis completa a la tercera semana). |
| Dosis para adultos | 1 a 1,5 g/día por vía oral, dividido en cuatro dosis. (250 mg cada 6 horas). |

* Al momento de la edición de este libro, medicamentos sin registro sanitario vigente de la Autoridad Sanitaria Nacional (ISP) en Chile. No se encontraban disponibles para el tratamiento de los pacientes. En el caso de la penicilamina, se disponía de CUPRIPEN en cápsulas 250 mg para administración oral.

**BIBLIOGRAFÍA**


ARSENIC. In: MerativeTM Micromedex® POISINDEX® (electronic version). Merative, Ann Arbor, Michigan, USA. Available at: https://www.micromedexsolutions.com/ (cited 13/02/2025).

Bjørklund, G., Oliinyk, P., Lysiuk, R., Rahaman, M. S., Antonyak, H., Lozynska, I., Lenchyk, L., & Peana, M. (2020). Arsenic intoxication: general aspects and chelating agents. Archives of toxicology, 94(6), 1879–1897. https://doi.org/10.1007/s00204-020-02739-w.

Blanusa M., Varnai V. M., Piasek M., et al. (2005). Chelators as antidotes of metal toxicity: therapeutic and experimental aspects. Curr Med Chem; 12(23):2771-2794.

Blythe D. & Joyce D. A. (2001). Clearance of arsenic by haemodialysis after acute poisoning with arsenic trioxide. Intensive Care Med; 27(1):334-.

Chandra, A., & Shah, K. A. (2022). Chronic Arsenic Poisoning. The New England journal of medicine, 387(15), 1414. https://doi.org/10.1056/NEJMicm2203290.

Chiu, C., Fisk, C. A., Rice, B. T., & Garcia, E. C. M. (2022). Arsenic Toxicity From the Ingestion of Terracotta Pottery. The Journal of emergency medicine, 63(3), 363–366. https://doi.org/10.1016/j.jemermed.2022.06.004.

Dong, R., & Jiao, Y. (2025). Chronic arsenic poisoning. QJM: monthly journal of the Association of Physicians, hcaf021. Advance online publication. https://doi.org/10.1093/qjmed/hcaf021

Editorial Staff: Arsenic (Management/Treatment Protocol). In: Klasco RK (Ed): POISINDEX® System. Thomson MICROMEDEX, Greenwood Village, Colorado 119, 2004.

Ganie, S. Y., Javaid, D., Hajam, Y. A., & Reshi, M. S. (2023). Arsenic toxicity: sources, pathophysiology and mechanism. Toxicology research, 13(1), tfad111. https://doi.org/10.1093/toxres/tfad111.

Kor, A., Thakur, L. S., & Tayade, K. (2023). Chronic arsenic toxicity. Oxford medical case reports, 2023(10), omad110. https://doi.org/10.1093/omcr/omad110.

Kuivenhoven, M., & Mason, K. (2023). Arsenic Toxicity. In StatPearls. StatPearls Publishing.

Martínez-Castillo, M., García-Montalvo, E. A., Arellano-Mendoza, M. G., Sánchez-Peña, L. D. C., Soria Jasso, L. E., Izquierdo-Vega, J. A., Valenzuela, O. L., & Hernández-Zavala, A. (2021). Arsenic exposure and non-carcinogenic health effects. Human & experimental toxicology, 40(12_suppl), S826–S850. https://doi.org/10.1177/09603271211045955.

Rose H Goldman, MD, MPH (2025) Arsenic exposure and chronic poisoning. Michele M Burns (Ed). UpToDate. Recuperado el 13.02.2025., desdehttps://www.uptodate.com/contents/arsenic-exposure-and-chronic-poisoning

Rose H Goldman, MD, MPHDavid Vearrier, MD, MPH (2025). Acute arsenic and arsine gas poisoning. Michele M Burns (Ed). Recuperado el 17 de febrero 2025, desde. https://www.uptodate.com/contents/acute-arsenic-and-arsine-gas-poisoning.

Shiek, S. S., Sajai, S. T., & Dsouza, H. S. (2023). Arsenic-induced toxicity and the ameliorative role of antioxidants and natural compounds. Journal of biochemical and molecular toxicology, 37(3), e23281. https://doi.org/10.1002/jbt.23281.

Tang, G. T., Elakis, J., & Scardamaglia, L. (2023). Cutaneous manifestations and treatment of arsenic toxicity: A systematic review. Skin health and disease, 3(4), e231. https://doi.org/10.1002/ski2.231.


## 9.5. CÁUSTICOS

Antonia Sateler, Lorena Silva y Juan Carlos Ríos

### Descripción

Los cáusticos son sustancias químicas capaces de producir daño por acción directa sobre la piel y mucosas. Los cáusticos de naturaleza alcalina son más complejos, ya que provocan quemaduras profundas y penetrantes, a diferencia de los ácidos que producen un daño más superficial por medios químicos o por inflamación. El hidróxido de sodio y el hidróxido de potasio son los agentes cáusticos alcalinos más ampliamente usados en la industria; sin embargo, los cáusticos se encuentran en una gran cantidad de formulaciones tanto de uso doméstico como de uso industrial. Dentro de ellas, se encuentran en los productos para destapar cañerías, limpiadores domésticos (horno, baño), alisadores de cabello, productos para lavavajillas, bolsas de aire de los automóviles, limpiadores de uso industrial, blanqueadores, en cemento, en baterías y como precursores químicos.

Los daños esofágicos corresponden a una de las secuelas más comunes de las quemaduras con cáusticos. El esófago puede resultar perforado o lesionado, originar la muerte del paciente o llegar a producir a largo plazo una estenosis o carcinoma esofágico. Según datos recopilados por la "American Association of Poison Control Centers" entre 2007-2010, se reportaron 29.748 exposiciones a ácidos y 13.800 exposiciones a álcalis. De estas, el 14,4 % de las exposiciones a ácidos y 19,2 % de las exposiciones a álcalis tuvieron como consecuencia daños de toxicidad moderada a severa y se reportaron 25 muertes. En niños se reporta una incidencia de quemaduras esofágicas entre un 5 % a 35 %, tras ingesta accidental de cáusticos, mientras que, en adultos con ingestas intencionales, hay mayor probabilidad de desarrollar quemaduras (30 %-80 %).

La mayoría de las exposiciones ocurren en el hogar y en forma accidental en niños menores de 5 años y por ingestas voluntarias con fines de suicidio en adolescentes y adultos. Una de las causas que inducen al niño a ingerir cáusticos es el inadecuado almacenamiento de los corrosivos y productos de limpieza en el hogar.

## Sustancias incluidas

Los agentes que producen lesiones cáusticas se pueden dividir en agentes ácidos y alcalinos [Tabla 117].

**Tabla 117.** Algunos ejemplos de sustancias cáusticas de naturaleza álcalis y ácidas. De elaboración propia.

| Corrosivos alcalinos | Corrosivos ácidos |
|---|---|
| Amoníaco | Ácido clorhídrico o muriático |
| Carbonato de potasio | ácido sulfúrico |
| Carbonato de sodio | Ácido fosfórico |
| Dietilentriamina | Ácido metafosfórico |
| Etilamina en solución acuosa | Ácido acético |
| Fosfato de sodio | Ácido bórico |
| Fosfato de sodio tribásico | Ácido oxálico |
| Hidrato de calcio | Ácido acético glacial |
| Hidróxido de calcio | |
| Hidróxido de potasio | |
| Hidróxido de sodio (soda cáustica) | |
| Hipoclorito de sodio | |
| Isopropilamina | |
| Metasilicato de potasio o sodio | |
| Óxido de calcio | |
| Oxido de potasio | |
| Peróxido de etil metil cetona | |
| Silicato de sodio | |

## Mecanismo de toxicidad

Los Ácidos producen necrosis por coagulación, ya que son potentes agentes desecantes y coagulantes de los tejidos. La coagulación previene la penetración más profunda del agente corrosivo y produce una trombosis de los vasos sanguíneos de la mucosa subyacente y consolida el tejido conectivo, formando así una escara protectora. Causan dolor al contacto con la piel y mucosas, por lo que la cantidad ingerida suele ser limitada. Estas sustancias ácidas suelen ser líquidas, lo que permite su rápido paso hacia el estómago; por lo tanto, las lesiones suelen ser mayores en el antro del estómago que en el esófago. Las lesiones aparecen rápido al contacto con la sustancia.

Los Álcalis, en cambio, producen lesiones por necrosis por licuefacción, debido a que disuelven las proteínas y el tejido lipídico de las membranas, lo que permite una rápida penetración de la sustancia corrosiva hacia las regiones más extensas y profundas. El extenso daño puede resultar en perforación esofágica, mediastinitis y muerte. Normalmente las principales lesiones son en el esófago, ya que al llegar al estómago el álcali reacciona con el ácido gástrico generando una reacción de neutralización parcial, lo que limita los efectos a este nivel. Sin embargo, si la cantidad ingerida de álcalis es mayor a 200 mL y/o su concentración es alta, se prevé que habrá lesiones severas. Las lesiones más graves pueden aparecer en forma tardía, dado el proceso de necrosis por licuefacción [Figura 9.2].

Las lesiones por álcalis evolucionan en cuatro etapas que se describen a continuación:

- **Fase inflamatoria.** Esta fase ocurre entre el primer a segundo día post exposición con una marcada proliferación fibroblástica e intensa reacción inflamatoria. En esta etapa pueden producirse perforaciones esofágicas y mediastinitis.
- **Fase necrótica.** Esta etapa dura entre 1 a 4 días después de la exposición. Se caracteriza por trombosis vascular, muerte celular y necrosis. En esta etapa, la realización de endoscopía está contraindicada, ya que el esófago está especialmente vulnerable a posibles perforaciones.
- **Fase de granulación.** Comienza 3 a 5 días posterior a la lesión. En esta etapa se desprende el tejido necrótico (lo que resulta en descamación y ulceración focal o extensa) y comienza a formarse tejido de granulación entre 10 a 12 días post ingestión.
- **Fase de construcción.** Ocurre de 2,5 a tres semanas después de la lesión. Aparece tejido de granulación, fibroblastos y puede ocurrir un

**Figura 9.2.** Mecanismo de toxicidad ácido y álcali.

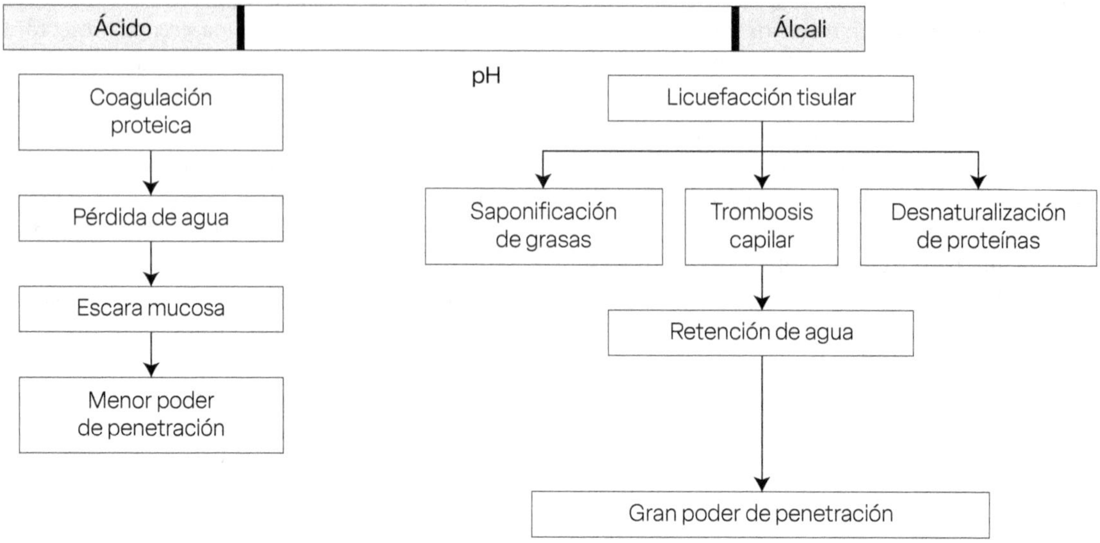


Fuente: Bautista A.; Argûelles F.; Protocolos AEPED, 2010.

marcado estrechamiento de la luz esofágica a medida que las fibras de colágeno comienzan a contraerse. La reepitelización generalmente se completa de uno a tres meses después. La probabilidad de formación de estenosis depende de la profundidad del daño y del grado de depósito de colágeno.

La aspiración de ácido o álcali puede generar lesión laríngea y traqueobronquial.

El daño será mayor si:

- Los productos están más concentrados.
- Poseen pH extremos.
- Se ingieren en gran cantidad o permanecen un tiempo prolongado en contacto con los tejidos.
- El tipo de forma física del producto corrosivo ingerido, ya que, los sólidos, tienden a adherirse a la mucosa y pueden producir quemaduras profundas en la cavidad bucal y el esófago, pero es menos probable que lleguen al estómago; por su parte, las soluciones líquidas, recubren superficies mucosas más grandes; las pilas botón provocan lesiones más localizadas en el esófago.

## Toxicocinética

Este tipo de agentes no presenta absorción digestiva. Su mecanismo de toxicidad es causado directamente por su acción corrosiva.

## Dosis tóxica

Dependerá de cada uno de los distintos agentes de este grupo. En el caso del cloro de uso doméstico (hipoclorito de sodio 5 %) a bajas cantidades, se comporta solo como un agente irritante. Se requieren ingestas masivas (aproximadamente, 5 mL/kg) para generar lesiones cáusticas. En el caso del hidróxido de sodio, por ejemplo, en concentraciones al 30 %, la totalidad de los pacientes presentará lesiones esofágicas.

Se prevé toxicidad severa en ingestión de cáusticos de alta concentración ácido o álcali, o ingesta de alto volumen (> 200 mL) de un ácido o álcali de baja concentración.

Las quemaduras graves son menos probables, si el pH es inferior a 11,5. La lesión es mayor con grandes exposiciones y altas concentraciones.

## Órgano diana

Sistema digestivo, piel, ojos, vía respiratoria y mucosas. (dependerá de la vía de exposición).

## Cuadro clínico

- **Exposición oral.** La clínica es enormemente variable, desde molestias orofaríngeas leves hasta el *shock* y la perforación temprana. Es posible que los primeros signos y/o síntomas no se correlacionen con la gravedad y el alcance de la lesión tisular. La ingestión del cáustico suele dar lugar a un dolor local inmediato y odinofagia.

- *Intoxicaciones leves a moderadas.* Irritación de la mucosa oral, irritación orofaríngea, sensación de ardor en la cavidad oral, odinofagia, sialorrea, vómitos, lesiones orales, edema, úlceras y lesiones orofaríngeas
- *Intoxicaciones severas.* Dolor retroesternal (signo de lesión esofágica), disfagia, hematemesis. Los pacientes pueden presentar disfonía y ronquera, lo que evidencia daño laríngeo. Cuando las lesiones son muy graves y existe perforación esofágica temprana, el paciente puede ingresar en *shock* hipovolémico, fiebre y taquicardia. La presencia de distrés respiratorio, disnea, estridor y ronquera son indicativos de aspiración pulmonar. La sensibilidad abdominal persistente y localizada sugiere perforación esofágica o gástrica con peritonitis.

Es importante saber que la ausencia de síntomas NO descarta presencia de lesiones esofágicas o gástricas severas.

- **Exposición ocular.** puede producir severa irritación conjuntival, defectos epiteliales de la córnea, pérdida permanente de la visión y, en casos graves, perforación.
- **Contacto dérmico.** Quemaduras de diversa magnitud y extensión, lo que dependerá del agente (ácido o álcalis), concentración, cantidad y tiempo de contacto con el tóxico.
- **Contacto por inhalación.** La exposición por vía inhalatoria puede generar irritación y edema de la vía aérea, broncoespasmo y, en casos severos, neumonitis química.

### Exámenes de laboratorio

INGESTIÓN DEL CORROSIVO. Controlar electrolitos plasmáticos, glicemia, hemograma, pruebas de coagulación, radiografía simple de tórax y abdomen, apoyado del examen físico. En algunos casos es necesaria una tomografía computarizada (TC) de tórax y abdomen, ya que dicho estudio brinda mejor información que una radiografía para determinar la profundidad de la necrosis y evaluar necesidad de tratamiento quirúrgico.

Se debe planificar una endoscopía según condiciones clínicas del paciente.

La endoscopia digestiva alta, que es el único método que permite tanto un diagnóstico exacto de la lesión y su extensión como un pronóstico y actitud terapéutica correcta. Se debe practicar en forma temprana entre 12 y 48 horas posteriores a la ingesta; luego de ese período, escara y tejido de granulación se encuentran más friables y existe mayor riesgo de perforación.

### Tratamiento

Todo paciente que haya ingerido cáusticos y presente sintomatología debe ser hospitalizado y monitorizado a fin de detectar las alteraciones respiratorias, digestivas o hemodinámicas que resultan de la complicación más grave, que es la perforación esofágica.

ENDOSCOPÍA. Una vez estabilizado el paciente y cumplido el CAB de la reanimación, debe tratar de estimarse el grado de daño esofágico. Para esto debe practicarse una endoscopía tan pronto como el paciente esté en condiciones e idealmente dentro de las primeras 48 horas después de la ingestión que es la etapa de más bajo riesgo de perforación esofágica. Muchas clasificaciones se han propuesto para tratar de ordenar las conductas a seguir en relación con el daño esofágico. La endoscopía debe ser efectuada por un experto y prudente operador, y estará destinada a conocer el grado de alteración que ha sufrido el esófago.

Los hallazgos endoscópicos pueden clasificarse como grados de alteración [Tabla 118].

En la ingestión por cáusticos está contraindicada la emesis y también el uso de agentes "neutralizantes", puesto que se producen reacciones exotérmicas que pueden producir mayor daño.

a. **CAB de la reanimación.** Las medidas generales incluyen asistencia respiratoria, reanimación con líquidos y control del dolor. Para los pacientes con dificultad respiratoria, se debe realizar una laringoscopia para evaluar la necesidad de intubación. Es fundamental mantener la vía respiratoria y proporcionar oxígeno suplementario.
b. **Prevención absorción.** Está contraindicado el lavado gástrico por el riesgo de perforación y también el uso de carbón activado, ya que no tienen utilidad clínica, y ante el riesgo de lesiones corrosivas, impedirá la visualización durante una endoscopía.
c. **Tratamiento de complicaciones:**
El tratamiento dependerá de los hallazgos endoscópicos.

**Tabla 118.** Clasificación endoscópica de esofagitis por cáusticos. Adaptación de clasificación de Zargar.

| Grado | Hallazgo endoscópico | Pronóstico |
|---|---|---|
| Grado 0 | Ausencia de daño esofágico. | Sin morbilidad significativa ni secuelas tardías. |
| Grado I | Quemaduras limitadas a la mucosa y caracterizadas por presencia de eritema y edema. | |
| Grado II A | Quemadura superficial de la mucosa caracterizada por friabilidad, hemorragias, erosiones, ampollas, membranas blanquecinas, exudados y ulceraciones superficiales. | Sin morbilidad significativa, ni secuelas tardías. |
| Grado II B | Quemadura penetrante bajo la mucosa caracterizada por ulceración, exudados, erosiones y hemorragias. | Riesgo de estenosis esofágica del 70-100 % |
| Grado II A | Múltiples ulceraciones y pequeñas áreas de necrosis y estenosis. Puede haber complicaciones, como perforación, formación de fístulas o sangrado gastrointestinal. | |
| Grado III B | Áreas extensas de necrosis. Puede haber complicaciones, como perforación, formación de fístulas o sangrado gastrointestinal. | Alta morbimortalidad (≥ 65 %) |

- ***Régimen.*** Se instaura régimen cero durante las primeras 48 horas y posteriormente, según resultados de exámenes e imágenes y la clínica del paciente, se prueba tolerancia oral y se puede iniciar la tolerancia oral o bien se mantiene al enfermo con nutrición parenteral total.
- ***Uso de corticoides.*** Si las lesiones detectadas son de Grado II se debe iniciar terapia con corticoides. DOSIS: Administrar VO 0,1 mg/kg/día de dexametasona o de 1 a 2 mg/kg/día de prednisona. Continúe la terapia por un total de tres semanas y luego disminuya. Un régimen alternativo en niños es prednisolona EV 2 mg/kg/día seguida de 2,5 mg/kg/día de prednisona VO durante un total de tres semanas y luego se disminuye.
  El uso de corticosteroides para prevenir la formación de estenosis es controvertido. Los corticosteroides no deben usarse en pacientes con lesiones de grado I o grado III, ya que no hay evidencia de que sean útiles. La evidencia de quemaduras de grado II es contradictoria y el riesgo de perforación e infección aumenta con el uso de esteroides.
  CONTRAINDICACIONES: sangrado gastrointestinal activo y evidencia de perforación gástrica o esofágica. Se cree que los corticosteroides son ineficaces si se inician más de 48 horas después de una quemadura.
- ***Antibióticos.*** Los estudios en animales sugieren que la adición de antibióticos puede prevenir las complicaciones infecciosas asociadas con el uso de corticosteroides en el contexto de quemaduras cáusticas. Se recomiendan antibióticos si se usan corticosteroides o si se sospecha perforación o infección. Son apropiados los agentes que cubren los anaerobios y la flora bucal, como la penicilina, la ampicilina o la clindamicina. Reducir la infección y la formación posterior de tejido de granulación, constituye un factor importante en la disminución de la incidencia de estenosis.
  Ampicilina, 100-200 mg/kg/ día durante tres semanas. El tratamiento debe iniciarse tempranamente por vía parenteral y tan pronto como sea posible cambiarlo a la vía oral; usar amoxicilina con o sin ácido clavulánico, a razón de 30 mg/kg/día. Alternativamente puede usarse cefazolina 80 mg/kg/día, durante la fase de administración intravenosa.
- ***Uso de inhibidores de la secreción gástrica y citoprotectores.*** Se recomienda el uso de Sucralfato, 1 g/1,73 $m^2$/día, por sus efectos citoprotectores de la mucosa lesionada, formando un complejo con las proteínas del tejido que va a proteger de otros factores agresivos.
  Cimetidina, 20-40 mg/kg/día, o ranitidina, 4-6 mg/kg/día, u omeprazol, 0,7-2 mg/kg/día, para prevenir el efecto gástrico de los esteroides y evitar la lesión esofágica en caso de reflujo.

- *Estenosis.* Puede ser necesaria una dilatación recurrente. Algunos autores sugieren por la instalación temprana de *stents* en estos pacientes para prevenir la formación de estenosis.
- *Manejo quirúrgico.* Se debe obtener una consulta quirúrgica inmediata en cualquier paciente con quemaduras de grado III o grado II graves evidenciadas en la endoscopia, dolor abdominal significativo, acidosis metabólica, hipotensión, coagulopatía o antecedentes de ingestión abundante. La laparotomía temprana puede identificar necrosis tisular y perforación inminente o no reconocida; la resección y reparación temprana en estos pacientes se asocia con mejores resultados.

d. **Aumento de la eliminación.** Este tipo de agentes no presenta absorción digestiva; su mecanismo de toxicidad es directamente por su acción corrosiva.

e. **Antídoto.** No existe un antídoto específico.

### BIBLIOGRAFÍA


ACIDS. In: MerativeTM Micromedex® POISINDEX® (electronic version). Merative, Ann Arbor, Michigan, USA. Available at: https://www.micromedexsolutions.com/ (cited: 26/04/2024).

Bautista A., Argüelles F. (2010). Ingesta de cáusticos. Protocolos de gastroenterología, hepatología y nutrición. Asociación Española de Pediatría. Sociedad Española de Gastroenterología, Hepatología y Nutrición Pediátrica. 2.a ed. Madrid: Ergón; páginas 141 - 152. Disponible en https://www.aeped.es/sites/default/files/documentos/15-causticos.pdf.

Biswas R. S., Ray D. (2022). Outcomes of the management of corrosive injuries of the upper digestive tract in a tertiary care center. Dis Esophagus; Mar 12;35(3): doab096. doi: 10.1093/dote/doab096. PMID: 35022679.

CORROSIVES- ALKALINE. In: MerativeTM Micromedex® POISINDEX® (electronic version). Merative, Ann Arbor, Michigan, USA. Available at: https://www.micromedexsolutions.com/ (cited:26/04/2024).

Dogan Y., Erkan T., Cokugras F.C., et al.: Caustic gastroesophageal lesions in childhood: an analysis of 473 cases. Clin Pediatr (Phila) 2006; 45(5):435-438.

Douglas S., Fishman, M.D. Caustic esophageal injury in children en UpToDate® (versión electrónica) [Actualizado 12 septiembre 2022]. Disponible en: https://www.uptodate.com/contents/caustic-esophageal-injury-in-children. (Consultado 26(04/2023).

Einhorn, A., Horton, L., Altieri, M., Ochsenschlager, D., & Klein, B. (1989). Serious respiratory consequences of detergent ingestions in children. Pediatrics, 84(3), 472-474.

Gaudreault, P., Parent, M., McGuigan, M. A., Chicoine, L., & Lovejoy, F. H., Jr (1983). Predictability of esophageal injury from signs and symptoms: a study of caustic ingestion in 378 children. Pediatrics, 71(5), 767–770.

George Triadafilopoulos, M.D. Caustic esophageal injury in adults en UpToDate® (versión electrónica) [Actualizado 17 febrero 2022]. Disponible en: https://www.uptodate.com/contents/caustic-esophageal-injury-in-adults. (Consultado 26(04/2023).

Goldfrank L. CAUSTIC. Goldfrank, Hoffman, Howland, Lewin, Nelson, eds. Goldfrank's Toxicologic Emergencies. New York: Mac- Grow Hill Education. 2015: 2254-2269.

Gumaste, V. V., & Dave, P. B. (1992). Ingestion of corrosive substances by adults. The American journal of gastroenterology, 87(1), 1-5.

Hawkins, D. B., Demeter, M. J., & Barnett, T. E. (1980). Caustic ingestion: controversies in management. A review of 214 cases. The Laryngoscope, 90(1), 98–109. https://doi.org/10.1288/00005537-198001000-00012

HYPOCHLORITES AND RELATED AGENTS. In: MerativeTM Micromedex® POISINDEX® (electronic version). Merative, Ann Arbor, Michigan, USA. Available at: https://www.micromedexsolutions.com/ (cited: 26/04/2024).

Johnson E. E. (1963). A STUDY OF CORROSIVE ESOPHAGITIS. The Laryngoscope, 73, 1651–1696. https://doi.org/10.1288/00005537-196312000-00006

Kirsh, M. M., & Ritter, F. (1976). Caustic ingestion and subsequent damage to the oropharyngeal and digestive passages. The Annals of thoracic surgery, 21(1), 74–82. https://doi.org/10.1016/s0003-4975(10)64894-1

Rafeey M, Ghojazadeh M., Sheikhi S., Vahedi L. Caustic Ingestion in Children. (2016). A Systematic Review and Meta-Analysis. J Caring Sci. Sep 1;5(3):251-265. doi: 10.15171/jcs.2016.027. PMID: 27757390; PMCID: PMC5045959.

Sarfati, E., Gossot, D., Assens, P., & Celerier, M. (1987). Management of caustic ingestion in adults. The British journal of surgery, 74(2), 146–148. https://doi.org/10.1002/bjs.1800740225

Zargar, S. A., Kochhar, R., Mehta, S., & Mehta, S. K. (1991). The role of fiberoptic endoscopy in the management of corrosive ingestion and modified endoscopic classification of burns. Gastrointestinal endoscopy, 37(2), 165–169. https://doi.org/10.1016/s0016-5107(91)70678-0

## 9.6. PILAS DE BOTÓN

Lorena Silva, Antonia Sateler y Juan Carlos Ríos

### Descripción

Las baterías o pilas de botón son ampliamente utilizadas en aparatos electrónicos y juguetes. Por lo tanto, las exposiciones en niños menores de 5 años son las más comunes, ya que como parte de su desarrollo psicomotriz se llevan a la boca toda clase de cuerpos extraños y además pueden insertarlos en diferentes orificios (principalmente, nariz y oídos). Esta situación también se presenta en personas mayores con problemas de salud mental, intención de autolesionarse, discapacidad intelectual y demencia. La ingesta de estas pilas se asocia a un alto grado de morbi/mortalidad, debido a su capacidad de generar un daño cáustico, con la posterior necrosis y la perforación del tejido gastrointestinal donde quedan alojados, y además pueden causar obstrucción en el esófago y la tráquea si se ingieren o aspiran. Aproximadamente 200 niños por año están potencialmente expuestos a lesiones por pilas de botón en Australia, y al menos una docena por año sufren lesiones graves. En Chile entre los años 2006-2018 el Centro de Información Toxicológica UC (CITUC) recibió un total de 3.589 consultas relacionadas con ingesta de cuerpos extraños, 2.335 casos (65 %) correspondieron a niños menores de 5 años y 760 de estos casos (33 %) se asociaron a pilas/baterías [Figura 9.3].

Muchas veces los padres y cuidadores de los niños no se dan cuenta de la ingestión de la pila de botón y luego del inicio de los síntomas se realiza un diagnóstico en retrospectiva, lo que conlleva mayor riesgo de lesiones graves.

### Sustancias incluidas

Este tipo de pilas las podemos encontrar en relojes, juguetes, termómetros digitales, calculadoras, linternas, audífonos, controles remotos y controles remotos de llaves de autos, entre otros.

### Mecanismo de toxicidad

Cuando la pila botón se impacta en el tracto digestivo, se produce una reacción electroquímica. Esto genera una corriente eléctrica externa que hidroliza los fluidos del tejido (electrólisis) produciendo hidróxido en el polo negativo de la batería (ánodo), lo que a su vez produce licuefacción

**Figura 9.3.** Ingestión de pila botón e impactación esofágica.

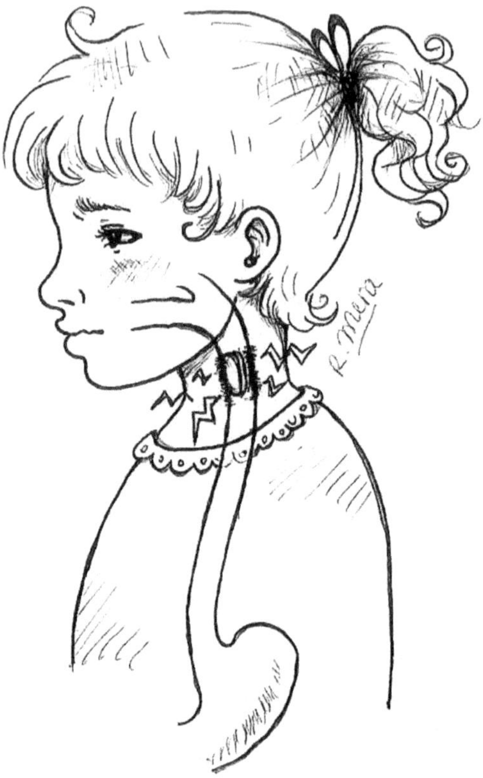

de los tejidos y posterior necrosis. A este efecto principal se suma la posibilidad de liberación del contenido alcalino desde el interior de la pila y la presión física en el tejido adyacente, lo que favorece el daño. Se ha demostrado daño tisular en tan solo 15 minutos de exposición. Esto puede progresar rápidamente a ulceración, perforación y formación de fístula.

La mayoría de las impactaciones esofágicas ocurren con pilas de botón que tienen más de 15 a 20 mm de diámetro. Cualquier batería de más de 1,2 V puede causar lesiones.

A diferencia de otras pilas de botón, las pilas de litio contienen un electrolito orgánico ligeramente irritante en lugar de un electrolito alcalino. Dado lo anterior, la liberación del contenido no es el responsable de la lesión local: las lesiones en estos casos están dadas principalmente a la electrólisis de los fluidos o mucosa, y a la generación local de gran cantidad de hidróxido. Esto se debe a que las pilas de litio de 20 mm son de 3 Volts (el doble de otras pilas de botón disponibles en el mercado).

La gravedad de la lesión depende de varios factores, incluyendo el tipo de metal, el tamaño de la pila, el voltaje, el sitio de impactación y la duración de contacto con el tejido expuesto [Figura 9.4].

**Figura 9.4.** Pila botón.

$$2H_2O + 2e^- \rightarrow H_2 + 2OH^-$$

$$Na + OH \rightarrow NaOH \rightarrow \text{Necrosis licuefactiva}$$

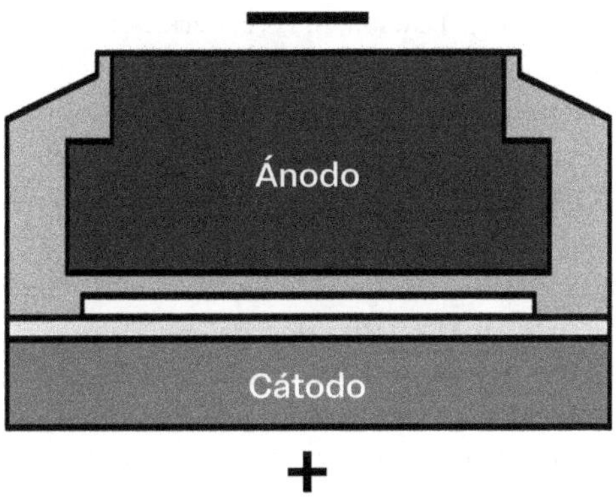


$$2Cl^- \rightarrow Cl_2 + 2e^-$$

Fuente: Adaptado de Button battery injury: An update. AJGP Volume 51, Issue 7, July 2022.

## Toxicocinética

Este tipo de agentes no presenta absorción digestiva. Su mecanismo de toxicidad es directamente causado por su acción corrosiva.

## Dosis tóxica

La ingesta de una sola pila puede generar toxicidad. Este riesgo aumenta cuando tienen un diámetro mayor a 20 milímetros.

## Órgano diana

Sistema digestivo, orificios.

## Cuadro clínico

a. **Ingestión:**
   - ***Intoxicaciones leves a moderadas.*** Si es que la pila botón avanza rápidamente por el tracto gastrointestinal, no debería generar mayor sintomatología.
   - ***Intoxicaciones severas.*** Cuando las pilas se impactan en el esófago, este se puede perforar, se pueden producir hemorragias gastrointestinales, fístulas y mediastinitis.

b. **Otras vías de exposición.** Estas lesiones de presentación temprana en los tejidos de las estructuras circundantes al lugar de impactación de la pila botón no son exclusivas del tracto gastrointestinal, ya que también se pueden producir en oído, nariz y orificios genitales.

## Exámenes de laboratorio

Tras la ingesta de una pila se debe realizar una radiografía de tórax anteroposterior y lateral y radiografía de abdomen simple, revelarán la presencia de un cuerpo extraño circular y radiopaco con un halo o doble anillo. Una vez localizada la pila botón, se debe planificar la remoción endoscópica según corresponda.

## Tratamiento

Todo paciente con sospecha de haber ingerido una pila botón debe consultar inmediatamente en un servicio de urgencias para evaluación radiológica y necesidad de extracción endoscópica o quirúrgica urgente.

a. **CAB de la reanimación.** Evaluar la condición del pacientes y estabilizar si fuese necesario.
b. **Prevención absorción.** Está contraindicado el lavado gástrico por el riesgo de perforación y también el uso de carbón activado, ya que no tienen utilidad clínica y, ante el riesgo de lesiones corrosivas, impedirá la visualización de los tejidos durante una endoscopía.
   En la ingestión por cáusticos está contraindicada la emesis y también el uso de agentes "neutralizantes", puesto que se pueden generar reacciones exotérmicas que pueden producir mayor daño.
c. **Tratamiento de complicaciones:**
   - ***Ingestión.*** La ingestión de pila de botón se considera una emergencia única relacionada con cuerpos extraños que requieren una extracción endoscópica o quirúrgica urgente, ya que puede causar lesiones por quemaduras cáusticas en los tejidos circundantes en tan solo 15 minutos. Los estudios han demostrado un importante papel que confiere el consumo de dos cucharaditas de miel (10 mL) o una solución de sucralfato 1 gramo (10 mL) a intervalos de 10 minutos (hasta seis dosis) si han pasado menos de 12 horas desde la ingestión; esto puede reducir la gravedad de la lesión tisular mientras se espera la extirpación quirúrgica.

PRECAUCIÓN: NO administre sucralfato o miel, si la batería ha estado alojada en el esófago durante más de 12 horas.

La radiografía precisará la localización de la pila. Si se encuentra en el esófago, se debe proceder lo antes posible a la remoción endoscópica. Si ya pasó el esófago, el paciente requerirá una consulta con un gastroenterólogo pediátrico, quien deberá hacer seguimiento a la clínica del paciente y al paso de la pila hacia las deposiciones con controles radiológicos y/o indicará la necesidad de remoción, según la condición del paciente. Si la batería está más allá del píloro, y el paciente presenta síntomas, la pila está corroída, mide más de 20 mm o deja de avanzar por el tracto gastrointestinal, será necesario retirarla de inmediato.

IMPORTANTE: La consulta tardía en un paciente con hematemesis, melena o epistaxis hace sospechar una fístula aortoesofágica o lesiones vasculares, lo que requiere cirugía pediátrica de urgencia, ya que suelen ser fatales.

Se requiere consulta por especialista gastrointestinal y/o quirúrgica para la extracción endoscópica de la batería y la evaluación de lesiones en la mucosa.

- ***Indicaciones de laparotomía:***
  - Fracaso de la extracción endoscópica en un paciente sintomático, daño en la mucosa o una batería/pila muy corroída.
  - Signos de peritonitis.
  - La ubicación de la batería es inaccesible para la recuperación endoscópica.
  - Signos de peritonitis.
- ***Otras vías de exposición.*** Las pilas de botón impactadas en oídos, nariz y otros orificios también deben retirarse a tiempo. No se debe intentar enjuagar, ya que la humedad provoca más electrólisis y daños en los tejidos. Perforación del tabique nasal o de la membrana timpánica, pérdida de la audición, daño del nervio facial y daño tisular permanente pueden ocurrir si la extracción es tardía.

d. **Aumento de la eliminación.** Este tipo de agentes no presenta absorción digestiva; su mecanismo de toxicidad es directamente por su acción corrosiva.

e. **Antídoto.** No existe un antídoto específico.

## BIBLIOGRAFÍA


Akinkugbe O., James A. L., Ostrow O., et al. (2022). Vascular complications in children following button battery ingestions: a systematic review. Pediatrics; 150(3): e202205747

Anand T.S., Kumar S., & Wadhwa V. (2002). Rare case of spontaneous closure of tracheo-esophageal fistula secondary to disc battery ingestion. Intl J Ped Otorhinolaryngol 2002; 63:57-59.

Cairns, R., Brown, J. A., Lachireddy, K., Wylie, C., Robinson, J., Dawson, A. H., & Buckley, N. A. (2019). Button battery exposures in Australian children: a prospective observational study highlighting the role of poisons information centres. Clinical toxicology (Philadelphia, Pa.), 57(6), 404–410. https://doi.org/10.1080/15563650.2018.1537492.

CORROSIVES- ALKALINE. In: MerativeTM Micromedex® POISINDEX® (electronic version). Merative, Ann Arbor, Michigan, USA. Available at: https://www.micromedexsolutions.com/ (cited:27/04/2024).

DISC BATTERY INGESTION. In: MerativeTM Micromedex® POISINDEX® (electronic version). Merative, Ann Arbor, Michigan, USA. Available at: https://www.micromedexsolutions.com/ (cited: 27/04/2024).

Eliason, M. J., Ricca, R. L., & Gallagher, T. Q. (2017). Button battery ingestion in children. Current opinion in otolaryngology & head and neck surgery, 25(6), 520–526. https://doi.org/10.1097/MOO.0000000000000410

Goldfrank L. (2015). CAUSTIC. Goldfrank, Hoffman, Howland, Lewin, Nelson, eds. Goldfrank's Toxicologic Emergencies. New York: Mac- Grow Hill Education; 2254- 2269.

Lee, J. H. (2018). Foreign Body Ingestion in Children. Clinical endoscopy, 51(2), 129–136. https://doi.org/10.5946/ce.2018.039

Lee, J. H., Lee, J. H., Shim J. O., Lee, J. H., Eun, B-L., Yoo, KH. (2016). Foreign Body Ingestion in Children: Should Button Batteries in the Stomach Be Urgently Removed? Pediatr Gastroenterol Hepatol Nutr;19(1):20. doi:10.5223/pghn.2016.19.1.20.

Litovitz, T., Whitaker, N., Clark, L., White, N. C., Marsolek, M. (2010). Emerging Battery-Ingestion Hazard: Clinical Implications. Pediatrics;125(6):1168-1177. doi:10.1542/peds.2009-3037.

Newman, R. K., Dijkstra, B., Gibson, J. Disk Battery Ingestion. [Updated 2022 May 9]. In: StatPearls [Internet]. Treasure Island (FL): StatPearls Publishing; 2022 Jan-. Available from: https://www.ncbi.nlm.nih.gov/books/NBK470298/

RÍOS, M., et al. (2013). Extracción endoscópica de cuerpos extraños digestivos. Revista chilena de pediatría, 84(5), 505-512. https://dx.doi.org/10.4067/S0370-41062013000500004

Ríos, G., Alliende, F., Miquel, I., Arancibia, M. E., Rodríguez, L., Saelzer E. (2013) Extracción endoscópica de cuerpos extraños digestivos. Rev Chil Pediatr;84(5):505-512.

Silva, L., et al. (2019). Caracterización de las consultas relacionadas con ingesta de cuerpos extraños, durante los años 2006-2018, en el Centro de Información Toxicológica de la Pontificia Universidad Católica de Chile (CITUC). Presentación de poster. XXIII Congreso español de Toxicología y VII Iberoamericano Sevilla, España. Disponible en https://cituc.uc.cl/images/articulos/cuerpo-extrano.pdf

Soccorso, G., Grossman, O., Martinelli, M. et al. (2012). 20 mm lithium button battery causing an oesophageal perforation in a toddler: lessons in diagnosis and treatment. Arch Dis Child 2012; 97(8):746-747.

Soo-Ji Park, Hannah Burns. (2022). Button battery injury: An update. AJGP. Volume 51, Issue 7, July 2022. doi: 10.31128/AJGP-03-21-5873. Disponible en https://www1.racgp.org.au/ajgp/2022/july/button-battery-injury.

Soto, P. H., Reid, N. E. & Litovitz, T. L. (2019). Time to perforation for button batteries lodged in the esophagus. Am J Emerg Med; 37(5):805-809.

## 9.7. HIPOCLORITO DE SODIO

Christian Caroca y Lorena Silva

### Descripción

El hipoclorito de sodio (NaClO) es una sal de sodio inorgánica en la que el hipoclorito es el contra anión. El NaClO es un sólido cristalino de color blanco y la disolución acuosa es un líquido de color verde a amarillento con olor a cloro líquido. El compuesto se utiliza como agente blanqueador para pulpas, fibras y papel, como desinfectante de uso doméstico, para purificación de agua, como fungicida, en ciertas preparaciones farmacéuticas y como producto químico intermedio. El hipoclorito de sodio en concentraciones entre 3-5 % se encuentra comúnmente en las disoluciones de cloro doméstico, un agente desinfectante de superficies. La Asociación Americana de Centros de Control de Intoxicaciones notificó más de 40.000 casos relacionados con la exposición a cloro doméstico, según el reporte anual del año 2021. En un 20 % de estos casos se recomendó la atención y el manejo en un servicio asistencial, ya sea por exposición intencional con el agente, o bien por el estado y evolución del cuadro clínico del paciente/víctima, ya que rara vez se producen casos graves. Las exposiciones a hipoclorito pueden ocurrir por ingestión accidental o intencional de cloro doméstico, o bien por el contacto directo de la piel con disoluciones que contienen este agente. Según los reportes del Centro de Información Toxicológica de la Pontificia Universidad Católica de Chile (CITUC), los casos asociados a formulaciones que contienen hipoclorito de sodio se han posicionado año tras año, dentro de los diez agentes de mayor incidencia de reportes, alcanzando en el año 2024 un total 1.525 casos. Esta situación se presenta dada la gran disponibilidad de este producto en los hogares chilenos, siendo el desinfectante de mayor preferencia por los usuarios.

### Sustancias incluidas

Disoluciones de hipoclorito, hipoclorito de sodio, hipoclorito de calcio y compuestos activos de cloro

### Mecanismo de toxicidad:

El hipoclorito de sodio es tóxico cuando entra en contacto con las mucosas, ya que las soluciones ácidas producen ácido hipocloroso, un irritante que puede ser corrosivo.

El hipoclorito de sodio al tener contacto con la membrana mucosa de la boca, esófago y estómago produce la siguiente reacción química:

$$2NaClO + H_2O + CO_2 \rightarrow Na_2CO_3 + 2HClO \quad \text{[Ecuación 1]}$$

$$2HClO \rightarrow 2HCl + O_2 \quad \text{[Ecuación 2]}$$

Las exposiciones a disoluciones diluidas del hipoclorito de sodio presente en el cloro doméstico generalmente pueden causar irritación esofágica leve; no obstante, la ingestión de formulaciones que contengan una alta concentración de este agente puede producir un daño tisular grave que puede ser corrosivo. Las disoluciones concentradas, además, pueden quemar la piel y causar daños a los ojos.

Es importante destacar que tanto el ácido hipocloroso (HClO) como el ión hipoclorito (OCl-) destacan por ser agentes oxidantes fuertes. Se ha informado que HClO y ClO- reaccionan con una amplia variedad de moléculas biológicas, como proteínas, aminoácidos, péptidos, lípidos, y ADN en condiciones fisiológicas de pH. El átomo de CI en HClO y ClO- se comporta como un fuerte electrófilo, que ataca y se une a moléculas que tienen sitios nucleofílicos con un par de electrones disponibles en partes del sustrato que se caracterizan por presentar una alta densidad electrónica. Entre las moléculas biológicas que tienen esta característica en su estructura, destacan: el doble enlace C=C, el enlace peptídico constituido por un enlace amida, grupos amino, grupos tiol y aquellas bases nucleotídicas como purinas y pirimidinas que son susceptibles al ataque electrofílico de Cl. Una vez que se lleva a cabo la reacción, el átomo de CI se reduce al ion cloruro (Cl-), debido a que acepta dos electrones. Los potenciales de reducción estándar para el HOCI y ClO- se describen a continuación en la Ecuación 3 y Ecuación 4:

$$HClO + H^{+} + 2e \Leftrightarrow Cl^{-} + H_2O \quad E° = 1,48\ v \quad \text{[Ecuación 3]}$$

$$ClO^{-} + H_2O \Leftrightarrow Cl^{-} + 2OH^{-} \quad E° = 0,81\ v \quad \text{[Ecuación 4]}$$

Es a causa de la alta reactividad del ácido hipocloroso ingerido que también se puedan desencadenar reacciones de tipo óxido reducción con compuestos orgánicos presentes en el estómago, como proteínas, polisacáridos, lípidos y vitaminas, que pueden provocar la formación de compuestos potencialmente dañinos. En el caso de la reacción con proteínas, aminoácidos y lípidos insaturados se espera la formación de compuestos clorados, mientras que la reacción con carbohidratos podría desencadenar el origen de productos de oxidación.

## Toxicocinética

a. **Absorción.** Sustancia química sin absorción sistémica, solo presenta efectos locales.
b. **Distribución.** N/A.
c. **Metabolismo.** N/A.
d. **Excreción.** N/A
e. **Vida media.** N/A

## Dosis tóxica

La exposición accidental a soluciones alcalinas (pH 12,0) con menos del 5 % de hipoclorito de sodio generalmente provoca una irritación menor y un edema leve de las membranas mucosas. Sin embargo, si la exposición es prolongada, repetida e ingerida en grandes cantidades, puede resultar en toxicidad severa. La ingestión de grandes cantidades de cloro doméstico, más de 5 mL/kg, puede estar asociada con daños por corrosión.

Por vía inhalatoria, es más probable que los pacientes puedan desarrollar lesiones respiratorias por el gas cloro o el gas de cloramina en espacios cerrados que por exposición a hipoclorito en solución.

## Órgano diana

A continuación, se presenta un cuadro que indica la relación de los principales órganos afectados por el hipoclorito de sodio dependiendo de la vía de exposición al agente:

| Vía de exposición | Sistema/Órgano diana |
|---|---|
| Oral | Sistema digestivo |
| Inhalación | Sistema respiratorio |
| Dérmico | Sistema tegumentario |
| Ocular | Ojo |

## Cuadro clínico

- **Exposición oral.** La ingestión de pequeñas cantidades de disoluciones acuosas diluidas de cloro doméstico provocará un ardor inmediato en la boca y la garganta, pero no se esperarán lesiones de una mayor gravedad, a menos que se ingieran volúmenes muy grandes. Las ingestiones de disoluciones más concentradas pueden causar quemaduras esofágicas y gástricas significativas, y los pacientes pueden manifestar disfagia, salivación y dolor severo de garganta, pecho y abdomen. En el peor de los escenarios se puede producir hematemesis y perforaciones gastrointestinales.
- **Exposición respiratoria.** Los síntomas respiratorios más comunes incluyen tos, irritación de las vías respiratorias superiores y disnea. En exposiciones graves, que son raras con los productos domésticos, se puede producir en

el peor de los escenarios un edema de las vías aéreas superiores que puede causar obstrucción. Se ha reportado el desarrollo de neumonitis química.

- **Exposición dérmica y ocular.** El contacto dérmico directo con cloro doméstico puede causar irritación de la piel en humanos. A pesar de que el cloro doméstico no se considera un sensibilizador de contacto, se han reportado casos de hipersensibilidad y desarrollo de dermatitis. No obstante, con formulaciones de mayor concentración se pueden desarrollar lesiones corrosivas y ulcerativas en los tejidos y mucosas. Los blanqueadores domésticos comerciales en base a hipoclorito de sodio se preparan además con hidróxido de sodio entregando la propiedad de ser formulaciones muy alcalinas; es esta característica la que puede provocar la dermatitis contacto. La información sobre los efectos oculares es limitada. No obstante, las salpicaduras en el glóbulo ocular con soluciones caseras de hipoclorito de sodio rara vez tienen consecuencias graves. Solo se esperarán efectos moderadamente irritante. Sin embargo, con formulaciones de mayor concentración se pueden desarrollar lesiones corrosivas y ulcerativas en los tejidos y mucosas a nivel ocular.

Los efectos clínicos de mayor relevancia por órganos y sistema son:

- Sistema digestivo: Ardor en boca y garganta, disfagia, salivación, irritación orofaríngea, dolor abdominal, pirosis, quemaduras gástricas y orofaríngeas, hematemesis y perforaciones gastrointestinales.
- Sistema respiratorio: Tos, irritación nasal y de vías respiratorias superiores, disnea, edema pulmonar, neumonitis química.
- Sistema tegumentario: Ardor, dolor, eritema, irritación cutánea, lesiones corrosivas y ulcerativas.
- Ocular: Ardor, visión borrosa, lacrimación, dolor local, eritema ocular, lesiones corrosivas y ulcerativas de córnea.

### Exámenes de laboratorio

En caso de ingestión se deben controlar los electrolitos séricos particularmente sodio y cloruro; junto con ello, medir gases en sangre en pacientes con grandes ingestiones de hipoclorito de sodio y síntomas gastrointestinales profusos.

Monitorizar gases arteriales, pulsioximetría y pruebas de función pulmonar. Obtener una radiografía de tórax en todo paciente con síntomas respiratorios.

La endoscopia está indicada en pacientes individualizados con síntomas significativos, por ejemplo: dolor, disfagia, hematemesis o grandes ingestiones. La endoscopia también puede estar indicada en pacientes que ingieren cloro granular o productos de uso industrial.

### Tratamiento

a. **CAB de la reanimación.** En casos graves, apoyar la función respiratoria y cardiovascular, si fuese necesario.
b. **Prevención absorción:**
   - ***Exposición oral.*** Sustancia química sin absorción sistémica, que solo presenta efectos locales. En casos de ingestión accidental de un pequeño volumen de cloro doméstico se recomienda dilución oral con pequeñas cantidades de leche, jugo o agua.

     DILUCIÓN. Si no hay compromiso respiratorio, administrar leche o agua tan pronto como sea posible después de la ingestión. La dilución solo puede ser útil si se realiza en los primeros segundos o minutos después de la ingestión. Se recomienda no más de 240 mL en adultos y 120 mL en niños para minimizar el riesgo de vómitos.

     ASPIRACIÓN GÁSTRICA. Podría ser útil para ingestiones grandes y relativamente recientes de disoluciones de hipoclorito de alta concentración, pero esto conlleva el riesgo potencial de daño esofágico, frente a la posibilidad de lesiones corrosivas. Dado lo anterior, siempre evaluar riesgo beneficio, solicite apoyo de un especialista. Medidas de descontaminación como lavado gástrico y carbón activado están contraindicadas.
   - ***Exposición inhalatoria.*** Mover al paciente del ambiente tóxico al aire fresco. Vigilancia de dificultad respiratoria. Si se desarrolla tos o dificultad para respirar, evalúe hipoxia, irritación del tracto respiratorio, bronquitis o neumonitis. Observe atentamente a los pacientes con exposición por inhalación para

detectar el desarrollo de signos o síntomas sistémicos, y administre el tratamiento sintomático según sea necesario.

- *Exposición dérmica.* Quitar la ropa contaminada y e irrigue abundantemente la piel expuesta con agua o solución salina durante 10 a 15 minutos. Atención y manejo sintomatológico de quemaduras (por ejemplo: apósitos, ungüento antibiótico) para lesiones corrosivas. Las complicaciones son poco probables, pero si se presentan requerirán intervención médica para su manejo clínico, según el grado de la lesión o quemadura.
- *Exposición ocular.* Quitar los lentes de contacto, si están presentes, e irrigar los ojos expuestos con abundante cantidad de solución salina al 0,9 % a temperatura ambiente o agua durante al menos 15 minutos. Si la irritación, el dolor, la hinchazón, el lagrimeo o la fotofobia persisten después de 15 minutos de irrigación, requerirá evaluación por especialista. En el centro asistencial se debe usar solución salina estéril para irrigar los ojos hasta que el fondo del saco del globo ocular retorne a la neutralidad. Puede ser necesario una irrigación prolongada. Se debe considerar un examen con lámpara de hendidura después de una irrigación completa. La aplicación de un anestésico local oftálmico aumentará la comodidad del paciente y facilitará la irrigación ocular. Determinar el pH del saco conjuntival al finalizar la irrigación. La descontaminación ocular debe continuar hasta que el pH sea neutro.

c. **Tratamiento de complicaciones:**

- *Lesiones orales.* Para ingestiones de disoluciones de hipoclorito superiores al 10 % o síntomas de lesiones corrosivas graves, es decir, disfagia, salivación, dolor intenso, se debe realizar una endoscopia para evaluar la extensión de la lesión esofágica o gástrica. Las radiografías de tórax y abdomen pueden ser útiles para buscar aire libre mediastínico o intraabdominal secundario a perforaciones en el tracto gastrointestinal, que requieren una intervención quirúrgica.

  NEUTRALIZACIÓN. Está contraindicada la administración de sustancias ácidas o básicas para su neutralización por la posibilidad de reacción exotérmica y con ello, el aumento del riesgo.

  ENDOSCOPIA DE ESÓFAGO. Se debe obtener una consulta con un gastroenterólogo o cirujano para determinar si la esofagoscopia está indicada en pacientes con salivación y dolor por riesgo de quemaduras significativas. Rara vez se necesita una esofagoscopia después de la ingestión de pequeñas cantidades de cloro líquido doméstico. La ingestión de grandes cantidades (≥ 5 mL/kg) de cloro doméstico, cloro comercial o gránulos de cloro para piscinas requieren una esofagoscopia.
- *Síntomas respiratorios tras exposición inhalatoria.* Administrar oxígeno suplementario humidificado al 100 %. Administrar agonistas adrenérgicos beta-2 o bromuro de ipratropio inhalados si se desarrolla broncoespasmo. Considere los corticosteroides sistémicos en pacientes con broncoespasmo significativo. Controle la tasa de flujo espiratorio máximo, controle hipoxia e insuficiencia respiratoria. Realizar intubación endotraqueal y proporcionar ventilación asistida, según sea necesario. El bicarbonato de sodio nebulizado (3,75 %) se ha utilizado para tratar la irritación respiratoria después de la inhalación de cloro en casos graves excepcionales, ya que algunos expertos lo sugieren.

  La dificultad respiratoria grave requiere intubación especialmente para aquellos que muestran signos de edema u obstrucción de las vías respiratorias (es decir, tos cruposa, ronquera, estridor) o aquellos con dificultad respiratoria grave secundaria a edema pulmonar.

  SALBUTAMOL. Dosis adulto: 2,5 a 5 mg diluidos con 4 mL de solución salina al 0,9 % por nebulizador cada 20 minutos por tres dosis. Si la respuesta es incompleta, administre de 2,5 a 10 mg cada 1 a 4 horas según sea necesario o administre de 10 a 15 mg cada hora mediante un nebulizador continuo, según sea necesario. Dosis pediatría: 0,15 mg/Kg (mínimo 2,5 mg) diluidos con 4 mL de solución salina al 0,9 % por nebulizador cada 20 minutos por tres dosis. Si la respuesta es incompleta, administre de 0,15 a 0,3 mg/

kg (máximo 10 mg) cada 1 a 4 horas según sea necesario o administre 0,5 mg/kg/h mediante un nebulizador continuo, según sea necesario.

PREDNISONA. Dosis adultos: 40 a 80 mg/día en una o dos tomas divididas. Dosis pediatría: 1 a 2 mg/kg/día (máximo 60 mg) en una o dos tomas divididas.

- ***Lesión pulmonar aguda.*** El inicio de la lesión pulmonar aguda después de la exposición puede retrasarse hasta 24 a 72 horas. El tratamiento es principalmente de soporte. Mantenga una ventilación y oxigenación adecuadas con monitoreo frecuente de gases en sangre arterial y/u oximetría de pulso. Las disoluciones cristaloides deben administrarse con prudencia. El monitoreo de la arteria pulmonar puede ayudar. En general, la presión de enclavamiento de la arteria pulmonar debe mantenerse relativamente baja mientras se mantiene un gasto cardíaco, presión arterial y diuresis adecuados. Los antibióticos solo se indican cuando hay evidencia de infección. El bicarbonato de sodio nebulizado (3,75 %) se ha utilizado para tratar la irritación respiratoria después de la inhalación de cloro en algunos casos y algunos expertos lo sugieren. En teoría, el uso de bicarbonato de sodio puede neutralizar los productos ácidos que se forman cuando el cloro gaseoso reacciona con el agua. Se puede preparar una solución de bicarbonato de sodio al 3,75 %, diluyendo 2 mL de la solución intravenosa estándar de bicarbonato de sodio al 7,5 % con 2 mL de solución salina normal.
- ***Lesiones oculares.*** Si el daño ocular es menor, utilizar lágrimas/lubricantes artificiales, ciclopléjicos tópicos y antibiótico, según necesidad. Las lágrimas artificiales se utilizan para promover la reepitelización (por ejemplo: ácido hialurónico cada hora). El ciclopégico tópico se utilizar para proteger contra el desarrollo de sinequias posteriores y espasmo ciliar. Se pueden administrar colirios de ciclopentolato al 0,5 % o al 1 % cuatro veces al día para controlar el dolor. Se recomienda el uso de pomada o gotas oftálmicas antibióticas mientras persistan los defectos epiteliales (eritromicina o tetraciclina). Para el manejo del dolor se prefieren los AINES orales o parenterales, narcóticos o anestésicos oculares tópicos como la proparacaína tópica al 0,5 %.

d. **Aumento de la eliminación.** N/A.

e. **Antídoto.** No existe un antídoto específico.

**BIBLIOGRAFÍA**


HYPOCHLORITES AND RELATED AGENTS In: MerativeTM Micromedex® POISINDEX® (electronic version). Merative, Ann Arbor, Michigan, USA. Available at: https://www.micromedexsolutions.com/ (cited: 14/06/2024).

National Center for Biotechnology Information. PubChem Database. Hypochlorous acid, CID=24341, https://pubchem.ncbi.nlm.nih.gov/compound/Hypochlorous-acid

National Center for Biotechnology Information. PubChem Database. Sodium hypochlorite, CID=23665760, https://pubchem.ncbi.nlm.nih.gov/compound/Sodium-hypochlorite

Fukuzaki, S. (2006). Mechanisms of Actions of Sodium Hypochlorite in Cleaning and Disinfection Processes. Biocontrol Science, 11(4), 147–157. doi:10.4265/bio.11.147.

European Chemicals Agency (ECHA). REACH - Registration, Evaluation, Authorisation and Restriction of Chemicals Regulation. Registered substances factsheets. Hypochlorous acid. Disponible en https://echa.europa.eu/

European Chemicals Agency (ECHA). REACH - Registration, Evaluation, Authorisation and Restriction of Chemicals Regulation. Registered substances factsheets. Sodium hypochlorite. Disponible en https://echa.europa.eu/

Hazardous Substance Fact Shee. New Jersey Departamento f Health. Disponible https://nj.gov/health/eoh/rtkweb/documents/fs/1707.pdf

HIPOCLORITO DE SODIO reporte 2024.CITUC SRL® database. CITUCDASHBOARD (cited: 06/03/2025).

## 9.8. GAS CLORO

Christian Caroca y Lorena Silva

### Descripción

El gas cloro ($Cl_2$) es una molécula homonuclear constituida por dos átomos de cloro que en condiciones normales de temperatura y presión se encuentra como una especie en estado gaseoso, con un color característico amarillo verdoso. Posee un olor penetrante e irritante. Es una molécula 2,5 veces más densa que el aire; es decir, permanece distribuido cerca del suelo cuando es liberado al ambiente. El umbral olfativo de percepción en humanos para el gas cloro se encuentra entre las 0,2 y 0,4 ppm ambientales. El $Cl_2$ un gas no inflamable, que se caracteriza por ser un agente oxidante de carácter fuerte, que reacciona explosivamente formando compuestos o mezclas con muchos agentes químicos comunes para obtener cloruros como productos de las reacciones experimentadas.

El $Cl_2$ se almacena en su forma líquida en tanques de alta presión. Mientras que, al ser transportado, dependiendo de la distancia, el compuesto puede presentarse como gas a través de tuberías en pequeños recorridos, por ejemplo, dentro de plantas químicas. O bien como un líquido contenido en recipientes presurizados cuando es desplazado en largas distancias en la superficie terrestre.

Los principales usos del $Cl_2$ son la fabricación de cloruros de polivinilo para la elaboración de plásticos (36 %), la producción de cloruros a partir de compuestos orgánicos (41 %), la síntesis de productos clorados de carácter inorgánicos (15 %), el tratamiento del agua (4 %) y el blanqueamiento de pulpa y papel (1 %). Durante la Segunda Guerra Mundial, el $Cl_2$ fue utilizado como arma química, causando la muerte de miles de personas en los campos de batalla. El primer ataque químico de la historia de la guerra con $Cl_2$ ocasionó 5.000 muertos y 15.000 afectados.

En el año 2021, la Asociación Americana de Centros de Control de Intoxicaciones informó más de 8.500 exposiciones a cloro molecular, lo que lo convirtió en el irritante inhalatorio más común. Alrededor del 58,7 % de las exposiciones atribuyeron a la mezcla de un producto de aseo que poseía un carácter ácido con una disolución de hipoclorito de sodio doméstico. De acuerdo a los datos del Centro de Información Toxicológica de la Pontificia Universidad Católica (CITUC) la situación nacional es similar, ya que durante el año 2024 se reportaron 179 casos vinculados a $Cl_2$ principalmente por mezcla de productos de aseo en el hogar.

Existen cuatro posibilidades de exposiciones a $Cl_2$: 1) individuos ubicados cerca de una liberación accidental, en industrias donde se produce o se usa este agente. Por ejemplo, en la ruptura de una matriz de almacenamiento y/o transporte, 2) personas cercanas a rutas de transporte de $Cl_2$ licuado pueden exponerse a altos niveles de este gas por inhalación y contacto dérmico, si existe un volcamiento o fuga del contenedor y si la nube del gas que se libera viaja en su dirección, 3) sujetos que de forma accidental mezclan disoluciones de carácter ácido con formulaciones de hipoclorito presente en el cloro doméstico o ciertos tipos de productos químicos para el mantenimiento de piscinas, 4) como arma química en actos terroristas o genocidas con liberación de $Cl_2$, con el fin de dañar y generar la muerte de un gran número de personas.

La exposición ocupacional a bajos niveles de $Cl_2$ en el aire puede ocurrir en trabajadores de instalaciones que producen o utilizan este agente. También podrían estar expuestos a altas concentraciones si ocurre una liberación accidental dentro del establecimiento. Los niños pueden estar expuestos a través de las mismas rutas que afectan a los adultos, a excepción de las exposiciones ocupacionales. Se espera que la mayor parte del $Cl_2$ liberado durante este tipo de incidentes se volatilice en el aire en forma de una nube de gas de color amarillo verdoso, que puede desplazarse del sitio de liberación en relación directa con las corrientes de viento.

Como se ilustra en la Figura 9.5 anterior, existe un equilibrio químico entre el cloro molecular ($Cl_2$), el ácido hipocloroso (HClO) y el ión hipoclorito ($OCl^-$), que depende del pH de la disolución acuosa, esquematizado en la siguiente representación química [Ecuación 1]:

$$Cl_{2(g)} + H_2O_{(l)} \Leftrightarrow HClO_{(ac)} \Leftrightarrow H^+_{(ac)} + ClO^- \quad \text{[Ecuación 1]}$$

Las disoluciones de cloro doméstico están constituidas por hipoclorito de sodio (NaClO). Al disolverse esta sal en agua se establece un equilibrio de tipo ácido-base donde el anión $ClO^-$ disociado otorga un pH básico de la disolución formada. El ión hipoclorito es más estable en condiciones

**Figura 9.5.** Distribución de las especies químicas: cloro molecular ($Cl_2$), ácido hipocloroso (HClO) y el anión hipoclorito ($OCl^-$) en función del pH

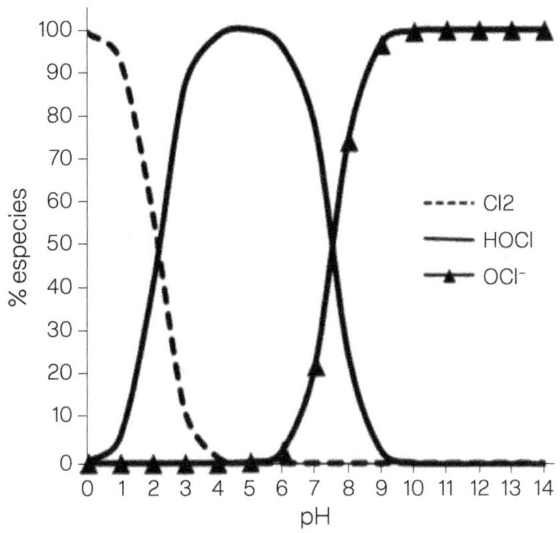


alcalinas, especialmente a pH superiores a 10, donde la curva que representa a esta especie alcanza su mayor valor en el porcentaje de distribución de la concentración en relación con el pH como se observa en la figura 1. Las formulaciones comerciales de productos de aseo doméstico que contiene este agente suelen tener un valor de pH entre un rango que varía de 11 a 13. Tomando en consideración lo expuesto con anterioridad, es que las disoluciones de cloro doméstico presentan la adición de pequeñas cantidades de una base fuerte en exceso, con el fin de obtener un pH básico que asegure la estabilidad y el predominio del anión hipoclorito en la disolución generada. De esta manera, la concentración de esta especie aniónica es casi constante incluso después de un período de almacenamiento de 6 meses.

Por otro lado, el ácido hipocloroso es un ácido de carácter débil que en disolución acuosa disocia rápidamente en $H^+$ y $ClO^-$, dependiendo del pH de la disolución esquematizado en la *Ecuación 1*. El pKa de la especie es 7.49 visualizado en la figura 1, tomando en consideración el valor numérico de la constante en relación con la escala de pH, indica que la formación de la especie protonada (el ácido hipocloroso) se favorece en condiciones neutras y ligeramente ácidas con rangos de pH entre 4 a 6, donde la curva que representa a la especie en el gráfico alcanza su *peak*, otorgando el mayor porcentaje de distribución de las especies al HClO dentro de la disolución acuosa. Mientras, la base conjugada (el anión hipoclorito) se favorece en condiciones alcalinas de una disolución acuosa cercano a valores de pH >10.

En la región que comprende un pH cercano a la neutralidad 6,5 a 7,5, el HClO no está disociado completamente, sino que tiende a descomponerse en una tasa relativamente alta y su concentración disminuye gradualmente durante el período de almacenamiento de una disolución acuosa que contiene esta especie.

Al analizar la representación gráfica a medida que el pH de una disolución se reduce y se acerca a un valor de 4, el equilibrio químico de la reacción representado en la *Ecuación 1* se desplaza hacia la izquierda y la curva que representa al gas cloro en la gráfica comienza a aparecer y con ello la formación de pequeñas cantidades de $Cl_2$. En este sentido, a pH inferiores a 2, el cloro molecular se convierte en la especie predominante en la disolución acuosa en condiciones ácidas. Dado este escenario, además, se espera que el $Cl_2$ presente en el agua se volatilice rápidamente en el aire, debido a su menor solubilidad y en relación con el pequeño valor de la constante de la Ley de Henry para la especie, que tiene una magnitud de $8{,}54x10^{-2}$ $mol*L^{-1}*atm^{-1}$. No obstante, la porción del gas que quede disuelta reaccionará rápidamente con la materia orgánica e inorgánica que entre en contacto con el agua.

Es importante destacar que la adición de una disolución de carácter ácido a una disolución de hipoclorito de sodio puede reducir lo suficiente el pH para provocar la liberación de gas cloro, tal como se explica en la Tabla 119.

## Sustancias incluidas

Gas cloro y cloro molecular.

## Mecanismo de toxicidad

La toxicidad del cloro molecular está fuertemente relacionada con su capacidad oxidante. El gas cloro que es liberado al ambiente, ya sea por una exposición accidental o laboral, es inhalado y reacciona con el contenido acuoso de la mucosa en el revestimiento epitelial de las vías respiratorias superiores, donde se hidroliza rápidamente y casi por completo para formar ácido clorhídrico, ácido hipocloroso y el ión hipoclorito ilustrado a través de las siguientes reacciones en la [Ecuación 1] y [Ecuación 2]:

$$Cl_{2(g)} + H_2O_{(l)} \Leftrightarrow HClO_{(ac)} \Leftrightarrow H^+ + Cl^- \quad \text{[Ecuación 1]}$$

$$HClO \Leftrightarrow H^+ + ClO^- \quad \text{[Ecuación 2]}$$

Dadas la alta cantidad de agua en el revestimiento epitelial y la concentración local de cloruro y el pH, la reacción de hidrólisis del cloro molecular tiene una gran constante de equilibrio. Por consiguiente, en el equilibrio químico de la reacción se favorecen

**Tabla 119.** Resumen de la reactividad del hipoclorito de sodio (NaClO) y la eventual formación y exposición a gas cloro. De elaboración propia.

| Mezcla de agentes | Mezcla de compuestos químicos | | Función o uso | ¿Reacción? | Posibles productos |
|---|---|---|---|---|---|
| Cloro + Sustancia | NaClO | Ácido fosfórico ($H_3PO_4$) | Desincrustante / Desinfectantes superficie | Sí | Gas cloro |
| | | Ácido acético ($CH_3COOH$) | Desinfectantes de equipos y superficies | Sí | |
| | | Ácido láctico ($C_3H_6O_3$) | Desinfectantes superficie | Sí | |
| | | Ácido oxálico ($H_3C_2O_4$) | Desinfectantes | Sí | |
| | | Sales ácidas de amonio (cloruro de amonio [$NH_4Cl$]), nitrato de amonio ($NH_4NO_3$) | | Sí | |
| | | Ácido fosforoso ($H_3PO_3$) y derivados del fosfónico | Limpiadores/ desincrustantes | Sí | |
| | | Ácido cítrico ($C_6H_8O_7$) | Desinfectante de alimentos y superficies | Sí | |
| | | Ácido clorhídrico (ácido muriático [HCl]) | Removedor de sarro / Limpiador Inodoros / Desinfectante | Sí | |
| Cloro + Amoníaco | NaClO | Amoníaco ($NH_3$) | | Sí | Cloraminas* |
| Cloro + Lavaloza | NaClO | Tensoactivos aniónicos | Detergentes | Sí | Gas no tóxico |
| Cloro + Sustancias básicas | NaClO | Hidróxido de sodio (soda cáustica [NaOH]) | Destapa cañerías | Sí | Gas no tóxico |
| Cloro + Desinfectante | NaClO | Amonio cuaternario | Detergentes catiónicos / Desinfectantes | No | Ninguno |

Nota. Siempre corroborar pH del o los agente(s) presentes en una exposición en el apartado de las propiedades fisicoquímicas descritas en la hoja de seguridad del producto.

los productos de forma tal que la concentración que se forma de hipoclorito es 120.000 veces mayor en relación con la concentración de $Cl_2$.

La expresión de la constante de equilibrio de la reacción se puede representar como:

$$K_{eq} = \frac{[HOCl]\,[H^+]\,[Cl^-]}{[Cl_2]}$$

En exposiciones que involucran bajas concentraciones de gas cloro, los receptores sensoriales son los únicos que pueden verse afectados, desencadenando solamente cambios en la dinámica respiratoria. Sin embargo, a concentraciones más altas puede producirse un daño tisular franco debido a la interrupción de los componentes celulares.

## Toxicocinética

a. **Absorción.** Los efectos tóxicos iniciales de la exposición al $Cl_2$ con normalidad aparecen muy rápidamente, dependiendo de la concentración del tóxico.
b. **Distribución.** N/A.
c. **Metabolismo.** N/A.
d. **Excreción.** La mayor proporción del cloro molecular inhalado pasa por la nariz o por la boca (> 95 %) y se elimina en el tracto respiratorio superior donde ocurre la acción local.
e. **Vida media.** N/A.

## Dosis tóxica

El rango de toxicidad depende de la concentración de $Cl_2$, la duración de la exposición, el contenido de agua de los tejidos expuestos, la ubicación física de la exposición (por ejemplo: un espacio cerrado) y la susceptibilidad individual. La exposición solo puede ocurrir por contacto directo del $Cl_2$ inhalado con el epitelio respiratorio o mediante la exposición ocular [Tabla 120]. La piel parece ser un objetivo menos sensible al contacto directo con el gas cloro posiblemente, ya que carece de la humedad de las membranas de las mucosas.

No se espera que exposiciones relativamente bajas de $Cl_2$, en un rango de 1 a 5 ppm, tengan efecto en tejidos y fluidos de las estructuras pulmonares profundas, ya que la mayor proporción del $Cl_2$ inhalado, se elimina en el tracto respiratorio superior donde ocurre la acción local. Con la excepción de la tos, el dolor subesternal y la dificultad respiratoria, los síntomas que ocurren después de la exposición a concentraciones moderadas de $Cl_2$ generalmente desaparecen en 24 horas.

El edema observado después de altas exposiciones es causado por una marcada congestión capilar alveolar, seguida inmediatamente por un área focal y confluente de fluido con un alto contenido de fibrinógeno. El edema pulmonar alcanza su punto máximo en 12-24 horas y la hipoxia resultante aumenta aún más la permeabilidad capilar, lo que crea un círculo vicioso.

Las concentraciones señaladas en la Tabla 120 son aproximadas, de acuerdo a los reportes de casos. Los efectos dependerán del tiempo de exposición y la concentración del $Cl_2$.

**Tabla 120.** Sintomatología del cuadro clínico de la exposición a gas cloro.

| Signos y síntomas | Concentración (ppm) |
|---|---|
| Irritación nariz tolerada por 1 hora | 1-3 |
| Irritación ocular | 5 |
| Cefalea e irritación de garganta | 5-15 |
| Dolor de pecho inmediato, náuseas, vómitos, disnea y tos | 30 |
| Neumonitis y edema pulmonar | 40-60 |
| Muerte en 30 minutos | 430 |
| Muerte pocos minutos | 1.000 |

## Órgano diana

Sistema respiratorio y ojos.

## Cuadro clínico

- **Intoxicaciones leves a moderadas.** Tos, disnea, dolor en el pecho, sensación de ardor en la garganta y el área subesternal, náuseas o vómitos, irritación ocular y nasal, asfixia, debilidad muscular, mareos, molestias abdominales y dolor de cabeza.
- **Intoxicaciones severas.** Edema de la vía respiratoria superior, laringoespasmo, edema pulmonar severo, neumonía, hipoxemia

persistente, insuficiencia respiratoria, lesión pulmonar aguda y acidosis metabólica.

Los efectos clínicos de mayor relevancia por órganos y sistema son:

a. Sistema respiratorio: tos, irritación nasal y de vías respiratorias superiores, disnea, dolor de pecho, hipoxia permanente, lesión pulmonar aguda, edema pulmonar y neumonitis química.
b. Sistema digestivo: sensación de ardor en la garganta, irritación orofaríngea, malestar gastrointestinal, vómitos.
c. Sistema metabólico: acidosis metabólica.
d. Ocular: ardor, visión borrosa, lacrimación, dolor ocular, eritema ocular.

- **Población susceptible.** Las poblaciones inusualmente susceptibles a la exposición al gas cloro incluyen personas con afecciones respiratorias como asma, bronquitis crónica, fumadores y niños. Los niños pueden tener un mayor riesgo de exposición al gas cloro, ya que tienen un área de capacidad pulmonar mayor en relación con su peso corporal y un aumento en la frecuencia respiratoria por minuto en relación con su ciclo vital.

## Exámenes de laboratorio

Obtener gases en sangre arterial en pacientes con dificultad respiratoria severa. Controlar la función respiratoria durante varias horas para asegurarse de que no se desarrolle una lesión pulmonar aguda. La insuficiencia respiratoria que requiere ventilación mecánica indica un mal pronóstico. Se recomienda monitorización respiratoria hasta que el paciente esté libre de síntomas.

## Tratamiento

a. **CAB de la reanimación:** Manejo según gravedad.
b. **Prevención absorción:**
   - ***Exposición inhalatoria.*** Retirar al paciente del ambiente contaminado lo más rápido posible. Asegúrese de que los rescatistas usen un aparato de respiración autónomo (SCBA) y tengan ropa protectora para evitar ser una nueva víctima. Mover al paciente del ambiente tóxico al aire fresco. Vigilar la dificultad respiratoria. Si se desarrolla tos o dificultad para respirar, evalúe hipoxia, irritación del tracto respiratorio, bronquitis o neumonitis. Observar atentamente a los pacientes para detectar el desarrollo de signos o síntomas sistémicos y administrar tratamiento sintomático según sea necesario.
   - ***Exposición ocular.*** Quitar los lentes de contacto, si están presentes, e irrigar los ojos expuestos con abundante cantidad de solución salina al 0,9 % a temperatura ambiente o agua durante al menos 15 minutos. En caso de sospecha de lesión ocular, determine el pH inicial con una tira reactiva. Continúe irrigando con solución salina al 0,9 % hasta que el pH vuelva a 7 u 8. Debe evaluarse la irritación conjuntival en busca de defectos corneales mediante un examen con fluoresceína. Realizar un examen oftalmológico incluyendo agudeza visual y lámpara de hendidura en cualquier paciente con irritación ocular persistente.
c. **Tratamiento de complicaciones:**
   - ***Síntomas respiratorios.*** Administrar oxígeno suplementario humidificado al 100 %. Se pueden utilizar agonistas adrenérgicos beta-2 inhalados si se desarrolla broncoespasmo. Considere los corticosteroides sistémicos en pacientes con broncoespasmo significativo. Realizar intubación endotraqueal y proporcione ventilación asistida según sea necesario.
   - ***Broncoespasmo.*** El laringoespasmo o broncoespasmo se debe tratar con broncodilatación con agentes simpaticomiméticos inhalados. El bicarbonato de sodio nebulizado inhalado también puede ser útil.
   - ***Lesión pulmonar aguda.*** El inicio de la lesión pulmonar aguda después de la exposición tóxica puede retrasarse hasta 24 a 72 horas. El tratamiento es principalmente de soporte. Mantenga una ventilación y oxigenación adecuadas con monitoreo frecuente de gases en sangre arterial y/u oximetría de pulso. Las disoluciones cristaloides deben administrarse con prudencia. El monitoreo de la arteria pulmonar puede ayudar. Uso de antibióticos solo cuando hay evidencia de infección.
d. **Aumento de la eliminación.** No aplica.
e. **Antídoto.** No existe un antídoto específico.

**BIBLIOGRAFÍA**

Chlorine Gas. In: MerativeTM Micromedex® POISINDEX® (electronic version). Merative, Ann Arbor, Michigan, USA. Available at: https://www.micromedexsolutions.com/ (cited:14/06/2023).

European Chemicals Agency (ECHA). REACH - Registration, Evaluation, Authorisation and Restriction of Chemicals Regulation. Registered substances factsheets. Chlorine. Disponible en https://echa.europa.eu/es/registration-dossier/-/registered-dossier/16137/1.

GAS CLORO reporte 2024.CITUC SRL® database. CITUCDASHBOARD (cited: 06/03/2025).

National Center for Biotechnology Information. PubChem Database. Chlorine, CID=24526, https://pubchem.ncbi.nlm.nih.gov/compound/Chlorine

ToxGuideTM for Chlorine. U.S. Department of Health and Human Services Public Health Service Agency for Toxic Substances and Disease Registry. Disponible en http://www.atsdr.cdc.gov/toxguides/toxguide-172.pdf

Toxicological Profile for Chlorine. U.S. DEPARTMENT OF HEALTH AND HUMAN SERVICES Public Health Service Agency for Toxic Substances and Disease Registry. Disponible en https://www.atsdr.cdc.gov/ToxProfiles/tp172.pdf


---

## 9.9. GAS CLORAMINA

Christian Caroca y Lorena Silva

### Descripción

Se caracteriza por ser un compuesto que en condiciones de temperatura y presión normales se encuentra como un gas incoloro a amarillo con un fuerte olor acre. Su denominación viene del acrónimo "clor", abreviatura de cloro, y "aminas", compuestos que contienen nitrógeno. El gas de cloramina se forma cuando los hipocloritos se mezclan con un donante de nitrógeno como el amoníaco. Esto ocurre habitualmente por la mezcla de productos de aseo en el hogar. Los salvavidas en piscinas comerciales pueden sufrir exposición crónica a dosis bajas de cloramina debido a la mezcla del cloro de la piscina con desechos nitrogenados humanos. El cloro libre puede reaccionar con el amoníaco o las aminas orgánicas, que se pueden encontrar en aguas naturales o contaminadas, para producir cloraminas, también conocidas como cloros combinados. En el año 2021, la Asociación Americana de Centros de Control de Intoxicaciones informó más de 3.650 exposiciones a cloramina. En alrededor del 14 % de estos reportes se recomendó la atención y el manejo en un servicio asistencial, ya sea por la circunstancia de exposición o bien por el estado y evolución del cuadro clínico del paciente/víctima.

### Mecanismo de toxicidad

La cloramina formada debido a la mezcla de una disolución de hipoclorito de sodio con un producto que contenga amoníaco [Ecuación 1] es capaz de hidrolizar con el contenido acuoso de la zona distal de las vías respiratorias y alvéolos, entregando como productos de la reacción amoníaco y ácido hipocloroso representado en la [Ecuación 2].

$$NH_{3(ac)} + NaClO_{(ac)} \Leftrightarrow NH_2Cl_{(g)} + Na^+ + OH^- \quad \text{[Ecuación 1]}$$

$$NH_2Cl_{(g)} + H_2O \Leftrightarrow NH_{3(ac)} + NaClO_{(ac)} \quad \text{[Ecuación 2]}$$

La cloramina presenta una solubilidad menor en agua que el gas cloro y puede producir efectos más tardíos. Tomando en consideración la [Ecuación 2], los gases de cloramina son irritantes pulmonares y producen un efecto corrosivo en el contacto con los tejidos húmedos de las mucosas, por ejemplo, los ojos, el tracto respiratorio superior, que en el peor de los escenarios puede resultar en una neumonitis por acción de estos dos agentes como productos de la hidrolisis de la cloramina. El gas de cloramina también es un sensibilizador y puede ocasionar reacciones de hipersensibilidad.

Formación de cloraminas. El hipoclorito de sodio presente en disoluciones de cloro doméstico reacciona productos químicos de uso doméstico que contienen amoniaco en su formulación (3 % a 10 % m/v $NH_3$ acuoso o N-órganos compuestos para formar monocloraminas ($NH_2Cl$) y dicloraminas ($NHCl_2$), tricloramina ($NCl_3$ o una variedad de compuestos órgano-N-clorados).

## Toxicocinética

a. **Absorción.** Tóxico actúa en forma local sin producir absorción sistémica, por tanto este concepto no aplica (N/A).
b. **Distribución.** N/A.
c. **Metabolismo.** N/A.
d. **Excreción.** N/A.
e. **Vida media.** N/A.

## Dosis tóxica

Dosis mínimas de exposición a este gas, pueden generar síntomas en individuos susceptibles. El manejo se guía por los signos y síntomas del paciente, no por la dosis de exposición.

## Órgano diana

Sistema respiratorio y ojos.

## Cuadro clínico

El rango de severidad depende de la concentración de cloramina, la duración de la exposición, el contenido de agua de los tejidos expuestos, la ubicación física de la exposición (por ejemplo: un espacio cerrado) y la susceptibilidad individual.

- **Intoxicaciones leves a moderadas.** Dentro de las características destacan por ser una especie que a concentraciones bajas puede producir una irritación leve y ardor en contacto con la mucosa orofaríngea y bronquial. Destacan otros síntomas luego de la exposición, como tos, dificultad para respirar, dolor en el pecho, sensación de ardor en la garganta y el área subesternal, náuseas o vómitos, irritación ocular y nasal, debilidad muscular, mareos, molestias abdominales y dolor de cabeza.
- **Intoxicaciones severas.** En altas concentraciones pueden producir daños celulares y corrosivos que pueden conducir a neumonitis química y edema. Otros síntomas que destacan pueden ser edema de la vía respiratoria superior, laringoespasmo, disnea, edema pulmonar severo, neumonía, hipoxemia persistente, insuficiencia respiratoria, lesión pulmonar aguda.

  Los efectos clínicos de mayor relevancia por órganos y sistema son:

  - ***Sistema respiratorio.*** Tos, irritación nasal y de la vía respiratoria superior, disnea, dolor de pecho, hipoxia permanente, lesión pulmonar aguda, edema pulmonar, neumonitis química.
  - ***Sistema digestivo.*** Sensación de ardor en la garganta, irritación orofaríngea, malestar gastrointestinal, vómitos.
  - ***Ocular.*** Ardor, visión borrosa, lacrimación, dolor ocular, eritema ocular y lesiones corneales.

## Exámenes de laboratorio

Realizar una radiografía de tórax y monitorear la oximetría de pulso en pacientes con dificultad respiratoria. Determinar gases en sangre arterial en pacientes con dificultad respiratoria severa.

## Tratamiento

a. **CAB de la reanimación.** Apoyar la función respiratoria y cardiovascular.
b. **Prevención absorción:**
   - ***Exposición inhalatoria.*** Retirar al paciente del ambiente contaminado lo más rápido posible. Asegúrese de que los rescatistas usen un aparato de respiración autónomo (SCBA) y tengan ropa protectora. Mover al paciente del ambiente tóxico al aire fresco. Observar síntomas respiratorios. Si se desarrolla tos o disnea, evalúe hipoxia, irritación del tracto respiratorio, bronquitis o neumonitis.
   - ***Exposición ocular.*** Quitar los lentes de contacto, si están presentes, e irrigar los ojos expuestos con abundante cantidad de solución salina al 0,9 % a temperatura ambiente o agua durante al menos 15 minutos. En caso de sospecha de lesión ocular, determine el pH inicial con una tira reactiva. Continúe irrigando con solución salina al 0,9 % hasta alcanzar pH 7-8. Evaluar la irritación conjuntival en busca de defectos corneales mediante un examen con fluoresceína. Realizar un examen oftalmológico incluyendo agudeza visual y lámpara de hendidura en cualquier paciente con irritación ocular persistente.
c. **Tratamiento de complicaciones.** MANEJO DE SÍNTOMAS RESPIRATORIOS: administrar oxígeno suplementario humidificado al 100 %. Se pueden utilizar agonistas adrenérgicos beta-2

inhalados si se desarrolla broncoespasmo. Considere los corticosteroides sistémicos en pacientes con broncoespasmo significativo. Realizar intubación endotraqueal y proporcione ventilación asistida, según sea necesario.

d. **Aumento de la eliminación.** No aplica.
e. **Antídoto.** No existe un antídoto específico.

**BIBLIOGRAFÍA**

David Vearrier, MD, MPH.(2023). Common occupational chemical exposures: General approach and management of selected exposures. Uptodate. (cited: 06/03/2025). https://www.uptodate.com/contents/common-occupational-chemical-exposures-general-approach-and-management-of-selected-exposures?search=chloramine%20gas&source=search_result&selectedTitle=1%7E150&usage_type=default&display_rank=1#H4181597940.

HYPOCHLORITES AND RELATED AGENTS In: MerativeTM Micromedex® POISINDEX® (electronic version). Merative, Ann Arbor, Michigan, USA. Available at: https://www.micromedexsolutions.com/ (cited: 10/06/2023)/

Tanen, D. A., Graeme, K. A., Raschke, R. Severe lung injury after exposure to chloramine gas from household cleaners. N Engl J Med. 1999 Sep 9;341(11):848-9. doi: 10.1056/NEJM199909093411115. PMID: 10490389.

Thickett, K. M., McCoach, J. S., Gerber, J. M., Sadhra, S., & Burge, P. S. (2002). Occupational asthma caused by chloramines in indoor swimming-pool air. The European respiratory journal, 19(5), 827–832. https://doi.org/10.1183/09031936.02.00232802

## 9.10. CIANURO

Daniel Rebolledo, Juan Carlos Ríos y Lorena Silva

### Descripción

El término cianuro se refiere a cualquier compuesto que contiene el ion cianuro (CN), compuesto por un átomo de carbono unido por triple enlace a un átomo de nitrógeno. El cianuro de hidrógeno (HCN) es un líquido o gas incoloro o azul pálido con un ligero olor a almendra amarga, mientras que el cianuro de sodio (NaCN) y el cianuro de potasio (KCN) son polvos cristalinos blancos.

El cianuro proviene principalmente de fuentes antropogénicas en el medio ambiente, pero también se libera cianuro de la quema de biomasa, los volcanes y en los procesos biogénicos naturales de plantas superiores, bacterias y hongos. El cianuro también es un componente del humo de tabaco y puede estar presente en altas concentraciones en incendios. Los compuestos de cianuro se utilizan en varios procesos industriales, incluyendo la minería, la metalurgia, la manufactura y la fotografía, debido a su capacidad para formar complejos estables con una variedad de metales. Ha sido utilizado en homicidios masivos y suicidios. Además, durante la Segunda Guerra Mundial, los nazis utilizaron cianuro como agente de genocidio en las cámaras de gas. En Chile las exposiciones son principalmente por suicidios consumados, tras el consumo de sales diluidas en agua u otros medios líquidos y las repercusiones y dudas que surgen frente al cuerpo del pacientes o los restos de cianuro en el entorno.

### Mecanismo de toxicidad

El cianuro es un inhibidor no específico de enzimas, entre las cuales se incluyen la deshidrogenasa succínica, el superóxido dismutasa, la anhidrasa carbónica y la citocromo oxidasa. El cianuro se une a las macromoléculas que contienen metales como el hierro, el cobre y el cobalto, formando un complejo relativamente estable entre el metal y el radical CN- (reacción reversible). El punto crítico es la citocromo oxidasa, enzima que cataliza la etapa final del proceso de fosforilación oxidativa (cadena respiratoria), el radical CN- se combina con el hierro (Fe+3) y con el cobre de la citocromo oxidasa produciendo un bloqueo de la respiración celular, lo que resulta en anoxia histotóxica por la inhibición del metabolismo aeróbico. Como el oxígeno no es utilizado por las células, la sangre venosa tiene el mismo grado de saturación en oxígeno que la sangre arterial (la sangre venosa al oxigenarse adquiere un color rojo vivo similar al de la sangre arterial). Los sistemas orgánicos más susceptibles a la anoxia celular causada por el cianuro son el SNC y el sistema cardiovascular. Se desarrolla acidosis metabólica secundaria a la producción y acumulación de ácido láctico, por instauración de metabolismo anaeróbico como vía alternativa de producción de energía.

## Toxicocinética

a. **Absorción.** El cianuro, en forma de cianuro de hidrógeno, se absorbe rápidamente después de la exposición por inhalación, reteniéndose aproximadamente el 58 % en los pulmones tras una respiración normal. Asimismo, la ingesta de sales de cianuro soluble también conlleva una absorción rápida desde el tracto gastrointestinal. La absorción del cianuro a través de la mucosa gastrointestinal depende del pH del intestino, el pKa y la solubilidad lipídica del compuesto de cianuro. El cianuro de hidrógeno, al ser un ácido débil, se absorbe más fácilmente en un entorno ácido, como el estómago. Además, su moderada solubilidad en lípidos y tamaño reducido le permiten atravesar rápidamente las membranas mucosas y ser absorbido de forma instantánea a través del epitelio alveolar del pulmón en caso de inhalación.
b. **Distribución.** Una vez que el cianuro es absorbido, se distribuye rápidamente por todo el cuerpo a través de la circulación sanguínea. El volumen de distribución (Vd) se estima en 0,41 L/kg de peso corporal, lo que indica una distribución predominante en el espacio extracelular. Aún así, el cianuro puede alcanzar diversos órganos y tejidos. Alrededor del 60 % del ion cianuro en el plasma está unido a proteínas.
c. **Metabolismo.** Hepático. Se han propuesto varias vías metabólicas para el cianuro, incluyendo su conversión en tiocianato mediante la enzima rodanasa o la transferasa de azufre de 3-mercaptopiruvato. El tiocianato es el principal metabolito del cianuro y representa del 60 al 80 % de una dosis administrada. Otro metabolito importante es el ácido 2-aminothiazoline-4-carboxílico, que representa aproximadamente el 15 % de la dosis.

   El tiocianato es excretado fácilmente en la orina una vez que se forma y no se convierte nuevamente en cianuro. Se ha encontrado que el sulfuro de azufre juega un papel importante en la conversión del cianuro a tiocianato y se ha demostrado que la albúmina sérica interactúa con el pool de sulfuro de azufre.

   Además, se ha observado que el cianuro puede combinar químicamente con la cisteína y formar varios productos intermedios, como el ácido 2-aminothiazoline-4-carboxílico. También puede reaccionar con sales o ésteres de algunos aminoácidos y participar en el metabolismo intermediario.

   La capacidad del cianuro para formar complejos con algunos iones metálicos, como el cobalto, es la base de su reacción con la hidroxocobalamina, que produce cianocobalamina (vitamina B12).
d. **Excreción.** El cianuro se excreta principalmente en forma de tiocianato en la orina después de la exposición inhalatoria u oral. Parte del cianuro absorbido es excretado sin cambios por vía pulmonar.

Las principales vías de detoxificación del cianuro son:

1. Una vez absorbido, el cianuro se convierte en tiocianato mediante la enzima rodanasa en presencia de tiosulfato. El tiocianato, que es relativamente atóxico, se elimina fácilmente a través de la orina.

   | $CN^-$ | + | $Na_2S_2O_3$ | → | $SCN^-$ | + | $Na_2SO_3$ |
   |---|---|---|---|---|---|---|
   | **Cianuro** | | **Tiosulfato** | | **Tiocianato** | | **Sulfito** |

   El paso limitante en esta reacción es la cantidad de tiosulfato. La rodanasa está presente en altas concentraciones en el hígado y riñón (mitocondrias), pero la cantidad de tiosulfato es limitada.
2. Una vía alternativa de metabolización del cianuro incluye la conversión de hidroxocobalamina (vitamina B12a), en presencia de HCN a cianocobalamina no tóxica (vitamina B12), que es elimina por la orina.
3. Solo pequeñas cantidades de cianuro son excretadas por el pulmón y la sudoración, donde producen un característico olor a almendras amargas, el cual puede o no ser notado, debido a la variabilidad genética en la capacidad de apreciar este aroma (solo el 40 a 45 % de la población tiene una anosmia específica para cianuro, siendo capaz de percibir el olor almendrado).
4. Oxidación del cianuro a ácido fórmico y $CO_2$, reacción con cisteína.

e. **Vida media.** En pacientes con función renal normal, la vida media del tiocianato es de aproximadamente 4 horas. En un caso de intoxicación aguda por cianuro de potasio tratado con nitrito de sodio/tiosulfato, se estimó una vida media de eliminación inicial de alrededor de 1 hora y una vida media de eliminación en la fase terminal de aproximadamente 19 horas.

## Dosis tóxica

Dosis fatales mínimas reportadas en adultos:
- 200 a 300 mg o 3 mg/kg de sales de cianuro.
- 50 a 100 mg de ácido cianhídrico o 270 ppm de gas cianuro de hidrógeno.

## Órgano diana

El sistema nervioso central es el principal objetivo de la toxicidad del cianuro.

## Cuadro clínico

La cantidad y tipo de cianuro (sal o gas), duración de la exposición, vía de exposición y condición premórbida del individuo influyen en la severidad de la intoxicación. El cianuro puede producir la muerte en pocos minutos. Inicialmente el paciente puede presentar rubicundez, taquicardia, taquipnea, cefalea y vértigo, que luego puede progresar a agitación, estupor, coma, apnea, convulsiones generalizadas, acidosis metabólica, bradicardia, hipotensión, arritmias, edema pulmonar y muerte.

En el caso de exposiciones leves, los síntomas pueden incluir náuseas, vómitos, palpitaciones, confusión, hiperventilación, ansiedad y vértigo. Es común que las personas experimenten una sensación de ardor en la boca y la garganta. Además, pueden presentarse *rash* cutáneo, pápulas y ulceraciones. Un signo característico de la intoxicación por cianuro es la aparición de venas y arterias de la retina con una coloración roja intensa.

Secuelas tardías. Los sobrevivientes de una intoxicación grave por cianuro pueden desarrollar parkinsonismo de aparición tardía u otras secuelas neurológicas. Los ganglios basales son particularmente sensibles a la toxicidad del cianuro. La lesión de los ganglios basales puede deberse a una lesión celular directa o secundaria a efectos hipóxicos. La tomografía computarizada (TC) y la resonancia magnética nuclear (RMN) del cerebro pueden mostrar cambios radiológicos varias semanas después de la exposición. La resolución de los síntomas es variable y el tratamiento es de apoyo.

## Exámenes de laboratorio

Gases en sangre arterial y venosa, ELP, glicemia, saturación de oxígeno, lactato en suero. Lactato elevado, acidosis metabólica con brecha aniónica aumentada y una saturación venosa de oxígeno elevada sugieren una exposición significativa al cianuro. Monitorización cardíaca continua. Para confirmar exposición, puede usarse tiocianato en orina; sin embargo, no está disponible en Chile.

Metahemoglobina debe controlarse con frecuencia en pacientes que reciben nitrito de sodio por vía intravenosa.

## Tratamiento

a. **CAB de la reanimación.** Estabilizar la vía respiratoria y la circulación del paciente. Si es necesario administrar oxigeno, se debe administrar oxígeno de alto flujo independientemente de las lecturas de la oximetría de pulso. Los pacientes en estado comatoso o con estado mental alterado requieren de intubación endotraqueal y ventilación mecánica temprana. Establecer accesos intravenosos para intervención rápida.

b. **Prevención absorción:**
   - ***Vía oral.*** Por lo general, no están indicadas, ya que la absorción del cianuro es rápida y los efectos clínicos se desarrollan rápidamente. Considere el lavado gástrico solo después de una ingestión potencialmente mortal si se puede realizar poco después de la ingestión (generalmente, dentro de los primeros 60 minutos, tras la ingestión aguda) en pacientes con protección de vía aérea. La utilidad del carbón activado puede ser cuestionable, a menos que se administre inmediatamente después de la ingestión del cianuro y eso es poco probable.
   - ***Vía inhalatoria.*** Mover a la víctima rápidamente del sitio de exposición para evitar una mayor inhalación de cianuro. Ingresar al lugar con un adecuado equipo de protección personal para evitar ser una nueva víctima.
   - ***Exposición ocular.*** Quitar lentes de contacto, si están presentes, e irrigar los ojos expuestos con cantidades copiosas de solución salina al

0,9 % a temperatura ambiente o agua durante al menos 15 minutos. Si la irritación, el dolor, la hinchazón, el lagrimeo o la fotofobia persisten después de 15 minutos de irrigación, el paciente debe ser evaluado por especialista.

c. **Tratamiento de complicaciones:**
   - ***Acidosis metabólica.*** Tratar la acidosis metabólica severa (pH menor a 7,1) con bicarbonato de sodio, 1 a 2 mEq/kg. Monitoree los electrolitos séricos y los gases en sangre arterial o venosa para guiar la terapia adicional. La acidosis puede ser difícil de corregir antes de la administración de antídotos en casos graves.
   - ***Hipotensión.*** Infundir de 10 a 20 mililitros/kilogramo de líquido isotónico y mantener al paciente en decúbito supino. Si persiste la hipotensión, administrar dopamina o norepinefrina. Considere la monitorización de la presión venosa central para guiar la terapia de fluidos adicional.
   - ***Convulsiones.*** Intentar el control inicial con una benzodiazepina. Si las convulsiones persisten o recurren, administre fenobarbital o propofol.
   - ***Arritmias.*** Tratar las arritmias de manera individualizada según el tipo y la gravedad. Puede ser necesario el uso de medicamentos antiarrítmicos o procedimientos de cardioversión.
   - ***Metahemoglobinemia.*** Rara vez se ha producido metahemoglobinemia clínicamente significativa después de la terapia con nitrito de sodio en intoxicaciones por cianuro. Por lo general, ocurre en niños que reciben dosis excesivas de nitrito. En estos casos tratar a los pacientes con azul de metileno (esto generalmente ocurre con concentraciones de metahemoglobina por encima del 20 % al 30 %, pero puede ocurrir con concentraciones de metahemoglobina más bajas en pacientes con anemia o trastornos pulmonares o cardiovasculares subyacentes). Administre oxígeno mientras se prepara para la terapia con azul de metileno. Dosis adultos y niños: 1 mg/kg EV durante 5 a 30 minutos; se puede administrar una dosis repetida de hasta 1 mg/kg 1 hora después de la primera dosis si los niveles de metahemoglobina siguen siendo superiores al 30 % o si persisten los signos y síntomas. Algunos autores han sugerido que no se debe usar azul de metileno porque podría provocar la liberación de cianuro del complejo de cianometahemoglobina.

d. **Aumento de la eliminación.** Se puede considerar la hemodiálisis después de maximizar la atención de apoyo y la terapia farmacológica, ya que se ha sugerido que la hemodiálisis podría ser útil al:
   - Eliminar el pequeño reservorio extracelular de cianuro, particularmente si el cianuro aún se absorbe en el tracto gastrointestinal.
   - Corrección de acidosis metabólica severa.
   - Eliminación de tiocianato que debería disminuir los niveles de cianuro tanto en tejido como en plasma.

e. **Antídoto.** Se debe administrar un antídoto, ya sea el kit de nitrito de sodio/tiosulfato de sodio o la hidroxocobalamina (Cyanokit®) a los pacientes con intoxicación sintomática. Al momento de la edición de este libro, medicamentos sin registro sanitario vigente de la Autoridad Sanitaria Nacional (ISP) en Chile.

1. **KIT ANTÍDOTO DE NITRITO SE SODIO/TIOSULFATO DE SODIO.** Al momento de la edición de este libro Kit no disponible en Chile. Este antídoto consta de tres principios activos que se utilizan en forma consecutiva:
   1. Nitrito de amilo
   2. Nitrito de sodio
   3. Tiosulfato de sodio
   - ***Mecanismo de acción.*** El nitrito de sodio reacciona con la hemoglobina de los glóbulos rojos, formando metahemoglobina, la cual tiene una alta afinidad por el cianuro (reacción 1).
     La metahemoglobina reacciona con el cianuro libre formando cianometahemoglobina, con lo cual previene la unión del cianuro a la citocromo oxidasa. La metahemoglobina también puede atraer y remover el cianuro de la citocromo oxidasa, regenerando así la función de la enzima (reacción 2).
     La cianometahemoglobina se disocia lentamente a cianuro libre y metahemoglobina (reacción 3).
     El cianuro liberado por disociación de la cianometahemoglobina reacciona luego con el tiosulfato, formando tiocianato (compuesto relativamente no tóxico que es eliminado por la orina) (reacción 4).

Reacciones del mecanismo de acción kit antídoto cianuro:

| | | | | | | |
|---|---|---|---|---|---|---|
| 1 | $NaNO_2$ (Nitrito de sodio) | + | $HbFe^{+2}$ Hemoglobina | → | $Met\ Hb\ Fe^{+3}$ Metahemoglobina | |
| 2 | $Met\ Hb\ Fe^{+3}$ Metahemoglobina | + | $CN^-$ (Cianuro) | → | $(CN)\ Met\ Hb\ Fe^{+3}$ Cianometahemoglobina | |
| 3 | $(CN)\ Met\ Hb\ Fe^{+3}$ Cianometahemoglobina | → | $CN^-$ (Cianuro) | + | $Met\ Hb\ Fe^{+3}$ Metahemoglobina | |
| 4 | $CN^-$ (Cianuro) | + | $Na_2S_2O_3$ Tiosulfato | → | $SCN^-$ (Tiocianato) | + $Na_2SO_3$ (Sulfito) |

***Administración:***

- Perlas de nitrito de amilo. Romper una perla de nitrito de amilo (0,2 mL) en una gasa y permitir que el paciente la inhale. El nitrito de amilo puede inhalarse alternativamente con oxígeno al 100 % cada 30 segundos, mientras se establece un acceso venoso y se prepara y administra el nitrito de sodio. Es importante tener en cuenta que una adecuada ventilación y oxigenación son más importantes que la administración de nitrito de amilo. Las perlas de nitrito de amilo inducen una metahemoglobinemia del 3 al 5 %.
- Nitrito de sodio solución al 3 % ($NaNO_2$). Dosis: Administrar 10 mL de nitrito de sodio al 3 % (300 mg) en adultos y 0,2 mL/kg (6 mg/kg) en niños (máximo 10 mL), por vía endovenosa lenta a una velocidad de 2,5 a 5 mL/minuto para evitar la hipotensión, preferiblemente diluido en 100 a 150 mL de solución salina. El objetivo de la terapia con nitritos es alcanzar niveles de metahemoglobina del 20 al 30 %, que representan la concentración máxima tolerada sin provocar efectos adversos en individuos sanos.

  Efectos adversos: excesiva formación de metahemoglobinemia, lo que conduce a una potente vasodilatación, hipotensión y taquicardia.
- Tiosulfato de sodio solución al 25 %. Administrar después de la administración de los nitritos. Dosis: 50 mL (12,5 g) en adultos y 1 mL/kg en niños, equivalente a 250 mg/kg, sin exceder la dosis total de 50 mL (12,5 g). El tiosulfato aporta sulfuros para convertir el cianuro a tiocianato mediante la catalización de la enzima rodanasa. Se recomienda coadministrar oxígeno para incrementar la eficacia de esta combinación.

2. Cyanokit®. Hidroxocobalamina: La hidroxocobalamina es un medicamento seguro, eficaz, de alto costo y de baja disponibilidad en Chile, al momento de la edición de este libro, Cyanokit, sin registro sanitario. Se une al cianuro formando cianocobalamina (vitamina B12). Este antídoto tiene la ventaja de no interferir con la oxigenación tisular, a diferencia de los nitritos. Es el tratamiento de primera línea para intoxicaciones con cianuro. Dosis: La dosis recomendada para adultos es de 5 g por vía EV, administrada durante 15 minutos (aproximadamente 15 mL/min). No se ha establecido la seguridad y eficacia de la hidroxocobalamina EV en pacientes pediátricos. Se ha utilizado una dosis de 70 mg/kg, según la limitada experiencia posterior a la comercialización fuera de los EE. UU. Efectos adversos: hipertensión transitoria, reacciones alérgicas (incluida la anafilaxia), náuseas, dolor de cabeza, erupción cutánea, coloración roja de la orina de color y eritema de la piel.

## BIBLIOGRAFÍA


Aaron, C. (1998). Cyanide Antidotes. En: Goldfrank, Flomenbaum, Lewin, Weisman, Howland, Hoffman, (Eds.) Golfrank's Toxocologic Emergencies. 6th Ed. Appleton & Lange, 1583-1585.

Agency for Toxic Substances and Disease Registry (ATSDR). Toxicological Profile for Cyanide (Update). Public Health Service, U.S. Department of Health and Human Services, Atlanta, GA. 2006.

Beckerman, N., Leikin, S. M., Aitchinson, R., Yen, M., & Wills, B. K. (2009). Laboratory interferences with the newer cyanide antidote: hydroxocobalamin. Seminars in diagnostic pathology, 26(1), 49–52. https://doi.org/10.1053/j.semdp.2008.12.008.

Baselt, R. C. (1997). Biological Monitoring Methods for Industrial Chemicals, 3rd ed, PSG PublishingCompany, Littleton, MA.

Baud, F. J. (2007). Cyanide: critical issues in diagnosis and treatment. Human & experimental toxicology, 26(3), 191–201. https://doi.org/10.1177/0960327107070566.

Blanc, P. (1998). Cyanide. En: Olson, K., (Ed.) Poisoning & Drug Overdose. Connecticut: Appleton & Lange, 145-147.

Cyanide In: MerativeTM Micromedex® POISINDEX® (electronic version). Merative, Ann Arbor, Michigan, USA. Available at: https://www.micromedexsolutions.com/ (cited: 12/06/2023).

Ellenhorn, M. (1997). Cyanide Poisoning. En: Ellenhorn, M., (Ed.) Ellenhorn's Medical Toxicology. Maryland: Williams & Wilkins, 1476-1484.

Forsyth, J. C., Mueller, P. D., Becker, C. E., Osterloh, J., Benowitz, N. L., Rumack, B. H., & Hall, A. H. (1993). Hydroxocobalamin as a cyanide antidote: safety, efficacy, and pharmacokinetics in heavily smoking normal volunteers. Journal of toxicology. Clinical toxicology, 31(2), 277–294. https://doi.org/10.3109/15563659309000395.

Goodhart G. L. (1994). Patient treated with antidote kit and hyperbaric oxygen survives cyanide poisoning. Southern medical journal, 87(8), 814–816. https://doi.org/10.1097/00007611-199408000-00010.

Graham, J., & Traylor, J. (2023). Cyanide Toxicity. In StatPearls. StatPearls Publishing.

Hall, A. H., & Rumack, B. H. (1986). Clinical toxicology of cyanide. Annals of emergency medicine, 15(9), 1067–1074. https://doi.org/10.1016/s0196-0644(86)80131-7.

Hall, A. H., & Rumack, B. H. (1987). Hydroxycobalamin/sodium thiosulfate as a cyanide antidote. The Journal of emergency medicine, 5(2), 115–121. https://doi.org/10.1016/0736-4679(87)90074-6.

Hendry-Hofer, T. B., Ng, P. C., Witeof, A. E., Mahon, S. B., Brenner, M., Boss, G. R., & Bebarta, V. S. (2019). A Review on Ingested Cyanide: Risks, Clinical Presentation, Diagnostics, and Treatment Challenges. Journal of medical toxicology: official journal of the American College of Medical Toxicology, 15(2), 128–133. https://doi.org/10.1007/s13181-018-0688-y.

Hendry-Hofer, T. B., Ng, P. C., Witeof, A. E., Mahon, S. B., Brenner, M., Boss, G. R., & Bebarta, V. S. (2019). A Review on Ingested Cyanide: Risks, Clinical Presentation, Diagnostics, and Treatment Challenges. Journal of medical toxicology: official journal of the American College of Medical Toxicology, 15(2), 128–133. https://doi.org/10.1007/s13181-018-0688-y

Hendry-Hofer, T. B., Severance, C. C., Bhadra, S., Ng, P. C., Soules, K., Lippner, D. S., Hildenberger, D. M., Rhoomes, M. O., Winborn, J. N., Logue, B. A., Rockwood, G. A., & Bebarta, V. S. (2022). Evaluation of aqueous dimethyl trisulfide as an antidote to a highly lethal cyanide poisoning in a large swine model. Clinical toxicology (Philadelphia, Pa.), 60(1), 95–101. https://doi.org/10.1080/15563650.2021.1935992.

Kaita, Y., Tarui, T., Shoji, T., Miyauchi, H., & Yamaguchi, Y. (2018). Cyanide poisoning is a possible cause of cardiac arrest among fire victims, and empiric antidote treatment may improve outcomes. The American journal of emergency medicine, 36(5), 851–853. https://doi.org/10.1016/j.ajem.2018.01.054

Keller, K. (1998). Nitrite, Sodium and Amyl. En: Olson, K., (Ed.) Poisoning & Drug Overdose. Connecticut: Appleton & Lange, 360-362.

Kennedy, S., & Cahill, K. C. (2020). Cyanide poisoning in inhalation injuries. Clinical case reports, 8(12), 3567–3568. https://doi.org/10.1002/ccr3.3099

Kerns, W. y Kirk, M. (1998). Cyanide and hydrogen sulfide. En: Goldfrank, Flomenbaum, Lewin, Weisman, Howland, Hoffman. (Eds.) Golfrank's Toxocologic Emergencies. 6th Ed. Appleton & Lange, 1569-1580.

Kim, S. (1998). Thiosulfate, sodium. En; Olson, K., (Ed.) Poisoning & Drug Overdose. Connecticut: Appleton & Lange, 376-377.

Kirk, M. A., Gerace, R., & Kulig, K. W. (1993). Cyanide and methemoglobin kinetics in smoke inhalation victims treated with the cyanide antidote kit. Annals of emergency medicine, 22(9), 1413–1418. https://doi.org/10.1016/s0196-0644(05)81988-2.

Legrand, M., Michel, T., Daudon, M., Benyamina, M., Ferry, A., Soussi, S., Maurel, V., Chaussard, M., Chaouat, M., Mimoun, M., Verine, J., Mallet, V., Mebazaa, A., & PRONOBURN Study Group (2016).

Risk of oxalate nephropathy with the use of cyanide antidote hydroxocobalamin in critically ill burn patients. Intensive care medicine, 42(6), 1080–1081. https://doi.org/10.1007/s00134-016-4252-4.

Leikin, J. y Paloucek, F. (1998). Cyanide. En: Leikin, J. y Paloucek, F. (Eds.) Poisoning & Toxicology Handbook. Cleveland: Lexi-Comp, 899-891.

Raška, F., Lipový, B., Hladík, M., & Holoubek, J. (2021). Cyanide poisoning in patients with inhalation injury - the phantom menace. Otrava kyanidem u pacientů s inhalačním poraněním - skrytá hrozba. Acta chirurgiae plasticae, 63(4), 185–189. https://doi.org/10.48095/ccachp2021185.

Rodgers, G. (1994). Commitee on Injury and Poison Prevention, American Academy of Pediatrics. Cyanide. Handbook of Common Poisonings in Children. Elk Grove Village, Illinois: American Academy of Pediatrics: 183-186.

Ryan, J. (1993). Cyanide. En: Viccellio, P., (Ed.) Handbook of Medical Toxicology. Boston: Little, Brown and Co., 240-248.

Smith, R. P. (1996). Toxic responses of the blood. In: Wonsiezwicz MJ, Sheinis LA, eds. Casarett & Doull's toxicology: The basic science of poisons. 5th ed. New York, NY: McGraw-Hill, 335-354.

Tadić, V. (1992). The in vivo effects of cyanide and its antidotes on rat brain cytochrome oxidase activity. Toxicology, 76(1), 59–67. https://doi.org/10.1016/0300-483x(92)90018-a.

Ten Eyck, R. P., Schaerdel, A. D., & Ottinger, W. E. (1985). Stroma-free methemoglobin solution: an effective antidote for acute cyanide poisoning. The American journal of emergency medicine, 3(6), 519–523. https://doi.org/10.1016/0735-6757(85)90163-9.

Thompson, J. P., & Marrs, T. C. (2012). Hydroxocobalamin in cyanide poisoning. Clinical t.oxicology (Philadelphia, Pa.), 50(10), 875–885. https://doi.org/10.3109/15563650.2012.742197.

U.S. EPA. IRIS Toxicological Review of Hydrogen Cyanide and Cyanide Salts (Interagency Science Discussion Draft). U.S. Environmental Protection Agency, Washington, DC, EPA/635/R-08/016D, 2010.

Van Buuren, K. J., Zuurendonk, P. F., van Gelder, B. F., & Muijsers, A. O. (1972). Biochemical and biophysical studies on cytochrome aa 3. V. Binding of cyanide to cytochrome aa 3. Biochimica et biophysica acta, 256(2), 243–257. https://doi.org/10.1016/0005-2728(72)90056-4.

Vogel, S. N., Sultan, T. R., & Ten Eyck, R. P. (1981). Cyanide poisoning. Clinical toxicology, 18(3), 367–383. https://doi.org/10.3109/15563658108990043.

Daniela Salgado. 06 noviembre de 2020. Vecinos debieron ser evacuados por presunto suicidio con cianuro en La Cisterna. Biobiochile.cl. https://www.biobiochile.cl/noticias/nacional/region-metropolitana/2020/11/06/vecinos-debieron-ser-evacuados-por-presunto-suicidio-con-cianuro-en-la-cisterna.shtml

Natalia Gutierrez. 28 de agosto de 2018. Porteño se suicidó tras tomar dosis de cianuro. 24horas.cl. https://www.24horas.cl/regiones/valparaiso/porteno-se-suicido-tras-tomar-dosis-de-cianuro-2802939.

Luis Farias. 26 de septiembre de 2017. Nueva muerte por Cianuro: Un químico mortal al alcance de todos. 24horas.cl. https://www.24horas.cl/nacional/cianuro-un-quimico-mortal-al-alcance-de-todos-2515705

---

## 9.11. DETERGENTES Y JABONES ANIÓNICOS Y NO IÓNICOS

Claudio Retamal y Juan Carlos Ríos

### Descripción [Figura 9.6]

- **Detergente.** Mezcla de moléculas anfipáticas y/o surfactantes en combinación con ingredientes inorgánicos (fosfatos, silicatos y carbonatos). Es formulado para disolver y remover las manchas en telas o prendas.
- **Jabón.** Agente de limpieza derivado de la reacción química de álcalis con ácidos grasos. Esta reacción genera sales sódicas de dichos ácidos grasos, que permiten la remoción de las grasas y de la suciedad. Se usan principalmente en la piel.
- **Detergente en cápsula (Pods).** Producto de limpieza en dosis unitaria que contiene entre 30-50 mL de detergente líquido concentrado, envuelto en una membrana soluble en agua.

### Sustancias incluidas

- **Surfactantes no iónicos.** Son producto de la condensación de alcoholes grasos con óxido de etileno. Dentro de ellos se encuentran alcoholes etoxilados, alquilpolietersulfatos, alquilpolietoxilatos y polietilenglicol estaratos, polisorbatos.

**Figura 9.6.** Detergentes y jabones aniónicos y no iónicos

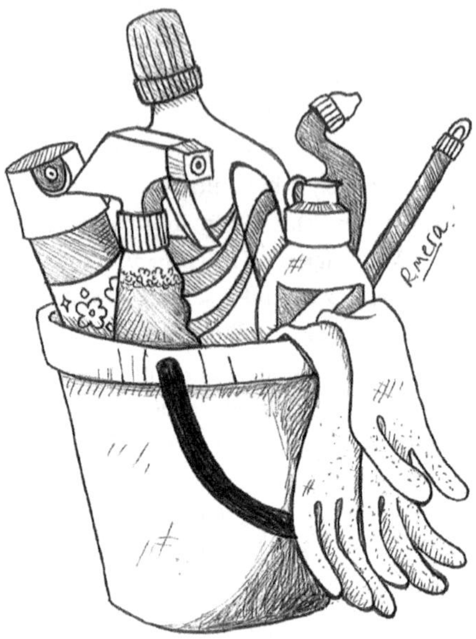

- **Surfactantes aniónicos.** Son sales de sodio, potasio o amonio de ácidos grasos, algunos representan alquilsulfatos, alquilbencenosulfonatos, alquilcarbonatos de sodio, alquilsilicatos de sodio, hidrocarburos sulfatado y laurilsulfato de sodio.

## Mecanismo de toxicidad

Productos generalmente de muy baja toxicidad, que generan efectos irritativos locales por disolución de las capas lipídicas. Esto afecta principalmente a mucosas y ojos. El pH se ajusta para disminuir su toxicidad, pero igualmente puede producir irritación leve.

La baja toxicidad de estos productos puede verse aumentada por la inclusión de aditivos cáusticos (polifosfatos o carbonatos de sodio). Algunos de los cáusticos incluidos y algunas formulaciones como los "Pods", por su alta concentración, pueden provocar quemaduras de la boca, faringe, esófago y, si es aspirado.

Algunas preparaciones contienen suavizantes de agua, como fosfato trisódico, el cual se une al calcio y puede provocar hipocalcemia con tetania, que es un trastorno caracterizado por un aumento de la excitabilidad de los nervios, espasmos musculares dolorosos, temblores o contracciones musculares intermitentes. Esta complicación es muy rara.

## Toxicocinética

a. **Absorción.** Por vía oral la absorción es despreciable. Algunos de los surfactantes no iónicos pueden ser absorbidos por la piel en un 1 a 2 %.
b. **Distribución.** Estudios en ratas indican distribución tisular en intestino delgado y grueso, que parecieran ser los tejidos de mayor concentración.
c. **Metabolismo.** No hay información precisa, dada la gran variabilidad de los agentes que integran este grupo y a la baja absorción.
d. **Excreción.** No hay información precisa, dada la gran variabilidad de agentes que integran este grupo y a la baja absorción.
e. **Vida media.** No hay información precisa, dada la gran variabilidad de agentes que integran este grupo y a la baja absorción.

## Dosis tóxica

No se describe dosis tóxica para estos agentes, ya que el efecto es solo a nivel local.

## Órgano diana

Sistema gastrointestinal (mucosas), piel y ojos.

## Cuadro clínico

La ingestión de detergentes en polvo, líquidos y jabones generalmente no es severa, y se asocia generalmente a vómitos y diarrea leve, generalmente de curso autolimitado. La persistencia de estos síntomas puede resultar en deshidratación y alteraciones electrolíticas.

La irritación ocular leve es común y existen algunos reportes de daño corneal por exposiciones prolongadas y/o a productos concentrados o industriales.

La aspiración puede llevar a edema de la vía respiratoria alta y distrés respiratorio severo.

Los detergentes bajos en fosfato son generalmente más alcalinos y pueden provocar quemaduras orales y esofágicas.

Los Pods son riesgosos especialmente en niños, en los cuales se han reportado vómitos profusos, letargo, depresión del sistema nervioso central, sibilancias, distrés respiratorio y tos.

## Exámenes de laboratorio

Determinar electrolitos plasmáticos solo cuando la ingestión se asocia a vómitos o diarrea persistentes.

En caso de irritación severa del tracto respiratorio, alteración de ruidos pulmonares o depresión respiratoria evidente, medir gases arteriales, obtener una radiografía de tórax y realizar monitoreo estricto del paciente hospitalizado.

### Tratamiento

a. **CAB de la reanimación.**
b. **Prevención absorción.** Está contraindicado el lavado gástrico y el uso de carbón activado, por riesgo de aspiración.
c. **Tratamiento de complicaciones.** La dilución es útil si se realiza de inmediato después de la ingesta. No administrar más de 240 mL en adultos o 120 mL en niños para minimizar el riesgo de vómitos.
   Considerar la realización de endoscopía en pacientes con vómitos persistentes o sangrados gástricos, así como en pacientes que ingieran detergente en cápsulas (Pods) y presenten síntomas.
   En exposiciones oculares, irrigar con agua corriente o suero fisiológico durante 15 minutos. Si la irritación, dolor, lagrimeo o fotofobia persisten después de la irrigación, consultar con un oftalmólogo.
   En exposiciones cutáneas descontaminar con agua corriente durante 15 minutos. Si persiste la irritación o desarrolla signos de quemadura, usar terapia tópica estándar. Si se desarrolla hipersensibilidad, utilizar corticoides tópicos y/o antihistamínicos.
d. **Aumento de la eliminación.** No aplica.
e. **Antídoto.** No existe un antídoto específico.

### BIBLIOGRAFÍA


DETERGENTS AND SOAPS-ANIONIC AND NONIONIC. In: MerativeTM Micromedex® POISINDEX® (electronic version). Merative, Ann Arbor, Michigan, USA. Available at: https://www.micromedexsolutions.com/ (cited: 01/12/2022).

Detergent Properties and Applications. (n.d.). Retrieved December 12, 2022, from https://www.sigmaaldrich.com/CL/es/technical-documents/technical-article/protein-biology/protein-lysis-and-extraction/detergent-properties.

Detergents - Chemistry Encyclopedia - structure, reaction, water, number, salt, molecule. (n.d.). Retrieved December 12, 2022, from http://www.chemistryexplained.com/Co-Di/Detergents.html.

Ellenhorn M. HOUSEHOLD POISONINGS. Ellenhorn M., eds. Ellenhorn's Medical Toxicology. Maryland: Williams & Wilkins. 1997: 1078-1082.

Settimi L, Giordano F, Lauria L, Celentano A., Sesana F., Davanzo F. SURVEILLANCE OF PAEDIATRIC EXPOSURES TO LIQUID LAUNDRY DETERGENT PODS IN ITALY. Inj Prev. 2018;24(1):5-11. doi:10.1136/injuryprev-2016-042263

Soap - Chemistry Encyclopedia - structure, reaction, water, uses, name, molecule, History of Soap. (n.d.). Retrieved December 12, 2022, from http://www.chemistryexplained.com/Ru-Sp/Soap.html.

Woo O. DETERGENTS. Olson K., eds. Poisoning & Drug Overdose. Conneticut: Appleton & Lange. 1998: 152-153.


## 9.12. ETILENGLICOL

Patricio Medel y Juan Carlos Ríos

### Descripción

El etilenglicol (CAS 107-21-1) Se utiliza principalmente como refrigerante de motor (p. ej., anticongelante utilizado en radiadores de automóviles). Hay miles de exposiciones y varias muertes cada año reportadas a los centros toxicológicos. Las ingestiones pediátricas inadvertidas rara vez desarrollan toxicidad grave.

### Mecanismo de toxicidad

Los trastornos en el estado mental, ataxia, dificultad para hablar y somnolencia se informan comúnmente después de la ingestión de etilenglicol. Pueden deberse al etilenglicol inalterado más que al ácido oxálico. Sin embargo, la concentración del metabolito aldehído (glicoaldehído) está en su nivel más alto alrededor de 6 a 12 horas después de la ingestión, momento en que los síntomas del SNC son más graves y probablemente este contribuya a dicho efecto. Se cree que el desarrollo de coma se debe al efecto de los metabolitos de etilenglicol y aldehído no metabolizados en el sistema nervioso central.

El etilenglicol es metabolizado por la enzima alcohol deshidrogenasa a varios ácidos orgánicos tóxicos, incluido el ácido oxálico. La etiología y fisiopatología de la toxicidad del SNC, metabólica, cardiopulmonar y renal se deben principalmente a la formación y acumulación de metabolitos intermediarios tóxicos, especialmente ácido glicólico (produce acidemia profunda, oxalosis y edema intersticial renal) y a un menor, pero histológicamente importante grado, de producción y excreción de oxalato. Se cree que el etilenglicol inalterado es el responsable de los signos y síntomas iniciales que se asemejan a la embriaguez con etanol.

Los cristales de oxalato de calcio pueden adoptar muchas formas, incluidas las octaédricas prismáticas o en forma de mancuerna.

## Toxicocinética

a. **Absorción.** La absorción es rápida. Los signos y síntomas de anomalías del sistema nervioso central se pueden presentar desde 30 minutos después de la ingestión.
   La inhalación inadvertida de etilenglicol en aerosol de un núcleo de calefacción de automóvil con fugas resultó en un nivel tóxico de etilenglicol en la sangre (28 mg/dL).
   Se cree que la absorción percutánea es mínima; sin embargo, se informó un caso de intoxicación por aplicación masiva en piel eccematosa y estudios en animales demostraron absorción dérmica.
b. **Distribución.** Volumen de distribución: 0,83 L/kg.
c. **Metabolismo.** El metabolismo ocurre principalmente en el hígado y da como resultado la formación de metabolitos ácidos tóxicos, que incluyen:
   1. Glicoaldehído
   2. Ácido glicólico (34 a 44 % de la dosis)
   3. Ácido glioxílico
   4. Ácido oxálico (hasta el 2,3 % de la dosis)
   5. Glioxal
   6. Ácido fórmico
   7. Glicina
   8. Oxalomalato
   9. 2-hidroxi-3-oxoadipato
   10. 2-oxo-4-hidroxigluconato
   11. Malato
   12. Ácido benzoico
   13. Ácido hipúrico
d. **Excreción.** Alrededor del 22 % de una dosis de 1 mL/kg administrado a monos se excretó en la orina como etilenglicol sin cambios, mientras que solo el 0,3 % se excretó como ácido oxálico. El clearence plasmático es de 3,2 a 27,5.
e. **Vida media.** El tiempo de vida media es dependiente de la presencia de etanol, la administración de fomepizol o estar con hemodiálisis, como se especifica en la Tabla 121.

## Dosis tóxica

Se recomienda que los niños con más de un sorbo de ingesta observada o un adulto con ingestión accidental conocida de más de un "trago" (10 a 30 mL) deben ser derivados de inmediato a un centro de atención médica. En teoría, la ingestión de 0,20 mL/kg de etilenglicol al 95 % podría causar una concentración en sangre en el rango tóxico (superior a 25 mg/dL). La dosis oral letal aproximada de etilenglicol al 95 % es de 1,5 mL/kg.

## Órgano diana

Sistema nervioso central, renal y metabólico.

## Cuadro clínico

Por lo general, las manifestaciones clínicas de la intoxicación con etilenglicol ocurren en tres etapas (neurológica, cardiopulmonar, renal), aunque los efectos clínicos pueden superponerse y el desarrollo, el momento y la gravedad de cada etapa pueden variar.

**Tabla 121.** Vidas medias de eliminación del etilenglicol de acuerdo con el tipo de terapia

| Contexto | Vida media de eliminación |
|---|---|
| Sin terapia etanol | 3 - 8,6 horas |
| En terapia con etanol | 17 - 18 horas |
| Terapia con etanol y hemodiálisis | 2,5 - 3,5 horas. |
| En terapia con fomepizol | 11 - 14,75 horas |

La intoxicación del etilenglicol puede partir como una intoxicación similar a la del etanol con somnolencia, desorientación, agitación y confusión. Los síntomas comienzan entre 30 minutos y 12 horas después de la ingestión. El paciente puede parecer ebrio, aunque no debe haber olor a alcohol en el aliento del paciente, a menos que también haya ingerido alcohol recientemente. Las náuseas y los vómitos también son bastante comunes. Si el metabolismo del etilenglicol se bloquea temprano, es posible que no haya otras manifestaciones clínicas.

Si el metabolismo del etilenglicol no se bloquea temprano después de una ingestión significativa, se puede desarrollar una depresión creciente del SNC (coma, hipotonía, hiporreflexia, eventualmente edema cerebral), que ocurre de 12 a 24 horas después de la ingestión, y acidosis metabólica con brecha aniónica (a menudo, severa, arterial). Un pH inferior a 7 y las convulsiones son comunes con toxicidad severa. La segunda etapa de toxicidad involucra manifestaciones cardiopulmonares, con el inicio de los síntomas entre 12 y 24 horas después de la ingestión. La taquicardia de leve a moderada es común, las respiraciones de Kussmaul se desarrollan con acidosis creciente y la presencia de hipotensión es rara. La hipocalcemia puede resultar de la precipitación de cristales de oxalato de calcio, lo que (rara vez) puede conducir a arritmias cardíacas. Según los informes, la muerte ha ocurrido con mayor frecuencia durante esta etapa. Para aquellos pacientes que han sobrevivido a las manifestaciones neurológicas y cardiopulmonares, la insuficiencia renal aguda marca la tercera etapa de la toxicidad del etilenglicol, con un inicio que generalmente ocurre de 24 a 72 horas después de la ingestión.

Hay informes de anomalías de los nervios craneales que se desarrollan de una a dos semanas después de la exposición en pacientes con intoxicación grave, que pueden ser secundarias a la formación de cristales de oxalato de calcio en el cerebro. Otros efectos neuropáticos de aparición tardía, a veces denominados la cuarta etapa de la toxicidad del etilenglicol, incluyen alteración de la marcha, dismetría, clonus del tobillo, reflejos plantares extensores y neuropatía motora/sensorial ascendente.

### Exámenes de laboratorio

1. Panel metabólico (electrolitos séricos, incluido el calcio), BUN y creatinina en todos los pacientes con antecedentes de ingestión.
2. Si está disponible, medir la concentración de etanol y etilenglicol en sangre.
   Puede considerar un nivel de osmolalidad sérica medido, si la concentración de etilenglicol no está disponible.
3. Gasometría venosa o arterial en pacientes sintomáticos.
4. Análisis de orina con microscopía para cristales de oxalato de calcio. También son frecuentes la hematuria y la proteinuria. Vigilar la producción de orina.

### Tratamiento

Cualquier paciente que muestre signos definitivos de intoxicación por etilenglicol (empeoramiento de la función renal, acidosis metabólica, etc.) debe ser hospitalizado. Es probable que los pacientes que han ingerido etanol conjuntamente requieran hospitalización si no se pueden medir las concentraciones séricas de etilenglicol, ya que es posible que estos pacientes no desarrollen toxicidad durante más de 12 horas después de la presentación. Cualquier paciente que reciba terapia con etanol requiere ingreso en la UCI.

Una pauta de consenso de la AAPCC recomienda que los niños con ingestión observada de más de sorbo o lamido, o un adulto con ingestión accidental de 10 a 30 mL o más, deben ser derivados de inmediato a un centro de atención médica. Refiera a cualquier paciente con síntomas de intoxicación por etilenglicol (p. ej., vómitos, dificultad para hablar, ataxia, estado mental alterado) a un centro de atención médica. Los pacientes que no tengan acidosis, función renal normal y una concentración de etilenglicol no tóxica pueden ser dados de alta. Si no es posible medir las concentraciones de etilenglicol, es razonable observar a los pacientes durante un mínimo de 8 horas. Durante este período, el pH sérico, el bicarbonato y la creatinina deben controlarse cada 2 horas. Si el paciente no tiene síntomas, acidosis metabólica y función renal normal después de 8 a 12 horas de observación, el riesgo de toxicidad significativa por etilenglicol es muy bajo.

a. **CAB de la reanimación.** La intubación puede estar indicada si el estado mental del paciente está tan deprimido que no puede proteger su vía respiratoria. El ventilador debe ajustarse para asegurar que el paciente pueda mantener cualquier compensación respiratoria para la acidosis metabólica. Si no se mantiene la ventilación, se puede producir una caída drástica del pH y un colapso cardiovascular.
b. **Prevención absorción.** El carbón activado no se recomienda de forma rutinaria para las ingestiones aisladas de etilenglicol. La utilidad del carbón activado es limitada debido a su rápida absorción en el tracto GI y su escasa unión con el carbón activado. Dado que el etilenglicol es un líquido, el lavado gástrico y la irrigación intestinal no tienen cabida en el tratamiento. Se podría considerar la aspiración por sonda nasogástrica simple para grandes ingestiones recientes, si existe protección de la vía aérea.
c. **Tratamiento de complicaciones:**
   - ***Convulsiones.*** Intentar el control inicial con una benzodiazepinas. Si las convulsiones persisten o se repiten, administrar fenobarbital o propofol.
   - ***Acidosis.*** Es frecuente la acidosis metabólica con brecha aniónica. El tratamiento de la acidosis y la acidemia debe estar dirigido a prevenir un mayor metabolismo del etilenglicol administrando una terapia con antídotos y, cuando esté indicado, eliminando tanto el etilenglicol como sus metabolitos tóxicos con hemodiálisis. La administración de bicarbonato de sodio puede ser útil como medida provisional en el tratamiento de casos de acidosis y acidemia graves, y potencialmente mortales antes de la hemodiálisis. DOSIS ADULTOS: 1 a 2 mEq/kg; DOSIS NIÑOS: 1 mEq/kg)
d. **Aumento de la eliminación.** La hemodiálisis es la terapia definitiva para los pacientes intoxicados por alcoholes tóxicos, ya que elimina tanto el alcohol original como los metabolitos tóxicos de la sangre. Además, corrige la acidosis metabólica, las anomalías electrolíticas y mantiene el equilibrio de líquidos. Las indicaciones para la hemodiálisis incluyen: acidosis metabólica (pH < 7,2). que no responde al tratamiento; insuficiencia renal; concentración de etilenglicol de 50 mg/dL o más (a menos que el paciente esté recibiendo fomepizol y esté asintomático con pH arterial normal); deterioro de los signos vitales a pesar de la atención de apoyo; anomalías electrolíticas que no responden a la terapia convencional. Muchos pacientes requerirán múltiples cursos de hemodiálisis para eliminar el etilenglicol, y se debe aumentar la dosis de etanol y fomepizol durante la hemodiálisis.
e. **Antídoto.** La Academia Estadounidense de Toxicología Clínica ha propuesto los siguientes criterios como indicaciones para el tratamiento de la intoxicación por etilenglicol con un antídoto (ya sea etanol o fomepizol):
   - Concentración documentada de etilenglicol en plasma superior a 20 mg/dL.
   - Antecedentes documentados recientes (horas) de ingestión de cantidades tóxicas de etilenglicol con una brecha osmolar superior a 10 mOsm/L.
   - Antecedentes o fuerte sospecha clínica de intoxicación por etilenglicol y al menos dos de los siguientes criterios:
     - pH arterial inferior a 7,3.
     - Bicarbonato sérico inferior a 20 mEq/L
     - Presencia de cristales de oxalato en orina.
   - ***Fomepizol.*** El fomepizol es un antagonista específico de la enzima alcohol deshidrogenasa. Está indicado como antídoto eficaz en adultos para la intoxicación por etilenglicol o para uso en caso de sospecha de ingestión de etilenglicol, ya sea solo o en combinación con hemodiálisis. DOSIS: La dosis de carga inicial es de 15 mg/kg, seguida de dosis de 10 mg/kg cada 12 horas durante cuatro dosis, luego 15 mg/kg cada 12 horas hasta que las concentraciones de etilenglicol sean indetectables o se hayan reducido por debajo de 20 mg/dL y el paciente está asintomático con un pH normal. Administre todas las dosis como una infusión intravenosa lenta durante 30 minutos. No se ha establecido la seguridad y eficacia de fomepizol en pacientes pediátricos.

     El fomepizol es dializable. La frecuencia de dosificación debe aumentarse a cada 4 horas durante la hemodiálisis.
     - Si se administra durante la hemodiálisis, la dosis de carga es de 15 mg/kg EV, seguida de 10 mg/kg EV cada 4 horas durante cuatro dosis; luego, 15 mg/kg

EV cada 4 horas hasta que las concentraciones de etilenglicol estén por debajo de 20 mg/dL.

Si el tiempo entre la última dosis y el final de la hemodiálisis es inferior a 1 hora, no administre una dosis; si el tiempo entre la última dosis y el final de la hemodiálisis es de 1 a 3 horas, administrar el 50 % de la próxima dosis programada; si el tiempo entre la última dosis y el final de la hemodiálisis es mayor a 3 horas, administrar la siguiente dosis programada.

Cuando se requiere administrar dosis de mantención sin hemodiálisis, se debe administrar la siguiente dosis programada 12 horas después de la última dosis administrada.

Observación: Al momento de la edición de este libro, fomepizol sin registro de la Autoridad Sanitaria Nacional (ISP) en Chile.

- *Etanol.* El etanol inhibe competitivamente la enzima alcohol deshidrogenasa (ADH) y previene la formación de metabolitos tóxicos. La afinidad del etilenglicol por la ADH parece ser similar a la del etanol. Se prefiere el fomepizol como inhibidor del alcohol deshidrogenasa en pacientes que toman disulfiram. Si no se dispone de fomepizol, se debe iniciar la terapia con etanol en aquellos pacientes con signos o síntomas de intoxicación grave a pesar de un historial de ingestión reciente de disulfiram.

  Las siguientes pautas fueron desarrolladas por la Academia Estadounidense de Toxicología Clínica para la indicación de etanol:
  - Fomepizol no disponible
  - Hipersensibilidad al fomepizol

Preparación del etanol:

Etanol al 10 % v/v en una solución de dextrosa al 5 % para infusión endovenosa: si está disponible, use etanol estéril USP (etanol absoluto). Añadir 55 mL de etanol absoluto a 500 mL de dextrosa al 5 % en agua para infusión. Esto produce un volumen total de 555 mL.

Dosis de etanol: se administra esta infusión E.V de etanol al 10 % v/v para mantener una concentración sérica de etanol en el paciente entre 100 y 150 mg/dL. La dosificación de la terapia endovenosa, es de 0,8 g/kg como dosis de carga (8 mL/kg de etanol al 10 %) administrada durante 20 a 60 minutos, según tolerancia del paciente. Comenzar la dosis de mantención tan pronto como se infunda la dosis de carga. El etanol oral se puede usar cuando no se dispone de fomepizol o etanol endotravenoso, pero es más difícil lograr las concentraciones de etanol estables deseadas. La dosis de carga es de 0,8 g/kg (4 mL/kg) de etanol al 20 % (bebidas alcohólicas de 40 grados) diluido en jugo administrado por vía oral o por sonda nasogástrica. Si el paciente ha ingerido etanol al mismo tiempo, la dosis de carga de etanol debe modificarse para que el nivel de etanol en sangre no supere los 100 a 150 mg/dL.

La administración de etanol como antídoto puede producir hipoglicemia, especialmente en niños. Vigile la glicemia con frecuencia.

Dosis pediátrica: hay muy poca información sobre la dosificación de etanol en pediatría. La dosis de carga y la infusión de mantenimiento deben ser las mismas que para un adulto que no bebe. La dosis de carga es de 0,8 g/kg (8 mL/kg) de etanol al 10 % infundido durante 1 hora, la dosis de mantenimiento es de 80 mg/kg/h (0,8 mL/kg/h) de etanol al 10 %.

Dosis de administración: ver Tabla 122.

Duración de la terapia: **si hay disponibles concentraciones séricas de etanol**, la terapia debe continuarse hasta que se cumplan los siguientes criterios:

1. La concentración de etilenglicol, medida mediante una técnica fiable, es inferior a 10 mg/dL.
2. El metabolito del ácido glicólico ya no es detectable. Esto generalmente no es clínicamente útil debido a la incapacidad de obtener concentraciones de ácido glicólico de manera oportuna.
3. La acidosis inducida por etilenglicol (pH, gases sanguíneos), los hallazgos clínicos (SNC) y la brecha osmolal se han resuelto.

La terapia con etanol debe continuarse durante un mínimo de tres días en ausencia de diálisis o un día con diálisis, o hasta que se resuelvan los hallazgos clínicos, lo que sea más largo.

- Si los hallazgos clínicos no se han resuelto, puede indicar la presencia continua de etilenglicol, metabolitos, o ambos, o alguna otra etiología.
- Según la teoría farmacocinética, el 93,75 % del etilenglicol se eliminará en un período

**Tabla 122.** Dosis de etanol en casos de intoxicación con etilenglicol.

| Etanol por vía intravenosa al 10 % | |
|---|---|
| No bebedor a bebedor moderado | 80 a 130 mg/kg/h (0.8 a 1.3 mL/kg/h) |
| Bebedor crónico | 150 mg/kg/h (1,5 mL/kg/h) |
| **Etanol por vía oral al 20 % (bebida alcohólica de 40 grados). Bajo esta modalidad, la bebida alcohólica debe diluirse, se recomienda jugo de frutas.** | |
| No bebedor a bebedor moderado | 80 a 130 mg/kg/h (0,4 a 0,7 mL/kg/h) por vía oral o por sonda nasogástrica |
| Bebedor crónico | 150 mg/kg/h (0,8 mL/kg/h) por vía oral o por sonda nasogástrica |

de cuatro vidas medias de eliminación. Suponiendo una vida media de eliminación de etilenglicol prolongada de 17 horas durante la terapia con etanol, la teoría farmacocinética predeciría la eliminación del 93,75 % de la dosis absorbida de etilenglicol durante 68 horas (2,83 días). Dado lo anterior, la terapia con etanol (en ausencia de hemodiálisis) debe continuarse durante 3 días.

## BIBLIOGRAFÍA


Barceloux, D. G., Bond, G. R., Krenzelok, E. P., Cooper, H., Vale, J. A., & American Academy of Clinical Toxicology Ad Hoc Committee on the Treatment Guidelines for Methanol Poisoning (2002). American Academy of Clinical Toxicology practice guidelines on the treatment of methanol poisoning. Journal of toxicology. Clinical toxicology, 40(4), 415–446. https://doi.org/10.1081/clt-120006745.

Barceloux, D. G., Krenzelok, E. P., Olson, K., & Watson, W. (1999). American Academy of Clinical Toxicology Practice Guidelines on the Treatment of Ethylene Glycol Poisoning. Ad Hoc Committee. Journal of toxicology. Clinical toxicology, 37(5), 537–560. https://doi.org/10.1081/clt-100102445.

Battistella M. (2002). Fomepizole as an antidote for ethylene glycol poisoning. The Annals of pharmacotherapy, 36(6), 1085–1089. https://doi.org/10.1345/aph.1A397.

Baud, F. J., Bismuth, C., Garnier, R., Galliot, M., Astier, A., Maistre, G., & Soffer, M. (1986). 4-Methylpyrazole may be an alternative to ethanol therapy for ethylene glycol intoxication in man. Journal of toxicology. Clinical toxicology, 24(6), 463–483. https://doi.org/10.3109/15563658608995388.

Berman L. B., Schreiner G. E., & Feys J. (1957). The nephrotoxic lesions of ethylene glycol. Ann Intern Med; 46:611-619.

Borron, S. W., Mégarbane, B., & Baud, F. J. (1999). Fomepizole in treatment of uncomplicated ethylene glycol poisoning. Lancet (London, England), 354(9181), 831. https://doi.org/10.1016/S0140-6736(99)80015-4.

Brent J., McMartin K., & Phillips S. (1999). Fomepizole for the treatment of ethylene glycol poisoning. New Engl J Med; 340:832-838.

Caravati, E. M., Erdman, A. R., Christianson, G., Manoguerra, A. S., Booze, L. L., Woolf, A. D., Olson, K. R., Chyka, P. A., Scharman, E. J., Wax, P. M., Keyes, D. C., Troutman, W. G., & American Association of Poison Control Centers (2005). Ethylene glycol exposure: an evidence-based consensus guideline for out-of-hospital management. Clinical toxicology (Philadelphia, Pa.), 43(5), 327–345. https://doi.org/10.1080/07313820500184971.

Clay K.L. & Murphy R.C. (1977). On the metabolic acidosis of ethylene glycol intoxication. Toxicol Appl Pharmacol; 39:39-49.

Druteika, D. P., Zed, P. J., & Ensom, M. H. (2002). Role of fomepizole in the management of ethylene glycol toxicity. Pharmacotherapy, 22(3), 365–372. https://doi.org/10.1592/phco.22.5.365.33187

Eder, A. F., McGrath, C. M., Dowdy, Y. G., Tomaszewski, J. E., Rosenberg, F. M., Wilson, R. B., Wolf, B. A., & Shaw, L. M. (1998). Ethylene glycol poisoning: toxicokinetic and analytical factors affecting laboratory diagnosis. Clinical chemistry, 44(1), 168–177.

Ethylene Glycol. In: MerativeTM Micromedex® POISINDEX® (electronic version). Merative, Ann Arbor, Michigan, USA. Available at: https://www.micromedexsolutions.com/ (cited: 07/06/2023).

FRIEDMAN, E. A., GREENBERG, J. B., MERRILL, J. P., & DAMMIN, G. J. (1962). Consequences of ethylene glycol poisoning. Report of four cases and review of the literature. The American journal of medicine, 32, 891–902. https://doi.org/10.1016/0002-9343(62)90035-9.

Guo, C., & McMartin, K. E. (2005). The cytotoxicity of oxalate, metabolite of ethylene glycol, is due to calcium oxalate monohydrate formation. Toxicology, 208(3), 347–355. https://doi.org/10.1016/j.tox.2004.11.029.

Guo, C., Cenac, T. A., Li, Y., & McMartin, K. E. (2007). Calcium oxalate, and not other metabolites, is responsible for the renal toxicity of ethylene glycol. Toxicology letters, 173(1), 8–16. https://doi.org/10.1016/j.toxlet.2007.06.010

Hanzlik P. J., Lawrence W.S., & Fellows J. K. (1947) J Ind Hyg Toxicol; 29:325.

Hewlett T. P., McMartin K.E., & Lauro A. J. (1986). Ethylene glycol poisoning. The value of glycolic acid determinations for diagnosis and treatment. Clin Toxicol; 24:389-402.

Howland M. A. (2011). Ethanol. In: Nelson LS, Hoffman R.S., Lewin N. A., et al., eds. Goldfrank's Toxicologic Emergencies, 9th ed. McGraw Hill Medical, New York, NY. pp 1419-1422.

Jacobsen D., Ostby N, & Bredesen J. E. (1982). Studies on ethylene glycol poisoning. Acta Med Scand; 212(1-2):11-15.

Levy R. I. (1960) Renal failure secondary to ethylene glycol intoxication. JAMA; 173:1210-1213.

McChesney E. W., Golberg L., & Parekh CK. (1971). Reappraisal of the toxicology of ethylene glycol. II. Metabolism studies in laboratory animals. Food Chem Cosmet Toxicol; 9:21-38.

McCoy H. G., Cipolle R. J., & Ehlers S. M. (1979). Severe methanol poisoning: application of a pharmacokinetic model for ethanol therapy and hemodialysis. Am J Med; 67:804-807.

Moreau C., Kerns W., & Tomaszewski C. (1997). Glycolate kinetics and hemodialysis clearance in ethylene glycol poisoning. J Tox - Clin Tox; 35(5):506.

Pappas S. C. & Silverman M. (1982). Treatment of methanol poisoning with ethanol and hemodialysis. Can Med Assoc J; 126:1391-1394.

Parry M. F. & Wallach R. (1974). Ethylene glycol poisoning. Am J Med; 57:143-149.

Peterson C. D., Collins A. J., & Himes J. M. (1981). Ethylene glycol poisoning. Pharmacokinetics during therapy with ethanol and hemodialysis. N Engl J Med; 304:21-23.

Pons C. A. & Custer R. P. (1946). Acute ethylene glycol poisoning. A clinico-pathologic report of eighteen fatal cases. Am J Med Sci; 211:544-552.

Product Information: Fomepizole intravenous injection, fomepizole intravenous injection. Mylan Institutional LLC (per DailyMed), Rockford, IL, 2020.

Rowe V. K. & Wolf M. A.: Glycols, in. (Clayton GD & Clayton FE (Eds.), Patty's Industrial Hygiene and Toxicology, 3rd ed, Vol 3, John Wiley & Sons, New York, NY, 1982.

Seeff, L. B., Hendler, E. D., Hosten, A. O., & Shalhoub, R. J. (1970). Ethylene glycol poisoning. Survival after ingestion of 400 ml. with 42 days of oliguria and 17 days of coma. The Medical annals of the District of Columbia, 39(1), 31–36.

Sivilotti, M. L. A., Burns, M. J., McMartin, K. E., Brent, J., & Methylpyrazole for Toxic Alcohols Study Group (2000). Toxicokinetics of ethylene glycol during fomepizole therapy: Implications for management. Annals of emergency medicine, 36(2), 114–125. https://doi.org/10.1067/mem.2000.107002

Sud, P., Su, M., Kea, M., & Osafo, Y. (2012). Ethylene glycol elimination kinetics and outcomes in patients managed without hemodialysis. Annals of emergency medicine, 60(4), 539–541. https://doi.org/10.1016/j.annemergmed.2012.04.029.

Terlinsky, A. S., Grochowski, J., Geoly, K. L., Stauch, B. S., & Hefter, L. (1981). Identification of atypical calcium oxalate crystalluria following ethylene glycol ingestion. American journal of clinical pathology, 76(2), 223–226. https://doi.org/10.1093/ajcp/76.2.223

Wacker, W. E., Haynes, H., Druyan, R., Fisher, W., & Coleman, J. E. (1965). Treatment of ethylene glycol poisoning with ethyl alcohol. JAMA, 194(11), 1231–1233.

Wezorek C, Hodgman M, & Dean B. (1995). Inadvertent ethylene glycol inhalation resulting in a toxic level (Abstract). J Toxicol--Clin Toxicol; 33:553.

## 9.13. FORMALDEHÍDO

Alberto López y Juan Carlos Ríos

### Descripción

El formaldehído es un compuesto orgánico gaseoso soluble en agua e incoloro a temperatura ambiente. El formaldehído puro no se vende comercialmente debido a su tendencia a polimerizar y por eso se encuentra normalmente en una solución estabilizada para evitar la polimerización.

Dada su versatilidad. se puede encontrar en múltiples productos:

- **Uso industrial/doméstico.** Es usado en fertilizantes, insecticidas, preservantes, desinfectantes, espuma aislante, resinas, seda artificial, aceleradores de secado, explosivos, tintes, cosméticos, pinturas, intermediarios químicos. También se usa en la producción de etilenglicol, en el tratamiento de fábricas textiles, inhibidor de corrosión, agente reductor (ej. en la recuperación de oro o plata). También, en el proceso de revelado fotográfico.
- **Uso médico/veterinario.** Es usado para esterilizar máquinas de diálisis. Se usa como fijador de tejido para biopsias. Además, se utiliza en mezcla con otros productos veterinarios para baño de pezuñas en ganado bovino.

Las intoxicaciones con formaldehído son poco comunes, pero pueden resultar en morbilidad significativa.

### Sustancias incluidas

Debido a que el formaldehído polimeriza en solución, se agrega metanol como estabilizador, por lo cual, la solución acuosa contiene entre 37-56 % de formaldehído y entre 10-15 % de metanol.

La formalina en solución acuosa tiene 37 % de formaldehído por peso y 6-12 % de metanol.

Otras soluciones acuosas de formaldehído se denominan no estabilizadas (sin metanol) y las soluciones pueden contener n-butanol, etanol o urea.

### Mecanismo de toxicidad

Por unión covalente a proteínas, causa necrosis celular. Cuando las células son expuestas a altas concentraciones, las funciones celulares cesan y la necrosis por coagulación es rápida.

Puede afectar la función neural por condensación no enzimática con neuroaminas, catecolaminas e indolaminas para formar tetrahidroisoquinolinas y tetrahidrobetacarbolinas (THBC).

Estas reacciones ocurren rápidamente *in vitro* y han sido observadas durante la perfusión de formaldehído a adrenales bovinas. En ratones, la THBC produce reducción en la actividad motora espontánea.

### Toxicocinética

a. **Absorción.** El formaldehído se absorbe rápidamente por vía oral y por inhalación. La absorción dérmica es mínima.
b. **Distribución.** N/D.
c. **Metabolismo.** Rápidamente metabolizado (1,5 minutos) en el hígado por la enzima aldehído deshidrogenasa a ácido fórmico con conversión final a dióxido de carbono ($CO_2$) y agua a través de una vía dependiente de folato.
e. **Vida media.** El metabolito formato es de 80-90 minutos.

### Dosis tóxica

Tanto la dosis letal como la máxima tolerada no están bien definidas [Tabla 123].

- Ingestión de 30 mL al 37 % produjo la muerte en un adulto.
- Ingestión de pocas gotas al 100 % ha causado la muerte en un niño de 3 años.
- Niveles plasmáticos de 4.8-11 mg/L se han asociado a muerte.

### Órgano diana

Los efectos clínicos son dependientes de la vía de exposición al tóxico.

### Cuadro clínico

Efectos clínicos, dependerán de la vía de exposición de la dosis:

- **Ingestión.** Puede causar daño corrosivo a la mucosa gastrointestinal con náuseas, vómitos, ardor, sangramiento y perforación. Los efectos sistémicos incluyen depresión del sistema nervioso central, coma y acidosis metabólica. Otros efectos: hepatotoxicidad, hiperbilirrubinemia, nefritis, falla renal aguday hemólisis intravascular.
- **Inhalación.** Irritación del tracto respiratorio, laringoespasmo. Efectos respiratorios bajos incluyen bronquitis y neumonía en casos de exposiciones severas.

**Tabla 123.** Efectos clínicos asociados a exposición a formaldehído.

| Concentración formaldehído | Efectos clínicos |
|---|---|
| 0,1-0,3 ppm gas | Bajo nivel de irritación |
| 0,8 ppm gas | Límite olor |
| 1-2 ppm gas | Límite irritación leve |
| 2-3 ppm gas | Irritación ojos, nariz y garganta |
| 4-5 ppm gas | Irritación moderada de membranas mucosas y lagrimación |
| 10-20 ppm gas | Lagrimación profusa, sensación de quemadura severa, tos; puede ser tolerado por pocos minutos. |
| 50-100 ppm gas | Causa lesión severa en 5-10 minutos. Dosis potencialmente letal. |
| 2-10 % en solución/exposición dérmica | Provocan flictenas, fisuras y urticaria |
| 25-44 % en solución/exposición dérmica | Causan daño corneal severo |

- **Piel.** Dermatitis irritante, resinas que contengan formaldehído pueden causar necrosis epidérmica.
- **Ocular.** Irritación, lagrimación, por exposiciones a vapores. Contacto con soluciones con altas concentraciones de formaldehído puede provocar opacidad corneal severa con pérdida de visión. Soluciones con bajas concentraciones de formaldehído, irritación y malestar transitorio.
- **Exposiciones crónicas.** Las exposiciones crónicas pueden aumentar el riesgo de cáncer y asma ocupacional. La Agencia Internacional para la Investigación del Cáncer (IARC) clasifica el formaldehído como un carcinógeno del grupo 1, basado en evidencia suficiente de que causa cáncer nasofaríngeo y leucemia en humanos. Sin embargo, la asociación entre la exposición al formaldehído y el cáncer de pulmón es débil e inconsistente. Múltiples estudios avalan y otros descartan la relación causa-efecto entre esta sustancia y el cáncer de pulmón, motivo por el cual aún se desconoce si existe relación entre el daño acumulativo por formaldehido y la aparición de neoplasias malignas a nivel pulmonar. Sin embargo, debido a que las estimaciones de riesgo aumentaron significativamente en los estudios recientes y de alta calidad, aún se podría considerar la posibilidad de que la exposición al formaldehído pueda aumentar el riesgo de cáncer de pulmón. Reacciones alérgicas pueden ocurrir por cualquier vía de exposición.

## Exámenes de laboratorio

Los niveles plasmáticos no tienen utilidad clínica y normalmente no están disponibles. Pueden ser útiles como monitoreo en diálisis.

En pacientes sintomáticos monitorizar ELP, GSA y la función renal.

Controlar hematocrito y hemoglobina por probabilidad de anemia hemolítica por exposición a formaldehido.

Controlar niveles de metanol en ingestiones masivas de formalina.

Evaluar función pulmonar.

## Tratamiento

a. **CAB de la reanimación.** El manejo para exposiciones graves por inhalación es principalmente sintomático y de soporte, según hallazgos clínicos en el paciente. Administrar oxígeno suplementario y broncodilatadores, según sea necesario. Puede ser necesaria la ventilación mecánica. Los pacientes con evidencia de edema de las vías respiratorias superiores deben ser intubados.
b. **Prevención absorción:**
   - Inhalación:
     - Aire fresco
     - Oxígeno 100 % humidificado
     - Asistencia ventilatoria, si corresponde.
   - Piel:
     - Lavar con abundante agua y jabón por al menos 10 minutos.
     - Si la irritación persiste, consultar con un médico.

- Ojos:
  - Irrigar por 15 minutos con agua corriente.
  - Si persiste irritación, dolor, lagrimación, fotofobia, consultar con un oftalmólogo.
- Oral:
  - Evaluar criterios de dilución oral, según dosis ingerida por el paciente. En caso de ingesta accidental de bajo volumen, administrar líquidos por vía oral. En caso de ingestión voluntaria, no dar nada por boca hasta evaluación médica.
  - No inducir vómito.
  - No lavado gástrico.
  - No carbón activado.

c. **Tratamiento de complicaciones:**
- **Hipotensión:** aporte de volumen con SF 0,9 % en dosis de 10 a 20 mL/kg. Si la hipotensión persiste, administrar dopamina o norepinefrina.
- **Acidosis:** Tratar acidosis metabólica severa con bicarbonato de sodio. Monitorizar electrolitos plasmáticos y gases arteriales o venosos. En caso de ingesta de formaldehído mezclado con metanol, considerar dosis de este último y administrar terapia con antídoto etanol.
- **Endoscopía:** para evaluar daños en mucosa gastrointestinal.
- **Corticoides:** su uso es controversial (ver capítulos cáusticos).
- Quemaduras 1er grado: no se recomienda.
- Quemaduras 2° grado: algunos autores los recomiendan para prevenir estenosis. Sin embargo, no hay estudios que demuestren su eficacia.
- Quemaduras 3er grado: un alto porcentaje de pacientes con quemaduras de 3er grado desarrollan estenosis con o sin corticoides, y el riesgo de infección y perforación puede incrementarse.

  CONTRAINDICACIONES: sangramiento gastrointestinal o evidencia de perforación gástrica o esofágica.

  Son inefectivos pasadas 48 horas de la quemadura.

  Dosis: 0,1 mg/kg/día de Dexametasona o 1-2 mg/kg/día de Prednisona. Continuar el tratamiento por tres semanas.

  Régimen alternativo para niños es Prednisolona EV 2 mg/kg/día o 2,5 mg/kg/día de Prednisona oral por un total de tres semanas.

  ANTIBIÓTICOS: pueden ser útiles para infecciones asociadas o si se sospecha de perforación. Agentes que cubran anaerobios como penicilina, ampicilina o clindamicina son apropiados.

  TRATAMIENTO QUIRÚRGICO: en casos de necrosis o perforación gastrointestinal severa, a través de laparotomía o de laparoscopía.

d. **Aumento de la eliminación.** La hemodiálisis puede ser efectiva en remover el formaldehído, metanol y ácido fórmico y debe ser considerada en aquellos pacientes con alteración ácido-base refractaria al tratamiento convencional y en aquellos pacientes con falla renal aguda.

e. **Antídoto.** No existe un antídoto específico.

## BIBLIOGRAFÍA


Aglan M. A., Mansour GN. (2020). Hair straightening products and the risk of occupational formaldehyde exposure in hairstylists. Drug Chem Toxicol. Sep;43(5):488-495. doi: 10.1080/01480545.2018.1508215. Epub 2018 Sep 13. PMID: 30208743.

Ames A., Weiler M., Valigosky M., Milz S., Akbar-Khanzadeh F. (2021). Personal formaldehyde exposure during the transportation of embalmed cadavers. J Occup Environ Hyg. 2021 Jul;18(7):289-294. doi: 10.1080/15459624.2021.1919684. Epub PMID: 34010120.

Balmes J. (2018). FORMALDEHYDE. Olson K., eds. Poisoning & Drug Overdose. Mc Graw Hill Education 2018: 249-250.

Colegio Médico Veterinario de Chile A.G. [Internet]. Colegioveterinario.cl. 2019 [cited 25 July 2019]. Available from: http://www.colegioveterinario.cl/noticias/ver.php?id=146

Da Silva I. G., de Oliveira Nunes C. R., de Oliveira Costa R., Pereira E. C., Canela M. C. (2021). Formaldehyde exposure and atmospheric biomonitoring with lichen Cladonia verticillaris in an anatomy laboratory. Environ Sci Pollut Res Int. 2021 Sep;28(35):48569-48580. doi: 10.1007/s11356-021-14036-9. Epub PMID: 33913107.

Ellenhorn M. (1997). ANTISEPTICS AND DESINFECTANTS, (FORMALDEHYDE). Ellenhorn M., eds. Ellenhorn's Medical Toxicology. Maryland: Williams & Wilkins. 1214-1217.

FORMALDEHYDE In: MerativeTM Micromedex® POISINDEX® (electronic version). Merative, Ann Arbor, Michigan, USA. Available at: https://www.micromedexsolutions.com/ (cited: 13/05/2023).

Kwak K., Paek D., Park J. T. (2020). Occupational exposure to formaldehyde and risk of lung cancer: A systematic review and meta-analysis. Am J Ind Med;63(4):312-327. doi: 10.1002/ajim.23093. Epub 2020 Jan 30. PMID: 32003024.

Leikin J., Paloucek F. (1998). FORMALDEHYDE. Leikin J., Paloucek F., eds. Poisoning & Toxicology Compendium. Cleveland: Lexi-Comp Inc: 931-932.

Oztan O., Tutkun L., Turksoy V. A., Deniz S., Dip A., Iritas S. B., Eravci D. B., Alaguney ME. (2020). The relationship between impaired lung functions and cytokine levels in formaldehyde exposure. Arch Environ Occup Health. 2021;76(5):248-254. doi: 10.1080/19338244.2020.1816883. Epub. PMID: 32895023.

Wax, P. (2015). ANTISEPTICS, DESINFECTANTS, AND STERILANTS. Goldfrank, Flomenbaum, Lewin, Weisman, Howland, Hoffman, eds. Goldfrank's Toxicologic Emergencies. Mc Graw- Hill Education: 2224- 2240.

Zhang L., Li Y., Wang L., Zhang S., Zhang G., Zuo M., Shi W., Cong B. (2022). A fatal case of accidental oral formaldehyde poisoning and its pathomorphological characteristics. Int J Legal Med. Doi: 10.1007/s00414-022-02821-1. Epub ahead of print. PMID: 35394178.

---

## 9.14. HIDROCARBUROS ALIFÁTICOS

Alberto López y Juan Carlos Ríos

### Descripción

Los hidrocarburos son compuestos formados por hidrógeno y carbono. Se clasifican como alifáticos (de cadena lineal), aromáticos (cíclicos, con un anillo de benceno), terpénicos (cíclicos que incluyen trementina y aceite de pino) y halogenados (bromados, clorados y fluorados). Se utilizan como combustibles y disolventes, y se encuentran en muchos productos domésticos y comerciales.

Las intoxicaciones son relativamente comunes, ya que estos productos están ampliamente disponibles en los hogares y entornos industriales. Las poblaciones en mayor riesgo incluyen niños con exposición no intencional, trabajadores con exposiciones ocupacionales y aquellos que abusan intencionalmente de solventes por inhalación. La toxicidad se debe principalmente a la aspiración, pero puede ocurrir por vía oral, parenteral, dérmica o por inhalación, según la sustancia y la naturaleza de la exposición.

### Sustancias incluidas

Los hidrocarburos alifáticos incluyen a las parafinas, olefinas, terpenos acíclicos y acetilenos. Los ejemplos más comunes son el petróleo, gasolina, parafina y todos los derivados de la refinación del petróleo, incluidos aceites de motor, grasas lubricantes y otros. Son usados, en su mayoría, como combustibles, lubricantes y solventes, y son encontrados en muchos productos comerciales y productos para el hogar.

### Mecanismo de toxicidad

La toxicidad por aspiración de los hidrocarburos alifáticos se relaciona con tres características de este grupo:

- **Viscosidad.** La viscosidad se refiere a la resistencia a fluir a través de un orificio o la tendencia de un compuesto a resistir la agitación del mismo. Una viscosidad más baja facilita una penetración más profunda en el árbol traqueobronquial. La viscosidad es la característica química más importante que determina el potencial de aspiración de los hidrocarburos alifáticos.
- **Tensión superficial.** La tensión superficial se refiere a la adherencia (o cohesión) de las moléculas a lo largo de una superficie líquida. La baja tensión superficial permite que los compuestos se extiendan o se "deslicen" sobre un área más grande.

- **Volatilidad.** La volatilidad se refiere a la capacidad de vaporizarse o de existir en forma gaseosa. Cuanto mayor sea la volatilidad, mayor será el riesgo de absorción pulmonar y depresión del sistema nervioso central (SNC).

El riesgo de aspiración de hidrocarburos está inversamente relacionado con la viscosidad y la tensión superficial y directamente relacionado con la volatilidad. Por lo tanto, hidrocarburos con viscosidad disminuida, baja tensión superficial y alta volatilidad tienen más probabilidades de ser aspirados y causar lesión pulmonar.

Pequeñas cantidades de hidrocarburos alifáticos de baja viscosidad pueden extenderse a una gran porción del árbol respiratorio si son aspirados, provocando una neumonitis química resultante del efecto tóxico directo sobre el parénquima pulmonar y de su baja tensión superficial, lo que permite que se extiendan por amplias áreas de dicho parénquima. Los más afectados son los neumocitos tipo II, resultando en una disminución de la producción de surfactante. Esto último da como resultado el colapso alveolar, alteraciones en la ventilación-perfusión, e hipoxemia. La alveolitis hemorrágica subsecuente puede ocurrir dentro de los 3 días posteriores a la ingestión y broncoaspiración.

Los hidrocarburos alifáticos con un alto grado de volatilidad y usados en espacios con pobre ventilación pueden provocar asfixia simple al desplazar al oxígeno, provocando un estado de progresivo de hipoxia. Los gases de hidrocarburos alifáticos como el metano, el etano, el propano y el butano causan asfixia al reemplazar el gas alveolar y se absorben fácilmente a través de los pulmones y hacia el sistema circulatorio. Después de la absorción, también tienen el potencial de causar depresión del sistema nervioso central (SNC), convulsiones y arritmias ventriculares.

Las complicaciones cardíacas con los hidrocarburos alifáticos son raras, salvo que sean autoadministrados por vía endovenosa, lo que podría provocar hipotensión y bradicardia. Arritmias ventriculares fatales han sido descritas por sensibilización de las células miocárdicas a la acción de las catecolaminas, principalmente por abuso inhalatorio de hidrocarburos alifáticos del tipo butano, metano y propano, usados como propelentes o como gas licuado de petróleo o gas natural, lo que puede resultar en muerte súbita, encefalopatía, deterioro neurológico residual, nefrotoxicidad, hepatotoxicidad, alteraciones del equilibrio ácido-base y rabdomiólisis.

Estos hidrocarburos son pobremente absorbidos en el tracto gastrointestinal y no causan toxicidad sistémica por esta ruta si no ha ocurrido aspiración. Los hidrocarburos de mayor viscosidad pueden causar diarrea leve.

La inyección en tejidos blandos o endovenosa (EV) causa hinchazón, enrojecimiento y ampollas en la piel con necrosis de los tejidos subyacentes. Dentro de uno o dos días, se puede desarrollar tromboflebitis (después de la inyección EV), flegmón de tejidos blandos, absceso estéril, síndrome compartimental y/o rabdomiólisis.

Por inyección endovenosa de gasolina se ha reportado neumonitis hemorrágica grave y edema pulmonar debido a difusión de la gasolina desde los capilares pulmonares hacia el alvéolo, progresando a síndrome de distrés respiratorio grave acompañado de acidosis respiratoria, falla renal por necrosis tubular aguda y nefritis intersticial, y posteriormente síndrome de disfunción multiorgánica severa, que puede desencadenar la muerte.

La exposición breve y de pequeños volúmenes de hidrocarburos alifáticos a nivel dérmico se asocia con enrojecimiento localizado debido a la irritación química. Los hidrocarburos alifáticos causan lesiones en la membrana celular y disolución de lípidos, lo que puede resultar en necrosis de la piel con una exposición prolongada. La mayoría de las quemaduras son superficiales o de espesor parcial. Sin embargo, la exposición prolongada puede causar quemaduras de espesor mayor.

La exposición dérmica al asfalto o alquitrán calentado durante la pavimentación provoca quemaduras térmicas.

Irritación leve a moderada de los ojos y lesiones oculares reversibles se pueden observar después del contacto a través de esta vía.

## Toxicocinética

a. **Absorción:**
   - ***Inhalación.*** Los vapores de hidrocarburos volátiles son altamente solubles en lípidos y, por lo tanto, se absorben bien a través de los pulmones y se distribuyen al cerebro y

otros órganos. Además de la volatilidad y la solubilidad de los lípidos, los ejemplos de otros factores que influyen en la absorción después de la inhalación incluyen el coeficiente de partición de sangre a gas, el gasto cardíaco y el volumen inspirado del vapor o gas.
- *Dérmica.* Algunos hidrocarburos solubles en lípidos (por ejemplo, hidrocarburos aromáticos y halogenados) pueden absorberse por vía dérmica, lo que produce toxicidad. Se han informado algunos casos de toxicidad después de la exposición dérmica a destilados de petróleo. Algunos efectos adversos informados de los destilados de petróleo pueden deberse a aditivos/contaminantes, ser secundarios a quemaduras químicas extensas o en parte debido a la exposición por inhalación que puede haber ocurrido además de la exposición dérmica. La anilina, el nitrobenceno y el tetraetilo de plomo son ejemplos de aditivos tóxicos y contaminantes de algunos productos de hidrocarburos que pueden absorberse fácilmente y producir toxicidad.

b. **Distribución.** N/D.
c. **Metabolismo.** N/D.
d. **Excreción.** N/D.
e. **Vida media.** N/D.

## Dosis tóxica

La dosis tóxica no ha sido establecida. Es variable, dependiendo del agente involucrado. En caso de aspiración pulmonar, unos pocos mililitros pueden producir neumonitis química.

## Órgano diana

Por vía inhalatoria afectan al SNC y al sistema cardiovascular y, por ingestión, al sistema gastrointestinal y al sistema respiratorio por aspiración.

## Cuadro clínico

Ver Tabla 124.

## Exámenes de laboratorio

Radiografía de tórax y evaluación clínica de la función pulmonar en todos aquellos pacientes sintomáticos (disnea, taquipnea, retracción, tos persistente).

Gases arteriales en caso de efecto asfixiante simple por vía inhalatoria, o en caso de inyección intravenosa por distrés respiratorio.

Electrocardiograma para evaluar intervalos QT prolongados y monitoreo continuo para detección temprana de arritmias ventriculares.

CK-MB y troponina en caso de signos y síntomas compatibles con cardiosensibilización a la acción de catecolaminas por hidrocarburos alifáticos, especialmente por vía inhalatoria.

**Tabla 124.** Cuadro clínico, tras exposición a hidrocarburos alifáticos, según órganos afectados. De elaboración propia.

| Respiratorios | Gastrointestinales | Cardíacos | Neurológicos |
|---|---|---|---|
| Tos<br>Cianosis<br>Asfixia<br>Distrés respiratorio: taquipnea, retracción, sibilancias, estertores, crépitos, hipoxia e hipercarbia<br>Neumonitis química<br>Neumatocele<br>Falla respiratoria<br>Infección bacteriana secundaria<br>Otras complicaciones respiratorias | Náuseas<br>Vómitos<br>Epigastralgia<br>Dolor abdominal difuso<br>Gastroenteritis (ocasionalmente hemorrágica)<br>Diarrea | Hipotensión<br>Bradicardia<br>Arritmias ventriculares fatales en contexto de abuso por inhalación | Depresión del SNC<br>Agitación psicomotora<br>Encefalopatía<br>Deterioro neurológico<br>Desorden cerebelar<br>Convulsiones |

### Tratamiento

a. **CAB de la reanimación.**
b. **Prevención absorción:**
   - ***Exposición oral.*** La descontaminación gastrointestinal no está recomendada por riesgo de aspiración. El carbón activado no adsorbe los hidrocarburos alifáticos e incrementa el riesgo de vómitos y broncoaspiración.
   - ***Exposición ocular.*** Realizar un lavado ocular con agua por arrastre o suero fisiológico por al menos 15 minutos. Si la irritación, dolor, lagrimeo o fotofobia persisten después de la irrigación, consultar con un oftalmólogo.
   - ***Exposición cutánea.*** descontaminar con abundante agua y jabón si hay piel indemne por espacio de 15 a 20 min. Si existen lesiones, utilizar solución fisiológica al 0,9 % y manejar como quemadura de acuerdo con el grado de profundidad.
c. **Tratamiento de complicaciones:**
   1. ***Neumonitis:***
      - ANTIBIÓTICOS: no muestran efectividad en forma profiláctica. Utilizar solamente en caso de infección.
      - CORTICOIDES: no se recomienda su administración. Ensayos controlados en humanos no demuestran beneficios de su administración. Podrían incrementar el riesgo de sobreinfección bacteriana. Tampoco hay claridad acerca de si su administración precoz puede prevenir el desarrollo de edema pulmonar no cardiogénico.
      - EPINEFRINA Y OTROS SIMPATICOMIMÉTICOS: deben ser usados con precaución debido al posible aumento de sensibilidad del miocardio a catecolaminas, pudiendo precipitar disritmias ventriculares.
   2. **Distrés respiratorio:** Oxígeno 100 % humidificado. Pacientes con distrés respiratorio podrían requerir ventilación mecánica por alteraciones graves en la relación ventilación-perfusión. Realizar gasometría en forma periódica. Si el cuadro empeora, evaluar uso de dispositivo de oxigenación a través de membrana extracorpórea (ECMO).
   3. **Quemaduras con contacto cutáneo:** En el caso de quemaduras por alquitrán caliente, descontaminar con abundante agua a chorro para enfriar y eliminar por arrastre. En caso de adhesión de alquitrán a planos cutáneos, remover en el quirófano bajo anestesia.
   4. **Exposición intravenosa:** instituir C-A-B de la reanimación. Prepararse para manejo de neumonitis hemorrágica grave y edema pulmonar asociado a distrés respiratorio agudo con estrategias protectoras pulmonares, como ventilación mecánica, uso de agonistas betaadrenérgicos, corticoides y antibióticos (en caso de leucocitosis). También se ha reportado pancitopenia en pacientes expuestos por vía intravenosa a gasolina, por lo que debe ser tratada. Traslado a unidad de paciente crítico para terapia de soporte, monitorización y exámenes de laboratorio.
d. **Aumento de la eliminación.** La hemodiálisis y la hemoperfusión no tienen utilidad clínica.
e. **Antídoto.** No existe un antídoto específico.

### BIBLIOGRAFÍA

Aleguas, A., Lewander, W. Acute hydrocarbon exposure: Clinical toxicity, evaluation, and diagnosis. In: Up to Date, Burns, M., Ganetsky, M. (Ed.), Up to Date, Waltham, MA, USA (Accessed on May 18, 2023).

Bindlish V. Subcutaneous gasoline injection. Am J Emerg Med. 1993 Nov;11(6):676-7. doi: 10.1016/0735-6757(93)90036-b. PMID: 8240582.

Curtis J., Metheny E., Sergent S. R. Toxicidad de hidrocarburos. [Actualizado el 10 de octubre de 2022]. En: StatPearls [Internet]. Treasure Island (FL): Publicación de StatPearls; 2023 ene-. Disponible en: https://www.ncbi.nlm.nih.gov/books/NBK499883/

Domej W., Mitterhammer H., Stauber R., Kaufmann P., Smolle K. H. Successful outcome after intravenous gasoline injection. J Med Toxicol. 2007 Dec;3(4):173-7. Doi: 10.1007/BF03160935. PMID: 18072172; PMCID: PMC3550017.

Fink K., Kuehnemund A., Schwab T., et al. Suicide attempt by intravenous injection of gasoline: a case report. J Emerg Med 2010; 39:618.

Gummin, D. HYDROCARBONS. Goldfrank, Flomenbaum, Lewin, Weisman, Howland, Hoffman, eds. Goldfrank's Toxicologic Emergencies. Mc Graw- Hill Education. 2015: 2285-2303.

HYDROCARBONS In: Merative® Micromedex® POISINDEX® System (electronic version). Merative, Ann Arbor, Michigan, USA. Available at: https://www.micromedexsolutions.com/ (cited: 05/18/2024).

Lewander W. J., Aleguas A. Petroleum distillates and plant hydrocarbons. In: Haddad and Winchester's Clinical Management of Poisoning and Drug Overdose, 4th, Shannon M. W., Borron S. W., Burns M. J. (Eds.), Saunders Elsevier, Philadelphia 2007. p.1343.

Lifshitz M, Sofer S, Gorodischer R. Hydrocarbon Poisoning in Children: A 5-Year Retrospective Study. Wilderness & Environmental Medicine. 2003; 14(2):78-82.

Lung, D. HYDROCARBONS. Olson K., eds. Poisoning & Drug Overdose. Mc Graw-Hill Education Lange. 2018: 266-268.

Mahmoodpoor A., Soleimanpour H., Hamishehkar H. Multi organ failure following intravenous gasoline for suicide: a case report. Acta Med Iran. 2012;50(12):846-8. PMID: 23456531.

Murphy E. P., Seoighe D., Beecher S., Baker J. F., Hussey A. Subcutaneous and Intramuscular Injection of Petrol (Hydrocarbon): A Case Report and Review of the Literature. J Hand Surg Asian Pac Vol. 2018 Mar;23(1):149-152. doi: 10.1142/S2424835518720104. PMID: 29409424.

Riggan M. A. A., Gummin D. D. Hydrocarbons. In: Goldfrank's Toxicologic Emergencies, 11th edition, Nelson L. S., Howland M. A., Lewin N. A., Smith S. W., Goldfrank L. R., Hoffman R. S. (Eds.), McGraw-Hill, New York 2019. p.1409.

Seymour F. K., Henry J. A. Assessment and management of acute poisoning by petroleum products. Hum Exp Toxicol 2001; 20:551.

Shusterman E. M., Williams S. R., Childers B. J. Soft tissue injection of hydrocarbons: a case report and review of the literature. J Emerg Med 1999; 17:63.

Tormoehlen L. M., Tekulve K. J., Nañagas K. A. Hydrocarbon toxicity: A review. Clin Toxicol (Phila) 2014; 52:479.

West J. HYDROCARBONS. Viccellio P., eds. Handbook of Medical Toxicology. Boston/Toronto/London: Little, Brown and Company. 1993: 208-220.

## 9.15. HIDROCARBUROS AROMÁTICOS

Alberto López, Claudio Retamal y Juan Carlos Ríos

### Descripción

Los hidrocarburos son un grupo de compuestos orgánicos muy diversos. Generalmente se obtienen como derivados del petróleo, alquitrán mineral y del gas natural. En este grupo se incluyen todos los hidrocarburos cíclicos conjugados, que se caracterizan por ser volátiles a temperatura ambiente, tóxicos y tienen con un intenso olor, lo que les da su nombre.

### Sustancias incluidas

Los compuestos más conocidos y estudiados de esta familia de hidrocarburos son el benceno, el tolueno y el xileno, pero existen muchos más y tienen diversos usos.

Se pueden encontrar como solventes y diluyentes para pinturas (diluyentes acrílicos, piroxilina), tintas de impresión, barnices, tintes, cementos y fragües de cemento, y líquidos de limpieza, como limpia carburadores y otros. Pueden ser incluidos como aditivos de la gasolina y combustible de aviación. También se utilizan en la manufactura de plásticos, polímeros, adhesivos, textiles sintéticos, repelentes de insectos, resinas epóxicas, herbicidas y preparaciones farmacéuticas. Pueden ser utilizados como intermediarios en la producción de otros químicos.

### Mecanismo de toxicidad

Por aspiración, pueden provocar neumonitis química por su alto efecto irritante de mucosas. Por inhalación e ingesta, provocan depresión del SNC, alteración de fluidez de membranas neuronales y disminución del flujo sanguíneo cerebral. La muerte súbita se puede producir por anoxia, inhibición vagal, depresión respiratoria o arritmias cardíacas.

- **Benceno.** La metabolización del benceno a sus principales metabolitos (hidroquinona, catecol, fenol, benzoquinona y muconaldehido) ocurre en los seres humanos a través del hígado vía citocromo P450 enzima 2E1 y vía quinona oxidoreductasa NQ01. Se ha propuesto que estos metabolitos son los responsables de la mayoría de los efectos tóxicos sistémicos por exposición a benceno, afectando múltiples órganos y sistemas a través de formación de especies reactivas de oxígeno y estrés oxidativo. Específicamente, provoca supresión de la médula ósea y, a través de sus metabolitos, alteraciones en el ciclo celular que pueden derivar en mutagénesis. Este efecto se ve mayormente exacerbado por aberraciones a nivel cromosomal en linfocitos. Tal como otros hidrocarburos aromáticos, grandes exposiciones causan efectos sobre el SNC.

- **Tolueno.** El efecto del tolueno en el SNC se produce a través de interacciones lipófilas inespecíficas de membrana, las que a su vez modulan varios sistemas de neurotransmisores (dopamina, acetilcolina, GABA, glicina y serotonina).
- **Xileno.** Algunos autores han sugerido que ciertos intermediarios metabólicos, como el metilbenzaldehído, pueden ser responsables de sus efectos tóxicos. La inhibición de enzimas microsomales pulmonares por la unión de tales metabolitos tóxicos, inactivando las enzimas, también podrían contribuir a la naturaleza tóxica del xileno.

  El mecanismo de nefrotoxicidad del xileno puede estar relacionado con la formación de metabolitos activos que subsecuentemente causan irritación de los tejidos renales o fluidización directa de la membrana.

  Se ha demostrado una disminución en el transporte axonal de estímulos posterior a la exposición a xileno. Se ha observado disminución de catecolaminas hipotalámicas. Los síntomas tóxicos en el SNC pueden atribuirse a la liposolubilidad del xileno en la membrana neuronal, alterando la actividad de proteínas esenciales para la función neuronal normal.

  La absorción dérmica es la mayor ruta de exposición del xileno. Trabajadores con eczema en las manos y que trabajan con este compuesto, especialmente trabajadores de laboratorios, presentaron altos niveles de ácido metilhipúrico en orina.

  Los efectos pulmonares, gástricos y oculares son atribuidos a su naturaleza química irritante.

## Toxicocinética

Este grupo de compuestos químicos presenta buena absorción por vía inhalatoria, con alta distribución hacia el cerebro y otros órganos.

También pueden ser absorbidos por la piel (especialmente, la anilina, nitrobenceno y tetraetilplomo), provocando toxicidad sistémica.

- **Benceno.** La absorción ocurre rápidamente por ingesta, inhalación o exposición dérmica. Por ingesta casi el 100 % de la dosis se absorbe rápidamente. Al ser inhalado, se absorbe aproximadamente un 46 %, de esto, entre 12 y 50 % se elimina inalterado en el aire espirado. Por su alta lipofilicidad, se acumula en el cerebro y la grasa corporal. Se metaboliza en el hígado vía citocromo P450 a metabolitos hidrosolubles que son eliminados en la orina, siendo los más comunes fenol, catecol e hidroquinona.
- **Tolueno.** Por ingestión, la absorción es de un 100 % de la dosis, con concentraciones máximas en sangre dentro de la 1ª a 2ª hora postingesta. El 50 % de la dosis inhalada es absorbida rápidamente, con concentraciones máximas en sangre dentro de los 15 a 30 minutos. Se deposita en cerebro y en el tejido graso, pudiendo permanecer varias horas en circulación.

  Sobre el 20 a 30 % de la dosis es eliminada sin cambios en el aire espirado. El resto de la dosis es metabolizado en el hígado por hidroxilación secuencial y oxidación a ácido benzoico. La conjugación de glicina con ácido benzoico, para formar ácido hipúrico, constituye la mayor ruta de detoxificación y eliminación de tolueno, a través de excreción renal en un 60-70 %.
- **Xileno.** Se absorbe rápidamente por ingesta e inhalación. Por ingesta, se logran concentraciones máximas 1 a 2 horas después. Aproximadamente un 60 % del xileno inhalado es absorbido por los pulmones, del que se elimina inalterado aproximadamente un 5 %. Se detectan concentraciones máximas entre 15 a 30 minutos postinhalación. Es mayormente metabolizado en el hígado por vía oxidación de grupos metilos, seguido por la conjugación con glicina para producir ácido hipúrico, su metabolito principal, el que es excretado a través de la orina.

## Dosis tóxica

- **Benceno.** Se estima que la ingesta de 50 a 500 mg/kg, es letal en humanos. El umbral de olor es de 1,5 a 1,7 ppm. Inhalación de niveles de 300 a 3.000 ppm producen efectos sobre el SNC, que van desde la somnolencia al delirio y coma. Niveles de 500 ppm son considerados inmediatamente peligrosos para la salud y la vida. La exposición a 20.000 ppm es rápidamente fatal.
- **Tolueno.** La ingestión de 60 mL está descrita como letal en un reporte de caso de un paciente adulto. Inhalaciones crónicas de menos de 200 ppm han sido asociadas a cefalea, fatiga y náuseas. Trabajadores expuestos repetitivamente de 200 a 500 ppm han reportado pérdida de coordinación y de memoria, pérdida de apetito y desórdenes reversibles del nervio óptico. Concentraciones mayores a 1.500 ppm causan sintomatología similar, pero más severa. Exposiciones a concentraciones en el aire de 10.000 a 30.000 ppm pueden causar confusión mental e inconciencia en pocos minutos.
- **Xileno.** Se estima que la dosis letal por ingesta es de 15 a 30 mL. La exposición a 200 ppm produce conjuntivitis y efectos irritantes respiratorios. 1.000 ppm es considerado inmediatamente peligroso para la vida y la salud. Se reportan fallecimientos con exposiciones entre 6.000 a 10.000 ppm.

## Órgano diana

Por ingesta, se ven afectados principalmente el sistema nervioso, sistema cardiovascular, hígado y riñones. Por inhalación, se afecta también el sistema respiratorio.

## Cuadro clínico

La toxicidad por exposición a hidrocarburos aromáticos está dada por el gran potencial de producir depresión del SNC, con tendencia a causar irritación cardíaca, y por el riesgo de aspiración. Los efectos pueden derivar de la ingestión, inhalación de sus vapores, exposición ocular o cutánea. Son potencialmente carcinógenos en exposiciones crónicas.

- **Benceno.** El benceno se comporta como irritante local. Las exposiciones cutáneas provocan eritema, ardor y edema inicialmente, pero también pueden provocar quemaduras y toxicidad sistémica.
  A nivel gastrointestinal, produce sensación de quemazón de la mucosa oral, esófago y estómago, provocando náuseas, vómitos y dolor abdominal en ingestas pequeñas. Cantidades de ingesta mayores pueden provocar vómitos repetitivos, taquicardia, ataxia, somnolencia, pérdida de conciencia, delirio, neumonitis química por broncoaspiración con síntomas excitatorios iniciales seguidos de una depresión abrupta del SNC y depresión respiratoria.
  La exposición por vía inhalatoria produce irritación bronquial, tos, ronquera, edema pulmonar y neumonitis química.
  La inhalación de concentraciones moderadas puede provocar palidez, mareos y excitación neuromotora, seguida de enrojecimiento, disnea, constricción torácica, cefalea y debilidad. Grandes concentraciones pueden causar euforia y excitación, seguida de fatiga, arritmias cardíacas, convulsiones, coma y la muerte.
  La exposición ocular puede provocar daño corneal irreversible.
  Exposiciones crónicas han sido asociadas con hemoglobinuria paroxística nocturna, varios tipos de leucemia, metaplasia mieloide, anemia aplásica, alteraciones del ciclo menstrual, aborto espontáneo, parto mortinato y mayor probabilidad de desarrollar diabetes.
- **Tolueno.** Inhalado en contexto de abuso, sus efectos sobre el SNC son sensación de placer, desinhibición, euforia y alucinaciones, seguido de cefalea, vómitos, broncoaspiración, tremor, ataxia, confusión, desorientación, disartria, cansancio, somnolencia, estupor, convulsiones, inconsciencia y coma, además de daño multisistémico como edema pulmonar y congestión multiorgánica visible como hallazgo *post mortem*.
  El abuso inhalatorio crónico puede provocar debilidad muscular, síntomas gastrointestinales (dolor, náuseas, vómitos), acidosis tubular renal (hipokalemia y acidosis metabólica), daño hepático y síntomas neuropsiquiátricos. Los pacientes generalmente exhiben hipokalemia, hematuria, proteinuria, oliguria, paresias, rabdomiólisis, alucinaciones, reflejos hiperactivos, neuropatía periférica, cambios de personalidad, tremor, cefalea, labilidad

emocional y pérdida de memoria. Pacientes con abuso inhalatorio de larga data pueden desarrollar encefalopatía progresiva irreversible con alteraciones cognitivas y ataxia cerebelar, además de alteraciones a nivel cardiovascular, como contracciones ventriculares prematuras, taquicardia supraventricular y cardiomiopatía dilatada. En madres gestantes, se observaron recién nacidos con microcefalia, disfunción del SNC y anormalidades anatómicas menores.

La ingestión aguda causa depresión del SNC, taquicardia, hipertensión, dolor orofaríngeo, dolor abdominal y vómitos.

En contexto de inhalación aguda, produce una respuesta bifásica con excitación del SNC inicial seguida de depresión del SNC, con ataxia, fatiga, sedación, ocasionalmente convulsiones, disritmias cardíacas, bradicardia, fibrilación ventricular e infarto agudo al miocardio, y a grandes concentraciones anestesia general. La muerte súbita puede ocurrir secundaria a hipoxia o disritmias cardíacas. La inhalación accidental o intencional de este producto puede provocar la muerte.

Exposiciones oculares agudas pueden causar irritación, ardor, blefaroespasmo, conjuntivitis, edema y abrasiones corneales. El abuso crónico por inhalación puede provocar disminución de la agudeza visual, alteraciones de la visión de los colores y atrofia óptica.

- **Xileno.** La inhalación aguda en bajas concentraciones produce efectos irritantes de membranas mucosas. Puede causar hepato y nefrotoxicidad, ambas reversibles. Concentraciones altas pueden causar inicialmente excitación del SNC, seguida de narcosis, cambios olfatorios, irritación del tracto respiratorio y daño pulmonar agudo. Exposiciones severas pueden ser fatales debido a paro respiratorio y/o arritmias ventriculares.

  La ingestión en cantidades menores puede causar irritación de membranas mucosas, sensación quemante en orofaringe y estómago, y vómitos. Ingestas grandes pueden causar depresión del SNC, fibrilación ventricular, toxicidad hepática y renal reversibles. La aspiración pulmonar puede causar neumonitis química y daño pulmonar agudo.

  La exposición dérmica puede producir pérdida de grasa de la piel, generando irritación, sequedad, eritema y agrietamiento. Pueden producirse flictenas si la exposición es prolongada o el xileno está muy concentrado.

  A nivel ocular, grandes concentraciones de vapor de xileno pueden provocar irritación ocular. Puede presentarse keratopatía en trabajadores expuestos prolongadamente a vapor con grandes concentraciones. Accidentes por salpicaduras producen daño superficial en la mayoría de los casos, aunque existen reportes de quemaduras corneales y conjuntivitis.

  Exposiciones crónicas pueden provocar dermatitis desgrasante, daño ocular reversible, disnea, confusión, mareos, aprehensión, pérdida de memoria, tremor, cefalea, debilidad, anorexia, tinnitus, náuseas, irritabilidad, pruebas hepáticas anormales, falla renal y anemia.

  A nivel reproductivo produce infertilidad, hemorragia durante el parto, aborto espontáneo entre otros efectos.

## Exámenes de laboratorio

Controlar electrolitos plasmáticos y panel metabólico, obtener ECG y mantener monitorización cardíaca continua en pacientes sintomáticos luego de exposición en cantidades altas tanto por vía inhalatoria como por ingesta.

En pacientes con evidencia de acidosis, monitorear función renal, enzimas hepáticas, CK Total y orina completa (evaluar pH).

Radiografía de tórax en pacientes con síntomas respiratorios.

## Tratamiento

a. **CAB de la reanimación.** ¡Atención!: epinefrina y otros simpaticomiméticos deben ser usados con mucha precaución debido al posible aumento de sensibilidad del miocardio a catecolaminas. Se pueden precipitar arritmias ventriculares.
b. **Prevención absorción:**
   - ***Exposición oral.*** La descontaminación gastrointestinal no está recomendada por riesgo de aspiración. El carbón activado no es capaz de absorber a los hidrocarburos aromáticos y cumplir su función y además incrementa el riesgo de vómitos y broncoaspiración del paciente. Dado lo anterior, <u>se encuentra contraindicado</u>.

- *Exposición ocular.* Irrigar con agua por 15 minutos. Si la irritación, dolor, lagrimeo, fotofobia persisten después de la irrigación, consultar con un oftalmólogo.

c. **Tratamiento de complicaciones:**
- *Exposición oral:*
  - Pacientes que han permanecido completamente asintomáticos después de 4 hrs de observación pueden ser derivados a domicilio.
  - Pacientes con exposiciones accidentales leves a productos que contienen bajas concentraciones de hidrocarburos aromáticos, pueden ser observados en su domicilio, mientras no desarrollen algún síntoma respiratorio.
  - El período mínimo de observación de pacientes que lleguen sintomáticos a un servicio de urgencias es de 6 a 8 horas. Si la sintomatología persiste o aumenta, hospitalizar hasta cese de síntomas.

  Convulsiones: tratar convulsiones con benzodiazepinas, como primera línea, o fenobarbital.
- ***Inhalación.*** En caso de aspiración pulmonar, unos pocos mililitros pueden producir neumonitis química. Administrar oxígeno 100 % humidificado con ventilación asistida si se requiere. Uso de broncodilatadores y corticoides pueden ayudar a disminuir los síntomas. Hospitalizar a aquellos pacientes con sintomatología respiratoria severa (fiebre por infección respiratoria secundaria, hipoxia, síntomas respiratorios, obstrucción bronquial, polipnea) y a aquellos que sugieran un intento suicida.

  Convulsiones: tratar convulsiones con benzodiazepinas como primera línea. Si paciente no responde continuar con fenobarbital.

  Neumonitis: manejo de soporte. Uso de antibióticos: Solo si hay evidencia de infección. Uso de corticoides: No hay claridad si la administración precoz puede prevenir el desarrollo de edema pulmonar no cardiogénico.

d. **Aumento de la eliminación.** La hemodiálisis y la hemoperfusión no poseen utilidad clínica.

e. **Antídoto.** No existe un antídoto específico.

## BIBLIOGRAFÍA


Bahadar, H. et als. (2014) Current understandings and perspectives on non-cancer Health effects of benzene: a global concern. Toxicology and Applied Pharmacology, Vol. 276, Issue 2, Pages 83- 94.

BENZENE In: MerativeTM Micromedex® POISINDEX® (electronic version). Merative, Ann Arbor, Michigan, USA. Available at: https://www.micromedexsolutions.com/ (cited: 13/05/2024).

Fenga, C., Gangemi, S., & Costa, C. (2016). Benzene exposure is associated with epigenetic changes (Review). Molecular Medicine Reports, 13, 3401-3405

HYDROCARBONS. In: MerativeTM Micromedex® POISINDEX® (electronic version). Merative, Ann Arbor, Michigan, USA. Available at: https://www.micromedexsolutions.com/ (cited: month/day/year). (citado: 13/05/2023).

Lung, D. (2018). HYDROCARBONS. Olson K., eds. Poisoning & Drug Overdose. Conneticut: Appleton & Lange: 266-268.

Niaz, K., Bahadar, H., Maqbool, F., & Abdollahi, M. (2015). A review of environmental and occupational exposure to xylene and its health concerns. EXCLI journal, 14, 1167–1186.

Pelletti, G. et als. (2018) Medico-legal implications of toluene abuse and toxicity. Review of cases along with blood concentrations. Legal Medicine, Vol.34, September 2018, Pages 48- 57.

Shih R. (1998). HYDROCARBONS. Goldfrank, Flomenbaum, Lewin, Weisman, Howland, Hoffman, eds. Goldfrank's Toxicologic Emergencies. Connecticut: Appleton & Lange: 1386-1398.

T Rajan, S., & Malathi, N. (2014). Health hazards of xylene: a literature review. Journal of clinical and diagnostic research: JCDR, 8(2), 271–274.

TOLUENE En: In: MerativeTM Micromedex® POISINDEX® (electronic version). Merative, Ann Arbor, Michigan, USA. Available at: https://www.micromedexsolutions.com/ (cited: 13/05/2024).

West J. (1993). HYDROCARBONS. Viccellio P., eds. Handbook of Medical Toxicology. Boston/Toronto/London: Little, Brown and Company. 1993: 208-220.

XYLENE En: In: MerativeTM Micromedex® POISINDEX® (electronic version). Merative, Ann Arbor, Michigan, USA. Available at: https://www.micromedexsolutions.com/ (cited: 13/05/2024).

## 9.16. MERCURIO ELEMENTAL (METÁLICO)

Lorena Silva, Francisco Figueroa
y Juan Carlos Ríos

### Descripción

El mercurio (Hg) elemental o metálico es un metal tóxico bioacumulable y persistente. Es el único metal líquido a temperatura ambiente y presión normal, que forma fácilmente una amalgama con otros metales. Es líquido inodoro de color blanco-plateado brillante, que al calentarse se transforma en un gas con propiedades tóxicas. No es esencial para ningún proceso biológico, pero se acumula en la mayoría de los seres vivos. Se encuentra en termómetros, esfigmomanómetros, tubos fluorescentes, amalgamas dentales, pilas alcalinas, ampolletas de ahorro de energía, en la industria minera del oro, entre otros. Su ingestión es considerada no tóxica por su pobre absorción a través del tracto gastrointestinal. La toxicidad severa es inusual y, con mayor frecuencia, se desarrolla a partir de la vaporización del mercurio calentando en un espacio cerrado.

### Mecanismo de toxicidad

El ion mercurio se combina covalentemente a la fracción de azufre en los grupos sulfhidrilo en el organismo, por lo cual interfiere en los procesos donde participan enzimas, coenzimas, membranas, proteínas estructurales y los mecanismos de transporte. La toxicidad se desarrolla a medida que el mercurio elemental se oxida a las formas mercuriosa ($Hg^{+}$) y mercúrica ($Hg^{2+}$) que interactúan con estas entidades causando disfunción multiorgánica.

El mercurio elemental es principalmente neurotóxico. Sin embargo, se requiere de una concentración mínima en el organismo para inhibir los procesos enzimáticos.

### Toxicocinética

a. **Absorción.** VÍA ORAL: la absorción oral es insignificante (0,1 %) en paciente con un tracto gastrointestinal normal, pero aumenta en casos de presencia de lesiones de la mucosa gástrica y en casos de contacto prolongado con la mucosa debido a las mayores posibilidades de oxidación a formas inorgánicas más tóxicas y de absorción más rápida. VÍA INHALATORIA: aproximadamente del 74 % al 80 % de los vapores de mercurio elemental se absorben por inhalación. VÍA DÉRMICA: cuando se compara con la absorción pulmonar, la tasa de absorción cutánea se estima en un 2,2 % de la tasa de absorción pulmonar.
b. **Distribución.** Se distribuye principalmente en el sistema nervioso central y sistema renal.
c. **Metabolismo.** Al absorberse por vía inhalatoria es rápidamente oxidado a mercurio divalente a través de las catalasas.
d. **Excreción.** Alrededor del 2 % es excretado por la orina después de una exposición inhalatoria y el 9 % es excretado por las heces durante 7 días.
e. **Vida media.** 37 días.

### Dosis tóxica

Para intoxicaciones crónicas, los niveles en orina son el mejor indicador. En cambio, para toxicidad aguda son preferibles los niveles en sangre.

| | |
|---|---|
| Niveles en sangre | > 10 mcg/L |
| Niveles en orina (24 horas) | > 20mcg/L |

### Órgano diana

Sistema nervioso central y sistema respiratorio.

### Cuadro clínico

- **Ingestión.** La ingestión de mercurio elemental usualmente no produce toxicidad, a menos que exista una fístula gastrointestinal o enfermedad inflamatoria gastrointestinal, o que el mercurio, por cualquier otra causa, sea retenido por un largo tiempo en el tracto intestinal. Los síntomas pueden parecerse a la intoxicación por mercurio inorgánico.
- **Vía inhalatoria:**
  - ***Exposición aguda.*** La exposición aguda a vapores de mercurio afectan principalmente a los pulmones. La patología pulmonar incluye neumonitis, bronquiolitis necrosante, edema pulmonar, lesión pulmonar aguda y muerte. También pueden desarrollarse efectos en el sistema nervioso central, daño renal, gingivitis y estomatitis. A las pocas horas de exposición a una alta concentración de vapor de mercurio, se pueden desarrollar debilidad, escalofríos, sabor metálico, náuseas, vómitos, diarrea, dolor abdominal, dolor de cabeza, temblores, alteraciones visuales, disnea, tos y opresión en el pecho.

- *Exposición crónica.* La inhalación crónica conduce a trastornos neuropsiquiátricos, incluyendo cambios en la personalidad, alucinaciones, delirio, insomnio, irritabilidad, fatiga, pérdida de memoria, eretismo, temblor (temblor de intención fina de los dedos que progresa a movimientos coreiformes de las extremidades) y gingivoestomatitis. Los niños y algunos adultos desarrollan acrodinia asociada con calambres severos en las piernas, irritabilidad, insomnio, diaforesis, hipertensión, erupción miliar y descamación de la piel eritematosa en los dedos, las manos y los pies. Se ha informado casos de disfunción renal con proteinuria, síndrome nefrótico, necrosis tubular aguda e insuficiencia renal.

- **Exposición intravenosa o intramuscular.** Existen reportes de intentos de suicidio a través de la inyección endovenosa de mercurio elemental con desarrollo de embolia pulmonar, y la inyección IM puede provocar disfunción renal y absorción crónica; los signos y síntomas suelen ser leves, pero pueden ser similares a la toxicidad por mercurio inorgánico.

## Exámenes de laboratorio

Niveles de mercurio en orina de 24 horas es el mejor indicador de exposición crónica (se recomienda que el paciente, previo al examen, evite comer mariscos durante una semana y evite colocarse amalgamas de mercurio durante varias semanas antes de la recolección). La concentración de mercurio en sangre total puede ser útil para la exposición aguda.

Controlar electrolitos séricos, función renal, glicemia, análisis de orina y enzimas hepáticas en pacientes sintomáticos. Evaluar radiografía de tórax en pacientes con síntomas pulmonares.

En caso de paciente con síntomas, los marcadores urinarios específicos para evaluar disfunción renal deben incluir microglobulina beta-2, microalbuminuria y proteína fijadora de retinol (RBP).

## Tratamiento

a. **CAB de la reanimación.** En caso de pacientes graves, tras inhalación de vapores de mercurio en altas dosis y desarrollo de lesión pulmonar: Administrar oxígeno humidificado al 100 %, intubar y apoyar con la ventilación mecánica, según sea necesario. Administrar agonistas adrenérgicos beta-2 para el broncoespasmo.
b. **Prevención absorción:**
   - *Vía oral.* La ingestión generalmente no produce toxicidad aguda, ya que el mercurio elemental es pobremente absorbido. En ingesta accidentales, los restos de Hg se eliminan a través de las deposiciones en forma espontánea. NO realizar maniobras de descontaminación gástrica. El carbón activado no es capaz de absorber metales y el lavado gástrico está contraindicado por el riesgo de aspiración.

     IRRIGACIÓN INTESTINAL TOTAL. En caso de ingestas intencionales de grandes volúmenes, retención prolongada, inflamación de la mucosa gastrointestinal o fístula, tomar una radiografía abdominal para confirmar su presencia y realizar una irrigación intestinal total con solución de polietilenglicol (PEG) para asegurar su eliminación. Se administra por vía oral o por sonda nasogástrica. El paciente debe estar sentado y/o la cabecera de la cama elevada en un ángulo de al menos 45 grados. Dosis ADULTO: 1,5 a 2 L/hora. NIÑOS: 6 a 12 años: 1L/hora. NIÑOS 9 meses a 6 años: 500 mL/hora. Continuar con la administración hasta que el efluente rectal sea claro y no haya evidencia radiográfica de Hg en el tracto gastrointestinal.

     EXTRACCIÓN QUIRÚRGICA. En raras ocasiones, el mercurio puede quedar atrapado en el intestino y puede requerir extirpación quirúrgica, con el fin de prevenir la lesión tisular local y la absorción sistémica de los depósitos de mercurio elemental en los tejidos blandos. Esta medida no es una recomendación habitual.
   - *Inhalación.* La inhalación es la principal fuente de toxicidad significativa, especialmente después de la vaporización del Hg tras un derrame en un espacio cerrado. Trasladar al paciente al aire libre, ventilar el área del derrame durante al menos 15 minutos y recoger los glóbulos de mercurio con una cartón o cinta adhesiva; luego, eliminar en una doble bolsa de plástico. Evite el uso de la aspiradora, ya que favorecerá la evaporación del Hg y con ella el riesgo de inhalación.

- *Exposición ocular.* Las gotas de mercurio elemental pueden absorberse después del contacto conjuntival. Irrigar con abundante agua a temperatura ambiente durante al menos 15 minutos y considere un examen oftalmológico si persisten los efectos locales, tras la descontaminación.

c. **Tratamiento de complicaciones.** Tratamiento sintomático y de soporte, según hallazgos clínicos.

d. **Aumento de la eliminación.** No posee utilidad clínica. En caso de insuficiencia renal, se recomienda la realización de diálisis como tratamiento.

e. **Antídoto.** La terapia de quelación se ha utilizado en el tratamiento de personas con toxicidad severa secundaria a la inhalación aguda o crónica de vapores de mercurio elemental. Se utilizan fármacos que forman un enlace estable con el metal, ejerciendo una mayor excreción renal o biliar de complejo quelante-metal. Las opciones de tratamiento son:

- ***Dimercapol (BAL).*** BAL y mercurio forman un complejo soluble en agua a un pH 7,5. Este complejo generalmente compromete el riñón y es dializable, por lo cual se aconseja la realización de hemodiálisis.

  Se administra por vía intramuscular: 5 mg/kg como dosis inicial, luego 2,5 mg/kg una o dos veces al día por 10 días.

- ***Succimer.*** En la actualidad emerge como una gran alternativa por su facilidad de administración (oral y ambulatoria) y baja incidencia de efectos adversos. Se administra 10 mg/kg/dosis cada 8 horas por 5 días para continuar cada 12 horas por dos semanas (14 días). Se puede repetir el ciclo si los niveles sanguíneos se mantienen elevados. Se recomienda un mínimo de dos semanas entre ciclos, a menos que los síntomas del paciente o las concentraciones en sangre indiquen la necesidad de un tratamiento más rápido.

- ***Penicilamina.*** Se ha demostrado que aumenta la excreción renal en pacientes con toxicidad aguda y crónica.

  Se sugiere comenzar con dosis pequeñas para disminuir efectos adversos (molestias gastrointestinales, *rash* cutáneo, leucopenia, trombocitopenia y proteinuria) e incrementar dosis gradualmente, por ejemplo, 25 % de la dosis deseada en la *semana uno*, 50 % en la *semana dos* y la dosis completa en la *semana tres*. Dosis Adultos: 1 a 1,5 g/día vía oral, dividido en cuatro dosis. Dosis Pediátrica: 15 a 30 mg/kg/día vía oral, dividido en tres a cuatro dosis. Duración de la terapia: 3 a 10 días con un control diario minucioso de la excreción urinaria de mercurio. Si el mercurio en la orina cae rápidamente, la carga corporal probablemente sea pequeña. Esperar 10 días una vez terminado el tratamiento y repetir niveles de Hg en orina.

OBSERVACIÓN. Al momento de la edición de este libro, solo la PENICILAMINA contaban con registro sanitario en Chile (CUPRIPEN® CÁPSULAS 250 mg).

## BIBLIOGRAFÍA

Af Geijersstam, E., Sandborgh-Englund, G., Jonsson, F., & Ekstrand, J. (2001). Mercury uptake and kinetics after ingestion of dental amalgam. Journal of dental research, 80(9), 1793–1796. https://doi.org/10.1177/00220345010800090401.

Akyildiz B. N., Kondolot M, Kurtoglu S, et al.: Case series of mercury toxicity among children in a hot, closed Akyildiz, B. N., Kondolot, M., Kurtoğlu, S., & Konuşkan, B. (2012). Case series of mercury toxicity among children in a hot, closed environment. Pediatric emergency care, 28(3), 254–258. https://doi.org/10.1097/PEC.0b013e3182494ed0

Baselt R. C. & Cravey R. H.: Disposition of Toxic Drugs and Chemicals in Man, 4th ed, Year Book Medical Publishers, Chicago, IL, 1995.

Bazoukis, G., Papadatos, S. S., Michelongona, P., Fragkou, A., & Yalouris, A. (2017). Assessment and management of elemental mercury poisoning-a case report. Clinical case reports, 5(2), 126–129. https://doi.org/10.1002/ccr3.811

Bjørklund, G., Dadar, M., Mutter, J., & Aaseth, J. (2017). The toxicology of mercury: Current research and emerging trends. Environmental research, 159, 545–554. https://doi.org/10.1016/j.envres.2017.08.051

Bluhm, R. E., Bobbitt, R. G., Welch, L. W., Wood, A. J., Bonfiglio, J. F., Sarzen, C., Heath, A. J., & Branch, R. A. (1992). Elemental mercury vapour toxicity, treatment, and prognosis after acute, intensive exposure in chloralkali plant workers. Part I: History, neuropsychological findings and chelator effects.

Human & experimental toxicology, 11(3), 201–210. https://doi.org/10.1177/096032719201100308

CANTOR M. O. (1951). Mercury lost in the gastrointestinal tract; report of an unusual case. Journal of the American Medical Association, 146(6), 560–561. https://doi.org/10.1001/jama.1951.63670060001008

Caravati E. M. (2004). D-Penicillamine. In: Dart RC, ed. Medical Toxicology, Lippincott Williams & Wilkins, Philadelphia, PA.

Caravati, E. M., Erdman, A. R., Christianson, G., Nelson, L. S., Woolf, A. D., Booze, L. L., Cobaugh, D. J., Chyka, P. A., Scharman, E. J., Manoguerra, A. S., Troutman, W. G., & American Association of Poison Control Centers (2008). Elemental mercury exposure: an evidence-based consensus guideline for out-of-hospital management. Clinical toxicology (Philadelphia, Pa.), 46(1), 1–21. https://doi.org/10.1080/15563650701664731

Cherry, D., Lowry, L., Vélez, L., Cotrell, C., & Keyes, D. C. (2002). Elemental mercury poisoning in a family of seven. Family & community health, 24(4), 1–8. https://doi.org/10.1097/00003727-200201000-00003.

Dawson, A. J., Iliopoulou, A., & Gonzalez, S. (2013). Elemental mercury toxicity due to aspiration following intentional massive ingestion. Acute medicine, 12(2), 93–95.

Hursh, J. B., Clarkson, T. W., Miles, E. F., & Goldsmith, L. A. (1989). Percutaneous absorption of mercury vapor by man. Archives of environmental health, 44(2), 120–127. https://doi.org/10.1080/00039896.1989.9934385

Johnson-Arbor, K., Tefera, E., & Farrell, J., Jr (2021). Characteristics and treatment of elemental mercury intoxication: A case series. Health science reports, 4(2), e293. https://doi.org/10.1002/hsr2.293

Kosnett M. J. (2013). The role of chelation in the treatment of arsenic and mercury poisoning. Journal of medical toxicology: official journal of the American College of Medical Toxicology, 9(4), 347–354. https://doi.org/10.1007/s13181-013-0344-5

Mercury, Elemental. In: MerativeTM Micromedex® POISINDEX® (electronic version). Merative, Ann Arbor, Michigan, USA. Available at: https://www.micromedexsolutions.com/ (cited: 06/06/2024).

Michielan, A., Schicchi, A., Cappuccio, R., Lonati, D., Lamboglia, F., Vitalba, A., Caroli, A., Crevani, M., Locatelli, C. A., & Betetto, G. (2018). Intentional ingestion of elemental mercury requiring multi-step decontamination and prophylactic appendectomy: a case report and treatment proposal. Clinical toxicology (Philadelphia, Pa.), 56(1), 69–73. https://doi.org/10.1080/15563650.2017.1338346

Pan, Y., & Song, Y. (2022). Broken thermometer in hand: mercury elevation caused by improper debridement. Clinical toxicology (Philadelphia, Pa.), 60(5), 654–656. https://doi.org/10.1080/15563650.2021.1998519

Product Information: BAL In Oil intramuscular injection, dimercaprol intramuscular injection. Akorn, Inc. (per DailyMed), Lake Forest, IL, 2016.

Product Information: CHEMET(R) oral capsules, succimer oral capsules. Lundbeck Inc. (per Manufacturer), Deerfield, IL, 2011.

Rusyniak, D. E., & Nanagas, K. A. (2008). Conservative management of elemental mercury retained in the appendix. Clinical toxicology (Philadelphia, Pa.), 46(9), 831–833. https://doi.org/10.1080/15563650701846288

Sakamoto, M., Nakamura, M., & Murata, K. (2018). Mercury as a Global Pollutant and Mercury Exposure Assessment and Health Effects. Nihon eiseigaku zasshi. Japanese journal of hygiene, 73(3), 258–264. https://doi.org/10.1265/jjh.73.258

Stone, C., Angermann, J., & Sugarman, J. (2021). Erethism Mercurialis and Reactions to Elemental Mercury. Cutis, 107(4), 190–198. https://doi.org/10.12788/cutis.0224

Ye, B. J., Kim, B. G., Jeon, M. J., Kim, S. Y., Kim, H. C., Jang, T. W., Chae, H. J., Choi, W. J., Ha, M. N., & Hong, Y. S. (2016). Evaluation of mercury exposure level, clinical diagnosis and treatment for mercury intoxication. Annals of occupational and environmental medicine, 28, 5. https://doi.org/10.1186/s40557-015-0086-8

Zag, L., Berkes, G., Takács, I. F., Szepes, A., & Szabó, I. (2017). Endoscopic management of massive mercury ingestion: A case report. Medicine, 96(22), e6937. https://doi.org/10.1097/MD.0000000000006937

## 9.17. METANOL

Lorena Silva, Antonia Sateler, Gonzalo Pino y Juan Carlos Ríos

### Descripción

El metanol es un alcohol tóxico muy volátil e inflamable. Es el miembro más pequeño de la familia de los alcoholes alifáticos. También es conocido como alcohol metílico o alcohol de quemar. Se utiliza como solvente en varios productos, como los diluyentes de pintura, gasolina, anticongelantes, termómetros de vino, silicona líquida y en la producción de formaldehído. También puede estar presente en bebidas alcohólicas adulteradas como el "pájaro verde", subproductos alcohólicos y vinagres elaborados de forma artesanal.

Las intoxicaciones por metanol se producen principalmente en casos de intento de suicidio, ingesta de bebidas alcohólicas adulteradas y exposiciones accidentales en niños.

### Mecanismo de toxicidad

Su mecanismo de toxicidad se basa en sus metabolitos, ya que a nivel hepático el metanol es oxidado en una reacción catalizada por la enzima alcohol deshidrogenasa a formaldehído y posteriormente a través de la enzima aldehído deshidrogenasa por acción catalítica hasta ácido fórmico, tal como se aprecia en la Figura 9.7.

**Figura 9.7.** Metabolismo del metanol.

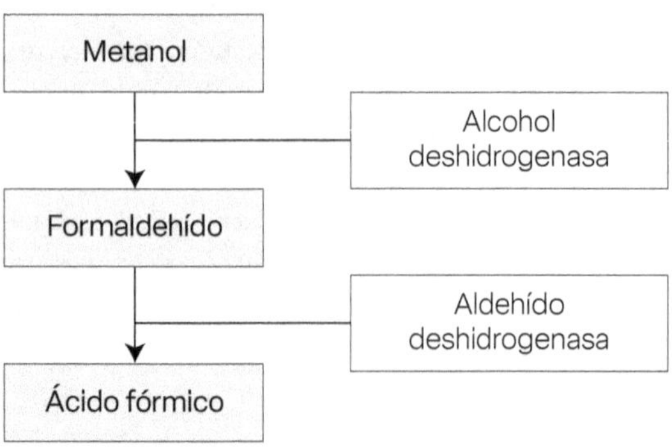


En la etapa 3, el ácido fórmico se destoxifica en dióxido de carbono mediante reacciones dependientes de folato. Este proceso es saturable, razón por la cual en sobredosis predominan altas concentraciones de ácido fórmico.

Son estos dos metabolitos del metanol, más que el metanol *per se*, son los responsables de la toxicidad, incluyendo acidosis metabólica grave o síntomas oculares, entre otros.

El ácido fórmico se postula que inhibe la actividad de la citocromo oxidasa uniéndose a la fracción férrica. La acidosis presente en la intoxicación grave por metanol aumenta la concentración de ácido fórmico no disociado, potenciando así la inhibición de la respiración celular aeróbica. El resultado es la hipoxia tisular y la formación de ácido láctico, que se suma a los niveles de ácido fórmico no disociado y perpetúa el círculo del daño hipóxico. La brecha aniónica observada clínicamente se debe tanto al ácido láctico como al ácido fórmico. Como consecuencia de la glucólisis anaeróbica y la acidosis láctica, se generan aniones superóxido y radicales hidroxilos que dañan la membrana celular. Se produce entrada de calcio en la célula, lo que provoca disfunción mitocondrial y muerte celular.

Por su parte, la acumulación de formiato provoca lesiones en la retina con hiperemia del disco óptico, edema, disminución de las reacciones pupilares a la luz, alteraciones en las fibras del nervio óptico y, finalmente, ceguera permanente, así como lesiones isquémicas o hemorrágicas en los ganglios basales. Se postula que estos cambios resultan de la interrupción de la función mitocondrial y la inhibición de la citocromo oxidasa en el nervio óptico. La actividad citotóxica del formiato en el nervio óptico retrolaminar, en la retina o en ambos puede ser evidente en las 24 horas siguientes a las exposiciones tóxicas. La incidencia de las alteraciones visuales permanentes está directamente correlacionada con el grado de acidosis metabólica, volumen de metanol ingerido, retraso en el inicio del tratamiento, respuesta pupilar y concentración de formiato a nivel ocular [Figura 9.8].

### Toxicocinética

a. **Absorción.** Este tóxico se absorbe principalmente por vía oral; sin embargo, también es factible su absorción por inhalación o por vía transdérmica. La absorción por todas las vías puede resultar en toxicidad. Los niveles plasmáticos máximos de metanol se alcanzan entre 30 y 90 minutos después de la ingestión y, por lo general, no se correlacionan con el momento de aparición de los síntomas. Suele observarse

**Figura 9.8.** Mecanismo de toxicidad metanol.

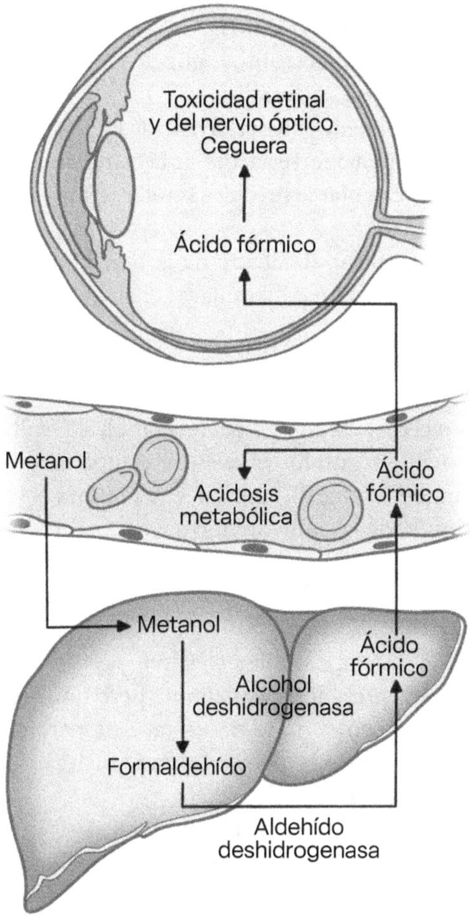


Adaptado de Jeffrey Brent Fomepizole for Ethylene Glycol and Methanol Poisoning. N Engl J Med 2009; 360:2216-2223DOI: 10.1056/NEJMct0806112

un largo período de latencia (aproximadamente de 12 a 24 horas) antes de que se desarrollen los síntomas tóxicos. El tiempo de aparición de los síntomas depende del volumen de metanol ingerido y de la cantidad de etanol ingerida concomitantemente

b. **Distribución.** Su volumen de distribución es de 0,6 L/Kg.
c. **Metabolismo.** Se metaboliza lentamente en el hígado por pasos secuenciales oxidativos al formaldehído, ácido fórmico y dióxido de carbono. Después de la ingestión, se pueden encontrar niveles significativos de metanol en el cuerpo hasta por 7 días.
d. **Excreción.** Debido a su volatilidad, el metanol se puede exhalar junto al aire. Hasta el 12 % de metanol inalterado se excreta a través de los pulmones y un porcentaje muy pequeño de una dosis ingerida de metanol (3 % a 5 %) se excreta sin cambios a nivel renal. Aproximadamente el 5 % de una dosis oral de metanol se excreta como ácido fórmico. La mayor parte del ácido fórmico resultante se acumula y no se elimina. Una pequeña cantidad de formiato, la forma no protonada del ácido fórmico, crea dióxido de carbono y agua para la exhalación después de interactuar con el folato.
e. **Vida media.** ADULTOS: el metanol que no se metaboliza no se elimina de forma significativa a través de los riñones o los pulmones y tiene una semivida más larga que va en un rango de 30 a 85 horas. ÁCIDO FÓRMICO: se ha informado que la vida media del ácido fórmico en pacientes intoxicados con metanol es de hasta 20 horas. La vida media en los pacientes tratados con etanol es de 52 hrs. PEDIATRÍA: se ha reportado una vida media de 28 hrs en un caso de un paciente de seis semanas que lo ingirió accidentalmente. Con hemodiálisis se logra una eliminación de 200 mL/min de metanol, logrando una vida media de 2 hrs.

## Dosis tóxica

No hay información suficiente en la literatura para correlacionar el cuadro clínico (grado de toxicidad) con los niveles de metanol en sangre. Solo se ha establecido el nivel en el que debería iniciarse el tratamiento con etanol. Si bien la mayoría de los expertos establecen como una dosis umbral de metanol en sangre >25 mg/dl para iniciar la terapia con antídoto, existen otros autores más conservadores que sugieren el inicio de terapia con antídoto en casos de niveles de metanol en sangre >20 mg/dl o si se presentan signos y síntomas de acidosis significativa. Algunos expertos también recomiendan el inicio del tratamiento con una alta sospecha de exposición.

## Órgano diana

Sistema nervioso central, sistema metabólico y ocular.

## Cuadro clínico

- **Intoxicaciones leves a moderadas.** En las primeras hrs el afectado presenta un estado de ebriedad similar al alcohol etílico, con un cuadro de ataxia, sedación, náuseas, vómitos y dolor epigástrico. Luego de su período de latencia, que puede progresar hasta 24 hrs post exposición, aparecen signos y síntomas de mayor gravedad. La acidosis o los signos de discapacidad visual sugieren una intoxicación severa.

- **Intoxicaciones severas.** La acidosis metabólica severa se desarrolla varias horas después de la exposición aguda y puede derivar en disfunción multiorgánica con hipotensión, taquicardia, arritmias, convulsiones, rabdomiólisis, coma, pancreatitis e insuficiencia renal aguda.

El ácido fórmico es el responsable de la acidosis metabólica y del daño ocular, a través de la toxicidad retiniana directa. En casos severos, suele dejar secuelas como neuritis óptica, ceguera, encefalopatía. El ácido fórmico provoca una acidosis metabólica y causa ceguera a través de la toxicidad retiniana directa. La toxicidad es más común después de la ingestión, pero hay informes de toxicidad por inhalación y exposición dérmica.

## Exámenes de laboratorio

Al momento de la edición de este libro, niveles plasmáticos de metanol no disponibles en Chile. Sin embargo, si los niveles no están disponibles se puede hacer una estimación teórica de la concentración plasmática de metanol ingerida y evaluar el riesgo de toxicidad aguda.

**Calculo nivel plasmático teórico de metanol.**

Para hacer una estimación teórica de los niveles plasmáticos de metanol, debemos utilizar la siguiente ecuación:

$$\textit{Nivel plasmático teórico de metanol (g/L)} = \frac{\dfrac{\textit{Cantidad ingerida (mL)} \times \textit{\% metanol en solución}}{100 \times \textit{gravedad específica} \left(\frac{g}{ml}\right)}}{\textit{Volumen de distribución} \left(\frac{L}{kg}\right) \times \textit{peso paciente (kg)}}$$

Donde:

- Gravedad específica metanol = 0,79 g/mL
- volumen de distribución Metanol = 0,6 L/kg
- Variables propias del contexto de la exposición del paciente:
  a. Peso del paciente
  b. Volumen de ingesta en mL
  c. Porcentaje de metanol en la formulación

Adicionalmente:

- Monitorear el estado mental, los signos vitales y controlar ECG.
- En pacientes con depresión significativa del SNC o acidosis metabólica, obtenga gases en sangre arterial o venosa.
- Controlar electrolitos, glicemia, creatinina, BUN y gases arteriales.
- Si no se puede obtener niveles de metanol sérico de manera oportuna, medir la osmolaridad sérica y calcular la brecha osmolar (osmolaridad calculada)

Para realizar el cálculo de la brecha osmolar, aplicar la siguiente formula:

$$2Na + \frac{Glucosa}{18} + \frac{BUN}{2,8}$$

En el caso de coingesta con etanol, el resultado se corrige según los niveles de etanol. Se divide el etanol (en mg/dL) por 4,6 y se le suma al valor obtenido de la siguiente forma:

$$2Na + \frac{Glucosa}{18} + \frac{BUN}{2,8} + \frac{Etanol}{4,6}$$

Una brecha osmolar elevada, superior a 10, sugiere la presencia de metanol, pero una brecha osmolar normal no lo descarta. Este parámetro se altera desde la primera hora posterior a la ingesta aguda.

Evaluar brecha aniónica o anión gap. Este parámetro comienzan a aumentar a medida que se metaboliza el metanol; por lo tanto, se altera desde las 6 horas. Se recomienda tomar seriado (cada 4-6 horas). Valor normal: 3-11mEq/L. Valor >12mEq/L puede ser indicador de presencia de metanol. Cálculo de anión gap: ([Na+]+[K+]) – ([HCO3-]+[Cl-]). Habitualmente se excluye el K del cálculo; si esto sucede, puede interpretarse como anormal a partir de 12 puntos.

## Tratamiento

a. **CAB de la reanimación.** La intubación endotraqueal puede ser necesaria en pacientes con depresión significativa del SNC o respiratoria. Se debe tener sumo cuidado para aumentar la ventilación por minuto lo suficiente para prevenir una acidemia grave en pacientes intubados.
b. **Prevención absorción.** La descontaminación gastrointestinal no es útil porque el metanol se absorbe rápidamente y se une de manera deficiente al carbón activado. La inserción de una sonda nasogástrica para aspirar el contenido gástrico puede ser útil en pacientes que presentan

ingestión de grandes cantidades de metanol en una fase precoz de la exposición (antes de 60 minutos). Proteja la vía respiratoria mediante intubación endotraqueal, si es necesario.

c. **Tratamiento de complicaciones:**
   - ***Acidosis metabólica.*** Es posible que no se desarrolle una acidosis significativa hasta 18 a 48 horas después de la ingestión y debe tratarse con bicarbonato de sodio con un control estricto de los gases en sangre arterial. La acidosis grave puede tratarse inicialmente con 1 a 2 mEq/kg de bicarbonato. El bicarbonato debe titularse para normalizar el pH arterial. La acidosis metabólica con brecha aniónica grave es común. Un pH de menos de 7,0 y bicarbonato de menos de 10 mEq/L no son infrecuentes después de una intoxicación grave. LA AUSENCIA DE ACIDOSIS NO DESCARTA UNA INGESTA SIGNIFICATIVA DE METANOL.
   - ***Convulsiones.*** Control inicial con benzodiazepinas. Si las convulsiones persisten o son recurrentes, administrar fenobarbital o propofol. Vigilar la depresión respiratoria, hipotensión y arritmias. La intubación endotraqueal debe realizarse en pacientes con convulsiones persistentes.

d. **Aumento de la eliminación.** La hemodiálisis es parte del tratamiento para intoxicación severa. Los criterios de indicación de la Sociedad Americana de Toxicología son los siguientes:
   - pH < 7,25-7,35.
   - Signos o síntomas visuales.
   - Inestabilidad hemodinámica pese al tratamiento soporte.
   - Insuficiencia renal.
   - Alteraciones hidroelectrolíticas refractarias a tratamiento.
   - Concentración sérica de metanol > 50 mg/dL. (Al momento de la edición de este libro, niveles de metanol no disponible en Chile).

e. **Antídoto:**
   - ***Etanol.*** MECANISMO: compite por la vía metabólica del metanol. Se administra para mantener una concentración sérica de etanol entre 100 y 150 mg/dL.

     INDICACIÓN: este es e primer punto de la indicación, debe ir con viñeta al igual que los siguientes:
     - pH < 7,3
     - Bicarbonato < 20
     - Osmolar gap > 10
     - Anión gap > 12

DOSIS EV DE ETANOL: (10 % V/V): tratamiento de primera línea; sin embargo, usualmente formulación de etanol no disponible en Chile.

- Dosis de carga: 8 mL/kg de una solución al 10 % v/v en suero glucosado, administrada durante 20 a 60 minutos, según tolerancia. Comience la infusión de mantenimiento tan pronto como se infunde la dosis de carga.
- Dosis de mantención:
  Bebedor crónico: 1,5 mL/kg/hr
  No bebedor: 0,8 mL/kg/hr

DOSIS ORAL ETANOL (40 % V/V) POR VÍA ORAL O VÍA SONDA NASOGÁSTRICA:

- Dosis de carga: 2 mL/kg de una solución al 40 % v/v diluido en 180 mL de jugo de naranja a pasar en 30 minutos.
- Dosis de mantención: Bebedor crónico: 0,4 mL/kg/hora/No bebedor: 0,2 mL/kg/hora diluida en 180 mL de jugo de naranja.

DURACIÓN DE LA TERAPIA:

- Con niveles disponibles de metanol: Hasta concentración en sangre menor a 10 mg/dL o hasta resolver las alteraciones de parámetros clínicos.
- Sin niveles disponibles de metanol: Se utiliza un criterio conservador en torno a la seguridad del paciente continuando la administración de etanol hasta completar 9 días.

Los nueve días de tratamiento se explican por medio del mecanismo de acción del etanol. El etanol tiene veinte veces mayor afinidad por la enzima alcohol deshidrogenasa que el metanol. De esta manera impide que el metanol se metabolice hasta ácido fórmico y se excrete sin cambios por la orina. El 93,75 % del metanol se elimina en un período de cuatro vidas medias y se asume que una vida media del metanol es de 52 hrs en pacientes tratados en etanol. Por ello, para asegurar una adecuada eliminación del metanol, la terapia con etanol debe durar 9 días.

FOMEPIZOL (terapia habitualmente no disponible en Chile):

- Mecanismo de acción: Antagonista de la enzima alcohol deshidrogenasa. Dosis de carga: 15 mg/kg
- Dosis de mantención: 10 mg/kg cada 12 hrs por cuatro dosis. Si se necesita terapia más allá de este período de 48 hrs, la dosis se aumenta a 15 mg/kg cada 12 hrs durante el tiempo que sea necesario.

ÁCIDO FÓLICO: mecanismo de acción: Promueve el metabolismo del ácido fórmico (formiato) a agua y dióxido de carbono, favoreciendo el proceso de detoxificación. Dosis: 1 a 2 mg/kg por vía endovenosa cada 4 a 6 hrs durante las primeras 24 hrs. Se debe continuar hasta que se elimine el metanol y se resuelva la acidosis.

## BIBLIOGRAFÍA


American Academy of Clinical Toxicology Practice Guidelines on the Treatment of Methanol Poisoning Journal of toxicology. Clinical toxicology 40(4):415-46 ·February 2002. DOI: 10.1081/CLT-120006745

Approach to the Treatment of Methanol Intoxication American Journal of Kidney Diseases Volume 68, Issue 1, July 2016, Pages 161–167. https://doi.org/10.1053/j.ajkd.2016.02.058/.

Dally, A. (2015). Fatal metanol intoxication. Two exceptional cases. Toxichem Krimtech, 82(1): 27- 30. Disponible en: https://www.gtfch.org/cms/images/stories/media/tk/tk82_1/Dally.pdf

Hantson, P., Haufroid, V. y Wallemacq. (2005). Formate kinetics in metanol poisoning. Hum Exp Toxicol, 24(2):55- 59. Disponible en: https://www.ncbi.nlm.nih.gov/pubmed/15850279

Howland, M. A. (2011). Leucovorin (Folinic Acid) and Folic Acid. En: Nelson, L. S., Lewin, N. A., Howland, M. A. et al. (Eds.) Goldfrank's Toxicologic Emergencies, 9th ed. NY: McGraw-Hill Medical.

Kraur, J. (2016). Approach to the Treatment of Methanol Intoxication. American Journal of Kidney Diseases, 68(1): 161 – 167. Disponible en: https://www.ajkd.org/article/S0272-6386 (16)30038-5/abstract

Mackus, M., Van de Loo, G. H., Korte-Bouws, R. H., Van Neer., Wang, X., Nguyen, T., Brookhuis., J., Garssen., J. y Verster, J. C. (2017). Urine metanol concentrations and alcohol hangover severity. Alcohol, 59: 37- 41. Disponible en: https://www.sciencedirect.com/science/article/pii/S0741832916301537?via%3Dihub

Marco L. A. Sivilotti. Methanol and ethylene glycol poisoning: Pharmacology, clinical manifestations, and diagnosis. In: UpToDate, Shefner JM (Ed), UpToDate, Waltham, MA. (Acceso 05 mayo 2023.)

Márquez-González, H., Cárdenas-Fragoso, J., Muñoz-Ramírez, M., Mota-Nova, A., Otero-Vergara, MA., Almeida-Gutiérrez, E. y Yáñez- Gutiérrez, L. (2015). Los gaps, una inteligente herramienta para interpretar el desequilibrio ácido base. El residente, 10(2): 93-100. Disponible en: https://www.medigraphic.com/pdfs/residente/rr-2015/rr152i.pdf

McMartin, K., Jacobsen, D., & Hovda, K. E. (2016). Antidotes for poisoning by alcohols that form toxic metabolites. British journal of clinical pharmacology, 81(3), 505–515. https://doi.org/10.1111/bcp.12824

METHANOL In: MerativeTM Micromedex® POISINDEX® (electronic version). Merative, Ann Arbor, Michigan, USA. Available at: https://www.micromedexsolutions.com/ (cited: 10/05/2024).

Moon, C. S. (2017). Estimations of the lethal and exposure doses for representative methanol symptoms in humans. Annals of occupational and environmental medicine, 29, 44. Disponible en: https://www.ncbi.nlm.nih.gov/pmc/articles/PMC5625597/

Pajoumand, A., Zamani, N., Hassanian-Moghaddam, H. y Shadnia, S. (2017). Can duration of hemodialysis be estimated based on the on-arrival laboratory tests and clinical manifestations in methanol-poisoned patients? International Urology and Nephrology, 49(6): 1057- 1062. Disponible en: https://europepmc.org/abstract/med/28168440.

Pressman P., Clemens R., Sahu S., et al. (2020). A review of methanol poisoning: a crisis beyond ocular toxicology. Cutan Ocul Toxico; 39(3):173-179. Ross, J. A., Borek, H. A., Holstege, C. P., & King, J. D. (2022). Toxic Alcohol Poisoning. Emergency medicine clinics of North America, 40(2), 327–341. https://doi.org/10.1016/j.emc.2022.01.012

Sivilotti, M. L., Burns, M. J., Aaron, C. K., McMartin, K. E., & Brent, J. (2001). Reversal of severe methanol-induced visual impairment: no evidence of retinal toxicity due to fomepizole. Journal of toxicology. Clinical toxicology, 39(6), 627–631. https://doi.org/10.1081/clt-100108496

## 9.18. MONÓXIDO DE CARBONO

Lorena Silva y Enrique Paris

### Descripción

Cada año en nuestro país y en el mundo una gran cantidad de personas se exponen a altas concentraciones de monóxido de carbono (CO), con desarrollo de manifestaciones clínicas de toxicidad. La mayoría de estas exposiciones están relacionadas con mal uso de braseros, principalmente en la época de invierno, y con el deficiente funcionamiento de artefactos a gas, ubicados en ambientes inadecuados o mal ventilados, ya sea a nivel domiciliario o industrial, fuentes de calefacción en ambientes mal ventilados, exposición a gases de motor en ambientes cerrados e inhalación de humo en incendios, donde el CO es el principal agente responsable de las intoxicaciones.

A su alta toxicidad se suma la peligrosidad de pasar desapercibido, ya que es inodoro, incoloro y no irrita las mucosas ni la vía aérea, impidiendo advertir su presencia.

El CO se obtiene por la combustión incompleta de combustibles que contienen carbono en su estructura química, por combustión parcial del carbono o cuando parte del combustible no reacciona completamente porque el $O_2$ (comburente) no es suficiente:

$$\textit{Combustible} + O_{2(g)} \rightarrow CO_{2(g)} + H_2O + C + H + CO_{(g)}$$

Otra fuente potencial es el cloruro de metileno (a menudo, utilizado como decapante o desengrasante de pintura) que se absorbe por inhalación, ingestión o contacto dérmico y, posteriormente, en el hígado se metaboliza a monóxido de carbono.

### Mecanismo de toxicidad

La toxicidad del CO resulta de la combinación de **hipoxia e isquemia tisular por la formación de carboxihemoglobina (COHb) y al daño celular directo.** El CO se une con alta afinidad a muchas proteínas que contienen el grupo hemo. Una de ellas es la hemoglobina, que se compone de cuatro subunidades: dos subunidades alfa y dos subunidades beta, cada una de las cuales contiene un grupo hemo y una cadena de globina. El grupo hemo contiene un átomo de hierro en forma ferrosa (Fe 2+) en su núcleo.

La absorción pulmonar de CO es directamente proporcional a la concentración del tóxico en el ambiente, al tiempo de exposición, la tasa de ventilación alveolar y a la frecuencia respiratoria.

- **Formación de carboxihemoglobina.** Una vez inhalado, el CO se difunde rápidamente por las membranas alveolares y se absorbe fácilmente por los pulmones. Una vez en la sangre, solo una pequeña fracción permanece libre en el plasma y el resto se une fuertemente a la hemoglobina, formando un complejo estable denominado carboxihemoglobina (COHb). La hemoglobina tiene una afinidad de 200 a 250 veces mayor para el CO que para el oxígeno ($O_2$), como consecuencia la curva de disociación de hemoglobina - $O_2$ se desplaza hacia la izquierda, con deterioro de la liberación de $O_2$ a nivel tisular e hipoxia celular secundaria. Se reduce así, el suministro de oxígeno a los tejidos [Figura 9.9].

**Figura 9.9.** Curva de disociación de hemoglobina - $O_2$ en presencia de CO.

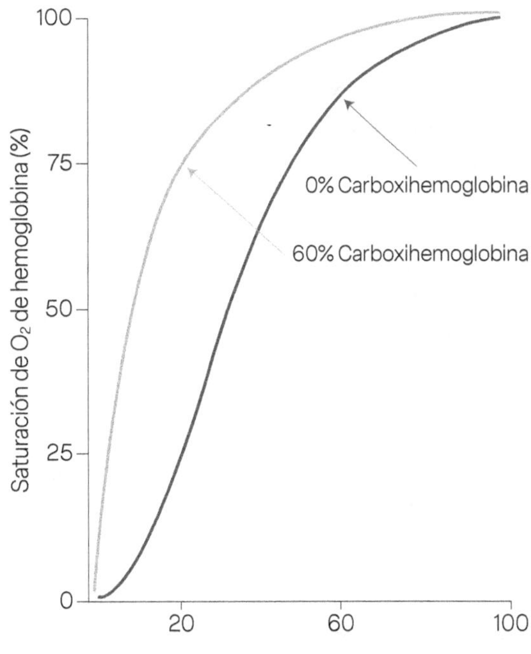


- **Daño celular directo.** El CO libre se une con alta afinidad a otras proteínas que contiene el grupo hemo, particularmente a la citocromo c oxidasa y la mioglobina. La unión del CO a la citocromo-c-oxidasa impide la respiración celular y la síntesis de ATP favoreciendo el metabolismo anaerobio, la acidosis láctica y la muerte celular. El CO, además, conduce a estrés oxidativo, formación de radicales libres, peroxidación lipídica y apoptosis celular mediante la agregación de plaquetas-neutrófilos y a la desgranulación de neutrófilos, liberación de mieloperoxidasa, proteasas y especies reactivas de oxígeno. El estrés oxidativo también es consecuencia de la liberación de óxido nítrico por las plaquetas y el endotelio.

## Toxicocinética

a. **Absorción.** El CO se absorbe rápidamente a través de los pulmones. El tiempo requerido para alcanzar un nivel estable de CO en la sangre está relacionado con la concentración de CO ambiental y la tasa de ventilación alveolar. Después de la exposición materna al CO, los niveles de carboxihemoglobina fetal aumentan más lentamente que los niveles maternos. Los niveles fetales continúan aumentando durante varias horas después de la exposición aguda, hasta alcanzar el equilibrio a un nivel aproximadamente 10 % mayor que la saturación de carboxihemoglobina de la madre.
b. **Distribución.** N/D.
c. **Metabolismo.** Hepático
d. **Excreción.** La eliminación del CO es respiratoria y tan solo el 1 % se metaboliza a nivel hepático hacia dióxido de carbono.
e. **Vida media.** La vida media de la carboxihemoglobina (COHb) en personas sanas que respiran aire ambiental oscila entre 4 a 6 hrs, disminuyendo conforme se aumente la presión parcial de oxígeno en el aire inspirado. El oxígeno normobárico al 100 %, reduce la vida media a 60-75 minutos, mientras que el oxígeno hiperbárico a 2,5 atm con 100 % de oxígeno la disminuye a 15-30 minutos.

## Dosis tóxica

La toxicidad depende tanto de la concentración de CO en el aire inhalado como de la duración de la exposición del individuo expuesto.

Rangos de toxicidad han sido expresado en forma tabular en relación con el % COHb. Sin embargo, normalmente los niveles no se correlacionan con los síntomas clínicos, particularmente si se han obtenido después del inicio de la oxigenoterapia o si ha habido una demora significativa entre la obtención de la muestra y la exposición. Dado lo anterior, el pronóstico y la terapia del paciente NO deben basarse únicamente en estas correlaciones [Tabla 125].

## Órgano diana

Sistema nervioso central y sistema cardiovascular.

## Cuadro clínico

- **Intoxicaciones leves a moderadas.** Cefalea, náuseas, mareos, vómitos, debilidad y confusión, siendo el dolor de cabeza el más común.
- **Intoxicaciones severas.** Coma, síncope, convulsiones, arritmias cardíacas, isquemia miocárdica y muerte son el resultado de la intoxicación severa y reflejan daños en los sistemas y órganos con la mayor demanda de oxígeno (cerebro y corazón). La mortalidad aguda se atribuye principalmente a arritmias ventriculares. También se puede presentar acidosis metabólica.

Efectos neurocognitivos tardíos, también denominadas "secuelas neurológicas tardías", que incluyen demencia, síndromes amnésicos, psicosis, parkinsonismo, corea, apraxia, neuropatías, disminución de la agudeza visual y auditiva, dificultad para concentrarse y cambios de personalidad, van precedidos de un período de "lucidez" de 2 a 40 días. Se producen en el 3-12 % de los pacientes por exposición aguda o crónica y la recuperación del 75 % de los pacientes expuestos se presenta dentro de un año.

## Exámenes de laboratorio

- Oximetría de pulso no es útil. Es una medición inexacta de la saturación de oxígeno en presencia de carboxihemoglobina, ya que la oxihemoglobina y la carboxihemoglobina se absorben a la misma longitud de onda.
- Niveles COHb ya sean de sangre venosa o arterial. Los pacientes no fumadores tienen generalmente niveles de carboxihemoglobina menores a 2 %, mientras que los fumadores crónicos pueden tener valores normales entre 6 % y 10 %.
- Gases en sangre arterial o venosa pueden ser necesarios en intoxicaciones moderadas a severas para evaluar la adecuación de la oxigenación, la ventilación y el estado ácido-base.

**Tabla 125.** Tabla comparativa entre la concentración de CO atmosférico, porcentaje de COHb y sintomatología en pacientes expuestos al tóxico. Basado en Micromedex, 2024.

| Concentración CO en el aire inhalado | Duración de la exposición | % COHb | Grado de toxicidad/Síntomas asociados |
|---|---|---|---|
| Hasta 0,01 % (100 ppm) | Indefinida | 1-10 | **Toxicidad menor.** Ninguno o efectos moderados. Dentro de los efectos moderados se describen: tensión en la frente; leve cefalea; dilatación de los vasos cutáneos. |
| 0,02 %-0,03 % (200-300 ppm) | 5 a 6 hrs | 20-30 | **Toxicidad menor.** Palpitante dolor de cabeza, disnea, con moderado esfuerzo. |
| 0,04 %-0,06 % (400- 600 ppm) | 4 a 5 hrs | 30-40 | **Toxicidad moderada.** Cefalea intensa, debilidad, mareo, náusea y vómito, colapso, leucocitosis. |
| 0,07 %-0,1 % (700-1000 ppm) | 3 a 4 hrs | 40-50 | **Toxicidad moderada.** Cefalea intensa, debilidad, mareo, náusea y vómito. Aumento de la tendencia al colapso y síncope, aumento del pulso y de la frecuencia respiratoria. |
| 0,11 %-0,15 % (1.100-1.500 ppm) | 1,5 a 3 hrs | 50-60 | **Toxicidad severa.** Incremento de pulso y frecuencia respiratoria; síncope, respiración de Cheyne-Stokes; coma con convulsiones intermitentes. |
| 0,16 %-0,3 % (1.600-3.000 ppm) | 1 a 1,5 hrs | 60-70 | **Toxicidad severa.** Coma con convulsiones intermitentes, depresión de sistema cardiovascular y respiratorio, posible muerte. |
| 0,5 %-1 % (5.000-10.000 ppm) | 1 a 2 minutos | 70-80 | **Toxicidad severa.** Pulso débil, depresión respiratoria y muerte. |

- Controlar gases en sangre arterial o venosa, ELP, lactato, BUN, Creatinina, glicemia, CPK.
- Monitoreo cardíaco y control de enzimas cardíacas: Obtener un ECG en pacientes adultos y mida las enzimas cardíacas en pacientes si se sospecha una lesión cardíaca.
- Estudios de neuroimagen: TAC del cerebro está indicada si hay signos o síntomas de edema cerebral o coma, o si hay un examen neurológico anormal persistente.
- Test de embarazo ante sospecha y monitorización fetal en pacientes con embarazo confirmado.

## Tratamiento

a. **CAB de la reanimación.** Evaluar y estabilizar la vía respiratoria, la respiración y la circulación. Los pacientes que están comatosos o que tienen lesión pulmonar por inhalación de humo pueden necesitar asistencia respiratoria mecánica e intubación orotraqueal. Establecer acceso EV. En pacientes con sospecha de intoxicación por CO, administre en forma precoz oxígeno de alto flujo 100 %, independientemente del resultado de la oximetría de pulso y/o la $pO_2$ arterial.
b. **Prevención absorción.** Todo paciente expuesto a CO debe ser retirado del ambiente contaminado lo antes posible y trasladado a un centro asistencial de salud. Los rescatistas deben ingresar al lugar, con protección respiratoria autónoma para evitar ser una nueva victima.
c. **Tratamiento de complicaciones:**
   - ***Acidosis metabólica.*** Tratar la acidosis metabólica severa (pH menor a 7,25) con bicarbonato de sodio, 1 a 2 mEq/kg es una dosis inicial razonable. Monitoree los electrolitos séricos y los gases en sangre arterial o venosa para guiar la terapia adicional.
   - ***Convulsiones.*** Control inicial con benzodiazepinas. Si las convulsiones persisten o son recurrentes, administre fenobarbital o Propofol.
   - ***Edema cerebral.*** Los pacientes con signos de aumento de la presión intracraneal debe ser hiperventilados con oxígeno al 100 % a través de un tubo endotraqueal para mantener

el nivel de $pCO_2$ arterial entre 25 mmHg y 30 mmHg, entre otras medidas de soporte.

- ***Lesión pulmonar aguda.*** El inicio de la lesión pulmonar aguda después de una exposición tóxica a CO puede retrasarse hasta 24 a 72 horas posteriores a la exposición. El tratamiento es principalmente de soporte. Mantenga una ventilación y oxigenación adecuadas con monitoreo frecuente de gases en sangre arterial y/u oximetría de pulso.
- ***Alteraciones cardiovasculares.*** Manejo estándar, según condición clínica.

d. **Aumento de la eliminación.** El oxígeno aumenta la eliminación de CO.

e. **Antídoto.** Oxigenoterapia:

- ***Oxígeno normobárico.*** Tratar inmediatamente con oxígeno normobárico $FIO_2$ 100 %, con máscara no recirculante con reservorio a alto flujo (10-12 L/min) hasta que el nivel de COHb sea inferior a 5 % y el paciente esté asintomático. Si no es posible obtener niveles de COHb, se deberá mantener el aporte de $O_2$ por un mínimo 6 hrs. Es importante tener en cuenta que, en caso de embarazo, el CO no solo afecta a la madre, sino que también produce hipoxia fetal, ya que atraviesa fácilmente la barrera placentaria. En este caso, se debe mantener terapia con oxígeno por cinco veces el tiempo necesario requerido para tratar a la madre.
- ***Oxígeno hiperbárico.*** Cierta evidencia respalda el uso de oxígeno hiperbárico para prevenir secuelas cognitivas y neurológicas tardías; sin embargo, existe controversia en torno al uso de la terapia hiperbárica, ya que ensayos aleatorios existentes no establecen si la administración de oxígeno hiperbárico reduce la incidencia de patología y/o secuelas neurológicas, en comparación con el suministro de oxígeno normobárico. En general, los riesgos del tratamiento con oxígeno hiperbárico (que incluyen convulsiones y barotrauma) son bajos. Esta terapia proporciona el mayor beneficio si el tratamiento comienza lo antes posible, idealmente dentro de las primeras seis horas, tras la exposición para aumentar la eliminación de la COHb y mejorar la oxigenación de los tejidos.
  Esta medida podría disminuir la peroxidación lipídica, prevenir el daño por isquemia-reperfusión y reducir el estrés oxidativo y la inflamación.

INDICACIONES CÁMARA HIPERBÁRICA:

- Pérdida de la conciencia. Convulsiones.
- Complicaciones cardiovasculares.
- Acidosis metabólica severa ($pH < 7{,}25$)
- COHb ≥ 20 %
- Pacientes embarazadas. En estos casos debemos evaluar riesgo beneficio, ya que la mortalidad fetal en casos de intoxicaciones severas por CO es superior al 50 % y, por otro lado, la oxigenoterapia hiperbárica puede causar vasoconstricción y es teóricamente teratogénica.

Se sugiere su administración en los siguientes casos:

- Paciente sintomática, independientemente del valor de la COHb.
- Paciente asintomática con COHb > 15 %.

La disponibilidad de cámara hiperbárica es una limitante frecuente en Chile.

## BIBLIOGRAFÍA

Akcan Yildiz L., Gultekingil A., Kesici S., et al. (2021). Predictors of severe clinical course in children with carbon monoxide poisoning. Pediatr Emerg Care; 37(6):308-31.

Akdemir H. U., Gungorer B., Caliskan F., et al. (2014). Atrial fibrillation related to carbon monoxide poisoning in a female patient. Am J Emerg Med; 32(9):1154.e3-1154.e5

American College of Emergency Physicians Clinical Policies Subcommittee (Writing Committee) on Carbon Monoxide Poisoning: Wolf, S. J., Maloney, G. E., Shih, R. D., Shy, B. D., & Brown, M. D. (2017). Clinical Policy: Critical Issues in the Evaluation and Management of Adult Patients Presenting to the Emergency Department With Acute Carbon Monoxide Poisoning. Annals of emergency medicine, 69(1), 98–107.e6. https://doi.org/10.1016/j.annemergmed.2016.11.003

Bleecker, M. L. (2015). Carbon monoxide intoxication. Handbook of Clinical Neurology, Vol. 131 (3rd series) Occupational Neurology. Lotti, M. y Bleecker, M. L. (Eds.). © Elsevier

Brady N. J., Patel P. S., Moayedi S, et al. (2022). A novel source of carbon monoxide for suicide attempt. Undersea Hyperb Med; 49(3):329-331.

Carbon Monoxide. In: MerativeTM Micromedex® POISINDEX® (electronic version). Merative, Ann Arbor, Michigan, USA. Available at: https://www.micromedexsolutions.com/ (cited: 12/05/2024).

Choi IS. (2002). Parkinsonism after carbon monoxide poisoning. Eur Neurol; 48:30-33.

Garcia J. H. & Khanna S. (2021). Severe vision loss and intracranial hypertension presenting as delayed sequelae of "mild" Carbon Monoxide poisoning. J Neuroophthalmol; 41(4):e703-e707.

Hampson, N. B. U.S. (2016). Mortality due to carbon monoxide poisoning, 1999-2014: Accidental and intentional deaths. Ann Am Thorac Soc;13(10):1768-1774.

Han S., Nah S., Choi S., et al. (2021). Hyperbaric oxygen therapy did not prevent delayed neuropsychiatric sequelae in a prospective observational study with propensity score matching in 224 patients with acute carbon monoxide toxicity. J Emerg Med; 60(4): 498-505.

Hess, D. (2017). Inhaled Carbon Monoxide: From Toxin to Therapy. Respir Care. Oct; 62(10):1333-1342. doi: 10.4187/respcare.05781.

Holzer T., Theobald J., Garfield J, et al. (2021). Carbon monoxide poisoning and hearing loss. Clin Toxicol; 59(11):1136.

Juurlink D. N., Stanbrook MB, & McGuigan MA. (2004). Hyperbaric oxygen for carbon monoxide poisoning (Cochrane review). Cochrane Library; 4:1-10.

Park, E. J., Min, Y. G., Kim, G.W. et al. (2014). Pathophysiology of brain injuries in acute carbon monoxide poisoning: a novel hypothesis. Med Hypotheses 83:186-189.

Rose, J. J., Wang, L., Xu, Q., McTiernan, C. F., Shiva, S., Tejero, J. et al. (2017). Carbon monoxide poisoning: Pathogenesis, management, and future directions of therapy. Am J Respir Crit Care Med;195(5):596-606.

Scott Manaker, Holly Perry. Carbon monoxide poisoning In: UpToDate, Shefner JM (Ed), UpToDate, Waltham, MA. (Acceso 12 mayo 2023).

## 9.19. PLOMO

Christian Caroca y Juan Carlos Ríos

### Descripción

El Plomo (Pb) es un elemento químico que se encuentra en la naturaleza como un sólido a condiciones de temperatura y presión normales. Es un metal de color gris azulado que se encuentra en pequeñas cantidades en la corteza terrestre. Carece de una naturaleza biodegradable, razón por la cual su persistencia es prolongada en el medio ambiente. Destaca por sus cualidades y propiedades fisicoquímicas únicas, alta maleabilidad, durabilidad, baja conductividad y resistencia a la corrosión. Se utiliza en una variedad de procesos industriales. Se ha usado en pintura y gasolina, aunque actualmente en muchos países se encuentra regulado. El suelo puede tener grandes cantidades de contaminación por plomo de procesos industriales o pintura vieja. Otras fuentes de exposición: escudos de radiación, municiones, ciertos equipos quirúrgicos, desarrollo de películas de rayos, plomería, tableros de circuitos, motores a reacción, esmaltes de cerámica, minería y fundidores de plomo, montadores, mecánicos de automóviles, manufactura de vidrio y baterías, en soldadura, construcción y reciclaje de baterías.

El Instituto para la Medición y Evaluación de la Salud (IHME) estimó que, en 2017, la exposición al Pb representó 1,06 millones de muertes y 24,4 millones de años de vida sana perdida (años de vida ajustados por discapacidad (AVAD)) en todo el mundo debido a los efectos a largo plazo en la salud. La mayor carga se encontraba en los países de bajos y medianos ingresos. También estimó que, en 2016, la exposición al plomo representó en relación con la carga global el 63,2 % de la discapacidad intelectual de desarrollo idiopático, 10,3 % de enfermedad cardíaca hipertensiva, el 5,6 % de las cardiopatías isquémicas y el 6,2 % de los accidentes cerebrovasculares. La exposición a plomo más significativa en adultos ocurre generalmente en el lugar de trabajo. En cambio, en los niños las fuentes de exposición ambiental adquieren una mayor relevancia, como consecuencia de que es en esta etapa donde la curiosidad innata y la costumbre, inherente de su edad, de llevarse cosas a la boca los hace más susceptibles a probar, chupar o tragar objetos que podrían contener plomo o que podrían estar recubiertos de este metal; por ejemplo, tierra o polvo contaminados o escamas de pintura con plomo. Aunque la toxicidad del plomo puede ocurrir después de un solo evento, generalmente es el resultado de una exposición crónica [Figura 9.10].

**Figura 9.10.** Exposición a plomo en el medio ambiente y sus efectos sobre la salud humana.

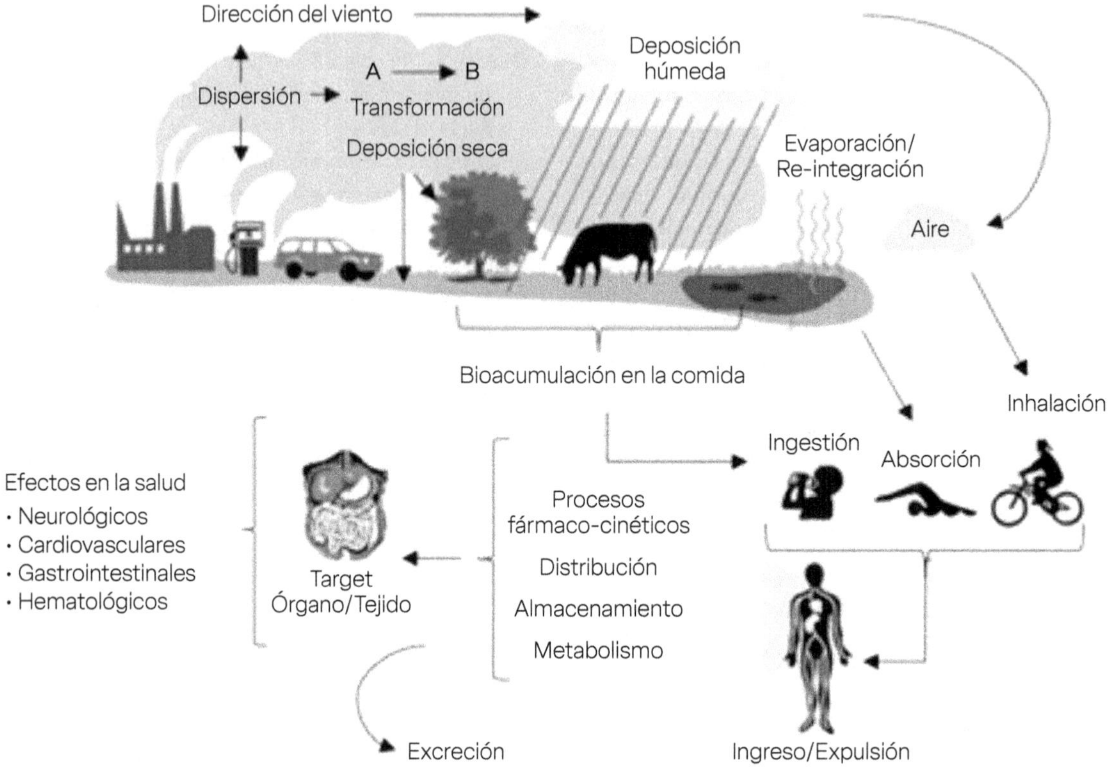


Adaptación de Wani, A. et al. (2015). Lead toxicity: a review. Interdisciplinary toxicology, 8(2), 55-64.

## Sustancias incluidas

- Plomo metálico.
- Sales y compuestos inorgánicos de plomo. Ejemplo: cloruro de plomo.
- Sales y compuestos orgánicos de plomo. Ejemplo: trietilo de plomo.

## Mecanismo de toxicidad

El Pb ejerce sus efectos tóxicos a través de una variedad de mecanismos y afecta diferentes sistemas y órganos [Tabla 126].

## Toxicocinética [Figura 9.11]

a. **Absorción.** Vía oral: el Pb inorgánico se absorbe principalmente a través del intestino entre un 5 % a 15 %. La absorción es mayor en niños, mujeres embarazadas y en aquellas personas con deficiencias de calcio, zinc o hierro. Inhalación: depende del tamaño de las partículas, el lugar físico de deposición y el aclaramiento mucociliar; por ejemplo, la absorción del metal es probable si el plomo se encuentra como un polvo de material fino, vapor o humo en donde las partículas de mayor tamaño se depositan más fácilmente en el tracto respiratorio superior en comparación con aquellas que tienden a ser más pequeñas y que están sujetas al clearence mucociliar. En adultos: 35-40 % del polvo de Pb inhalado se deposita en los pulmones y aproximadamente el 95 % de este ingresa al torrente sanguíneo. Vía cutánea: hasta 0,3 % con una tasa de absorción más alta después de la abrasión de la piel. Los compuestos de Pb orgánicos pueden penetrar la piel más fácilmente.
b. **Distribución.** Se une rápidamente a los eritrocitos, desde donde difunde y se redistribuye principalmente al sistema cardiovascular, nervioso, renal, hematopoyético, reproductivo, gastrointestinal y en los tejidos óseos, lugar de depósito donde el Pb se almacena durante largos períodos de tiempo. La tasa de absorción en los huesos y dientes es alta, llegando a casi el 94 % en adultos, mientras que en los

**Tabla 126.** Mecanismo de toxicidad del Pb. De elaboración propia

| Órgano-Sistema | Mecanismo de acción toxicológico |
|---|---|
| Neurológico | El plomo sustituye a cationes divalentes como Ca2+, Mg2+, Fe2+ lo que le permite al metal atravesar la barrera hematoencefálica. Como consecuencia el plomo se acumula en las células astrogliales a nivel neurológico. |
| Hematológico | La exposición a plomo puede afectar la síntesis del grupo hemo, es decir, el cofactor que se encuentra en la hemoglobina mediante la inhibición de la deshidratasa del ácido delta-aminolevulínico (ALAD), la coproporfirinógeno oxidasa (CPOX) y la actividad de ferroquelatasa. |
| Cardiovascular | El endotelio vascular se considera ahora como el principal objetivo para el efecto del plomo. El metal afecta la función vasoactiva del endotelio a través del aumento de la producción de especies reactivas de oxígeno, la inactivación de óxido nítrico endógeno y la regulación negativa de la guanilato ciclasa soluble por especies reactivas de oxígeno, lo que conduce a una disponibilidad limitante de óxido nítrico, lo que perjudica la señalización de óxido nítrico. |
| Renal | Se cree que el plomo causa nefrotoxicidad a través de mecanismos de estrés oxidativo que afectan las células renales. |
| Gastrointestinal | Es probable que los efectos sobre el sistema gastrointestinal se deban a muchos mecanismos celulares y moleculares que incluyen, entre otros, el aumento del estrés oxidativo, la inflamación, la precaria señalización del óxido nítrico, el deterioro de la función de las células endoteliales. |
| Esquelético | Su mecanismo de acción converge en el rol del tejido óseo al comportarse como el principal sitio de almacenamiento de plomo en el cuerpo en relación con la toxicocinética del metal. |
| Reproductivo | Un estudio reciente de Zhang, al investigar las interacciones de plomo con la gonadotropina coriónica humana (HCG), concluyó que el acetato de plomo cambió la estructura secundaria de HCG, al modificar o destruir su esqueleto molecular y al aumentar la hidrofobicidad alrededor de los residuos Tirosina de la hormona, que evidenció una disminución de la bioactividad de HCG. Este trabajo presenta interacciones directas del plomo con las hormonas sexuales y sugiere un posible mecanismo de toxicidad reproductiva inducida por plomo a nivel molecular. |

**Figura 9.11.** Proceso de toxicocinética del plomo en el ser humano.

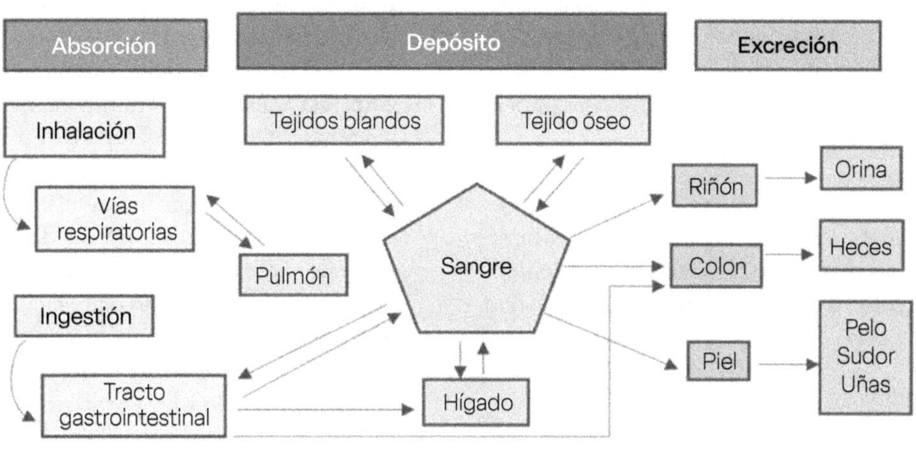


Adaptación de https://www.researchgate.net/figure/Figura-1-Modelo-metabolico-del-plomo-en-el-ser-humano_fig1_255622212

niños esta tasa es del 70 %, lo que permite que los tejidos blandos absorban más Pb y causen graves consecuencias para la salud. Los huesos en desarrollo en los niños permiten que el Pb se reintroduzca continuamente desde el torrente sanguíneo.

c. **Metabolismo.** El Pb metálico cuando se ingiere se convierte en sal.
d. **Excreción.** La excreción se produce principalmente por los riñones (65 %) y en menor medida por la bilis (35 %).
e. **Vida media.** Se estiman 35 días en sangre unido a los eritrocitos, desde donde se difunde hacia los riñones, el cerebro, el hígado y la médula ósea, alcanzando un tiempo de permanencia de 40 días en tejidos blandos, de 3 a 4 años en hueso trabecular y de 16 a 20 años en hueso cortical.

En una exposición crónica a Pb existe una acumulación más significativa de plomo en los huesos. Algunas condiciones, como el embarazo, la menopausia, la lactancia o la inmovilización, podrían aumentar los niveles de plomo en la sangre, debido a que existe un aumento del recambio óseo y una movilidad del Pb a la sangre.

## Dosis tóxica

El envenenamiento agudo es raro, pero la muerte puede ocurrir de uno a dos días después de la ingestión de 10 a 30 g de plomo en un adulto. Puede producirse una toxicidad leve incluso después de exposiciones mínimas, pero las dosis exactas, especialmente en exposiciones crónicas, son difíciles de cuantificar. El límite de exposición permisible de OSHA en el lugar de trabajo para el polvo y los humos de plomo inorgánico es de 50 mcg/m$^3$ como un promedio ponderado de tiempo de 8 horas. Las concentraciones de 100 mg/m$^3$ o más se consideran inmediatamente peligrosas para la vida o la salud.

## Órgano diana

Los principales órganos afectados por el plomo son los sistemas: neurológico, hematológico, cardiovascular, renal, gastrointestinal, esquelético y reproductivo.

## Cuadro clínico

La intoxicación con plomo puede presentarse con diversos signos y síntomas clínicos en escenarios y condiciones múltiples en el contexto de una exposición. La severidad del contacto con el agente, los efectos nocivos, junto con la evaluación y evolución de la exposición dependerá de:

- Vía (s) de exposición.
- Tiempo de exposición.
- Ciclo vital del paciente/víctima.
- Concentración de plomo en la sangre del individuo.
- Condiciones predisponentes (ej., patologías renales, cardiovasculares, trastornos neurológicos y disfunciones cognitivas).
- Estado nutricional del paciente/víctima.
- Coexposición a otros agentes (ej., neurotóxicos).

– **Intoxicaciones leves a moderadas.** Las principales preocupaciones de la toxicidad leve a moderada por la exposición al plomo en niños pequeños son el desarrollo neurológico, específicamente puntajes más bajos del cociente de inteligencia y problemas de comportamiento. Los estudios de población sugieren que se desarrolla un deterioro cognitivo leve a niveles bajos de exposición al plomo (concentraciones de plomo en la sangre de 10 mcg/dL). También pueden desarrollarse vómitos intermitentes, anorexia y dolor abdominal. En exposiciones leves a moderadas en adultos, las preocupaciones incluyen hipertensión, aborto espontáneo y anormalidades en los espermatozoides, y efectos neurocognitivos más sutiles. También se puede desarrollar fatiga, somnolencia leve, dolor de cabeza, insomnio, dolor abdominal, estreñimiento, anemia leve, mialgias y artralgias, y debilidad leve.

– **Intoxicaciones severas.** Las ingestiones agudas de cantidades muy grandes de plomo son raras, pero pueden causar dolor abdominal, náuseas, vómitos, anemia (generalmente, hemolítica), hepatitis tóxica y encefalopatía. En los niños, la toxicidad grave se manifiesta como encefalopatía (es decir, coma, convulsiones, ataxia, falta de coordinación, parálisis de los nervios craneales, aumento de la presión intracraneal, comportamiento extraño o alteración del estado mental), vómitos persistentes y anemia. Las exposiciones subagudas o crónicas más graves en adultos pueden provocar síntomas como fatiga, malestar general, irritabilidad, anorexia, insomnio, pérdida de peso, disminución de la libido, artralgias, mialgias, hipertensión, dolor

**Tabla 127.** Descripción de los efectos toxicológicos: órgano-sistema y las manifestaciones clínicas de la intoxicación a plomo. De elaboración propia.

| Órgano-Sistema | Manifestaciones clínicas: síntomas y signos |
|---|---|
| Neurológico | En exposiciones de carácter agudo se puede desarrollar dolor de cabeza, irritabilidad, parestesia, debilidad y dolor muscular, ataxia, pérdida de la consciencia, edema cerebral y encefalopatía, que puede llevar a convulsiones, coma y muerte.<br>En los niños, el sistema nervioso central es particularmente vulnerable, debido a que se encuentra en desarrollo y existen células astrogliales inmaduras que el plomo daña fácilmente. Junto con ello, obstruye la formación de la vaina de mielina, afectando la función cognitiva a concentraciones sanguíneas aparentemente bajas.<br>En los adultos afecta principalmente el sistema nervioso periférico, en donde el cuadro clínico se manifiesta como una neuropatía periférica con fenómenos motores y sensoriales, frecuentemente evidenciado en intoxicaciones de tipo crónica.<br>El plomo afecta la excitación neuronal, la memoria, el rendimiento cognitivo y el comportamiento. La encefalopatía, tanto en adultos como en niños, se ha descrito bien a concentraciones particularmente altas del metal. |
| Hematológico | El plomo es capaz de reducir la vida útil de los eritrocitos circulantes al interrumpir el mantenimiento de la membrana celular. En consecuencia, los glóbulos rojos circulantes en el torrente sanguíneo poseen una membrana dañada volviéndose más frágiles. El metal puede producir una peroxidación lipídica que puede desencadenar hemólisis de glóbulos rojos.<br>Cuando la exposición es caracterizada como crónica o severa, el plomo es capaz de interrumpir la síntesis del grupo HEM. Como consecuencia, frecuentemente produce anemia que es típicamente hipocrómica y microcítica con un punteado basófilo de los eritrocitos al análisis microscópico. |
| Cardiovascular | Los niveles elevados de plomo en la sangre se han asociado con hipertensión, enfermedad vascular periférica y miocardiopatía, pero más recientemente con una mayor mortalidad por una enfermedad cardiovascular. |
| Renal | El plomo es excretado principalmente por los riñones, causando nefrotoxicidad tanto en exposición aguda como crónica.<br>La nefropatía aguda puede provocar un transporte tubular deteriorado y la aparición de cambios degenerativos en el epitelio renal que generan un daño tubular renal proximal. No causa aparición de las proteínas en la orina, pero puede dar lugar a una excreción anormal de glucosa, fosfatos y aminoácidos por defectos en el transporte de solutos, una combinación denominada Síndrome de Fanconi.<br>La nefropatía crónica se manifiesta como disfunción una glomerular y tubulointersticial que produce hipertensión, hiperuricemia e insuficiencia renal crónica. |
| Gastrointestinal | La principal ruta de absorción del plomo en la población general es a través del tracto gastrointestinal, causando un cuadro clínico que incluye: dolor abdominal, cólico, náuseas, vómitos, hiperperistaltismo o constipación, pérdida de apetito síntomas que son evidenciados en exposiciones tanto en toxicidad aguda como crónica.<br>También se han observado elevaciones en enzimas hepáticas y lipoproteínas de baja densidad en individuos afectados. Menos común pero bien conocido es la línea de Burton, un trazado de plomo que es un rastro de color púrpura azulado observado donde la encía se encuentra con los dientes, y se cree que es causada por la deposición de sulfuro de plomo, debido a la reacción del plomo circulante con los iones azufre producidos por la actividad microbiana. |
| Esquelético | El sistema esquelético se ve afectado negativamente por la exposición que causa: una malformación esquelética, un enlentecimiento en el desarrollo dental y el retraso en el crecimiento en los niños y adolescentes. También se ha observado que el plomo afecta el metabolismo de la vitamina D, contribuyendo aún más al deterioro esquelético en el organismo. |
| Reproductivo | El sistema reproductivo se ve afectado por la toxicidad del plomo tanto en hombres como en mujeres.<br>Los efectos comunes observados en los hombres incluyen: una disminución de la libido, la espermatogénesis anormal (en relación con la motilidad y una reducción del número de espermatozoides), daño cromosómico, infertilidad, función prostática anormal y cambios en la testosterona sérica.<br>Las mujeres, por otro lado, son más susceptibles a la infertilidad, el aborto espontáneo, la ruptura prematura de la membrana, la preeclampsia, la hipertensión del embarazo y el parto prematuro. Los niveles de plomo en la sangre en madres y lactantes son generalmente similares, ya que el plomo presente en la sangre de la madre pasa al feto mediante la placenta en el embarazo y también a través de la leche materna en la lactancia. |

abdominal tipo cólico, náuseas, estreñimiento o diarrea (con menos frecuencia), problemas de concentración, dolor de cabeza, disminución de la coordinación visomotora, temblor, encefalopatía. El plomo presenta un espectro muy amplio de signos y síntomas clínicos, ya que este elemento es capaz de tener efectos adversos múltiples en diferentes órganos y sistemas. Esta característica es consecuencia de la capacidad que tiene este metal de interferir con diversos procesos bioquímicos que ocurren en diferentes células de todo el organismo [Tabla 127].

## Exámenes de laboratorio

La plumbemia (nivel de Pb) en sangre es la prueba más utilizada para determinar el nivel de exposición del individuo. Se puede obtener utilizando muestras venosas o capilares (punción en el dedo). Aunque el muestreo capilar es más fácil de realizar, puede ser menos preciso debido a la contaminación de la piel con plomo. Se recomienda que una plumbemia elevada, obtenida mediante punción digital, se confirme mediante venopunción.

Los niveles plasmáticos de Pb cambian rápidamente en respuesta a la ingesta de plomo (por ejemplo, ingestión de pedacitos de pintura con plomo). Para períodos cortos de exposición, por lo general tiene una relación lineal con los niveles de ingesta. La plumbemia refleja una exposición reciente o una exposición durante un período de hasta tres a cinco semanas. En personas con una exposición anterior alta o crónica, el nivel de plomo sérico generalmente subrepresenta la carga corporal total porque la mayor parte del plomo se almacena en los huesos y se puede encontrar en niveles normales en la sangre. Sin embargo, durante circunstancias estresantes, los pacientes con gran carga corporal pueden tener un nivel de Pb sérico elevado debido a la liberación de plomo almacenado en los huesos.

- **Hematología.** Es necesario obtener un perfil hematológico para evaluar una posible anemia y realizar un frotis de sangre periférica. La hipocromía y el punteado basófilo sugieren una intoxicación por Pb, aunque su ausencia no descarta la intoxicación por este metal.

  Cualquier aumento de los niveles en sangre, incluso dentro de lo que se puede considerar niveles "normales", puede dar lugar a anomalías hematológicas.
- **Población pediátrica.** Debe tenerse en cuenta que el Pb no tiene un valor biológico. Un nivel ideal de plomo en la sangre es cero. Por consiguiente, pueden observarse cambios fisiológicos con niveles de plomo en sangre por debajo de 25 µg/dL.

  En octubre de 2021, el Centro para el Control y la Prevención de Enfermedades (CDC) cambió el valor de referencia de Pb en sangre (BLRV) a 3,5 mcg/dL para abordar las disparidades de larga data en la exposición al plomo y los BLL en los niños. En 2012, el CDC disminuyó el valor de referencia de los niveles de plumbemia de 10 µg/dL a 5 µg/dL, considerando un nivel que se basa en el percentil 97,5 de la distribución Pb en el torrente sanguíneo de la Encuesta Nacional de Examen de Salud y Nutrición en niños en EE. UU.
- **Población adulta-contexto ocupacional:**
  - ***Normas de OSHA.*** Si la exposición al Pb en el aire es de 30 mcg/m³ (promedio ponderado de tiempo de 8 horas) o mayor durante más de 30 días al año, los empleadores deben proporcionar vigilancia médica a los trabajadores, lo que incluye monitoreo biológico con BLL realizado por un laboratorio aprobado por OSHA. Los empleados cuyo nivel único de plomo en sangre sea igual o superior a 60 mcg/dL o si el promedio de tres determinaciones durante 6 meses es igual o superior a 50 mcg/dL, deben retirarse temporalmente de la exposición hasta que su nivel de plomo en sangre sea igual o superior a 50 mcg/dL por debajo de 40 mcg/dL. Los empleados también pueden ser retirados de la exposición si el trabajador tiene una "condición médica detectada" que lo coloca en mayor riesgo de "deficiencia material para la salud" debido a la exposición al plomo.
  - ***Pruebas de seguimiento después de salir de la fuente de la exposición.*** Los autores recomiendan una prueba de seguimiento alrededor de tres a cuatro semanas después de retirar al trabajador. Sin embargo, este período puede ajustarse en función de los antecedentes de exposición al plomo del paciente. Debe sospecharse alguna exposición continua al plomo si la disminución del BLL es de 7-8 mcg/dL o menos en el mes posterior a la remoción del trabajador.

- **Recomendación CDC.** Todos los adultos expuestos al plomo en el trabajo deben tener BLL de menos de 25 mcg/dL para 2010 como medida de salud preventiva.
- **Protoporfirina eritrocitaria (EP).** Protoporfirina eritrocitaria comúnmente analizado como protoporfirina de zinc o ZPP es una medida del efecto del plomo en la síntesis de hemoglobina, unido al zinc en lugar de al hierro. Aunque BLL muestra el historial de exposición reciente al plomo, es posible que no revele adecuadamente la duración de la exposición al plomo. La ZPP se puede utilizar para evaluar la exposición prolongada y de alta intensidad al plomo y sus efectos celulares tóxicos.

  Estudios anteriores informaron que los ensayos EP/ZPP no son sensibles a BLLS más bajos, no son específicos para el plomo y tienen un retraso de aproximadamente 120 días antes de mostrar los efectos de una exposición. Un estudio más reciente informó que la ZPP es útil para monitorear el progreso en niños con envenenamiento infantil grave por plomo y tiene la capacidad de predecir eventos de reexposición y la duración de la terapia y el monitoreo necesarios para alcanzar un BLL de menos de 20 mcg/dL.

## Tratamiento

El gold estándar del tratamiento de la exposición a plomo es:

- Identificar la fuente de exposición de plomo: Generalmente requiere una evaluación ambiental del hogar, un historial ocupacional del paciente y/o la familia, miembros y evaluación de pasatiempos.
- Prevenir una exposición futura.
- Eliminar o alejar a los individuos desde la fuente de contaminación.
- Manejo sintomatológico del cuadro clínico del paciente/víctima.
- Disminuir los niveles de plomo presente en el organismo a través de la terapia de quelación, indicada según criterios y directrices clínicas.

a. **CAB de la reanimación.** Apoyar la función respiratoria y cardiovascular.

b. **Prevención absorción:**

- ***Lavado gástrico.*** No hay evidencia que apoye el uso de lavado gástrico en la ingestión de plomo. Considere el lavado gástrico en pacientes con ingestiones recientes de productos a base de plomo líquidos o en polvo (pintura, esmalte de cerámica, etc.).
- ***Carbón activado.*** El carbón activado adsorbe acetato de plomo *in vitro*, con una capacidad de adsorción máxima de 9,1 mg de Pb por gramo de carbón activado. Si bien esto es mucho menos eficiente que la adsorción que normalmente se observa con los medicamentos, no es insignificante. El carbón activado se recomienda después de la ingestión aguda o en pacientes con evidencia de cuerpos extraños radiopacos en las radiografías abdominales.
- ***Administración de carbón.*** Considere la administración de carbón activado después de una ingestión potencialmente tóxica. Administrar carbón como una suspensión acuosa; más efectivo cuando se administra dentro de la primera hora de la ingestión.
- ***Irrigación intestinal total.*** Se ha utilizado con éxito en el manejo de la ingestión de plomo. No se han realizado estudios controlados para probar la eficacia de la irrigación intestinal total en la ingestión de plomo; se debe considerar su uso cuando persiste evidencia de plomo radiopaco en el tracto gastrointestinal a pesar de los esfuerzos de descontaminación. Se realiza con solución electrolítica balanceada de polietilenglicol vía oral o por sonda nasogástrica. El paciente debe estar sentado y/o la cabecera de la cama elevada en un ángulo de al menos 45 grados. Dosis óptima no establecida. ADULTO: 2 litros inicialmente seguidos de 1,5 a 2 L/hora. NIÑOS 6 A 12 AÑOS: 1.000 mL/hora. NIÑOS 9 MESES A 6 AÑOS: 500 mililitros/hora. Continúe hasta que el efluente rectal sea claro y no haya evidencia radiográfica de toxina en el tracto gastrointestinal.
- ***Extracción quirúrgica de balas de plomo.*** Los perdigones, la metralla o las balas que contengan plomo alojado en los espacios sinoviales o adyacentes a ellos deben extraerse quirúrgicamente.
- ***Cuerpos extraños de plomo.*** La ingestión de un cuerpo extraño que contiene Pb generalmente no produce toxicidad por plomo, a menos que no se elimine dentro

de las dos semanas posteriores a la ingestión. Los pacientes que ingieren un cuerpo extraño que contiene plomo deben ser monitoreados para detectar signos de toxicidad, incluido el control de plumbemia hasta que se documente la eliminación del cuerpo extraño.

La extracción endoscópica del cuerpo extraño está indicada si el objeto permanece en el estómago. La cirugía puede estar indicada si no se puede recuperar el cuerpo extraño o si no se ha eliminado dos semanas después de la ingestión.

Dado que los niños absorben Pb desde el tracto gastrointestinal más rápidamente que los adultos, se justifica una evaluación y tratamiento urgente. Se ha recomendado la siguiente pauta de tratamiento en casos pediátricos con sospecha de ingestión de cuerpos extraños de plomo (p. ej., balas, balas de mosquete, perdigones de escopeta, peso de pesca) [Figura 9.12].

c. **Tratamiento de complicaciones:**
   - ***Regulación del equilibrio de electrolitos.*** Evaluar el estado del balance de líquidos. Si el estado del SNC lo permite, establezca un flujo de orina adecuado de 1 a 2 mL/kg/h, pero no fuerce los líquidos. El alto flujo de orina puede proteger los riñones del daño causado por el plomo y la quelación; sin embargo, si hay signos de aumento de la presión intracraneal (PIC), la administración de líquidos en exceso puede aumentar el riesgo para el cerebro.
   - ***Encefalopatía.*** La encefalopatía por plomo es una emergencia médica. El paciente debe ser hospitalizado en un entorno de cuidados intensivos. Se debe obtener una consulta neuroquirúrgica y toxicológica inmediata para ayudar en el manejo. Retenga la punción lumbar hasta que se haya considerado completamente el estado de la presión intracraneal. Puede estar indicada una sonda de presión intracraneal.
   - ***Convulsiones.*** Tratar las convulsiones con diazepam EV lento (Adultos: hasta 10 mg, repetir si es necesario; Niños: 0,1 a 0,3 mg/kg). Las convulsiones por encefalopatía por Pb pueden ser resistentes a la terapia anticonvulsiva, puede ser necesaria la inducción del coma con barbitúricos y un control intensivo de la PIC.

   **Edema cerebral:** La hiperventilación controlada, manteniendo una tensión de $CO_2$ arterial de 25 a 30 mmHg, puede reducir la presión intracraneal en pacientes con un estado mental que empeora rápidamente, hallazgos neurológicos de lateralización o evidencia de hernia inminente. La hiperventilación prolongada no es deseable, en general. Vigilar la presión intracraneal continuamente. Vigile cuidadosamente la función cardiovascular, la función renal y los electrolitos séricos. Terapia farmacológica, según indicación médica.

d. **Aumento de la eliminación.** Los quelantes mejoran la excreción de plomo. No hay evidencia que apoye el uso de cualquiera de los siguientes: diálisis, hemoperfusión, alcalinización urinaria y dosis múltiples de carbón.

e. **Antídoto:**
   - ***Terapia de quelación.*** Los agentes quelantes son compuestos químicos que forman complejos, también llamados quelatos, junto a cationes de metales pesados al poseer sitios de coordinación en su estructura molecular, que permiten establecer y formar enlaces de gran afinidad entre el metal y el ligando. Los quelatos son compuestos hidrosolubles capaces de ser excretados por vía renal [Figura 9.13].

     Cabe destacar que antes de comenzar cualquier terapia de quelación es preciso consultar a un médico o a un especialista en el tratamiento médico de la intoxicación por plomo, puesto que cada medicamento como antídoto tiene diversas contraindicaciones, precauciones y efectos adversos asociados a su utilización, además de presentar diferentes posologías, dosis y protocolos de administración, que varían según la edad del paciente, el nivel de plomo en sangre y la presentación y severidad del cuadro clínico. Por consiguiente, se requiere del desarrollo de protocolos de tratamiento específicos para cada caso [Tablas 128 y 129].

     • INDICACIONES. Pacientes con un nivel de plomo en sangre de 45 μg/dL (2,2 micromoles/litro) o mayor utilizando la medición de plomo en sangre venosa.

**Figura 9.12.** Esquematización y adaptación de la pauta de tratamiento en casos pediátricos con sospecha de ingestión de cuerpos extraños de plomo (Micromedex 2024).

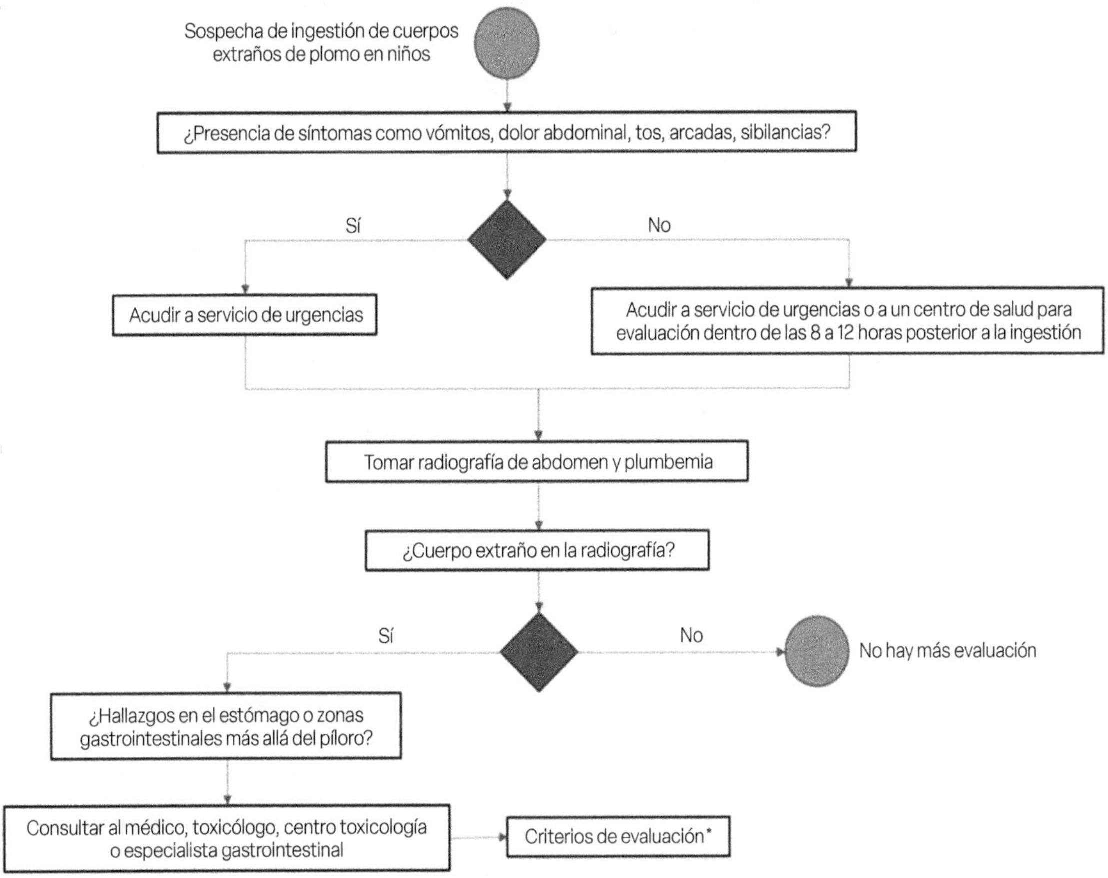


* Criterios de evaluación:

a) Considerar la extracción endoscópica según el objeto y el marco temporal.
b) Considerar la terapia con procinéticos y/o polietilenglicol 3350 oral.
c) Controlar el movimiento del cuerpo extraño por el sistema gastrointestinal; repetir la radiografía en 72 horas si no hay paso.
d) Controlar niveles plasmáticos de Pb según las recomendaciones. Si la plumbemia es de 45 a 69 mcg/dL, trate con terapia de quelación. Si la plumbemia es de 70 mcg/dl o más, ingrese al paciente en el hospital y trátelo con terapia de quelación.

**Figura 9.13.** Representación del enlace metal-quelante con plomo.

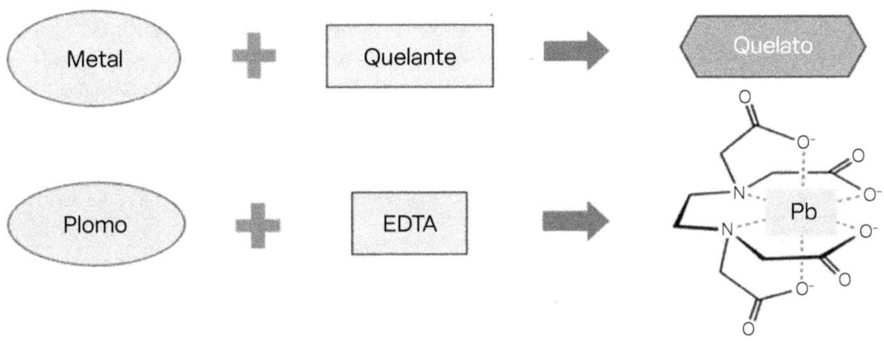


Elaboración propia.

**Tabla 128.** Indicaciones para adultos de terapia de quelación en casos de toxicidad por Pb. Adaptación Micromedex 2024.

| Indicación | Quelante y dosis |
|---|---|
| Encefalopatía | BAL: 450 mg/m(2)/día (24 mg/kg/día) (régimen, 75 mg/m(2) IM cada 4 horas) por 5 días. EDTA EV debe administrarse inmediatamente después de la segunda dosis de BAL. Dosis: 1000 mg/m(2)/día (25 a 50 mg/kg/día) a 1500 mg/m(2)/día (50 a 75 mg/kg/día) infusión continua o dos a cuatro dosis EV divididas durante 5 días. NOTA: Después de la infusión EV de EDTA, los pacientes con encefalopatía por Pb y edema cerebral pueden experimentar un aumento letal de la presión intracraneal. La vía intramuscular es la vía preferida para estos pacientes. Si se requiere vía EV, evite la infusión rápida. Se ha agregado lidocaína o procaína a la inyección para minimizar el dolor en el sitio de IM. |
| Síntomas sugerentes de encefalopatía o plumbemia mayor a 100 mcg/dL | BAL: 300 a 450 mg/m (2)/día (18 a 24 mg/kg/día) (régimen, 50 a 75 mg/m(2) cada 4 horas durante 3 a 5 días). El EDTA EV debe administrarse inmediatamente después de la segunda dosis de BAL. Dosis: 1500 mg/m2/día (50 a 75 mg/kg/día) en infusión continua o dos a cuatro dosis EV divididas durante 5 días. |
| Con síntomas leves o plumbemia 70 a 100 mcg/dL | Succimer 700 a 1050 mg/m(2)/día (régimen, 350 mg/m(2) (10 mg/kg) por vía oral cada 8 horas durante 5 días y luego cada 12 horas durante 14 días). |
| Asintomáticos y plumbemia inferior a 70 mcg/dL | No se indica quelación de rutina. |

**Tabla 129.** Indicaciones para pacientes pediátricos de terapia de quelación en casos de toxicidad por Pb. Adaptación Micromedex 2024.

| Indicación | Quelante y dosis |
|---|---|
| Encefalopatía | BAL: 450 mg/m(2)/día (24 mg/kg/día) (régimen, 75 mg/m(2) IM cada 4 horas) por 5 días. El EDTA EV debe administrarse inmediatamente después de la segunda dosis de BAL. Dosis: 1500 mg/m(2)/día (50 a 75 mg/kg/día) en infusión continua o dos a cuatro dosis IV divididas durante 5 días. NOTA: Después de la infusión intravenosa de EDTA, los pacientes con encefalopatía por Pb y edema cerebral pueden experimentar un aumento letal de la presión intracraneal. La vía intramuscular es la vía preferida para estos pacientes. Si se requiere vía EV, evite la infusión rápida. Se ha agregado lidocaína o procaína a la inyección para minimizar el dolor en el sitio de IM. |
| Sintomáticos (sin encefalopatía) o con plumbemia mayor a 69 mcg/dL | BAL: 300 a 450 mg/m(2)/día (18 a 24 mg/kg/día) (régimen, 50 a 75 mg/m(2)) cada 4 horas durante 3 a 5 días). El EDTA EV debe administrarse inmediatamente después de la segunda dosis de BAL. Dosis: 1000 mg/m(2)/día (25 a 50 mg/kg/día) a 1500 mg/m(2)/día (50 a 75 mg/kg/día) infusión continua o dos a cuatro dosis EV divididas durante 5 días. |
| Asintomáticos con plumbemia entre 45 a 69 mcg/dL | Succimer 700 a 1050 mg/m(2)/día (régimen, 350 mg/m(2) (10 mg/kg) vía oral cada 8 horas por 5 días, y luego cada 12 horas durante 14 días) o EDTA EV 1000 mg/m2/día (25 a 50 mg/kg/día) infusión continua o dos a cuatro dosis EV divididas durante 5 días o D-penicilamina 15 a 30 mg/kg/día en tres a cuatro dosis divididas. Los efectos adversos pueden reducirse comenzando con la dosis más baja de 15 mg/kg/día. |
| Asintomáticos y plumbemia 20 a 44 mcg/dL | No está indicada la quelación de rutina. |

NOTA: Cuando la plumbemia está mejorando según las pautas y el paciente puede tolerar los medicamentos orales, el BAL puede reemplazarse por succimer sin período de espera entre los tratamientos. Controle las concentraciones de plomo en la sangre al final de la quelación y durante varias semanas o meses después de la finalización de la terapia para detectar el rebote o la reexposición, y guiar la necesidad de cursos adicionales de quelación. Contraindicada la terapia de quelación profiláctica.

- Agentes utilizados. Los agentes quelantes con mayor uso y eficacia para la terapia de quelación son dimercaprol (anti-lewisita británica o BAL), edetato de calcio disódico (EDTA) y ácido 2,3-dimercaptosuccínico (DMSA, también conocido como succimer).

a. ***Dimercapol o BAL.*** usa en combinación con edetato de calcio disódico (EDTA) para tratar a pacientes con intoxicación aguda por Pb. El dimercaprol es un fármaco de molécula pequeña que atravesará las células y puede prevenir el empeoramiento del estado clínico y bioquímico en el primer día de la terapia con EDTA.

b. ***Edetato de calcio disódico (EDTA).*** Es el agente quelante parenteral más eficaz. Está indicado para reducir los niveles sanguíneos y los depósitos de Pb en la intoxicación aguda y crónica, así como la encefalopatía inducida por plomo en adultos y poblaciones pediátricas. En niños con envenenamiento por plomo, solo se puede usar EDTA disódico cálcico, no edetato disódico. El edetato disódico puede inducir tetania y posiblemente hipocalcemia fatal.

c. ***SUCCIMER (ácido 2,3-dimercaptosuccínico) (DMSA).*** Quelante oral aprobado por la FDA para su uso en niños con niveles de Pb en sangre superiores a 45 mcg/dL, no está aprobado para adultos, pero puede considerarse en casos de intoxicación aguda o crónica por Pb, en ausencia de encefalopatía o vómitos prolongados. Dosis pediatría y adultos: 10 mg/kg o 350 mg/m(2) por vía oral cada 8 horas durante 5 días. El intervalo de dosificación luego se aumenta a cada 12 horas durante los siguientes 14 días. Se puede repetir el

**Tabla 130.** Reacciones adversas de los principales agentes quelantes en la terapia farmacología en una intoxicación por plomo. De elaboración propia.

| Agente | Signos y Síntomas |
|---|---|
| Dimercaprol (BAL) | Los efectos comunes incluyen dolor en el lugar de la inyección y fiebre (especialmente. en niños). Otros efectos incluyen hipertensión, taquicardia, náuseas, vómitos, dolor de cabeza, sensación de ardor en la boca y la garganta, sensación de constricción en la garganta, el pecho o las manos, conjuntivitis, lagrimeo, salivación, hormigueo en las extremidades, diaforesis, dolor abdominal, y ansiedad. La inyección de dimercaprol contiene aceite de maní. |
| Penicilamina | Los efectos adversos en los niños que reciben D-penicilamina incluyen eosinofilia, leucopenia, trombocitopenia, elevaciones del nitrógeno ureico en sangre, proteinuria, hematuria microscópica, incontinencia, dolor y molestias abdominales, erupción cutánea, erupciones urticariales y eritema multiforme.<br>Erupciones: Urticaria, eritema multiforme, eritema tóxico y erupción tipo "ampicilina". Todos, menos el último, requieren el cese de la terapia.<br>Neutropenia: requiere un recuento de neutrófilos cada dos semanas, ya que la continuación del tratamiento con una respuesta neutropénica puede provocar anemia aplásica.<br>La eosinofilia ocurre comúnmente en la primera a la tercera semana de terapia, aunque por lo general tiene pocas consecuencias. |
| Ca-EDTA | Pacientes con encefalopatía pueden empeorar el edema cerebral. Se ha reportado onda T invertidas e irregularidades del ritmo cardíaco, nefrotoxicidad, náuseas, vómitos, dolor abdominal, diarrea, elevaciones leves en SGOT y SGPT, anemia, depresión de la médula ósea, fatiga, mialgia, deficiencia de zinc, dolor de cabeza, temblores, entumecimiento y hormigueo |
| SUCCIMER o DMSA (ácido dimercaptosuccínico) | Náuseas, vómitos y diarrea; elevaciones transitorias de las enzimas hepáticas; sarpullido, prurito; somnolencia y parestesia. Los eventos informados con poca frecuencia incluyen: dolor de garganta, rinorrea, erupción vesicular de la mucosa, trombocitosis, eosinofilia y neutropenia de leve a moderada |

ciclo si los niveles sanguíneos elevados lo indican. Se recomienda un mínimo de dos semanas entre ciclos, a menos que plumbemia indique la necesidad de un nuevo tratamiento inmediato.

d. ***Penicilamina.*** Puede usarse por vía oral como terapia de quelación ambulatoria cuando el paciente se encuentra en un entorno libre de plomo. Debido a la menor eficacia y al aumento de las reacciones adversas y las precauciones asociadas con la penicilamina, el succimer es el fármaco de elección cuando está indicada la terapia oral. Dosificación para niños asintomáticos con BLL entre 45 a 69 mcg/dl: D-penicilamina 15 a 30 mg/kg/día dividido en 3 a 4 tomas. Los efectos adversos pueden reducirse comenzando con la dosis más baja de 15 mg/kg/día.

- Reacciones adversas. Ver Tabla 130.

## BIBLIOGRAFÍA


American Academy of Pediatrics Committee on Environmental Health (2005). Lead exposure in children: prevention, detection, and management. Pediatrics, 116(4), 1036–1046. https://doi.org/10.1542/peds.2005-1947

ATSDR. Agencia para sustancias tóxicas y registro de enfermedades. Resúmenes de Salud Pública - Plomo (Lead). Disponible en https://www.atsdr.cdc.gov/es/phs/es_phs13.html

Daley, G. M., Pretorius, C. J., & Ungerer, J. P. (2018). Lead Toxicity: an Australian Perspective. The Clinical biochemist. Reviews, 39(4), 61–98.

Dhar, S., & Garg, D. (2023). Lead Poisoning. The New England journal of medicine, 388(18), e63. https://doi.org/10.1056/NEJMicm2210842.

El cuadro clínico de la intoxicación ocupacional por plomo - Scientific Figure on ResearchGate. Available from: https://www.researchgate.net/figure/Figura-1-Modelo-metabolico-del-plomo-en-el-ser-humano_fig1_255622212.

Flora, G., Gupta, D., & Tiwari, A. (2012). Toxicity of lead: a review with recent updates. Interdisciplinary Toxicology, 5(2). doi:10.2478/v10102-012-0009-2.

Gracia, R. C., & Snodgrass, W. R. (2007). Lead toxicity and chelation therapy. American Journal of Health-System Pharmacy, 64(1), 45–53. doi:10.2146/ajhp060175.

Hon, K. L., Fung, C. K., & Leung, A. K. (2017). Childhood lead poisoning: an overview. Hong Kong medical journal = Xianggang yi xue za zhi, 23(6), 616–621. https://doi.org/10.12809/hkmj176214.

IARC – INTERNATIONAL AGENCY FOR RESEARCH ON CANCER. (2020)., desde https://www.iarc.fr/

Kosnett, M. J., Wedeen, R. P., Rothenberg, S. J., Hipkins, K. L., Materna, B. L., Schwartz, B. S., Hu, H., & Woolf, A. (2007). Recommendations for medical management of adult lead exposure. Environmental health perspectives, 115(3), 463–471. https://doi.org/10.1289/ehp.9784

Lane, W. G., Kemper, A. R., & American College of Preventive Medicine (2001). American College of Preventive Medicine Practice Policy Statement. Screening for elevated blood lead levels in children. American journal of preventive medicine, 20(1), 78–82. https://doi.org/10.1016/s0749-3797(00)00257-9

Lead and compounds (inorganic) CASRN 7439-92-1 | IRIS | US EPA, ORD. (2020)., desde https://cfpub.epa.gov/ncea/iris2/chemicalLanding.cfm?substance_nmbr=277

Lead Toxicity: Background, Pathophysiology, Etiology. (2020). Disponible en https://emedicine.medscape.com/article/1174752-overview#a4.

Lead. In: MerativeTM Micromedex® POISINDEX® (electronic version). Merative, Ann Arbor, Michigan, USA. Available at: https://www.micromedexsolutions.com/ (cited: 14/06/2024).

Markowitz M. (2021). Lead Poisoning: An Update. Pediatrics in review, 42(6), 302–315. https://doi.org/10.1542/pir.2020-0026.

Mayans L. (2019). Lead Poisoning in Children. American family physician, 100(1), 24–30.

Miracle V. A. (2017). Lead Poisoning in Children and Adults. Dimensions of critical care nursing: DCCN, 36(1), 71–73. https://doi.org/10.1097/DCC.0000000000000227

National Center for Biotechnology Information. PubChem Database. Lead, CID=5352425, https://pubchem.ncbi.nlm.nih.gov/compound/Lead.

Needleman, H. (2004). Lead Poisoning. Annual Review of Medicine, 55(1), 209–222. doi:10.1146/annurev.med.55.091902.103653.

Nemsadze, K., Sanikidze, T., Ratiani, L., Gabunia, L., & Sharashenidze, T. (2009). Mechanisms of lead-induced poisoning. Georgian medical news, (172-173), 92–96.

OMS. Organización mundial de la salud. Intoxicación por plomo y salud. Disponible en https://www.who.int/es/news-room/fact-sheets/detail/lead-poisoning-and-health.

Papanikolaou, Nikolas & Hatzidaki, Eleftheria & Belivanis, Stamatis & Tzanakakis, George & Tsatsakis, Aristidis. (2005). Lead toxicity update. A brief Review. Medical science monitor: international medical journal of experimental and clinical research. 11. RA329-36.

Scherbaum, C. R., Frank, T., & Suárez, V. (2022). Schwere Bleivergiftung durch ayurvedisches Heilmittel [Severe lead poisoning caused by ayurvedic medicine]. Deutsche medizinische Wochenschrift (1946), 147(5), 253–257. https://doi.org/10.1055/a-1743-6718

U.S. Department of Health & Human Services. (2020). desde https://www.hhs.gov/

Walter K. (2023). What Is Lead Poisoning? JAMA, 329(12), 1040. https://doi.org/10.1001/jama.2023.1543.

Wani, A. L., Ara, A., & Usmani, J. A. (2015). Lead toxicity: a review. Interdisciplinary Toxicology, 8(2), 55–64. doi:10.1515/intox-2015-0009.

# CAPÍTULO 10
# Pesticidas

## 10.1. CARBAMATOS

Lorena Silva y Juan Carlos Ríos

### Descripción

Los carbamatos son una clase de insecticidas estructural y mecánicamente similares a los insecticidas organofosforados. Los carbamatos son carbamatos de N-metilo derivados de un ácido carbámico. Son sustancias agroquímicas utilizadas para el control de plagas en la agricultura industrial, para el control de ectoparásitos en animales de granja y de compañía, y para el control de plagas a nivel sanitario y doméstico. Las intoxicaciones ocurren ocasionalmente por la ingestión de alimentos contaminados, por mal uso, por exposiciones intencionales con fines de suicidio o por ingestas accidentales, tras el inadecuado almacenamiento en envases de alimentos.

### Sustancias incluidas

Ver Tabla 131.

### Mecanismo de toxicidad

Los carbamatos inhiben competitivamente la enzima pseudocolinesterasa y la acetilcolinesterasa, evitando la hidrólisis y la inactivación de la acetilcolina. La acetilcolina se acumula en las uniones nerviosas, lo que provoca el mal funcionamiento del sistema nervioso simpático, parasimpático y periférico y parte del SNC. Dado lo anterior, se generan signos clínicos por excesiva estimulación sobre los receptores colinérgicos.

A diferencia de los organofosforados, que poseen el mismo mecanismo de toxicidad, estos agentes son inhibidores transitorios de la colinesterasa. La toxicidad de los carbamatos tiende a ser de menor duración que la causada por dosis equivalentes de organofosforados, aunque las tasas de mortalidad asociadas con la exposición a estas clases de sustancias químicas son similares. En otras palabras, los carbamatos inhiben a la acetilcolinesterasa (AChE) de forma idéntica a los organofosforados (OF), aunque el enlace carbamato-AChE es más débil que el formado por los OF. Por lo tanto, los enlaces carbamato-AChE se hidrolizan espontáneamente con mayor rapidez y la función de AChE regresa típicamente dentro de las 24 a 48 horas. A diferencia de los OF, los enlaces entre el carbamato y la AChE no pueden envejecer y la toxicidad prolongada es poco común. Además, los carbamatos no requieren metabolismo para activarse.

**Tabla 131.** Representantes de los carbamatos, según grado de toxicidad intrínseca.

| Extremadamente tóxico | Altamente tóxico | Moderadamente tóxico |
|---|---|---|
| Aldicarb<br>Oxamilo<br>Carbofurano<br>Benfuracarb<br>Metomil<br>Formetanato | Aminocarb<br>Dimetilan<br>Dimetán<br>Dioxacarb<br>Metiocarb<br>Propoxur<br>Bendiocarb | Pirimicarb<br>Bufencarb<br>MTMC<br>MPMC<br>Isoprocarb<br>Carbarilo |

## Toxicocinética

a. **Absorción:**
   - *Oral.* Aunque existe una variación entre los compuestos, la mayoría se absorbe de manera eficiente a través de la pared intestinal y la piel. Los síntomas normalmente aparecen durante las primeras 4 horas posterior a la exposición aguda.
   - *Inhalación.* Probablemente haya algo de absorción a través de la membrana pulmonar cuando se inhalan gotitas muy finas, pero la mayor parte de la absorción después de la inhalación probablemente ocurre en la faringe.

b. **Distribución.** Se han informado concentraciones de metomilo en los siguientes fluidos/tejidos en individuos *post mortem*: sangre, hígado, riñón, cerebro, toroides, testículos, epidídimo, ovarios, suprarrenal y submaximar. La distribución *post mortem* de carbarilo en fluidos corporales y órganos de las víctimas ha sido reportada en pulmón, hígado, riñón, cerebro, bazo, páncreas, corazón, tejido graso y sangre.

c. **Metabolismo.** Estos compuestos son rápidamente hidrolizados por enzimas hepáticas a ácido metilcarbámico y una variedad de sustancias fenólicas de baja toxicidad. No requieren metabolizarse para activarse y ejercer su toxicidad.

d. **Excreción.** Los metabolitos fenólicos se excretan en la orina hasta 2 o 3 días después de una absorción significativa del pesticida.

e. **Vida media.** Aldicarb: 5,75 horas, Pirimicarb: 3,8 horas.

## Dosis tóxica

La dosis tóxica depende de la toxicidad inherente de cada agente, la vía de exposición, cantidad y tiempo de exposición, la tasa de absorción, la tasa de metabolismo y la exposición previa a otros inhibidores de la colinesterasa. Generalmente los carbamatos son menos tóxicos que los organofosforados. El aldicarb se considera el carbamato más tóxico del grupo. La Organización Mundial de la Salud (OMS) ha clasificado el aldicarb como plaguicida clase IA (extremadamente peligroso). Los pacientes con exposición ocupacional crónica a insecticidas de carbamato pueden tener una actividad de colinesterasa crónicamente deprimida y pueden desarrollar toxicidad severa después de exposiciones agudas pequeñas.

Si existe duda sobre si se ha ingerido un carbamato, se puede emplear la prueba de la atropina administrando 1 mg de atropina en adultos vía EV (o 0,01 a 0,02 mg/kg en niños). La ausencia de signos o síntomas de efectos anticolinérgicos después de la administración de atropina respalda fuertemente el diagnóstico de intoxicación con un inhibidor de la acetilcolinesterasa.

## Órgano diana

Sistema nervioso central, autónomo y unión neuromuscular.

## Cuadro clínico

- **Intoxicaciones leves a moderadas.** *Efectos muscarínicos:* Puede incluir bradicardia, salivación, lagrimeo, diaforesis, vómitos, diarrea, micción y miosis. *Efectos nicotínicos:* Taquicardia, hipertensión, midriasis y calambres musculares.
- **Intoxicaciones severas.** *Efectos muscarínicos*: Broncorrea, broncoespasmo, bradicardia, lesión pulmonar aguda. *Efectos nicotínicos*: fasciculaciones musculares, debilidad, insuficiencia respiratoria. *Efectos centrales:* depresión del SNC, agitación, confusión, delirio, coma, convulsiones. También se desarrollan hipotensión, arritmias ventriculares, acidosis metabólica, pancreatitis e hiperglucemia. La mayoría de los pacientes que desarrollan toxicidad grave tienen signos y síntomas dentro de las 6 horas posteriores a la exposición, y el inicio de la toxicidad rara vez ocurre más de 12 horas después de la exposición.
- **Pacientes pediátricos.** Se comportan en forma atípica con signos y síntomas predominantes diferentes a los adultos, mayor predominio de efectos neurológicos con depresión del SNC, estupor, coma, flacidez, disnea y convulsiones y menor presencia de efectos muscarínicos y nicotínicos. Además, los pacientes pediátricos tienen mayor riesgo de toxicidad sistémica por día dérmica, ya que tienen una mayor superficie de contacto en relación con el volumen de exposición y una piel más permeable.
- **Exposición por inhalación.** Los vapores de organofosforados producen rápidamente irritación de la membrana mucosa y de la vía respiratoria superior y broncoespasmo, seguidos de efectos sistémicos muscarínicos, nicotínicos y centrales. si se exponen a concentraciones significativas.

## Exámenes de laboratorio

- Control de signos vitales frecuentemente.
- Instituir monitoreo cardíaco continuo y oximetría de pulso.
- Controlar dificultad respiratoria (es decir, broncorrea, broncoespasmo) y la evidencia clínica de efectos colinérgico (es decir, salivación, vómitos, micción, defecación, miosis).
- Medición de acetilcolinoesterasa en plasma y/o glóbulos rojos (el plasma es generalmente más sensible, pero los glóbulos rojos se correlacionan algo mejor con los signos y síntomas clínicos) esta permitirá confirmar el diagnóstico. Una disminución superior al 50 % del valor inicial generalmente se asocia con efectos colinérgicos; en intoxicaciones graves, la actividad de la colinesterasa puede disminuir en un 90 % del valor inicial. La correlación entre los niveles de colinesterasa y los efectos clínicos en intoxicaciones más leves puede ser deficiente.
- Controlar electrolitos y la lipasa sérica en pacientes con intoxicaciones significativas. Los pacientes que tienen concentraciones elevadas de enzimas pancreáticas tienen más probabilidades de desarrollar insuficiencia respiratoria y tienen un peor pronóstico.
- Monitorear función pulmonar (es decir, capacidad vital forzada (CVF), volumen espiratorio en 1 segundo (FEV1) y la fuerza inspiratoria negativa (NIF) o presión inspiratoria máxima en pacientes sintomáticos puede ayudar a anticipar la necesidad de intubación.

## Tratamiento

a. **CAB de la reanimación.** En paciente graves, evaluar inmediatamente las vías y la función respiratorias. Administrar oxígeno. Succión de secreciones. La intubación endotraqueal puede ser necesaria debido a la debilidad de los músculos respiratorios o la broncorrea. Evite la succinilcolina para la intubación de secuencia rápida, ya que puede provocar una parálisis prolongada. Monitorizar la función pulmonar, es decir, capacidad vital forzada (CVF), volumen espiratorio en 1 segundo (FEV1) y la fuerza inspiratoria negativa (NIF) o presión inspiratoria máxima, puede ayudar a anticipar la necesidad de intubación.

b. **Prevención absorción:**
   - ***Ingestión.*** Por lo general, medidas de descontaminación no están indicadas. Sin embargo, debe considerarse el uso de una sonda nasogástrica para la aspiración del contenido gástrico o el procedimiento lavado gástrico para ingestiones de grandes cantidades recientes (durante la primera hora posterior a la ingestión aguda del carbamato), solo si el paciente está intubado o puede proteger la vía respiratoria. El lavado gástrico implica un riesgo sustancial de aspiración en pacientes con aumento de secreciones y disminución del estado mental, y no se ha demostrado que esta intervención disminuya la morbilidad o la mortalidad. Considere el uso de carbón activado para grandes ingestiones y riesgo letal con protección de vía aérea; de lo contrario, contraindicado debido a la posible depresión respiratoria y convulsiones y riesgo de aspiración.
   - ***Exposición dérmica.*** Quitar la ropa contaminada. Lavar bien la piel con abundante agua y jabón. Precauciones universales y guantes de nitrilo para proteger al personal de salud de la contaminación. La toxicidad sistémica puede resultar de la exposición dérmica. La ropa y las pertenencias del paciente deben desecharse, ya que pueden absorber el tóxico y causar una nueva exposición incluso después del lavado. Los trabajadores de la salud deben tomar precauciones para evitar la exposición accidental, lo que incluye brindar tratamiento en un área bien ventilada.
   - ***Ocular.*** Abundante irrigación ocular por arrastre con suero fisiológico por al menos 15 minutos. Es improbable que se desarrolle toxicidad sistémica solo por exposición ocular.

c. **Tratamiento de complicaciones:**
   - ***Agitación y convulsiones.*** Las benzodiazepinas son el tratamiento de primera línea, administrar, diazepam 5 a 10 mg EV o lorazepam 2 a 4 mg EV, repetir según necesidad.
   - ***Hipotensión.*** Infundir de 10 a 20 mililitros/kilogramo de fluidos isotónico y mantener al paciente en decúbito supino. Si persiste la hipotensión, administrar dopamina o norepinefrina. Considerar la monitorización de la presión venosa central para guiar la terapia de fluidos adicional.

- *Broncoespasmo.* El bromuro de ipratropio o el glicopirrolato inhalados pueden ser útiles además de la atropina intravenosa.
- *Toxicidad por inyección parenteral.* Se describe síndrome compartimental, necrosis tisular, celulitis y tromboflebitis además de toxicidad colinérgica sistémica, después de la inyección subcutánea, intramuscular o intravenosa de carbamatos.

d. **Aumento de la eliminación.** No ha demostrado utilidad clínica.

e. **Antídoto.** Se utiliza ATROPINA como antagonista muscarínico y OXIMAS (pralidoxima en los EE. UU. u obidoxima en algunos otros países) que actúa como activador enzimático de la AChE. El uso de oximas generalmente está indicado para pacientes con toxicidad moderada a severa. En Chile es escasa la disponibilidad de oximas y normalmente se encontraba disponible solo la obidoxima.

- *Atropina.* La atropina se usa solo para tratar los efectos muscarínicos. DOSIS ADULTOS: 1 a 3 mg EV; DOSIS NIÑOS: 0,02 mg/kg EV. Si la respuesta es inadecuada en 3 a 5 minutos, duplicar la dosis. Continúe duplicando la dosis cada 3 a 5 minutos según sea necesario hasta lograr comprobar signos de atropinización, es decir, secar las secreciones pulmonares, controlar el broncoespasmo y remisión de la bradicardia. Una vez alcanzada la atropinización, administrar una infusión del 10 % al 20 % de la dosis total requerida en una hora. Supervise con frecuencia la evidencia de efectos colinérgicos o toxicidad por atropina (p. ej., delirio, hipertermia, íleo) y ajuste la dosis en consecuencia. En casos severos se requieren grandes dosis. La atropinización puede ser necesaria durante horas o días, según la gravedad.
- *Obidoxima.* Administrar 250 mg con un máximo de 750 mg al día en adultos; en niños se puede usar de 4 a 8 mg/kg sin exceder los 250 mg. También se puede usar una dosis de 250 mg, seguido de una infusión continua de 750 mg/día. El último esquema disponible puede ser una dosis de carga de 0,8 mg/kg más una infusión continua a una velocidad de 0,7 mg/kg/hr.

## BIBLIOGRAFÍA


Alcorn E. E. & Hughes J. H. (1980). Airway irritation from carbamyl. Clin Toxicol; 16:297-298.

Aaron C. K. & Howland M. A. (1998) Insecticides: Organophosphates and carbamates, in Goldfrank LR, Flomenbaum NE, Lewin NA et al. (eds.): Goldfrank's Toxicologic Emergencies, 6th ed, Appleton & Lange, Stamford, CT.

Aldicarb. In: MerativeTM Micromedex® POISINDEX® (electronic version). Merative, Ann Arbor, Michigan, USA. Available at: https://www.micromedexsolutions.com/ (cited: 02/06/2024).

Carbamate Insecticides. In: MerativeTM Micromedex® POISINDEX® (electronic version). Merative, Ann Arbor, Michigan, USA. Available at: https://www.micromedexsolutions.com/ (cited: 02/06/2024).

D'Haenens J. P., McDonald K. W., Langley RL, et al. (2013). Aldicarb: a case series of watermelon-borne carbamate toxicity. J Agromedicine; 18(2):174-177.

King, A. M., & Aaron, C. K. (2015). Organophosphate and carbamate poisoning. Emergency medicine clinics of North America, 33(1), 133–151. https://doi.org/10.1016/j.emc.2014.09.010.

Organophosphate and carbamate poisoning. Organophosphate and carbamate poisoning. In: UpToDate, Shefner JM (Ed), UpToDate, Waltham, MA. (Acceso 01/06/2023.)

Petreski, T., Kit, B., Strnad, M., Grenc, D., & Svenšek, F. (2020). Cholinergic syndrome: a case report of acute organophosphate and carbamate poisoning. Arhiv za higijenu rada i toksikologiju, 71(2), 163–166. https://doi.org/10.2478/aiht-2020-71-3413.

Rotenberg, M., Shefi, M., Dany, S., Dore, I., Tirosh, M., & Almog, S. (1995). Differentiation between organophosphate and carbamate poisoning. Clinica chimica acta; international journal of clinical chemistry, 234(1-2), 11–21. https://doi.org/10.1016/0009-8981(94)05969-y

Silberman, J., & Taylor, A. (2022). Carbamate Toxicity. In StatPearls. StatPearls Publishing.

Vale, A., & Lotti, M. (2015). Organophosphorus and carbamate insecticide poisoning. Handbook of clinical neurology, 131, 149–168. https://doi.org/10.1016/B978-0-444-62627-1.00010-X.

## 10.2. GLIFOSATO

Lorena Silva

### Descripción

El glifosato es un herbicida sistémico no selectivo de amplio espectro, análogo aminofosfónico del aminoácido glicina. Es el herbicida más utilizado en los Estados Unidos en granjas, huertos caseros y césped, y también es ampliamente utilizado en nuestro país. El glifosato se puede aplicar en entornos agrícolas, residenciales y comerciales utilizando una amplia gama de métodos de aplicación, incluidos rociadores aéreos, métodos de difusión terrestre, rociadores con pantalla, sistemas de inyección, aplicadores de gotas controladas, entre otros.

Los plaguicidas que lo contienen generalmente lo combinan con otros ingredientes (surfactantes) que ayudan a mejorar la absorción del glifosato en la planta y pueden contribuir a su toxicidad. La exposición es frecuente, pero los casos de toxicidad severa son escasos.

### Mecanismo de toxicidad

Los mecanismos de toxicidad de las formulaciones de glifosato son complejos. El glifosato no solo se usa en cinco sales diferentes, sino que sus formulaciones comerciales contienen surfactantes, que varían en naturaleza y concentración. Como resultado, la toxicidad en humanos con este herbicida no solo se presenta con el ingrediente activo, sino que con complejas y variables mezclas presentes en las formulaciones comerciales. El glifosato inhibe la vía del shikimato que causa la muerte en las plantas, sin embargo, la ausencia de la vía del shikimato en humanos ha llevado a la conclusión de que no supone un riesgo para la salud de las personas y muchas investigaciones sobre la toxicidad de este herbicida en animales han sugerido la baja toxicidad de este compuesto. Estos datos llevaron a la clasificación del glifosato en la categoría menos tóxica (categoría IV, prácticamente no tóxico y no irritante) por la Agencia de Protección Ambiental de los Estados Unidos (EPA). A pesar de lo anterior, el real efecto sobre los seres humanos aún no está establecido. Recientes investigaciones han evidenciado efectos tóxicos vinculado a desarrollo de estrés oxidativo, neuroinflamación y disfunción mitocondrial, procesos que podrían conducir a la muerte neuronal por autofagia, necrosis o apoptosis, adicionalmente a las erosiones observadas en mucosa esofágica, tras ingestas agudas de formulaciones en altas concentraciones. Dado este escenario, resulta necesario seguir investigando para poder dilucidar con precisión el mecanismo de toxicidad de este agente sobre los seres humanos. Por otro lado en el año 2017, la Agencia Internacional para la Investigación sobre el Cáncer (IARC) clasificó al glifosato como "probablemente cancerígeno" en humanos, por evidencia en humanos proviene de estudios de exposiciones, principalmente agrícolas, en Estados Unidos, Canadá y Suecia y la evidencia en animales de laboratorio. Esta situación ha generado dentro de la comunidad científica detractores y amplios grupos defensores sobre la opinión técnica emitida por la IARC.

### Toxicocinética

a. **Absorción.** El glifosato no se absorbe bien por vía dérmica ni por vía oral. El glifosato-trimetilsulfonio puede absorberse mejor que el glifosato solo. Se ha sugerido que el componente trimetilsulfonio del complejo glifosato-trimesio puede facilitar la absorción tras la ingestión. Estudios en animales de experimentación indican absorción de 2 %, tras exposición dérmica y 30 % a 40 % de absorción, tras ingesta de glifosato.
b. **Distribución.** Pequeñas cantidades de glifosato se han encontrado en el intestino, los huesos, el colon y el riñón, después de una administración oral a animales de experimentación.
c. **Metabolismo.** El glifosato parece sufrir un metabolismo mínimo, si es que lo sufre. Los resultados de los estudios en animales indican que prácticamente no se producen metabolitos tóxicos y que casi el 100 % de la carga corporal corresponde al compuesto original.
d. **Excreción.** Renal: el glifosato se excreta rápidamente en la orina en grandes cantidades y suele ser indetectable en la orina al tercer día. Heces: aproximadamente el 51 % de una dosis en estudios con animales se excretó a través de las heces durante un período de 7 días,
e. **Vida media.** 3,1 horas.

### Dosis tóxica

La ingestión accidental rara vez causa toxicidad. Generalmente se asocian a casos de ingestión de pequeñas cantidades, menores a 200 mL de una solución de glifosato al 41 %. En estos casos, se ha informado de tasas de supervivencia de hasta el 90 % con tratamiento de soporte. Se ha reportado toxicidad menor a moderada con síntomas de vómitos y diarrea, principalmente en ingestas de 30 a 240 mL de glifosato, lo que dependerá de la concentración presente del glifosato y de los demás componentes presentes en la formulación. El riesgo de toxicidad es proporcional a la concentración del agente en la formulación; sin embargo, existe un mayor riesgo de toxicidad severa y letalidad con ingestiones mayores a 200 mL. La ingestión de un volumen de surfactante de más de 8 mL junto con glifosato se ha asociado con una toxicidad más grave.

**Indicadores de pronóstico fatal.** Los siguientes indicadores de pronóstico fatal se derivan de varios estudios sobre la intoxicación por glifosato-surfactante en Taiwán. En este lugar el surfactante comúnmente usado es la polioxietilenamina, que es el surfactante más utilizado en todo el mundo. Los factores de mal pronóstico son los siguientes:

- Edad: Mayor de 40 años.
- Ingestión de gran volumen (mayor a 200 mL).
- Hallazgos clínicos: aumento de la creatinina, acidosis, hiperpotasemia, taquicardia e insuficiencia respiratoria que requiere intubación.

## Órgano diana

Sistema gastrointestinal, nervioso, respiratorio, cardiovascular.

## Cuadro clínico

- **Intoxicaciones leves a moderadas.** La ingestión puede causar náuseas, vómitos, dolor abdominal, diarrea, sedación leve, dolor de boca y garganta. La exposición de los ojos puede causar conjuntivitis. La exposición dérmica puede causar eritema, piloerección y dermatitis de contacto.
- **Intoxicaciones severas.** Son manifestaciones clínicas poco frecuentes que se describen en reporte de casos de ingestión intencional. Dentro de los signos y síntomas, destacan ulceración de la mucosa oral o gastrointestinal, hipotensión, elevaciones de enzimas hepáticas, leucocitosis, acidosis metabólica, insuficiencia renal oligúrica/anúrica, hipertermia, edema pulmonar, insuficiencia respiratoria, arritmias ventriculares, coma y convulsiones. La toxicidad severa que resulta en la muerte, se ha relacionado con un *shock* hipovolémico seguido de insuficiencia respiratoria. La exposición dérmica prolongada puede causar quemaduras. El desarrollo de dificultad respiratoria, edema pulmonar, insuficiencia renal o acidosis que requiera hemodiálisis y/o hiperpotasemia están altamente asociados con un mal pronóstico.

## Exámenes de laboratorio

- Identificar el tipo de herbicida glifosato (grupo amonio del glifosato o grupo isopropilamina del glifosato) ingerido para monitorizar con precisión la hemodinámica del paciente intoxicado.
- Controlar hemograma, creatinina sérica, BUN, enzimas hepáticas, electrolitos séricos, gasometría arterial, análisis de orina y radiografía de tórax en pacientes sintomáticos. Puede desarrollarse hiperpotasemia tras una ingestión importante de sal potásica de glifosato. Monitorizar el potasio según sea necesario.
- Controlar niveles de lactato sérico en pacientes en los que se sospeche una exposición significativa.
- Iniciar ECG y monitorización cardíaca continua y oximetría de pulso en pacientes con síntomas significativos.
- Considerar la endoscopia para pacientes con sospecha de lesiones gastrointestinales cáusticas (gran volumen/ingestión deliberada, o síntomas como odinofagia, salivación).

## Tratamiento

a. **CAB de la reanimación.** El manejo de la vía aérea, especialmente si hay aspiración, puede ser necesaria la intubación precoz de los pacientes con síntomas respiratorios importantes.

b. **Prevención absorción:**
   - ***Exposición oral.*** En casos de exposición a pequeñas cantidades de glifosato por vía oral sin compromiso respiratorio: se pueden administrar pequeñas cantidades de agua para lograr un efecto de dilución. Enjuagar la boca con agua. Esta medida se recomienda solo en una fase temprana a la ingestión aguda del glifosato. No se recomienda la emesis y, en general, se debe evitar el carbón activado.
   - ***Aspiración gástrica.*** En casos de exposición a dosis tóxica, la descontaminación no está indicada; sin embargo, se podría considerar la aspiración nasogástrica u orogástrica en

casos de sobredosis masiva con pronóstico severo, si el paciente se presenta en un servicio asistencial en una etapa temprana, tras la ingestión del producto (durante los primeros 60 minutos, tras la ingestión aguda).

- *Exposición cutánea/ocular.* Se sugiere lavar la piel expuesta con abundante agua y retirar de inmediato la ropa contaminada.
  En caso de contacto con los ojos, se sugiere irrigar ojos expuestos con suero fisiológico por arrastre por un período mínimo de 15 minutos. Si luego de eso los síntomas persisten, derivar a especialista.

c. **Tratamiento de complicaciones:**
  - *Alteraciones electrolíticas.* vómitos y diarrea pueden generar alteraciones electrolíticas importantes. Controlar y reponer según sea necesario.
  - *Lesión pulmonar aguda.* En estos casos, la asistencia respiratoria es crítica. Se han notificado casos mortales de edema pulmonar grave. El inicio de la lesión pulmonar aguda puede retrasarse hasta 24 a 72 horas después de la exposición. El tratamiento es fundamentalmente de soporte, según hallazgos clínicos.
  - *Acidosis metabólica.* En casos de pH inferior a 7,1 iniciar bicarbonato sódico, 1 a 2 mEq/kg, y monitorizar electrolitos séricos y gasometría arterial o venosa para guiar el tratamiento posterior.
  - *Hipotensión.* Infundir de 10 a 20 mL/kg de líquido isotónico y mantener al paciente en decúbito supino. Si persiste la hipotensión, administrar dopamina o norepinefrina. Considerar la monitorización de la presión venosa central para guiar la fluidoterapia posterior.
  - *Lesiones corrosivas.* Los pacientes con ingesta intencional de sobredosis o manifestaciones clínicas que incluyen odinofagia y salivación deben ser sometidos a una endoscopia para evaluar posibles quemaduras gastrointestinales. Realizar la endoscopía las primeras 24 horas. Tratamiento de lesiones gástricas, según la gravedad de la quemadura. Derivar a cirugía, si fuese necesario.

d. **Aumento de la eliminación.** El glifosato se excreta rápidamente en la orina. Mantener una adecuada producción de orina es importante. La hemodiálisis es eficaz para eliminar el glifosato y se ha utilizado con poca frecuencia en pacientes que desarrollan insuficiencia renal aguda después de una sobredosis (principalmente, para corregir la acidosis y la hiperpotasemia en lugar de eliminar el glifosato). La hemoperfusión no es efectiva.

e. **Antídoto.** No existe un antídoto específico.

## BIBLIOGRAFÍA


Amerio P., Motta A., Toto P., et al. (2004). Skin toxicity from glyphosate-surfactant formulation. J Toxicol - Clin Toxicol; 42(3):317-319.

Bedry, R., Parrot, F., y Pillet, O. (1993). Non-Fatal Intoxication with a Lethal Dose of a Glyphosate Herbicide. European Association of Poisons Centres and Clinical Toxicologists Scientific Meeting, Birmingham, UK.

Bradberry, S. M., Proudfoot, A. T., & Vale, J. A. (2004). Glyphosate poisoning. Toxicological reviews, 23(3), 159–167. https://doi.org/10.2165/00139709-200423030-00003

Brewster, D. W., Warren, J. y Hopkins, W. E. II. (1991). Metabolism of glyphosate in Sprague-Dawley rats: tissue distribution identification, and quantitation of glyphosate-derived materials following a single oral dose. Fund Appl Toxicol; 17:43-51.

Chan, C.W., Wu, I.L., Lee, C. H., et al. (2016). Successful extracorporeal life support in a case of severe glyphosate-surfactant intoxication. Crit Care Med; 44(1): e45-e47.

Chang C. Y., Peng Y. C., & Hung D. Z. (1999). Clinical impact of upper gastrointestinal tract injuries in glyphosate-surfactant oral intoxication. Human Exp Toxicol; 18:475-478.

Costas-Ferreira, C., Durán, R., & Faro, L. R. F. (2022). Toxic Effects of Glyphosate on the Nervous System: A Systematic Review. International journal of molecular sciences, 23(9), 4605. https://doi.org/10.3390/ijms23094605

Hiraiwa, K., Okabayashi, K., y Ohtani, M. (1990). Comparison between the effect of hemodialysis, hemoperfusion and diuresis on glyphosate excretion in Roundup herbicide poisoning (En japonés). Chuudoku Kenkyuu; 3:165-171.

Kawamura, K., Nobuhara, H. y Tsuda, K. (1987). Two cases of glyphosate (Roundup) poisoning (En japonés). Gekkan Yakuji; 29:163-166.

Lee, H. L., Chen, K. W., Chi, C. H., Huang, J. J., & Tsai, L. M. (2000). Clinical presentations and prognostic factors of a glyphosate-surfactant herbicide intoxication: a review of 131 cases. Academic emergency medicine: official journal of the Society for Academic Emergency Medicine, 7(8), 906–910. https://doi.org/10.1111/j.1553-2712.2000.tb02069.x

Lu, J., Zhang, C., Wang, W., Xu, W., Chen, W., Tao, L., Li, Z., Zhang, Y., & Cheng, J. (2023). Glyphosate Causes Vascular Toxicity through Cellular Senescence and Lipid Accumulation. Chemical research in toxicology, 36(7), 1151–1161. https://doi.org/10.1021/acs.chemrestox.3c00116

Menkes D. B., Temple W. A., & Edwards I. R. (1991). Intentional self-poisoning with glyphosate-containing herbicides. Hum Exp Toxicol; 10:103-107.

MerativeTM Micromedex® POISINDEX®: Glyphosate. POISINDEX® System (electronic version). Merative, Ann Arbor, Michigan, USA. Available at: https://www.micromedexsolutions.com/ (citada: 15/mayo/2024).

Moon J. M., Chun B.J., Cho Y.S., et al. (2018). Cardiovascular effects and fatality may differ according to the formulation of glyphosate salt herbicide. Cardiovasc Toxicol 2018; 18(1):99-107.

Palli E., Makris D., Diakaki C., et al. (2011). Rapture of the large intestine caused by severe oral glyphosate-surfactant intoxication. Am J Emerg Med; 29(4): 459-460.

Roberts, D. M, Buckley, N. A., Mohamed, F., et al. (2010). A prospective observational study of the clinical toxicology of glyphosate-containing herbicides in adults with acute self-poisoning. Clin Toxicol (Phila); 48(2):129-136.

Seok S. J., Park J. S., Hong J. R., et al. (2011). Surfactant volume is an essential element in human toxicity in acute glyphosate herbicide intoxication. Clin Toxicol (Phila); 49(10):892-899.

Sorensen, F. W. y Gregersen, M. (1999). Rapid lethal intoxication caused by the herbicide glyphosate-trimesium (Touchdown). Human & Experiment Toxicol; 18:735-737.

Sribanditmongkol P., Jutavijittum P., Pongraveevongsa P., et al. (2012). Pathological and toxicological findings in glyphosate-surfactant herbicide fatality: a case report. Am J Forensic Med Pathol; 33(3):234-237

Temple, W. A. y Smith, N. A. (1992). Glyphosate herbicide poisoning experience in New Zealand. New Zealand Med J; 105:173-174.

## 10.3. ORGANOFOSFORADOS

Lorena Silva y Juan Carlos Ríos

### Descripción

Los organofosforados (OF) se caracterizan por su mecanismo de acción, su estructura química similar y su toxicidad, producida por la inhibición de la acetilcolinoesterasa. En la actualidad, es uno de los grupos de plaguicidas más importantes en la agricultura. Se han utilizado como agentes neurotóxicos, como armas químicas de guerra y terrorismo, entre los OF se mencionan el gas sarín, tabún, somán y VX. El sarín, por ejemplo, se usó en el año 1995 en el ataque al metro de Tokio y tanto el tabún como el sarín se usaron durante el conflicto entre Irak e Irán.

Son productos poco solubles en agua y muy solubles en solventes orgánicos, por lo que habitualmente los productos vienen en solventes en base a hidrocarburos, los cuales pueden en parte ser responsables de la toxicidad en las exposiciones. A diferencia de los organoclorados, son inestables en el medio ambiente por lo que no se acumulan como residuos.

Este tipo de plaguicidas son responsables de la muerte de cientos de miles de personas cada año. Poseen una tasa de letalidad estimada del 10 % al 20 %.

### Sustancias incluidas

Ver Tabla 132.

### Mecanismos de toxicidad

La toxicidad aguda de los organofosforados es consecuencia de la inhibición de la actividad de la enzima acetilcolinesterasa (AChE), cuya función es degradar al neurotransmisor acetilcolina (ACh) a través de un proceso de hidrolización, transformándolo en ácido acético y colina, de esta forma regula su acción. La Acetilcolina es un importante neurotransmisor químico que se libera en las sinapsis preganglionares autonómicas, sinapsis postganglionares parasimpáticas y unión neuromuscular del músculo esquelético para la transmisión del impulso nervioso. La inhibición de esta actividad de la AChE genera aumento desmedido de la ACh y, con ello, la estimulación excesiva de los receptores nicotínicos y muscarínicos en el sistema nervioso central, sistema nervioso autónomo y en la unión neuromuscular. Esta exacerbación en la estimulación es lo que explica la sintomatología que se presenta en las intoxicaciones. Al ser compuestos lipofílicos, tienden a acumularse en las reservas de grasa y causar toxicidad prolongada.

**Tabla 132.** Organofosforados, según nivel de toxicidad.

| Baja toxicidad (LD500 > mg/kg) | |
|---|---|
| Acephate | Phoxim |
| Bromophos | Pirimphos-methyl |
| Etrimfos | Propylthipyrophosphate |
| Lodofenphos | Temephos |
| Malathion | Tetrachlovinphos |
| Merphos | |
| **Moderada toxicidad (LD50 entre 50 y 500 mg/kg)** | |
| Bromophos-ethyl | Heptenophos |
| Chlorpyrifos | Isoxathion |
| Coumaphos | Leptophos |
| Cythiote | Naled |
| DEF | Phencapton |
| Demeton-methyl | Phenthoate |
| Diazinon | Phosalone |
| Dichlofenthion | Phosmet |
| Dichlorovos | Profenofos |
| Demethoate | Propetamphos |
| Dioxathion | Pyrazophos |
| EPBP | Pyridaphenthion |
| Ethion | Quinalphos |
| Ethoprop | Sulprofos |
| Fenitrothion | Thiometon |
| Fenithion | Triazophos |
| Formothion | Trichlorfon |
| **Alta toxicidad (LD50 < 50 mg/kg)** | |
| Azinphos-methyl | Isophenfos |
| Bomyl | Isoflurophate |
| Carbophenothion | Methamidophos |
| Chlorfenvinphos | Methidathion |
| Chlormephos | Mevinphos |
| Chlorthiophos | Monocrotophos |
| Cyanofenphos | Parathion |
| Demeton | Phorate |
| Dialifor | Phosfolan |
| Dicrotophos | Phosphamidon |
| Disulfoton | Prothoate |
| EPN | Schradan |
| Famphur | Sulfotepp |
| Fenamiphos | Terbufos |
| Fenophosphon | Tetraethylpyarophospate |
| Fensulfothion | Triortrhocresylphosphate |
| Fonofos | |

Existen dos formas de AChE: la verdadera, expresada en uniones neuromusculares, sinapsis neurales y en membranas de glóbulos rojos (nervios, músculos, tejidos centrales y periféricos, fibras motoras y sensitivas, fibras colinérgicas y no-colinérgicas), y la Pseudocolinesterasa "butirilcolinesterasa" (BChE), producida por el hígado y que se encuentra en el plasma.

## Toxicocinética

a. **Absorción.** Los organofosforados se absorben eficientemente desde el intestino, membranas mucosas, piel y a través de la membrana pulmonar. También se describen casos de intoxicación vía transplacentaria. La absorción dérmica es mayor en los niños pequeños debido a una mayor superficie de contacto en relación con el volumen y una piel más permeable.
b. **Distribución.** En casos fatales se han detectado organofosforados en varios tejidos corporales; entre ellos, cerebro, riñón, hígado, tejidos grasos, contenido gástrico e intestinal. Dado que son altamente lipofílicos pueden almacenarse en tejidos grasos y liberarse lentamente, lo que puede generar extensión de los efectos tóxicos en el tiempo. Además, la redistribución de los organofosforados solubles en lípidos acumulados en las reservas de grasa puede "volver a intoxicar a un paciente", luego de haber revertido el cuadro clínico inicial.
c. **Metabolismo.** Los OF pueden ser "oxones" que no necesitan metabolizarse para unirse e inhibir directamente la AChE (ej., Paraoxon, Malaoxon, Sarin, Tabun, pirofosfato de tetraetilo) o pueden ser "tiones", que requieren desulfuración a la forma de oxón para volverse máximamente activos (ej., malatión, paratión). Una vez que los "tiones" (P = S) se oxidan a "oxones" (P = O), tienen una mayor toxicidad.

d. **Excreción.** Los metabolitos se excretan en la orina.
e. **Vida media.** Es variable según el tipo de OF. La vida media del malatión inyectado por vía intravenosa en humanos fue de 3 horas; la excreción máxima de malatión aplicado por vía dérmica se produjo a las 12 horas, recuperándose el 95 % de la dosis aplicada en las primeras 72 horas. En un paciente que ingirió metilparatión, los niveles plasmáticos de metilparatión y paratión fueron detectables durante 27 días.

## Dosis tóxica

La dosis tóxica depende de la toxicidad inherente de cada agente [Tabla 130], la vía de exposición, cantidad y tiempo de exposición, la tasa de absorción, la lipofilicidad, de si el agente requiere metabolismo antes de que pueda ejercer sus efectos tóxicos y de la exposición previa a otros inhibidores de la colinesterasa. Los pacientes con exposición ocupacional crónica a organofosforados pueden tener actividad de colinesterasa crónicamente deprimida y pueden desarrollar toxicidad severa después de exposiciones agudas más pequeñas.

Si existe duda sobre si se ha ingerido un organofosforado, se puede emplear la prueba de la atropina administrando 1 mg de atropina en adultos vía EV (o 0,01 a 0,02 mg/kg en niños). La ausencia de signos o síntomas de efectos anticolinérgicos después de la administración de atropina respalda fuertemente el diagnóstico de intoxicación con un inhibidor de la acetilcolinesterasa.

## Órgano diana

Sistema nervioso central, autónomo y unión neuromuscular.

## Cuadro clínico

- **Intoxicaciones leves a moderadas.** *Efectos muscarínicos:* Puede incluir bradicardia, salivación, lagrimeo, diaforesis, vómitos, diarrea, micción y miosis. *Efectos nicotínicos:* Taquicardia, hipertensión, midriasis y calambres musculares.
- **Intoxicaciones severas.** *Efectos muscarínicos*: Broncorrea, broncoespasmo, bradicardia, lesión pulmonar aguda. *Efectos nicotínicos*: fasciculaciones musculares, debilidad, insuficiencia respiratoria. *Efectos centrales:* depresión del SNC, agitación, confusión, delirio, coma, convulsiones. También se desarrollan hipotensión, arritmias ventriculares, acidosis metabólica, pancreatitis e hiperglucemia
- **Efectos tardíos:**
  - ***Síndrome intermedio.*** Es resultado de una alteración pre y post sináptica de la transmisión neuromuscular y se caracteriza por parálisis de los músculos respiratorios, motores craneales, flexores del cuello y músculos proximales de las extremidades de 1 a 4 días después de la aparente recuperación de la toxicidad colinérgica y antes del desarrollo de neuropatía periférica tardía. Las manifestaciones pueden incluir incapacidad para levantar el cuello o sentarse, oftalmoparesia, movimientos oculares lentos, debilidad facial, dificultad para tragar, debilidad en las extremidades (principalmente, proximal), arreflexia, parálisis respiratoria. La recuperación comienza de 5 a 15 días después del inicio.
  - ***Neuropatía retardada.*** Ocurre secundario a un daño en los axones de los nervios periféricos y centrales. La polineuropatía sensorial-motora distal rara vez puede desarrollarse de 6 a 21 días después de la exposición a algunos compuestos organofosforados. Caracterizado por ardor u hormigueo seguido de debilidad que comienza en las piernas y luego se extiende proximalmente. En casos severos, puede resultar en espasticidad o flacidez. La recuperación requiere meses y puede no ser completa.
- **Pacientes pediátricos.** Se comportan en forma atípica con signos y síntomas predominantes diferentes a los adultos, mayor predominio de efectos neurológicos con depresión del SNC, estupor, coma, flacidez, disnea y convulsiones, y menor presencia de efectos muscarínicos y nicotínicos.
- **Exposición por inhalación.** Los vapores de organofosforados producen rápidamente irritación de la membrana mucosa y de las vías respiratorias superiores y broncoespasmo, seguidos de efectos sistémicos muscarínicos, nicotínicos y centrales si se exponen a concentraciones significativas.

## Exámenes de laboratorio

- Control de signos vitales.
- Instituir monitoreo cardíaco continuo y oximetría de pulso.

- Controlar dificultad respiratoria (es decir, broncorrea, broncoespasmo) y la evidencia clínica de efectos colinérgico (es decir, salivación, vómitos, micción, defecación, miosis).
- Medición de acetilcolinoesterasa en plasma y/o glóbulos rojos (el plasma es generalmente más sensible, pero los glóbulos rojos se correlacionan algo mejor con los signos y síntomas clínicos), lo que permitirá confirmar el diagnóstico. Una disminución superior al 50 % del valor inicial generalmente se asocia con efectos colinérgicos; en intoxicaciones graves, la actividad de la colinesterasa puede disminuir en un 90 % del valor inicial.
- Controlar electrolitos y la lipasa sérica en pacientes con intoxicaciones significativas. Los pacientes que tienen concentraciones elevadas de enzimas pancreáticas tienen más probabilidades de desarrollar insuficiencia respiratoria y tienen un peor pronóstico.
- Monitorear función pulmonar (es decir, capacidad vital forzada [CVF], volumen espiratorio en 1 segundo [$FEV_1$] y la fuerza inspiratoria negativa [NIF] o presión inspiratoria máxima) en pacientes sintomáticos puede ayudar a anticipar la necesidad de intubación.

## Tratamiento

a. **CAB de la reanimación.** En paciente graves, evaluar inmediatamente la vía aérea y la función respiratoria. Administrar oxígeno. Succión de secreciones. La intubación endotraqueal puede ser necesaria debido a la debilidad de los músculos respiratorios o la broncorrea. Evite la succinilcolina para la intubación de secuencia rápida, ya que puede provocar una parálisis prolongada.

b. **Prevención absorción:**
   - ***Ingestión.*** Por lo general, medidas de descontaminación no están indicadas. Sin embargo, debe el uso de sonda nasogástrica para la aspiración del contenido gástrico o el procedimiento lavado gástrico para ingestiones de grandes cantidades recientes (durante la primera hora posterior a la ingestión aguda del OF), solo si el paciente está intubado o puede proteger su vía respiratoria. El lavado gástrico implica un riesgo sustancial de aspiración en pacientes con aumento de secreciones y disminución del estado mental, y no se ha demostrado que esta intervención disminuya la morbilidad o la mortalidad. Considere el uso de carbón activado para grandes ingestiones y riesgo letal con protección de vía aérea; de lo contrario, es contraindicado debido a la posible depresión respiratoria y convulsiones y riesgo de aspiración.
   - ***Exposición dérmica.*** Quitar la ropa contaminada. Lavar bien la piel con agua y jabón. Precauciones universales y guantes de nitrilo para proteger al personal de la contaminación. La toxicidad sistémica puede resultar de la exposición dérmica. La ropa y las pertenencias del paciente deben desecharse, ya que absorben los agentes organofosforados y puede ocurrir una nueva exposición incluso después del lavado. Los trabajadores de la salud deben tomar precauciones para evitar la exposición accidental, lo que incluye brindar tratamiento en un área bien ventilada.
   - ***Ocular.*** Abundante irrigación ocular por arrastre con suero fisiológico por al menos 15 minutos. Es improbable que se desarrolle toxicidad sistémica solo por exposición ocular.

c. **Tratamiento de complicaciones:**
   - ***Agitación y convulsiones.*** Las convulsiones inducidas por agentes organofosforados deben tratarse con una benzodiazepina. Se ha demostrado que el diazepam profiláctico reduce la disfunción neurocognitiva después de la intoxicación por agentes organofosforados. Diazepam 5 a 10 mg EV o lorazepam 2 a 4 mg EV; repetir según sea necesario.
   - ***Hipotensión.*** Infundir de 10 a 20 mililitros/kilogramo de líquido isotónico y mantener al paciente en posición decúbito supino. Si persiste la hipotensión, administrar dopamina o norepinefrina. Considere la monitorización de la presión venosa central para guiar la terapia de fluidos adicional.
   - ***Broncoespasmo.*** Los broncodilatadores y anticolinérgicos simpaticomiméticos inhalados nebulizados, como atropina, glicopirrolato y bromuro de ipratropio, pueden ser eficaces para tratar el broncoespasmo.
   - ***Toxicidad por inyección parenteral.*** Se describe síndrome compartimental, necrosis tisular, celulitis y tromboflebitis, además de toxicidad colinérgica sistémica después

de la inyección subcutánea, intramuscular o intravenosa.

- ***Lesión pulmonar aguda.*** El tratamiento es principalmente de soporte. Mantenga una ventilación y oxigenación adecuadas con monitoreo frecuente de gases en sangre arterial y/u oximetría de pulso. Se requiere una $FIO_2$ alta para mantener una adecuada oxigenación, es posible que se requiera ventilación mecánica y presión positiva al final de la espiración (PEEP).
- ***Aspiración pulmonar.*** Muchos compuestos organofosforados se encuentran en solventes a base de hidrocarburos. Puede ocurrir neumonitis por aspiración si estos productos se aspiran a los pulmones. La bronconeumonía puede desarrollarse como una complicación del edema pulmonar inducido por organofosforados.

d. **Aumento de la eliminación.** Aunque no se ha demostrado que la hemoperfusión, la hemodiálisis y la transfusión de intercambio afecten el resultado o la duración de la toxicidad en ensayos controlados de intoxicación por organofosforados, estos procedimientos fueron efectivos en el tratamiento de pacientes con intoxicación por OF en varios informes retrospectivos y reportes de casos.

e. **Antídoto.** Se utiliza ATROPINA como antagonista muscarínico y OXIMAS (pralidoxima en los EE. UU. u obidoxima en otros países) que actúa como activador enzimático. El uso de oximas generalmente está indicado para pacientes con toxicidad moderada a severa. En Chile es escasa la disponibilidad de oximas; normalmente se encontraba disponible solo la obidoxima.

- ***Atropina.*** La atropina se usa solo para tratar los efectos muscarínicos. DOSIS ADULTOS: 1 a 3 mg EV; DOSIS NIÑOS: 0,02 mg/kg EV. Si la respuesta es inadecuada en 3 a 5 minutos, duplicar la dosis. Continúe duplicando la dosis cada 3 a 5 minutos según sea necesario hasta lograr comprobar signos de atropinización, es decir, secar las secreciones pulmonares, controlar el broncoespasmo y remisión de la bradicardia. Una vez alcanzada la atropinización, administrar de 10 % a 20 % de la dosis total requerida a través de una infusión continua a pasar durante 1 hora. Supervise con frecuencia la evidencia de efectos colinérgicos o toxicidad por atropina (p. ej., delirio, hipertermia, íleo) y ajuste la dosis en consecuencia. En caso severos se requieren grandes dosis. La atropinización puede ser necesaria durante horas o días, según la gravedad. Nunca suspenda la administración de atropina en forma abrupta, la suspensión debe ser gradual para evitar concurrencia de los síntomas.
- ***Obidoxima.*** Administrar 250 mg con un máximo de 750 mg al día en adultos; en niños se puede usar de 4 a 8 mg/kg sin exceder los 250 mg. También se puede usar una dosis de 250 mg, seguido de una infusión continua de 750 mg/día.

OBSERVACIÓN. Es importante considerar que después de que los compuestos organofosforados se unen al sitio activo en la acetilcolinesterasa, pueden experimentar una etapa de hidrólisis espontánea que resulta en la pérdida de un grupo lateral alquilo. La pérdida del grupo lateral alquilo intensifica enormemente la resistencia del enlace químico entre el grupo fosfato y la enzima, de modo que la unión es esencialmente irreversible. Este proceso, que se conoce como "envejecimiento", hace que la enzima sea irreversiblemente resistente a la reactivación por una oxima, lo que conduce a que el inicio temprano de la terapia con oxima sea crítico. El inicio temprano de la terapia con oxima previene el envejecimiento del enlace OF-AchE, permitiendo la reactivación de las enzima y mejorar los resultados.

## BIBLIOGRAFÍA

Aaron, C. K., Howland, M. A. (1998). Insecticides: Organophosphates and Carbamates. En: Goldfrank, Flomenbaum, Lewin, Weisman, Howland, Hoffman. (Eds.). En: Goldfrank's Toxicologic Emergencies. Connecticut: Appleton & Lange, 1429-1449.

Bajracharya, S. R., Prasad, P. N., & Ghimire, R. (2016). Management of Organophosphorus Poisoning. Journal of Nepal Health Research Council, 14(34), 131–138.

Eddleston, M., Roberts, D., & Buckley, N. (2002). Management of severe organophosphorus pesticide poisoning. Critical care (London, England), 6(3), 259. https://doi.org/10.1186/cc1499

Ellenhorn, M. (1997). Pesticides. En: Ellenhorn, M. (Ed.). Ellenhorn's Medical Toxicology. Maryland: Williams & Wilkins, 1614-1663.

Ford, M., Viccellio, P. (1993). Insecticides and Pesticides. En: Viccellio P. (Ed.). Handbook of Medical Toxicology. Boston: Little, Brown and Co., 303-313.

Galíndez-González, A. L., Ortega-Toro, T. A., Eraso Revelo, J. P., Solarte Argoti, E. M., & Del Castillo Calderón, J. G. (2021). Intoxicación inusual por organofosforados: Vía transplacentaria [Unusual Organophosphate Poisoning: Transplacental Route]. Andes pediatrica: revista chilena de pediatria, 92(5), 760–764. https://doi.org/10.32641/andespediatr.v92i5.3275

Galíndez-González, A. L., Ortega-Toro, T. A., Eraso Revelo, J. P., Solarte Argoti, E. M., & Del Castillo Calderón, J. G. (2021). Intoxicación inusual por organofosforados: Vía transplacentaria [Unusual Organophosphate Poisoning: Transplacental Route]. Andes pediatrica: revista Chilena de pediatria, 92(5), 760–764. https://doi.org/10.32641/andespediatr.v92i5.3275.

Geller, R. J., Singleton, K. L., Tarantino, M. L., Drenzek, C. L., & Toomey, K. E. (2001). Nosocomial poisoning associated with emergency department treatment of organophosphate toxicity--Georgia, 2000. Journal of toxicology. Clinical toxicology, 39(1), 109–111. https://doi.org/10.1081/clt-100102889.

King, A. M., & Aaron, C. K. (2015). Organophosphate and carbamate poisoning. Emergency medicine clinics of North America, 33(1), 133–151. https://doi.org/10.1016/j.emc.2014.09.010

Lauwerys, R. (1994). Pesticides. En: Lauwerys, R. R. Toxicología industrial e intoxicaciones profesionales. Masson, 487-539.

Organophosphate and carbamate poisoning. Organophosphate and carbamate poisoning. In: UpToDate, Shefner JM (Ed), UpToDate, Waltham, MA. (Acceso 01/junio/2024).

Organophosphates. In: MerativeTM Micromedex® POISINDEX® (electronic version). Merative, Ann Arbor, Michigan, USA. Available at: https://www.micromedexsolutions.com/ (cited: 01/06/2024).

Pannu, A. K., Bhalla, A., Vishnu, R. I., Dhibar, D. P., Sharma, N., & Vijayvergiya, R. (2021). Organophosphate induced delayed neuropathy after an acute cholinergic crisis in self-poisoning. Clinical toxicology (Philadelphia, Pa.), 59(6), 488–492. https://doi.org/10.1080/15563650.2020.1832233

Repetto, M., Martínez, D. Sanz, P. (1995). Actualización de la toxicología de los plaguicidas. En: M. Repetto. (Ed.). Toxicología Avanzada. Madrid: Diaz de Santos: 557-601.

Richardson, K. J., Schwinck, J. L., & Robinson, M. V. (2021). Organophosphate poisoning. The Nurse practitioner, 46(7), 18–21. https://doi.org/10.1097/01.NPR.0000743328.8775

Stacey, R., Morfey, D., & Payne, S. (2004). Secondary contamination in organophosphate poisoning: analysis of an incident. QJM: monthly journal of the Association of Physicians, 97(2), 75–80. https://doi.org/10.1093/qjmed/hch020.

Tuovinen K. (2004). Organophosphate-induced convulsions and prevention of neuropathological damages. Toxicology, 196(1-2), 31–39. https://doi.org/10.1016/j.tox.2003.10.013

Woo, O., (1998). Organophosphates. En: Olson, K. (Ed.). Poisoning & Drug Overdose. Conneticut: Appleton & Lange, 240-243.

## 10.4. PARAQUAT

Lorena Silva

### Descripción

El paraquat es un herbicida bipiridilo no selectivo altamente tóxico que se utiliza para el control de malezas. Las concentraciones de las formulaciones comerciales oscilan entre el 20 % y el 40 %, con diluciones del 0,1 % al 0,5 % para uso herbicida. Las exposiciones ocupacionales son principalmente dérmicas y raramente resultan en toxicidad sistémica; sin embargo, la ingestión accidental o deliberada tiene una tasa de letalidad extremadamente alta. Es por esta razón que se ha restringido en muchas partes del mundo. En Chile en el año 2001 el Ministerio de Agricultura, a través de la Resolución Exenta 909, restringió el uso y manejo de todas las formulaciones agrícolas que contuvieran paraquat como ingrediente activo y además obligó como factor de seguridad a agregar un emético a las formulaciones, junto con un colorante y un agente de olor desagradable. Por ello las formulaciones de este plaguicida tenían un olor desagradable, como amoníaco, y un llamativo y característico color verde azuloso. En octubre del 2022, a través del Resolución Exenta 5810 del Ministerio de Agricultura se prohíbe el uso y comercialización de todos los plaguicidas que contengan dicloruro de Paraquat por su alto grado de toxicidad.

## Mecanismo de toxicidad

El paraquat es una sustancia altamente polar y corrosiva que, además de ejercer un daño cáustico directo sobre la piel y las membranas mucosas, produce toxicidad en pulmones, hígado, riñones y el miocardio. El principal órgano afectado es el pulmón. La fase inicial es destructiva y empieza afectando a los neumocitos de tipo I (células encargadas del intercambio gaseoso), con un aumento de la actividad metabólica, evolucionando hacia la degeneración celular y el edema citoplasmático que acaban en la ruptura celular. Alteraciones similares ocurre en los neumocitos de tipo II, incluyendo la pérdida de su contenido en surfactante. Los procesos de biotransformación dentro de estas células dan como resultado la generación de radicales libres con iones superóxido que causan peroxidación de lípidos y la lesión celular. La lesión de la pared celular causa la activación de macrófagos mononucleares y desarrollo de fibrosis pulmonar. Esta reacción se desarrolla entre tres días y dos semanas después de la ingestión del paraquat y su progresión puede acelerarse si se administra oxígeno al paciente por la mayor formación de radicales libres. La muerte se asocia a la proliferación progresiva y generalizada de tejido conjuntivo fibroso en los alvéolos pulmonares, donde se concentra selectivamente el paraquat.

## Toxicocinética

a. **Absorción.** La absorción dérmica es baja cerca de un 0,3 % con piel intacta. Sin embargo, esta absorción comienza a aumentar después de la lesión del tejido. La absorción sistémica por la vía inhalatoria es rara e improbable. Por vía oral, se absorbe entre un 5 % a 10 % desde el tracto gastrointestinal. El peak plasmático ocurre entre 0,5 y 2 hrs después de la ingestión.
b. **Distribución.** Posee una cinética de tipo tricompartimental: inicialmente se distribuye en el plasma; luego, a los tejidos muy vascularizados, como el corazón, hígado, riñón y músculos para luego acumularse en los pulmones (neumocitos I, II). Su volumen de distribución es 1,2 a 1,6 L/kg. El paraquat no se une a las proteínas plasmáticas.
c. **Metabolismo.** El paraquat no experimenta un metabolismo significativo. Metabolizado a radicales libres altamente reactivos en el pulmón.
d. **Excreción.** Renal: Entre el 80 al 90 % se excreta por la orina dentro de las primeras 6 horas y casi el 100 % en 24 horas en pacientes sin falla renal. La excreción espontánea de paraquat se produce principalmente por filtración glomerular o secreción tubular activa del compuesto original.
e. **Vida media.** En pacientes con intoxicación grave por paraquat que no mueren dentro de las primeras 24 horas, la vida media de eliminación terminal aparente puede exceder las 100 horas.

## Dosis tóxica

La toxicidad aumenta con la dosis ingerida. La experiencia clínica ha sugerido lo siguiente: según la ingestión de formulaciones al 20 %.

- **Dosis de leve a moderada.** < 7,5 mL: (< 20 mg/kg) de paraquat, síntomas gastrointestinales leves. Probable recuperación.
- **Dosis de toxicidad severa.** 7,5 a 15 mL (20 a 40 mg/kg): Desarrollo de fibrosis pulmonar. La muerte ocurre en la mayoría de los casos, pero puede demorarse de dos a tres semanas. Es poco probable la supervivencia.
- **Dosis letal.** > 15 mL (> 40 mg/kg): Falla orgánica múltiple. La toxicidad progresa rápidamente. La mortalidad es esencialmente del 100 % en 1 a 7 días.
- **Factores de riesgo de letalidad:**
    - La dosis ingerida (ver rangos), comorbilidades y la edad del paciente son factores importantes para predecir riesgo. Los antecedentes de enfermedad renal y la edad superior a 50 años se han relacionado con mayor riesgo de letalidad.
    - Paciente que refieren sensación generalizada de “piel quemada” que comienza el primer o segundo día después de la exposición a paraquat se asocian con un riesgo sustancialmente mayor de muerte.
    - Signos y síntomas respiratorios se asocian con desenlaces fatales.

## Órgano diana

Principalmente pulmón, pero también afecta al hígado, riñones y miocardio.

## Cuadro clínico

Los síntomas dependerán de la vía de exposición y de la dosis.

a. **Exposición oral:**
   - ***Intoxicaciones leves a moderadas.*** Por vía oral se esperan lesiones cáusticas en la mucosa oral y el esófago, acompañados de náuseas y vómitos. El paciente puede desarrollar insuficiencia renal, hepática y respiratoria transitoria que suele revertirse; sin embargo, la lesión pulmonar podría ser permanente.
   - ***Intoxicaciones severas.*** La mayoría de los pacientes desarrollan toxicidad severa y muerte tras ingestión de paraquat, ya que la dosis requerida es pequeña. La muerte se puede presentar en los primeros días debido a las perforaciones gastrointestinales cáusticas y/o insuficiencia multiorgánica. Los pacientes que sobreviven a la fase temprana de toxicidad que involucra el sistema cardiovascular, hepático y renal, desarrollan fibrosis pulmonar y muerte tardía en las siguientes dos a cuatro semanas después de la exposición.

   FASE TEMPRANA. En esta fase se presentan los siguientes hallazgos clínicos:
   - ***Gastrointestinal.*** Náuseas y vómitos, que aparecen casi inmediatamente después de la ingestión. Las lesiones corrosivas del esófago y el estómago son comunes y pueden resultar en perforaciones.
   - ***Cardiovascular.*** Los pacientes pueden desarrollar hipotensión debido a pérdida masiva de fluidos y al desarrollo de arritmias cardíacas. También se ha notificado prolongación del intervalo QT.
   - ***Hepática.*** La insuficiencia hepática es producto de la necrosis centrolobulillar, que progresa durante las primeras 24 a 48 hrs.
   - ***Renal.*** La insuficiencia renal se asocia a desarrollo de necrosis tubular aguda, que progresa rápidamente durante las 24 horas posteriores a la ingesta del paraquat.
   - ***Neurológico.*** Depresión del SNC (letargo, coma) y convulsiones.

   FASE TARDÍA:
   - ***Pulmonar.*** Los pulmones se ven afectados de manera excesiva por la toxicidad del paraquat debido al transporte de la toxina a los neumocitos. Los pacientes desarrollan fibrosis progresiva e hipoxia en dos a cuatro semanas después de la ingestión.

b. **Exposición cutánea.** Las concentraciones elevadas pueden provocar lesiones corrosivas en la dermis (ampollas). Los síntomas aparecen rápidamente y pueden progresar durante 24 horas. La toxicidad sistémica debida a la exposición cutánea a través de la piel intacta es infrecuente. Sin embargo, la exposición prolongada a soluciones concentradas puede provocar lesiones cutáneas y la subsiguiente absorción sistémica.
c. **Exposición por vía ocular.** Lesiones corrosivas importantes pueden progresar durante 24 hrs. Dentro de las manifestaciones clínicas se observan conjuntivitis, úlcera corneal, queratitis, uveítis posterior. Usualmente, las lesiones desaparecen en su totalidad o pueden dejar secuelas, como opacidades corneales y estenosis del conducto lagrimal.
d. **Exposición por vía inhalatoria.** No se ha informado toxicidad pulmonar significativa por exposiciones por inhalación. Esto se debe probablemente al gran tamaño de las gotitas de paraquat que se forman durante la aplicación por pulverización. Los pacientes pueden desarrollar irritación o ulceración de las vías respiratorias superiores debido a la exposición por inhalación.

## Exámenes de laboratorio

Es necesario tomar exámenes al momento del ingreso del paciente al centro asistencial de salud y luego cada 6-12 hrs por 48 hrs. Posteriormente, el control de exámenes se considera según evolución clínica del paciente.

- Controlar función hepática, ELP, panel metabólico básico, hemograma completo, radiografía de tórax y análisis de orina, a cualquier persona que ingiera paraquat.
- Se debe realizar un análisis de gases en sangre arterial a aquellos pacientes con signos de hipoxia.

- La oximetría de pulso debe monitorearse continuamente para detectar signos de deterioro del intercambio de gases.
- La toxicidad cardíaca es poco común y la monitorización cardíaca generalmente es innecesaria.

Controlar endoscopia del tracto digestivo para evaluar lesiones corrosivas.

TEST DE DIOTINITA. Análisis cualitativo colorimétrico que mide presencia y niveles de forma indirecta de paraquat y diquat en orina. Se puede realizar hasta 24 hrs desde ingesta.

## Tratamiento

El soporte del paciente es el pilar fundamental del tratamiento. La reanimación con líquidos agresivos debe tener como objetivo reemplazar las pérdidas de líquidos y mantener el flujo sanguíneo renal para aumentar la eliminación de toxinas. La hemoperfusión temprana puede reducir la mortalidad. La terapia inmunosupresora debe administrarse para tratar el proceso inflamatorio agudo asociado con la intoxicación por paraquat, que puede provocar lesiones pulmonares y la muerte. En pacientes con prolongación del intervalo QT, vigile los electrolitos séricos, que incluyen potasio, calcio y magnesio. Corregir cualquier anomalía.

a. **CAB de la reanimación.** Reanimación inicial con aporte de volumen usualmente 2-3 L de suero fisiológico. Evitar el uso de oxígeno, a menos que la saturación sea menor a 90 %, dado que aumenta toxicidad. Considerar vía aérea definitiva en casos de toxicidad severa.
b. **Prevención absorción:**
   - ***Exposición dérmica.*** Quitar inmediatamente la ropa y cualquier elemento que pueda retener el tóxico, como joyas o reloj contaminados, y colóquelas en bolsas de plástico. Lave las áreas expuestas con abundante agua y jabón por arrastre durante 15 minutos con una esponja suave para evitar lesión mecánica de la piel. El personal médico debe tomar precauciones para no contaminarse.
   - ***Exposición ocular.*** Retirar los lentes de contacto si están presentes e irrigar con solución salina al 0,9 % a temperatura ambiente por un período mínimo de 15 minutos. En caso de exposición de gran volumen, prolongar la descontaminación ocular por 30 minutos. Si tras la descontaminación ocular persiste la irritación, dolor, lagrimación o fotofobia, solicitar evaluación por oftalmólogo.
   - ***Exposición vía oral:***

     DESCONTAMINACIÓN GASTROINTESTINAL. En los pacientes con una ingestión reciente (menor a 1 hora) se puede considerar la aspiración nasogástrica con un tubo suave y de pequeño calibre para eliminar el líquido que quede en el estómago. Después de la aspiración, se debe proporcionar una terapia antiemética agresiva para facilitar la administración del agente adsorbente. Siempre debe evaluar el riesgo de hemorragia o perforación frente al beneficio potencial de la eliminación del paraquat. En los pacientes con una ingestión reciente, se puede administrar uno de los siguientes adsorbentes:

     - Carbón activado: Dosis: Adulto: 50 a 100 g; niños: 1 g/kg
     - Tierra de Fuller: Dosis: Adulto: 100 a 150 g; niño menor de 12 años: 2 g/kg (solución al 30 %).

     El lavado gástrico está contraindicado debido a que las lesiones corrosivas causadas por el toxico podrían aumentar el riesgo de perforación iatrogénica.
c. **Tratamiento de complicaciones:**
   - ***Inmunoterapia.*** La combinación de corticosteroides y ciclofosfamida ha demostrado en pequeños estudios controlados aleatorizados reducir la mortalidad en la intoxicación grave por paraquat. Sin embargo, Gawarammana *et al.* 2018, en el estudio controlado aleatorizado más grande completado hasta la fecha (298 pacientes) no informó ningún beneficio asociado a esta terapia combinada. A raíz de esta evidencia y debido al alto riesgo de letalidad descrito en estos pacientes, se recomienda la siguiente estrategia de tratamiento:
   - CICLOFOSFAMIDA. Dosis adultos: 15 mg/kg/día (1 gramo/día en adultos) vía EV en 250 mL de suero glucosado al 5 %, administrado en 2 horas, durante 2 días consecutivos. Dosis pediátrica: 20 mg/Kg/día por 2 días.

     Si el clearence de creatinina del paciente es < 10 mL/min, ajuste dosis y administre un 75 % de dosis descrita previamente. Si se planea terapia extracorpórea, administrar después de esta.

PRINCIPAL EFECTO ADVERSO. Leucopenia. Suspender si el paciente presenta cistitis hemorrágica. Considerar antieméticos, dada la alta incidencia de síntomas gastrointestinales asociados.

- METILPREDNISOLONA (MP). 1 g/día EV en 250 mL de suero glucosado 5 % administrado en 2 horas por 3 días consecutivos. Después de la terapia de pulso inicial con MP, administre dexametasona 10 mg EV cada 8 horas por 14 días (hasta que $PaO_2$ > 80mmHg).
- MESNA. Si está disponible, administre Mesna en forma concomitante con la terapia, ya que disminuye el riesgo de cistitis hemorrágica por ciclofosfamida. Dosis: 15 mg/kg vía EV en bolus junto a cada dosis de ciclofosfamida. Repetir dosis a las 4 y 8 hrs.

– ***Terapia alternativa.*** Otros autores (Darren *et al.*), solo recomiendan administrar 8 mg de dexametasona EV cada 8 horas durante las primeras 72 horas a pacientes con intoxicación aguda por paraquat si existe evidencia de envenenamiento severo, continuar hasta completar cinco semanas.

- OXIGENOTERAPIA. La terapia con oxígeno debe evitarse hasta que la $PaO_2$ esté por debajo de 50 mmHg, ya que el oxígeno suplementario puede conducir a una mayor producción de radicales libres de oxígeno y contribuir a la toxicidad y daño pulmonar. Proporcionar oxígeno para aliviar la hipoxemia, cuando la lesión pulmonar esté avanzada y no existan expectativas de recuperación.
- TERAPIA ANTIOXIDANTE. Se han estudiado varios antioxidantes en el tratamiento de la intoxicación aguda por paraquat, pero los datos son limitados y se necesita más investigación en humanos para precisar su utilidad clínica. Algunos de ellos son:
  a. Vitamina E (1.000 UI): 1 comprimido vía oral/día.
  b. Vitamina C (1.000mg): 1 comprimido vía oral/día.
  c. N-Acetilcisteína: La misma dosis oral utilizada en la intoxicación por paracetamol: Dosis de carga 140 mg/kg y luego 17 dosis de mantención de 70 mg/kg cada 4 horas.

– ***Manejo de complicaciones:***

- REGULACIÓN DEL EQUILIBRIO DE LÍQUIDOS/ ELECTROLITOS. Reponer líquidos y electrolitos. Estos pueden alterarse debido a vómitos, diarrea, lesión renal aguda y disfunción multiorgánica.
- NÁUSEAS Y VÓMITOS. El tratamiento es de apoyo con cuidado de asegurar la reposición de las pérdidas de líquidos gastrointestinales. Se recomienda el uso de ondansetrón: adultos: 4 a 8 mg EV; niños: 0,15 mg/kg EV).
- NECROSIS TUBULAR AGUDA. Es casi siempre reversible. La reanimación con líquidos adecuados es el tratamiento primario para limitar la lesión renal secundaria. La hemodiálisis para la insuficiencia renal oligúrica es ocasionalmente necesaria como medida temporal hasta que mejore la función renal.
- ACIDOSIS LÁCTICA. Ocurre en casos de intoxicación grave con paraquat debido a disfunción multiorgánica, hipotensión y síndrome de dificultad respiratoria hipóxica aguda.
- HIPOTENSIÓN. Reanimación con líquido isotónicos hasta que el paciente recupere la volemia; si no hay respuesta, adición de drogas vasoactivas.
- ARRITMIAS CARDÍACAS. Deben tratarse de acuerdo con los protocolos de ACLS.
- LESIONES CORROSIVAS. Endoscopía para evaluar daño digestivo y suministrar tratamiento, según hallazgos clínicos en las imágenes.
- CONVULSIONES. Deben tratarse con benzodiazepinas.

d. **Aumento de la eliminación.** La hemoperfusión puede aumentar la supervivencia del paciente si se inicia de manera temprana (idealmente dentro de las 4 hrs), según los datos de estudios retrospectivos. Se ha demostrado que tanto la hemoperfusión como la hemodiálisis aumentan el *clearance* de paraquat. Hemofiltración o hemodiálisis solo como terapia paliativa.

e. **Antídoto.** No existe un antídoto específico.

## BIBLIOGRAFÍA


Lin J., Lin-Tan D., Chen K, et al. (2006). Repeated pulse of methylprednisolone and cyclophosphamide with continuous dexamethasone therapy for patients with severe paraquat poisoning. Crit Care Med; 34(2):368-373.

Afzali, S., Gholyaf, M. (2008). The effectiveness of combined treatment with methylprednisolone and cyclophosphamide in oral paraquat poisoning, Arch. Iran. Med. 11;387-391.

Darren M. Roberts, Nicholas A. Buckley. Paraquat poisoning. In: UpToDate, Shefner JM (Ed), UpToDate, Waltham, M. A. (Acces0 15/mayo/2023.)

Fei, H., Peng, X., Jun, Z., Qiuling, Z., Shuangshuang, G., Yao, L., Jun, W. (2015). Efficacy and safety of pulse immunosuppressive therapy with glucocorticoid and cyclophosphamide in patients with paraquat poisoning: A meta-analysis. International Immunopharmacology; 27:1-7.

Gawarammana, I. B., & Dawson, A. H. (2010). Peripheral burning sensation: a novel clinical marker of poor prognosis and higher plasma-paraquat concentrations in paraquat poisoning. Clinical toxicology (Philadelphia, Pa.), 48(4), 347–349. https://doi.org/10.3109/15563651003641794.

Gawarammana, I., Buckley, N. A., Mohamed, F., Naser, K., Jeganathan, K., Ariyananada, P. L., Wunnapuk, K., Dobbins, T. A., Tomenson, J. A., Wilks, M. F., Eddleston, M., & Dawson, A. H. (2018). High-dose immunosuppression to prevent death after paraquat self-poisoning - a randomised controlled trial. Clinical toxicology (Philadelphia, Pa.), 56(7), 633–639. https://doi.org/10.1080/15563650.2017.1394465

Houzé, P., Baud, F. J., Mouy, R., Bismuth, C., Bourdon, R., & Scherrmann, J. M. (1990). Toxicokinetics of paraquat in humans. Human & experimental toxicology, 9(1), 5–12. https://doi.org/10.1177/096032719000900103

Hsu, C. W., Lin, J. L., Lin-Tan, D. T., et al. (2012). Early hemoperfusion may improve survival of severely paraquat poisoned patients. PLoS One; 7(10): e48397.

Kim, J. H., Gil, H. W., Yang, J. O., Lee, E. Y., & Hong, S. Y. (2011). Serum uric acid level as a marker for mortality and acute kidney injury in patients with acute paraquat intoxication. Nephrology, dialysis, transplantation: official publication of the European Dialysis and Transplant Association - European Renal Association, 26(6), 1846–1852. https://doi.org/10.1093/ndt/gfq632.

Kim, J. H., Gil, H., W., Yang, J. O., et al. (2011). Serum uric acid level as a marker for mortality and acute kidney injury in patients with acute paraquat intoxication. Nephrol Dial Transplant; 26:1846.

Kim, S. J., Gil, H. W., Yang, J. O., et al. (2009). The clinical features of acute kidney injury in patients with acute paraquat intoxication. Nephrol Dial Transplant; 24:1226.

Li, A., Li, W., Hao, F., Wang, H. (2016). Early Stage Blood Purification for Paraquat Poisoning: A Multicenter Retrospective Study. Blood Purif; 42:93.

Li, L. R., Sydenham, E., Chaudhary, B., et al. (2014). Glucocorticoid with cyclophosphamide for paraquat-induced lung fibrosis. Cochrane Database Syst Rev: CD008084.

Moreno, M. (2016). Intoxicación severa por Paraquat: A propósito de un caso. Revista Chilena de Medicina intensiva; vol. 31(1): 27-30.

Resolución 5810 Exenta prohíbe plaguicidas en base a clorpirifós (clorpirifós-etilo), clorpirifós-metilo, dicloruro de paraquat y metomilo y cancela las autorizaciones vigentes de los plaguicidas que las contengan (2022). Ministerio de Agricultura; Servicio Agrícola y Ganadero.

Resolución 909 Exenta. Restringe uso y manejo de todas las formulaciones de plaguicidas agrícolas que contengan Paraquat como ingrediente activo. (2001). Ministerio de Agricultura; Servicio Agrícola y Ganadero.

Roberts, D. M., Wilks, M. F., Roberts, M. S., et al. (2011). Changes in the concentrations of creatinine, cystatin C and NGAL in patients with acute paraquat self-poisoning. Toxicol Lett; 202:69.

Wilks, M. F., Tomenson, J. A., Fernando, R., Ariyananda, P. L., Berry, D. J., Buckley, N. A., Gawarammana, I. B., Jayamanne, S., Gunnell, D., & Dawson, A. (2011). Formulation changes and time trends in outcome following paraquat ingestion in Sri Lanka. Clinical toxicology (Philadelphia, Pa.), 49(1), 21–28. https://doi.org/10.3109/15563650.2010.544658

Wu, W.P., Lai, M. N., Lin, C. H., et al. (2014). Addition of immunosuppressive treatment to hemoperfusion is associated with improved survival after paraquat poisoning: a nationwide study. PLoS One; 9: e87568.

Zhou, C. Y., Kang, X., Li, C. B., et al. (2015). Pneumomediastinum predicts early mortality in acute paraquat poisoning. Clin Toxicol (Phila); 53:551.

## 10.5. PIRETRINAS Y PIRETROIDES

Lorena Silva y Juan Carlos Ríos

### Descripción

Las piretrinas son compuestos naturales derivados de las flores de *Chrysanthemum cinerariaefolium*. Por su parte, los piretroides son formas sintéticas de piretrinas naturales químicamente similares con propiedades de insecticidas altamente activos y con mayor estabilidad química a la luz y el calor. Estos compuestos no solo tienen una aplicación versátil, sino que también tienen perfiles toxicológicos favorables con alta selectividad y toxicidad para insectos y eventual baja toxicidad para humanos. Aunque se cree que su uso es seguro, existe una creciente preocupación entre los científicos, por sus efectos (tras exposiciones prolongadas de la madre), sobre el desarrollo neurológico del feto a nivel intrauterino y se está poniendo especial atención en la evaluación de estos efectos en el útero y en la infancia sobre la cognición y el comportamiento del niño expuesto en útero.

La evidencia hasta ahora había demostrado una baja toxicidad en mamíferos, dada a su rápida descomposición metabólica y oxidación. Los piretroides se encuentran entre los pesticidas más utilizados a nivel mundial y forman parte de muchas formulaciones utilizadas en agricultura para controlar plagas de insectos en cultivos, silvicultura, horticultura y jardines. También son ampliamente utilizados como insecticidas en ambientes interiores como viviendas, almacenes y granjas y edificios públicos. Se encuentran en champús para mascotas, medicamentos utilizados para tratar la sarna y tratamientos tópicos para piojos.

Las exposiciones accidentales a los piretroides son comunes, pero la baja concentración en la formulaciones de uso sanitario y doméstico, por lo general, producen baja toxicidad asociada principalmente a reacciones alérgicas e irritantes. Estas formulaciones comerciales además del piretroide pueden contener solventes derivados de hidrocarburos o estar vinculados a otros plaguicidas, además de excipientes como el xileno y los tensioactivos que pueden contribuir a su toxicidad.

### Sustancias incluidas

Los piretroides se clasifican en dos grupos, los de tipo I y tipo II. Los piretroides del grupo I no poseen el grupo α–ciano en su molécula, a diferencia del grupo II, que sí lo posee. Estas clases no son absolutas, ya que algunos piretroides exhiben propiedades intermedias. Además, una modificación química que introdujo una estabilidad mayor a la molécula de los piretroides del grupo II es la sustitución del grupo ciano por un alcohol, lo cual hace a la molécula más estable al ataque de las esterasas, por tanto, más persistente y tóxico [Tabla 133].

### Mecanismo de toxicidad

Actúan a nivel de sistema nervioso central, alterando la transmisión del impulso nervioso. Específicamente, esta alteración se logra cuando los plaguicidas interactúan a nivel de la membrana de los ganglios basales, modificando el funcionamiento de los canales de sodio y, de esta forma, impidiendo el cierre de los canales:

- Introducen múltiples descargas en los nervios sensoriales y los nervios motores (SNC).
- Despolarizan el potencial de membrana de los axones.

**Tabla 133.** Piretroides, según tipo. De elaboración propia.

| Piretroide tipo I | Piretroide intermedio | Piretroide tipo II |
|---|---|---|
| Permetrina<br>Aletrina<br>Biualletina<br>Cismetrina<br>Permetrina<br>d-fenotrina<br>Resmetrina<br>Tetrametrina | Fenpropatrina | Cihalotrina<br>Cipermetrina<br>Deltametrina<br>Fenvalerato<br>Esfenvalerato |

- Impiden el cierre de los canales de sodio produciendo la apertura permanente de los canales y con ello una prolongación de la corriente que fluye por ellos. En general, el aumento de la entrada de sodio a través de la acción de los piretroides de tipo I da como resultado la hiperexcitabilidad de la neurona, mientras que la entrada prolongada de sodio inducida por los piretroides de tipo II conduce a la despolarización de la membrana y al bloqueo de la conducción.

Además, se ha demostrado que los piretroides de tipo II tienen mayor afinidad que los piretroides de tipo I por componentes moleculares en el sistema nervioso, incluidos los canales de calcio dependientes de voltaje, los canales de cloruro y los canales de potasio. Los canales de cloruro, incluidos los dependientes de GABA, también disminuyen la corriente eléctrica, así como los canales de cloruro en el cerebro, los nervios, los músculos y las glándulas salivales. Las células cerebrales en desarrollo del feto están influenciadas por estos mismos canales en su proliferación, migración y diferenciación. Las interrupciones en estos procesos celulares en útero, pueden tener impactos duraderos en las funciones cerebrales, emocionales, cognitivas y conductuales en la infancia y la edad adulta. Durante los períodos prenatales, la placenta depende de canales sensible a los piretroides.

La parestesia reversible asociada a la exposición dérmica se debe a la estimulación transitoria de los nervios sensoriales periféricos que se pueden presentar a dosis muy bajas.

Estudios han evidenciado que la exposición crónica a piretroides podría afectar la ovulación, provocar atresia de los folículos, disminuir el número de células foliculares, ovocitos y cuerpos lúteos, e inducir la atrofia vesicular de las glándulas endometriales. Tienen el potencial de imitar a los estrógenos o de inhibir su acción. Además, ejercen efectos tóxicos en el sistema reproductivo masculino a través de varios mecanismos complejos que incluyen el antagonismo del receptor de andrógenos, la inhibición de la síntesis de esteroides, afectando el eje hipotálamo-pituitario-gonadal, actuando como moduladores del receptor de estrógeno e induciendo el estrés oxidativo. Por otro lado, estudios recientes señalan que exposiciones prenatales a piretroides pueden generar efectos endocrinos (alteración hormonal), genotóxicos, toxicidad toxicidad reproductiva y sobre el desarrollo.

## Toxicocinética

a. **Absorción.** Se pueden absorber por ingestión, inhalación y/o por la piel. ORAL: Los piretroides se absorben fácil y rápidamente por vía oral. Se han informado concentraciones séricas máximas a las 4 horas. DÉRMICA: Se absorben lentamente a través de la piel, lo que generalmente previene la toxicidad sistémica. Sin embargo, un reservorio significativo de piretroide puede permanecer adherido a la epidermis. Son altamente lipofílicos, atraviesan las membranas celulares y se absorben lentamente a través de la piel; sin embargo, debido al rápido metabolismo, la magnitud de la toxicidad se reduce considerablemente.
b. **Distribución.** Poseen una amplia distribución hígado, estómago, intestino, tejidos adiposos, el sistema nervioso y los riñones y puede permanecer secuestrado en reservas grasas. Debido a su lipofilia, atraviesan la barrera hematoencefálica en concentraciones consideradas neurotóxicas.
c. **Metabolismo.** Después de su absorción los piretroides se metabolizan rápidamente por hidrólisis del enlace éster y por oxidación mediada por P-450 a nivel hepático.
d. **Excreción.** Se excretan principalmente en la orina como conjugados de sulfato y glucurónido.
e. **Vida media.** Sus vidas medias son cortas; por ejemplo, la vida media de trans y cis-permetrina se calcularon en 5,08 y 4,82 horas, respectivamente. Los metabolitos de CIFLUTRINA se eliminan siguiendo una cinética de primer orden, con una vida media de eliminación de 6,4 horas.

## Dosis tóxica

La ingestión de piretroides presenta el mayor riesgo de toxicidad sistémica. Una ingestión de 200 a 500 mL de formulaciones concentradas puede causar coma y convulsiones en 20 minutos.

## Órgano diana

Sistema nervioso central, sistema gastrointestinal, sistema endocrino.

### Cuadro clínico

Tras exposiciones a baja concentración o accidentales, los efectos clínicos de mayor incidencia son efectos irritantes y sensibilizantes.

- **Exposición por ingestión aguda.** Los piretroides tipo II son generalmente más tóxicos que los piretroides tipo I. La intoxicación por piretroides tipo I incluye temblor fino intenso, hiperexcitabilidad refleja marcada, activación simpática, parestesia (por exposición dérmica) e hipertermia. Algunos autores describen la intoxicación por piretroides tipo I como un "síndrome T" (temblores gruesos). Los efectos sistémicos asociados al tipo II incluyen salivación acuosa profusa y vómitos, temblor grueso, activación simpática, aumento del tono extensor, hiperexcitabilidad refleja moderada, coreoatetosis, parestesia (por exposición dérmica), edema pulmonar, hiperglicemia, convulsiones y coma que se pueden presentar dentro de los 20 a 60 minutos. La intoxicación por piretroides tipo II a veces se denomina "síndrome CS" (coreoatetosis o convulsiones clónicas y salivación).
- **Exposición por inhalación aguda.** Cefalea, mareos, ardor o picazón en la cara, irritación de las vías respiratorias, rinitis, estornudos, edema pulmonar y reacciones de hipersensibilidad. Casos graves se caracterizan por neumonitis, tos, disnea, sibilancias, dolor torácico y broncoespasmo. Se han informado casos raros de parálisis respiratoria y paro cardiopulmonar.
- **Exposición ocular.** Irritación ocular, ardor, picazón, daño corneal, edema periorbitario.
- **Exposición crónica.** Dependerá la vía de administración, concentración y tiempo de exposición. Entre los efectos se encuentra: dermatitis alérgica, alopecia, disestesias faciales, cambios de personalidad, polineuropatía sensitivomotora, déficit de memoria y concentración. Los piretroides se han identificado como sustancias químicas disruptoras endocrinas que son responsables de las deficiencias reproductivas masculinas y femeninas.

Se ha asociado un riesgo aproximadamente dos veces mayor de desarrollar leucemia linfocítica aguda infantil en bebés de madres expuestas a piretroides durante el embarazo.

Como se mencionó anteriormente, existe una creciente preocupación entre los científicos, sobre el desarrollo neurológico del feto a nivel intrauterino y se está poniendo especial atención en la evaluación de estos efectos tanto en el útero, como en la posterior infancia del niño de madres expuestas a piretroides durante la gestación, y sus efectos sobre la cognición y el comportamiento.

Es importante señalar que tanto la evidencia en mieloma múltiple y leucemia infantil realizados a la fecha son débiles y muchos inconsistente,algo similar ocurre con los efectos a nivel reproductivos y del desarrollo, por tanto, se sugiere estar atentos a la nueva evidencia referente al tema.

La exposición a piretroides no se ha asociado directamente a riesgo de cáncer en humanos.

### Exámenes de laboratorio

- Controlar signos vitales y el estado mental. Medir electrolitos séricos, glicemia y función renal en pacientes sintomáticos, con vómitos intensos y con ingestión de grandes cantidades.
- En pacientes con síntomas respiratorios, controlar pulsioximetría, radiografía de tórax y función pulmonar.
- Instituir monitoreo cardíaco continuo y obtener un ECG en pacientes con síntomas significativos.
- Los niveles plasmáticos de piretroides no están fácilmente disponibles ni son útiles para guiar el tratamiento.

### Tratamiento

a. **CAB de la reanimación.** En casos graves, primero controle la agitación y maneje la vía respiratoria si es necesario. La intubación endotraqueal debe realizarse en pacientes con convulsiones persistentes.
b. **Prevención absorción:**
   - ***Oral.*** Por lo general, no se recomiendan medidas de descontaminación gastrointestinal, ya que grandes ingestiones producen inicio rápido y repentino de convulsiones o depresión del estado mental, y el paciente puede aspirar contenido gástrico. La administración de carbón activado debe limitarse a pacientes con una ingestión gravemente tóxica que estén despiertos y puedan proteger su vía respiratoria o que hayan sido intubados previamente. Considere la aspiración del contenido gástrico con una sonda nasogástrica pequeña, si se puede realizar poco después de una gran ingestión de una solución de piretroide concentrada.

- *Ocular.* Quitar los lentes de contacto, si están presentes, e irrigar los ojos expuestos con cantidades copiosas de solución salina al 0,9 % a temperatura ambiente o agua durante al menos 15 minutos. Si la irritación, dolor, hinchazón, lagrimeo o fotofobia persisten después de 15 minutos de irrigación, el paciente deberá ser evaluado por especialista.
- *Dérmica.* Quitar la ropa contaminada y cualquier objeto que pueda retener el piretroide, como reloj o joyas, y lavar bien el área expuesta con abundante agua y jabón por al menos 10 minutos.

c. **Tratamiento de complicaciones:**
   - *Reacción de hipersensibilidad.* LEVE/MODERADA: antihistamínicos con o sin agonistas beta inhalados, corticosteroides o epinefrina. SEVERA: oxígeno, manejo agresivo de las vías respiratorias, antihistamínicos, epinefrina, corticosteroides, monitoreo de ECG y líquidos intravenosos.
   - *Convulsiones.* Manejo de primera línea con benzodiazepina. Si las convulsiones persisten o son recurrentes, administre fenobarbital o propofol.
   - *Lesión pulmonar aguda.* Esta complicación puede ocurrir por la presencia de excipientes en las formulaciones de piretroides como butóxido de piperonilo, más que por el piretroide en sí. Administrar oxígeno suplementario. Es posible que se necesite presión positiva al final de la espiración (PEEP) y ventilación mecánica. Considere el uso de surfactante en casos severos de lesión pulmonar aguda.
   - *Parestesias.* Aplicación tópica de vitamina E puede ser efectiva en el tratamiento de las parestesias.
   - *Hipotensión.* Administre inicialmente de 500 a 2.000 mL de cristaloides (20 mL/kg en niños) y titule hasta el efecto deseado (estabilización de los signos vitales, actividad mental, diuresis); los adultos pueden requerir hasta 6 a 10 L/24 horas. Se recomienda el control de la presión venosa central o de la arteria pulmonar en pacientes con hipotensión persistente.

d. **Aumento de la eliminación.** Los compuestos piretroides son rápidamente metabolizados. No se espera que los métodos extracorpóreos de eliminación mejoren su eliminación.

e. **Antídoto.** No existe un antídoto específico.

## BIBLIOGRAFÍA

Chrustek, A., Hołyńska-Iwan, I., Dziembowska, I., Bogusiewicz, J., Wróblewski, M., Cwynar, A., & Olszewska-Słonina, D. (2018). Current Research on the Safety of Pyrethroids Used as Insecticides. Medicina (Kaunas, Lithuania), 54(4), 61. https://doi.org/10.3390/medicina5404006.

Elser, B. A., Hing, B., & Stevens, H. E. (2022). A narrative review of converging evidence addressing developmental toxicity of pyrethroid insecticides. Critical reviews in toxicology, 52(5), 371–388. https://doi.org/10.1080/10408444.2022.2122769

Hołyńska-Iwan, I., & Szewczyk-Golec, K. (2020). Pyrethroids: How They Affect Human and Animal Health? Medicina (Kaunas, Lithuania), 56(11), 582. https://doi.org/10.3390/medicina56110582.

Marettova, E., Maretta, M., & Legáth, J. (2017). Effect of pyrethroids on female genital system. Review. Animal reproduction science, 184, 132–138. https://doi.org/10.1016/j.anireprosci.2017.07.007

Pitzer, E. M., Williams, M. T., & Vorhees, C. V. (2021). Effects of pyrethroids on brain development and behavior: Deltamethrin. Neurotoxicology and teratology, 87, 106983. https://doi.org/10.1016/j.ntt.2021.106983.

Pyrethroids. In: MerativeTM Micromedex® POISINDEX® (electronic version). Merative, Ann Arbor, Michigan, USA. Available at: https://www.micromedexsolutions.com/ (cited:09/06/2024).

Radwan, P., Wielgomas, B., Radwan, M., Krasiński, R., Kilanowicz-Sapota, A., Banaszczyk, R., & Jurewicz, J. (2022). Synthetic Pyrethroids Exposure and Embryological Outcomes: A Cohort Study in Women from Fertility Clinic. International journal of environmental research and public health, 19(9), 5117.

Ramchandra, A. M., Chacko, B., & Victor, P. J. (2019). Pyrethroid Poisoning. Indian journal of critical care medicine: peer-reviewed, official publication of Indian Society of Critical Care Medicine, 23(Suppl 4), S267–S271. https://doi.org/10.5005/jp-journals-10071-23304

Ray, D. E., & Forshaw, P. J. (2000). Pyrethroid insecticides: poisoning syndromes, synergies, and therapy. Journal of toxicology. Clinical toxicology, 38(2), 95–101. https://doi.org/10.1081/clt-100100922

Saillenfait, A. M., Ndiaye, D., & Sabaté, J. P. (2015). Pyrethroids: exposure and health effects--an update. International journal of hygiene and environmental health, 218(3), 281–292. https://doi.org/10.1016/j.ijheh.2015.01.002

Sidorkiewicz, I., Zaręba, K., Wołczyński, S., & Czerniecki, J. (2017). Endocrine-disrupting chemicals-Mechanisms of action on male reproductive system. Toxicology and industrial health, 33(7), 601–609. https://doi.org/10.1177/0748233717695160.

Skolarczyk, J., Pekar, J., & Nieradko-Iwanicka, B. (2017). Immune disorders induced by exposure to pyrethroid insecticides. Postepy higieny i medycyny doswiadczalnej (Online), 71(0), 446–453. https://doi.org/10.5604/01.3001.0010.3827.

Wang, Q., Shen, J. Y., Zhang, R., Hong, J. W., Li, Z., Ding, Z., Wang, H. X., Zhang, J. P., Zhang, M. R., & Xu, L. C. (2020). Effects and mechanisms of pyrethroids on male reproductive system. Toxicology, 438, 152460. https://doi.org/10.1016/j.tox.2020.152460

Wolfe, J., & Marsit, C. (2023). Pyrethroid pesticide exposure and placental effects. Molecular and cellular endocrinology, 578, 112070.https://doi.org/10.1016/j.mce.2023.112070.

Zaim, M., Aitio, A., & Nakashima, N. (2000). Safety of pyrethroid-treated mosquito nets. Medical and veterinary entomology, 14(1), 1–5. https://doi.org/10.1046/j.1365-2915.2000.00211.x

## 10.6. RODENTICIDAS

Antonia Sateler, Lorena Silva y Juan Carlos Ríos

### Descripción

Rodenticida es cualquier producto comercializado con el fin de matar roedores, ardillas y otros animales pequeños. Los rodenticidas o venenos para ratón más comúnmente utilizados en la actualidad son las denominados superwarfarinas. Las superwarfarinas son rodenticidas anticoagulantes antagonistas de la vitamina K, de acción prolongada derivados de la warfarina; a su vez, un anticoagulante sintético desarrollado a partir del dicumarol. Existen dos clases principales: Hidroxicoumarinas e inandionas. Se trata de una exposición frecuente, pero la intoxicación no es habitual y generalmente solo se produce tras una ingestión intencional de grandes cantidades. No se ha notificado coagulopatía significativa tras una exposición accidental en niños. Las dos superwarfarinas que se encuentran con más frecuencia en las intoxicaciones clínicas son la bromadiolona y el brodifacoum. En los casos clínicos reportados se han documentado vías de exposición por inhalación, transcutánea y oral. La mayoría de las exposiciones son accidentales y los sitios de sangrado informados con mayor frecuencia son mucocutáneos, siendo la hematuria la característica más común. Las muertes se asociaron más comúnmente con hemorragia intracraneal.

El diagnóstico de intoxicación por superwarfarina en pacientes sin antecedentes claros de exposición es difícil. Los ejemplos incluyen víctimas de intentos de homicidio, los desafortunados usuarios de cannabinoides sintéticos mezclados con brodifacoum en el reciente brote de Illinois, en EE. UU., con un total de más de 300 personas afectadas y un total de siete muertes entre marzo y octubre de 2018. En Chile las exposiciones son habituales, pero normalmente no se alcanzan rangos de toxicidad.

### Sustancias incluidas

En general, se presentan en formato de *pellets*, minibloques, bloques y pastas. Las sustancias que suelen incluir se muestran en la Tabla 134.

**Tabla 134.** Representantes de los rodenticidas.

| Clases | Sustancias incluidas |
|---|---|
| Hidroxicoumarinas<br>De corta acción | Comafuril |
| De larga acción | Brodifacoum<br>Bromadiolona<br>Difenacoum<br>Comatetralilo |
| Indandionas | Clorfacinona<br>Difacinona |

## Mecanismo de toxicidad

Los rodenticidas actúan inhibiendo la síntesis hepática de los factores de la coagulación dependientes de vitamina K; es decir, los II, VII, IX y X. Solo afecta la nueva síntesis de estos factores, por lo cual el peak se observa alrededor de 48 a 72 hrs después de la ingesta, principalmente debido a que la vida media de los factores VII, IX y X es de alrededor de 24 a 60 hrs.

El efecto anticoagulante de las superwarfarinas puede durar desde semanas hasta meses. Estos productos además aumentan la permeabilidad de los capilares, predisponiendo a hemorragias internas masivas en los animales.

## Toxicocinética

a. **Absorción.** Son rápidamente absorbidos después de una ingesta oral.
b. **Distribución.** Se distribuye rápidamente en los tejidos con un volumen de distribución de 0,12-0,9 L/kg.
c. **Metabolismo.** Tienen un metabolismo de hidroxilación microsomal hepática y conjugación a metabolitos inactivos.
d. **Excreción.** Los metabolitos se eliminan por vía digestiva y algunos por vía biliar.
e. **Vida media.** Debido a las voluminosas cadenas laterales aromáticas, las superwarfarinas tienen una vida media mucho más larga en comparación con la warfarina, y la exposición a las superwarfarinas da como resultado un período prolongado de anticoagulación, incluso más de un mes.

## Dosis tóxica

Se consideran potencialmente tóxicas dosis desde 1 mg de ingrediente activo de superwarfarinas, ya que las formulaciones comerciales disponibles en el mercado poseen concentraciones muy bajas del activo y se requieren grandes cantidades para alcanzar dosis tóxicas. Ingestas accidentales rara vez generan riesgo. Existen diversas presentaciones de rodenticidas, como son *pellets*, bloques, mini bloques y pastas, que poseen diferentes concentraciones; por tanto, es importante identificar la presentación y la cantidad ingerida para poder calcular la dosis de exposición.

## Cuadro clínico

Se caracteriza por manifestaciones relacionadas con el sangrado, como hematuria macroscópica, hemorragia subconjuntival, sangrado de encías, equimosis, hematemesis, melena o hematuria, sangrado de los tejidos blandos, menorragia y hemoptisis, y síntomas y signos no relacionados con el sangrado, como dolor abdominal y cefalea.

Las complicaciones de riesgo vital son la hemorragia intracraneal y la hemorragia gastrointestinal masiva.

## Exámenes de laboratorio

En general, los niveles de anticoagulante no están disponibles y no tienen utilidad clínica. El efecto anticoagulante puede ser cuantificado con pruebas de coagulación. Se debe tomar tiempo de protrombina e INR en forma seriada junto a hemograma; se recomienda controlar a las 24, 48, 72 horas posterior a la ingesta y un último control a los 7 días. La alteración en la coagulación se espera a partir de las 24 horas posterior ingestión aguda, no antes.

En pacientes que toman anticoagulantes con fines terapéuticos y que están expuestos a cualquier dosis de rodenticida anticoagulante de acción prolongada, obtener una medición basal del tiempo de protrombina y repetir la medición 48 a 72 horas después de la ingestión.

En pacientes con signos de hemorragia controlar de cerca el hematocrito, al menos una lectura cada cuatro horas hasta que se estabilice.

## Tratamiento

a. **CAB de la reanimación.** No se esperan complicaciones respiratorias. Puede ser necesaria la intubación endotraqueal en pacientes con hemorragia intracraneal o pacientes con hemoptisis grave.
b. **Prevención absorción.** El carbón activado puede ser útil si se administra precozmente tras una ingestión intencional y sobre rango de toxicidad. No están indicados ni el lavado gástrico ni la irrigación intestinal.
c. **Tratamiento de complicaciones:**
   ***Manejo de hemorragias severas.*** El objetivo del tratamiento es revertir coagulopatía y la reposición de sangre perdida por hemorragias.

   - Transfusión. Administrar plasma fresco congelado y/o concentrado de complejo de protrombina, que contiene factores II, VII, IX y X, además de vitamina K1, para revertir rápidamente la coagulopatía en pacientes con hemorragia potencialmente mortal. Controlar el INR para determinar la necesidad de tratamiento adicional. También puede ser necesaria la transfusión de concentrado de hematíes y plaquetas.
   - Factor VII de coagulación. Se ha utilizado factor VII activado recombinante 70 a 90 mcg/kg EV junto con vitamina K1 para revertir rápidamente la coagulopatía en varios casos.

d. **Aumento de la eliminación.** La hemodiálisis no tiene utilidad clínica.

e. **Antídoto.** El tratamiento de la intoxicación por rodenticidas superwarfarinas en un paciente con hemorragia activa incluye la terapia con vitamina K1 que aborda el antagonismo subyacente de la vitamina K y la corrección temprana y rápida de la coagulopatía para tratar la hemorragia no controlada.

   ***Vitamina K1 (Fitomenadiona):***
   - Dosificación oral:
     - Adultos y niños mayores de 12 años: 15-25 mg
     - Niños menores de 12 años: 5-10 mg
   - Dosificación IM:
     - Adultos y niños mayores de 12 años: 5-10 mg
     - Niños menores de 12 años: 1-5 mg

   En algunos casos se han requerido dosis de hasta 200 mg/día. La dosis debe titularse de acuerdo con el resultado de los exámenes de laboratorio, los cuales en algunos casos deben controlarse hasta varios meses en forma posterior a la ingesta.

   Nota: Se requiere del uso específico de Fitomenadiona.

   Las vitaminas k2, k3, k4 no deben ser usadas como antídotos. Las vitaminas k3, y k4 son provitaminas y son convertidas lentamente a las formas activas.

   Es importante tener en consideración que, a pesar de que es cierto que la mayoría de los rodenticidas comercializados en Chile corresponden a superwarfarinas, aún hay algunos productos ilegales que pueden contener otro tipo de compuestos, como fosfuros metálicos, aldicarb (carbamato) o estricnina.

## BIBLIOGRAFÍA


Anderson, S. L., Kattappuram, R. S., Marrs, J. C., & Joseph, N. M. (2017). Intentional Brodifacoum Ingestion. The American journal of medicine, 130(1), e27–e28. https://doi.org/10.1016/j.amjmed.2016.08.010

Chong, Y. K., & Mak, T. W. (2019). Superwarfarin (Long-Acting Anticoagulant Rodenticides) Poisoning: from Pathophysiology to Laboratory-Guided Clinical Management. The Clinical biochemist. Reviews, 40(4), 175–185. https://doi.org/10.33176/AACB-19-00029

Gallardo, A., Lizana, F. y Gutiérrez, W. (2015). Intoxicaciones con rodenticidas superwarfarinicos, Acta Toxicol. Argent., 23:1, 44- 52. Disponible en http://ppct.caicyt.gov.ar/index.php/ata/issue/view/343

Gunja, N., Coggins, A. y Bidny, S. (2011). Management of intentional superwarfarin poisoning with long-term vitamin K and brodifacoum levels. Clinical Toxicology; 49:5, 385-390, DOI: 10.3109/15563650.2011.587126

Kelkar, A. H., Smith, N. A., Martial, A., Moole, H., Tarantino, M. D., & Roberts, J. C. (2018). An Outbreak of Synthetic Cannabinoid-Associated Coagulopathy in Illinois. The New England journal of medicine, 379(13), 1216–1223. https://doi.org/10.1056/NEJMoa1807652

King, N., & Tran, M. H. (2015). Long-Acting Anticoagulant Rodenticide (Superwarfarin) Poisoning: A Review of Its Historical Development, Epidemiology, and Clinical Management. Transfusion medicine reviews, 29(4), 250–258. https://doi.org/10.1016/j.tmrv.2015.06.002

Anticoagulants Long Acting. In: MerativeTM Micromedex® POISINDEX® (electronic version). Merative, Ann Arbor, Michigan, USA. Available at: https://www.micromedexsolutions.com/ (Consultado: 12/mayo/2022).

Moritz, E., Austin, C., Wahl, M., DesLauriers, C., Navon, L., Walblay, K., Hendrickson, M., Phillips, A., Kerins, J., Pennington, A. F., Lavery, A. M., El Zahran, T., Kauerauf, J., Yip, L., Thomas, J., & Layden, J. (2018). Notes from the Field: Outbreak of Severe Illness Linked to the Vitamin K Antagonist Brodifacoum and Use of Synthetic Cannabinoids - Illinois, March-April 2018. MMWR. Morbidity and mortality weekly report, 67(21), 607–608. https://doi.org/10.15585/mmwr.mm6721a4

Ng, W. Y., Ching, C. K., Chong, Y. K., Ng, S. W., Cheung, W. L., & Mak, T. W. L. (2018). Retrospective Study of the Characteristics of Anticoagulant-Type Rodenticide Poisoning in Hong Kong. Journal of medical toxicology: official journal of the American College of Medical Toxicology, 14(3), 218–228. https://doi.org/10.1007/s13181-018-0660-x

Olmos, V. y López, C. M. (2007) Brodifacoum Poisoning with Toxicokinetic Data, Clinical Toxicology, 45:5, 487-489, DOI: 10.1080/15563650701354093

Wardrop, D., & Keeling, D. (2008). The story of the discovery of heparin and warfarin. British journal of haematology, 141(6), 757–763. https://doi.org/10.1111/j.1365-2141.2008.07119.x

Wu, Y. F., Chang, C. S., Chung, C. Y., Lin, H. Y., Wang, C. C., & Shen, M. C. (2009). Superwarfarin intoxication: hematuria is a major clinical manifestation. International journal of hematology, 90(2), 170–173. https://doi.org/10.1007/s12185-009-0374-6.

Yan, H., Zhu, L., Zhuo, X., Shen, M., & Xiang, P. (2016). Anticoagulant rodenticide intoxication in east China: a three-year analysis. Forensic sciences research, 1(1), 22–27. https://doi.org/10.1080/20961790.2016.1242042

# CAPÍTULO 11
# Animales tóxicos

## 11.1. *LACTRODECTUS MACTANS* (araña del trigo)

Lorena Silva y Juan Carlos Ríos

### Descripción

*Lactrodectus mactans*, también llamada araña del trigo o viuda negra es una de las especies de araña más importantes del mundo. En Estados Unidos, es responsable de la mayor parte del envenenamiento clínicamente significativo entre todas las especies de arácnidos. Hay más de treinta tipos diferentes de arañas viuda negra en todo el mundo; sin embargo, no todas las especies son tan relevantes. Habitan en climas más cálidos y, a excepción de la Antártida, se distribuyen en todos los continentes. Es fácilmente identificable por su color negro azabache brillante, abdomen abultado y una llamativa mancha roja o anaranjada en forma de reloj de arena bajo el abdomen. Curiosamente, esta especie es bien conocida por el fenómeno de que la araña hembra se come al macho después del apareamiento, convirtiéndola así en viuda, de ahí su nombre [Figura 11.1]. Tienen colmillos y glándulas venenosas suficientes para causar daño a los humanos. El género femenino de la especie es la más peligrosa, en comparación con sus contrapartes masculinas. Las hembras tienen glándulas venenosas más prominentes, colmillos más largos y un tamaño corporal que puede alcanzar hasta veinte veces el tamaño del macho, siendo capaces de perforar la piel humana. El cuerpo de la hembra adulta mide aproximadamente 1,5 cm de largo y con las patas largas desplegadas, 5 cm. Esta araña en general se encuentra principalmente en lugares oscuros, como graneros, entre el trigo, en garajes, áreas abiertas en campos, armarios, cobertizos, pilas de leña y entre las zarzamoras, y teje una telaraña de forma irregular y muy pegajosa. Las mordeduras de araña viuda negra rara vez ponen en peligro la vida, aunque el envenenamiento puede causar un dolor significativo y requerir hospitalización.

**Figura 11.1.** *Lactrodectus mactans.*

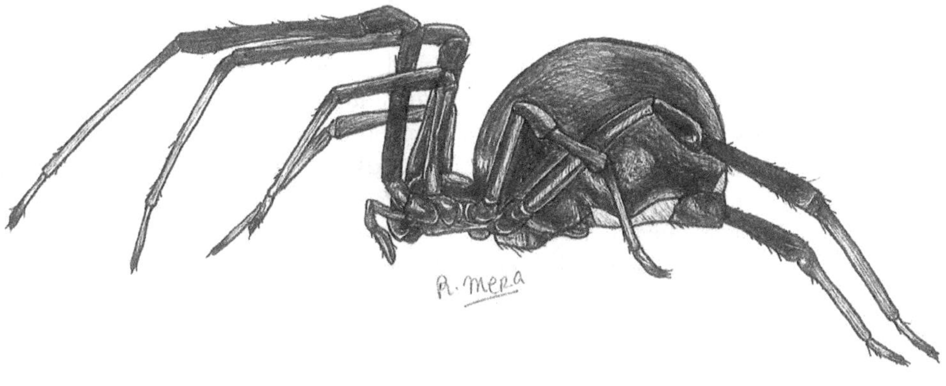

## Mecanismo de toxicidad

El veneno de la araña viuda negra es una combinación de proteínas, péptidos y proteasas biológicamente activos. La toxina principal que se encuentra en el veneno de la araña viuda negra es la alfa-latrotoxina, una neurotoxina que se une de forma irreversible a los receptores proteicos de las neuronas presinápticas y crea canales permeables al calcio ([Ca2+]) dentro de las bicapas lipídicas. Esta afluencia de iones [Ca2+] da lugar a una exocitosis masiva de neurotransmisores, entre ellos la acetilcolina, la dopamina, la noradrenalina, la epinefrina y el glutamato. Es esta liberación de neurotransmisores la que provoca la sintomatología característica de dolor, rigidez muscular, vómitos y sudoración, entre otros.

## Toxicocinética

El dolor generalmente se desarrolla dentro de los 30 a 120 minutos, con manifestaciones graves que se desarrollan en 3 a 4 horas. La mayoría de los síntomas se resuelven en unos pocos días, aunque algunos pacientes pueden permanecer sintomáticos durante un período más prolongado.

## Dosis tóxica

Una sola mordedura de *latrodectus* puede causar un envenenamiento severo.

## Órgano diana

Corresponde a piel y tejido muscular (sitio de la mordedura)

## Cuadro clínico

Los efectos locales son comunes. Los hallazgos van desde un eritema leve hasta una lesión con un sitio punteado central, palidez central y un anillo eritematoso externo. También pueden ocurrir piloerección y diaforesis local en el sitio de la mordedura.

Las mordeduras casi siempre se vuelven dolorosas (dolor tipo cólico) dentro de los 30 a 120 minutos. A las 3 a 4 horas, pueden ocurrir calambres dolorosos y fasciculaciones musculares en la extremidad afectada, que progresan de manera centrípeta hacia el tórax, la espalda o el abdomen, y pueden producir rigidez similar a una tabla, debilidad, disnea y parestesias. Los pacientes suelen estar inquietos y ansiosos; los niños pueden estar irritables o somnolientos.

Los cuadros clínicos severos van acompañados de efectos sistémicos y aumento de la función autónoma, los más comunes son: cefalea, hipertensión, diaforesis regional, náuseas, vómitos y taquicardia. También con menor frecuencia se observa leucocitosis, fiebre, delirio, priapismo (en hombres), retención urinaria, dolor testicular, facies de *latrodectus* (hinchazón facial y caída del párpado), arritmias y rabdomiólisis.

- **Intoxicaciones leves a moderadas.** Los pacientes desarrollan dolor local en el sitio de la mordedura. El dolor muscular puede extenderse a áreas contiguas (nalgas o abdomen, si se muerde en la pierna; pecho, si se muerde en el brazo). Puede haber diaforesis localizada en el sitio de la picadura. Los signos vitales permanecen normales.
- **Intoxicaciones severas.** Las manifestaciones incluyen dolor muscular severo y espasmo, generalmente involucrando la espalda, abdomen, pecho y/o glúteos, así como la extremidad mordida. También se observan manifestaciones sistémicas con dolor de cabeza, náuseas y vómitos, fasciculaciones y alteración de signos vitales con desarrollo de taquicardia e hipertensión. En los hombres se presenta priapismo grave que requiere intervención médica para evitar la perdida del miembro.

## Exámenes de laboratorio

No existen exámenes de laboratorio con validez de diagnóstico, pero debe realizarse un hemograma y un sedimento de orina para diagnóstico diferencial (abdomen agudo). En pacientes con espasmos musculares importantes, debiera medirse CPK y controlar la función renal.

## Tratamiento

El enfoque del tratamiento dependerá de la severidad del cuadro clínico. Todos los pacientes con síntomas severos deben ser hospitalizados para observación, monitorización y tratamiento:

a. **CAB de la reanimación.** Según severidad del paciente.
b. **Prevención absorción.** No existe un tratamiento local que prevenga o reduzca la absorción y consecuente toxicidad sistémica.
c. **Tratamiento de complicaciones:**
   - ***Manejo de la lesión.*** La herida debe limpiarse con agua y jabón, y posteriormente aplicar

compresas frías. No existe un tratamiento local que prevenga o reduzca la toxicidad sistémica. NO se recomiendan las técnicas de inmovilización por presión, ya que la retención del veneno en el sitio de la mordedura aumenta los síntomas locales.

- ***Manejo del dolor.*** En casos severos se deben utilizar opioides y benzodiazepinas para controlar el dolor o el espasmo muscular. Benzodiazepinas EV (Diazepam Adulto: 5 a 10 mg EV, Niño: 0,2 a 1 mg EV) y opioides (Morfina: Adulto: 1 a 5 mg EV, Niño: 0,1 a 0,2 mg/kg EV). Los casos más leves se pueden tratar con aspirina, paracetamol y/o codeína. El calcio y el dantroleno intravenosos no están bien estudiados en este escenario, pero generalmente son ineficaces para el tratamiento.
- ***Reacción alérgica.*** Leve/Moderada: Antihistamínicos con o sin agonistas beta inhalados, corticosteroides o epinefrina. Severa: Oxígeno, manejo agresivo de las vías respiratorias, antihistamínicos, epinefrina, corticosteroides, monitoreo de ECG y líquidos intravenosos.

d. **Aumento de la eliminación.** No posee utilidad clínica.

e. **Antídoto.** Antiveneno de *Lactrodectus*: Se recomienda para pacientes de alto riesgo y aquellos en que no se ha podido controlar adecuadamente el dolor. Al momento de la edición de este libro, antiveneno de *Lactrodectus* sin registro sanitario vigente de la Autoridad Sanitaria Nacional (ISP) en Chile. Extremadamente eficaz para aliviar el dolor y los espasmos musculares y la hipertensión, pero conlleva el riesgo de anafilaxia.

- ***Dosis antiveneno de EE. UU.*** El fabricante recomienda que se realicen pruebas de sensibilidad dérmica o conjuntival antes de la administración del antiveneno de *Latrodectus*. Mezclar 1 vial (2,5 mL) de antiveneno en 50 mL de suero glucosado al 5 % o suero fisiológico. Se administra EV a pasar en 20 a 30 minutos. Un vial generalmente proporciona un alivio inmediato; en algunos casos, puede ser necesaria una segunda dosis.
  Se ha utilizado ocasionalmente vía IM sin diluir en la región anterolateral del muslo.
- ***Uso en embarazo.*** No se ha evaluado la seguridad del antiveneno de la araña viuda negra en mujeres embarazadas ni en estudios de reproducción en animales. Varios informes describen la administración de antiveneno para viudas sin efectos adversos y el parto posterior de recién nacidos sanos. Por lo tanto, las indicaciones de uso en mujeres embarazadas son las mismas que para otros pacientes con envenenamiento de moderado a grave. Siempre evaluar riesgo beneficio.
- **Reacciones adversas.** Los síntomas principales observados después del uso de estos antivenenos son de naturaleza alérgica. Se puede observar una respuesta de urticaria en las pruebas cutáneas o con el uso terapéutico del antiveneno de *Latrodectus*. Pueden desarrollarse anafilaxia y enfermedad del suero. Rara vez se han informado linfadenopatía, mialgia, rabdomiólisis, cianosis, fiebre y dolor torácico después de su administración.

## BIBLIOGRAFÍA


Camp N. E. (2014). Black widow spider envenomation. Journal of emergency nursing, 40(2), 193–194. https://doi.org/10.1016/j.jen.2014.01.004

Carere, M., Sterret, R., Timmerman, N., & Taylor, I. (2018). Acute urinary retention after Black Widow envenomation: a case report. CJEM, 20(4), 640–642. https://doi.org/10.1017/cem.2017.408.

Chen, M., Blum, D., Engelhard, L., Raunser, S., Wagner, R., & Gatsogiannis, C. (2021). Molecular architecture of black widow spider neurotoxins. Nature communications, 12(1), 6956. https://doi.org/10.1038/s41467-021-26562-8.

Erdur B, Turkcuer I, Bukiran A, Kuru O, Varol I. (2007). Uncommon cardiovascular manifestations after a Latrodectus bite. Am J Emerg Med; 25:232–235.

Friedman, E. R., Seidel, S., Heiser, S., & Prybys, K. (2021). Silently Suffering: A Pediatric Black Widow Spider Envenomation. The Journal of emergency medicine, 61(6), e151–e154. https://doi.org/10.1016/j.jemermed.2021.02.035.

Gogos, C., Sachpekidis, V., Davora, F., & Bompotis, G. (2020). Acute myocardial injury caused by black widow spider (Latrodectus) bite. European heart journal. Case reports, 4(3), 1–2. https://doi.org/10.1093/ehjcr/ytaa075

Hoyte, C. O., Cushing, T. A., & Heard, K. J. (2012). Anaphylaxis to black widow spider antivenom. The American journal of emergency medicine,

30(5), 836.e1–836.e8362. https://doi.org/10.1016/j.ajem.2011.03.017.

Korbu, S., Olika, M., & Alemayehu, G. (2024).Latrodectus envenomation in Ethiopia. International journal of emergency medicine, 17(1), 1. https://doi.org/10.1186/s12245-023-00576-z

Lewin, N. (1998). Arthropods. En: Goldfrank, Flomenbaum, Lewin, Weisman, Howland, Hoffman. (Eds.) Goldfrank's Toxicologic Emergencies. Connecticut: Appleton & Lange, 1625-1637.

Monte AA, Bucher-Bartelson B, Heard KJ. (2011). A US perspective of symptomatic Latrodectus spp. envenomation and treatment: a National Poison Data System review. Ann Pharmacother; 45:1491.

Offerman SR, Daubert GP, & Clark RF. (2011). The treatment of black widow spider envenomation with antivenin latrodectus mactans: a case series. Perm J; 15(3):76-81.

Piscopo, A., Massari, F., Scicchitano, P., Sanasi, M., De Palo, M., Caldarola, P., Liccese, M., & Calculli, G. (2020). Acute Myocarditis After Black Widow Spider Bite: A Case Report. Cardiology and therapy, 9(2), 569–575. https://doi.org/10.1007/s40119-020-00178-3

Pneumatikos IA, Galiatsou E, Goe D, Kitsakos A, Nakos G, Vougiouklakis TG (2003). Acute fatal toxic myocarditis after a black widow spider envenomation. Ann Emerg Med; 41:158.

Prongay, R., Kelsberg, G., & Safranek, S. (2012). Clinical inquiry: which treatments relieve painful muscle spasms from a black widow spider bite? The Journal of family practice, 61(11), 694–695.

Rash LD, Hodgson WC. (2002). Pharmacology and biochemistry of spider venoms. Toxicon; 40:225–254.

Richard S Vetter, David L Swanson, Julian White. Management of widow spider bites. In: UpToDate, Shefner JM (Ed), UpToDate, Waltham, MA. (Acceso 25/mayo/2023.)

Riddle, M., & Carstairs, S. (2020). Successful treatment of brown widow spider envenomation with Latrodectus mactans antivenom. Clinical toxicology (Philadelphia, Pa.), 58(4), 301–302. https://doi.org/10.1080/15563650.2019.1647343.

Shackleford, R., Veillon, D., Maxwell, N., LaChance, L., Jusino, T., Cotelingam, J., & Carrington, P. (2015). The black widow spider bite: differential diagnosis, clinical manifestations, and treatment options. The Journal of the Louisiana State Medical Society: official organ of the Louisiana State Medical Society, 167(2), 74–78.

Spider-Latrodectus Species. In: MerativeTM Micromedex® POISINDEX® (electronic version). Merative, Ann Arbor, Michigan, USA. Available at: https://www.micromedexsolutions.com/ (Consultado: 25/mayo/2022).

Sporer K. (1998). Spiders. En: Olson, K. (Ed.) Poisoning & Drug Overdose. Conneticut: Appleton & Lange, 288-290.

Sporer, K. (1993). Arthropod envenomation. En: Viccellio P., (Ed.) Handbook of Medical Toxicology. Boston: Little, Brown and Co., 677-680.

Williams, M., Anderson, J., & Nappe, T. M. (2023). Black Widow Spider Toxicity. In StatPearls. StatPearls Publishing.

Wolfe MD, Myers O, Caravati EM, et al. (2011). Black widow spider envenomation in pregnancy. J Matern Fetal Neonatal Med; 24:122.

## 11.2. *LOXOSCELES LAETA* (araña de rincón)

Lorena Silva, Juan Carlos Ríos y Enrique Paris

### Descripción

*Loxosceles laeta*, comúnmente denominada araña de rincón, es un arácnido ponzoñoso solitario crepuscular y nocturno, es una araña sinantrópica, pues habita los mismos espacios donde el hombre vive o desarrolla sus actividades diarias, se encuentra en el interior de los hogares habitualmente en esquinas oscuras, ropa, grietas, pero también en ocasiones se pueden encontrar al aire libre, aunque no es habitual, ya que se suelen esconder del ruido y movimiento. Mide aproximadamente de 1 a 3 cm de largo (incluyendo las patas), es de color café pardo y tiene en el dorso del cefalotórax una mancha en forma de violín, que puede variar de tonalidad de café oscura a amarilla. Se diferencia de otras arañas por su conjunto de seis ojos (en tres pares, dos laterales y uno anterior) en lugar de los ocho ojos que se ven en la mayoría de las otras especies de arácnidos [Figura 11.2]. Las mordeduras son dolorosas y normalmente la víctima puede darse cuenta de inmediato de la lesión y muchas veces puede ver a la araña responsable del hecho. Si la víctima no se da cuenta, se realiza un diagnóstico en retrospectiva a partir de una historia clínica y un examen físico. Las mordeduras ocurren en mayor incidencia, en épocas cálidas con predominio durante la noche, cuando la araña sale de su rincón en búsqueda de alimentos o cuando su víctima vuelve a ocupar alguna vestimenta que ha sido utilizada como su refugio. No es una araña agresiva que ataque sin causa, las mordeduras a humanos ocurren como mecanismo de defensa (para evitar ser aplastadas por ejemplo). En cuanto a su localización, esta se encuentra principalmente en Centro y Sudamérica, pero se han visto también en California y el norte de Canadá. En Chile, se han comunicado casos de loxoscelismo en todo el país.

**Figura 11.2.** *Laxocesles laeta.*

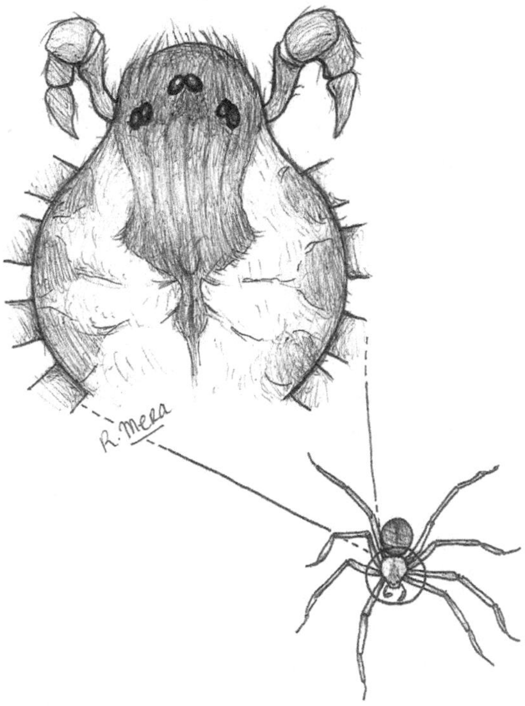

Una mordedura de araña de rincón se puede calificar como un accidente laboral cuando esta ocurra con causa o con ocasión del trabajo, como se indica en el Dictamen 38548 de la Superintendencia de Seguridad Social (SUSESO) de Chile del año 2018 en base al artículo 5° de la Ley N° 16.744 que establece normas sobre accidentes del trabajo y enfermedades profesionales de la Subsecretaria de previsión social del Ministerio del trabajo Chile. Bajo este escenario el trabajador tiene derecho a recibir atención médica, hospitalización y medicamentos.

## Mecanismo de toxicidad

El veneno se inyecta desde las glándulas salivales a través de los quelíceros. Este veneno está compuesto por toxinas: esfingomielinasa D, el principal factor dermonecrótico y hemolítico, junto con otras enzimas, incluyendo hialuronidasa, proteasas, colagenasa, esterasas, fosfolipasas, desoxiribonucleasa y fosfatasa alcalina, la cual ayuda a difundir el veneno y tiene un rol en la quemotaxis, necrosis y agregación plaquetaria.

Los leucocitos polimorfonucleares (PMN) tendrían un rol importante en el desarrollo del loxoscelismo cutáneo.

Las toxinas del veneno pueden actuar como proteasas sobre los constituyentes moleculares de la matriz extracelular del plasma (fibronección y fibrinógeno) y los constituyentes de la membrana basal. Se postula que todas estas actividades degradantes son responsables de producir hemorragias, retraso en la cicatrización de heridas e insuficiencia renal, así como la propagación de otras toxinas nocivas (es decir, proteína dermonecrótica). Al romper la membrana basal subendotelial, puede ocurrir inestabilidad de la pared de los vasos sanguíneos y aumento de la permeabilidad.

Por el poder hemolítico del veneno y la participación de mecanismos de autoinmunidad se produce destrucción de glóbulos rojos. Se cree que esta acción ocurre por sustancias tóxicas derivadas de la alteración celular o tisular, fenómenos anafilactoídeos, formación de inmunocomplejos, activación de la vía clásica del complemento, interleuquina 8 y citoquinas. Es posible que exista en algunas personas una predisposición para desarrollar hemólisis por deficiencia de la enzima glucosa 6 fosfato deshidrogenasa (G6PD) del glóbulo rojo.

## Toxicocinética

N/D.

## Dosis tóxica

No se ha establecido una dosis tóxica, pero una sola mordedura puede causar loxoscelismo cutáneo y visceral. La talla del paciente, el tamaño de la araña, susceptibilidad del individuo mordido (expuesto), volumen del veneno que el arácnido posee en ese momento. Si se ha alimentado recientemente, tiene poco veneno (ya que lo utilizan para cazar), pero si ha estado sometido a un ayuno prolongado, la cantidad de éste será mayor, estos factores probablemente contribuyen a la variabilidad de la lesión producida por la mordedura de la *Loxosceles laeta*. Además, se ha sugerido que la inmunidad natural adquirida de mordeduras previas puede producir un cuadro más leve.

## Órgano diana

Piel, sistema renal y sistema circulatorio.

## Cuadro clínico

- **Loxoscelismo cutáneo.** La mordedura de la araña de rincón puede ir desde una irritación insignificante hasta una extensa área necrosis con ulceración acompañada de síntomas sistémicos. La lesión inicial eritematosa aparece dentro de los 30 minutos. Los efectos sistémicos, si se desarrollan, generalmente lo hacen de 24 a 48 horas después del envenenamiento.
  La mordedura en la mayoría de los casos es dolorosa y progresiva con presencia de eritema, edema y sensibilidad que progresa hacia un halo vasoconstrictivo azul grisáceo, que se extiende alrededor del sitio de la mordedura. El dolor es secundario a la isquemia. Después, aparece una mácula sanguinolenta o gris oscura denominada "placa liveloide". El eritema es reemplazado por una decoloración violácea característica de la piel. La necrosis puede desarrollarse en cuestión de horas o tardar varios días. Gradualmente esta lesión necrótica se va ensanchando y los bordes se tornan irregulares. El centro de la lesión usualmente está por debajo de la superficie de la piel.
  La lesión isquémica puede evolucionar a necrosis antes de 3-4 días y formar la escara antes de 4-7 días. La ulceración cura lentamente en cuatro a seis semanas, aunque ocasionalmente puede demorar hasta cuatro meses. La herida, según su extensión y profundidad puede requerir de cirugía reconstructiva. Se ha visto que las lesiones más severas son en áreas de tejido graso, como los muslos y glúteos.
- **Loxoscelismo cutáneo-visceral.** Es un cuadro poco frecuente, pero graves y pueden llegar a provocar la muerte, si no es tratado adecuadamente. Las manifestaciones sistémicas no se correlacionan con la severidad de las manifestaciones cutáneas.
  El comienzo de los síntomas usualmente se inicia antes de las 24 hrs. Incluyen fiebre, taquicardia, náuseas, vómitos, mialgias, artralgias, hemólisis, ictericia, coagulación intravascular diseminada (CID). Falla renal, coma, hipotensión, hemólisis intravascular, seguida de anemia hemolítica aguda, y convulsiones se han descrito menos frecuentemente. La anemia hemolítica puede aparecer rápidamente o tardar 2-3 días en presentarse. La hemoglobinuria y hematuria están presentes en 100% de los casos.
- **Factores de riesgo de toxicidad severa.** Se han descrito ciertas comorbilidades, como diabetes, obesidad y alergia a las toxinas del veneno asociadas a mayor riesgo, además de que la edad de las víctimas que parece influir, ya que varios estudios han indicado una mayor gravedad de las mordeduras por *Loxosceles* en víctimas niños, adolescentes y ancianos. No se puede descartar que características genéticas pudieran aumentar la susceptibilidad de los pacientes a los efectos sistémicos del loxoscelismo.

## Exámenes de laboratorio

En pacientes con síntomas se debe determinar la presencia de hemólisis, controlar bilirrubina total sérica y hematuria. Luego de 2 a 6 hrs de ocurrida la mordedura, suele aparecer hematuria, que debe monitorearse precozmente con examen de orina, controlar hemograma con recuento plaquetario y creatinina. En casos de loxoscelismo cutáneo-visceral, estos exámenes deben realizarse periódicamente, además de pruebas de coagulación (tiempo de protrombina (PT), tiempo parcial de tromboplastina (TPT) e INR) y pruebas de función renal.

**Confirmación de diagnóstico.** La correcta identificación de la araña responsable de la mordedura debe ser realizada por un profesional especializado, preferentemente un entomólogo, pero esto no ocurre habitualmente. En Chile, el Instituto de Salud Pública (ISP), brinda el servicio de "identificación de arácnido (por ejemplar)", que consiste en la identificación basada en la observación de su morfología general para determinar si el ejemplar corresponde o no, a *Loxosceles sp.* Para más información, puede acceder al siguiente enlace https://www.ispch.gob.cl/prestacion/8500001/

Un ensayo de inmunoabsorbente ligado a enzimas (ELISA), sensible y específico, ha sido diseñado para detectar el veneno de *Loxosceles*, utilizando una muestra obtenida frotando la lesión. El uso de este ensayo de ELISA podría ser útil para el diagnóstico de casos putativos y como herramienta para confirmar casos probables y presuntivos; sin embargo, actualmente no existen métodos de laboratorio comerciales eficientes y confiables para el diagnóstico del loxoscelismo sistémico.

### Tratamiento

a. **CAB de la reanimación.** Dependerá de la severidad de cuadro clínico cutáneo y del compromiso sistémico.
b. **Prevención absorción.** Ninguna medida hasta ahora descrita puede evitar la absorción después de la mordedura.
c. **Tratamiento de complicaciones:**
   - ***Loxoscelismo cutáneo:***

     • Cuidado de la herida: Las lesiones requieren de una adecuada limpieza y cuidado local de la lesión con reposo, hielo local en forma intermitente (medida muy útil, ya que la esfingomielinasa D es más activa a altas temperaturas), elevación y compresión para minimizar la inflamación y la propagación del veneno, y profilaxis de tétano según pauta del MINSAL.

     La extirpación precoz de la lesión y/o la inyección intralesional de corticoides están contraindicadas porque pueden provocar un aumento de la necrosis y disminución de la cicatrización. La escisión de la escara y la necesidad de un injerto de piel de espesor parcial o total deben considerarse en las últimas etapas del tratamiento de la herida, según sea necesario. Se requiere apoyo de especialista.

     La escisión temprana de la herida alguna vez fue extensamente defendida, pero la evidencia más reciente sugiere que podría aumentar la tasa de complicaciones y extender la dermonecrosis. La escisión solo se sugiere en pacientes con una lesión grande que ha progresado durante seis a ocho semanas. Pueden ser necesarios varios tratamientos para eliminar con cuidado la escara y tratar una herida estable.

     • Prurito. Clorfenamina 4 mg cada 4 a 6 horas por vía oral con un máximo de 24 mg/día o vía EV/IM 5 a 20 mg c/12 horas máximo 40 mg/día. Alternativas: Hidroxizina Adultos: 25 a 50 mg cada 6 a 8 horas; dosis máxima 400 mg/día.

     • Sobreinfección bacteriana. Las úlceras grandes y de cicatrización lenta pueden infectarse y requerir terapia con antibióticos e injertos de piel. Los antibióticos están indicados para infecciones confirmadas, generalmente de *Staphylococcus aureus* o *pyogenes*. No se recomienda el uso de antibióticos profilácticos, ya que su eficacia no se ha establecido.

     • Manejo del dolor. Para el alivio del dolor leve, se indican analgésicos no narcóticos, según sea necesario. Para el dolor moderado o intenso, se pueden administrar analgésicos narcóticos. El hielo a corto plazo sobre la lesión puede ser efectivo.
   - ***Loxoscelismo visceral (sistémico):***

     Puede desarrollarse en casos leves o severos. Cualquier paciente con evidencia de loxoscelismo sistémico debe ser hospitalizado. El tratamiento de los efectos sistémicos incluye hidratación, control seriado de hemograma completo, electrolitos, análisis de orina para casos graves. Asegurar una diuresis adecuada en pacientes con hemólisis. La transfusión puede ser necesaria en pacientes con hemólisis grave.

     • Corticoides. Se han utilizado corticoides sistémicos para prevenir la insuficiencia renal y detener la hemólisis. Sin embargo, no se ha determinado su eficacia.

     • Colchicina. Inicialmente se pensó que la colchicina, un inhibidor microtubular de leucocitos, sería útil en pacientes con lesiones que progresan rápidamente. También se ha propuesto la dosis habitual: 1,2 mg por vía oral seguido de 0,6 mg cada 2 horas durante 2 días, y luego 0,6 mg cada 4 horas durante 2 días. Sin embargo, la efectividad de este agente NO ha sido respaldada en ensayos controlados y su uso puede producir toxicidad.

• Dapsona. El uso de dapsona es controvertido. Aunque algunos autores lo recomiendan para el tratamiento de la necrosis cutánea, su empleo se basa en datos experimentales y no existe ningún estudio clínico que demuestre su eficacia para el tratamiento del loxoscelismo humano.

d. **Aumento de la eliminación.** La hemodiálisis está indicada solo en casos de insuficiencia renal severa.

e. **Antídoto.** Suero antiloxosceles:

En algunos países de Latinoamérica se utiliza. Su eficacia NO ha sido aún demostrada. Ningún estudio científico ha demostrado utilidad clínica en un lapso superior a 12 hrs posterior a la mordedura. Su uso es exclusivamente hospitalario, dado el riesgo de *shock* anafiláctico.

El suero antiloxosceles es una solución inyectable de inmunoglobulinas específicas, purificadas y concentradas, obtenidas de suero de equinos o conejos hiperinmunizados.

En Chile, el uso de este producto no está recomendado (Guía para el Manejo de Mordedura de Araña de los Rincones - Loxosceles laeta MINSAL, 2016).

### BIBLIOGRAFÍA

Anderson P. C. (1892) Necrotizing spider bites. Am Fam Phy Pract Therapeu; 26:198-203.

Braz, A., Minozzo, J., Abreu, J. C., Gubert, I., Chávez-Olórtegui, C. (1999). Development and evaluation of the neutralizing capacity of horse antivenom against the brazilian spider Loxosceles intermedia. Toxicon; 37:1323-1328.

Canals, M., & Solís, R. (2014). Desarrollo de cohortes y parámetros poblacionales de la araña del rincón Loxosceles laeta [Development and population parameters of cohorts of the Chilean recluse spider Loxosceles laeta]. Revista chilena de infectologia: organo oficial de la Sociedad Chilena de Infectologia, 31(5), 555–562. https://doi.org/10.4067/S0716-10182014000500007

Diaz J. H. (2004). The global epidemiology, syndromic classification, management, and prevention of spider bites. Am J Trop Med Hyg; 71(2):239-250.

Gremski, L. H., da Justa, H. C., Polli, N. L. C., Schluga, P. H. C., Theodoro, J. L., Wille, A. C. M., Senff-Ribeiro, A., & Veiga, S. S. (2022). Systemic Loxoscelism, Less Frequent but More Deadly: The Involvement of Phospholipases D in the Pathophysiology of Envenomation. Toxins, 15(1), 17. https://doi.org/10.3390/toxins15010017,

Holtslag I, van Wijk M., & Kon M. (2014). Partial ear necrosis due to recluse spider bite. J Plast Reconstr Aesthet Surg; 67(3):419-421.

Jenkins, T. P., Ahmadi, S., Bittenbinder, M. A., Stewart, T. K., Akgun, D. E., Hale, M., Nasrabadi, N. N., Wolff, D. S., Vonk, F. J., Kool, J., & Laustsen, A. H. (2021). Terrestrial venomous animals, the envenomings they cause, and treatment perspectives in the Middle East and North Africa. PLoS neglected tropical diseases, 15(12), e0009880. https://doi.org/10.1371/journal.pntd.0009880

Lopes, P. H., Squaiella-Baptistão, C. C., Marques, M. O. T., & Tambourgi, D. V. (2020). Clinical aspects, diagnosis, and management of Loxosceles spider envenomation: literature and case review. Archives of toxicology, 94(5), 1461–1477. https://doi.org/10.1007/s00204-020-02719-0

Malaque, C. M., Castro-Valencia, J. E., Cardoso, J. L., Franca, F. O., Barbaro, K., Fan, H. W. (2002). Clinical and Epidemiological features of definitive and presumed loxoscelism in Sao Paulo, Brasil. Rev Inst Med Trop S Paulo; 44(3):139-143.

McDade, J., Aygun, B., & Ware, R. E. (2010). Brown recluse spider (Loxosceles reclusa) envenomation leading to acute hemolytic anemia in six adolescents. The Journal of pediatrics, 156(1), 155–157. https://doi.org/10.1016/j.jpeds.2009.07.021

Ministerio de Salud. Guía para el Manejo de Mordedura de Araña de los Rincones. Loxosceles laeta, 2016, Chile.

Necrotic arachnidism. In: MerativeTM Micromedex® POISINDEX® (electronic version). Merative, Ann Arbor, Michigan, USA. Available at: https://www.micromedexsolutions.com/ (cited: 26/05/2024).

Ríos, J. C., Pérez, M., Sánchez, P., Bettini, M., Mieres, J. J., Paris, E. (2007). Prevalence and epidemiology of Loxosceles laeta bite. Analysis of consultations to a poison control center. Rev Med Chile; 135: 1160-5.

Schenone H, Rojas A, Reyes H, Villarroel F, Suárez G. (1970). Prevalence of Loxosceles laeta in houses in central Chile. Amer J Trop Med Hyg 1970; 19: 564-7.

Schenone H, Rubio S, Saavedra S, Rojas A. (2001). Loxoscelismo en pediatría: Región Metropolitana, Chile. Rev Chil Pediatr; 72: 1-8.

Schenone H. (2004). A propósito del loxoscelismo en Chile. Rev Med Chile; 132: 121-2

Schenone, H. (2003). Cuadros tóxicos producidos por mordeduras de araña en Chile: latrodectismo y loxoscelismo. Rev Méd Chile.; 131:437-444.

Spiders. En: Olson, K. (2018) Poisoning & Drug Overdose. Connecticut: Appleton & Lange.

Subsecretaría de Previsión Social. Ministerio del Trabajo y Previsión Social Chile. (1968). Ley 16744 ESTABLECE NORMAS SOBRE ACCIDENTES DEL TRABAJO Y ENFERMEDADES PROFESIONALES. Enlace: https://www.bcn.cl/leychile/navegar?idNorma=28650&lt=. Consultada (11-03-2025).

Swanson DL & Vetter RS. (2005). Bites of brown recluse spiders and suspected necrotic arachnidism. N Engl J Med; 352(7):700-707.

Toxic Effects of Plants and Animals (2019). En: Klaassen, C. D. Casarett & Doull's toxicology. The basic science of poisons.

Wendell RP. (2003). Brown recluse spiders: a review to help guide physicians in nonendemic areas. South Med J; 96(5):486-490.

## 11.3. FRAGATA PORTUGUESA

Lorena Silva

### Descripción

La Fragata Portuguesa es un hidrozoo flotante perteneciente a la familia *Physaliidae*. Aunque posee apariencia física de medusa, este organismo es en realidad una colonia formada por cuatro tipos de individuos o pólipos: Neumatóforos, Gonozoides, Gastrozoides y Dactilozoides. La fragata portuguesa habita comúnmente en aguas cálidas del mar Caribe y del océano Atlántico. Su aparición en las costas del océano Pacífico se debe fundamentalmente a alteraciones meteorológicas temporales, como el fenómeno de El Niño, que modifican la dirección y la velocidad de los vientos, así como la temperatura de la superficie del agua y al fenómeno del calentamiento global que entre otras cosas produce aumento de la temperatura de las aguas oceánicas. Es así como en Chile la Fragata aparece de forma frecuente en Isla de Pascua durante las estaciones de primavera y verano. Sin embargo, desde el verano del año 2014 a la fecha, ha sido avistada periódicamente en playas de la región de Arica hasta Los Lagos.

Sus tentáculos poseen una extensión de 10 metros en promedio, aunque pueden alcanzar un largo de hasta 50 metros, por debajo de la superficie del mar. En ellos se localizan los Cnidocitos, células que contienen una cápsula con un filamento enrollado denominado nematocisto. Cuando una presa es contactada por los tentáculos, los nematocistos se abren, los filamentos se eyectan y se clavan en la presa, donde inyectan un veneno. Este veneno es capaz de paralizar y matar a su presa en segundos. Los tentáculos poseen también una gran cantidad de células sensoriales, las que son responsables del tacto y del control de la temperatura corporal, permitiendo además envolver a su presa e introducirla en su aparato digestivo.

Cabe destacar que los nematocistos son capaces de descargar su veneno durante al menos dos semanas después de su separación del tentáculo [Figura 11.3].

**Figura 11.3.** Fragata Portuguesa (*Physalia physalis*).

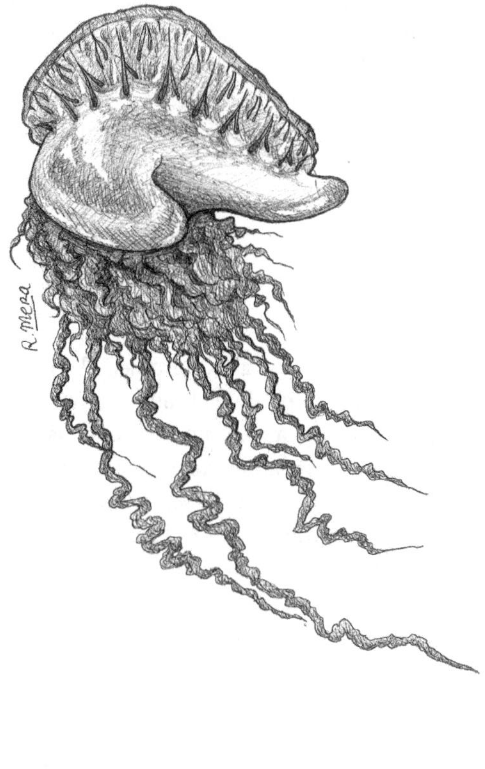

Es importante señalar que también existen individuos funcionales pequeños, cuyo tamaño alcanza entre 2 y 3 cm.

## Mecanismo de toxicidad

El veneno de la *Physalia physalis*, es una mezcla compleja de proteínas, polipéptidos y enzimas, entre las que se cuenta la physaliatoxina, un complejo glicoprotéico que exhibe actividad hemolítica y neutóxica *in vitro*. Otra de las toxinas se asocia con actividad AMPasa y enzimas hidrolasa aminoéster no específicas que al parecer tendrían un efecto cardiotóxico directo, relacionado con el desarrollo de arritmias y el bloqueo del sistema de conducción.

## Toxicocinética

El inicio del dolor es rápido, la erupción puede aparecer en las primeras horas y requiere varios días para resolverse. No hay mayores antecedentes respecto a la toxicocinética sobre el veneno de la *Physalia physalis*.

## Dosis tóxica

La toxicidad y la variedad de síntomas dependen de diversos factores: salud, peso y edad del paciente, cantidad de toxina inyectada, superficie expuesta a la picadura (si la lesión se extiende en más de un 50% de la extremidad, se considera un envenenamiento severo). Grosor de la piel en áreas expuestas (mayor resistencia en palmas y pies). Sitio de picadura (si está cerca de cabeza y dorso, la absorción del veneno a la circulación central es más rápida). Potencia del veneno y número de nematocistos.

## Órgano diana

Piel.

## Cuadro clínico

- **Intoxicaciones leves a moderadas.** El contacto con los tentáculos de la Fragata Portuguesa (viva o muerta) causa lesiones cutáneas y, excepcionalmente, manifestaciones sistémicas. Las reacciones locales pueden ser lineales, multilineales o serpiginosas, con erupciones cutáneas persistentes (días o meses), con eritema, edema, petequias, reacciones urticariformes, incluso urticaria papular, vesículas y prurito local con dolor intenso, pudiendo las lesiones cutáneas evolucionar hacia formaciones de queloides. La primera sensación en el momento de la exposición es un dolor intenso. En una segunda fase, las erupciones pueden ser persistentes o recurrentes (semanas o incluso meses) y causar sintomatología sistémica (debilidad, vértigo, náuseas, cefalea, dolor y espasmos en grandes grupos musculares, artralgia, lagrimeo y sudoración). Las lesiones que deja el contacto con esta medusa evolucionan normalmente en 24 horas desde lesiones necróticas cutáneas locales hasta costras que pueden demorar semanas en cicatrizar.
- **Intoxicaciones severas.** Además de las manifestaciones dermatológicas descritas en el apartado anterior, puede haber dificultad y dolor al respirar, cambios en la frecuencia del pulso y espasmos musculares graves. La hemólisis con insuficiencia renal secundaria es muy rara, pero se ha notificado. Reacciones anafilácticas tras la picadura son cada vez más frecuentes. Se ha descrito taquicardia, hipertensión severa, hiperventilación, cefalea, inquietud, ansiedad, sensación de muerte inminente, palpitaciones y edema pulmonar. Las crisis hipertensivas suelen ir seguidas de hipotensión.

## Exámenes de laboratorio

Control de signos vitales. Se debe realizar ECG en pacientes con alteración de parámetro cardiovasculares. Hemograma específico en casos de sospecha de hemólisis. Función renal en casos graves.

## Tratamiento

a. **CAB de la reanimación.**
b. **Prevención absorción:**
   - ***Lavar la zona del cuerpo afectada.*** Sumergir la lesión en ácido acético al 5% (vinagre blanco doméstico contiene 4% - 6% de ácido acético) entre 15 a 30 minutos para inhibir futuras descargas de los nematocistos (esta medida, no disminuye el dolor). No diluir el vinagre, ya que se reduce su efecto protector. En caso de que no sea posible sumergir la zona afectada, como alternativa se puede aplicar el vinagre directamente sobre la lesión. Si no cuenta con vinagre, utilice agua de mar.
   - ***Remover.*** Apartar de la piel los restos de tentáculos de la medusa (si estos son visibles) con guantes y pinzas. Se puede raspar la zona

afectada con un objeto romo para no tener contacto directo (la toxina podría traspasar la barrera de los guantes). Precaución: no remover los restos de tentáculos/nematocistos sin antes haber sumergido la lesión en vinagre.

- *Evitar usar.* Alcohol, orina, agua potable, bicarbonato de sodio, bebidas cola, jugo de limón o crema de afeitar, ya que estos favorecen la descarga de los nematocistos y con ello aumentaría la gravedad de la exposición.

c. **Tratamiento de complicaciones:**

- *Manejo del dolor.* Se recomienda la inmersión de la lesión en agua caliente de la zona afectada (máximo 45 °C o a tolerancia del paciente), de preferencia utilizando una ducha teléfono para lograr una temperatura constante, durante 20 minutos, ya que ha demostrado disminuir el dolor y evitar su recurrencia.

  No se recomienda el uso de hielo o compresas frías, ya que pueden favorecer la descarga de nematocistos.

  Se recomienda el uso de lidocaína tópica, con el fin de disminuir el dolor y la descarga de los nematocistos. Se puede asociar el uso de paracetamol y AINEs para controlar el dolor.

  Reposo e inmovilización del miembro afectado.
- *Sobreinfección de la lesión.* Mantener la zona afectada limpia con el fin de evitar una posible sobreinfección bacteriana. Las sobreinfecciones pueden aparecer por lo general entre 24 y 72 horas tras la exposición a *Physalia physalis*, lo que dependerá del período de incubación del microorganismo patógeno. Evaluar el uso de antibióticos, según confirmación de sobreinfección bacteriana y sensibilidad del microorganismo responsable.
- *Reacción alérgica.* Leve/Moderada: antihistamínicos con o sin beta agonistas inhalados, corticosteroides o epinefrina. Severa: oxígeno, manejo agresivo de las vías respiratorias, antihistamínicos, epinefrina, corticosteroides, monitorización del ECG y líquidos intravenosos.
- *Hemólisis.* En casos severos, tratar la hemólisis con líquidos EV para mantener la diuresis y transfusión de glóbulos rojos si es necesario.
- *Hipotensión.* Tratar la hipotensión con líquidos EV, añadir vasopresores, si persiste la hipotensión.

d. **Aumento de la eliminación.** No tiene utilidad clínica.

e. **Antídoto.** No existe un antídoto específico.

## BIBLIOGRAFÍA


Bastos D. M., Haddad V. Júnior, Nunes J. L. Human envenomations caused by Portuguese man-of-war (Physalia physalis) in urban beaches of São Luis City, Maranhão State, Northeast Coast of Brazil. Rev Soc Bras Med Trop. 2017;50(1):130-134. doi:10.1590/0037-8682-0257-2016.

Cavalcante MMES, Rodrigues Z. M. R., Hauser-Davis R. A., Siciliano S., Haddad Júnior V., Nunes J. L. S. Health-risk assessment of Portuguese man-of-war (Physalia physalis) envenomations on urban beaches in São Luís city, in the state of Maranhão, Brazil. Rev Soc Bras Med Trop. 2020;53: e20200216. Published 2020 Sep 25. doi:10.1590/0037-8682-0216-2020.

Centro UC- CITUC Información Toxicológica. Aspectos claves en el enfrentamiento de una exposición a fragata portuguesa (Physalia physalis). Fecha última revisión: enero 2022.Disponible en: https://www.minsal.cl/wp-content/uploads/2020/03/2022.02.28_FRAGATA-PORTUGUESA-ASPECTOS-CLAVES-EXPOSICION.pdf

Giordano A. R., Vito L, Sardella PJ. Complication of a Portuguese man-of-war envenomation to the foot: a case report. J Foot Ankle Surg. 2005;44(4):297-300. doi: 10.1053/j.jfas.2005.04.012.

Greene, S., Cnidaria Envenomation Treatment & Management. Medscape. https://emedicine.medscape.com/article/769538-treatment. Published November 21, 2017. Accessed January 04, 2022.

Haddad Junior V., Silveira F. L., Migotto A. E. Skin lesions in envenoming by cnidarians (Portuguese man-of-war and jellyfish): etiology and severity of accidents on the Brazilian coast. Rev Inst Med Trop Sao Paulo. 2010;52(1):47-50. doi:10.1590/s0036-46652010000100008.

Haddad, V. Jr, Virga R., Bechara A., Silveira F. L., Morandini A. C. An outbreak of Portuguese man-of-war (Physalia physalis - Linnaeus, 1758) envenoming in Southeastern Brazil. Rev Soc Bras Med Trop. 2013;46(5):641-644. doi:10.1590/0037-8682-1518-2013

Maharani T., Widiastuti W. First envenomation report of the Cnidarian Physalia physalis in Indonesia. Int Marit Health. 2021;72(2):110-114. doi:10.5603/IMH.2021.0019

Martinez M., Villena M., Marin I., Monedero J. Picadura por Carabela Portuguesa, una "medusa" algo especial. Rev Clin Med Fam. (2010) 3(2): 143-5.

Munro C., Vue Z., Behringer R. R., Dunn C. W. Morphology and development of the Portuguese man of war, Physalia physalis. Sci Rep. 2019;9(1):15522. Published 2019 Oct 29. doi:10.1038/s41598-019-51842-1

Non-Chirodropid Coelenterates. In: MerativeTM Micromedex® POISINDEX® (electronic version). Merative, Ann Arbor, Michigan, USA. Available at: https://www.micromedexsolutions.com/ (cited: 23/05/2023).

Premmaneesakul H., Sithisarankul P. Toxic jellyfish in Thailand. Int Marit Health. 2019;70(1):22-26. doi:10.5603/IMH.2019.0004.

Risk Y. J., Cardoso J. L., Haddad Junior V. Envenoming caused by a Portuguese man-o'-war (Physalia physalis) manifesting as purpuric papules. An Bras Dermatol. 2012;87(4):644-645. doi:10.1590/s0365-05962012000400025.

Stein M. R., Marraccini J. V., Rothschild N. E., Burnett J. W. Fatal Portuguese man-o'-war (Physalia physalis) envenomation. Ann Emerg Med. 1989;18(3):312-315. doi:10.1016/s0196-0644(89)80421-4.

Ward N. T., Darracq M. A., Tomaszewski C., Clark R. F. Evidence-based treatment of jellyfish stings in North America and Hawaii. Ann Emerg Med. 2012;60(4):399-414. doi: 10.1016/j.annemergmed.2012.04.010.

Wilcox C. L., Headlam J. L., Doyle T. K., Yanagihara A. A. Assessing the Efficacy of First-Aid Measures in Physalia sp. Envenomation, Using Solution- and Blood Agarose-Based Models. Toxins (Basel). 2017;9(5):149. Published 2017 Apr 26. doi:10.3390/toxins9050149.

Wilcox C. L., Yanagihara A. A. Heated Debates: Hot-Water Immersion or Ice Packs as First Aid for Cnidarian Envenomations? Toxins (Basel). 2016 Apr 1;8(4):97. doi:10.3390/toxins8040097. PMID: 27043628; PMCID: PMC4848624.

# CAPÍTULO 12
# Plantas tóxicas

Alberto López y Juan Carlos Ríos

La exposición a plantas con potencial tóxico es un problema bastante recurrente, sobre todo en la población infantil que, debido a su desarrollo psicomotor, explora el mundo a través de todos los órganos de los sentidos. Esto incluye saborear e ingerir partes de plantas, como frutos, flores, hojas, tallos y raíces, los cuales en muchas ocasiones constituyen un peligro para la salud de esta población, además del contacto de piel y mucosas con plantas que poseen potencial irritante.

Sin embargo, los niños no son la única población susceptible de exponerse a plantas con potencial tóxico. La población adulta se expone en forma recreativa o por abuso de sustancias en forma deliberada a través de la ingesta o inhalación. Otra forma de exposición es a través del uso "medicinal" en forma de infusiones o concentrados de plantas, y por contacto cutáneo "terapéutico" y accidental con preparados tópicos caseros o con la planta misma.

Los toxíndromes más observados por exposición a plantas tóxicas son los siguientes:

- Glicósidos cardíacos o digitálicos.
- Glicósidos cianogénicos.
- Anticolinérgicos.
- Plantas con efectos neurotóxicos.
- Irritantes gastrointestinales.
- Oxalatos.
- Toxoalbúminas.

A continuación, expondremos un ejemplo de cada toxíndrome antes mencionado, incluyendo en algunos casos las dosis tóxicas respectivas, toxicocinética y su mecanismo de toxicidad, hecho inédito en el ámbito toxicológico nacional.

## 12.1. LAUREL EN FLOR O ADELFA (*Nerium oleander*)
### Plantas con efectos digitálicos o glicósidos cardíacos

### Descripción

La adelfa o laurel en flor *(Nerium oleander)* es conocida con otros nombres comunes como: laurel de jardín, rosa laurel, laurel romano, baladre o trinitaria. Es un arbusto ornamental que crece en climas mediterráneos y que se encuentra en el sur de Estados Unidos, Australia, India, Sri Lanka, China y América Latina. Arbusto de hoja perenne, de verde intenso y de floración frecuente, por lo que su uso en jardines es muy común. Puede alcanzar el tamaño de un arbusto. Sus flores tienen olor semejante al de la vainilla y su nombre suele inducir a error, como si fuera el laurel comestible (*Laurus nobilis*), hecho nada alejado de la realidad [Figura 12.1].

Sus flores perfumadas son de color rosa, rojo, fucsia, blanco o damasco, de 4 a 5 cms de ancho con cinco pétalos extendidos y, generalmente, se agrupan en el extremo distal de las ramas.

Las hojas tienen forma de lanza, coriáceas y puntiagudas, de 7,5 a 20 cm de largo y 1,3 a 2 cm de ancho, dispuestas en grupos de dos o tres a lo largo de la rama. Su savia es lechosa.

Sus frutos son vainas largas y estrechas, que contienen numerosas semillas sedosas y peludas.

**Figura 12.1.** Laurel en flor.

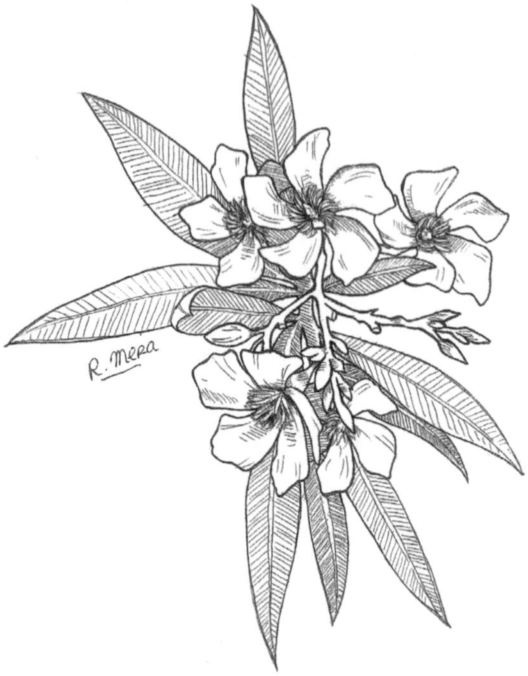


## Sustancias peligrosas presentes en la planta

Todas las partes de la planta contienen glicósidos cardíacos: tallos, hojas, brotes nuevos, flores, néctar, savia y productos inducidos por combustión. Los glicósidos cardíacos corresponden a la oleandrina, folinefrina, adinerina y digitoxigenina. Las partes con mayor porcentaje de estos glicósidos son sus semillas y raíces. Respecto del color de las flores de la planta y su grado de toxicidad, el mayor contenido de glicósidos se encuentra en las plantas de flores rojas en todos los estadios de crecimiento con la mayor concentración en la etapa de floración.

## Mecanismo de toxicidad

El mecanismo de toxicidad está dado por la unión e inactivación de la ATPasa $Na^{+}/K^{+}$ de la membrana plasmática por parte de los glicósidos cardíacos, como oleandrina, folinefrina, adinerina y digitoxigenina. Como resultado, se incrementa la concentración de $Na^{++}/Ca^{++}$, que conlleva a un incremento de la fuerza contráctil miocárdica o efecto inotrópico positivo. El incremento de $Ca^{++}$ intracelular plantea rangos de despolarización espontánea celular y automatismo miocárdico.

Además, el bloqueo de la ATPasa $Na^{++}/K^{+}$ afecta el movimiento intracelular de $K^{+}$ produciendo hiperkalemia. En intoxicaciones agudas por glicósidos cardíacos, el nivel de hiperkalemia se correlaciona con el nivel de severidad de la intoxicación.

## Toxicocinética

La toxicocinética de la oleandrina está descrita solamente en ratones.

a. **Absorción.** La oleandrina se absorbe bien por vía oral. En ratones, se absorbe rápidamente después de una dosis oral de 80 μg/kg, obteniendo *peaks* plasmáticos a los 20 minutos. Biodisponibilidad: por vía oral, en ratones, es de aproximadamente un 30 %.
b. **Distribución.** Es esperable una distribución corporal amplia. Se han medido altas concentraciones de oleandrina en sangre, hígado, corazón, pulmón, cerebro, bazo y riñón en un caso fatal de intoxicación por extracto de *Nerium oleander*. En ratones, se acumula rápidamente en el tejido cerebral, lo que indica que la oleandrina cruza rápidamente la barrera hematoencefálica.
c. **Metabolismo.** Cuando la oleandrina es incubada *in vitro* en plasma de ratones se convierte en su metabolito aglicona oleandrigenina. Sin embargo, la incubación *in vitro* con plasma humano no forma este metabolito. Un estudio de un voluntario humano que detectó oleandrigenina en plasma sugiere que su formación puede ocurrir en otros tejidos. Se sugiere que el metabolismo puede ser un proceso enzimático.
d. **Excreción.** La oleandrina se elimina muy lentamente (una a dos semanas). La vía de eliminación en ratones es de un 10 % de la dosis ingerida a través de la orina. A las 24 hrs, el 60 % de la dosis fue excretada en las heces, lo que sugiere excreción hepatobiliar.
e. **Vida media.** En ratones, es de 2,3 hrs +/-0,5 hrs.

## Dosis tóxica

Para dosis tóxica mínima, Shaw and Pearn (1979) sugirieron que al menos una hoja puede ser tóxica en niños con toxicidad menor y recuperación posterior sin complicaciones.

Entre 7 y 20 hojas, o un "puñado" de hojas ingeridas por pacientes adultos intoxicados, finalmente se recuperaron completamente con terapia de soporte.

Dosis tóxica fatal: 5 a 15 hojas han resultado en intoxicación fatal.

## Órgano diana

El órgano diana de los glicósidos cardíacos de esta clase de plantas es el corazón, con acción específica sobre el músculo cardíaco.

## Cuadro clínico

El tiempo de la aparición del cuadro clínico es variable. El comienzo de los síntomas y envenenamiento severo puede ocurrir rápidamente después de ingerir té o infusiones de hojas y raíces de *Nerium oleander*. En cambio, el inicio de los síntomas es más lento con la ingestión de partes de la planta no preparadas.

Los signos y síntomas por órganos y sistemas son los siguientes:

- **Gastrointestinal.** Náuseas, vómitos, salivación, dolor abdominal y diarrea.
- **Cardiovascular.** Disritmias que incluyen bradicardia (signo común en intoxicación por *Nerium oleander*) y otras arritmias, bloqueo A-V (aurículo ventricular), fibrilación auricular y/o ventricular. Alteraciones ECG más frecuentemente observadas son la prolongación del segmento PR, acortamiento y depresión del intervalo ST, ausencia de onda P y aplanamiento o inversión de onda T. En pacientes con toxicidad severa, se produce fibrilación ventricular resistente a cardioversión que puede desencadenar un *shock* cardiogénico.
- **Metabólico-hidroelectrolítico.** Hiperkalemia.
- **Neurológico.** Tremor, somnolencia, ataxia, mareos, cefalea, alteraciones visuales (visión amarilla), midriasis y debilidad general.
- **Bucofaríngeo.** Irritación de membranas mucosas (eritema bucal, disestesias, sensación de quemazón en boca, entumecimiento).
- **Piel.** Dermatitis de contacto.

## Exámenes de laboratorio

Obtener niveles seriados de potasio sérico debido al riesgo de hiperkalemia. Se hace necesaria la obtención de muestras para el resto de los ELP y batería completa de exámenes. En países donde la intoxicación por *N. oleander* alcanza porcentajes altos, se utilizan exámenes como cromatografía líquida y espectrometría de masas en tándem para detectar oleandrina en sangre, método muy complejo y caro. Sin embargo, de forma experimental se ha detectado reactividad cruzada de los glicósidos cardíacos (específicamente, oleandrina) de *Neium oleander* con las pruebas de ensayo para digoxina, específicamente en ratones, obteniendo concentraciones importantes en sangre entre 1 y 2 hrs posterior a la ingesta.

## Tratamiento

La piedra angular en este tipo de intoxicaciones con glicósidos cardíacos es el soporte y tratamiento sintomático, hospitalizando al paciente en unidad de pacientes críticos. El manejo apunta solamente a la exposición por ingestión.

a. **CAB de la reanimación.** Monitorización no invasiva e invasiva de resultar necesaria.
   Control de FC, PA y oximetría de pulso (Saturación $O_2$).
b. **Prevención absorción.** Descontaminación gástrica administrando carbón activado dentro de la primera hora post ingesta por vía oral o por SNG, asegurando vía aérea en pacientes con compromiso de conciencia. El lavado gástrico no tendría un rendimiento adecuado en la remoción de las partes de la planta ingeridas. Algunos estudios sugieren que la utilidad del carbón activado en reducir la mortalidad por ingesta de *Nerium oleander* es controvertido.
c. **Tratamiento de complicaciones:**
   - Dos vías venosas permeables. Administrar fluidos EV sobre todo en pacientes hipovolémicos debido a diarrea y vómitos.
   - ECG 12 derivaciones. Monitorización electrocardiográfica permanente.
   - Tratar hipotensión o bradicardia severas (< 40 lat. X min) con bolos de atropina (2-3 mg). De otro modo, administrar bolos pequeños de atropina (0,3 a 0,6 mg) o una infusión de 0,6 mg/hr, cuidando que la frecuencia cardíaca se sitúe entre los 70 a 80 latidos por minuto.
   - Corregir alteraciones del $K^+$ y $Mg^{+2}$.
   - Si existe bloqueo de nodo sinusal o bloqueo AV, taquicardia ventricular y $K^+$ sérico de > 5,5 mEq/L, administrar anticuerpo específico Fab anti-digoxina, 400 mg en 20 minutos, seguido por 400-800 mg cada 4-8 hrs por BIC para proveer una concentración para largo tiempo.

- En ausencia de anticuerpo específico Fab antidigoxina, administrar insulina/glucosa para mantener K+> 5,5 mEq/L. No administrar calcio.
- En ausencia de anticuerpo específico Fab antidigoxina, considere tratamiento de bradicardia severa debido a bloqueo AV con marcapasos temporal.
- En ausencia de Fab antidigoxina, trate la fibrilación ventricular con cardioversión eléctrica de baja energía.

d. **Aumento de la eliminación.** La hemodiálisis es ineficaz para eliminar los glucósidos cardíacos, pero puede ayudar a restablecer el potasio sérico a niveles normales.

e. **Antídoto.** Anticuerpo específico Fab antidigoxina o Digibind®. Al momento de la edición de este libro, medicamento sin registro sanitario vigente de la Autoridad Sanitaria Nacional (ISP) en Chile.

## Otras plantas con efectos digitálicos o glicósidos cardíacos

- Planta digital, cartucho o dedalera (*Digitalis purpurea*).
- Adelfa amarilla, hueso o codo de fraile (*Thevethia peruviana*).
- Muguete o lirio de los valles (*Convallaria majalis*).
- Rosa de Navidad o heléboro negro (*Helleborus niger*).

### BIBLIOGRAFÍA

Bandara, V., Weinstein, S.; White, J., Eddleston, M. (2010). A review of the natural history, toxinology, diagnosis and clinical management of Nerum oleander (common oleander) and Thevetia peruviana (yellow oleander) poisoning. Toxicon 56, 273-281.

Barceloux, D. G. (2008). Medical Toxicology of Natural Substances: Foods, Fungi, Medicinal

Bavunoglu, I., Balta, M., Turkmen, Z. (2016). Oleander poisoning as an example of self-medication attempt. Balkan Med J; 33:559-62.

Bismuth, C., Gaultier, M., Conso, F., Efthymiou, M. L. (1973). Hyperkalemia in acute digitalis poisoning: prognostic significance and therapeutic implications. Clin. Toxicol; 6,153-162.

Blum, L. M., & Rieders, F. (1987). Oleandrin Distribution in a Fatality from Rectal and Oral Nerium oleander Extract Administration. Journal of Analytical Toxicology; 11(5), 219-221.

Boswell, B., Dorweile, M., Erbs, N., Caplan, J. (2013) A case of Nerium Oleander Toxicity: a thorny predicament. Psychosomatics, Vol. 54, Issue 4, July-August, 379-381.

Brewster, D. (1986). Herbal poisoning: a case report of a fatal yellow oleander poisoning from the Solomon Islands. Ann. Trop. Paediatr; 6, 289-291.

Dasgupta, A., Klein, K., Risin, S., Actor, J. (2011). Rapid Detection of Oleander Poisoning by Dimension Vista Digoxin Assay (Flex Reagent Cartridge). Journal of Clinical Laboratory Analysis; 25:105-109.

Davies, M., Mayne, A. (2001). Oleander poisoning. Archives of Disease in Childhood; 84:9.

Demiryurek, A.T., Demiryurek, S. (2005). Cardiotoxicity of digitalis glycosides: roles of autnonomic pathways, autacoids an ion channels. Auton. Autacoid. Pharmacol; 25,35-52.

Haynes, B. E., Besse, H. A., Wightman, W. D. (1985). Oleander tea: herbal draught of death. Ann. Emerg. Med;14,350-353.

Heard, K. (2004). Digozin and therapeutic cardiac glycosides. En: Dart, R. C. (Ed.) Medical Toxicology, 3rd ed. Lippincott: Williams & Wilkins.

Karawya et al. (1973). Estimation of cardenolides in Nerium Oleander. Planta Med. 23,70-73.

Kyerematen, G., Hagos, M., Weeratunga,G., Sandberg, F. (1985). The cardiac glycosides of Thevetia ovata A. DC. and Thevetia nerifolia Juss. Ex Stend. Acta. Pharm. Suec. 22,37-44.

Langford, S. D., Boor, P. J. (1996). Oleander toxicty: an examination of human and animal toxic exposures. Toxicology;109,1-13.

Le Couteur, D. G., Fisher, A. A. (2002). Chronic and criminal administration of Nerium oleander. J. Toxicol. Clin. Toxicol; 40, 523-524.

Nerium oleander L. (PIM 366) [Internet]. Inchem.org. 2019 (Consultado: 6/08/2019). Disponible en: http://www.inchem.org/documents/pims/plant/pim366.htm#SectionTitle:6.1%20%20Absorption%

Ni, D., Madden, T. L., Johansen, M., Felix, E., Ho, D. H., y Newman, R. A. (2002). Murine pharmacokinetics and metabolism of oleandrin, a cytotoxic component of Nerium oleander. Journal of Experimental Therapeutics and Oncology, 2(5), 278–285.

Osterloh, J., Herold, S., Pond, S. (1982). Oleander interference in the digoxin radioinmunoassay in a fatal ingestión. JAMA;247, 1596-1597.

Pink oleander (Nerium oleander) | Queensland Poisons Information Centre [Internet]. Children's Health Queensland. (Consultado: 6/08/2019). Disponible en: https://www.childrens.health.qld.gov.au/poisonous-plant-pink-oleander-nerium-oleander/

Plants-Cardiac Glycosides In: MerativeTM Micromedex® POISINDEX® (electronic version). Merative, Ann Arbor, Michigan, USA. Available at: https://www.micromedexsolutions.com/ (cited: 06/08/2019).

Rajapakse, S. (2009) Management of yellow oleander poisoning, Clinical Toxicology, 47:3, 206-212.

Saravanapavananthan, N., Ganeshamoorthy, J. (1988). Yellow olenader poisoning- a study of 170 cases. Forensic Sci. Int.; 36, 247-250.

Saravanapavananthan, T. (1985). Plant poisoning in Sri Lanka. Jaffna med. J. 20, 17-21.

Shaw, D., Pearn, J. (1979). Oleander poisoning. Med. J. Aust.; 8, 267-269.

Yamauchi, T., Abe, F., Tachibana, Y., Atal, C. K., Sharma, B. M., 1983. Quantitative variations in the cardiac glycosides of oleander [Nerium odorum, Nerium oleander] 22, 2211-14.

## 12.2. HORTENSIA (*Hydrangea*) Plantas que poseen glicósidos cianogénicos

### Descripción

El género *Hydrangea* está compuesto por alrededor de 70 especies que crecen prácticamente alrededor de todo el mundo. La hortensia, que pertenece a este género, es una planta ornamental nativa de Asia (China, Japón, Corea, Himalaya e Indonesia) y de América. Sus flores toman distintos colores, dependiendo del pH del suelo. Pueden ser azules, rosadas o, menos comúnmente, blancas. La flor se organiza en conjuntos con forma de crespón. Cada flor tiene entre cuatro a cinco pétalos.

Es un arbusto de hoja caduca, de hasta tres metros de altura. Las hojas de color verde claro brillante son opuestas, ampliamente ovadas con una punta puntiaguda y márgenes dentados gruesos, de 10-20 cm de largo y 6-14 cm de ancho. El fruto es una cápsula de 6-8 mm de largo y 1-3 mm de diámetro con numerosas semillas diminutas de color marrón claro.

La intoxicación aguda por cianuro debido a la ingestión inadvertida de este grupo de plantas es muy rara. Esta sucede por la ingesta de cantidades significativas de cuescos masticados de frutas y el consumo crónico de la preparación "no tradicional" de plantas cianogénicas que puede resultar en paresia espástica y neuropatía atáxica tropical.

### Sustancias peligrosas presentes en la planta

Muchas partes de la planta, como brotes, flores y hojas, contienen compuestos glicósidos cianogénicos conocidos como hidrangina y amigdalina. La amigdalina, a través de distintas vías, puede transformarse para producir cianuro. Sin embargo, como la ingestión no conlleva la hidrólisis del glicósido, la molécula de cianuro no llega a liberarse al torrente sanguíneo en general.

### Mecanismo de toxicidad

Típicamente, la intoxicación por ingesta de *Hydrangea* produce síntomas severos de gastroenteritis, junto con diarrea, en general, sanguinolienta.

La toxicidad potencial de los glicósidos cianogénicos surge de la degradación enzimática para producir cianuro de hidrógeno. En ausencia de enzimas β-glucosidasas del material vegetal de origen, dos procesos parecen contribuir a la producción de cianuro a partir de glucósidos cianogénicos: la proporción de la dosis de glucósido que llega al intestino grueso, donde ocurre la mayor parte de la hidrólisis bacteriana, y la tasa de hidrólisis de glucósidos cianogénicos a cianohidrina y cianuro. Algunos glucósidos cianogénicos, como la prunasina, se absorben activamente en el yeyuno al utilizar el transportador de monosacárido epitelial dependiente de sodio (SGLT1). La tasa de producción de cianuro a partir de glucósidos cianogénicos debido a la actividad bacteriana de la β-glucosidasa depende del resto de azúcar en la molécula y la estabilidad de la cianohidrina intermedia después de la hidrólisis por la β-glucosidasa bacteriana.

El cianuro, finalmente, inhibe el paso final de la cadena de transporte de electrones a nivel mitocondrial, resultando rápidamente en falla energética celular.

## Toxicocinética

La toxicocinética de la amigdalina, principal glicósido cianogénico de la hortensia no está descrita en humanos. Sin embargo, hay algunos antecedentes recopilados de investigación en perros, a los cuales se les administró una dosis oral del glicósido y posteriormente se obtuvieron los siguientes resultados:

- Distribución: Volumen de distribución: 0,20+/-0,02 l.
- Nivel plasmático máximo: 45 minutos (0,75 hrs), con biodisponibilidad de 2,3+/-0,3 %.
- Eliminación renal: 1 % sin cambios; 21+/-9 % como prunasina, metabolito de la amigdalina.
- Cabe señalar que ningún signo de intoxicación por cianuro fue observado.

## Dosis tóxica

Para que la intoxicación en una persona o una mascota se lleve a cabo, se deben ingerir grandes cantidades de hojas, brotes y flores que contengan amigdalina.

## Órgano diana

El órgano diana principal es el sistema gastrointestinal.

## Cuadro clínico

Los signos y síntomas más generales asociados con la ingesta de este grupo de plantas que contienen amigdalina incluyen dolor abdominal, diarrea, eritema, gastroenteritis, letargia y vómitos. El inicio de los síntomas comienza 1,5 a 2 horas, o más, posterior a la ingesta.

Puede incluir disnea, cianosis, debilidad y mareos solamente en situaciones en que eventualmente se produzca la hidrólisis del glicósido en el intestino. Signos de toxicidad severa pueden incluir coma, convulsiones, estupor, disritmias, colapso cardiovascular y acidosis metabólica.

El consumo crónico de plantas que contienen glicósidos cianogénicos puede resultar en polineuropatías crónicas que incluyen paresia espástica y ataxia neuropática tropical. La paresia espástica está caracterizada por afectación bilateral y simétrica de los tractos piramidales que afectan las extremidades inferiores, lo que resulta en marcha espástica, paraplejia, respuestas plantares extensoras, vejiga espástica, estreñimiento e impotencia, con afectación visual raramente informada.

Las flores secas de *Hydrangea* fumadas como cigarro producen efectos similares al producido por el tetrahidrocannabinol (THC) encontrado en las plantas de marihuana.

Las flores de *Hydrangea* producen un sentimiento de euforia porque la amigdalina se descompone para producir efectos de tipo cianuro en las células del cuerpo, deprivándolas de oxígeno. Los fumadores de hortensias reportan mareos, taquicardia y euforia, pero si fuman lo suficiente pueden padecer de molestias gastrointestinales y distrés respiratorio.

## Exámenes de laboratorio

Frente a cuadro predominantemente gastrointestinal, monitorizar ELP. Sin embargo, frente a un cuadro de intoxicación cianogénica, se debe monitorizar GSA, anión gap y lactato, niveles de metahemoglobinemia en caso de administración de nitrito de sodio como antídoto. Niveles de tiocianato en sangre, si están disponibles. Monitorización ECG.

## Tratamiento

a. **CAB de la reanimación.** Monitorización no invasiva e invasiva, si es necesaria.
b. **Prevención absorción.** Administrar carbón activado dentro de la primera hora post ingesta con paciente vigil y reactivo.
   DESCONTAMINACIÓN. Irrigación intestinal total con PEG 3350 o solución de colon.
c. **Tratamiento de complicaciones:**
   - Antídoto EV, si se dispone de él.
   - Niveles de metahemoglobinemia cada 30 a 60 minutos después de la infusión de nitrito de sodio.
   - Manejo de acidosis metabólica.
   - Manejo sintomático y de soporte.
d. **Aumento de la eliminación.** Los antídotos aumentan la eliminación; sin embargo, el papel de la hemodiálisis es incierto.

e. **Antídoto.** Existen dos alternativas:
- Cyanokit®, que posee nitrito de sodio/tiosulfato de sodio. Se administra en pacientes sintomáticos (acidosis metabólica, depresión del SNC, hipotensión, disritmias y convulsiones). Al momento de la edición de este libro, medicamentos sin registro sanitario vigente de la Autoridad Sanitaria Nacional (ISP) en Chile.

  Dosis:
- ***Nitrito de sodio.*** Adultos: Administrar 300 mg (10 mL de solución al 3 %) EV a una velocidad de 2,5 a 5 mL/min. Pediatría (con concentración normal de hemoglobina): 0,2 mL/kg de una solución al 3 % (6 mg/kg) EV a una velocidad de 2,5 a 5 mL/min, sin exceder los 10 mL (300 mg). Los nitritos pueden causar efectos vasodilatadores que pueden contribuir a la hipotensión. Se puede administrar una segunda dosis, la mitad de la primera, 30 minutos más tarde si la respuesta clínica es inadecuada.
- ***Tiosulfato de sodio.*** Este tratamiento se administra posterior a la terapia con nitrito de sodio. Adultos: Administrar 50 mL (12,5 g) de una solución al 25 % EV. Pediatría 1 mL/kg de una solución al 25 % (250 mg/kg), sin exceder los 50 mL (12,5 g) de la dosis total. Se puede administrar una segunda dosis, la mitad de la primera, si reaparecen los signos de toxicidad por cianuro. Este agente mejora la conversión de cianuro en tiocianato para posteriormente ser eliminado por la orina. Los pacientes con insuficiencia renal pueden necesitar diálisis para eliminar el tiocianato.
- ***Hidroxicobalamina.*** Para pacientes que cursen con toxicidad severa, en los países donde se encuentre disponible. Dosis: Adulto: 5 g EV durante 15 minutos. Se puede administrar una segunda dosis (infundida durante 15 a 120 minutos) en pacientes con toxicidad grave. Pediátrico: Se ha utilizado una dosis de 70 mg/kg. Al momento de la edición de este libro, medicamentos sin registro sanitario vigente de la Autoridad Sanitaria Nacional (ISP) en Chile.

### Otras plantas que poseen glicósidos cianogénicos

- Mandioca, yuca o cassava (*Manihot esculenta*).
- Bambú (*Arudinaria spp.*).
- Sauco (*Sambucus canadiense, Sambucus nigra*).
- Trébol pata de pájaro, trébol de cuernos (*Lotus spp.*).
- Trébol blanco (*Trifolium repelens*).
- Lino o linaza (*Linium usitatissimum*).
- Cerezo, manzano, durazno, almendro (*Prunus spp.*).

## BIBLIOGRAFÍA


Amygdalin. En: TOXNET Toxicology Data Network. Disponible en https:// https://toxnet.nlm.nih.gov/cgi-bin/sis/search/a?dbs+hsdb:@term+@DOCNO+3559

Apted, J. H. (1973). Phytodermatitis from hydrangeas. Arch. Dermatol., 108:427.

Cressey, P. y Reeve, J. (2019). Metabolism of cyanogenic glycosides: A review. Food and Chemical Toxicology. Vol. 125, March 2019, 225-232.

Fuller, T. C., McClintock, E. (1986). Poisonous plants of California. Univ. California Press, EEUU, 432.

Nelson, L., Shih, R., Balick, M. (2007) Handbook of Poisonous and Injurious Plants. The New York Botanical Garden, Springer, 27-29

Plants-Cyanogenic Glycosides. In: MerativeTM Micromedex® POISINDEX® (electronic version). Merative, Ann Arbor, Michigan, USA. Available at: https://www.micromedexsolutions.com/ (cited: 08/11/2024).

Rauws, A. G., Olling, M. y Timmerman, A. (1982). Arch Toxicol; 49: 311.

## 12.3. CHAMICO O MIYAYA (*Datura stramonium*) Plantas con efecto anticolinérgico

### Descripción

El chamico o *Datura Stramonium*, también conocida como Jimson Weed, Locoweed, trompeta del ángel, manzana espinosa o trompeta del diablo, es una planta alucinógena encontrada en áreas urbanas y rurales, a lo largo de los bordes de caminos, pastizales y maizales.

El rango de toxicidad del chamico es altamente variable e impredecible [Figura 12.2].

**Figura 12.2.** Chamico.

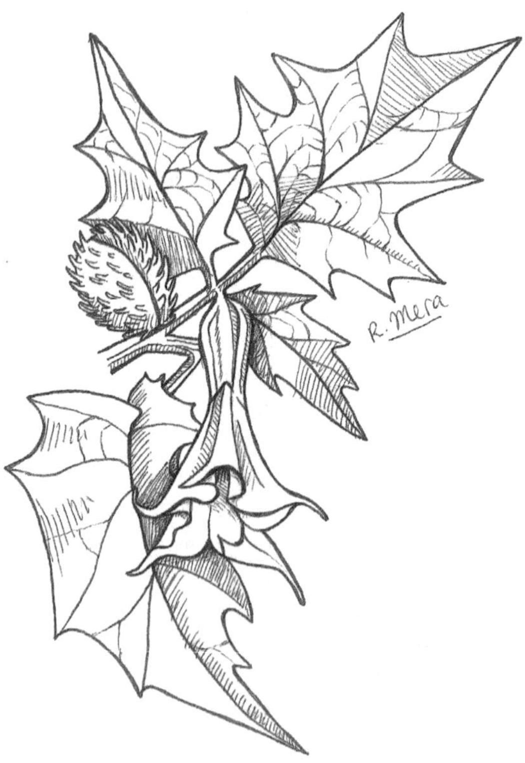


### Sustancias peligrosas presentes en la planta

Su toxicidad puede variar entre hojas, plantas y desde una temporada a otra. Los mayores niveles de toxina se encuentran en las semillas (aproximadamente, 0,1 mg de atropina por semilla o 3-6 mg/50-100 semillas).

Los alcaloides del tropano incluyen:

1. Hiosciamina: contenida en las hojas, raíces y semillas.
2. Hioscina, atropina (dl-hiosciamina) y escopolamina (l-hioscina) presente en las raíces.

### Mecanismo de toxicidad

Estos alcaloides actúan como antagonistas competitivos de los receptores periféricos y centrales de acetilcolina (muscarínicos), llevando a una parálisis de la inervación parasimpática de los órganos.

### Toxicocinética

Los signos y síntomas comienzan generalmente dentro de los primeros 60 minutos después de la ingesta. Sin embargo, se describe que podrían presentarse entre 1-4 hrs post ingesta. El cuadro tóxico es la manifestación de la acción de los alcaloides del tropano, expresado como una clásica intoxicación anticolinérgica.

### Dosis tóxica

En general, los pacientes tienen que ingerir deliberadamente grandes dosis de productos vegetales (o preparar un té) o preparados de hierbas para desarrollar síntomas. La toxicidad significativa tras una ingestión accidental es infrecuente.

### Órgano diana

Los órganos diana son múltiples. Son todos aquellos que posean receptores de acetilcolina o que son inervados por el sistema nervioso parasimpático.

### Cuadro clínico

Los síntomas pueden persistir por espacio de 24 a 48 hrs, debido al vaciamiento gástrico enlentecido producto del efecto anticolinérgico de la planta.

Como consecuencia, se produce un cuadro anticolinérgico caracterizado por sequedad de piel y mucosas, enrojecimiento (*flushings*), midriasis, taquicardia sinusal, hipertermia, disminución de la actividad intestinal, retención urinaria, desórdenes neurológicos como ataxia, deterioro de la memoria de corto plazo, desorientación, confusión, alucinaciones (visuales y auditivas), psicosis, *delirium*, agitación, convulsiones y coma (síntomas parecidos a la intoxicación por atropina).

En casos severos se ha reportado falla respiratoria, disritmias de complejo ancho y colapso cardiovascular.

Rabdomiólisis y hepatitis fulminante han sido descritos en casos raros. Los niños tienen una susceptibilidad especial.

Las complicaciones graves e incluso fatales son frecuentes en los casos notificados: coma (4,2 %), convulsiones (2,1 %), dificultad respiratoria (2,1 %) y muerte (1,1 %).

### Exámenes de laboratorio

Este tipo de intoxicaciones no necesita de un panel de exámenes específico. Sin embargo, en pacientes con sospecha de rabdomiólisis debe obtener CPK y función renal para descartarla. Además, es necesario obtener trazados de ECG y monitorizar a pacientes con signos de toxicidad moderada a severa (agitación, delirio, alucinaciones, convulsiones, coma e hipotensión).

### Tratamiento

a. **CAB de la reanimación.** Monitorización no invasiva e invasiva de ser necesaria.
b. **Prevención absorción.** Administración de carbón activado por boca, por SNG o por tubo orogástrico dentro de las 2 horas posteriores a la ingesta (debido al enlentecimiento del vaciamiento gastrointestinal, el efecto del carbón activado podría ver elevada su eficacia).
c. **Tratamiento de complicaciones:**
   - ***Agitación psicomotora y delirio.*** Sedación con benzodiazepinas EV, añadir propofol o barbitúricos si las convulsiones persisten o reaparecen.
   - ***Hipertermia.*** Control con medidas de enfriamiento locales y administración de fluidos fríos.
   - ***Taquicardia.*** suele responder usualmente a cristaloides.
   - ***Rabdomiólisis.*** Hallazgo frecuente es la falla renal aguda (10 a 50 %) por toxicidad directa de los alcaloides y secundariamente por acción de la mioglobinuria. Reponer fluidos en forma adecuada, usar diuréticos y realizar alcalinización urinaria. Tomar CPK y función renal. Control de diuresis horaria y vigilar retención urinaria.
   - ***Arritmias.*** Control con bicarbonato de sodio en bolo e infusión.
d. **Aumento de la eliminación.** La hemodiálisis y la hemoperfusión carecen de valor en este contexto debido al gran volumen de distribución.
e. **Antídoto.** La fisostigmina es el antídoto de elección para revertir los efectos sobre el SNC (agitación severa o psicosis no controlable con benzodiazepinas o las convulsiones son refractarias, o en caso de taquidisritmias con compromiso hemodinámico) causado por la intoxicación por *D. stramonium* u otras plantas con agentes anticolinérgicos. Tiene acción anticolinesterasa reversible, inhibiendo la destrucción de la acetilcolina (ACh) y prolongando sus efectos. Al momento de la edición de este libro, medicamentos sin registro de la Autoridad Sanitaria Nacional (ISP) en Chile.

### Otras plantas con efecto anticolinérgico

- Floripondio (*Brugmansia arbórea*).
- Parqui o palqui o duraznillo negro (*Cestrum parqui*).
- Belladona (*Atropa belladona*).
- Beleño negro o hierba loca (*Hyoscyamus niger*).

## BIBLIOGRAFÍA

Arouko, H., Matray, M.-D., Bragança, C., Mpaka, J. P., Chinello, L., Castaing, F., et al. (2003). Voluntary poisoning by ingestion of Datura stramonium. Another cause of hospitalization in youth seeking strong sensations. Ann Med Interne. (París);154: S46-50.

Batouche, D. D., Benatta, N.-F., Tabeliouna, K., Boudjahfa, S., Touhami, Y., y Hakkoum, S. (2018). Poussée tensionnelle et toxidrome anticholinergique secondaire à une consommation accidentelle de datura stramonium chez l'enfant, à propos de 2 cas. Annales de Cardiologie et d'Angéiologie, 67(3), 215-218.

Bouziri, A., Hamdi, A., Borgi, A., Hadj, S. B., Fitouri, Z., Menif, K., et al. (2011). Datura stramonium L. poisoning in a geophagous child: a case report. Int J Emerg Med.; 4:31.

Chang, S. S., Wu, M. L., Deng, J. F., Lee, C. C., Chin, T. F., Liao, S. J. (1999). Poisoning by Datura leaves used as edible wild vegetables. Vet Hum Toxicol.; 41: 242-245.

Disel, N.R., Yilmaz, M., Kekec, Z. y Karanlik, M. (2015). Poisoned after Dinner: Dolma with Datura Stramonium. Turk J Emerg Med;15(1):51-55.

Ertekin, V., Selimođlu, M. A., Altinkaynak, S. (2005). A combination of unusual presentations of Datura stramonium intoxication in a child: Rhabdomyolysis and fulminant hepatitis. J Emerg Med.; 28:227-228.

Kurzbaum, A., Simsolo, C., Kvasha, L., Blum, A. (2001). Toxic delirium due to Datura stramonium. Isr Med Assoc J.; 3:538-539.

Nelson, L., Shih, R., Balick, M. (2007) Handbook of Poisonous and Injurious Plants. The New York Botanical Garden: Springer, 21-22.

Özkaya, A., Güler,E. et al. (2015). Datura stramonium Poisoning in a child. Turk J Pediatr., Jan-Feb, 57(1):82-4.

Plants-Anticholinergic. In: MerativeTM Micromedex® POISINDEX® (electronic version). Merative, Ann Arbor, Michigan, USA. Available at: https://www.micromedexsolutions.com/ (cited: 13/08/2024).

Rakotomavo, F., Andriamasy, C., Rasamoelina, N., & Raveloson, N. (2014). Datura stramoniumintoxication in two children. Pediatrics International, 56(3), e14-e16.

Roblot, F., Montaz, L., Delcoustal, M., Gaboriau, E., Chavagnat, J., Morichaud, G., (…) Patte, D. (1995). Intoxication par Datura stramonium: Le diagnostic est clinique, le traitement est symptomatique. La Revue de Médecine Interne, 16(3), 187-190.

Serin, H., Ozen, B., Yilmaz, S. (2018). A Rare Cause of Acute Anisocoria in a Child: The Angel's Trumpet Plant. J Pediatr Ophthalmol Strabismus.

Tapie, B. (2004). Intoxication par le Datura: à propos de 10 cas reçus au groupe hospitalier Sud Réunion. Thèse de médecine; Université Paul Sabatier-Toulouse III: 112.

Trancă, S. D., Szabo, R., & Cociş, M. (2017). Acute poisoning due to ingestion of Datura stramonium. A case report. Romanian Journal of Anaesthesia and Intensive Care, 24(1), 65-68.

## 12.4. CICUTA (*Conium maculatum*) Plantas con efectos neurotóxicos o propiedades convulsivantes

### Descripción

Descrita como una de las plantas más tóxicas, posee un número amplio de reportes de muertes de animales y humanos. Es una de las plantas herbáceas perennes altamente venenosas de la familia *Apiaceae*, nativa de las regiones templadas de Europa, Asia occidental y África del Norte, pero se ha introducido y naturalizado en muchas otras áreas, incluyendo Asia, América del Norte, Australia y Nueva Zelanda. El jugo de su extracto era presuntamente administrado como poción letal y fue el que el filósofo griego Sócrates fue condenado a beber (399 d. C.). Crece en pastizales, específicamente en lugares húmedos. La mayor cantidad de intoxicaciones tiene relación con su aparición y crecimiento predominante en primavera y verano. Una sola planta puede producir alrededor de 35.000 a 40.000 semillas, las cuales generalmente caen cerca de la planta madre, pero pueden diseminarse por agua y animales.

**Figura 12.3.** Cicuta.

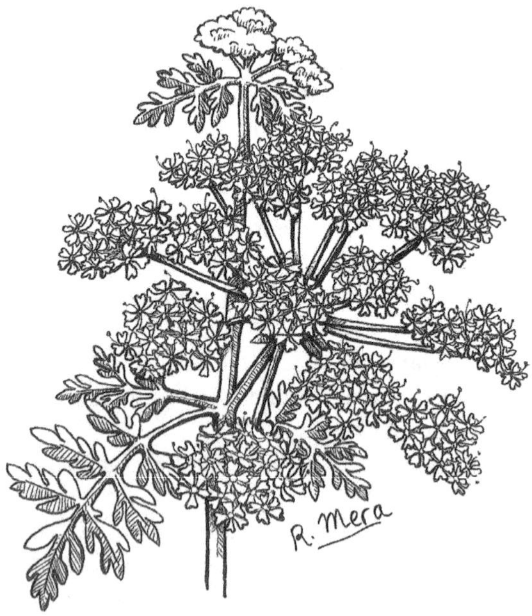


### Sustancias peligrosas presentes en la planta

La planta contiene alcaloides de la piperidina: coniina (2-propilpiperidina), N-metilconiina, conhidrina, pseudoconhidrina (alcaloides saturados) y coniceína (parcialmente insaturado). La conhidrona y la N-metilpseudoconhidrina fueron asiladas posteriormente. La coniina y la γ-coniceina generalmente son las más abundantes y representan la mayor parte de la toxicidad aguda y crónica de la planta.

Estudios previos mostraron que todas las partes de la planta de *Conium maculatum* son muy ricas en alcaloides, siendo los frutos los más ricos en alcaloides con concentraciones superiores a 1 % (p/p) por alcaloide, pero la cantidad y la relación mutua de los diferentes alcaloides dependen de la variedad de plantas, las condiciones ecológicas y la etapa de desarrollo fenológico. Otros autores postulan que, si bien cada parte de la planta es tóxica, la concentración más alta de alcaloides existiría en las semillas. Nota: *fenológico* se refiere a la fenología o ciencia que estudia la relación entre los factores climáticos y los ciclos de los seres vivos.

La intoxicación está descrita mayoritariamente por la ingesta de partes de la planta, pero también podría sobrevenir de la ingestión de carne de animales intoxicados con ella, como ganado de ovejas, cabras, cerdos, conejos, venados y aves de corral.

### Mecanismo de toxicidad

Cada uno de estos alcaloides de piperidina es un tipo de neurotoxina periférica. Las neurotoxinas muestran efectos similares al *curare* en las uniones neuromusculares y crean efectos nicotínicos en los ganglios autónomos.

El mecanismo de acción de los alcaloides de *Conium* es doble. El efecto más problemático ocurre en la unión neuromuscular, donde actúan como bloqueadores no despolarizantes, similares al *curare*. La muerte suele ser causada por insuficiencia respiratoria. Los alcaloides producen un efecto similar a la nicotina bifásica, que incluye salivación, midriasis y taquicardia, seguida de bradicardia. La *coniina* puede producir rabdomiolisis, ya sea por un efecto tóxico directo en el músculo esquelético o por una acción proconvulsivante similar a la estricnina en el SNC.

### Toxicocinética

No existe mucha información respecto de la toxicocinética de *Conium maculatum*. Se sabe que la *coniina* se absorbe rápidamente en el tracto gastrointestinal.

### Dosis tóxica

Es difícil determinar una dosis tóxica debido a las diferentes concentraciones de al menos cinco alcaloides en cada planta. Se estima que una dosis tóxica grave es de 60 mg y que una dosis letal es de 100 a 300 mg.

### Órgano diana

El órgano diana por excelencia en esta intoxicación es el SNC.

### Cuadro clínico

Se caracteriza por la aparición de ataxia y cefalea en la etapa temprana de la intoxicación. Es posible observar síntomas nicotínicos, como tremor, dificultad al caminar, ataxia y salivación excesiva. Los síntomas generales del envenenamiento por cicuta son nerviosismo, temblor, problemas en el movimiento, particularmente en las extremidades inferiores, midriasis, bradicardia con pulso débil (que se transforma en taquicardia), taquipnea, salivación abundante, micción frecuente, náuseas, convulsiones, disminución de la temperatura corporal. La intoxicación grave puede causar coma y muerte por insuficiencia respiratoria. El aumento de la salivación, la taquicardia y la midriasis se desarrollan debido a los efectos de los alcaloides en los ganglios autónomos. La debilidad muscular o la parálisis, la bradicardia y la depresión del SNC pueden desarrollarse en algunos pacientes debido al aumento de los estímulos colinérgicos. La rabdomiólisis, la tendencia a la hipotermia y la insuficiencia renal aguda también se han notificado en algunos casos. La insuficiencia renal aguda es propia de la intoxicación en humanos, no así en la intoxicación en animales.

La debilidad muscular puede evolucionar a parálisis, trayendo consigo el riesgo de depresión respiratoria produciendo falla respiratoria y haciendo urgente la necesidad de conectar al paciente lo antes posible a ventilación mecánica.

### Exámenes de laboratorio

Monitorizar ELP y panel metabólico (GSA, anión gap, osmolal gap, lactato) en pacientes con vómitos profusos. Tomar CPK y función renal en pacientes con agitación psicomotora y convulsiones.

### Tratamiento

El manejo clínico de la intoxicación por *Conium maculatum* o cicuta es eminentemente sintomático y de soporte.

a. **CAB de la reanimación.** Soporte vital básico y avanzado (CAB). Monitorización no invasiva.

b. **Prevención absorción.** Considerar el lavado gástrico y la administración de carbón activado dentro de la primera hora posterior a la ingestión aguda.
c. **Tratamiento de complicaciones:**
  - Evaluar hospitalización del paciente en unidad de paciente crítico.
  - Manejo del equilibrio hidroelectrolítico y control metabólico estricto, administrando líquidos intravenosos de acuerdo con parámetros de examen de electrolitos plasmáticos y tomando exámenes metabólicos (gasometría, lactato, anión gap, osmolal gap).
  - Administración de anticonvulsivantes en caso de convulsiones: benzodiazepinas y barbitúricos.
  - Mantención de temperatura corporal adecuada.
  - En caso de depresión respiratoria, asegurar vía aérea intubando al paciente y conectándolo a ventilación mecánica.
  - Ante la sospecha o aparición de rabdomiólisis, tomar exámenes como creatininfosfokinasa total, función renal y mioglobinuria. Manejar el cuadro volemizando al paciente y forzando diuresis (usando furosemida o manitol).
  - Se sugiere el uso de bicarbonato para alcalinizar la orina y así inhibir el ciclo redox y la peroxidación de la mioglobina en caso de rabdomiólisis, además de limitar la vasoconstricción renal. Además, su uso se justifica más aún en pacientes que presenten acidosis metabólica secundaria e hiperkalemia. El objetivo terapéutico es lograr pH en orina superior a 6,5.
d. **Aumento de la eliminación.** No se ha reportado el uso de hemodiálisis y hemoperfusión en pacientes con rabdomiólisis. Evaluar su uso siempre que la función renal del paciente empeore o no mejore, a pesar de las medidas anteriormente descritas, como volemización y forzar diuresis.
e. **Antídoto.** No existe un antídoto específico.

### Otras plantas con efectos neurotóxicos o con propiedades convulsivantes:

- Huaqui o maqui del diablo (*Coriaria ruscifolia*).
- Muérdago blanco, liga o visco (*Viscum album*).

## BIBLIOGRAFÍA


Başgül, A., Burgutoğlu, B., Hancı, A. (2003). Insuficiencia respiratoria aguda que amenaza la vida: envenenamiento por malezas. Revista de cuidados intensivos, 3, 204-206. (traducida de A Başgül, B Burgutoğlu, A Hancı Hayatı tehdit eden akut solunum yetmezliği: Yabani ot zehirlenmesi Yoğun Bakım Dergisi, 3 (2003), 204-206).

Biberci, E., Altuntas, Y., Cobanoglu, A., Alpinar, A. (2002). Acute respiratory arrest following hemlock (Conium maculatum) intoxication. Journal of Toxicology-Clinical Toxicology, 40, 517-518.

Bowman, C., Snaghvi, S. (1963). Pharmacological actions of hemlock (Conium maculatum) alkaloids, Journal Pharmacoeutical Pharmacology, 15, 1-25.

Corsi, G., Biasci, D. (1998). Secretory structures and localization of alkaloids in Conium maculatum L. (Apiaceae). Ann. Bot., 81:157-162.

Erenler, A., Baydin, A., Duran, L., Yardan, T., Turkoz, B. (2011). A case of respiratory failure due to poison hemlock poisoning presented to an emergency department Hong Kong. J Emerg Med, 18, 235-238.

Ferah, A., Dilek, M., Ercument, Y., Okta, D. (2006). Hemlock poisoning (case report): die like Socrates. Resuscitation, 70, 337.

Hotti, H. y Rischer, H. (2017). The killer of Socrates: Coniine and Related Alkaloids in the Plant Kingdom. Molecules (Basel, Switzerland), 22(11), 1962. doi:10.3390/molecules22111962

Konca, C., Kahramaner, Z., Bosnak, M. y Kocamaz, H. (2014). Hemlock (Conium Maculatum) Poisoning in a Child. Turkish Journal of Emergency Medicine. 14: 34-36. Doi:10.5505/1304.7361.2014.23500.

Krenzelok, E. P., Jacobsen, T. D., Aronin, J. M. (1996). Hemlock ingestions: The most deadly plant exposures. J Toxicol Clin Toxicol, 34, 601-602.

Leete, E., Olson, O. (1972). Biosynthesis and metabolism of the hemlock alkaloids. Journal American Chemical Society, 94, 5472.

López, T., Cid, M. y Bianchini, M. (1999). Biochemistry of hemlock (Conium maculatum L.) alkaloids and their acute and chronic toxicity in livestock. A review. Toxicon, 37(6), 841-865.

Mitich, W. (1998). Poison-hemlock (Conium maculatum L.) Weed Technology, 12, 194-197.

Mrozek, S., y Geeraerts, T. (2016). Rabdomiólisis traumáticas y no traumáticas. EMC-Anestesia-Reanimación.

Nelson, L., Shih, R., Balick, M. (2007) Handbook of Poisonous and Injurious Plants. The New York Botanical Garden: Springer,25-27.

Plants-Coniine. In: MerativeTM Micromedex® POISINDEX® (electronic version). Merative, Ann Arbor, Michigan, USA. Available at: https://www.micromedexsolutions.com/ (cited:13/08/2024).

Rizzi, D., Basile, C., Di Maggio, A., Sebastio, A., Introna, F., Rizzi, R et al. (1991). Clinical spectrum of accidental hemlock poisoning: neurotoxic manifestations, rhabdomyolysis, and acute tubular necrosis. Nephrol Dial Transplant, 6, 939-943.

Roberts, F., Brown, T. (1981). A new alkaloid from South African Conium species. Phytochemistry, 20, 447.

Roberts, T. (1981). A new alkaloid from South African Conium species. Phytochemistry, 20, 447.

Scatizzi, A., Di Maggio, A., Rizzi, D., Sebastio, A. M., y Basile, C. (1993). Acute Renal Failure Due to Tubular Necrosis Caused by Wildfowl-Mediated Hemlock Poisoning. Renal Failure, 15(1), 93-96.

Schep, L. J., Slaughter, R. J., y Beasley, D. M. G. (2009). Nicotinic plant poisoning. Clinical Toxicology, 47(8), 771–781.

Vetter, J. (2004). Review. Poison hemlock (Conium maculatum L.). Food Chem. Toxicol., 42, 1373-1382.

---

## 12.5. OREJA DE ELEFANTE (*Alocasia odora, Alocasia spp*)
## Plantas con efectos irritantes
## Plantas que contienen oxalatos

### Descripción

*Alocasia,* de la familia *Araceae,* es un género de más de cien especies de hierbas robustas, perennes, herbáceas, con látex transparente o lechoso, de tamaños diversos. Se distribuyen por todo el Asia Pacífico oeste tropical y subtropical hasta Australia, todo Oceanía y Sudamérica, usándose como planta ornamental en casi todo el mundo.

Es una planta que desarrolla rizomas, tallos subterráneos engrosados, con un gran contenido de almidón. Posee un tronco vertical bastante recio. Las hojas son muy grandes, de entre 1 y 1,8 m de largo, con forma de corazón acabado en punta, de color verde claro.

Por la espectacularidad de sus hojas, recibe el nombre común de "oreja de elefante".

### Sustancias peligrosas presentes en la planta

La mayoría de las plantas del género *Araceae* contiene cristales de oxalato. La forma de aguja de estos cristales puede causar desde irritación menor en la piel hasta la pérdida total de la visión e incluso la muerte, si se consume lo suficiente.

- *Alocasia, Arisaema, Caladium, Colocasia, Dieffenbachia* y *Philodendron* componen esta familia de plantas con oxalatos.
- *Alocasia odora* posee oxalato de calcio insoluble, saponinas y alocasina.

### Mecanismo de toxicidad

El contacto mucocutáneo directo, su ingesta cruda o su hervor incompleto puede dar como resultado una intoxicación. Se reporta irritación local en la zona de contacto con la planta. La saponina y/o el oxalato de calcio pueden causar los síntomas irritativos locales, así como entumecimiento oral y dolor de lengua. Los cristales de oxalato insoluble contenidos en la planta tienen forma de aguja en ráfides, liberados desde su empaque intracelular (idioblastos) en una especie de proyectil, dañando mecánicamente las células después de la ingesta de la planta. Por consiguiente, el daño celular puede abrir la puerta de entrada a la célula para otras toxinas. Las enzimas proteolíticas pueden gatillar la liberación de potentes cininas e histamina por parte del organismo, pudiendo contribuir a la toxicidad ya agravada por la toxicidad del oxalato de calcio.

### Toxicocinética

El efecto de los oxalatos de calcio es a nivel local y no se absorbe sistémicamente ninguno de los componentes de esta planta, teniendo una muy baja biodisponibilidad. El inicio de acción de los oxalatos insolubles es casi inmediato.

### Dosis tóxica

Pequeñas cantidades de ingesta de la planta pueden ocasionar síntomas. La gravedad de los signos y síntomas es directamente proporcional a la cantidad de planta ingerida.

## Órgano diana

Generalmente, el órgano diana de la acción tóxica de esta planta es la cavidad bucal, seguido por todo el tracto gastrointestinal. El contacto con la vía aérea superior, específicamente con la glotis, le confiere peligro para la vida por provocar una respuesta inflamatoria de importancia al cerrar la vía aérea superior con el riesgo de asfixia por edema de glotis.

## Cuadro clínico

Se caracteriza por la aparición de dolor de garganta con entumecimiento de la cavidad oral, sensación de quemazón de los labios y boca, salivación, disfonía, dolor abdominal, ronquera, obstrucción de la vía aérea, estridor laríngeo y distrés respiratorio, úlceras de la cavidad oral, disfagia, dolor opresivo torácico y labios edematizados. A esto se le puede sumar espuma en la boca, vómitos y diarrea. La ingesta de grandes cantidades podría producir algunos de los síntomas de las plantas con oxalatos solubles, con efectos sistémicos a nivel renal, miocárdico, cerebral y hepático.

La exposición ocular produce dolor extremo, inyección queratoconjuntival y quemosis, con el potencial de daño ocular severo o pérdida de visión.

Contacto dérmico extenso puede producir dolor y signos de irritación.

## Exámenes de laboratorio

No están indicados estudios de laboratorio de rutina. En caso de distrés respiratorio, tomar GSA para evaluar nivel de hipoxemia secundario a la obstrucción de vía aérea por edema de glotis. Puede ser necesaria la evaluación endoscópica de la vía aérea (laringoscopía, videolaringoscopía), esófago o estómago de ser necesario. En pacientes con sintomatología gastrointestinal, tomar hemograma, ELP, glicemia y BUN.

## Tratamiento

a. **CAB de la reanimación.** En caso de edema de glotis y distrés respiratorio, tras ingestión aguda.
b. **Prevención absorción:**
   - No inducir el vómito por potencial agravamiento del efecto irritante.
   - No administrar carbón activado por carecer de utilidad clínica.
c. **Tratamiento de complicaciones:**
   - ***Exposición vía oral:***
     Mantener vía aérea permeable.
     Remover todos los restos evidentes de la planta desde la orofaringe.
     Lavar las áreas de la piel afectadas con abundante agua y jabón por arrastre.
     Lavar la cavidad bucal con abundante agua.
     Dar a beber sorbos de agua.
     Dar a ingerir hielo o helado, jugo o leche fríos para calmar el dolor y la irritación provocada por los oxalatos no solubles en la membrana mucosa oral.
     La literatura sugiere el uso de un demulcente, como el trisilicato de magnesio, o de un antiácido con magnesio. Actuaría como agente neutralizante.
     - GASTROENTERITIS: reemplazar la pérdida de fluidos con cristaloides EV y dar tratamiento sintomático y de soporte.
     - REACCIÓN DE HIPERSENSIBILIDAD: Leve/Moderada: Administrar antihistamínicos con o sin beta agonistas inhalados, corticosteroides o epinefrina. Severa: Oxígeno, manejo agresivo de las vías respiratorias, antihistamínicos, epinefrina, corticosteroides, monitorización del ECG y líquidos intravenosos.
   - ***Exposición ocular.*** Realizar irrigación ocular abundante con S.F. 0,9 % por al menos 15 minutos a temperatura ambiente. Si la irritación, el dolor, la hinchazón, el lagrimeo o la fotofobia persisten, considerar evaluación oftalmológica. Tratamiento de dolor con anestésicos locales, analgesia e irrigación copiosa.
d. **Aumento de la eliminación.** HEMODIÁLISIS: Se ha utilizado en casos de nefropatía aguda grave por oxalatos, inducida por la ingestión de oxalatos solubles en plantas. HEMOPERFUSIÓN: Se ha asociado a una mejoría neurológica en pacientes con antecedentes de enfermedad renal crónica que desarrollan un coma tras la ingestión de plantas que contienen oxalatos.
e. **Antídoto.** No existe un antídoto específico.

## Otras plantas que contienen oxalatos

- Dieffenbachia (*Dieffenbachia*).
- Filodendro (*Philodendron*).
- Caladio (*Caladium*).
- Costilla de Adán o cerimán (*Monstera deliciosa*).

**BIBLIOGRAFÍA**

Franceschi, V. R., y Nakata, P. A. (2005). Calcium Oxalate in Plants: Formation and Function. Annual Review of Plant Biology, 56(1), 41-71.

Goralka, J., Albertson, T. (2018). Plants. En: Olson, K., Anderson, I., Benowitz, N., Blanc, P., Clark, R., Kearney, T., Kim-Katz, S., Wu, A. (Eds.) Poisoning & Drug Overdose, 7th Ed., McGraw Hill Education, Lange, 375-393.

Moon, J. M., Lee, B. K. y Chun, B. J. (2010). Toxicities of raw Alocasia odora. Human & Experimental Toxicology, 30(10), 1720-1723.

Nelson, L., Shih, R., Balick, M. (2007). Handbook of Poisonous and Injurious Plants. 2nd Ed. Section 2, Poisoning by Plants with Calcium Oxalate Crystals, The New York Botanical Garden, Springer, 23-24.

Plants-Oxalates. In: MerativeTM Micromedex® POISINDEX® (electronic version). Merative, Ann Arbor, Michigan, USA. Available at: https://www.micromedexsolutions.com/ (cited: 28/05/2024).

Tagwireyi, D., y Ball, D. E. (2001). The management of Elephant's Ear poisoning. Human & Experimental Toxicology, 20(4), 189-192.

## 12.6. RICINO, TARTAGO O PLANTA DE ACEITE DE CASTOR (*Ricinus spp, Ricinus communis*)
## Plantas que contienen toxoalbúminas

### Descripción

La planta de ricino, llamada ricino, castor, tártago, higuereta, higuerilla, higuera infernal, o *Ricinus communis,* tiene su origen probable en África, creciendo a campo abierto en regiones templadas y subtropicales, pero su presencia se extiende alrededor de todo el mundo, cultivándose para uso industrial como fuente de producción de aceite de castor o germinando en forma silvestre en muchas regiones y usado como planta ornamental.

Mide aproximadamente 6 a 9 m de alto con hojas de nervación palmeada y hendidas, de color rojo o granate. Sus hojas tienen 15 a 20 cm de largo, con cinco a nueve lóbulos. El fruto es globuloso, trilobulado, cubierto por púas que le dan aspecto de erizo.

La fruta verdosa, profundamente acanalada, tiene una cápsula espinosa de *tricoccus* que, al abrirse, tiene tres células y cada una contiene una semilla. Las semillas son lisas, oblongas y de color gris rosado, con manchas marrones oscuras.

Tiene utilidad farmacológica con una variedad de usos médicos de partes seleccionadas de la planta: como laxante, como antiinfeccioso o droga antiinflamatoria.

En contraste, por el lado toxicológico, es considerada una planta venenosa. Un número de componentes aislados de la planta/semillas han sido caracterizados, incluyendo el aceite de castor, ricino, aglutinina, ricinina, nudiflorina y varios compuestos alérgenos de *Ricinus communis.*

### Sustancias peligrosas presentes en la planta

La planta posee una toxoalbúmina, que es una toxina proteica, llamada aglutinina de *Ricinus communis* o ricinina.

Las partes tóxicas son las semillas de ricino, que son ovaladas y de color café claro moteado con manchas marrón oscuro. El ricino es una lectina compuesta de dos cadenas, A y B, unidas por un enlace disulfuro. La cadena B es una lectina y se une a glicoproteínas que contienen galactosa y a glicolípidos expresados en la superficie de las células, facilitando la entrada de ricino dentro del citoplasma.

### Mecanismo de toxicidad

La cadena A inhibe la síntesis proteica con la inactivación irreversible de los ribosomas a través de la remoción de un residuo único de adenina desde el buclé de RNA 28 S contenido dentro de la unidad 60 S. Este proceso evita la elongación de la cadena de polipéptidos, llevando a la muerte celular. La cadena B es catalíticamente inactiva, pero es esencial para unirse a la célula.

La proteína más tóxica del ricino es el ricin D, clasificada como proteína tipo 2 inactivadora de ribosoma.

Otros mecanismos toxicológicos que pueden desarrollarse son:

- Inducción de las vías de apoptosis.
- Daño directo de la membrana celular.
- Desbalances hidroelectrolíticos.
- Alteración de la estructura y función de la membrana y liberación de citoquinas 1, 2 y 6.

La aglutinina del ricino tiene afinidad por los glóbulos rojos, provoca aglutinación y la consecuente hemólisis, que causa insuficiencia adrenal, falla hepática, daño endotelial e, incluso, hemorragia capilar difusa y profunda.

En modelos experimentales, causa convulsiones y subsecuentemente la muerte, posiblemente debido al incremento de liberación de glutamato y a la inhibición del receptor post sináptico de GABA subtipo A en el cerebro.

### Toxicocinética

Solo se requiere una cadena de ricino A para inactivar > 1.500 ribosomas por minuto para matar la célula. La toxicocinética se encuentra pobremente descrita y se presume que depende directamente de la vía de administración. La mayor cantidad de información deriva de estudios experimentales en animales y ensayos *in vitro*.

- **Absorción oral.** Las glicoproteínas se absorben pobremente desde el tracto gastrointestinal debido a su gran tamaño. En estudios con animales, la mayor parte del ricino administrado oralmente se encontró en el intestino grueso después de 24 hrs, con recaptación sistémica limitada y única.
- **Absorción dérmica.** A través de la piel intacta es muy poco probable, a menos que existan cortes o heridas abiertas.
- **Distribución.** En ratones, la administración endovenosa de ricino se distribuyó predominantemente al bazo, riñones, corazón e hígado. En administración intramuscular, se encontró en nodos linfáticos.
- **Eliminación.** En estudios en ratas, se eliminó como proteínas degradadas, predominantemente en orina.

### Dosis tóxica

Se espera una toxicidad mínima, si los granos se ingieren intactos sin masticar; sin embargo, si estos se rompen o trituran se liberan las sustancias tóxicas. La ricina se considera uno de los compuestos más tóxicos conocidos por el hombre. Se teoriza que una sola semilla de ricino puede ser gravemente tóxica e incluso letal para un niño. Se han hecho diferentes estimaciones de la dosis letal mínima para los adultos y pueden estar influidas por una serie de variables, como las cualidades (por ejemplo, tamaño y peso) de las semillas de ricino ingeridas, así como las comorbilidades propias del paciente.

### Órgano diana

Principalmente, el sistema gastrointestinal; secundariamente, el riñón, hígado, SNC y sistema vascular.

### Cuadro clínico

- **Por ingestión.** El comienzo de los síntomas suele ocurrir entre 4 a 6 hrs, pero puede ser tan tardío como 10 a 12 hrs. Los síntomas iniciales son inespecíficos: dolor abdominal tipo cólico, vómitos, diarrea, acidez y dolor orofaríngeo. Han sido reportados, en menor grado, hematemesis y melena. La pérdida de fluidos puede llevar a bajo débito urinario o anuria, desbalances electrolíticos, deshidratación, hipotensión y colapso circulatorio y *shock* [Cuadro 12.1].
- **Por inyección.** Inicio de síntomas antes de 10 a 12 hrs, con un cuadro parecido a una sepsis (fiebre, cefalea, mareos, náuseas, anorexia, hipotensión, dolor abdominal). Además, se suma el daño de tejido local en el sitio de inyección [Cuadro 12.2].
- **Por inhalación.** La primera causa de morbimortalidad es la falla respiratoria. Basados en estudios experimentales en animales, advertimos que los síntomas respiratorios se pueden presentar entre 4 a 6 horas, pero la aparición de los síntomas se puede retrasar hasta 24 hrs. El cuadro clínico puede involucrar fiebre, tos, disnea, opresión torácica y artralgias dentro de las 4 a 8 hrs de exposición inhalatoria. Los síntomas pueden aparecer 18 a 24 hrs y dentro de las 36 a 72 hrs post exposición puede aparecer distrés respiratorio y la muerte [Cuadro 12.3].

### Exámenes de laboratorio

Hemograma (leucocitosis y anemia), GSA, transaminasas (elevadas), amilasa, creatininfosfokinasa, bilirrubina (hiperbilirrubinemia) y función renal.

**Cuadro 12.1.** Intoxicación oral: síntomas clínicos.

Período de latencia corto: primeros síntomas (fiebre, sed) después de 6 h (a 4 días):
- Síntomas gastrointestinales: náuseas, vómitos, diarrea, dolor abdominal, cólicos necrosis en las paredes del tracto gastrointestinal.
- Pérdida de fluidos y electrolitos; exicosis.
- Dolor muscular (rabdomiólisis).
- Nefritis, anuria; daño hepático y renal.
- Trombosis.
- Necrosis en el bazo y en el sistema linfático.
- Espasmos en las extremidades, convulsiones cerebrales, temblor, convulsiones tónico-clónicas.
- Problemas de visión, midriasis.
- Fallo circulatorio.

Intoxicación severa:
- Midriasis, convulsiones, insuficiencia hepática y renal.
- Fallo circulatorio.
- Gastroenteritis hemorrágica con necrosis.
- Muerte después de 3-4 días (sin terapia médica).
- Muerte por apnea e insuficiencia cardíaca.

**Cuadro 12.2.** Intoxicación parenteral: síntomas clínicos.

- Período de latencia: dolor intenso inmediato en el sitio de inyección.
- Síntomas adicionales dentro de las 24 h (por ejemplo: fiebre, náuseas, vómitos).
- Falla circulatoria (en pocas horas).
- Sensación general grave de enfermedad, posiblemente en combinación con fiebre, dolor de cabeza, caída de la presión arterial, frecuencia cardíaca más alta, náuseas, vómitos, calambres musculares.
- Dolor muscular a la miositis necrótica.
- Arritmia cardíaca.
- *Shock*.
- Insuficiencia hepática y renal con implicaciones metabólicas secundarias.
- Falla multiorgánica (colapso).
- Aglutinación de los eritrocitos.
- Cambios en los parámetros de laboratorio; por ejemplo: leucocitosis, anemia (hemolítica), aumento de las transaminasas hepatoespecíficas, rabdomiólisis, acidosis (lactato), uremia, trastornos electrolíticos.
- Muerte después de 36-48 horas.
- Después de la inyección: muerte por falla orgánica o circulatoria.

**Cuadro 12.3.** Intoxicación por inhalación: síntomas clínicos.

- Período de latencia. Rápida acumulación de líquido en los pulmones.
- Síntomas pulmonares cortos (tos, disnea) en 4 a 8 horas.
- Insuficiencia pulmonar y circulatoria en 18 a 24 horas.
- Síntomas clínicos como después de una quemadura química (algunas horas después de la exposición al aerosol, irritación de la mucosa bucal y nasal).
- Síntomas respiratorios fuertes, perturbación de la función pulmonar, broncoespasmo, neumonía necrótica (con inflamación alveolar), edema pulmonar, síndrome de dificultad respiratoria aguda (SDRA) con fibrosis.
- Urticaria e inflamación severa (por ejemplo, leucocitosis).
- Conjuntivitis, hinchazón de la mucosa en la orofaringe y en el tracto respiratorio superior.
- Alergias respiratorias (alergia de tipo inmediato).
- Muerte después de 36-72 horas.
- Insuficiencia respiratoria e insuficiencia circulatoria.

## Tratamiento

a. **CAB de la reanimación.**

b. **Prevención absorción:**

- ***Exposición oral:***

  Carbón activado. Dentro de la primera hora posterior a la ingestión aguda, en dosis única. Debe ser administrado en personas con ingesta conocida o sospecha de esta, si los vómitos no han aparecido aún y la vía aérea es segura.

- ***Exposición dérmica:***

  1. Descontaminar al paciente, dejándolo "tan limpio como sea posible" luego de que se hayan resuelto todos los problemas de riesgo vital.
  2. Remover ropa y joyas contaminadas. Guardarlas en doble bolsa rotulada como "contaminado".
  3. Lavar la piel con jabón y abundante agua.

- ***Descontaminación del ambiente:***

  - Lavar todas las superficies con solución de hipoclorito de sodio al 0,1 % por 30 minutos. Esto puede inactivar más del 99 % del ricino.

* La baja volatilidad del ricino y la despreciable absorción a través de la piel intacta hacen que la exposición a través de la piel intacta tenga un mínimo riesgo de toxicidad.

- *Recomendaciones de equipamiento de protección para el personal primer respondedor y personal de salud:*
  - En áreas donde se sospecha la existencia de ricino particulado o aerosolizado, el equipamiento para el personal de respuesta debiese ser de nivel B. e incluir aparatos de respiración autónoma.
  - Descontaminar pacientes lejos del lugar comprometido.
  - Utilizar traje overol Tyvek® o similar, desechable, cubierto con un químico para evitar la penetración del ricino (envoltura de cloruro de polivinilideno o alusaplast® o, en su defecto, polietileno).
  - Utilizar mascarilla con filtro P-100.
  - Usar protector facial completo (ojos y cara).
  - Descontaminar el equipamiento de protección personal después de haber descontaminado a los pacientes y haber manejado la escena completamente. Inactivar con hipoclorito de sodio al 0,1 % por 30 minutos y luego lavar con agua y jabón. Dejar secar al aire.
  - Después de eliminar los elementos de protección, el personal debe bañarse.

c. **Tratamiento de complicaciones,** El tratamiento de la exposición a este tipo de plantas y sus componentes es de soporte.
   - *Exposición oral.* El manejo general es mayoritariamente de soporte e incluye líquidos intravenosos y uso de drogas vasopresoras en caso de hipotensión severa, además de reposición de electrolitos.
     Monitorizar función renal frente a cualquier evidencia de mioglobinuria y falla renal.
     Evaluar posible terapia de intercambio plasmático (TPE, en inglés) o plasmaféresis (evidencia sugiere que la plasmaféresis puede ser una intervención temprana efectiva en toxicidad por ricino debido a la ingesta de semillas).
   - *Exposición por inhalación:*
     - Soporte.
     - Oxígeno.
     - Broncodilatadores.
     - Intubación endotraqueal.
     - Ventilación mecánica con PEEP (presión positiva al final de la espiración).

   * La ingestión de ricino luego de la exposición inhalatoria es improbable.

d. **Aumento de la eliminación.** El ricino no es dializable.

e. **Antídoto.** No existe un antídoto específico.

## Otras plantas que contienen toxoalbúminas

- Ojo de pájaro o Árbol del rosario (*Abrus precatorius*).
- Robinia o falsa acacia (*Robinia pseudoacacia*).
- Crotón de lavanda (*Croton gratissimus*).

## BIBLIOGRAFÍA

Audi, J., Belson, M., Patel, M., Schier, J., Osterloh, J. (2005). Ricin Poisoning: A Comprehensive Review. Jama; 294(18):2342-2351.

Biologic Warfare Agent Precautions. In: MerativeTM Micromedex® POISINDEX® (electronic version). Merative, Ann Arbor, Michigan, USA. Available at: https://www.micromedexsolutions.com/ (cited: 12/05/2024).

Bradberry, S. M., Dickers, K. J., Rice, P. et al. (2003). Toxicol Rev;22: 65.

Challoner, K. R., y Mccarron, M. M. (1990). Castor Bean Intoxication. Annals Of Emergency Medicine, 19(10), 1177-1183.

Ferraz, A. C., Pereira, L. F., Ribeiro, R. L., Wolfman, C., Medina, J. H., Scorza, F. A., Da Cunha, C. (2000). Ricinine-Eliconsultado Seizures. Pharmacology Biochemistry And Behavior; 65(4), 577-583.

Franke, H., Scholl, R. y Aigner, A. (2019). Naunyn-Schmiedeberg's Arch Pharmacol.

Homeland Security Digital Library. Naval Postgraduate School. Ricen: Niosh Emergency Response Card. Https//Www.Hsdl.Org/?Abstract&Did=446490

Kanchan, T., Atreya, A., y Shekhawat, R. S. (2016). Cathartic Turned Bioweapon: Ricinus Communis, The Castor Bean. Wilderness & Environmental Medicine, 27(3), 444-445.

López Núñez, O. F., Pizón, A. F. y Tamama, K. (2017). Ricin Poisoning After Oral Ingestion of Castor Beans: A Case Report and Review of The Literature and Laboratory Testing. The Journal of Emergency Medicine.

Oakes, J. A., Wang, R. Y. (2017). Toxalbumins. En: Brent, J. et al. (Eds.) Critical Care Toxicology. Springer.

Plants-Toxoalbumins. In: MerativeTM Micromedex® POISINDEX® (electronic version). Merative, Ann Arbor, Michigan, USA. Available at: https://www.micromedexsolutions.com/ (cited: 12/08/2024).

Røen, B.T., Opstad, A. M., Haavind, A., Tønsager, J. Serial Ricinine Levels In Serum And Urine After Ricin Intoxication, Journal of Analytical Toxicology, Vol. 37, Issue 5, June 2013, 313-317.

Roy, C. J., Song, K., Sivasubramani, S. K., Gardner, D. J., Pincus, S. H. (2011) Animal Models Of Ricin Toxicosis. En: Mantis, N. (Ed.) Ricin and Shiga Toxins. Current Topics in Microbiology and Immunology, Vol. 357, Berlín: Springer.

Sandvig, K., y Van Deurs, B. (2000). Entry of Ricin and Shiga Toxin into Cells: Molecular Mechanisms and Medical Perspectives. The Embo Journal; 19(22), 5943-5950.

Smith Me, Hayoun Ma, Gossman W. Ricin Toxicity. [Actualizado, 11/julio/2019]. En: Statpearls [Internet]. Statpearls Publishing. 2019 Jan-. Disponible en: Https://Www.Ncbi.Nlm.Nih.Gov/Books/Nbk441948/

The National Institute For Occupational Safety And Health (Niosh). Emergency Response Safety And Health Database. Ricen: Biotoxin. Https://Www.Cdc.Gov/Niosh/Ershdb/Emergencyresponsecard_29750002.Html

Wang, C., Nie, X., Chen, G., Yu, Z., Li, Z., Sun,Z., Weng, Z., Yang, Y., Chen, S., Zheng, S., Luo, Y., Lu, Y., Cao, H. and Zhan, H. (2015), Early Plasma Exchange For Treating Ricin Toxicity In Children After Castor Bean Ingestion. J. Clin. Apheresis, 30: 141-146.

Worbs, S., Köhler, K., Pauly, D., Avondet, M. A., Schaer, M., Dorner, M. B., y Dorner, B. G. (2011). Ricinus communis intoxications in human and veterinary medicine-a summary of real cases. Toxins, 3(10), 1332-1372.

www.ingramcontent.com/pod-product-compliance
Lightning Source LLC
LaVergne TN
LVHW082236051026
849532LV00012B/4006